腹腔鏡下大腸手術の最前線 II

大腸疾患に対する外科治療の新戦略

Frontiers of Laparoscopic Colorectal Surgery

監修 谷川 允彦
大阪医科大学 教授

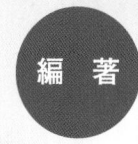
編著 奥田 準二
大阪医科大学 助教授

永井書店

執筆者一覧

■著　者

奥田　準二 　大阪医科大学一般・消化器外科学教室　助教授・大腸外科チーフ・内視鏡外科チーフ
OKUDA Junji

■執筆協力者

山本　哲久 　大阪医科大学一般・消化器外科学教室　学内講師
YAMAMOTO Tetsuhisa

田中慶太朗 　大阪医科大学一般・消化器外科学教室
TANAKA Keitaro

松木　充 　城山病院　放射線科
MATSUKI Mitsuru

川崎　浩資 　城山病院　消化器外科部長
KAWASAKI Hiroshi

近藤　圭策 　大阪医科大学一般・消化器外科学教室
KONDO Keisaku

谷掛　雅人 　大阪医科大学放射線医学教室　学内講師
TANIGAKE Masato

西口　完二 　北摂総合病院　一般・消化器外科部長
NISHIGUCHI Kanji

李　相雄 　南松山病院　外科
LEE Sang-Woong

吉川　秀司 　大阪医科大学放射線科学教室　技師
YOSHIKAWA Shushi

豊田　昌夫 　済生会中津病院　外科部長
TOYODA Masao

楢林　勇 　大阪医科大学放射線医学教室　教授
NARABAYASHI Isamu

谷川　允彦 　大阪医科大学一般・消化器外科学教室　教授
TANIGAWA Nobuhiko

■イラストレーター

阪口　重幸 　（株）クラークケント
SAKAGUCHI Shigeyuki

監修のことば

　著者の奥田準二博士は私どもの教室の助教授として大腸外科グループを率いて大活躍中ですが，腹腔鏡下大腸手術の専門家として，国内ばかりでなく，国際的にも高い評価を受けていることは多くの人が知るところです．日常の多忙な毎日の中で，精力的にまとめ上げて平成14年に発刊した第1版は国内ばかりでなく，韓国，中国など近隣の外科医からも好評を得て大きな反響を呼びました．腹腔鏡下大腸手術が本邦において次第に普及し始めた時と出版の時期が一致したこともあって，多くの内視鏡外科医に読み親しまれ，わが国の腹腔鏡下大腸手術の発展に果たした役割は莫大なものでありました．著者奥田準二先生のその後の4年間は手術，講演などを含めてその活動範囲が更にひろがり，教室における腹腔鏡下大腸手術症例数も著明に増加してますます多忙な毎日を過ごしています．そうした中で，多くの関係者の要望に応えてまとめ上げたのが本書ですが，実際の手術に関する図と写真といった本企画の最も重要な部分は，この第2版の本書ではその殆どをその後の4年間の日常診療の中で得たもので一新しており，内容的には第2版というよりも全く新しい版で登場してきた感がします．腹腔鏡をはじめ，内視鏡外科用の手術器具の進化が著しい昨今を反映して，内視鏡外科の手術手技や撮影画質などがここ数年で大きな進歩をとげているので，数年前の解説書がもはや最近の医療現場を反映しない状況が随所に生まれてきています．そうしたことが，第2版の発刊を促した大きな要因であったのだろうと想像されます．幾つかの学会でのライブ手術や他病院への出張手術などで著者の秀でた手術技能はよく知られてきていますが，それぞれの手術写真や解説図はそれらの技能をより具体的に，明瞭に示しており，読者にとって有益な手引書になることは疑いのないところです．大好評であった第1版は250頁でしたが，第2版ではそうした新しい手術写真，解説図がさらに多く追加されることにより，400頁を超える大作となっています．

　腹腔鏡下胆嚢摘出術が1986年にフランスで始まってから時をおかずに，多くの国で爆発的に行われるようになり，今や腹腔鏡下胆嚢摘出術は従来型の開腹胆嚢摘出術にとって代わって多くの国で標準治療になってきていますが，腹腔鏡下大腸手術の普及はそれに比べると遅々としていると言えるかもしれません．各種の内視鏡下外科手術における合併症発生の一部は社会問題にもなっています．腹腔鏡下手術に関する教育講習システムが成熟していない今日において本書が第1版に劣らず，関係各位の有益な情報源となり，わが国の腹腔鏡下大腸手術の発展に更に大きく寄与するであろうと信じている次第です．

平成18年6月　　　　　　　　　　　　　　　　　大阪医科大学一般・消化器外科学教室
　　　　　　　　　　　　　　　　　　　　　　　　　　　　教授　谷川　允彦

改訂第2版序

　「腹腔鏡下大腸手術の最前線」の初版から約4年が経過し，このたび，改訂第2版を出させていただくことになりました．この間に，欧米を中心に施行されていた大腸癌に対する腹腔鏡下手術と開腹手術の複数のRandomized control trial(RCT)の結果が発表され，腹腔鏡下手術は短期〜中期成績において（一部では単施設における長期成績においても）開腹手術と比べて再発や予後に差がなかったと報告されました．なお，本邦でも系統的D3リンパ節郭清を伴う適切な腹腔鏡下手術手技を確立した施設を中心に進行大腸癌に対する腹腔鏡下手術と開腹手術のRCTが進行中ですが，腹腔鏡下大腸癌手術の導入や適応拡大を行う施設が増加しています．しかし，これらのRCTのほとんどで病変部位は盲腸・上行結腸とS状結腸・直腸S状部に限られており，難易度が高いとされる横行結腸・下行結腸や直腸は除外されています．また，大腸癌に対する腹腔鏡下手術の適応と実績には施設間格差が大きいことに注意する必要があります．したがって，腹腔鏡下大腸癌手術の適応拡大は段階的に行うことや，とくに進行大腸癌に対する腹腔鏡下手術では各施設（手術チーム）の熟練度やデータを説明したうえで十分なインフォームド・コンセントのもとに適用することが望まれます．

　私どもは，癌手術の原則を遵守した適切な手技のもとに適応を段階的に拡大し，2006年4月までに850例を越える腹腔鏡下大腸癌手術を行ってきました．今回の改訂版でも第Ⅰ章から第Ⅵ章までの章立てと各章のタイトルや基本事項に大きな変更はありませんが，いままでの実績を踏まえてほとんどの項目をリニューアルしました．とくに第Ⅲ章の「イラストでみる外科解剖」では，全てオリジナルのイラストを用いていますが，触らなくても視ただけで理解できるように腹腔鏡下の臨床外科解剖を質量ともにグレードアップしました．また，第Ⅳ章「機器・器具と操作法」には，最近開発された機器・器具も加え，手術の手順に沿って操作法のコツと注意点をさらに実践的かつ具体的に述べました．なお，第Ⅴ章第2項「腹腔鏡下大腸癌手術手技の最前線」では，手術写真も一新しつつ大幅に増やし，ひとつひとつの術野や操作の完成品として提示するとともに，それら静止画に連続性を持たせて動画感覚で視てもらえるように，コツとピットフォールも含めてこれまでの経験を残すことなくまとめてみました．さらに，2つの新項目を追加しました．そのひとつは，第Ⅴ章第4項の「注意すべき術中偶発症・術後合併症とその対策」です．最先端外科治療である腹腔鏡下大腸手術の問題点に関して自験例を冷静に分析し，読者となっていただいている外科医の先生方に「注意すべき術中偶発症・術後合併症とその対策」としてフィードバックしていくことは，1993年から腹腔鏡下大腸手術を開始したパイオニアの一人としての責務と感じました．もうひとつは，第Ⅵ章第1項の「システム化と個別化」です．これは，私どもが全力で腹腔鏡下大腸手術に取り組んできた軌跡を現していますが，どのようにしたら腹腔鏡下大腸手術を定着させることができるかというよく受ける質問への答えのひとつでもあります．この2つの新規項目も加えてリニューアルした「腹腔鏡下大腸手術の最前線　改訂第2版」が，ますます安全で質の高い医療を経済的に

提供していかなければならない医療界の現状に少しでも役立ち，多くの患者さんの利益となって還元されることを願ってやみません．

最後に，世界トップクラスの大腸外科治療を目指してさらに熱くご指導くださっています谷川允彦教授に深謝申し上げます．また，3D-CT検査やIVR処置で多大なご協力をいただいています楢林勇教授をはじめとする放射線科の先生方，手術室で非常に大きな支援をいただいています南敏明教授をはじめとする麻酔科の先生方に篤く御礼申し上げます．勝岡洋治教授をはじめとする泌尿器科の先生方や大道正英教授をはじめとする産婦人科の先生方には骨盤内視鏡外科としてコラボレーションいただき，御礼を申し上げます．國澤隆雄理事長，植木實学長と竹中洋病院長には，学内外での活動や新病棟の内視鏡外科センター開設をはじめとして多大なバックアップをいただいており，深謝申し上げます．神谷美佐子看護部長には手術室や病棟・外来だけでなく，多職種チーム医療，ストーマ外来などで看護部全体から大変お世話になっており感謝しています．また，腹腔鏡下大腸手術の世界のパイオニアかつエキスパートでありながら，私（Junji）とイニシャルが同じこともあって師としてだけでなく兄弟のように接してくれていますMilsom教授（Jeff）とLeroy教授（Joel）にもお礼申し上げます．そしてTeam Jとして一緒に仕事をしてくれている同僚のドクター，サポートしてくださっている各領域の専門医ならびに看護師，技師，臨床工学士，薬剤師や管理栄養士などのスタッフの方々にも深く感謝致します．もう6年以上のつきあいでこの改訂版でもオリジナルの外科解剖のイラスト作成で苦楽をともにした阪口重幸氏にもお礼申し上げます．なお，今回もこのように仕事に十分専念できたのは家族（眞理，昭則，浩和ならびに両親）の支えのお陰でもあります．このたび，改訂版刊行の機会を与えていただき，遅筆の私を応援してくださった永井書店の松浦三男氏，笹谷道弘氏に感謝致します．

人は病気になって初めて健康の尊さを実感すると思います．自分の病気に打ち克って健康を取り戻したいと立ち上がった患者さんとご家族とともに，私どもは大腸疾患に対する低侵襲外科治療の最前線で闘い続けていることを何よりも誇りに感じています．

2006年6月

奥 田 準 二

初版序文

　私どもが1993年に腹腔鏡下大腸手術を導入したきっかけは，早期大腸癌に対する内視鏡治療（EMR）後の外科治療に問題を感じたことでした．EMR後の標本検査でsm massive invasionや脈管侵襲陽性などのリンパ節転移危険因子が明らかとなった患者様には，ご本人・ご家族と相談のうえで開腹による追加腸切除を行っていました．しかし，sm癌のリンパ節転移頻度は10％前後であり，追加腸切除の病理検査で癌遺残もなければリンパ節転移もない症例がほとんどでした．このようなほとんど癌の残っていない腸切除の必要性，とくに開腹してまで行わなければならないのかという疑問が日に日に強くなってきました．内視鏡外科が専門の私は，このような症例には開腹手術より腸閉塞などの後遺症も少なく低侵襲な腹腔鏡下手術が良いはずで癌治療の面でも初期適応として問題ないと考えました．実際，開腹での追加腸切除に難色を示されていた患者様も腹腔鏡下手術を身体に優しい外科治療と捉えられ，スムーズに腹腔鏡下大腸手術を導入でき，早期癌例ではいままで再発もありません．

　しかし，腹腔鏡下手術には触診が行えないなど従来の開腹手術にはなかった多くの問題点があり，手術手技も未成熟でした．このため，乗り越えなければならない壁がいくつもでてきました．アプローチをはじめとする手技の修得，腹腔鏡下外科解剖の理解，機器・器具の選択や操作法などなどであり，ひとつひとつノウハウを積み重ねました．また，進行大腸癌への適応拡大を検討していた1995年に創部再発が大きな問題としてクローズアップされました．小さな傷であってもそこに再発しては悲劇であり，腹腔鏡下手術に特有の再発で大腸癌に腹腔鏡下手術を行うべきではないとの論調でした．私は，進行癌をメインの適応とし，創部再発の本場であった欧米に行って確かめるしかないと考えました．幸いにも1996年の4月から11月まで腹腔鏡下大腸手術の世界の第一人者である米国のMilsom教授（当時Cleveland Clinic，現Weill Medical College of Cornell University）のもとで腹腔鏡下大腸手術の臨床研究を行う機会を得ました．Cadaver study, Cytology studyや大腸癌に対する開腹手術と腹腔鏡下手術のprospective randomized studyなど多くのprojectを通して検討した結果，創部再発には気腹よりも手術手技が大きな影響因子で癌手術の原則を遵守し，腫瘍部への直接操作を避けることが創部を含む再発予防のうえで最も重要と考察しました．これを裏づけるかのように，腹腔鏡下大腸癌手術の多数例の報告がなされるようになった1996年以降，創部再発の報告は激減して開腹手術後と同様にまれな再発となりました．Cleveland ClinicはProf. Turnbullのno-touch isolation technique発祥の地であり，Milsom教授のもとでlaparoscopic no-touch isolation techniqueをbrush upして1997年より本学で進行癌への腹腔鏡下手術の適応拡大を開始しました．1998年にはMilsom教授から腹腔鏡下大腸手術のエキスパートであるフランスのLeroy教授（IRCAD/EITS）を紹介していただき，欧米と共同研究を続けていくBridgeができました．2000年からは，触診が行えず，全体像が捉えにくい問題点の新たな克服法としてマルチスライスCTによる3次元CT画像を活用した腹腔鏡下ナビゲーション手術を導入

しました．さらに，2002年より2次元下の限られたスペースでの手術で操作に制限が多い問題点に対してロボット手術の活用を検討中です．

　このように問題点を吟味して新たな工夫や機器・器具の開発ならびにテクノロジーの導入を重ねていくことで腹腔鏡下手術はより優れた低侵襲手術へと進化していくと考えています．医療現場の最前線では，ガラス張りの適切かつ迅速な情報公開が必要不可欠となってきています．声高に利点を謳う先端医療の問題点を冷静に分析してこれを解決するシステムを確立していくことで，手術を受けられる患者様やご家族から最先端外科治療への心からの感動と喜びを得ることができると確信しています．

　最後に，腹腔鏡下大腸手術導入時に多大なご支援をいただいた姫路中央病院の宗友良憲先生，Cleveland Clinicへの留学と本学での腹腔鏡下大腸手術導入を認めてくださった岡島邦雄名誉教授，1997年の就任当初から世界一線級の大腸外科治療を目指して熱くご指導くださっています谷川允彦教授，3D-CTで多大なご協力をいただいています本学放射線医学教室の栖林勇教授に篤く御礼申し上げます．また，私（Junji）とイニシャルが同じこともあって兄弟のように接してくれていますMilsom教授（Jeff）とLeroy教授（Joel），当科の大腸外科のチーフとして私にチャンスをくださっている豊田昌夫助教授，そしてTeam Jとして一緒に仕事をしてくれている同僚のドクターならびに看護師や技師などのスタッフの方々にも深く感謝致します．この2年間オリジナルの外科解剖のイラスト作成で苦楽をともにした阪口重幸氏にもお礼申し上げます．なお，このように仕事に十分に専念できるのは家族（眞理，昭則，浩和ならびに両親）の支えのお陰でもあります．今回，書籍刊行の機会を与えていただき，遅筆の私を応援してくださった永井書店の松浦三男氏，笹谷道弘氏に感謝致します．

　人は病気になって初めて健康の尊さを実感すると思います．自分の病気に打ち克って健康を取り戻したいと立ち上がった患者様とご家族とともに，私どもは大腸疾患に対する低侵襲外科治療の最前線で闘っていることを何よりも誇りに感じています．

2002年8月

奥 田 準 二

CONTENTS

目 次

I 腹腔鏡下大腸手術の現状と問題点　1

- はじめに　1
- 1　腹腔鏡下大腸癌手術の導入，適応拡大と手術手技の経緯　1
- 2　腹腔鏡下大腸癌手術の適応と注意点　6
- 3　手術成績と合併症への対策　10
- 4　腹腔鏡下手術の問題点と腹腔鏡下大腸手術の要点　18
- おわりに　19
- 文　献　19

II 腹腔鏡下大腸手術の基本事項　21

- はじめに　21
- 1　適　応　21
- 2　術前処置　22
  - 1．病変部位のマーキング　22
  - 2．腸管処置　24
- 3　手術時の要点　25
  - 1．術野の確保と第1ポートの挿入・固定法　25
  - 2．術野の展開　26
  - 3．アプローチ法とポート配置　28
  - 4．体位の取り方とチーム・器械の配置　32
  - 5．腹腔鏡下大腸手術手技の要点　33
    - 1）内視鏡的切除困難な粘膜内癌（M癌）に対する

CONTENTS

　　　　　腹腔鏡補助下手術　34
　　　2）D2/D3郭清を要する大腸癌に対する
　　　　　腹腔鏡下手術　36
　　6．困難例への対処法　52
　　　1）腹部手術既往例の注意点　52
　　　2）Hand-assisted surgery　52
■4　術後管理のポイント　54
■おわりに　58
■文　献　58

III　外科解剖　59

III-1．イラストでみる外科解剖　59

■はじめに　59
■1　大　腸　59
■2　大腸と他臓器の関係　61
■3　右側結腸　61
　　1．右側結腸の外科解剖　61
　　2．右側結腸間膜の外科解剖　65
　　3．Surgical trunk のパターン　68
　　4．Henle の胃結腸静脈幹の外科解剖　70
　　5．右側結腸間膜の外科解剖と剥離層　70
■4　横行結腸　73
　　1．横行結腸間膜の外科解剖　73
　　2．横行結腸癌に対する内側アプローチに必要な
　　　外科解剖　74
　　3．左結腸曲の外科解剖　74
　　4．横行結腸〜左側結腸間膜の外科解剖　80
■5　左側結腸　83
　　1．左側結腸間膜と左側結腸の展開　83
　　2．左側結腸間膜の外科解剖　83
　　3．左側結腸間膜と左側結腸の剥離層　85
　　4．左側結腸の外側アプローチに必要な外科解剖　87
■6　直　腸　88
　　1．直腸の剥離層　88

CONTENTS

  2．直腸の外科解剖　88
  3．骨盤側方部の解剖　94
  4．下部直腸の外科解剖　95
■おわりに　97
■文　献　97

III-2．オーダーメイドの外科解剖　98

■はじめに　98
■1　前処置　98
■2　撮影と画像構築の実際　99
  1．造影方法，撮影開始タイミング　99
  2．3次元画像アルゴリズム　101
   1）Multi-planar reformation（MPR）　101
   2）Maximum intensity projection（MIP）　101
   3）Surface rendering（SR）　101
   4）Volume rendering（VR）　103
■3　3次元画像の臨床的活用　107
  1．右側結腸癌　107
  2．横行結腸〜左側結腸曲癌　108
  3．下行結腸癌〜直腸癌　111
■4　現在の問題点および将来の展望　121
■文　献　121

IV　機器・器具と操作法　123

■はじめに　123
■1　手術台と患者の固定　123
■2　器械の配置　125
■3　各手術操作における機器・器具の要点　126
  1．ポートの挿入・固定法　126
  2．腹腔鏡の選択と術中ステージング　127
  3．腸間膜の牽引，剥離，切離とリンパ節郭清および止血　130
  4．大網や腸間膜・直腸間膜などの切離　138
  5．骨盤腔内術野の展開　142

CONTENTS

  6. 直腸洗浄　144
  7. Ｓ状結腸／直腸切離　147
  8. 超低位直腸切離　151
  9. 標本摘出と創縁保護　152
  10. 腸吻合　154
   1）Functional end to end anastomosis　154
   2）Double stapling 法　156
  11. ポート創の閉鎖　158
  12. 創処置　158
■ おわりに　160

V　腹腔鏡下大腸手術手技の最前線　161

V-1. 良性大腸疾患に対する腹腔鏡下手術　161

■ はじめに　161
■ 1　大腸憩室炎に対する腹腔鏡下手術　161
  アプローチについて　161
  1. 上行結腸憩室炎例　162
   1）ポートの位置　162
   2）腸間膜の剝離　162
   3）血管処理，口側腸管の切離と腸管授動　162
   4）標本摘出と腸管吻合　162
  2. Ｓ状結腸憩室炎症例　162
   1）ポートと小切開創の位置　162
   2）腸間膜の剝離　162
   3）血管処理，腸管授動と肛門側腸管の切離　162
   4）口側腸管授動，標本摘出と腸管吻合　166
■ 2　腹腔鏡下大腸全摘術　167
  1. 家族性大腸腺腫症に対する腹腔鏡下大腸全摘術　167
   1）回腸嚢肛門管吻合術
    （IACA：Ileoanal canal anastomosis）　167
   2）回腸嚢肛門吻合術
    （IAA：Ileoanal anastomosis）　171
  2. 潰瘍性大腸炎に対する大腸全摘術

CONTENTS

　　　　　（3期分割手術）　173
　　　　1）第1期手術（大腸亜全摘術）　173
　　　　2）第2期手術（残存結腸直腸切除・
　　　　　　回腸嚢肛門吻合術）　177
　　　　3）第3期手術（回腸人工肛門閉鎖術）　179
■3　クローン病に対する腹腔鏡下手術　179
　　1．ポートの位置　180
　　2．腹腔内観察とマーキング　181
　　3．腸管部分切除と狭窄形成術　182
■4　直腸脱に対する腹腔鏡下手術　183
■おわりに　184
■文　　献　184

V-2．大腸癌に対する腹腔鏡下手術　185

V-2-1．右側結腸癌に対する腹腔鏡下手術　185

■はじめに　185
■1　適　応　185
■2　術前処置　186
■3　体位とモニター・チームの配置　186
■4　有用な手術器具　186
■5　手術の実際　187
　　1．ポートの配置と小切開部・ドレーン挿入部　187
　　2．術中ステージング　188
　　3．内視鏡的切除困難なM癌に対する手技　188
　　4．D2/D3郭清を要する右側結腸癌に対する手技　190
　　　　1）内側アプローチ　190
　　　　2）術野の展開　190
　　　　3）内側アプローチに必要な外科解剖　190
　　　　4）内側アプローチの開始　192
　　　　5）回結腸動静脈処理によるD2郭清　194
　　　　6）Surgical trunkを含むD3郭清の実際　195
　　　　7）回盲部の解離授動　199
　　　　8）右結腸曲の剥離授動　200
　　　　9）腸切除と吻合　202
　　　　10）ピットフォールと対策　202
■おわりに　206
■文　　献　206

CONTENTS

V-2-2. 横行結腸右側癌に対する腹腔鏡下手術　207
- はじめに　207
- 1　適応　207
- 2　術前処置　208
- 3　体位とモニター・チームの配置　208
- 4　有用な手術器具　208
- 5　手術手技　209
    1. ポートの配置　209
    2. 術中ステージング　209
    3. 内視鏡的切除困難なM癌について　210
    4. D2/D3郭清を要する横行結腸右側癌について　210
        1）術野の確保　210
        2）内側アプローチ　211
        3）横行結腸右側進行癌に対する手技　211
        4）ピットフォールと対策　216
- おわりに　219
- 文献　219

V-2-3. 横行・下行結腸癌に対する腹腔鏡下手術　220
- はじめに　220
- 1　適応　220
- 2　術前処置　220
- 3　体位とモニター・チームの配置　221
- 4　有用な手術器具　221
- 5　手術手技　222
    1. ポートの配置　222
    2. 術中ステージング　223
    3. 左結腸曲近傍の内視鏡的切除困難なM癌について　223
    4. D2/D3郭清を要する左結腸曲近傍の横行・下行結腸癌について　223
        1）術野の確保　223
        2）内側アプローチ　224
        3）左結腸曲近傍の横行結腸癌に対する手技　225
        4）左結腸曲近傍の下行結腸癌に対する手技　228
        5）ピットフォールと対策　230
- おわりに　235
- 文献　235

CONTENTS

V-2-4. S状結腸・直腸RS癌に対する腹腔鏡下手術　236
- はじめに　236
- 1　適　応　236
- 2　術前処置　237
- 3　体位とモニター・チームの配置　237
- 4　有用な手術器具　238
- 5　手術の実際　238
    1. ポートの配置と小切開部・ドレーン挿入部　238
    2. 術中ステージング　239
    3. 良好な術野の展開　239
    4. 内視鏡的切除困難なM癌に対する手技　240
    5. D2/D3郭清を要するS状結腸・直腸RS癌に対する手技　240
        1) 内側アプローチ　240
        2) 近位側S状結腸癌に対するD2郭清術　242
        3) 前項2) 以外のS状結腸・直腸RS癌に対するD2/D3郭清術　243
- おわりに　251
- 文　献　251

V-2-5. 直腸Ra/Rb癌に対する腹腔鏡下手術　252
- はじめに　252
- 1　適　応　252
- 2　術前処置　253
    1. 病変部のマーキング　253
    2. 術前シミュレーション　253
    3. 腸管前処置　253
- 3　有用な手術器具　253
- 4　腹腔鏡下低位前方切除術　254
    1. 体位とチーム・器械の配置　254
    2. ポートの配置と小切開部・ドレーン挿入部　255
    3. 術野の展開と外科解剖　255
    4. アプローチ法と切除手順　256
    5. 中枢側リンパ節郭清と血管処理　256
        1) D2郭清の場合　258
        2) D3郭清の場合　259
    6. 直腸S状部の剥離授動　260
    7. 直腸の剥離授動　261

CONTENTS

- 8．肛門側腸管切離　264
- 9．左結腸曲の授動　266
- 10．切除標本の摘出と腸吻合　267
- 11．注意すべきポイント　268
  - 1）骨盤内臓神経の温存　270
  - 2）側方靱帯処理のポイント　270
  - 3）TMEにおける自律神経温存のポイント　272
  - 4）直腸切離の工夫　273
- ■5　直腸Rb癌に対する腹腔鏡下超低位直腸切除術のオプション　276
- ■おわりに　287
- ■文　　献　287

V-3．腹腔鏡下大腸癌手術へのテクノロジーの導入
低侵襲オーダーメイド手術への進化　288

- ■はじめに　288
- ■1　腹腔鏡下大腸癌手術への3D-CT画像の導入と応用の経緯　289
- ■2　術前検査と3D-CT撮影法　289
- ■3　腹腔鏡下D3リンパ節郭清への3D-CT血管画像（3D-CTA）の応用　291
  - 1．右側結腸進行癌　291
  - 2．横行結腸進行癌　294
  - 3．左側結腸／直腸進行癌　295
- ■4　Integrated 3D-CT画像とその応用　299
  - 1．Integrated 3D-CT画像　299
  - 2．Integrated 3D-CT画像によるナビゲーション　300
  - 3．Integrated 3D-CT画像による術前プラニング　300
  - 4．術中ステージング　302
  - 5．オーダーメイド外科解剖に基づく低侵襲ナビゲーション手術　303
- ■5　今後の展望　315
- ■おわりに　319
- ■文　　献　319

CONTENTS

V-4. 注意すべき術中偶発症・術後合併症とその対策　320

- はじめに　320
- 1　注意すべき術中偶発症の実際とその対処　321
  - 1．癒着剥離時の腸管損傷と対処法　321
    - 1）体内での修復例　321
    - 2）体外での修復例　322
  - 2．下腸間膜動脈からの出血と止血法　323
  - 3．吻合（double stapling 法：DST）時の偶発症と対処法　324
    - 1）肛門側腸管損傷と再切除・吻合処置　324
    - 2）リークテスト陽性例と修復処置　325
- 2　注意すべき術中偶発症に対する対策　326
  - 1．5 mm フレキシブルスコープによる癒着剥離時の多方向観察　328
  - 2．バイポーラ凝固鉗子によるラパロの止血と切離ラインのデザイン　329
  - 3．小出血に対する止血法　330
  - 4．バイポーラシザーズを用いた安全で繊細な郭清　331
  - 5．3D-CT 画像を活用したシミュレーションとナビゲーション　332
  - 6．右側結腸癌の surgical trunk 郭清時のピットフォールと対策　332
  - 7．右側結腸間膜剥離時のピットフォールと対策　334
  - 8．右結腸曲授動時のピットフォールと対策　336
  - 9．左結腸曲授動時のピットフォールとポイント　337
  - 10．左尿管温存のピットフォールと対策　338
  - 11．直腸授動時のピットフォールと対策　340
  - 12．直腸切離時のピットフォールと対策　341
- 3　注意すべき術後合併症と対策　342
  - 1．腹腔内出血　343
  - 2．吻合部出血　344
  - 3．縫合不全　344
  - 4．吻合部狭窄　350
  - 5．ポート部ヘルニア　350
  - 6．リンパ漏（乳糜漏）　351
  - 7．仙骨前面膿瘍　351

CONTENTS

　　　　　8. 感染性腸炎　352
　　　　　9. 腸閉塞　352
　　　　10. 創部感染　352
　　　　11. 肺塞栓　352
　　　　12. その他　352
　■ 4　術前説明の重要性とポイント　353
　■ 5　さらなる質の向上と安全性を求めて　357
■ おわりに　360
■ 文　献　360

腹腔鏡下大腸手術の展望　361

VI-1. システム化と個別化　361

- ■ はじめに　361
- ■ 1　大腸外科診療におけるシステム化と個別化　362
- ■ 2　当院での大腸癌の主な術前精査　366
- ■ 3　手術におけるシステム化と個別化　369
- ■ 4　術前・術後ケアーにおけるシステム化　372
- ■ 5　多職種チーム医療による術前・術後ケアーの個別化　375
- ■ 6　今求められている腹腔鏡下大腸手術とその展望　381
- ■ おわりに　387

VI-2. 教育・トレーニングシステムの確立　388

- ■ はじめに　388
- ■ 1　腹腔鏡下大腸手術の基本手技修得について　388
- ■ 2　腹腔鏡下大腸手術の開始にあたって　389
- ■ 3　腹腔鏡下大腸手術の教育・トレーニングと評価について　390
- ■ 4　腹腔鏡下大腸手術のアップデート　391
- ■ おわりに　393
- ■ 文　献　394

索　引　395

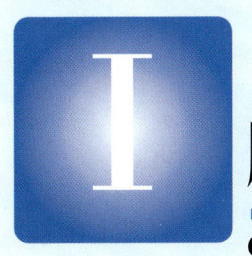

腹腔鏡下大腸手術の現状と問題点
Current Status of Laparoscopic Colorectal Surgery

はじめに

　良性腸疾患や内視鏡治療適応外の早期大腸癌は腹腔鏡下手術の良い適応であり，病変部位によって難易度は異なるが，盲腸から下部直腸までの全大腸で施行可能である[1]．

　進行大腸癌に関しては，盲腸・上行結腸やS状結腸・直腸S状部（RS）に対する腹腔鏡下手術では，欧米を中心とした複数のRandomized controlled trial（RCT）で短期～中期成績において（一部では単施設における長期成績においても）再発や予後に悪影響がないと報告され[2〜8]，本邦でも系統的D3リンパ節郭清を伴う適切な腹腔鏡下手術手技を確立した施設を中心にRCTが進行中である[9]．しかし，進行大腸癌に対する腹腔鏡下手術では，系統的リンパ節郭清をはじめとする適切な腹腔鏡下手術手技のほかに多施設での長期成績が明らかになっていないため，各施設（手術チーム）の熟練度やデータを説明したうえ，十分なインフォームド・コンセントのもとで適用することが望まれる．とくに，横行結腸・下行結腸や直腸Ra/Rbに対する腹腔鏡下手術では的確なリンパ節郭清と血管処理，適切な腸管の剥離授動と切除の面で難易度が高い，すなわち，大腸癌に対する腹腔鏡下手術の適応と実績には施設間格差が大きいことに注意する必要がある．

　著者らは，癌手術の原則を遵守した適切な手技のもとに適応を段階的に拡大し，現在までに850例を越える腹腔鏡下大腸癌手術を行ってきた．本章では，大腸癌に対する腹腔鏡下手術の現状と問題点について述べる．

1 腹腔鏡下大腸癌手術の導入，適応拡大と手術手技の経緯

　大腸癌に対する腹腔鏡下大腸切除は本邦では1992年に報告された[10]．著者らも1993

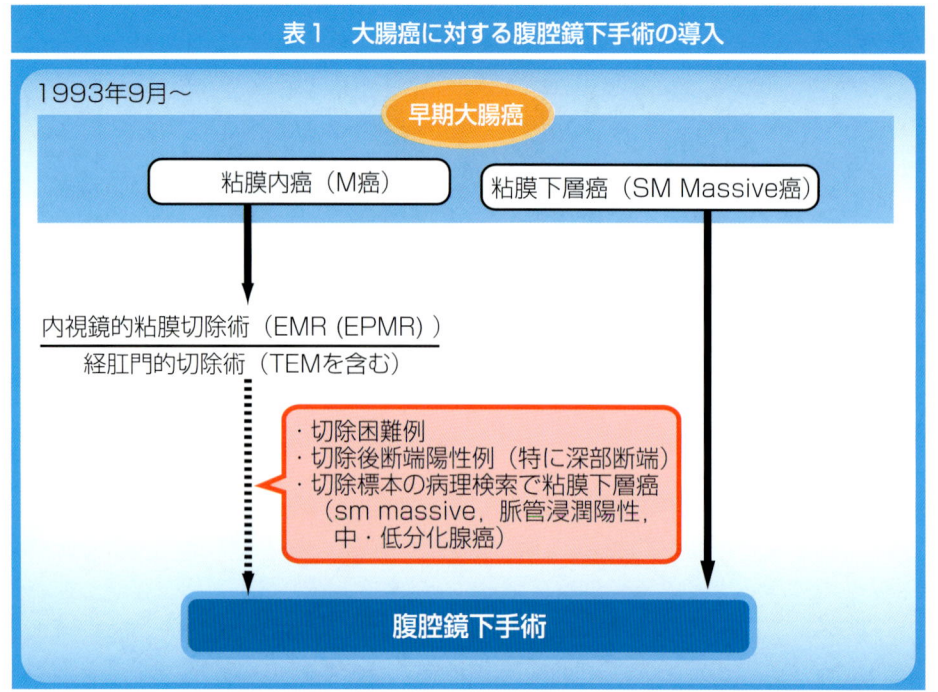

粘膜内癌（M癌）は分割切除も含めた内視鏡的粘膜切除の適応であるが，切除困難例・切除後断端陽性例（とくに深部断端）・切除標本の病理検索でsm massive/脈管浸潤陽性/中・低分化腺癌例は腹腔鏡下に追加腸切除（D1〜D1+α郭清程度）とした．また，粘膜下層癌（SM Massive癌）は腹腔鏡下腸切除（D2郭清）とした．

　年9月より内視鏡的切除適応外の早期大腸癌に対する低侵襲外科治療として腹腔鏡下手術を導入した（表1）．そのきっかけとなったのは，大腸sm癌に対する内視鏡的切除後の外科的追加腸切除に問題を感じたことであった．大腸sm癌のリンパ節転移頻度は10％前後であり，追加腸切除の病理検索で癌遺残もなければリンパ節転移もない症例がほとんどであった．このようなほとんど癌の残っていない腸切除の必要性，とくに開腹してまで行わなければならないのかという疑問が強くなった．著者らは，このような症例には開腹手術より腸閉塞などの後遺症も少なく低侵襲な腹腔鏡下手術が良いはずで癌治療の面でも初期適応として問題ないと判断した．実際，開腹での追加腸切除に難色を示されていた患者さんも腹腔鏡下手術を身体に優しい外科治療と捉えられ，スムーズに腹腔鏡下大腸切除を導入でき，治療成績も良好で当初の適応では再発もなかった（図1）．

　手術手技としては，当初の適応ではD1+α程度の郭清でよかったため，病変部腸管を剥離授動したのちにリンパ節郭清と血管処理を行う外側アプローチを用いていた．しかし，1994年6月にMP癌も疑われるようなSM Massive癌で確実なD2郭清を必要とする症例に腹腔鏡下手術を行うにあたって，腸間膜内側から剥離を開始してリンパ節郭清と血管処理を先行する方が癌手術の原則からも，腹腔鏡下の視野と操作性からも適切と考えて内側アプローチを本邦で初めて導入した．その後，腹腔鏡下手術の進行大腸癌への適応拡大の検討中に欧米より創部再発（ポート部を含む）の問題が報告された（表2）[11)〜14)]．このため，1996年に米国のDr. Milsom（当時Cleveland Clinic，現Weill Medical College of Cornell University）のもとで進行大腸癌に対する腹腔鏡下手術の検討を行い，創部再発には気腹よりも手術手技が大きな影響因子と考察した

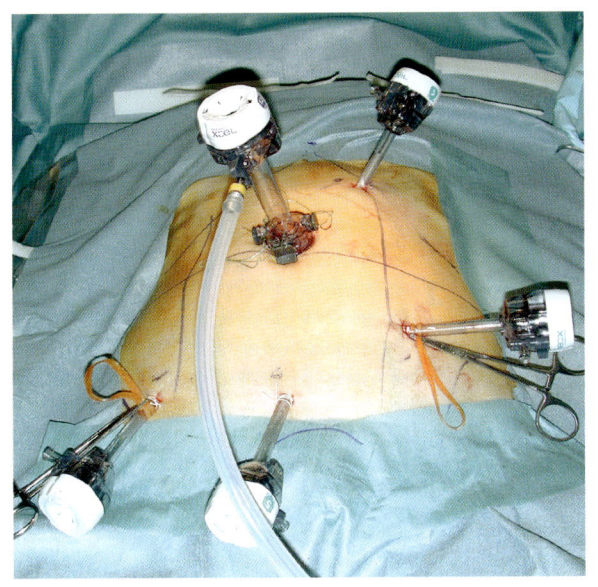
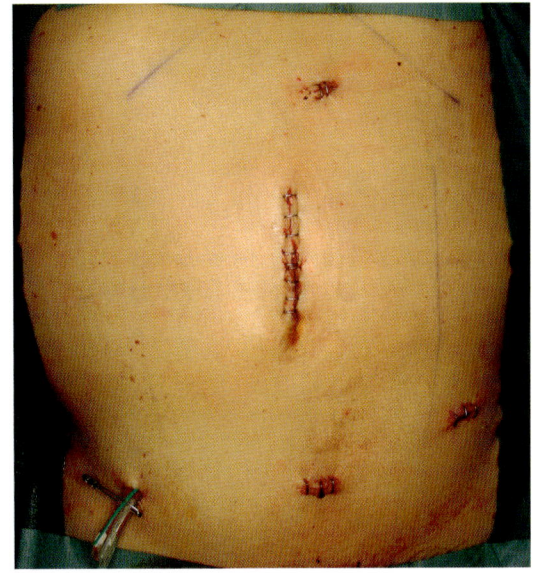

手術後の経過	開腹手術	腹腔鏡下手術
術後入院日数	2～4週間	1～2週間
通常の生活に戻れるまで	4～6週間	2～3週間
手術の傷跡	15～20cm	5mm～1cm—4～5カ所 3～5cm—1カ所
手術後の痛み	約7日間	約3日間

図1　腹腔鏡下大腸切除術

表2　創部再発（腹腔鏡下大腸癌手術）

Alexander et al., Lancet 1993	Case report
Fusco et al., Dis Colon Rectum 1993	Case report
Prasad et al., Br J Surg 1994	4%(2/50)
Berends et al., Lancet 1994	21%(3/14)

表3　気腹が創部再発の原因か？

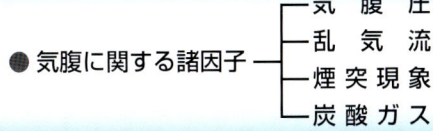

● 気腹に関する諸因子 ─ 気腹圧／乱気流／煙突現象／炭酸ガス

- CO$_2$ insufflation does not enhance tumor growth in an abdominal wall wound : A study in a rat with a similar degree of surgical trauma (Kim SH, et al. ASCRS, 1997)
- Port-site recurrence after thoracoscopic resection of oesophageal cancer (Dixit AS, et al. Aust NZ J Surg 67, 1997)

　当初，気腹に関する諸因子が創部再発のメインファクターと考えられたが，アニマルモデルでは気腹が腫瘍増殖を増強しないという結果や気腹を用いない胸腔鏡下食道癌手術でも創部再発を認めたという報告が出てきた．

表4　創部再発の主な原因は？

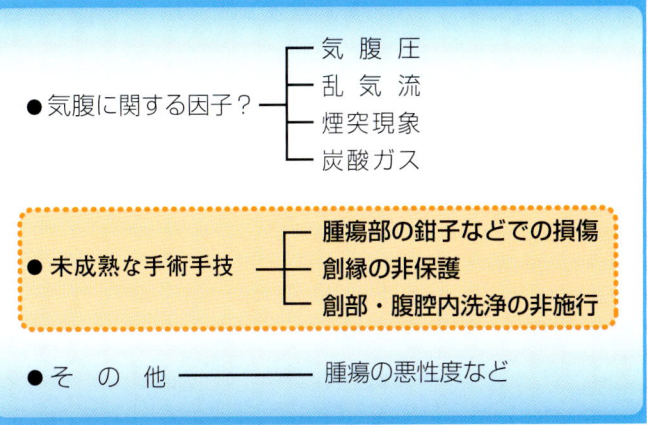

● 気腹に関する因子？ ─ 気腹圧／乱気流／煙突現象／炭酸ガス

● 未成熟な手術手技 ─ 腫瘍部の鉗子などでの損傷／創縁の非保護／創部・腹腔内洗浄の非施行

● その他 ─ 腫瘍の悪性度など

　著者らは，種々の検討より未成熟な手術手技が創部再発の主原因と考察した．

表5　創部再発（腹腔鏡下大腸癌手術）	
ASCRS Registry Dis Colon Rectum 1996	1.1%(5/451)
Cost Study Group Dis Colon Rectum 1996	1.1%(4/372)

表6　創部再発（開腹大腸癌手術）	
Hughes et al. Dis. Colon Rectum 1983	1.0%(16/1603)
Reilly, Nelson et al. Dis Colon Rectum 1996	1.5%(26/1711)

表7　創部再発（エキスパートによる腹腔鏡下大腸癌手術）	
Huscher C et al.: Surg Endosc 1996	0% (0/146)
Franklin M et al.: Dis Colon Rectum 1996	0% (0/191)
Milsom J et al.: J Am Coll Surg 1998	0%* (0/55)
Lacy A et al.: Lancet 2002	0.9%* (0/106)

*prospective, randomized study

表8　創部再発の予防手段
- 腫瘍部腸管への直接操作を避ける
- 切除腸管はバッグに収納して摘出する（もしくは創縁保護）
- 創部・腹腔内を十分に洗浄する

（表3，4）[15)16)]．これを裏づけるように，1996年の多数例の報告では腹腔鏡下大腸癌手術後の創部再発率[17)18)]は開腹手術例[19)20)]と差がなかった（表5，6）．さらに，それ以降の腹腔鏡下大腸癌手術のエキスパートからの報告[2)3)21)22)]では，開腹手術と同様に腹腔鏡下手術後の創部再発はきわめて稀な再発となっていた（表7）．なお，本邦でも腹腔鏡下大腸切除研究会（当時 小西文雄代表世話人，現 渡邊昌彦代表世話人）に登録された根治度Ａの腹腔鏡下切除例813例の再発予後検討で創部再発は1例（0.1%）ときわめて低率であった．

ところで，大腸癌に対する開腹手術の基本操作のひとつにTurnbullら[23)]のNo-touch isolation techniqueが挙げられる．これは，病変部腸管の剥離・授動操作の前に循環・管腔遮断を行って血管内や管腔内・腹腔内への術中癌撒布を防止し，再発を抑えようとする手技である．Wiggersら[24)]は同手技のRCTを行い，同手技が術後肝転移や生存率などにおいて有意差をもって有効とするデータはでなかったが，すべての解析結果において同手技を用いた群で良好な傾向があり合併症の増加もなかったことから有用な癌手術手技と報告している．本邦でも開腹大腸癌手術の基本操作として同手技の変法がほとんどすべてのテキストの中で紹介されてきた．したがって，創部再発予防を考慮した手技としては，開腹大腸癌手術で培われた癌手術の原則を遵守し，腫瘍部への直接操作を避けることが最も重要と考えられた（表8）．Cleveland ClinicはDr. Turnbullが在籍していた施設であり，奇しくもDr. MilsomはTurnbullの原法に基づいたNo-touch isolation techniqueによる腹腔鏡下大腸癌手術を導入し，開腹手術とのcontrolled, randomized trialを行っていた．それは，腸間膜根部側から剥離を開始して中枢側リンパ節郭清と血管処理を先行し，腸間膜処理後に腸管を切離し，最後に病変部腸管を愛護的に剥離授動して体内で切除を完了するもので内側アプローチを

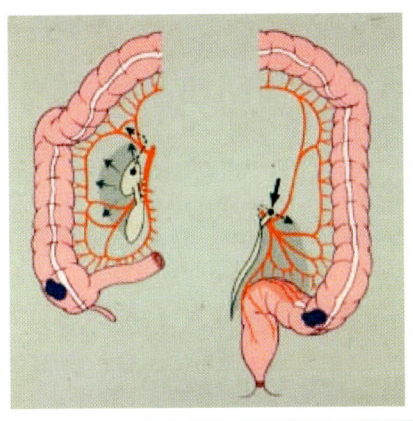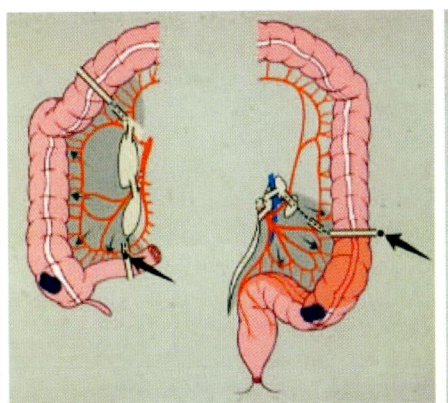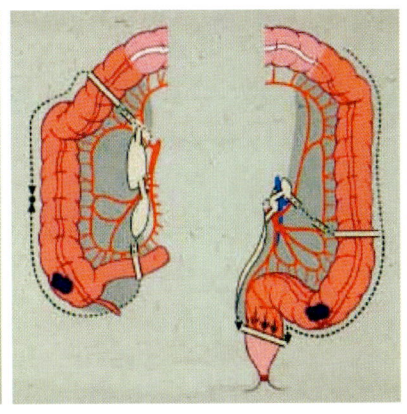

図2　Laparoscopic no-touch isolation technique　ⓐⓑⓒ

a：内側アプローチに基づいて中枢側リンパ節郭清と血管処理を先行する．
b：腸間膜を処理して腸管を切離する．
c：最後に病変部腸管を愛護的に授動して体内で切除を完了する．（S状結腸〜直腸例では口側腸管切断後に愛護的に腸管を授動し，病変の肛門側をクランプして直腸洗浄を行い，そのクランプのさらに肛門側で直腸を切離して切除を完了する．）

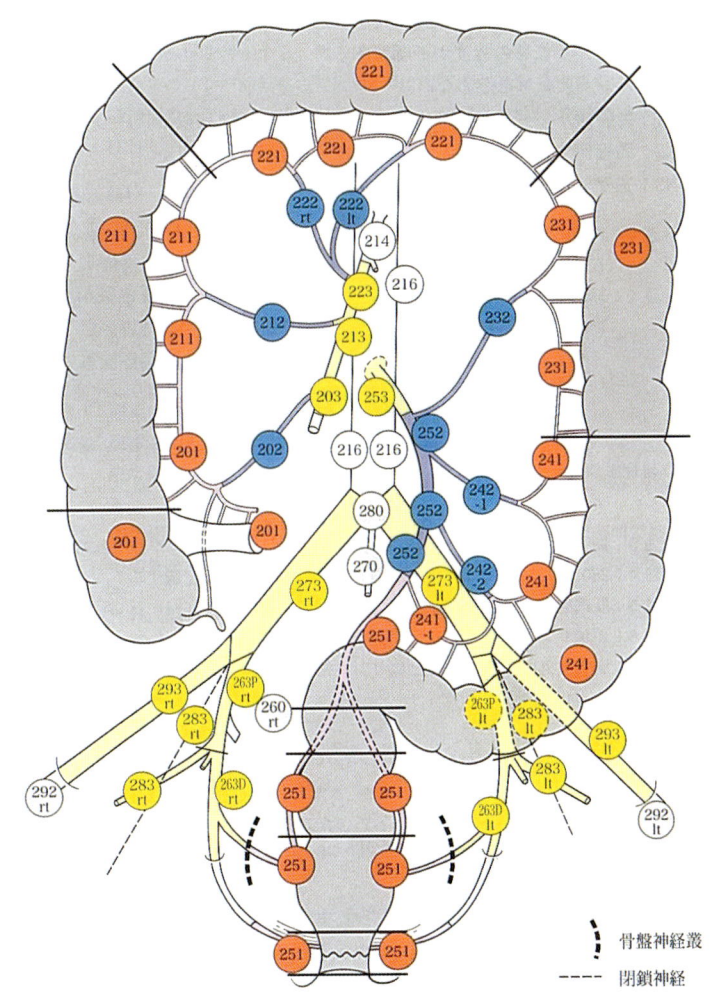

図3　本邦における大腸癌に対するリンパ節郭清

大腸癌に対するリンパ節郭清程度
赤：1群リンパ節，青：2群リンパ節，黄：3群リンパ節
（大腸癌取り扱い規約改訂第7版，p13，金原出版，東京，2006より引用）

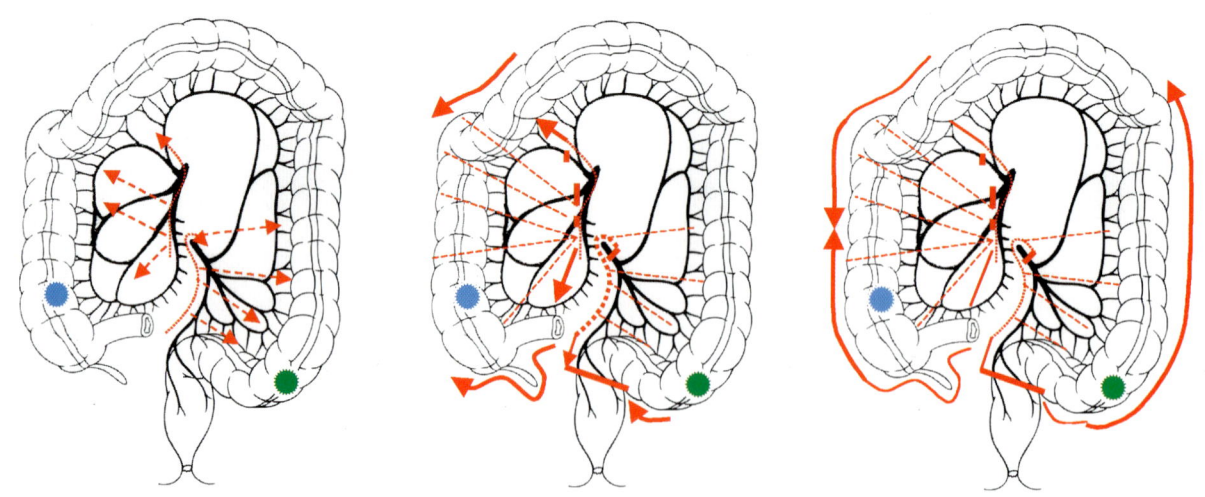

図4　内側アプローチによる腹腔鏡補助下腸切除術
a：腸間膜根部側（内側）から剝離を開始し，中枢側リンパ節郭清と血管処理を先行する．
b：外側に向かって腸間膜から腸管を後腹膜下筋膜前面の層で剝離授動する．
c：こののち，外側腹膜を切離して腸管授動を完了する．なお，病変部腸管の切除（吻合）は体外で行う．

発展させた手技である．そして，RCT[2]の結果より No-touch isolation technique が腹腔鏡下大腸癌手術においても創部を含む再発防止に対して有用であることが示唆された．

以上の経緯より，著者らは，Dr. Milsom に学ぶとともに，右側結腸進行癌に対する腹腔鏡下手術では Dr. Milsom らと共にそれまでの彼らの手技[25]に改良を加え[26]，laparoscopic no-touch isolation technique（図2）を基本手技とし，本邦でのD3リンパ節郭清（図3）も考慮して1997年より段階的に進行大腸癌への適応拡大を開始した．

ただし，体内で切除まで行うのは手技が煩雑でステイプラーのコストも高くなる．一方，その後の検討で，腹腔鏡補助下切除でも創部再発の報告がほとんど無く，予後や再発に影響するとの報告もでてきていない．このため，2003年4月より，著者らも腹腔鏡下には内側アプローチを基本に中枢側リンパ節郭清・血管処理と腸管授動までをメインに行い，病変部腸管の切除（吻合）は体外で行う腹腔鏡補助下切除を通常手技としている（図4）．なお，laparoscopic no-touch isolation technique は，腫瘍が大きく壁側腹膜への浸潤も疑うため，病変部の口側・肛門側の両側から剝離を行いたいときなどには有用で用いることがある．

2 腹腔鏡下大腸癌手術の適応と注意点

内視鏡的切除や経肛門的局所切除などの適応外の早期大腸癌は腹腔鏡下手術の良い適応であり，盲腸から下部直腸Rbまでの全大腸で施行可能である[1]．ただし，病変部位によって難易度が異なる．盲腸・上行結腸やS状結腸・直腸S状部（RS）に対する腹腔鏡下手術では，sm癌に対するD2郭清（図5）のみならず，進行癌に対する系統的D3リンパ節郭清を伴う適切な腹腔鏡下手術手技も確立されてきた（図6，7）．世界的にみても，盲腸・上行結腸やS状結腸・直腸S状部（RS）に対する腹腔鏡下手術

Ⅰ．腹腔鏡下大腸手術の現状と問題点　7

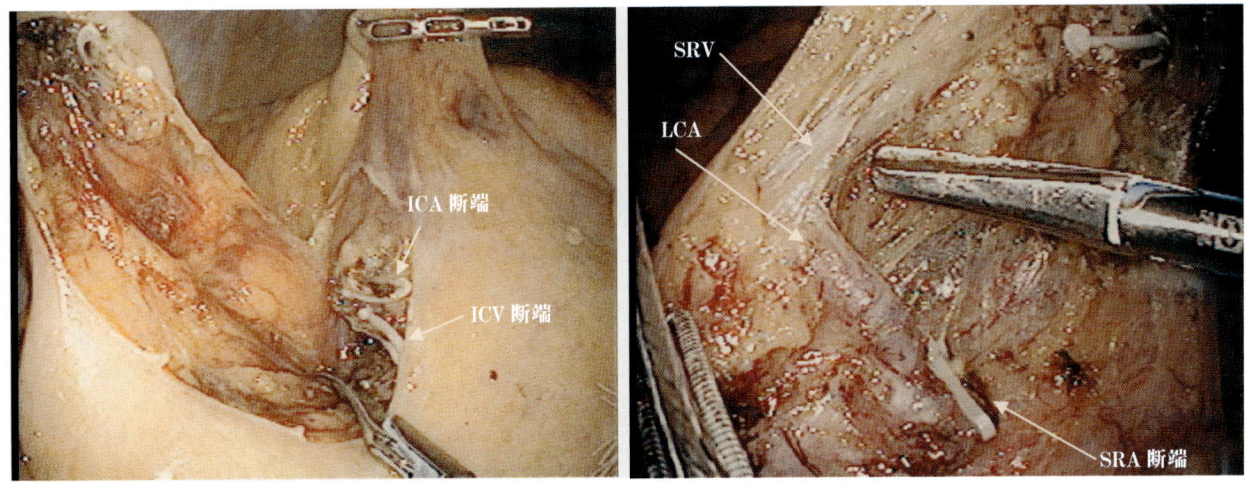

図5　腹腔鏡下リンパ節郭清（D2）
a：盲腸・上行結腸のSM癌に対するD2郭清
b：S状結腸・直腸S状部（RS）のSM癌に対するD2郭清
ICA：回結腸動脈，ICV：回結腸静脈，SRA：上直腸動脈，SRV：上直腸静脈，LCA：左結腸動脈

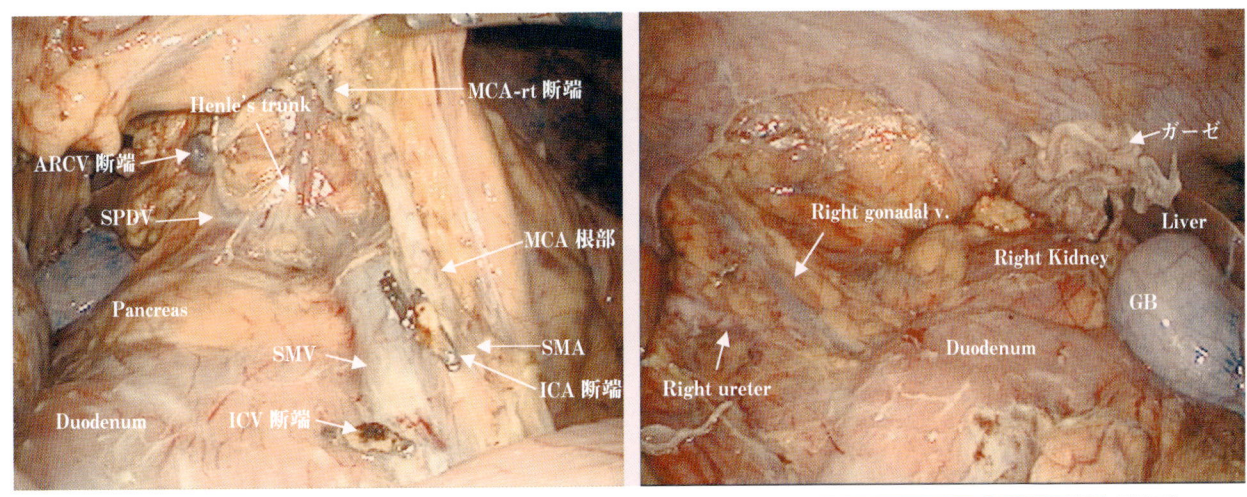

図6　右側結腸進行癌に対する腹腔鏡下手術
a：surgical trunkを含むD3郭清
b：右半結腸授動後，腹腔鏡下の外科解剖を熟知し，癌手術の原則を遵守した合理的なアプローチと的確な手技のもとで適切な器具を用いれば，ガーゼ一枚の出血もない手術が可能となる．
ICA：回結腸動脈，ICV：回結腸静脈，SMA：上腸間膜動脈，SMV：上腸間膜静脈，Duodenum：十二指腸，Pancreas：膵臓，MCA：中結腸動脈，MCA-rt：中結腸動脈右枝，Henle's trunk：Henleの胃結腸静脈幹，ARCV：副右結腸静脈，SPDV：上膵十二指腸静脈，Right ureter：右尿管，Right gonadal v.：右精巣／卵巣動静脈，Duodenum：十二指腸，Right kidney：右腎前筋膜，GB：胆嚢，Liver：肝臓

は，欧米を中心とした複数のRCTで短期〜中期成績において（一部では単施設における長期成績においても）再発や予後に悪影響がないと報告され[2)〜8)]，本邦でも系統的D3リンパ節郭清を伴う適切な腹腔鏡下手術手技を確立した施設を中心に同部の進行癌に対するRCTが進行中である[9)]（表9）．ただし，進行大腸癌に対する腹腔鏡下手術では，系統的D3リンパ節郭清をはじめとする適切な腹腔鏡下手術手技のほかに多施設での長期成績が明らかになっていないため，各施設（手術チーム）の熟練度や

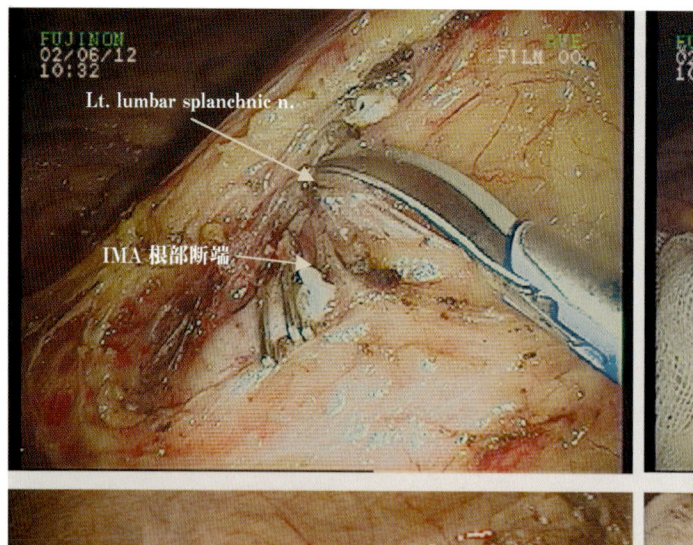
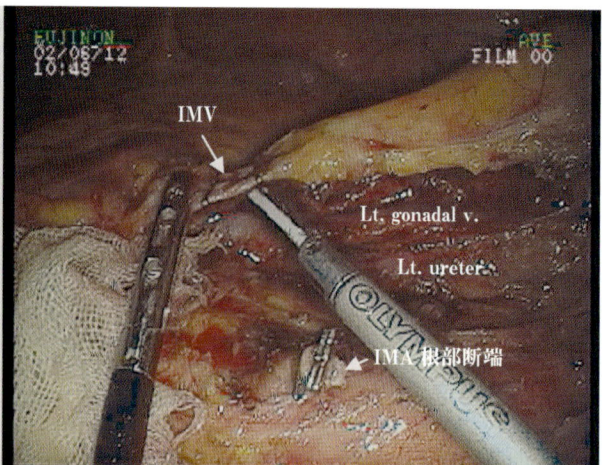
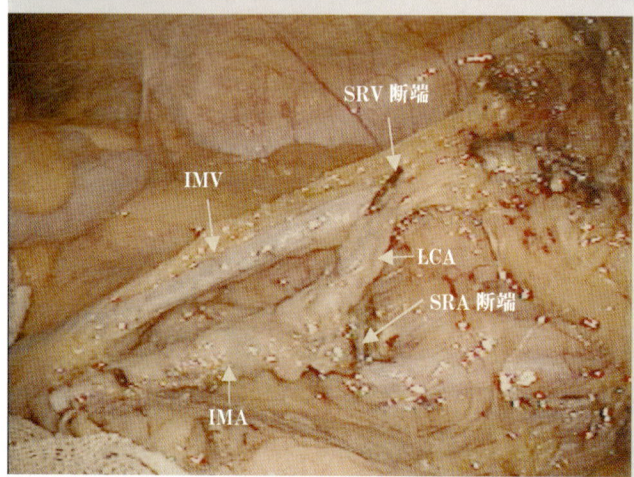
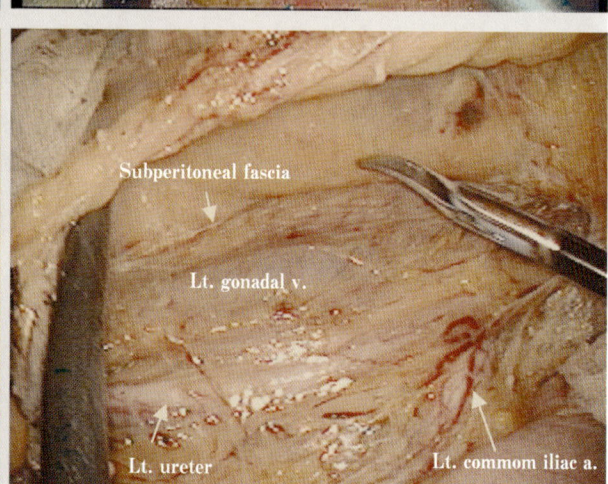

図7　S状結腸〜直腸S状部進行癌に対する腹腔鏡下手術

a,b：IMA根部処理によるD3郭清．IMA根部をクリッピングして切離し，IMA根部切離末梢端を腹側へ牽引しつつIMA左側の左腰内臓神経のIMAへの分枝をIMA寄りで処理して左腰内臓神経本幹を温存する．左腰内臓神経の前面から後腹膜下筋膜前面の層に入り，左尿管・左精巣／卵巣動静脈を温存しつつ，IMAとIMVの間のリンパ節を郭清し，IMVを処理する．

c,d：左結腸動脈温存D3郭清．LCA分岐部の末梢側でSRAをクリッピングして切離し，外側の上直腸静脈も処理してLCA温存D3郭清を完了する．頭側寄りで左尿管・左精巣／卵巣動静脈を後腹膜下筋背側に確認してこれを確実に温存しつつ腸間膜の剥離を外側および尾側へ進めるようにする．

Lt lumbar splanchnic n：左腰内臓神経，IMA：下腸間膜動脈，IMV：下腸間膜静脈，Lt ureter：左尿管，Lt gonadal v：左精巣／卵巣動静脈，SRA：上直腸動脈，SRV：上直腸静脈，LCA：左結腸動脈，Subperitoneal fascia：後腹膜下筋膜，Lt common iliac a：左総腸骨動脈

データを説明した上，十分なインフォームド・コンセントのもとで適用することが望まれる．とくに，横行結腸・下行結腸や直腸Ra/Rbに対する腹腔鏡下手術では的確なリンパ節郭清と血管処理，適切な腸管の剥離授動と切除の面で難易度が高い．すなわち，大腸癌に対する腹腔鏡下手術の適応と実績には施設間格差が大きいことに注意する必要がある．

著者らは，癌手術の原則を遵守した適切な手技のもとに適応を段階的に拡大し，現在までに850例を越える腹腔鏡下大腸癌手術を行ってきた．とくに血管分岐のバリエーションが多い横行結腸の病変には国内外で初めて3D-CT画像を応用した術前シミュレーションと術中ナビゲーションの有用性を報告し，活用している[27)〜30)]．また，

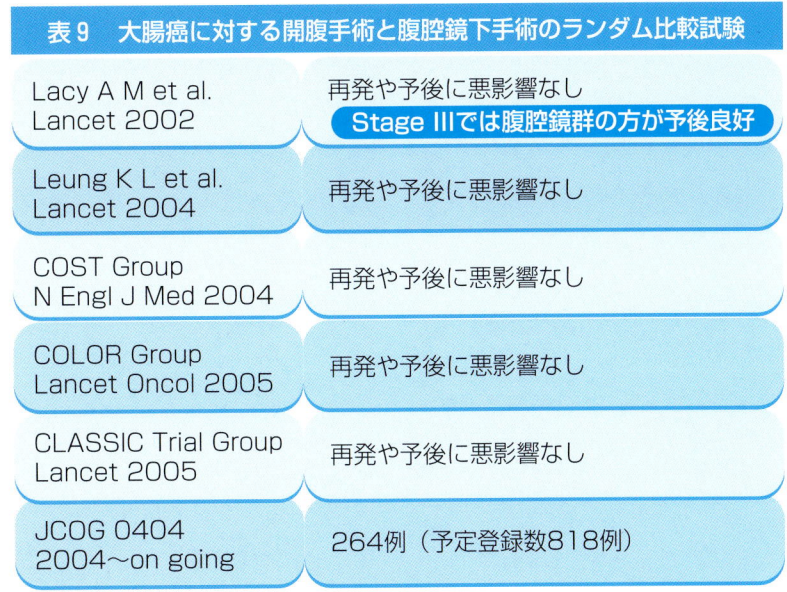

表9 大腸癌に対する開腹手術と腹腔鏡下手術のランダム比較試験

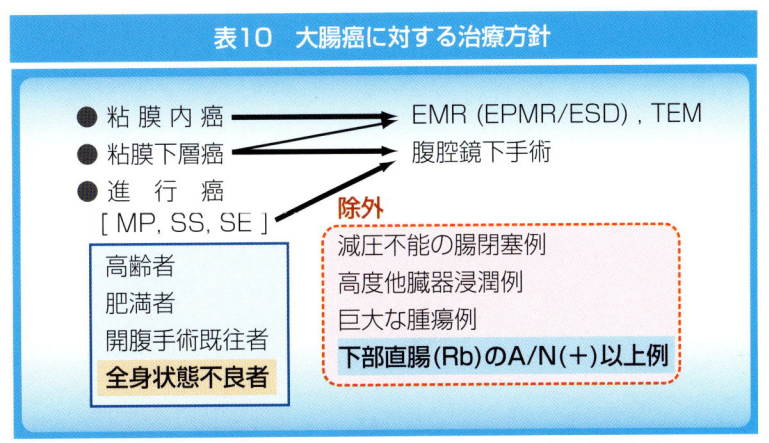

表10 大腸癌に対する治療方針

ただし，高齢者，肥満者，開腹手術既往者，全身状態不良者も適応外としない．

　直腸の中でも，とくに直腸 Ra/Rb の病変に対する腹腔鏡下手術には高度の技術と豊富な経験が要求されるため，手術チームの熟練度やデータをもとにインフォームド・コンセントを得て段階的に適応を拡大してきた[31]．したがって，著者らは減圧不能の腸閉塞・高度他臓器浸潤や巨大腫瘍などの症例を除き，盲腸から上部直腸（Ra）では漿膜浸潤癌まで，下部直腸（Rb）では適切な剝離操作や側方郭清の困難性から病変が腸壁内に確実にとどまり，リンパ節に明らかな転移のない MP, N（－）までを主な適応としている（表10）．これにより，腹腔鏡下低位前方切除では自律神経完全温存の Total mesorectal excision（TME）の層での直腸の剝離授動が基本で，肛門側切離予定線が歯状線までであれば括約筋温存術を行うことになり，低侵襲機能温存手術としてのメリットが活かされる．ただし，手技の向上と経験の蓄積により，症例を選択して腹腔鏡下の自律神経温存側方郭清も行い，直腸 Rb 癌の適応を拡大しつつある[31]．なお，巨大腫瘍とは，大きさの目安として8 cm を越えるものであるが，部位や体型によっても難易度が異なるため，病変部への直接操作が避けられない大きさの腫瘍とした．また，高齢者や肥満者も適応外とはせず，開腹手術既往者も腹腔内癒着に注意しつつ腹腔鏡下手術を行っている．

さらに，全身状態（心・肺・肝・腎機能）不良者でもactivityがあって全身麻酔に耐えられれば適応としている．とくに，著者らはこれからの病院機能分担を考えれば，大学病院では重症併存疾患を持った大腸癌患者の割合が高率になっていくはずと予見していた．したがって，個々の患者さんの併存疾患や全身状態などに合わせ，それらの専門医も加えたオーダーメイドの多職種チーム医療を展開し，安全で質の高い手術と術前・術後ケアーを心がけている．

3 手術成績と合併症への対策

表11に示すごとく，2006年4月までに850例（盲腸64例，上行結腸136例，横行結腸106例，下行結腸47例，S状結腸190例，直腸S状部（RS）105例，直腸Ra 97例，直腸Rb 105例）の大腸癌（Stage 0 72例，Ⅰ 276例，Ⅱ 178例，Ⅲa 194例，Ⅲb 91例，Ⅳ 39例）に腹腔鏡下手術（D0～1郭清69例，D2郭清202例，D3郭清579例）を施行した．このうち進行大腸癌は572例（盲腸32例，上行結腸95例，横行結腸69例，下行結腸33例，S状結腸124例，直腸S状部（RS）75例，直腸Ra 74例，直腸Rb 70例）であった．上記症例以外に，適応外以外の理由で開腹移行した症例は48例（開腹移行率5.3％：

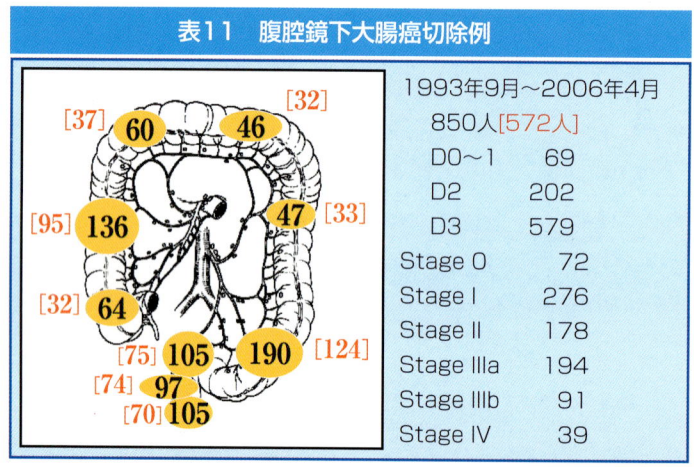

［　］内は進行大腸癌症例を示す．

表12　開腹移行例（一時的小開腹補助を含む）5.3%（48/898）	
高度癒着	2.1%（19/898）
出血	0.4%（ 4/898）
肝硬変例で肥厚腸間膜の処理困難	0.4%（ 4/898）
直腸切離時のステープリングトラブル	1.8%（16/898）
その他（徐脈，臓器損傷疑いなど）	0.6%（ 5/898）

表13　術後合併症	
腹腔内出血	0.4%（ 3/850）
吻合部出血	0.6%（ 5/833）
縫合不全	2.4%（20/833）
吻合部狭窄	0.6%（ 5/833）
ポート部ヘルニア	0.1%（ 1/850）
リンパ漏（乳糜漏）	0.5%（ 4/850）
仙骨前面膿瘍	0.4%（ 3/850）
感染性腸炎	0.6%（ 5/850）
腸閉塞	1.6%（14/850）
創部感染	4.1%（35/850）
肺塞栓	0.2%（ 2/850）
その他(肺炎,脳梗塞,せん妄など)	0.6%（ 5/850）

48/898）であった（表12）．

　開腹移行の理由は，高度癒着が19例，出血が4例，肝硬変で著明に肥厚した腸間膜の剥離困難が4例，低位前方切除で直腸切離時のステイプリングトラブルが16例，その他5例であった．完遂例の主な術中偶発症は，出血と腸管損傷であった．具体的には，直腸S状部進行癌で中枢側リンパ節郭清時にモノポーラの電気鋏で下腸間膜動脈（IMA）の熱損傷による出血を来し，左結腸動脈（LCA）温存を断念してIMAを根部で処理した．これ以降，主要血管周囲の郭清にはバイポーラの電気鋏を用いている．腸管損傷例としては，癒着剥離時の腸管の漿膜筋層損傷で縫合修復した例やDouble stapling法での吻合時のトラブルで腹腔鏡下に吻合部を追加縫合した例，腹腔鏡下に再切除・吻合（Double stapling法）例などであった．ただし，これらの術中偶発症例には，術後合併症は認めなかった．術後合併症は，完遂例850例中，腹腔内出血3例，吻合部出血5例，縫合不全20例，吻合部狭窄5例，ポート部ヘルニア1例，リンパ漏（乳糜漏）4例，仙骨前面膿瘍3例，感染性腸炎5例，腸閉塞14例，創部感染35例，肺塞栓2例，その他5例であった（表13）．

　術後合併症の主な防止策を以下に述べる．腹腔内出血に対してはバイポーラ凝固鉗子による切離/剥離面の止血を徹底する．吻合部出血に対してはDouble stapling時にサーキュラーステープラーの締め具合を調節し，吻合直後に術中内視鏡で吻合部の状態を確認する．縫合不全とこれに続発する吻合部狭窄はほとんどが低位前方切除例であったため，直腸断端の接合面が良くなるように直腸切離を行うこと，吻合部に緊張がかからないように口側腸管を十分授動することと良好な血流の保持（例えば左結腸動脈温存）に注意する．ポート部ヘルニアに対しては径が10mm以上のポート部は筋膜・腹膜を縫縮する．腸閉塞例は初期に腸間膜欠損部をクリップで不十分に閉鎖した症例に併発したが，腸間膜欠損部の修復を省略してからはほとんど全く発生していない．創部感染は体外での手縫い吻合例に多かったため，体外吻合時には腸液による汚染を避けるとともにfunctional end to endによる器械吻合を行って吻合時間を短縮し，ラッププロテクターを用いて小切開創部を保護している．このような手技の改良により術後合併症は減少した．なお，術中偶発症・術後合併症の詳細は，第V章4項に「注意すべき術中偶発症・術後合併症とその対策」として詳述している．

　ところで，開腹移行例や術後合併症例からみても直腸癌に対する腹腔鏡下手術の難易度が最も高いことがわかる．表14に直腸癌に対する腹腔鏡下手術のポイントを示す．腹腔鏡下手術の利点である近接視・拡大視

表14　直腸癌に対する腹腔鏡下手術のポイント

利　点

腹腔鏡の拡大視・近接視効果を活かした精密な剥離
　── 自律神経を温存した精緻なリンパ節郭清（中枢側）
　── TMEの層での鋭的剥離による直腸の的確な授動

注意点

病変部腸管への直接操作を回避した適切な直腸の剥離
的確な直腸間膜処理
適切な切離面とDMを確保した直腸切離
安全確実な吻合
側方リンパ節郭清

肛門温存を犠牲にしてはいけない
縫合不全を増やしてはいけない
（一時的人工肛門も増やしてはいけない）
再発（とくに局所）を増やしてはいけない

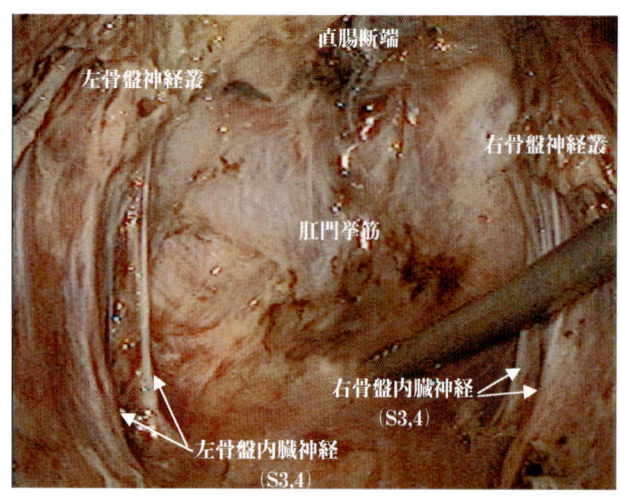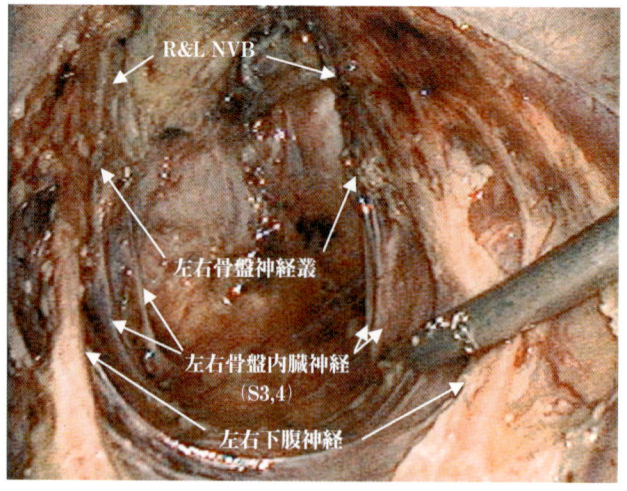

図8　腹腔鏡下TMEによる骨盤内自律神経の完全温存
a：TMEによる自律神経完全温存は腹腔鏡下の拡大視・近接視効果によりきわめて繊細に行える．
b：上下腹神経叢から左右下腹神経，これに骨盤内臓神経が合流して形成される骨盤神経叢，さらにここから前側方に拡がる泌尿生殖器系へのneurovascular bandleまでを連続性を保つように完全に温存する．

効果を活かして繊細な操作を行えば，図8のように骨盤内自律神経を完全温存した直腸の剝離授動が的確に行える．一方，縫合不全についてみると，表15に示すように，縫合不全の過半数（15/20）は直腸癌症例であり，直腸癌切除・吻合例での縫合不全発生率は5.1%（15/292）であった．さらに，そのうち1例を除いた14例は低位前方切除（DST）例で，同切除例での発生率は7.4%であった．その詳細をみると，ほとんどが男性の狭骨盤例で，吻合部は肛門から4～5cmの低位で多く，同部位では15.5%と高率であった．また，直腸切離時のステイプリングが3回以上で多く，4回や5回もステイプリングした症例ではきわめて高率であった．したがって，とくに男性の狭骨盤例では下部直腸までの十分な剝離授動と的確な直腸間膜処理を心がけるとともに，着脱式腸鉗子で直腸を扁平になるように閉鎖して直腸洗浄後のステイプリングが1～2回で完了して適切な切離面が得られるように注意している（図9a, b）．また，2回

表15　縫合不全の発生率

直腸S状部～直腸Ra/Rb癌例の縫合不全		5.1%（15/292）
1例を除いて低位前方切除(DST)例		7.4%（14/189）

- 男性 13 ： 女性 1
- 吻合部位と肛門縁の距離　　6cm以上　　1.0%（1/105）
　　　　　　　　　　　　　　4～5cm　　15.5%（13/84）
- 直腸切離時のステイプリング数　3回　　9.5%（7/74）
　　　　　　　　　　　　　　　　4回　　75.0%（3/4）
　　　　　　　　　　　　　　　　5回　　100%（2/2）

（1回：24例ではなし，2回：85例では2例（2.4%））

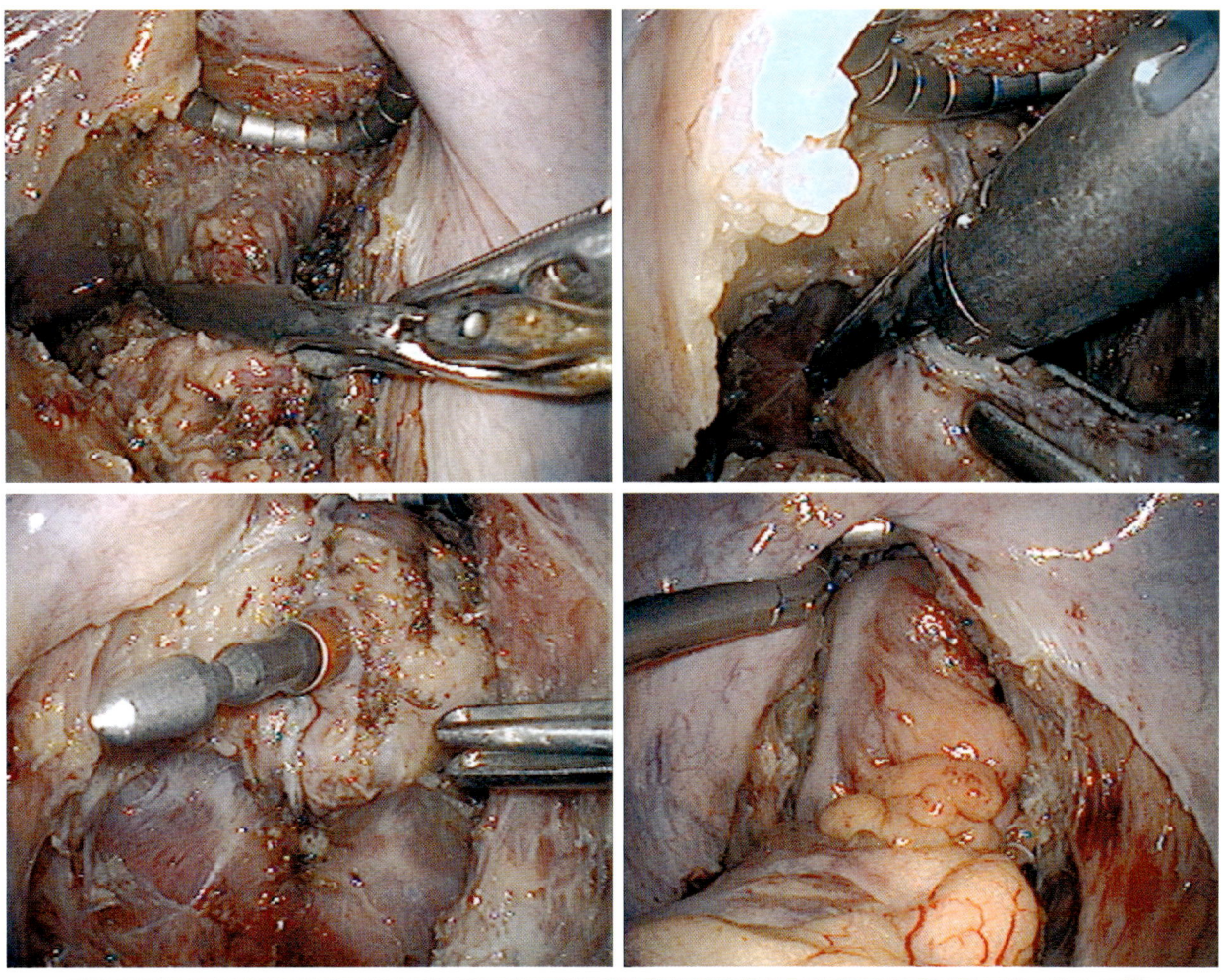

図9　的確な直腸切離と安全な吻合

a：とくに男性の狭骨盤例では下部直腸までの十分な剝離授動と的確な直腸間膜処理を心がけるとともに，着脱式腸鉗子で直腸を扁平になるように閉鎖して直腸洗浄を行う．
b：直腸切離時にはステイプリングが1〜2回で完了して適切な切離面が得られるように注意する．なお，2回目のステイプリングが必要な場合は，1回目のステイプリングとoverlapさせるようにステイプリングするが，直腸断端の血流を考慮して肛門側に切り込みすぎないように注意する．
c,d：2回のステイプリングで直腸切離を行った場合には，ステイプラーのオーバーラップしたところからシャフトの槍を出して，安全で確実な吻合を心がける．

のステイプリングで直腸切離を行った場合には，ステイプラーのオーバーラップしたところからシャフトの槍を出して，安全で確実な吻合を心がける（図9 c, d）．なお，著者らは，DSTで吻合した症例には，リークテストも兼ねて術中大腸内視鏡を行い，吻合部出血の有無やステイプリングの状態，吻合部前後の腸管の状態（色調など）もチェックするようにしている．ただし，腹腔鏡（補助）下での直腸切離や吻合が不確実になると判断した場合には，開腹移行して的確な直腸切離と安全な吻合を完了することが不用意な術後縫合不全や予期せぬ局所再発を避ける真の低侵襲手術となることを忘れてはならない．

　逆に，腹腔鏡下手術を効果的に用いれば，超低位直腸切除を開腹手術よりも的確に施行できることも知っておく必要がある．その一つが，prolapsing法との併用である．

すなわち，sm癌の内視鏡的切除後追加腸切除例や小さなMP癌の病変で第1ヒューストンバルブ付近（肛門縁から4～5cm程度）と低位のために腹腔側からのステイプリングが困難な場合には，prolapsing法が有効である．この際に腹腔鏡下TMEによって直腸を肛門管直上まで十分に剝離授動しておけばprolapsing法にて直視下に病変を確認して的確な直腸切離が行える（図10）．第1ヒューストンバルブ付近（肛門縁から5cm程度）のsm癌の内視鏡的切除後追加腸切除例や小さなMP程度の病変は，開腹手術においても腹腔側からの触診で確認しにくいため的確な直腸切離が困難である．したがって，prolapsing法が有用であるが，prolapsing法のポイントは腹腔側からの十分な直腸の剝離授動である．この十分な直腸の剝離授動は，腹腔鏡下操作の方が開腹操作よりも繊細かつ的確に肛門管直上まで行いやすい．もう一つが，経肛門的括約筋部分切除法（ISR）との併用である．すなわち，病変が肛門縁から3～4cmの超低位で肛門側腸管切離予定部が歯状線から括約筋間溝になるような症例では，

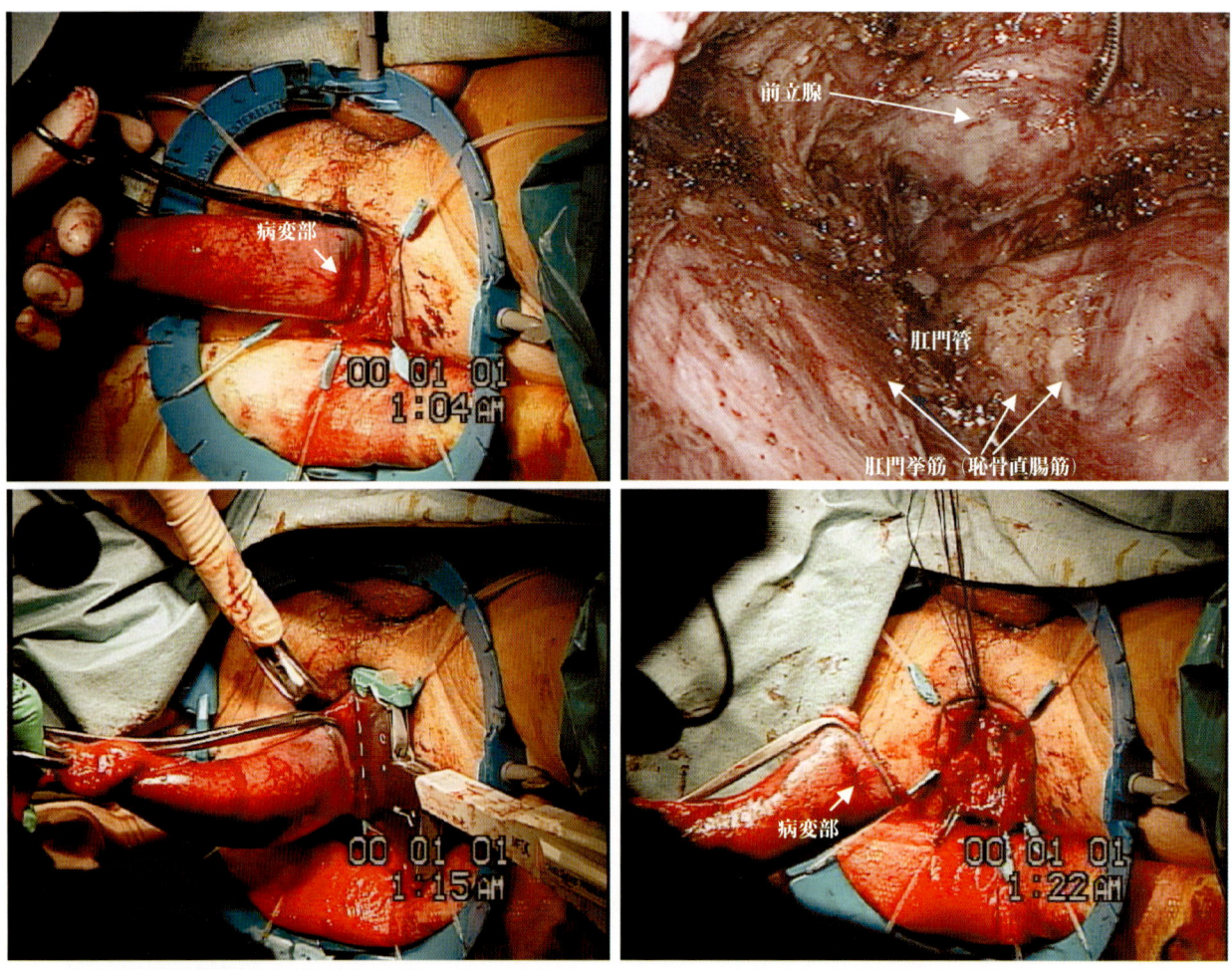

図10　Prolapsing法と腹腔鏡下直腸授動の有用性
a：sm癌の内視鏡的切除後追加腸切除例の病変で第1ヒューストンバルブ付近（肛門縁から4～5cm程度）と低位のために腹腔側からのステイプリングが困難な場合には，prolapsing法が有効である．
b：この際にTMEによって直腸を肛門管直上まで十分に剝離授動しておく必要があるが，腹腔鏡下操作の方が開腹操作よりも繊細かつ的確に肛門管直上まで剝離授動を行いやすい．
c,d：prolapsing法にて直視下に病変を確認して的確な直腸切離が行える．

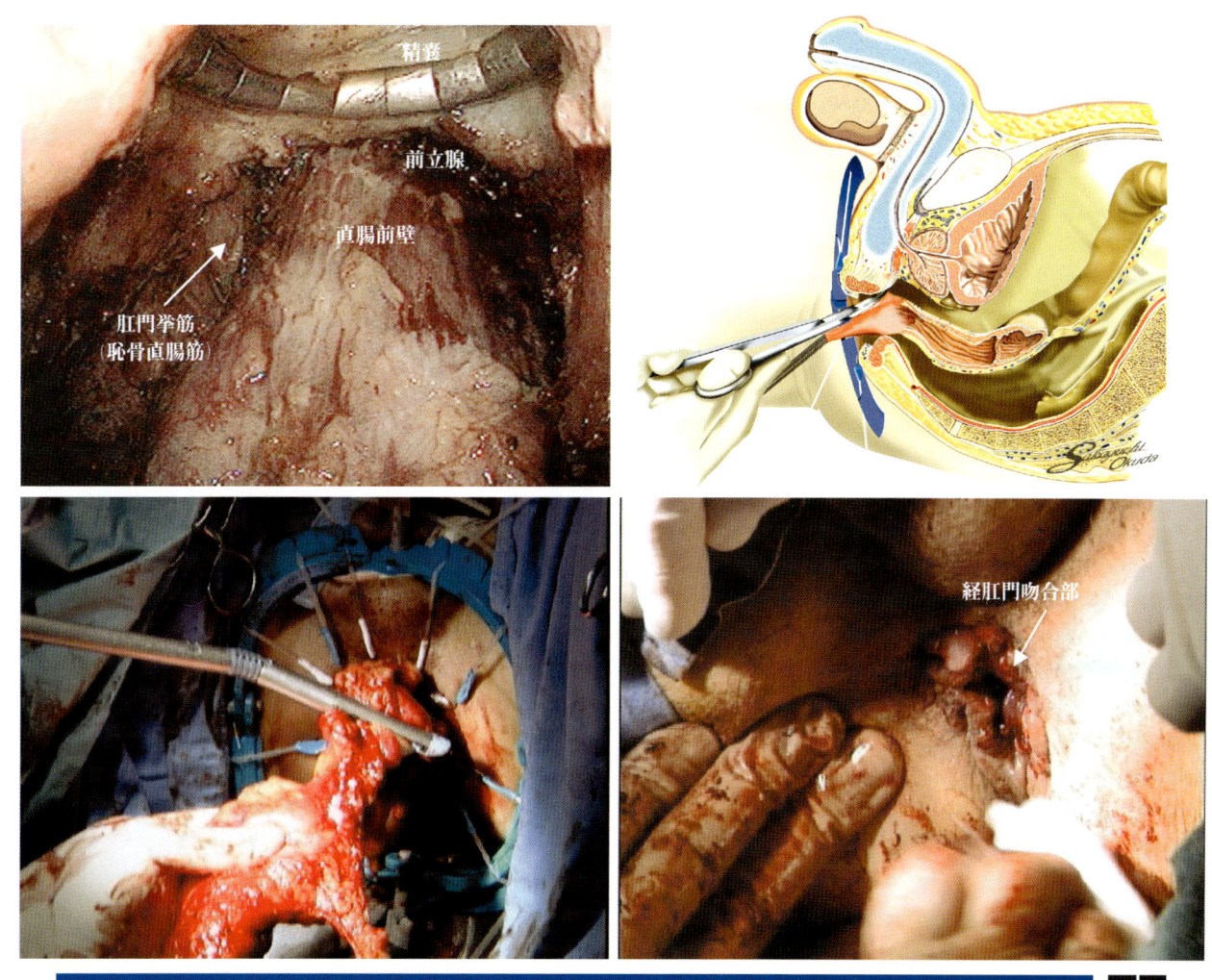

I. 腹腔鏡下大腸手術の現状と問題点　15

図11　経肛門的括約筋部分切除と腹腔鏡下直腸授動の有用性

病変が肛門縁から3～4 cm の超低位で肛門側腸管切離予定部が歯状線から括約筋間溝になるような症例では，経肛門的に肛門側腸管切離部を歯状線や括約筋間溝直上にとって内・外括約筋間で剥離を頭側へ進める経肛門アプローチによる括約筋部分切除（ISR）を併用した腹腔鏡下超低位直腸切除術が有用である．この際も TME による直腸の肛門管直上までの十分な剥離授動は，腹腔鏡下操作の方が開腹操作よりも繊細かつ的確に行いやすい．

|a|b|
|c|d|

　経肛門的に肛門側腸管切離部を歯状線から括約筋間溝直上にとって内・外括約筋間で剥離を口側へ進める経肛門アプローチによる括約筋部分切除を併用した腹腔鏡下超低位直腸切除術が有用である．この際も TME による直腸の肛門管直上までの十分な剥離授動は，腹腔鏡下操作の方が開腹操作よりも繊細かつ的確に行いやすい（図11）．

　なお，著者らは，術後肛門機能を考慮して内括約筋の全切除は避けて部分切除を原則としている．これにより，外膜浸潤症例であっても深外括約筋（恥骨直腸筋）への浸潤例が含まれることはほとんどなく，外肛門括約筋の切除も避けて術後の肛門機能が大きく損なわれることがないように配慮している．さらに，直腸 Rb 症例の蓄積と手技の向上により著者らは症例を選んで直腸 Rb の適応を A/N1（＋）まで拡大し，腹腔鏡下の自律神経温存側方郭清も行っている（図12）．

　なお，直腸 S 状部～直腸 Ra/Rb 癌に対する術式を表16に示すが，直腸 Rb 癌における肛門温存率は89.5%（94/105）と従来の開腹手術と比べても低くない．今後は，さ

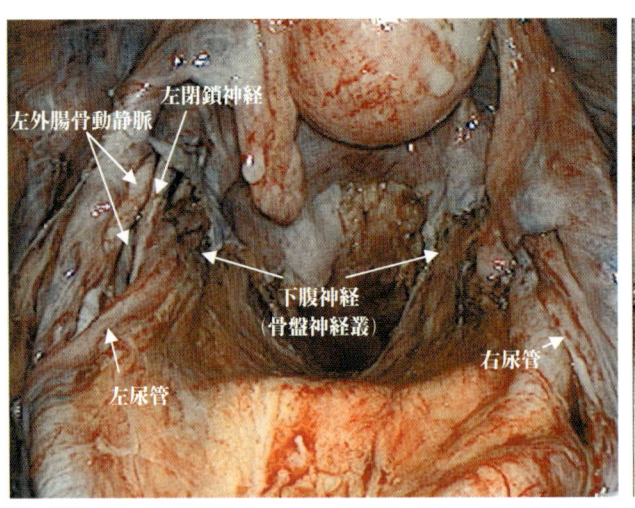

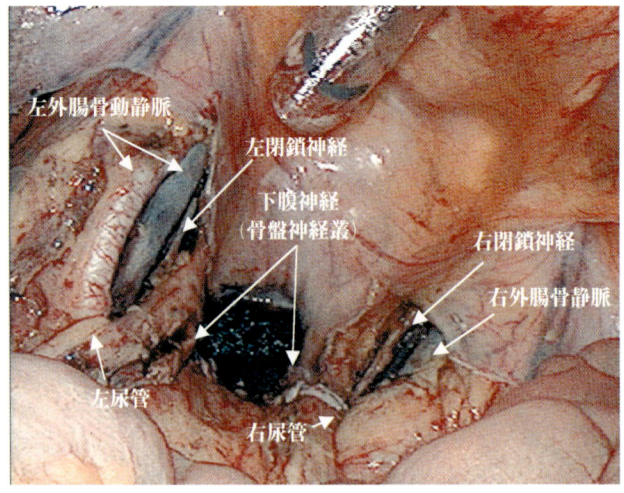

図12 腹腔鏡下自律神経温存側方郭清

直腸 Rb 症例の蓄積と手技の向上により著者らは症例を選んで直腸 Rb の適応を A/N1 (+) まで拡大し，腹腔鏡下の自律神経温存側方郭清も行っている．
a：女性例，b：男性例

表16 直腸S状部〜直腸Ra/Rb癌(307人)の術式

- 高位前方切除　71
- 低位前方切除　189
- 超低位切除　32　(ISR：29, Prolapsing：3)
- Miles手術　11
- Hartmann手術　4

下部直腸（Rb）癌における肛門温存率　89.5%(94/105)

表17 術後経過（日：平均）

クリニカルパスのアップデート

- 歩行開始　1.2 → 1
- 排ガス　2.1
- 経口摂取開始　3.3 → 1
- 退院可能　7.4
- 退院　10.4 → 7〜8

表18 再発例

- 血行性転移（肝/肺・骨（腹膜））　3.6%（25/701）[5.6%（25/447）]　→14/25 肝切除
- リンパ行性/腹膜再発　0.4%（ 3/701）[0.7%（ 3/447）]
- 局所/吻合部再発　0.3%（ 2/701）[0.4%（ 2/447）]
- 創部/ポート部再発　0%　（ 0/701）

［　］内は進行癌症例を示す

らなる手技の向上や器具の改良・開発によって十分な機能を維持した肛門温存が益々進むと期待できる．メジャーな併存疾患のない症例の術後経過を表17に示すが，術後合併症の早期発見・対処と安全で無駄のないケアーのためにクリニカルパス[32]をアップデートしていくことで1週間前後での退院可能となってきた．さらに，メジャーな併存疾患合併例に対しても予想される合併症を先取りしたパスを作成して，迅速で的確な対応が行える体制としている．遠隔転移のない症例で根治度 A,B の切除を行い術後1年以上経過した701例（平均観察期間32.6カ月（12〜151カ月））について再発例

を検討した（表18）．25例（上行結腸のStage Ⅱ 2例，Ⅲa 3例，Ⅲb 3例，横行結腸のStage Ⅲa 2例，Ⅲb 2例，S状結腸のStage Ⅲa 3例，Ⅲb 3例，直腸のStage Ⅲa 3例，Ⅲb 4例）に術後肝転移をメインとした血行性転移を認めた．このうち，14例には肝切除を施行し得た．リンパ行性／腹膜再発を来した3例はいずれもStage Ⅲb 癌で下行結腸2例，S状結腸1例であった．局所／吻合部再発を来した2例はいずれも直腸癌でStageⅢa 1例，Ⅲb 1例であった．なお，創部やポート部再発は認めていない．

また，腹腔鏡下結腸癌切除例の無再発生存率（表19）はStage 0 100%，Ⅰ 99%，Ⅱ 93%，Ⅲa 85%，Ⅲb 71%で，腹腔鏡下直腸癌切除例の無再発生存率（表20）はStage 0 100%，Ⅰ 96%，Ⅱ 93%，Ⅲa 85%，Ⅲb 71%であった．さらに長期成績を評価していく必要があるが，癌手術の原則を遵守した適切な手技により，現時点での適応において進行大腸癌に対しても腹腔鏡下手術は根治性を損なわない低侵襲手術として有用と考えられた．

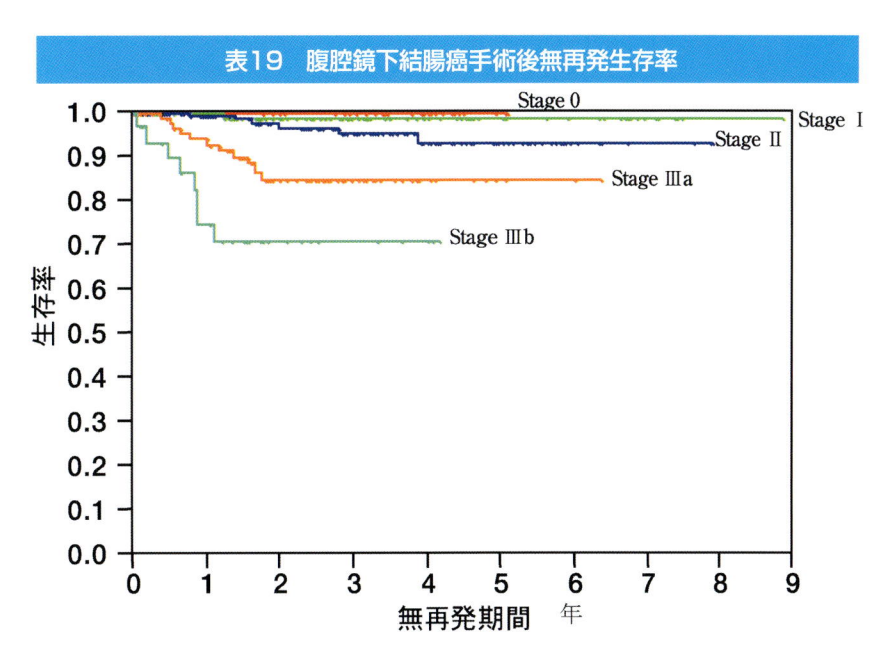

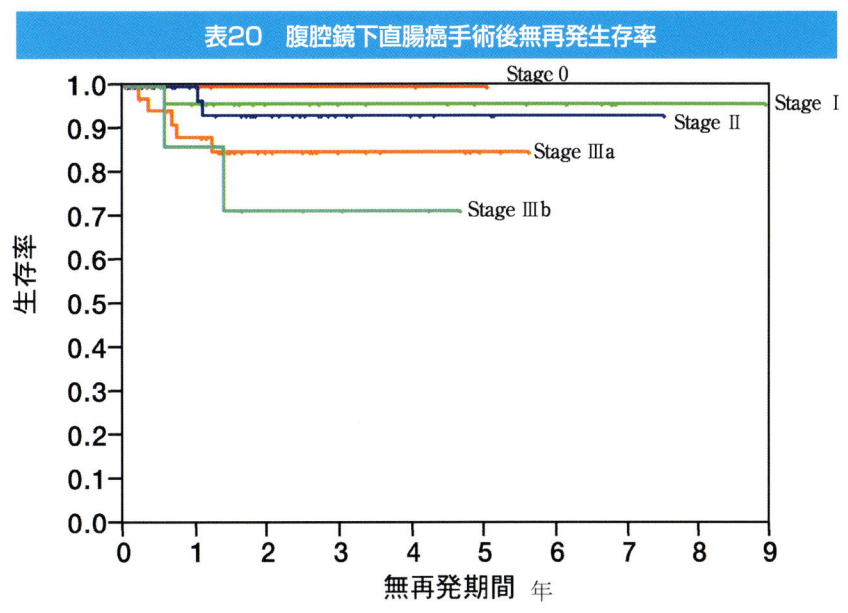

表19　腹腔鏡下結腸癌手術後無再発生存率

表20　腹腔鏡下直腸癌手術後無再発生存率

4 腹腔鏡下手術の問題点と腹腔鏡下大腸手術の要点

　腹腔鏡下手術には，腹腔鏡の近接視・拡大視効果により極めて繊細な術野画像が得られることとこれをチーム全員が共有できるという大きな利点がある．一方で，触診が行えない，視野が狭くて全体像を捉えにくい，2次元モニター上の手術で深部感覚に乏しい，ワーキング・スペースが狭い，器具とその操作方向に制限が多い，わずかな出血でも術野が著しく劣化する，止血には開腹手術以上に時間や労力を要するなどの問題点がある（表21）．すなわち，触診が行えず，視野が狭くて全体像を捉えにくく，2次元モニター上の手術で深部感覚に乏しいために，術中のリンパ節転移（特に跳躍転移）の把握が困難であったり，血管などの対象組織やその操作方向などを誤認して出血や臓器損傷をきたすことがある．また，ワーキング・スペースが狭く，器具とその操作方向に制限が多いために，特に下部直腸の剥離や切離操作に支障をきたすことがある．したがって，組織の剥離操作では，組織を視野に向かう点（1次元）にならないように多方向に牽引し，2次元を十分活用して線から面で対象組織を的確に捉えるようにして出血や臓器損傷を避ける．とくに，血管の剥離操作では，動脈の背側には静脈が，静脈の背側には動脈が併走していることや血管走行・分岐形態のバリエーションにも十分注意して動静脈を確実に同定して処理することが不用意な出血を避ける上で最も重要である．また，ハーフガーゼを腹腔内に1，2枚入れておいて不意の出血時には，まず出血部位を圧迫したのちピンポイントの止血を心がけて副損傷を予防する．とくに，術中偶発症に対する最も効果的な対策とは，その予防策と言える．著者らの術中偶発症予防策を表22に示す．著者らは，表22をチーム訓として日々技術の向上と妥協のない手術チームの確立に努めている．さらに，腹腔鏡下手技のみならず術前の準備から術後管理までをシステム化して問題点の克服を図っており，その実際は次章以降に詳述した．しかし，さらに問題点を吟味して，新たな工夫や機器・器具の改良と開発を重ね，腹腔鏡下大腸手術をより優れた低侵襲手術へ進化させ，普及を促していかなければならない．

表21　腹腔鏡下手術の問題点
● 触診が行えない
● 視野が狭く，全体像を捉えにくい
● 2次元モニターで深部感覚に乏しい
● ワーキング・スペースが狭い
● 器具の操作方向に制限が多い
● わずかな出血でも術野が著しく劣化する
● 止血には開腹手術以上に時間や労力を要する

表22　術中偶発症予防策
● 術前に手順を確認（書く認）して十分シミュレーションする
● 操作に入る前にデザインを決める
● 視認不足にならないよう2次元を有効利用する
● 一方向からの操作だけでなく，多方向から操作する
● 確認不足での操作を思いとどまる
● 的確な操作を第一とする（ラパロの止血/剥離など）
● 適切な器具を選択する
手術例を分析して自分の誤認パターンを知る **妥協のない手術チームを作り上げる**

おわりに

　良性腸疾患や内視鏡治療適応外の早期大腸癌は腹腔鏡下手術の良い適応であり，病変部位によって難易度は異なるが，全部位で施行可能である．また，癌手術の原則を遵守した適切な手技により，進行大腸癌に対しても腹腔鏡下手術は根治性を損なわない低侵襲手術として有用と考えられた．しかし，腹腔鏡下大腸手術の問題点を克服しつつ，さらに長期成績を検討していく必要がある．とくに，問題点を解析して手術手技の工夫と機器・器具の改良／開発にフィードバックしていくことが，さらなる適応拡大やより優れた低侵襲手術への進化と普及の鍵となる．

文　献

1) 奥田準二, 豊田昌夫, 谷川允彦ほか：腹腔鏡下手術における大腸癌のリンパ節郭清. 日鏡外会誌 6(2)：143－151, 2001
2) Milsom JW, Bohm B, Hammerhofer KA et al：A prospective, randomized trial comparing laparoscopic versus conventional techniques in colorectal cancer surgery：a preliminary report. J Am Coll Surg 187(1)：46－55, 1998.
3) Lacy AM, Garcia-Valdecaas JC, Delgado S et al：Laparoscopy-assisted colectomy versus open colectomy for treatment of non-metastatic colon cancer：a randomized trial. Lancet 359：2224－29, 2002.
4) Braga M, Vignali A, Gianotti L et al：Laparoscopic versus open colorectal surgery：a randomized trial on short-term outcome. Ann Surg 236(6)：759－66, 2002.
5) Leung KL, Kwok SP, Lam SC et al：Laparoscopic resection of rectosigmoid carcinoma：prospective randomized trial. Lancet 363(9416)：1187－92, 2004.
6) Clinical Outcomes of Surgical Therapy Study Group：A comparison of laparoscopically assisted and open colectomy for colon cancer. N Engl J Med 350(20)：2050－9, 2004.
7) Guillou PJ, Quirke P, Thorpe H et al：Short-term endpoints of conventional versus laparoscopic-assisted surgery in patients with colorectal cancer（MRC CLASICC trial）：multicentre, randomized controlled trial. Lancet 365(9472)：1718－26, 2005.
8) Veldkamp R, Kuhry E, Hop WC et al：Laparoscopic surgery versus open surgery for colon cancer：short-term outcomes of a randomized trial. Lancet Oncol 6(7)：477－84, 2005.
9) Kitano S, Inomata M, Sato A et al：Randomized Controlled Trial to Evaluate Laparoscopic Surgery for Colorectal Cancer(JCOG 0404)：, Jpn J Clin Oncol, 475－7, 2005
10) 渡邊昌彦, 大上正裕, 寺本龍生ほか：早期大腸癌に対する低侵襲手術の適応. 日消外会誌 26：2548－2551, 1993
11) Alexander RJT, Jaques BC, Mitchell KG. Laparoscopically assisted colectomy and wound recurrence. Lancet 1993；341：249－50
12) Fusco MA, Paluzzi MW. Abdominal wall recurrence after laparoscopic-assisted colectomy for adenocarcinoma of the colon. Dis Colon Rectum 1993；36：858－61
13) Prasad A, Avery C, Foley RJE：Abdominal wall metastases following laparoscopy. Br J Surg 81：1697, 1994
14) Berends FJ, Kazemier G, Bonjer HJ, et al：Subcutaneous metastases after laparoscopic colectomy. Lancet 344：58, 1994
15) Dixit AS, Martin CJ, Flynn P：Port-site recurrence after thoracoscopic resection of oesophageal cancer. Aust N Z J Surg 67：148－149, 1997
16) Okuda J, Tanigawa N：Colon carcinomas may be adequately treated using laparoscopic methods. Seminars in Colon & Rectal Surgery 9：241-246, 1998
17) Vukasin P, Ortega AE, Greene FL, et al：Wound recurrence following laparoscopic colon cancer resection：results of The American Society of Colon and Rectal Surgeons Laparoscopic Registry. Dis Colon Rectum 39：20S －23S, 1996(suppl)
18) Fleshman JW, Nelson H, Peters WR, et al：Early results of laparoscopic surgery for colorectal cancer：retrospective analysis of 372 patients treated by Clinical Outcomes of surgical Therapy（COST）Study Group. Dis Colon Rectum 39：53S －58S, 1996(suppl)
19) Hughes ESR, McDermott FT, Polglase AL, et al：Tumor recurrence in the abdominal wall scar tissue after large-bowel cancer surgery. Dis Colon rectum 26：571－572, 1983
20) Reilly WT, Nelson H, Scroeder G, et al：Wound recurrence following conventional treatment of colorectal cancer：a rare but perhaps underestimated problem. Dis Colon Rectum 39：200

−207, 1996
21) Huscher C, Silecchia G, Croce E, et al：Laparoscopic coloorectal resection：a multicenter Italian study. Surg Endosc 10：875−879, 1996
22) Franklin ME Jr, Rosenthal D, Abrego-Medina D, et al：Prospective comparison of open vs. laparoscopic colon surgery for carcinoma：five-year results. Dis Colon Rectum 39：35S −46S, 1996（suppl）
23) Turnbull RB Jr, Kyle K, Watson FR, at al：Cancer of the colon：the influence of the no-touch isolation technic on survival rates. Ann Surg 166：420−425, 1967
24) Wiggers T, Jeekel J, Arends JW, et al：No-touch isolation technique in colon cancer：a controlled prospective trial. Br J Surg 75：409−415, 1988
25) Milsom JW, Boehm B：Laparoscopic colorectal surgery. New York, Springer：117−194, 1996
26) 奥田準二, 豊田昌夫, 谷川允彦：No-touch isolation technique による腹腔鏡下結腸右半切除術-Surgical trunk 郭清のポイントも含めて−. 手術 55(2)：179−188, 2001
27) 西口完二, 奥田準二, 谷掛雅人ほか：腹腔鏡下大腸手術手技の最前線5−3D-CT 血管画像を応用した種々の血管処理を伴う腹腔鏡下D3リンパ節郭清術−. 外科治療 84(3)：323−330, 2001
28) 奥田準二, 田中慶太朗, 李相雄ほか：腹腔鏡下大腸手術手技の最前線6−進行大腸癌に対する種々の工夫を加えた3D-CT 画像に基づく腹腔鏡下ナビゲーション手術−. 外科治療 84(6)：1015−1027, 2001
29) 松木 充, 奥田準二, 吉川秀司ほか：マルチスライスを用いた三次元再構成画像の大腸癌腹腔鏡手術への臨床応用−結腸右半切除適応例に対して. 臨床画像 18(5)476−479, 2002
30) Matsuki M, Okuda J, Kanazawa S, et al. Virtual CT colectomy by three-dimensional imaging using multidetector-row CT for laparoscopic colorectal surgery. Abdominal Imaging 2005
31) 奥田準二, 谷川允彦：直腸癌に対する腹腔鏡下低位前方切除術. 消化器外科 27(6)：897−907, 2004
32) 奥田準二, 森山寿迦子, 李相雄ほか：腹腔鏡下大腸切除術と看護. 消化器外科 Nursing 6(3)：39−47, 2001

（奥田準二，谷川允彦）

II 腹腔鏡下大腸手術の基本事項

Principles of Laparoscopic Colorectal Surgery

はじめに

　大腸癌をはじめとする大腸疾患に対する腹腔鏡下手術は，低侵襲手術として多くの施設で適用されつつある．しかし，不用意な偶発症・合併症や予期せぬ再発を予防し，その有用性を最大限に引き出すには，腹腔鏡下大腸手術の基本事項である適切な適応の決定・周到な術前処置・的確な手術手技・きめ細かい術後管理のシステム化などを修得することが必要不可欠である．

　本章では，腹腔鏡下大腸手術の基本事項として適応，術前処置，手術時の要点および術後管理のポイントについて述べる．

1 適　応

　内科的治療抵抗性の炎症性腸疾患（クローン病や潰瘍性大腸炎），炎症の反復・膿瘍形成・狭窄を来した大腸憩室炎などの良性疾患や家族性大腸腺腫症は腹腔鏡下手術の良い適応である[1,2]．とくに，炎症性腸疾患（クローン病や潰瘍性大腸炎）や家族性大腸腺腫症は若年層に多いため，傷が小さく目立たないという美容面や早期の社会復帰の利点に加えて，長期間の経過中に再燃や他の腹部疾患の併発で再手術の場合も，癒着が少ない腹腔鏡下手術はきわめて有用と考えられる[2]．また，内視鏡的切除（EMR/ESD）や経肛門的内視鏡下マイクロサージェリー（TEM）などの適応外の早期大腸癌は腹腔鏡下手術の良い適応であり，盲腸から下部直腸までの全大腸で施行可能である[3-8]．ただし，切除部位によって難易度が異なる．盲腸・上行結腸やS状結腸・直腸RSに対する腹腔鏡下手術では，早期癌に対するD2郭清のみならず，進行癌に対するD3郭清の手技も確立されてきた．一方，横行結腸・下行結腸や直腸Ra/Rbに対する腹腔鏡下手術では，的確なリンパ節郭清と血管処理，適切な腸管の剝離授動と切除の面で難易度が高い．また，進行大腸癌に関しては，系統的リンパ節郭清をはじめとする適切な腹腔鏡下手術手技のほかに多施設での長期成績が明らかになっていないため，各施設（手術チーム）の熟練度やデータを説明したうえ，十分なインフォームド・コンセントのもとで適用することが望まれる．すなわち，大腸癌に対する腹腔鏡

下手術の適応と実績には施設間格差が大きいことに注意する必要がある．著者らは，癌手術の原則を遵守した適切な手技のもとに適応を段階的に拡大し，現在までに850例を越える腹腔鏡下大腸癌手術を行ってきた．とくに血管分岐のバリエーションが多い横行結腸の病変には国内外で初めて3D-CT画像の有用性を報告し，活用している[9]．また，直腸の中でも，とくに直腸Ra/Rbの病変に対する腹腔鏡下手術には高度の技術と豊富な経験が要求されるため，手術チームの熟練度やデータをもとにインフォームド・コンセントを得て慎重に適応を拡大してきた[8]．以上の経緯により，著者らは，減圧不能の腸閉塞・高度他臓器浸潤や巨大腫瘍などの症例を除き，盲腸から上部直腸（Ra）では漿膜浸潤癌まで，下部直腸（Rb）では適切な剥離操作や側方郭清の困難性から病変が腸壁内に確実にとどまり，リンパ節に明らかな転移のないMP，N（−）までを主な適応としている．これにより，腹腔鏡下低位前方切除では自律神経完全温存のTotal mesorectal excision（TME）の層での直腸の剥離授動が基本となる．ただし，手技の向上と経験の蓄積により，症例を選択して腹腔鏡下の自律神経温存側方郭清も行い，下部直腸（Rb）の適応を拡大しつつある[8]．なお，巨大腫瘍とは，大きさの目安として8cmを越えるものであるが，部位や体型によっても難易度が異なるため，病変部への直接操作が避けられない大きさの腫瘍とした．また，肥満者も適応外とはせず，開腹手術既往者も腹腔内癒着に注意しつつ腹腔鏡下手術を行っている．さらに，高齢者や全身状態（心・肺・肝・腎機能）障害者でもactivityがあって全身麻酔に耐えられれば適応としている．

2 術前処置

1．病変部位のマーキング

　腹腔鏡下手術では触診が行えないため，漿膜浸潤のない小さな大腸癌などでは病変部位の正確な同定が開腹手術以上に困難である．病変部位の同定法には，術数日前に大腸内視鏡で病変部のマーキングを行っておく術前内視鏡的マーキング法，術中に病変部腸管の腹腔鏡下超音波検査を行う腹腔鏡下エコー法と術中に大腸内視鏡検査を行って病変部を確認する術中大腸内視鏡法がある（表1）．術中大腸内視鏡法では，内視鏡からの送気で口側腸管が拡張して術野が悪くなるので，とくにS状結腸より口

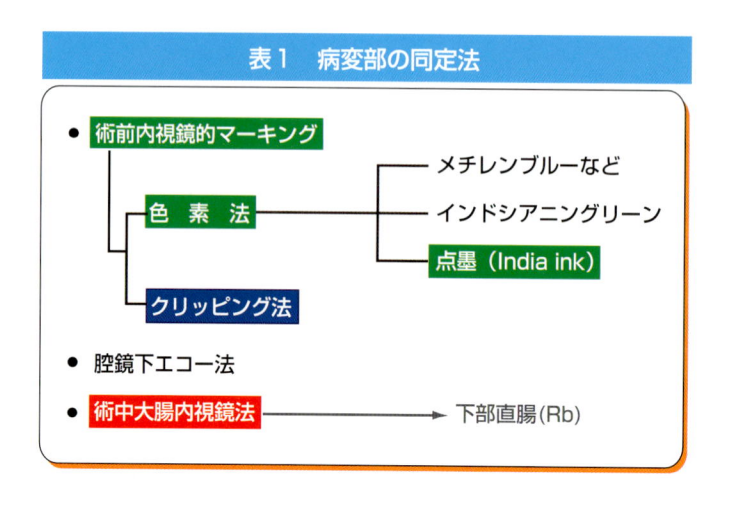

表1　病変部の同定法

- 術前内視鏡的マーキング
  - 色素法
    - メチレンブルーなど
    - インドシアニングリーン
    - 点墨（India ink）
  - クリッピング法
- 腔鏡下エコー法
- 術中大腸内視鏡法 → 下部直腸(Rb)

側の病変には用いない方が良い．腹腔鏡下エコー法は，時に不確実で同定に時間を要したり，病変部（腫瘍部）を圧迫して操作するため勧められない．病変部の同定には，術前内視鏡的マーキング法が最も確実でよく用いられており，これには色素法とクリッピング法がある．色素法では，メチレンブルーなどは注入から24時間以内に粘膜より吸収されて消失するため，3週間程度注入部位にとどまるインドシアニングリーンか半永久的に残るIndia inkがマーキング用の色素として適当である．実際には，India inkによる点墨法が用いられることが多い．著者らは，手術の数日前に大腸内視鏡検査を施行し，病変部近傍の腸管前壁の粘膜下に滅菌したIndia inkを注入して点墨を行い，これを術中の病変部同定のマーカーとしている[3]．すなわち，大腸内視鏡にて病変を確認したのち患者を仰臥位とし，内視鏡鉗子孔より適量の水または色素を

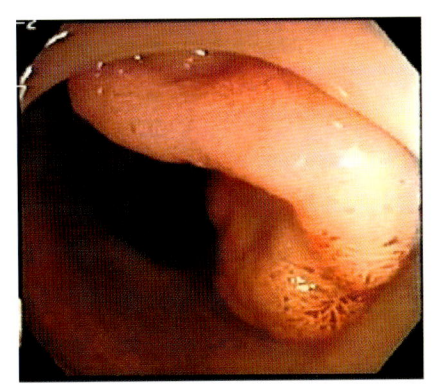

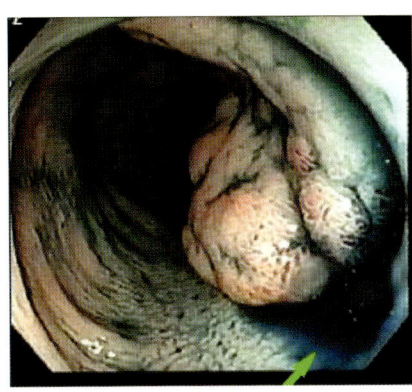

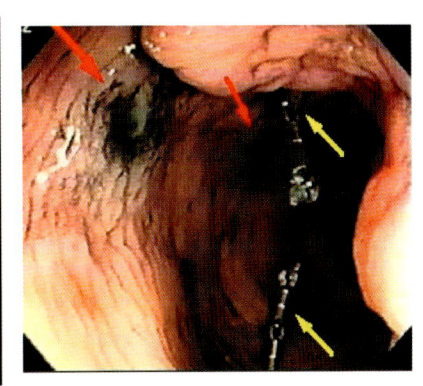

図1　病変部の術前内視鏡的マーキング

a：大腸内視鏡にて病変を確認したのち患者を仰臥位とする．
b：内視鏡鉗子孔より適量の水または色素を病変部付近に散布する．腸管腔内で水または色素の貯留する（緑の矢印）のが後壁であることから前壁側が同定できる．
c：前壁側を同定し病変部近傍の腸管前壁の粘膜下にIndia inkを0.1～0.2ml注入する（赤の矢印）．良好な点墨ができなかったり，腹部手術既往のある患者で腹腔内癒着のため点墨確認が困難と予想されれば内視鏡下に病変部近傍にクリップを1，2個つけておく（黄色の矢印）．

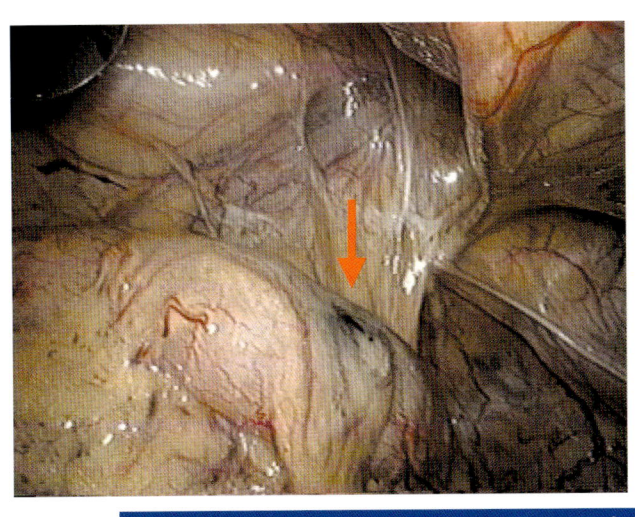

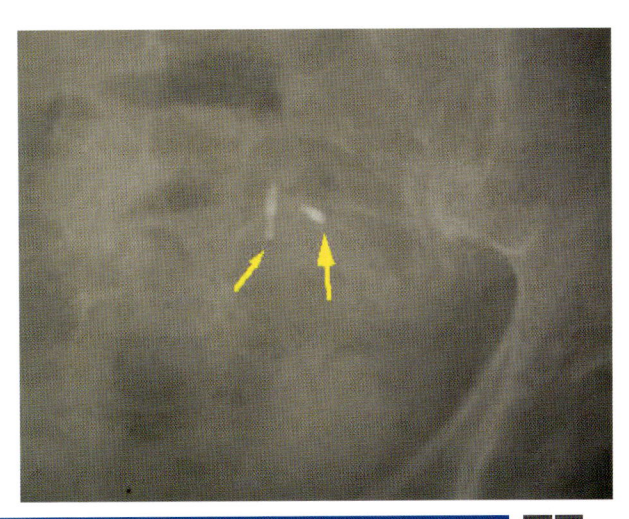

図2　術中病変部の同定

S状結腸癌症例である．
a：腹腔鏡下に腸管前壁側の点墨部が明瞭に確認できる（赤矢印）．
b：腹腔内癒着などで点墨が確認できないときは，術中透視でクリップを見つけて病変部を確認する（黄色矢印）．

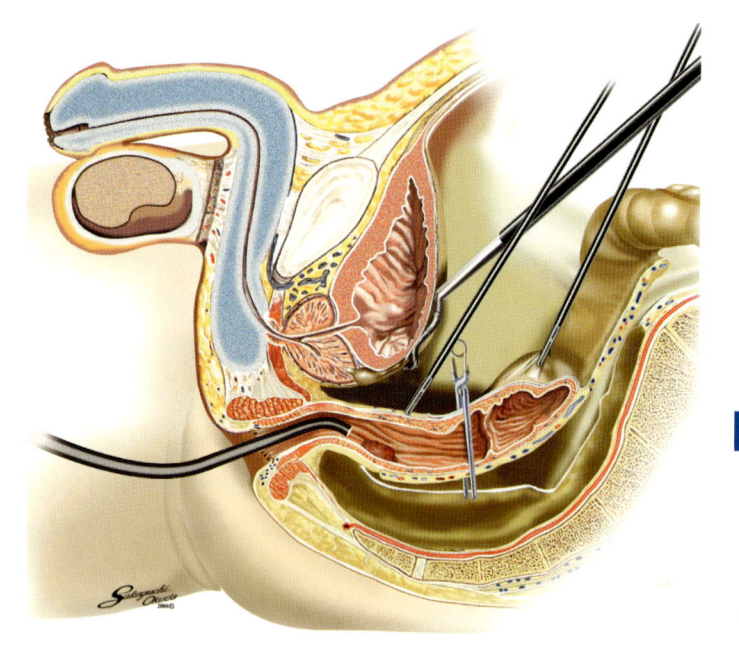

図3　術中大腸内視鏡による下部直腸病変の同定
　下部直腸（Rb）癌例では，術中大腸内視鏡で病変部を同定し，同部を大腸内視鏡のライトもしくは鉗子で指示して腹腔鏡下に確認し，肛門側切離線を決定する．この際，病変口側腸管を着脱式腸鉗子で閉塞し，術中大腸内視鏡の送気で口側腸管が拡張して術野が悪くなるのを防ぐ．

病変部付近に散布する．腸管内で水または色素の貯留するのが後壁であることから前壁側を同定し病変部近傍の腸管前壁の粘膜下にIndia inkを0.1〜0.2ml注入する（図1）．この際に粘膜の丘疹を作るような感じでIndia inkを注入するのが粘膜下に適切に点墨するコツである．図2aのごとく，腹腔鏡下に腸管前壁側の点墨部が明瞭に確認できる．

　なお，良好な点墨ができなかったり，腹部手術既往のある患者で腹腔内癒着のため点墨確認が困難と予想されればクリッピング法を併用し，内視鏡下に病変部近傍にクリップを1，2個つけておき，術中透視でクリップを確認する（図2b）．ただし，直腸癌症例では肛門側腸管切離時にステイプラー（自動縫合切離器）でクリップを咬み込む危険性があるため，腸管前壁点墨法のみとしている．さらに，下部直腸（Rb）癌例では腹膜反転部以下のため術前マーキングは行わず，術中大腸内視鏡で病変部を同定し，同部を大腸内視鏡のライトもしくは鉗子で指示して腹腔鏡下に病変部を確認し，肛門側切離線を決定する（図3）．この際，病変口側腸管を着脱式腸鉗子で閉塞し，術中大腸内視鏡の送気で口側腸管が拡張して術野が悪くなるのを防いでいる．

2．腸管処置

　通常，術前日から末梢静脈からの点滴補液下に絶食とし，機械的洗浄として下剤（午後マグコロール®250ml，就寝時ラキソベロン®10mlもしくはプルセニド®2錠を基本として適宜増減）を服用させる．腹腔鏡下手術では限られたスペースでの手術となるため，腸管拡張がないように術前腸管処置には開腹手術以上に注意する．腸管洗浄液として大腸内視鏡検査前に用いられているポリエチレングリコール電解質液などは，翌日の手術では腸管内に残存して腸管が拡張した状態となるため，腹腔鏡下手術では用いていない．また，化学的洗浄としての抗生剤の内服は耐性菌の出現，菌交代現象を引き起こすと考えて行っていない．なお，術中の全身麻酔でも笑気を用いないようにして，特に小腸の拡張による術野の劣化を予防する．

3 手術時の要点

1. 術野の確保と第1ポートの挿入・固定法

　腹腔鏡下に手術を行うためには，腹腔内にワーキングスペースを作って術野を確保する必要がある．これには，気腹法と吊り上げ法がある（図4）．気腹法は，腹腔内に炭酸ガスを注入して腹壁をドーム状に拡張させて術野を確保する方法である．一方，吊り上げ法は，腹腔内に牽引器を入れたり，皮下組織に鋼線を通して腹壁を挙上して腹腔内に術野を確保する方法である．大腸では広範な術野が必要なため，テント状のスペースとなる吊り上げ法よりもドーム状に広いスペースの得られる気腹法が用いられることが多い．ただし，循環器・呼吸器系に併存疾患のある患者には，気腹法の気腹圧や炭酸ガスが循環器・呼吸器系を抑制するのに比べ，吊り上げ法は影響が少ないと考えられる．しかし，気腹法でも気腹圧を7～8 mmHgと低くして呼吸・循環器系への影響を抑えつつ，良好な術野を確保できることがほとんどである．著者らは，全例気腹法で行っている．気腹法で第1ポートを挿入するには，気腹針を用いて気腹を行った後に径5 mmか10 mm程度のポートをブラインドで腹部に挿入する閉鎖式と腹部に1～2 cmの小切開創を加えて直視下に腹腔内にポートを挿入して気腹を開始する小開腹式がある．閉鎖式は極く小さな傷で気腹をおこなえる反面，ブラインドで気腹針やポートを入れるため，腸管や血管などを損傷する危険性がある．とくに，腹部手術既往例では注意を要する．著者らは，全例小開腹式で第1ポート挿入後に気腹を行い，同ポートからの腹腔鏡観察下に必要なポートを追加挿入して，安全確実に腹腔鏡下手術が開始できるようにしている．

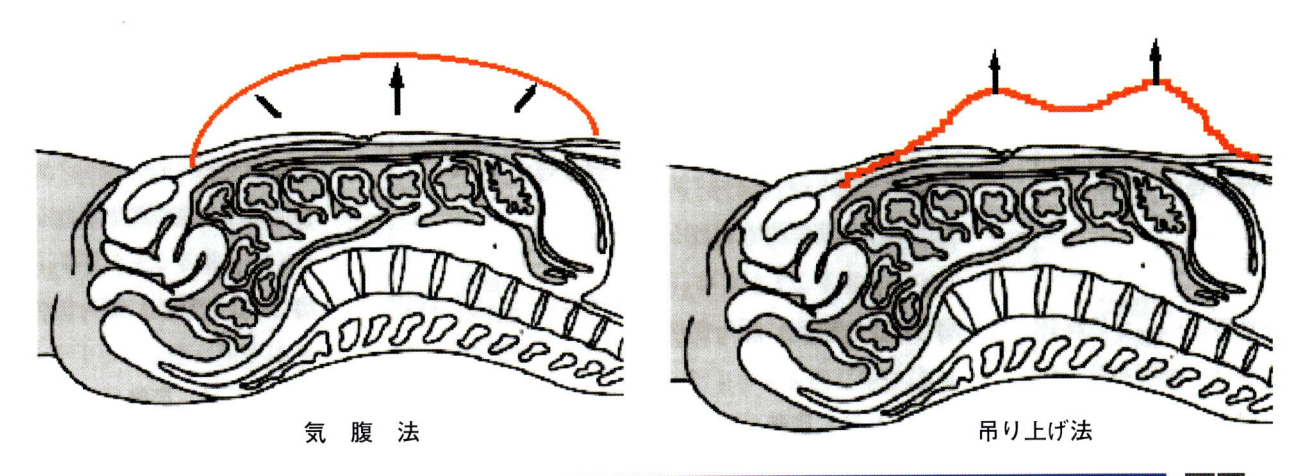

図4　術野（ワーキング・スペース）の確保　a b

腹腔内にワーキングスペースを作って術野を確保する方法として，気腹法（a）と吊り上げ法（b）がある．大腸では広範な術野が必要なため，テント状のスペースとなる吊り上げ法よりもドーム状に広いスペースの得られる気腹法が用いられることが多い．

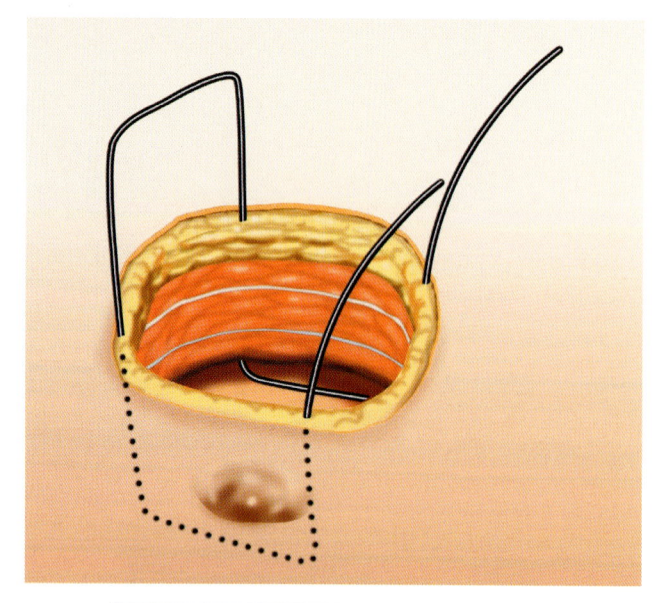

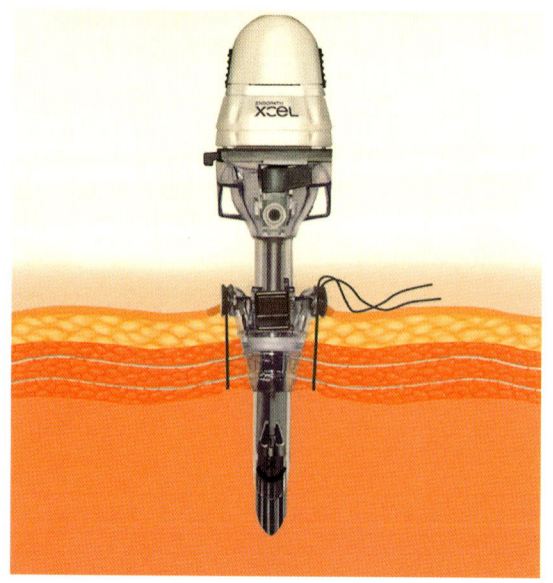

図5 第1ポートの挿入と固定法 a b

著者らは，全例小開腹式で第1ポート挿入後に気腹を行っている．
a，b：創部の筋膜・腹膜にタバコ縫合の要領でかけた1 Dexon糸を第1ポートのウィングに巻き付けて気腹保持を確実にするとともに簡便にポートを固定し，同糸を長く残しておいて手術終了時には同糸を結紮するだけでポート部の閉鎖が行えるようにしている．

なお，図5のごとく，創部の筋膜・腹膜にタバコ縫合の要領でかけた1 Dexon糸を第1ポートのウィングに巻き付けて気腹保持を確実にするとともに簡便にポートを固定し，同糸を長く残しておいて手術終了時には同糸を結紮するだけでポート部の閉鎖が行えるようにしている．

2．術野の展開

　術野の十分な展開が手術を円滑に行ううえで最も重要である．回盲部から横行結腸の術野の展開では，手術台は水平位のままか，頭低位・右高位として大網から横行結腸を上腹部に挙上し，小腸を左腹部に移動させて右側結腸から横行結腸間膜腹側を広く展開し，右側結腸間膜を介してlandmarkとなる十二指腸水平部が透見できることを確認する（図6）．左側結腸から直腸の術野展開では，手術台を頭低位の左高位とし，大網から横行結腸を上腹部に挙上し，次に小腸を最も右下に位置することになる中部小腸から上部および下部へと順に右腹部へ移動させて左結腸間膜から小骨盤腔を広く展開する（図7）．とくに直腸の手術では，小骨盤腔の良好な術野が必要不可欠である．適度の体位変換にても小骨盤腔内に下部小腸が落ち込む場合は，右上腹部の5 mmポートからの鉗子で下部小腸を右腹部に排除し，小骨盤腔内の術野を確保する．腹腔内にガーゼを入れて部分的に術野を確保する方法もある．さらに困難な場合は，あらかじめ恥骨上部に小切開創をおいて，ここより開腹用の柄付きガーゼを腹腔内に挿入し，この柄付きガーゼにて下部小腸を右下腹部に圧排固定すると小骨盤腔に良好な術野を展開できることが多い．

Ⅱ．腹腔鏡下大腸手術の基本事項　27

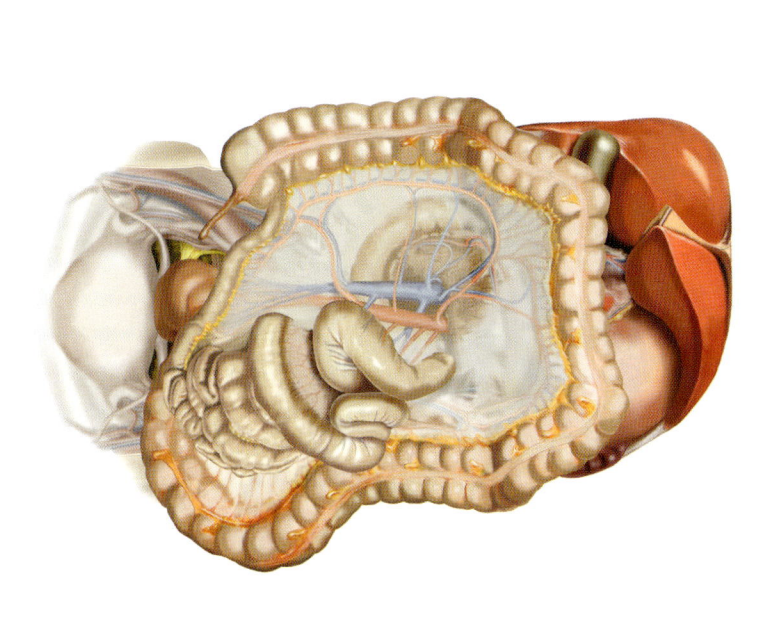

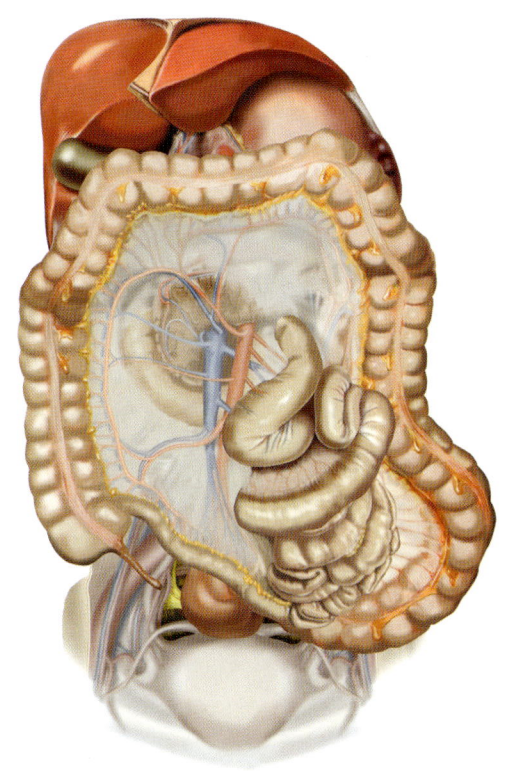

図6　回盲部〜横行結腸の術野展開　a b

　回盲部から横行結腸の術野の展開では，手術台は水平位のままか，頭低位・右高位として大網から横行結腸を上腹部に挙上し，小腸を左腹部に移動させて右側結腸から横行結腸間膜腹側を広く展開する．

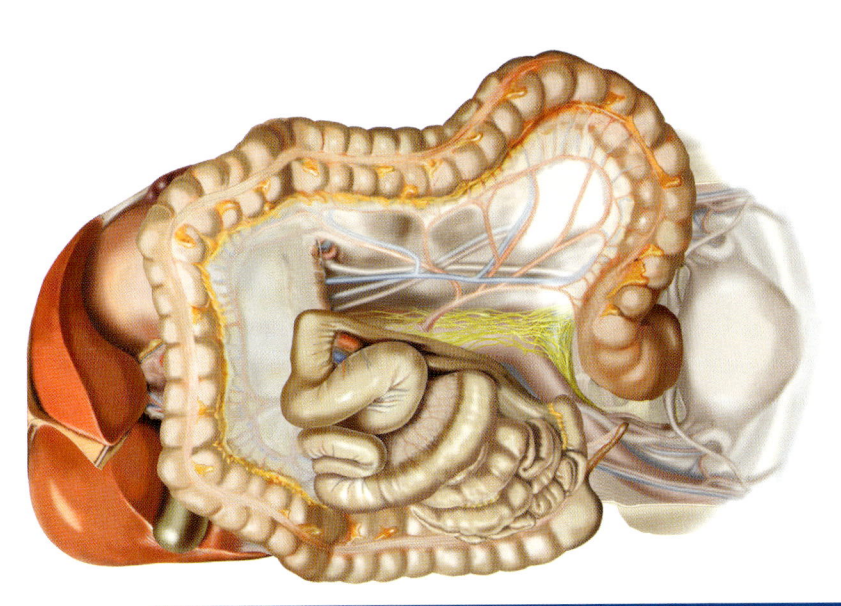

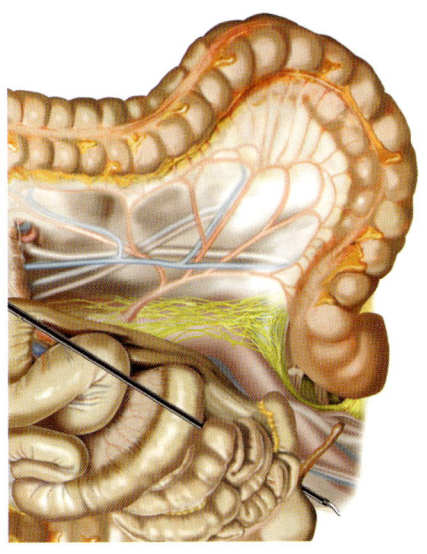

図7　左側結腸〜直腸の術野展開　a b

a：左側結腸から直腸の術野展開では，手術台を頭低位の左高位とし，大網から横行結腸を上腹部に挙上し，次に小腸を最も右下に位置することになる中部小腸から上部および下部へと順に右腹部へ移動させて左結腸間膜から小骨盤腔を広く展開する．
b：小骨盤腔内に下部小腸が落ち込む場合は，右上腹部ポートからの鉗子で下部小腸を右腹部に排除し，小骨盤腔内の術野を確保する．腹腔内にガーゼを入れて部分的に術野を確保する方法もある．さらに，あらかじめ恥骨上部に小切開創をおいて，ここより開腹用の柄付きガーゼを腹腔内に挿入し，この柄付きガーゼにて下部小腸を右下腹部に圧排固定すると小骨盤腔の良好な術野が展開できることも多い．

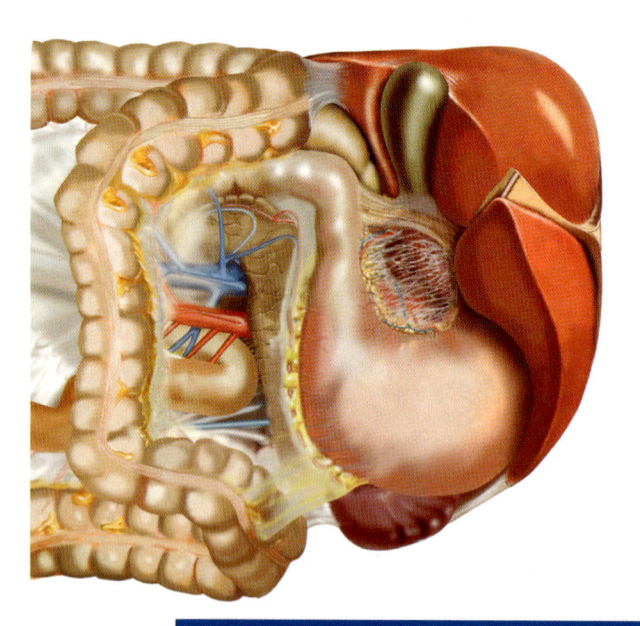

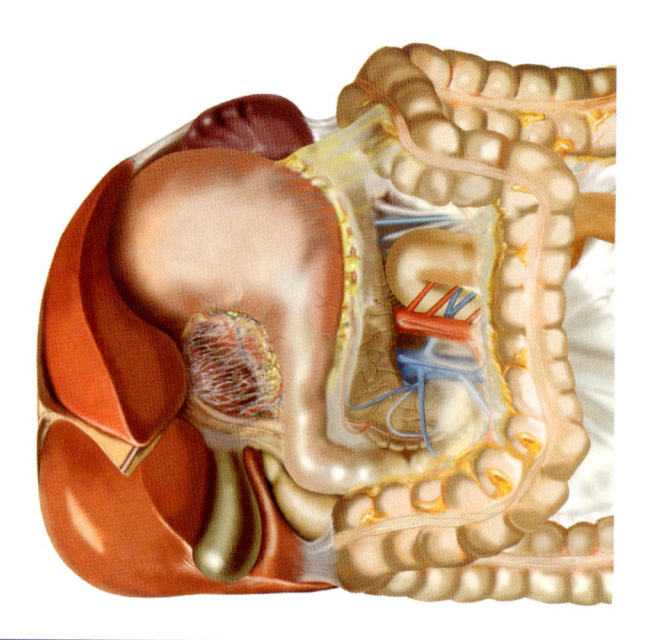

図8 右/左結腸曲の術野展開

大網から横行結腸を尾側へ移動させ，胃結腸間で経網嚢的に横行結腸頭側から肝結腸間膜や脾結腸間膜が処理できるように術野を展開するのが良い．
 a：右結腸曲，b：左結腸曲

　　右/左結腸曲においては，図8に示すように大網から横行結腸を尾側へ移動させ，胃結腸間で経網嚢的に横行結腸頭側から肝結腸間膜や脾結腸間膜を剥離すべく術野展開を行う．

3．アプローチ法とポート配置

　　腹腔鏡下大腸手術では，図9に示すように，腸管の外側から剥離を始め腸管授動を先行する外側アプローチ[12]［L］，腸間膜内側から剥離を始め血管処理を先行する内側アプローチ[3〜11]［M］（後腹膜剥離先行内側アプローチ[13] などを含む）と後腹膜からアプローチしたのち腹腔内操作を行う後腹膜アプローチ[14]［R］が用いられている．

　　図10，図11に外側アプローチと内側アプローチの手順を示すが，いずれのアプローチにも利点と注意点がある．後腹膜アプローチの手順は外側アプローチと同様であるが，腸管・腸間膜の剥離授動（時に血管処理も）を腹膜外から行うところが異なる．著者らは1993年より腹腔鏡下大腸手術を導入したが，1994年から主に内側アプローチを用いている．

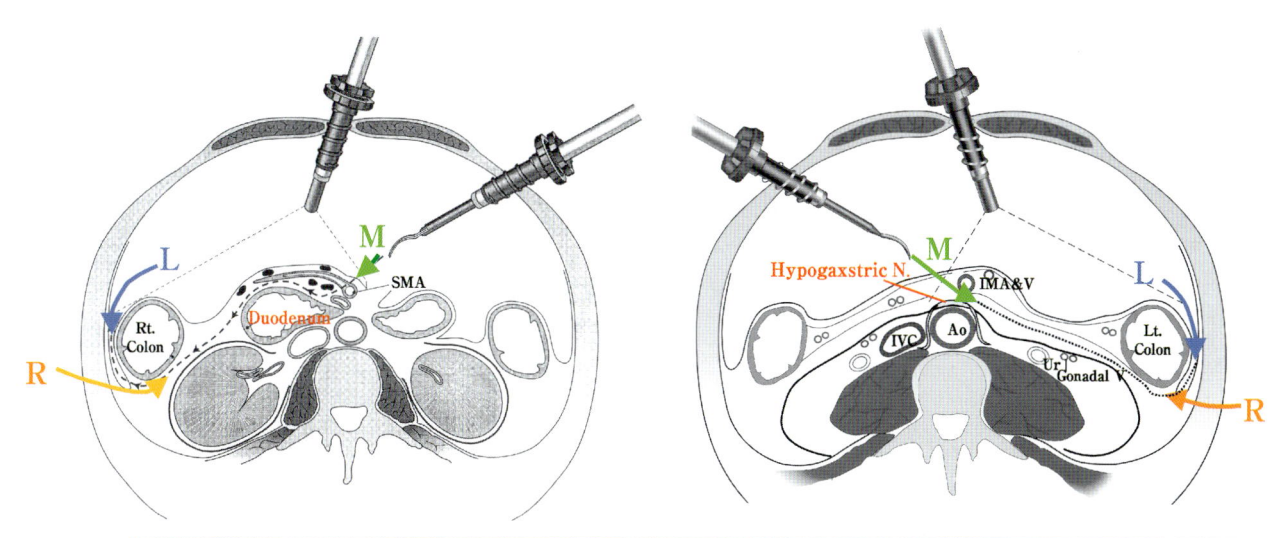

図9 アプローチ法 a b

　腹腔鏡下大腸手術では，腸管の外側から剝離を始め腸管授動を先行する外側アプローチ［L］，腸間膜内側から剝離を始め血管処理を先行する内側アプローチ［M］（後腹膜剝離先行内側アプローチを含む）と後腹膜からアプローチしたのち腹腔内操作を行う後腹膜アプローチ［R］が用いられている．
　a：右側結腸（SMA：上腸間膜動脈，Duodenum：十二指腸，Rt. colon：右側結腸），
　b：左側結腸（Ao：大動脈，IVC：下大静脈，IMA&V：下腸間膜動静脈，Uro：左尿管，Gonadal V：精巣／卵巣動静脈，Hypogastric N.：上下腹神経叢，Lt. colon：左側結腸）

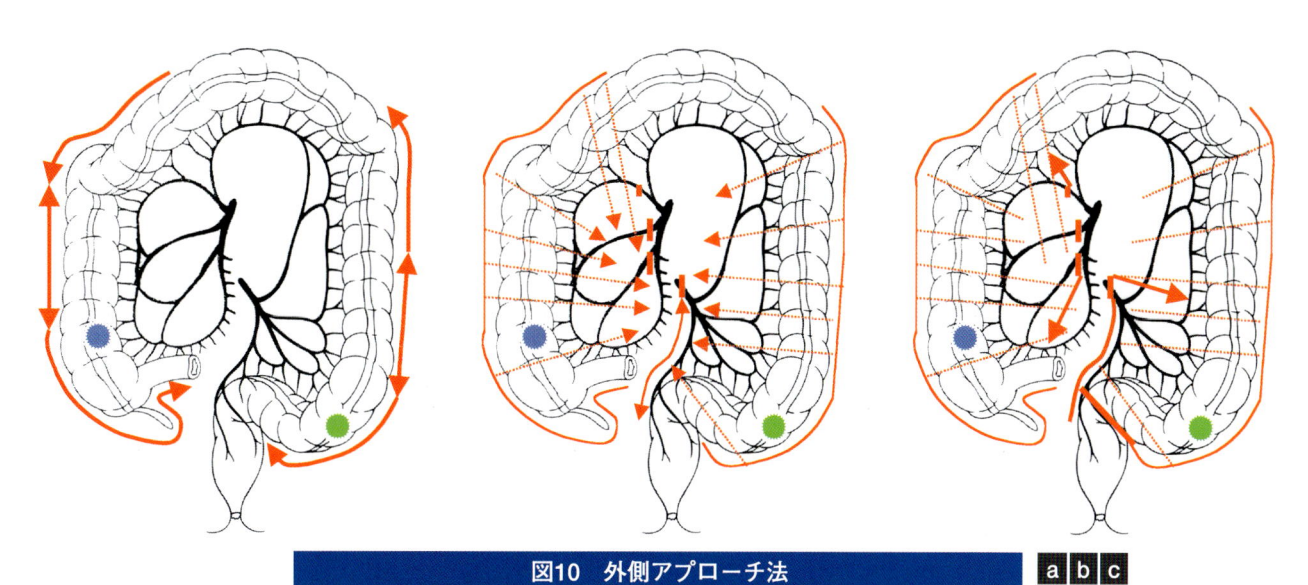

図10 外側アプローチ法 a b c

　a：外側から後腹膜下筋膜前面の層で腸管の剝離授動を行う．
　b：続けて腸間膜を内側に向かって剝離授動する．
　c：こののち，中枢側リンパ節郭清と血管処理，腸間膜処理を行う．

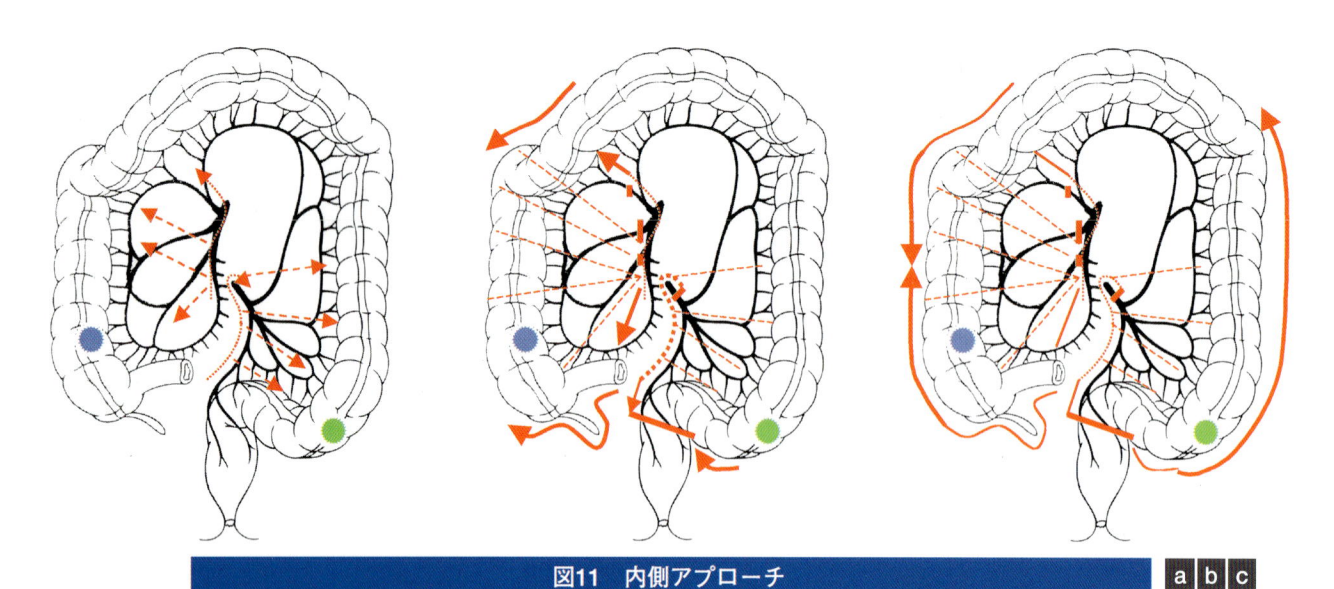

図11 内側アプローチ
a：腸間膜根部側（内側）から剝離を開始し，中枢側リンパ節郭清と血管処理を先行する．
b：外側に向かって腸間膜から腸管を後腹膜下筋膜前面の層で剝離授動する．
c：こののち，外側腹膜を切離して腸管授動を完了する．

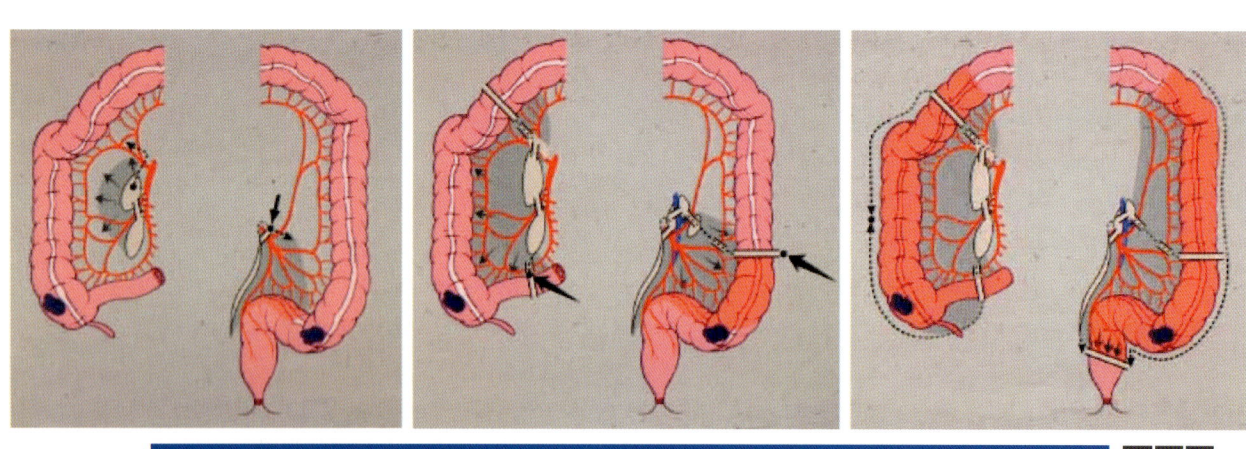

図12 Laparoscopic no-touch isolation technique
a：内側アプローチに基づいて中枢側リンパ節郭清と血管処理を先行する．
b：腸間膜を処理して腸管を切断する．
c：最後に病変部腸管を愛護的に授動して体内で切除を完了する．（S状結腸例では口側腸管切断後に愛護的に腸管を授動し，病変の肛門側をクランプして直腸洗浄を行い，そのクランプのさらに肛門側で直腸を切断して切除を完了する．）

　内側アプローチでは腸間膜の適切な牽引により開腹術に比べてスペースの限られた腹腔鏡下でも3群までの中枢側リンパ節郭清と血管処理を安全かつ繊細に行える．また，鉗子操作と視野の方向が一致しているため，後腹膜下筋膜前面で腸間膜や腸管を同方向から一連の操作で剝離授動できる．これに続いて腸管切離を行い最後に病変部腸管を愛護的に授動して体内で切除を完了する手技を開腹大腸癌手術の基本とされているNo-touch isolation techniqueの原法に基づくことからlaparoscopic no-touch isolation technique（図12）と名づけて進行大腸癌症例に用いてきた[10]．ただし，体内で切除まで行うのは手技が煩雑でステイプラーのコストも高くなる．一方，腹腔鏡補助下切除でも創部再発の報告がほとんどない．このため，最近では，腹腔鏡下には内側ア

プローチを基本に中枢側リンパ節郭清・血管処理と腸管授動までをメインに行い，病変部腸管の切除（吻合）は体外で行っている．

なお，図13，図14，図15に示すように，それぞれのアプローチに応じてポートの適切な配置が決まる．

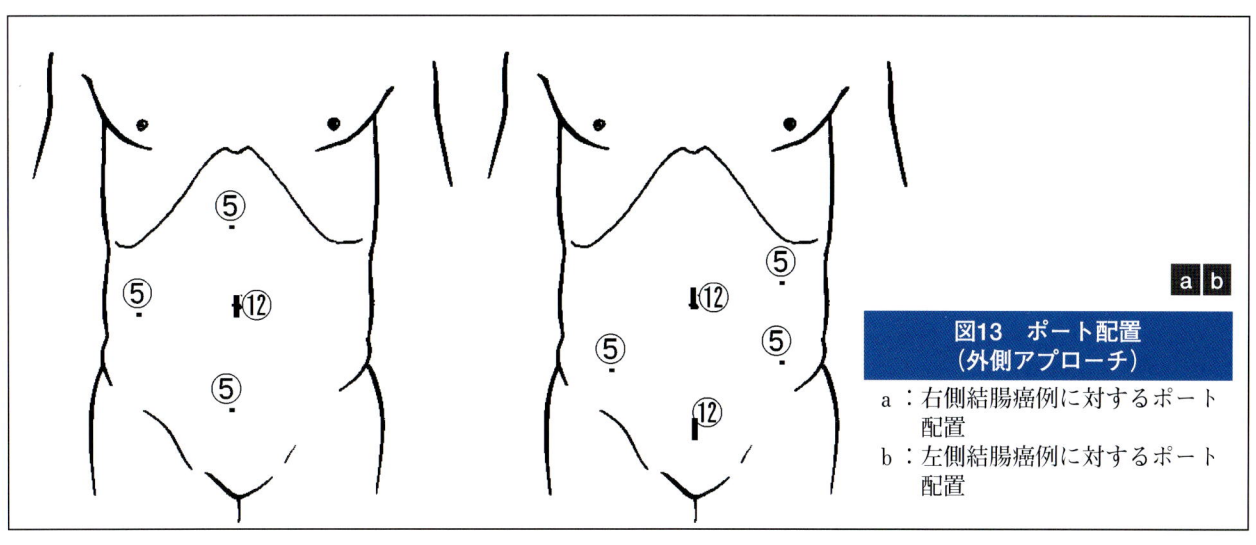

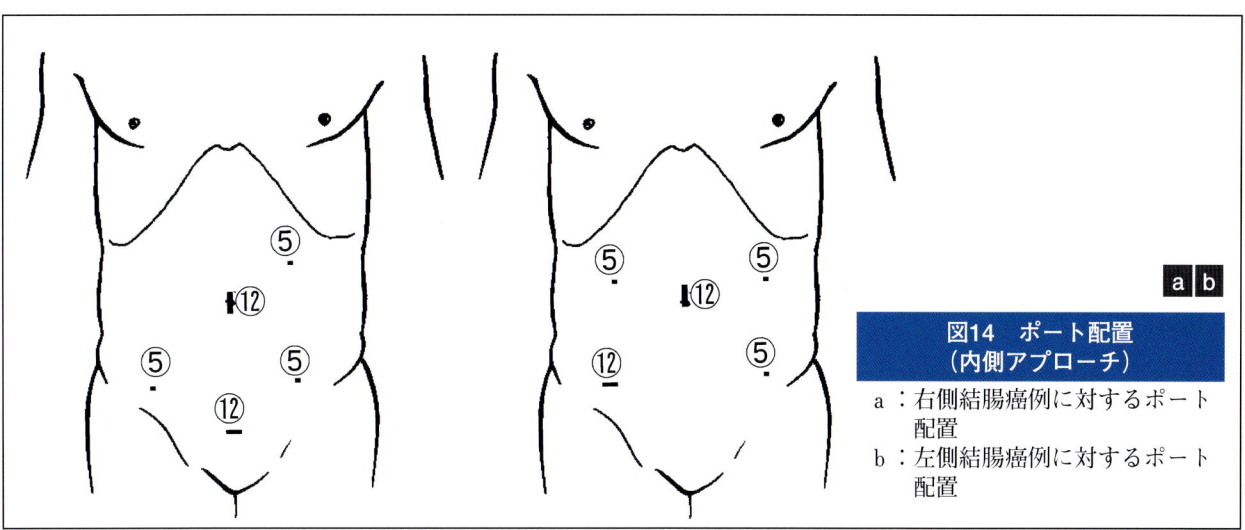

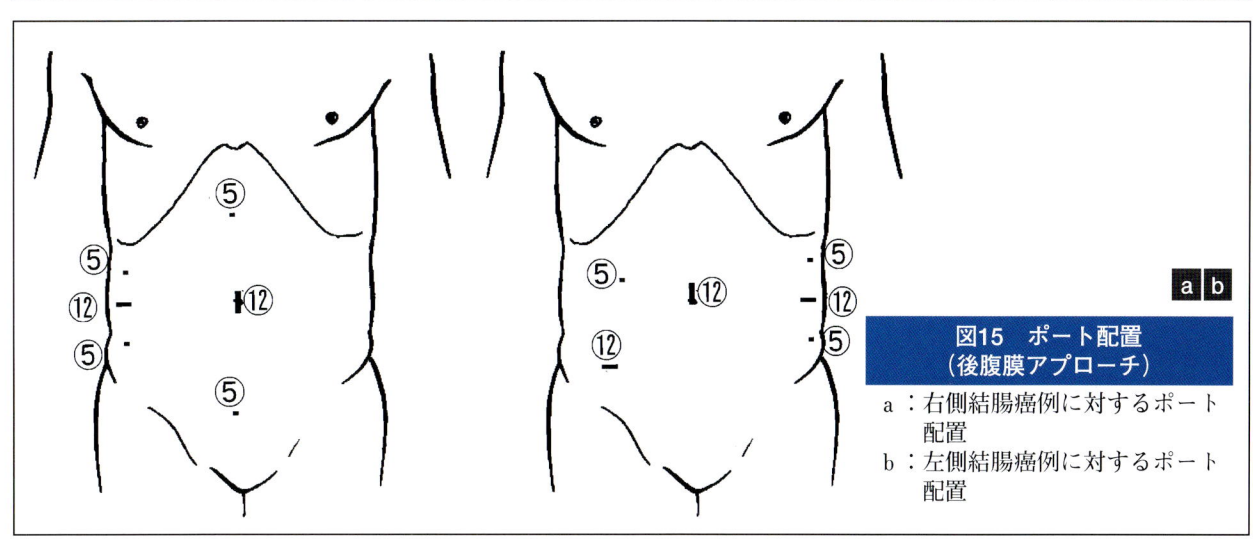

図13　ポート配置（外側アプローチ）
a：右側結腸癌例に対するポート配置
b：左側結腸癌例に対するポート配置

図14　ポート配置（内側アプローチ）
a：右側結腸癌例に対するポート配置
b：左側結腸癌例に対するポート配置

図15　ポート配置（後腹膜アプローチ）
a：右側結腸癌例に対するポート配置
b：左側結腸癌例に対するポート配置

4. 体位の取り方とチーム・器械の配置

著者らは，図16に示すように，患者をマジックベッドとレビテーターに固定した上で砕石位とし，鉗子操作を妨げないよう股関節は伸展させる．マジックベッドが手術台からずれないように頭側はショルダーブロックで，術中低位になる側方には側板でマジックベッドを固定する．とくに，マジックベッドの肩部の折り返しと患者の肩・鎖骨部の間に十分な量のスポンジを入れて，同部の圧迫による上腕神経叢麻痺などを起こさないように注意する．また，両下肢には気腹などによる深部静脈血栓予防用に間歇的陽圧加圧装置を装着する．モニターなどは図17のごとくシステマティックに配置してチーム全員が同じモニターを見て手術できるようにしミラーイメージによる操作困難を防ぐ．

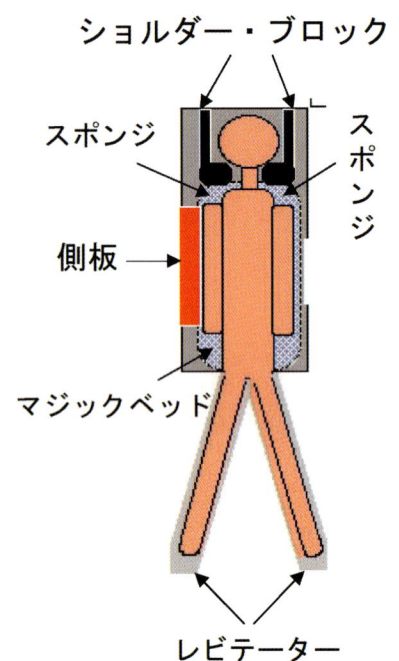

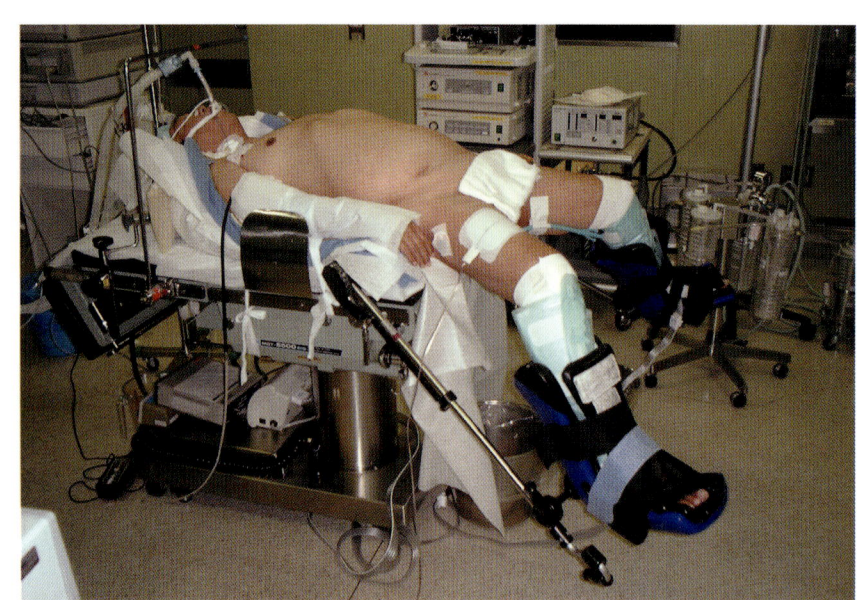

図16 体位の取り方 a b

患者をマジックベッドとレビテーターに固定した上で砕石位とし，鉗子操作を妨げないよう股関節は伸展させる．マジックベッドが手術台からずれないように頭側はショルダーブロックで，術中低位となる側方は側板でマジックベッドを固定する．とくに，マジックベッドの肩部の折り返しと患者の肩・鎖骨部の間に十分な量のスポンジを入れて，同部の圧迫による上腕神経叢麻痺などを起こさないように注意する．また，両下肢には深部静脈血栓予防用に間歇的陽圧加圧装置を装着する．

図17 チームと器械の配置

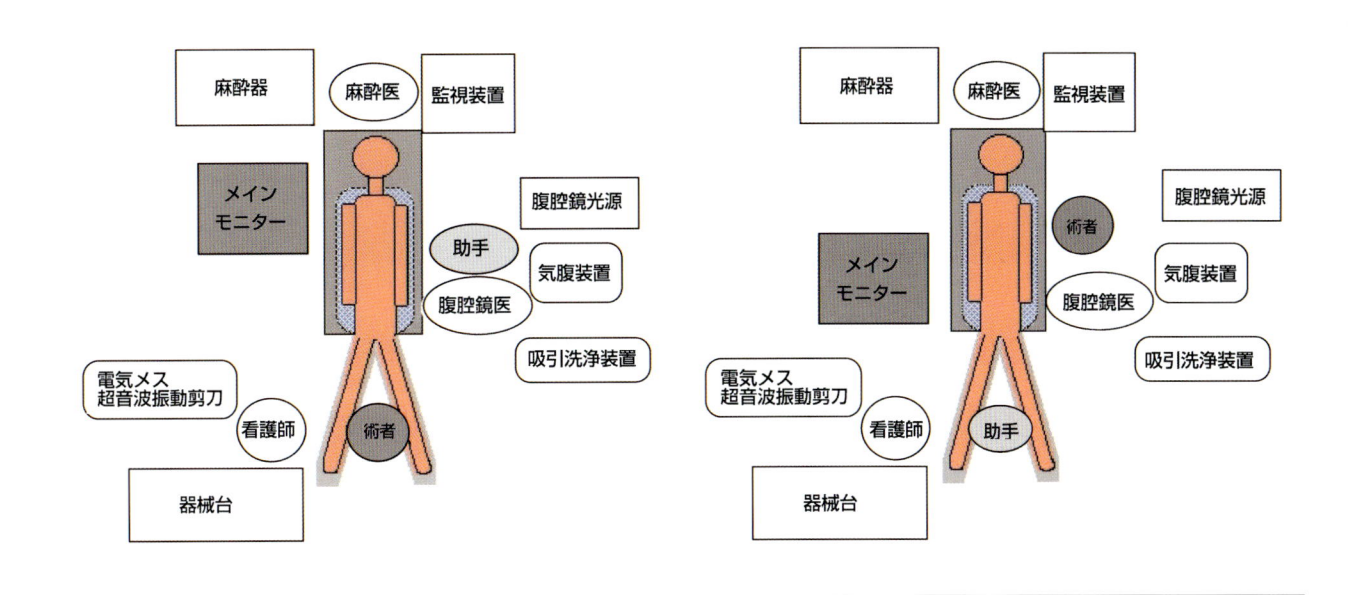

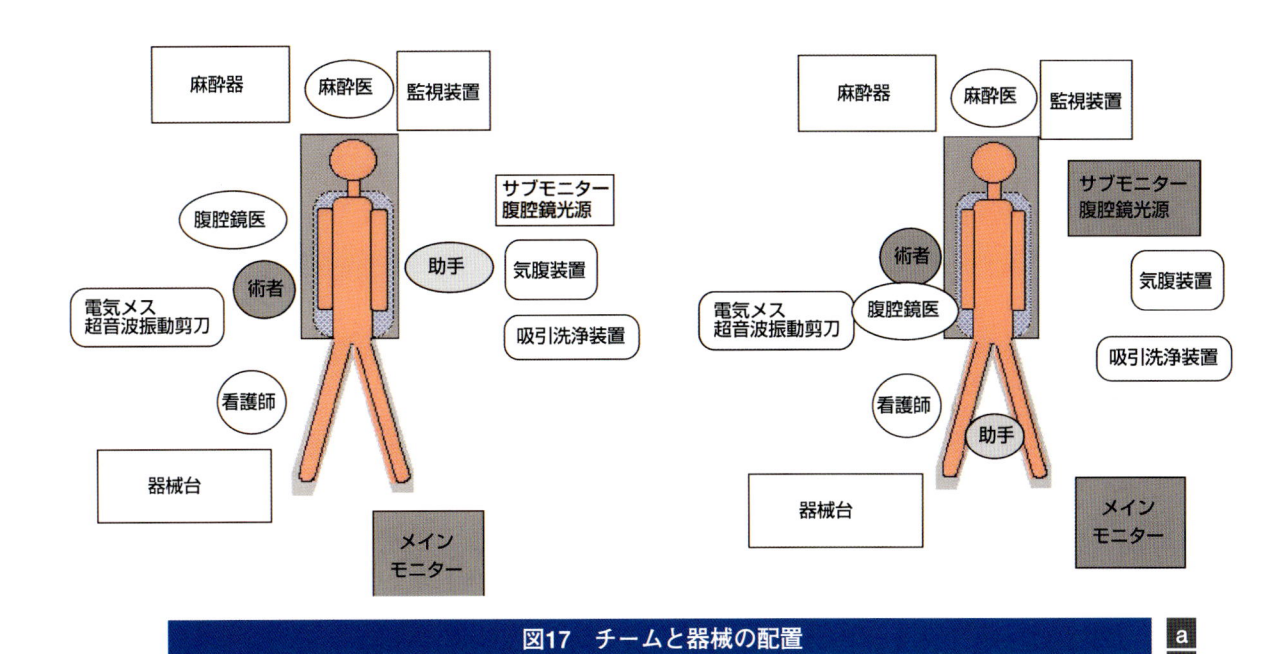

チーム全員が同じモニターを見て手術できるようにしミラーイメージによる操作困難を防ぐ．
a：内側アプローチの右側結腸癌例に対する配置
b：内側アプローチの左側結腸癌例に対する配置

5．腹腔鏡下大腸手術手技の要点

　すべての操作を腹腔鏡下に行う手技が狭義の腹腔鏡下手術である．すなわち，大腸癌に対する腹腔鏡下手術では，リンパ節郭清・血管処理，腸間膜処理，腸管授動と腸管切離・吻合までの全操作を腹腔鏡下に行うことである．これに対して，小開腹創からの操作と腹腔鏡下操作を組み合わせて前述した手技を完結させる手術を腹腔鏡補助下手術と呼んでいる．腹腔鏡下大腸切除術では，病変部腸管を腹腔内から摘出するため，3～5cmの小切開創が必要となる．したがって，腸管切離や吻合には，小切開

創を利用する腹腔鏡補助下手術が合理的と考えられ，著者らも含めた多くの施設で行われている．本章では，手術手技のポイントのみを述べるので，外科解剖や術式の詳細については第Ⅲ章，第Ⅴ章を参照していただきたい．

1）内視鏡的切除困難な粘膜内癌（M癌）に対する腹腔鏡補助下手術

内視鏡的切除困難なM癌（腺腫を含む）では，リンパ節郭清は原則的に要らないかD1郭清程度でよいので，腹腔鏡下には腸管の剥離授動のみを行い，小切開創から病変部腸管を体外へ誘導して局所切除や腸間膜処理・腸切除・吻合を行う．この際には，手術台を病変部が高位になるようにできるだけローテーションさせて重力を腸管牽引に利用して壁側腹膜付着部から後腹膜下筋膜前面の層で剥離授動する．尿管や精巣／卵巣動静脈は後腹膜下筋膜の背側に温存される．この際，授動すべき腸管をモニターの10時方向に牽引すると共に牽引を加減して剥離先進部が後腹膜下筋膜前面の正しい

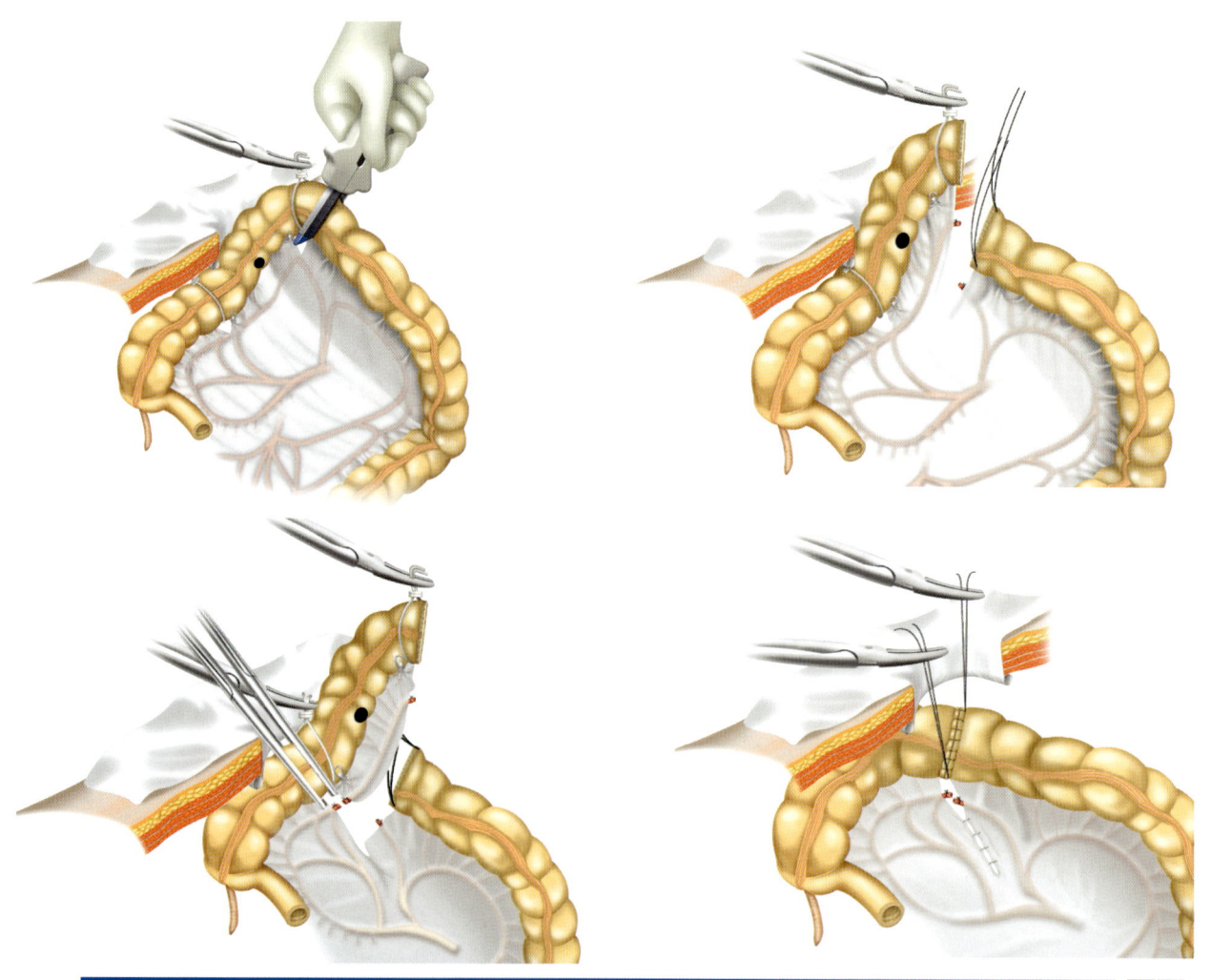

図18　腹腔鏡補助下腸切除（D1）

a：腹腔鏡下に腸管を剥離授動する．
b：ドレープで創縁を保護した小切開創から一側の腸管切離予定部を体外に誘導して切離する．吻合すべき切断端には，後で体外へ誘導できるようにstay sutureをかけたのち腹腔内へ戻して腸間膜のうっ血・腸管壁の浮腫を予防する．
c：腸間膜を処理しつつ病変部腸管を体外へ引き出して残る一側の腸管を切断し切除を完了する．
d：stay sutureを牽引して腹腔内に戻しておいた切断端を小切開創部へ誘導し，腸管・腸間膜の捻れのないように吻合する．

層にあることを確認するところがポイントとなる．腸管の剝離授動ののち，著者らは，小切開創から一側の腸管切離予定部を先にステイプラーで切離し，腸間膜を処理しつつ病変部腸管を体外へ誘導して残る一側の腸管を切離するようにして腸間膜のうっ血・腸管壁の浮腫を予防しつつ小切開創を3〜4cmで済むように切除法を工夫している（図18）．ところで，確実な腸切除と緊張のない吻合を体外で安心して行うには，D1郭清であっても腹腔鏡下の腸管の剝離・授動を十分に行っておくところがポイントとなる．回盲部，横行結腸中央やS状結腸中央などの病変では腸管の剝離・授動があまり必要でないこともあるが，中途半端な剝離・授動は後の吻合を危うくする．上行結腸から横行結腸右側の病変やS状結腸近位側から横行結腸左側の病変に対しては図19に示すように，S状結腸から直腸の病変に対しては図20に示すように，十分な腸管授動を行っておくことが重要である．

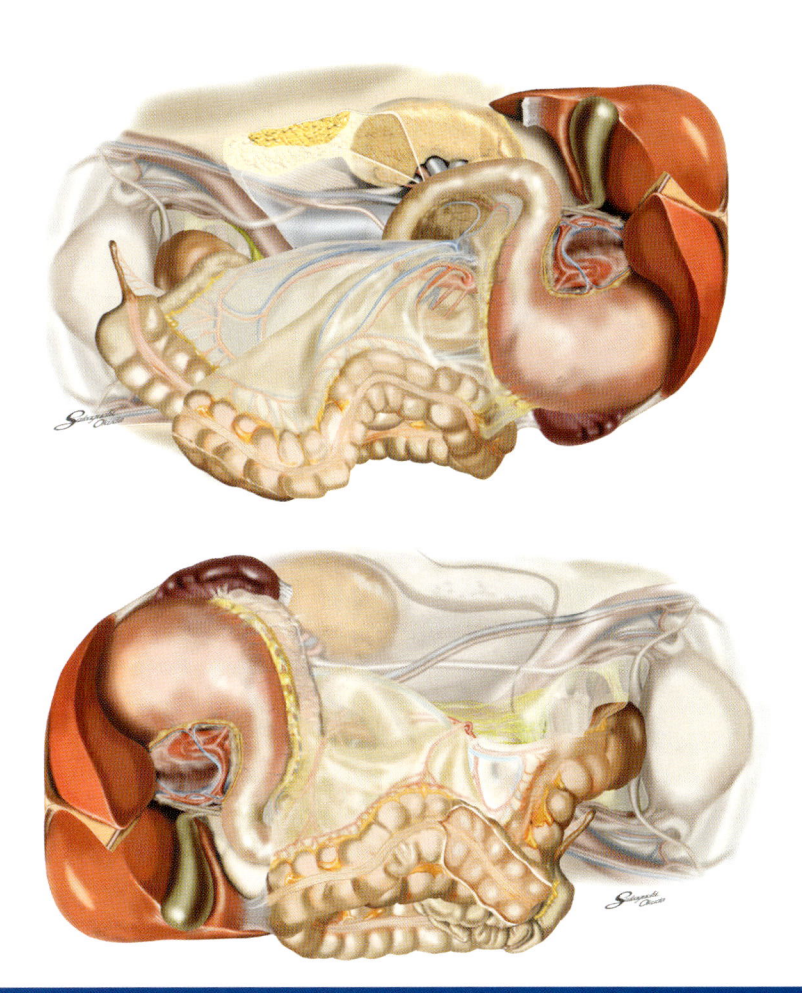

図19　右側結腸・左側結腸の授動

確実な腸切除と緊張のない吻合を体外で安心して行うには，D1郭清であっても腹腔鏡下の腸管の剝離・授動を十分に行っておくことがポイントとなる．
　a：盲腸から横行結腸右側の病変に対する授動
　b：S状結腸近位側から横行結腸左側の病変に対する授動

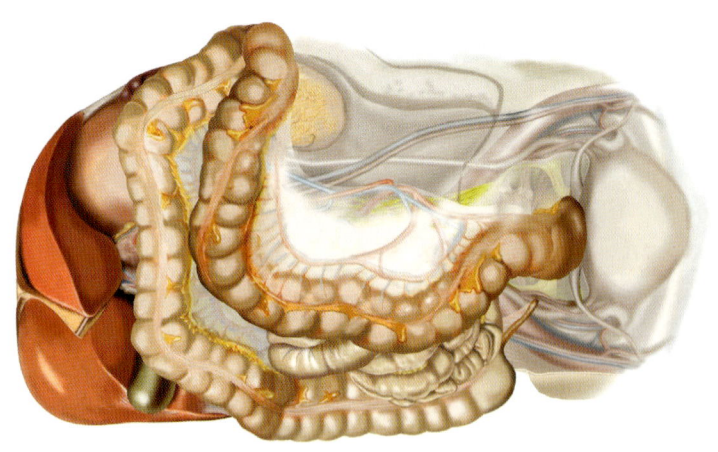

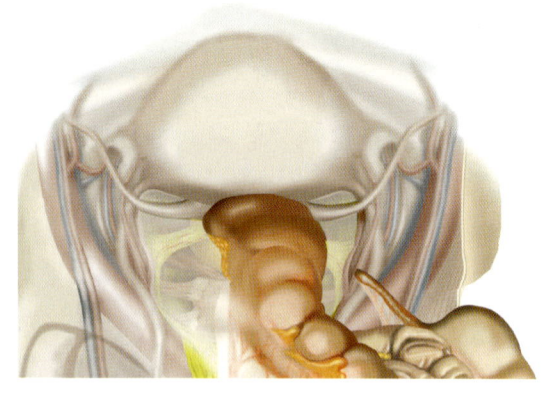

図20　下行結腸〜直腸の授動　a b

確実な腸切除と緊張のない吻合を安心して行うには，D1郭清であっても腹腔鏡下の腸管の剥離・授動を十分に行っておくことがポイントとなる．
　a，b：S状結腸から直腸の病変に対する授動

2）D2/D3郭清を要する大腸癌に対する腹腔鏡下手術

　SM massiveから進行癌が疑われ，D2/D3郭清が必要な症例には，著者らの施設も含め，腸管授動のみならず，リンパ節郭清や血管処理も腹腔鏡下に行い，腸管切離や吻合は小切開創から行う施設が多い．これは，腹腔鏡の拡大視効果が，精密で的確なリンパ節郭清や血管処理に有用と考えられるからである．

（1）リンパ節郭清・血管処理／剥離・授動

　腹腔鏡からみた外科解剖として，右側結腸では十二指腸水平部が郭清すべき血管根部同定のlandmarkとなる．回結腸動静脈根部は十二指腸水平部の下縁に位置しており，その根部からsurgical trunkの郭清は臍部よりも恥骨上部のポートからの腹腔鏡観察下の方が術野がよく，行いやすい（図21a, b）．ただし，回結腸動静脈と上腸間膜動静脈本幹を誤認しないためには，まず臍部のポートから腹腔鏡を挿入して回盲部に分布する回結腸動静脈を確実に同定しておいた方がよい．また，内側アプローチによる右側結腸間膜の剥離授動は臍部のポートからの腹腔鏡観察下に腸間膜から後腹膜下筋膜を剥がし落とすように剥離操作を加えるところがポイントになる（図21c）．

　横行結腸の病変で中結腸動脈根部を郭清するには，やはり十二指腸水平部をlandmarkとし，その上縁で右結腸動静脈（無い場合は，その下縁で回結腸動静脈）根部から上腸間膜動静脈へアプローチして頭側の中結腸動脈根部を郭清する．この際には膵頭部およびTtreitz靱帯腹側の膵体部を明らかとして両側から挟み込むように中結腸動脈根部へ郭清操作を進めるのが良い（図22）．

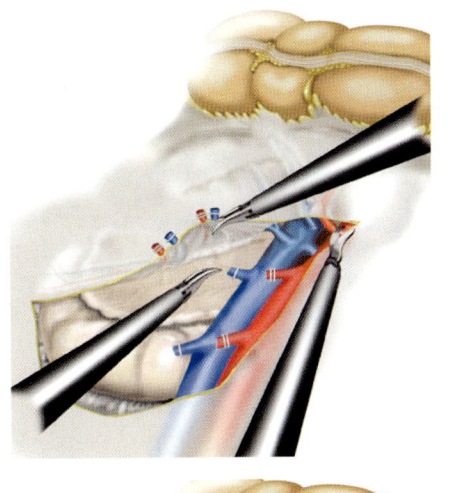

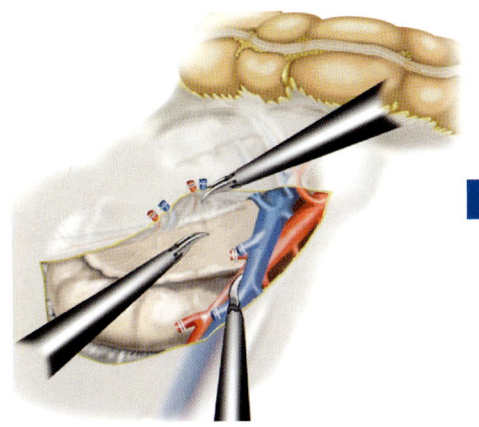

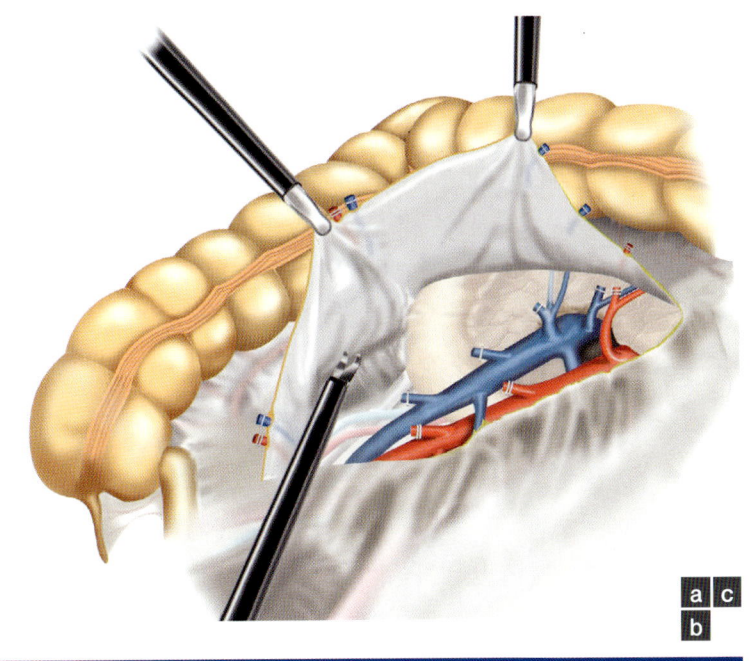

Ⅱ．腹腔鏡下大腸手術の基本事項　37

図21　右側結腸のリンパ節郭清・血管処理 / 剥離・授動

a，b：右側結腸では，十二指腸水平部が郭清すべき血管根部同定の landmark となる．回結腸動静脈根部は十二指腸水平部の下縁に位置しており，その根部の郭清から surgical trunk の郭清は恥骨上部のポートからの腹腔鏡観察下の方が術野がよく，行いやすい．

c：内側アプローチによる右側結腸間膜の剥離授動は臍部のポートからの腹腔鏡観察下に腸間膜から後腹膜下筋膜を剥がし落とすように剥離操作を加えるところがポイントとなる．

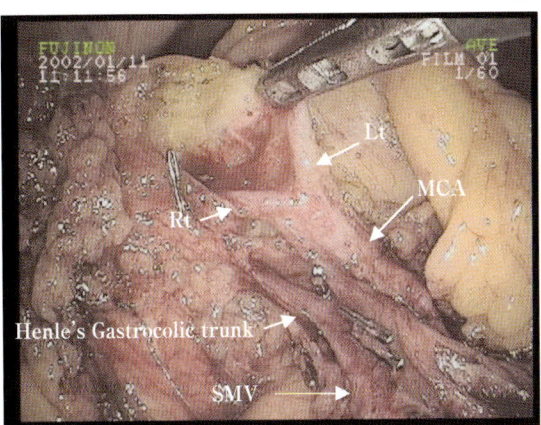

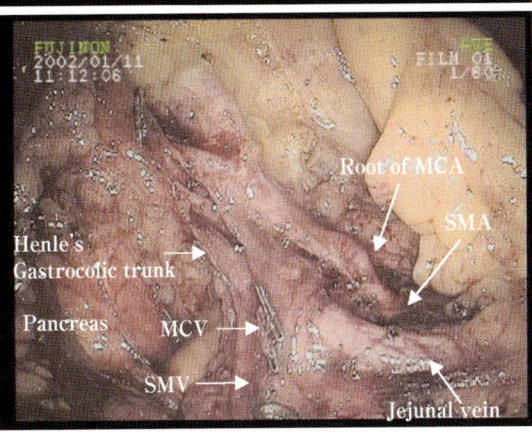

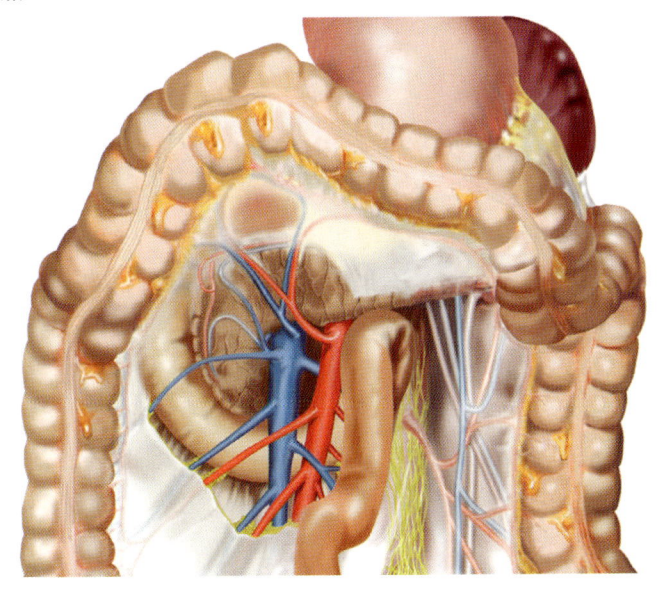

十二指腸水平部を landmark とし，その上縁で右結腸動静脈（無い場合は，その下縁で回結腸動静脈）根部から上腸間膜動静脈へアプローチして頭側の中結腸動脈根部を郭清する．この際に膵頭部および Ttreitz 靱帯腹側の膵体部を明らかとして両側から挟み込むように中結腸動脈根部へ郭清操作を進めるのが良い．

MCA：中結腸動脈，Root of MCA：中結腸動脈根部，Rt：中結腸動脈右枝，Lt：中結腸動脈左枝，MCV：中結腸静脈，SMA：上腸間膜動脈，SMV：上腸間膜静脈，Henle's gastrocolic trunk：ヘンレの胃結腸静脈幹，Jejunal vein：空腸静脈，Pancreas：膵臓

図22　横行結腸のリンパ節郭清・血管処理 / 剥離・授動

38　Ⅱ．腹腔鏡下大腸手術の基本事項

　　左側結腸から直腸の病変では，大動脈分岐部前面の上下腹神経叢が剥離層同定のlandmarkとなる．右総腸骨動脈から大動脈分岐部を確認したのち，内側アプローチにて大動脈分岐部尾側で大血管のない岬角付近において上腸間膜動脈の右背側で腸間膜の剥離を開始する．上直腸動脈の背側に上下腹神経叢を確認・温存しつつ剥離を頭側および外側へ進め，下腸間膜動脈根部の郭清と腸間膜の剥離授動を行う（図23）．この際も腸間膜から後腹膜下筋膜を剥がし落とすように剥離操作を加えるが，頭側（下腸間膜動脈根部側）寄りから剥離を外側へ進めた方が後腹膜下筋膜前面に入りやすい．

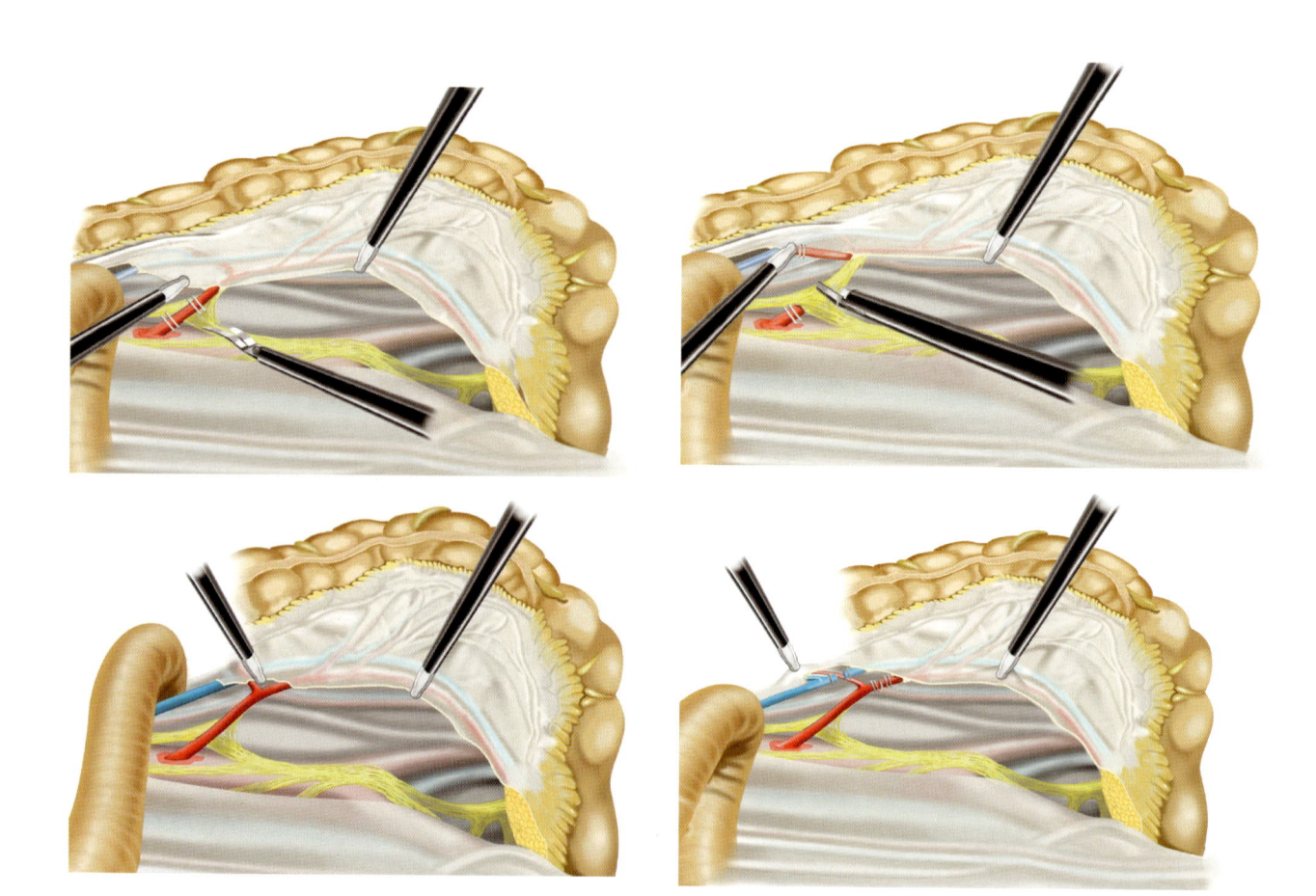

図23　S状結腸〜直腸の中枢側リンパ節郭清・血管処理/授動

　内側アプローチにて大動脈分岐部尾側で大血管のない岬角付近から上腸間膜動脈の右背側で腸間膜の剥離を開始する．上直腸動脈の背側に上下腹神経叢を確認・温存しつつ剥離を頭側および外側へ進め，下腸間膜動脈根部の郭清（a，b：下腸間膜動脈を根部で処理するD3郭清，c，d：左結腸動脈温存のD3郭清）と腸間膜の剥離授動を行う．この際も腸間膜から後腹膜下筋膜を剥がし落とすように剥離操作を加えるが，頭側（下腸間膜動脈根部側）寄りで剥離を外側に進めた方が後腹膜下筋膜前面に入りやすい．

（2）腸間膜／直腸間膜処理

　腸間膜・腸管を後腹膜から剥離授動したのち，腸管切離予定部までの腸間膜を超音波振動剪刀やリガシュアーで処理する．この際，図24aに示すように腸管切離予定部の腸間膜を頂点とし，切離する腸間膜を三角形の両端にするように3点に牽引をかけることがポイントになる．これを tissue triangulation technique と呼んでいる[11]．また，直腸間膜の処理にクリップを用いると後の double stapling 法による吻合時にステイプラーでクリップを咬み込む危険性があるので超音波振動剪刀かリガシュアーで凝固止血して処理するようにする（図24b）．

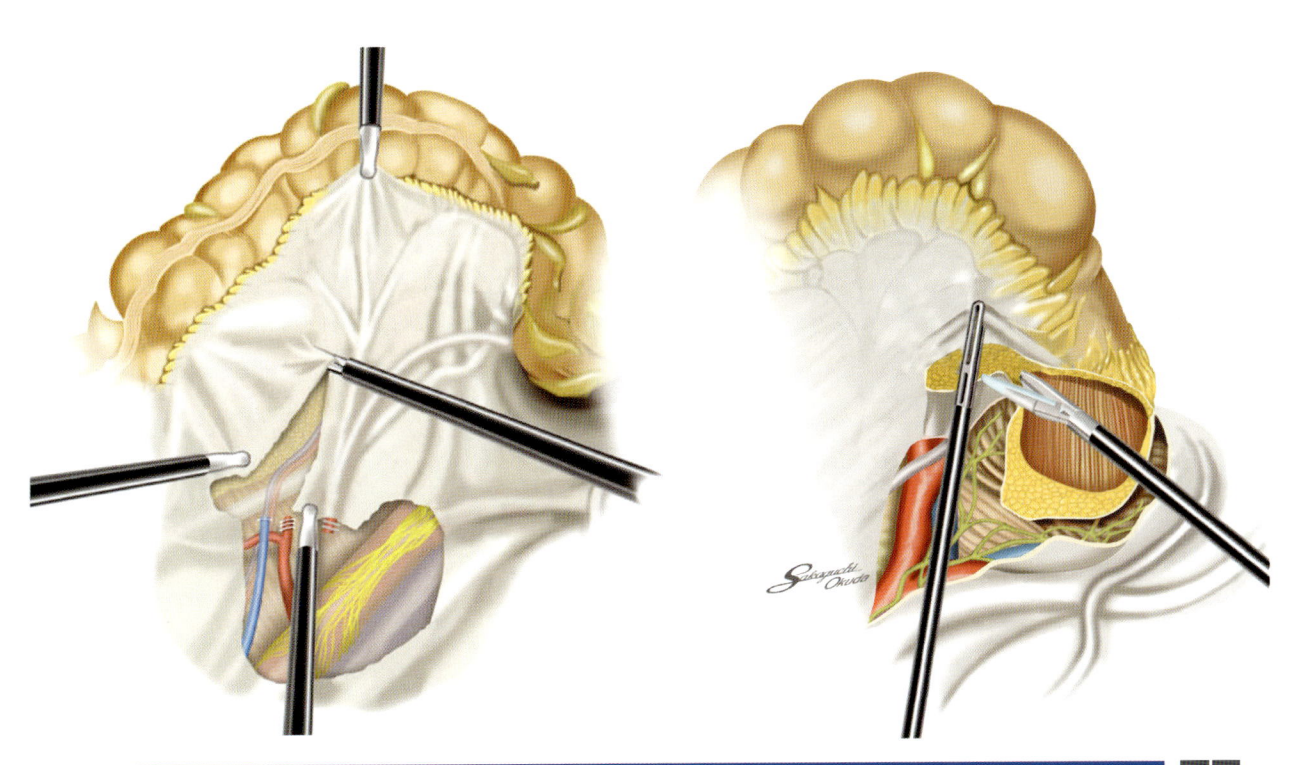

図24　腸間膜／直腸間膜処理

a：腸管切離予定部の腸間膜を頂点とし，切離する腸間膜を三角形の両端にするよう3点に牽引をかけるところがポイントになる．これを tissue triangulation technique と呼んでいる．
b：直腸間膜の処理にクリップを用いると後の double stapling 法による吻合時にステイプラーでクリップを咬み込む危険性があるので超音波振動剪刀やリガシュアーで凝固止血して処理するようにする．

（3）腸吻合（Functional end to end anastomosis）

図25に示すように腸切除後の吻合は，結腸では体外で functional end to end anastomosis（FEEA）で行う．この際，腸間膜をステイプラーで咬み込まないように注意する．なお，断端とステイプラーが重なったところと腸管吻合部の股にあたるところの計4点は漿膜筋層縫合を追加して補強するようにする．

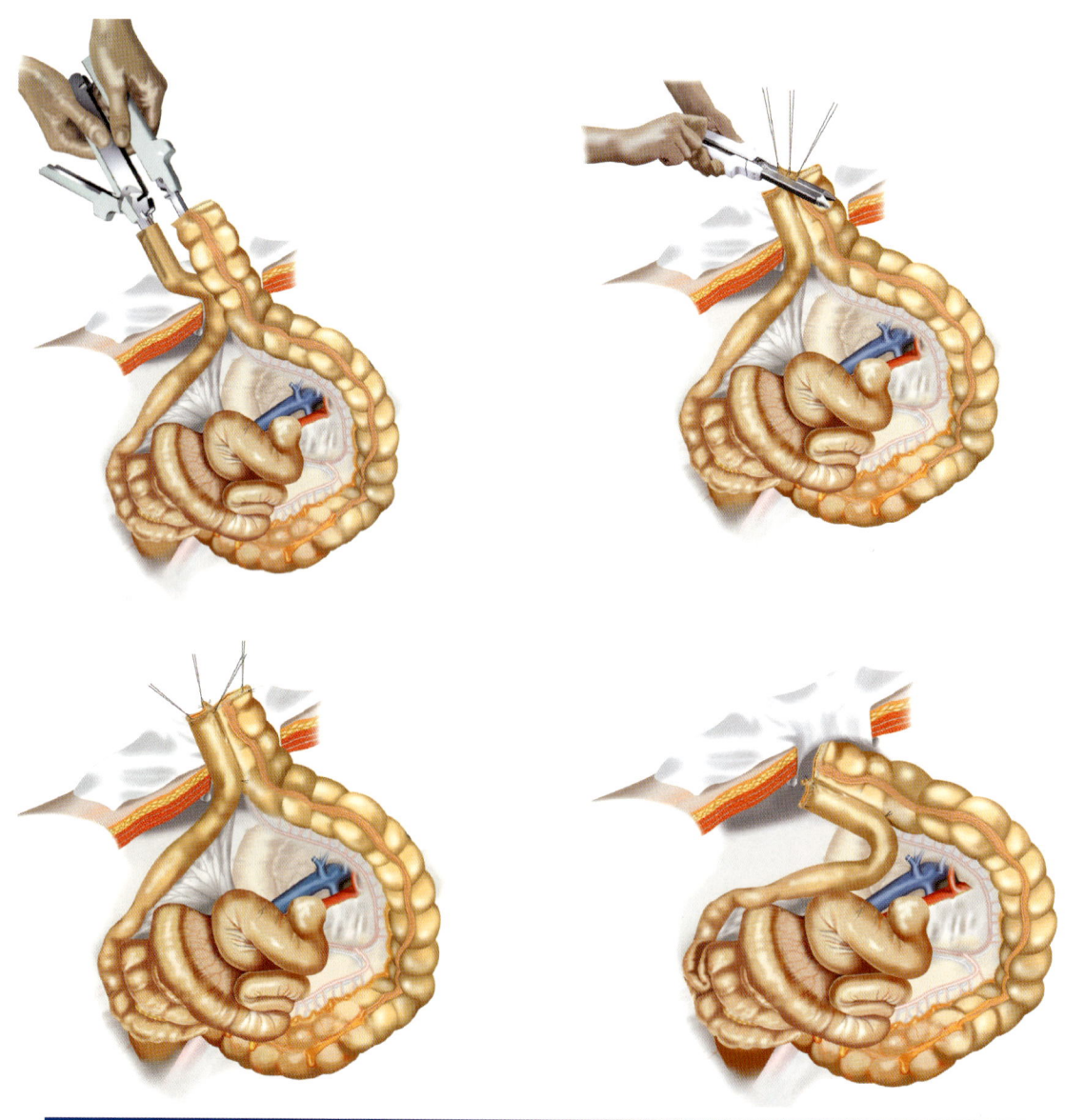

図25 腸吻合（Functional end to end）（1）

a：吻合すべき腸管断端の腸間膜対側よりステイプラーを挿入して，両方の腸管を腸間膜対側で縫合切離する．
b：ステイプラーを挿入した腸管開放部をステイプラーにて縫合閉鎖して functional end to end anastomosis とする．
c：断端とステイプラーが重なったところと腸管吻合部の股にあたるところの計4点は漿膜筋層縫合を追加して補強する．
d：吻合部を体内へ戻す．腸間膜欠損部は修復していない．

Ⅱ．腹腔鏡下大腸手術の基本事項　41

なお，腸管切除と吻合を体外で行う場合には，図26のようにFEEAすると2回のステイプリングで切除と吻合を完了でき，簡便かつ経済的である．著者らもこの方法を愛用している．

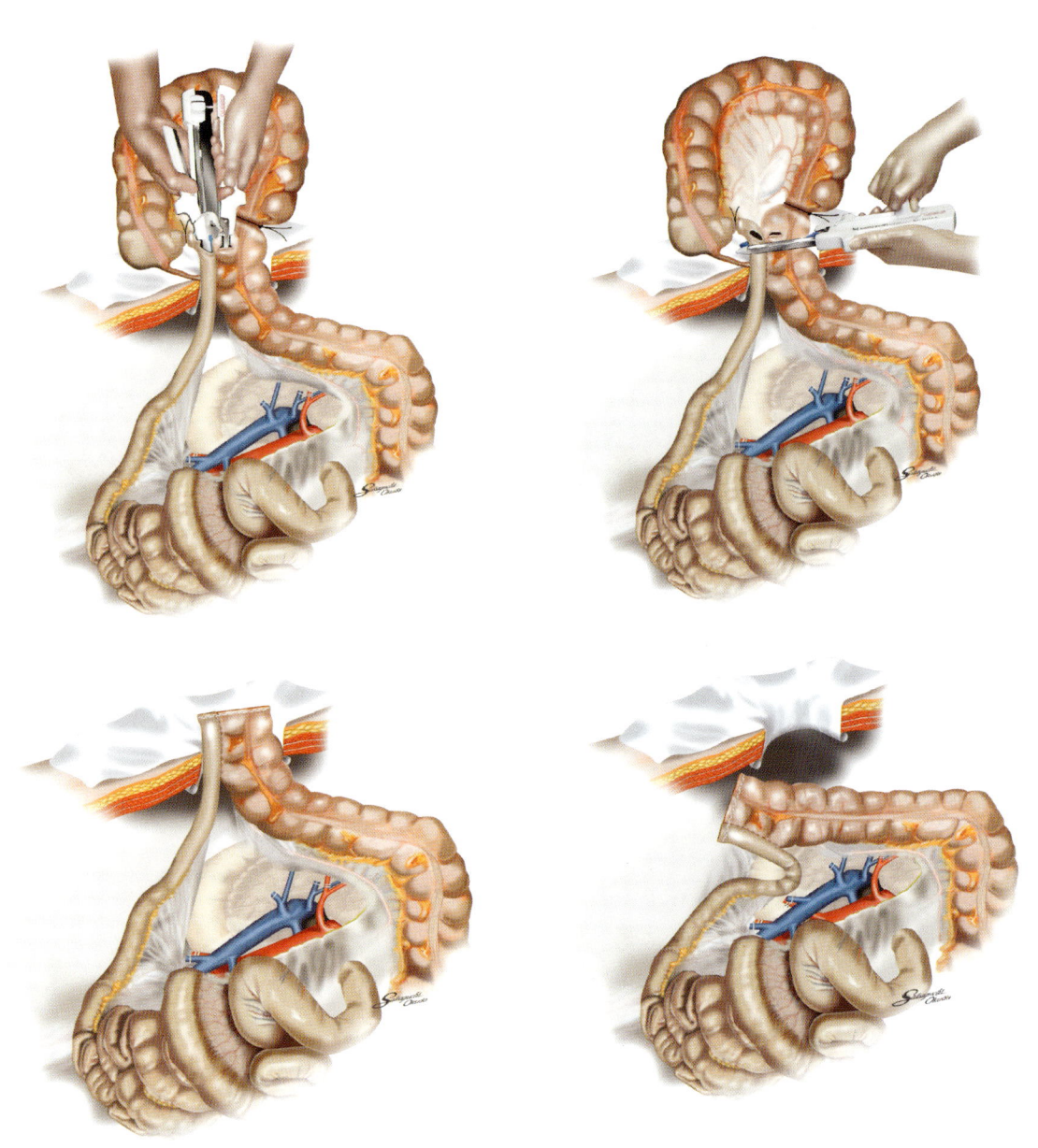

図26　腸吻合（Functional end to end）（2）

a：病変部腸管を小切開創から体外へ誘導し，体外で辺縁動静脈を処理して口・肛門側腸管切離予定部の腸管を5号絹糸で結紮閉塞する．これより近位側で吻合すべき腸管の腸間膜対側を開放し，ここよりステイプラー（青で75mm長のlinear cutterなど）を挿入して，両方の腸管を腸間膜対側で縫合切離する．
b：ステイプラーを挿入した腸管開放部よりも近位側をステイプラーにて縫合閉鎖してfunctional end to end anastomosis とする．
c：断端，ステイプラーが重なったところと腸管吻合部の股にあたるところは漿膜筋層縫合を追加して補強する．
d：吻合部を体内へ戻す．腸間膜欠損部は修復しない．

（4）腸切除の工夫
a．口側腸間膜・腸管切離は体外で行う場合（図27a）

著者らも含めて多くの施設で行われている方法である．腸間膜・腸管の内側からの剥離授動後に下腹神経を温存しながら尿管下腹神経筋膜前面で直腸を剥離授動し，肛門側腸管切離予定部までの直腸間膜は超音波振動剪刀やリガシュアーで処理する．肛門側腸管切離前に着脱式腸鉗子をかけて病変肛門側腸管を閉塞し，肛門より直腸洗浄を行って吻合部再発予防とする．着脱式腸鉗子の肛門側で直腸をステイプラーで切離する．左下腹部ポート創を3～5cmの小切開創に延長して創縁をラッププロテクターなどで保護し，ここから病変側切断端を体外へ誘導する．口側腸間膜・腸管は体外で切離してS状結腸切除もしくは前方切除を終了する．

b．すべての切除操作を体内で行う場合（図27b）

前述したように，著者らは進行大腸癌への腹腔鏡下手術導入当初はLaparoscopic no-touch isolation techniqueに則り，すべての切除操作を腹腔鏡下に体内で行っていた．すなわち，内側からの腸間膜の剥離授動後に口側腸管切離予定部までの腸間膜を超音波振動剪刀で処理して口側腸管をステイプラーで切離する．後の吻合に備え左結腸曲近傍まで下行結腸を授動する．肛門側腸管切離予定部を確認して下腹神経を温存しながら直腸を授動し，切離予定部までの直腸間膜を超音波振動剪刀で処理する．肛門側腸管切離前に口側腸管切断端よりスネア鉗子をかけて病変肛門側腸管を閉塞し，肛門より直腸洗浄を行い吻合部再発予防とする．スネア鉗子の肛門側で直腸をステイプラーで切離してS状結腸切除もしくは前方切除を終了する．切除標本は左下腹部から挿入したバッグに収納して同ポート創を3～4cmの小横切開創に延長して体外へ摘出する．しかし，体内での完全切除は手技が煩雑でステイプラーのコストも高くなる．一方，口側腸管を体外で切除するa.の方法でも創部再発などの報告がほとんどない．このため，最近では体内での完全切除はほとんど用いていない．ただし，この方法は，腫瘍が大きく壁側腹膜への浸潤も疑うときなどで病変部の口側・肛門側の両側から剥離を行いたいときなどには有用で用いることがある．

（5）直腸切除の工夫

直腸Ra/Rbの病変ではS状結腸の授動や口側腸管切離を先行するとこれらが骨盤腔に下垂して術野の展開が困難になる．したがって，S状結腸の授動や口側腸管切離の前に直腸を剥離授動して肛門側腸管である直腸切離を行う方がよい（図28）．

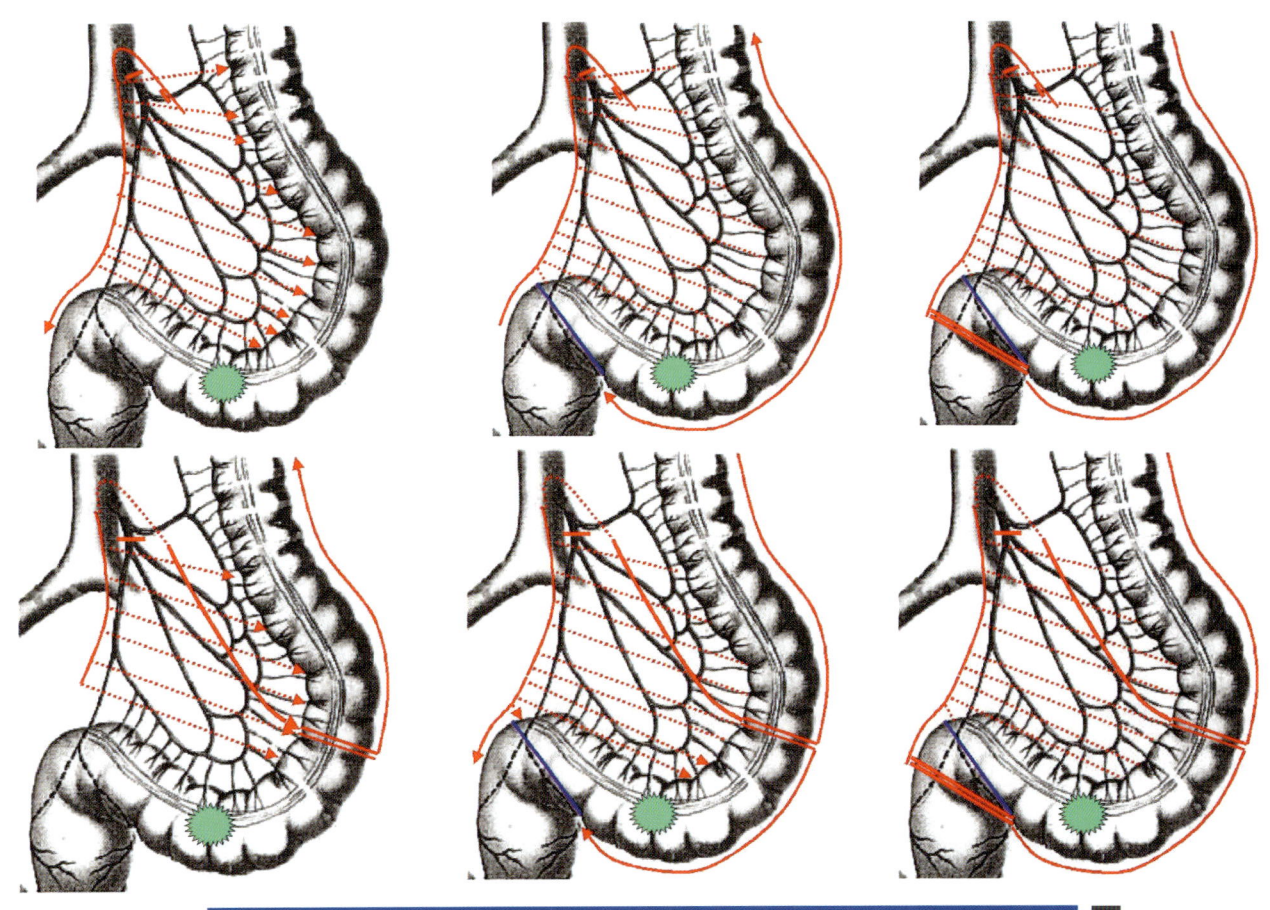

Ⅱ．腹腔鏡下大腸手術の基本事項　43

図27　腸切除の工夫

a：腹腔鏡下に内側アプローチで郭清・血管処理と肛門側腸間膜・腸管切離を行い，口側腸間膜・腸管切離は体外で行う．
b：腹腔鏡下にすべての切除操作を体内で行う．

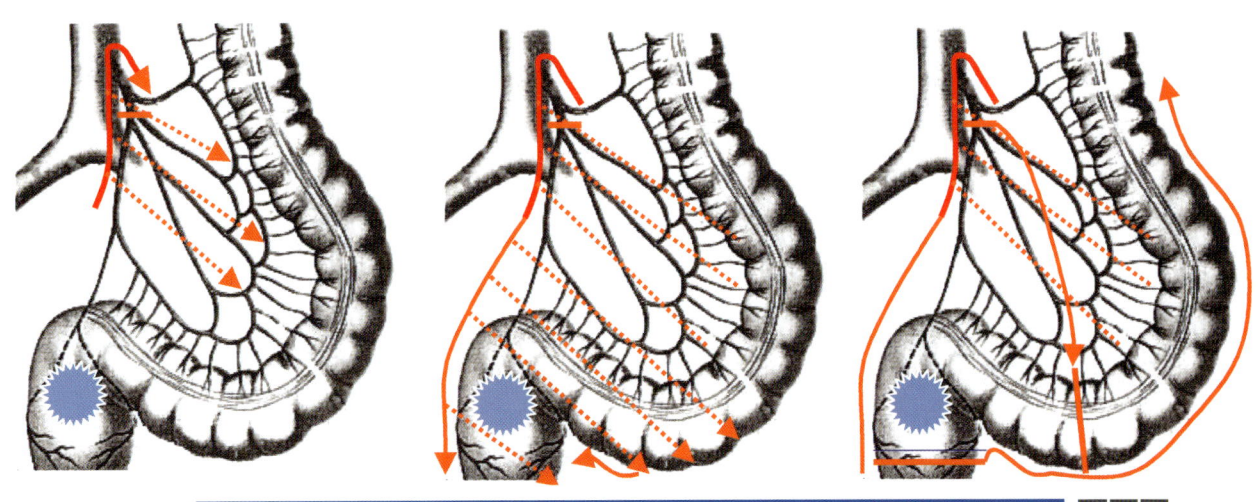

図28　直腸切除の工夫

　直腸 Ra/Rb の病変では，S 状結腸の授動や口側腸管切離を先行するとこれらが骨盤腔に下垂して術野の展開が困難になる．したがって，S 状結腸の授動や口側腸管切離の前に直腸を剥離授動して肛門側腸管である直腸切離を行ってから口側腸管の授動と切離を行う．

（6）直腸授動，側方靱帯処理

　直腸の剥離授動は Total mesorectal excision（TME）の層で行う．この際には，上下腹神経〜両側下腹神経〜両側骨盤神経叢を温存しつつ，直腸を固有筋膜に包まれた状態で剥離する（図29a, b）．さらに，骨盤神経叢本幹を温存しつつ，側方靱帯を処理する（図29c, d）．すなわち，TME の層での直腸の剥離授動においては，上下腹神経叢

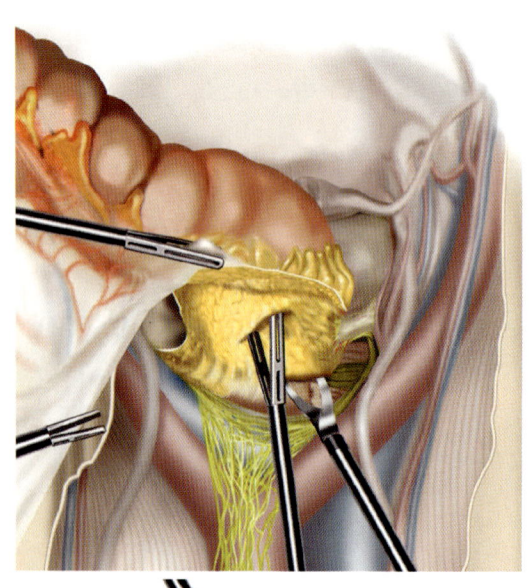

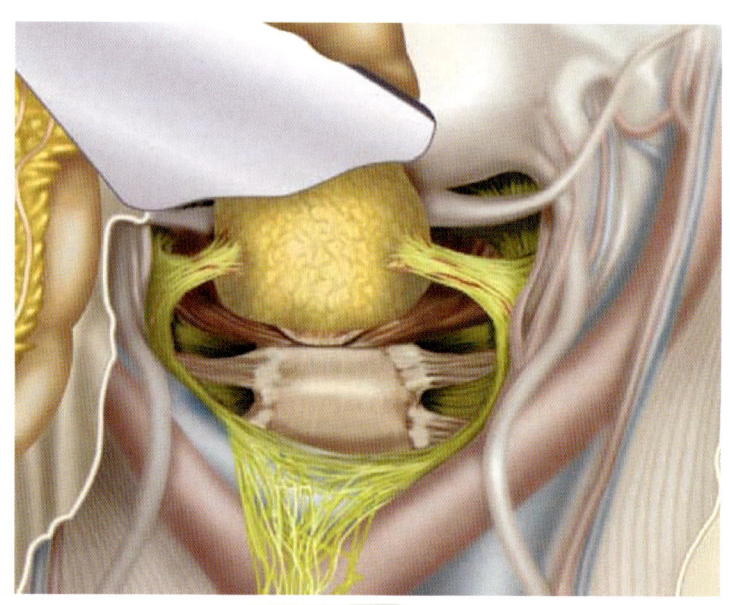

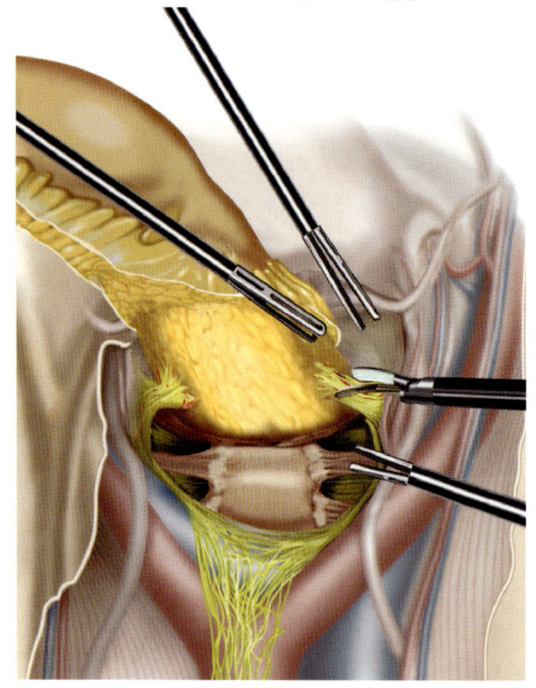

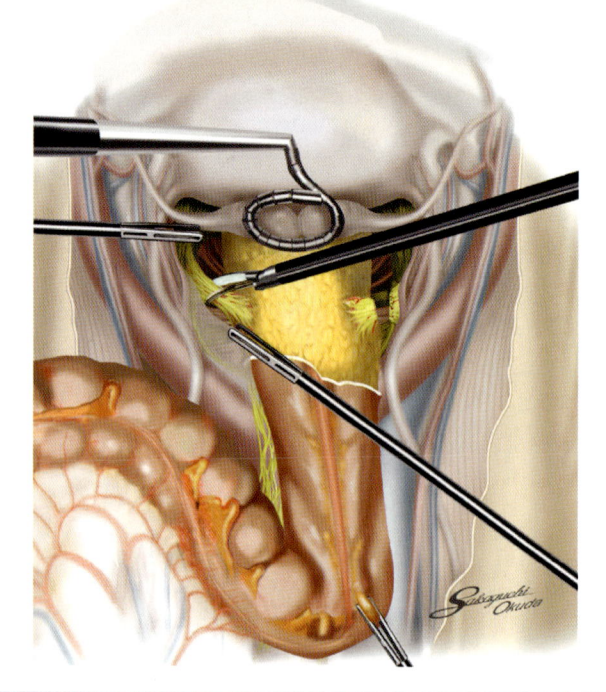

図29　直腸授動と側方靱帯処理

a，b：直腸の剥離授動は Total mesorectal excision(TME) の層で行う．この際には，上下腹神経〜両側下腹神経〜両側骨盤神経叢を温存しつつ，直腸を固有筋膜に包まれた状態で剥離する．
c，d：骨盤神経叢本幹を温存しつつ，両側の側方靱帯を処理する．TME の層での直腸の剥離授動においては，上下腹神経叢から左右下腹神経，これに骨盤内臓神経が合流して形成される骨盤神経叢，さらにここから前側方に拡がる泌尿生殖器系への neurovascular bandle までを連続性を保つように完全に温存するところがポイントとなる．

から左右下腹神経，これに骨盤内臓神経が合流して形成される骨盤神経叢，さらにここから前側方に拡がる泌尿生殖器系への neurovascular bandle までを連続性を保つように完全温存するところがポイントとなる．

（7）下部直腸間膜処理

下部直腸切離では，切離予定部の直腸間膜は前方から両側へと処理したラインを指標に背側を処理すると病変部肛門側の直腸間膜も適切に切除側に含まれる（図30）．

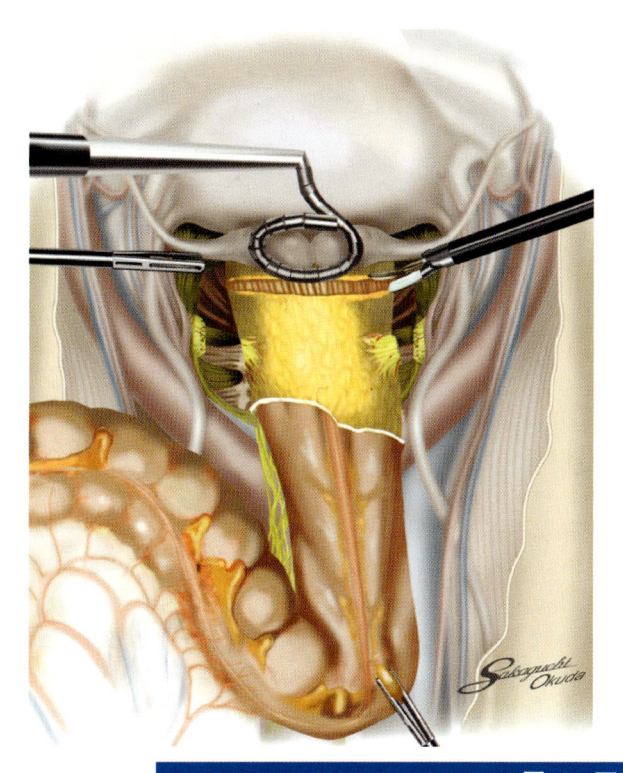

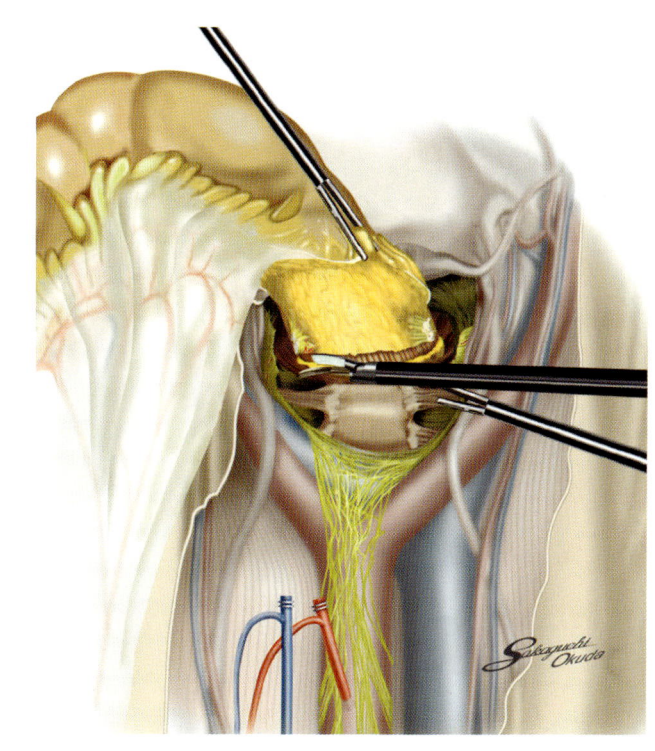

図30 下部直腸間膜処理

下部直腸切離予定部の直腸間膜は前方から両側へと処理したラインを指標に背側を処理すると病変部肛門側の直腸間膜も適切に切除側に含まれる．

（8）直腸切離

直腸をRSのレベルで切離する場合には右下腹部のポートからストレートステイプラーを挿入して直腸を切離する（図31a）．

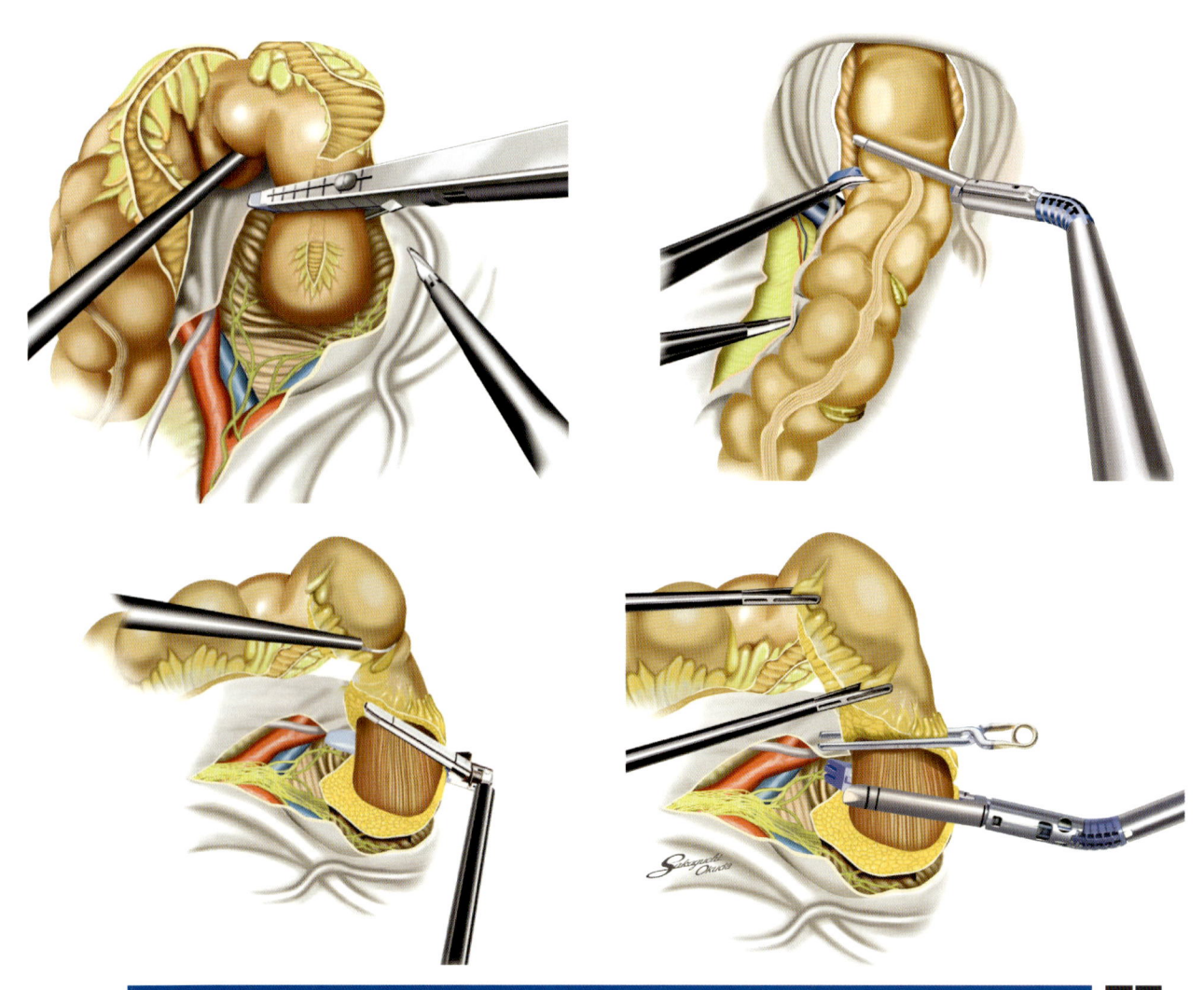

図31 直腸切離

a：直腸をRSのレベルで切離する場合には右下腹部のポートからストレートステイプラーを挿入して直腸を切離する．
b，c，d：Raのレベルで腸管に直交するようにかけにくい時には，フレキシブルステイプラーを用いる．

しかし，Ra のレベルで腸管に直交するようにかけにくい時には，フレキシブルステイプラーを用いたり（図31b, c, d），Rb のレベルでは恥骨上部のポートからステイプラーを挿入して腸管に直交してステイプラーをかけ，できるだけ 1 回のステイプリングで切離できるようにする（図32）．

なお，直腸洗浄に着脱式腸鉗子用いると，腸管壁が扁平に変形してステイプラーをかけやすくなり，低位でも 1 〜 2 回のステイプリングで切離しやすくなる．

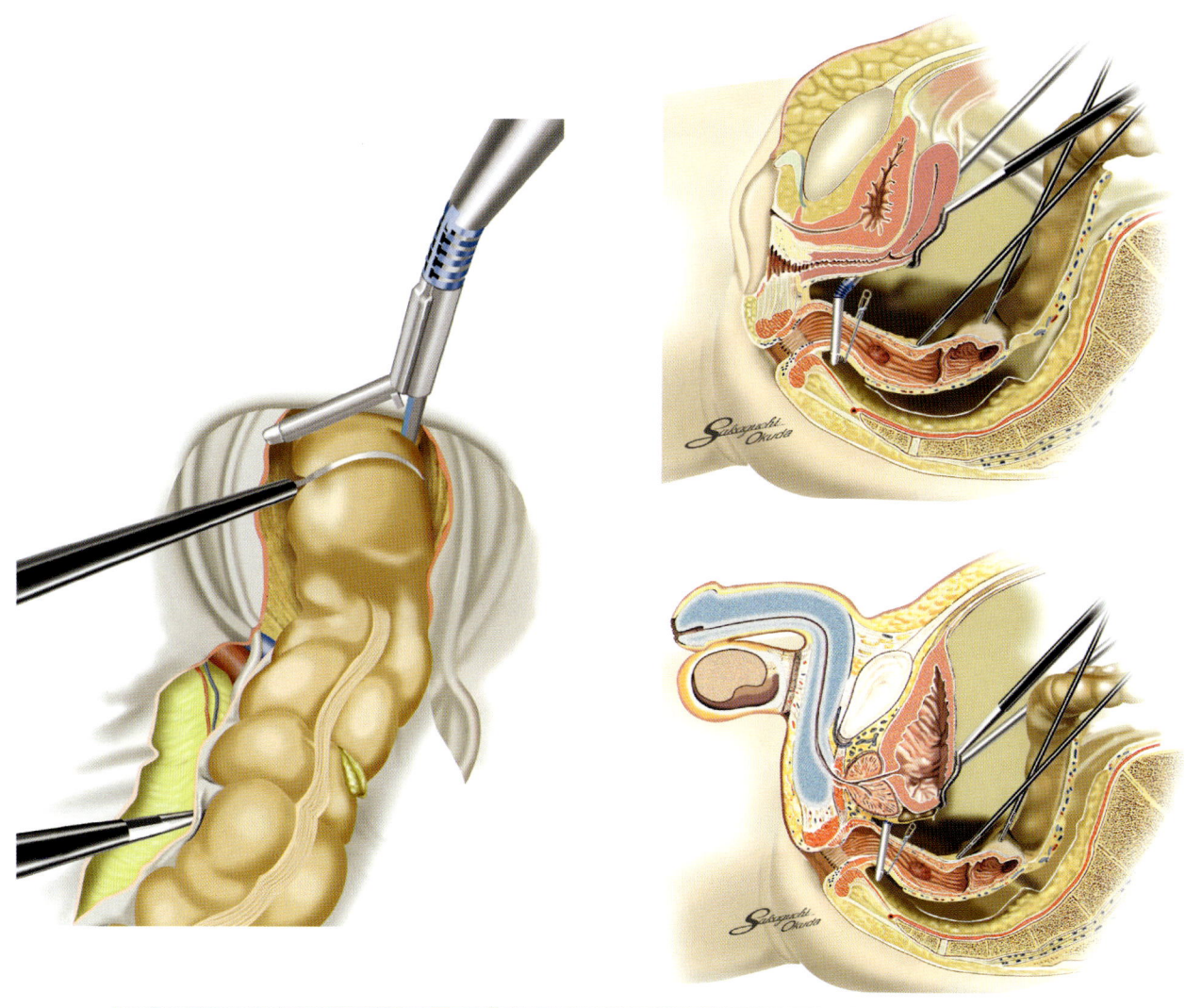

図32　下部直腸切離

下部直腸を切離する場合は，恥骨上部のポートからステイプラーを挿入して腸管の前壁から後壁に直交するようにステイプリングする．

なお，直腸洗浄に着脱式腸鉗子用いると，腸管壁が扁平に変形してステイプラーをかけやすくなり，低位でも 1 〜 2 回のステイプリングで切離しやすくなる．

ところで，近年，低位での直腸切離に関して，下部直腸を肛門管直上まで十分に剥離授動しておけば，恥骨上部のポートからではなく，右下腹部のポートからの方がステイプラーをかけやすいことも多いことがわかり，右下腹部ポートからのステイプリングの有用性が見直されている（図33，図34）．

また，直腸切離困難例にはラップディスクなどで気腹を保持して小切開創から開腹用のステイプラーを利用するなどの工夫も有用である．後の吻合に備えS状結腸から下行結腸を授動するが，本邦ではS状結腸の長い人が多いため，左結腸曲の授動を要することは少ない．

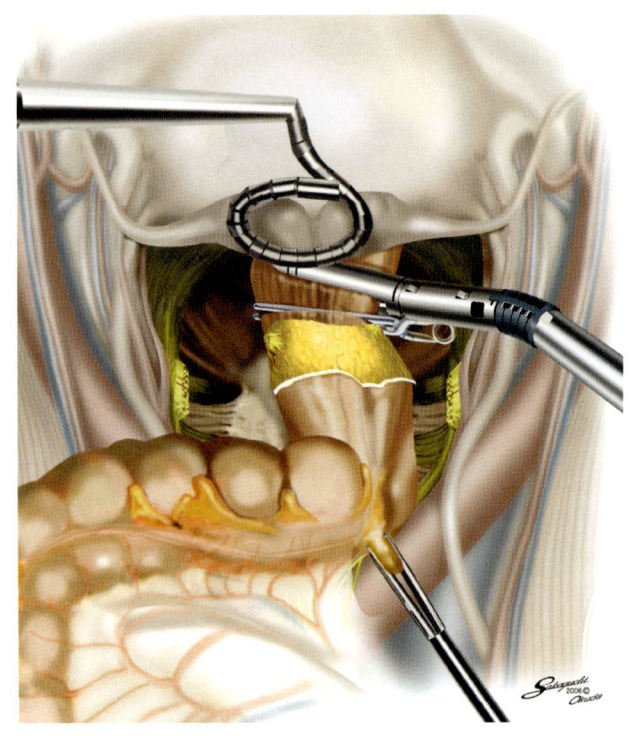

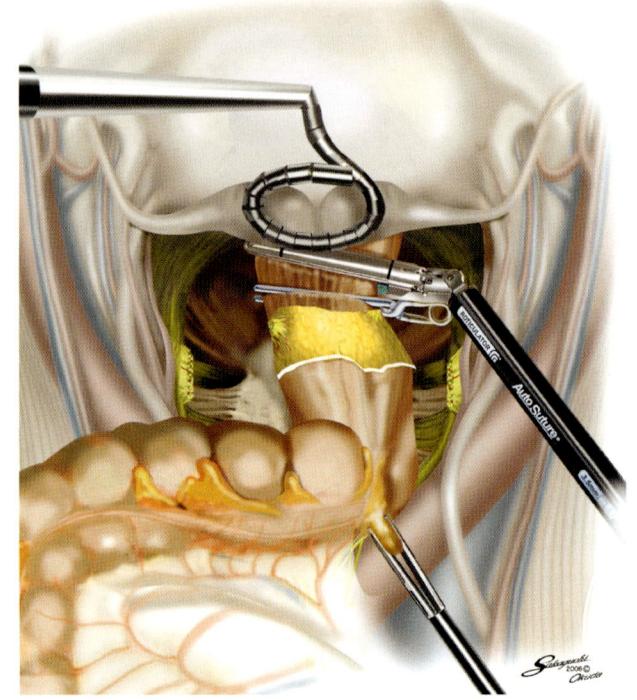

図33 右下腹部ポートからの下部直腸切離の見直し（1） a b

最近，低位での直腸切離に関して，下部直腸を肛門管直上まで十分に剥離授動しておけば，恥骨上部のポートからではなく，右下腹部のポートからの方がステイプラーをかけやすいことも多く，右下腹部ポートからのステイプリングの有用性が見直されている．
a：エンドカッター45による切離
b：エンドGIA 45グリーンによる切離．ただし，いずれも2回のファイアリングを要することが多い．なお，エンドGIAグリーンのステイプリングは同型のブルーより信頼性が高くなっているが，挿入するポートを15mmのポートに変更する必要がある．

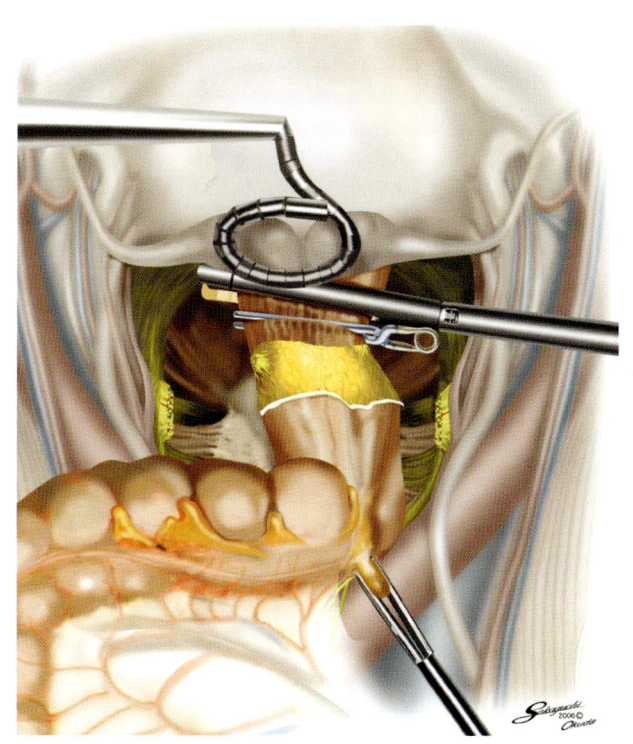

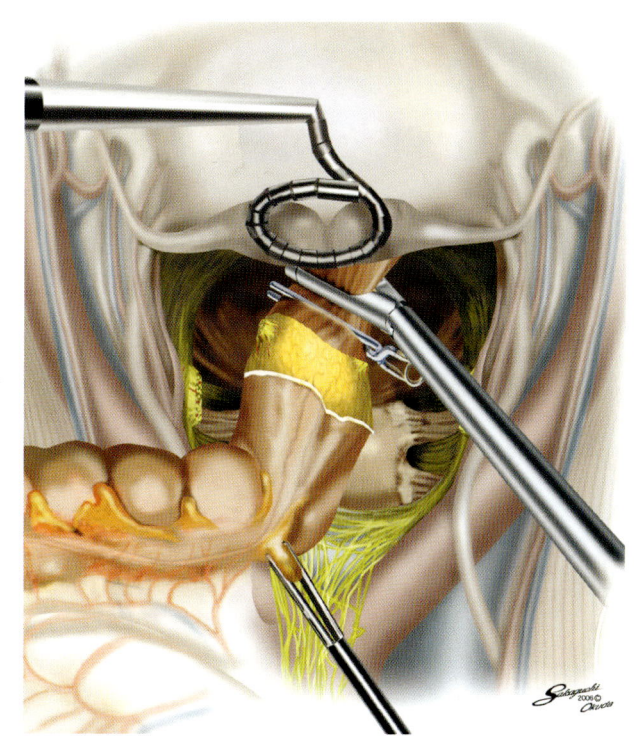

Ⅱ．腹腔鏡下大腸手術の基本事項　49

図34　右下腹部ポートからの下部直腸切離の見直し（2）　a b

a，b：右下腹部ポートから Echelon 60 を入れて直腸を切離する．12mm ポートから挿入できる上にジョーの開きも大きくなってかけやすく，ステイプリングの信頼性も高くなっている．ただし，先端可変型ではないので低位では捻るようにしてかける等の工夫が必要である．

50　II．腹腔鏡下大腸手術の基本事項

　左結腸曲授動の場合は，下行結腸側からの剥離に続いて，脾下極で通常大網が薄くなっている左結腸曲topの外側から脾結腸間膜を剥離する上方向からのアプローチや胃結腸間から大網と横行結腸間膜左側付着部を剥離していく胃結腸間アプローチも加えて，左結腸曲を安全確実に剥離授動する（図35）．こののち，病変部腸管はラッププロテクターなどで小切開創を保護したのちに体外へ誘導する．

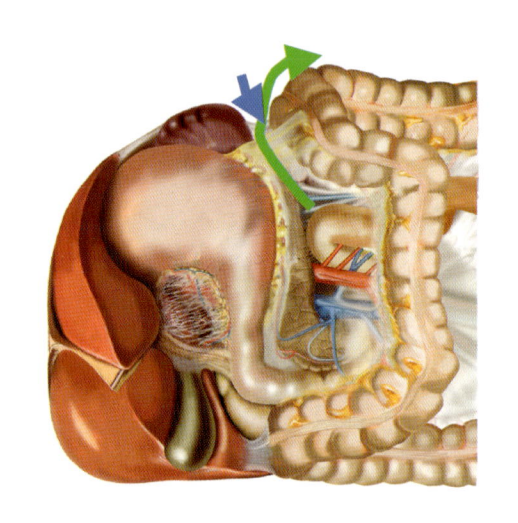

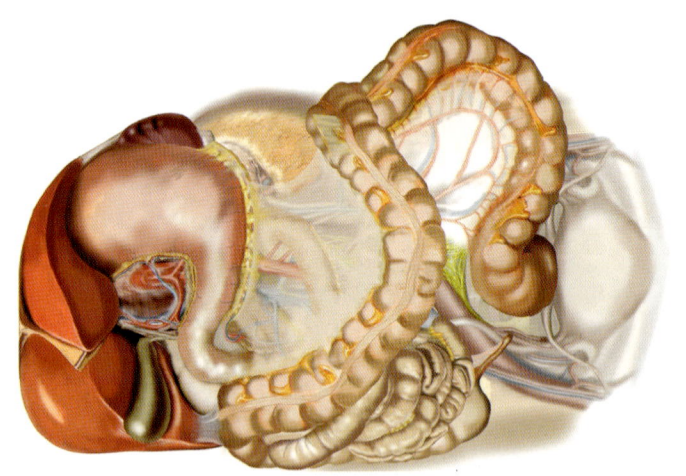

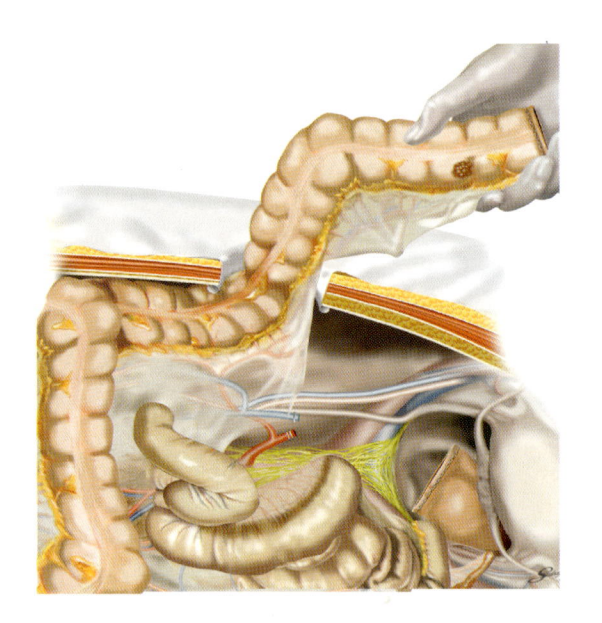

図35　左結腸曲授動と病変部腸管切除

a，b：左結腸曲授動の場合は，下行結腸側からの剥離に続いて，脾下極で通常大網が薄くなっている左結腸曲topの外側から脾結腸間膜を剥離する上方向からのアプローチ（青矢印）や胃結腸間から大網と横行結腸間膜左側付着部を剥離していく胃結腸間アプローチ（緑矢印）も加えて，左結腸曲を安全確実に剥離授動する．

c：病変部腸管はラッププロテクターなどで小切開創を保護したのちに体外へ誘導して切除する．

（9）腸 吻 合（Double stapling 法）

直腸ではサーキュラーステイプラーを用いて体内で double stapling 法で器械吻合する（図36）．この際，口側腸管には，緊張や捻れが無く血行の良いことが必要不可欠である．

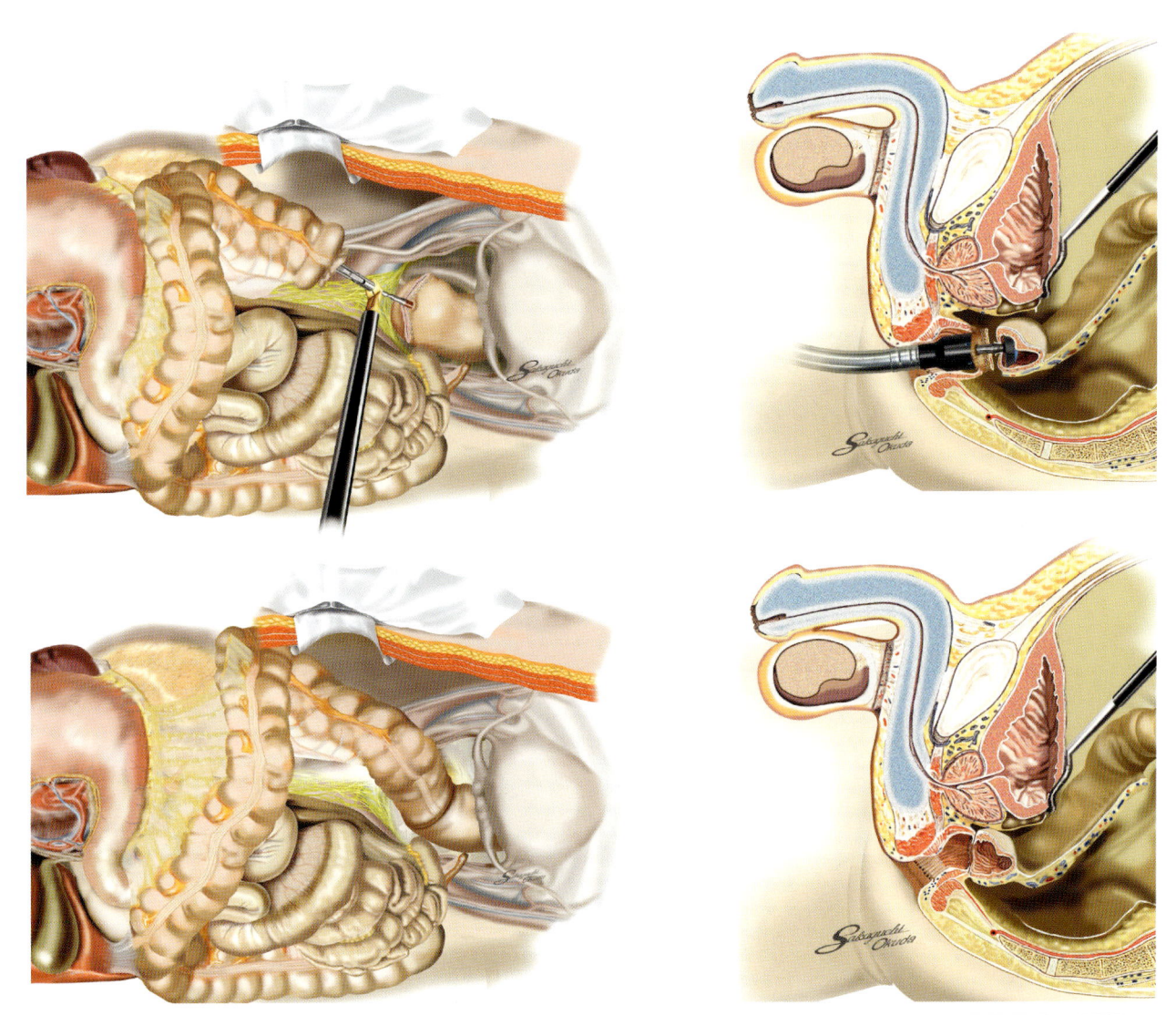

図36　Double stapling 法による直腸結腸吻合
腹腔鏡下手術では全体像がとらえにくいが，図に示すような全体像を頭に描きつつ，腹腔鏡下に腸管の捻れと緊張のないことや吻合部に他組織を挟んでいないことを十分確認して吻合を行う．

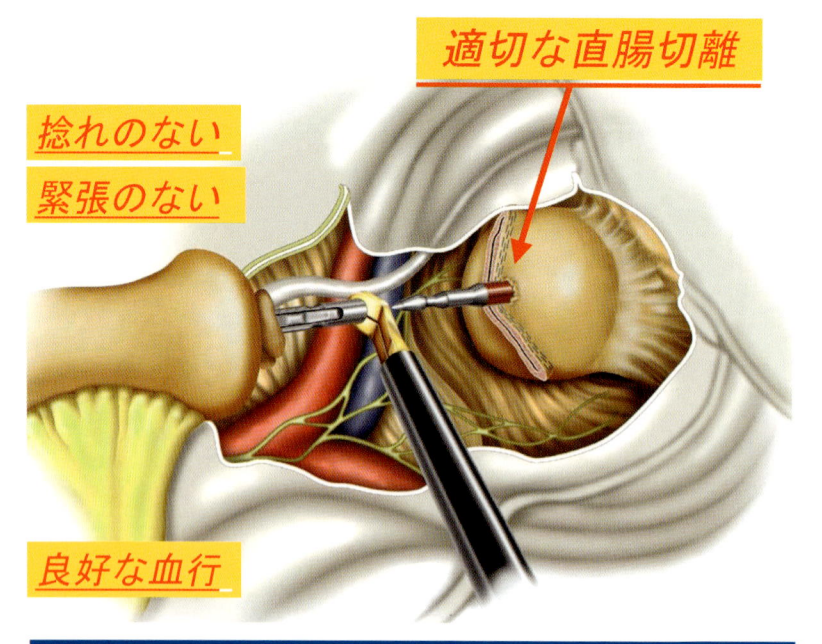

図37 腸吻合（Double stapling 法）

Double stapling 法での器械吻合においては，口側腸管に緊張や捻れが無く血行の良いことが必要不可欠である．また，直腸側は，断端の接合面が腸管に直交するように適切に切離されていることが重要である．

また，直腸側は前項（8）で述べたように，断端の接合面が腸管に直交するように適切に切離されていることが重要である（図37）．

6．困難例への対処法

1）腹部手術既往例の注意点

腹部手術既往例に対する腹腔鏡下大腸手術では，安全なポート挿入，有効な癒着剝離と適切な切除操作が重要である[15]．予定大腸切除に必要なポートの位置を腹部にマーキングし，腹部エコー所見も参考に既往手術創瘢痕から離れた部位に小開腹法で確実に第1ポートを挿入して気腹を開始する．腸管損傷に注意しつつ，腹壁の癒着を剝離して順次ポートを配置する（図38）．大腸癌症例の腹腔内臓器間の癒着剝離では腫瘍部腸管に近づかず，郭清すべき腸間膜根部を十分露出するよう配慮する．広範かつ高度な癒着のため目的とする腸切除やリンパ節郭清が困難な場合には，開腹術への移行が不用意な偶発症・合併症や予期せぬ再発を防いで真の低侵襲手術となることを忘れてはならない．なお，腹腔内癒着の著明な症例には，腹膜外から腸管・腸間膜の剝離授動（時に血管処理も）を行う後腹膜アプローチも有用と考えられる[16]．

2）Hand-asssited surgery

腹腔鏡下手術の問題点である触診の欠如，すなわち触れないという短所を補って，開腹手術で培われてきた術者の左手のリードによる安全で的確な操作を腹腔鏡下手術でも利用する目的で Hand-assited surgery と呼ばれる手技が用いられている．腹部に片手の入る7cm程度の小切開創を加えて特殊な器具を装着して気腹を保持し，腹腔内へ入れた手のガイドで腹腔鏡観察下に手術を行う．創部が大きい短所はあるが，開

腹手術から腹腔鏡下手術に移行する段階的な意味や高度肥満例・高度癒着例などの困難例で広範な郭清や切除を要する進行癌への安全な手術を目的に行われている．腹腔鏡下手術の途中で，右/左結腸曲の剝離授動などの操作困難例に遭遇したときに開腹手術に移行するのを回避して用いることもできる（図39）．

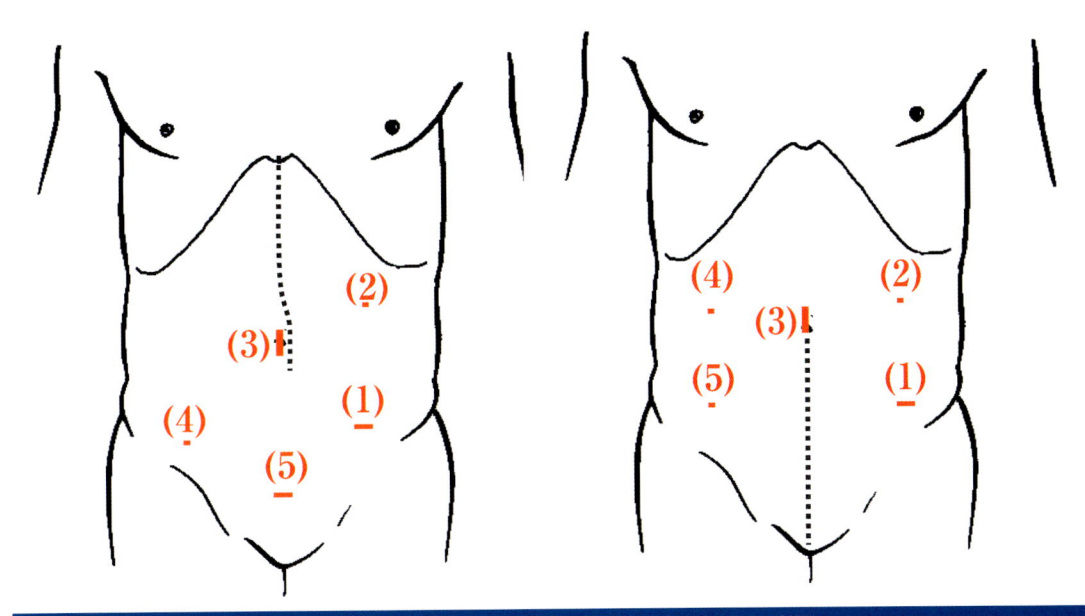

図38　腹部手術既往例に対するポート挿入手順　　a b

　予定大腸切除に必要なポートの位置を腹部にマーキングし，腹部エコー所見も参考に既往手術創瘢痕から離れた部位に小開腹法で確実に第1ポートを挿入して気腹を開始する．腸管損傷に注意しつつ，腹壁の癒着を剝離して順次ポートを配置する．
　a：胆囊摘除や胃切で上腹部正中切開創瘢痕がある場合のポートの挿入手順（番号はポートの挿入順）
　b：婦人科手術などで下腹部正中創瘢痕のある場合のポートの挿入手順（番号はポートの挿入順）

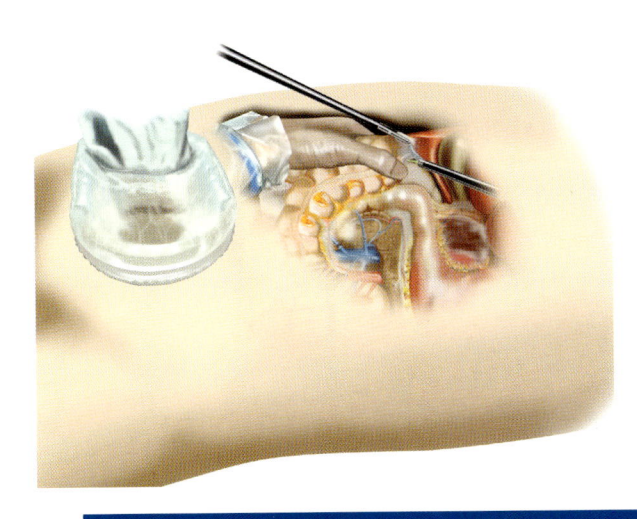

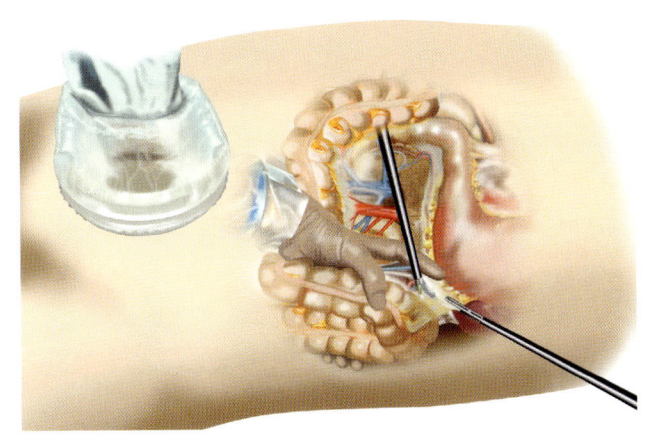

図39　Hand-Assisted Surgery　　a b

　腹部に片手の入る7cm程度の小切開創を加えて特殊な器具を装着して気腹を保持し，腹腔内へ入れた手のガイドで腹腔鏡観察下に手術を行う．創部が大きくなる短所はあるが，開腹手術から腹腔鏡下手術に移行する段階的な意味や高度肥満例・高度癒着例などの困難例で広範な郭清や切除を要する進行癌への安全な手術を目的に行われている．腹腔鏡下手術の途中で，右/左結腸曲の剝離授動などの操作困難例に遭遇したときに開腹手術に移行するのを回避して用いることもできる．
　a：右結腸曲の授動
　b：左結腸曲の授動

4 術後管理のポイント

　適応疾患として最も多い大腸癌の腹腔鏡下手術について，われわれは表2（患者用），表3（病棟用），表4（Dr.用）に示すクリティカルパスを用いて効率的でミスのない治療・看護に加えて疾患患者の心を理解したケアを心がけつつ，低侵襲手術の特性を活かした早期退院を目指している．

　予防的抗生剤投与は術当日の手術開始直前から始め，術後2日までとする．経鼻胃管，導尿チューブを抜いて術翌日から歩行可とする．早期には，術後出血や循環・呼吸器系の合併症に注意する．縫合不全にも注意するが，腹部所見に問題がなければ，術翌日から水分可とし，術後2日目にドレーンを抜く．通常術後2日目に排ガスがあるので，腸閉塞などの腹部所見に注意しつつ食事を上げる．創感染をケアーしつつ，術後4日目には抜糸する．特に合併疾患のない患者は，通常どおり経過すれば，クリティカルパスに示すように術後1週間前後で退院可能となる．術後経過をパスと照らし合わせてバリアンスがあれば異常の早期発見と処置に努める．

　なお，歩行開始時などに呼吸困難や呼吸促拍を訴えたときは，本邦では稀であるが，下肢深部静脈血栓症に起因する肺塞栓の発症にも注意する．

表2 腹腔鏡下大腸手術の入院計画表

経過	入院から術前	手術前日	手術当日 術前	手術当日 術後	術後1日目	術後2日目	術後3日目	術後4から5日目	退院 術後5から10日目
食事	普通食	朝より絶食ですが、水分は飲めます。	朝から絶飲食です。	絶飲食	水分開始 1日300mlまで可	水分制限なしです。	5分粥食か全粥食を開始します。	5日目より全粥食か常食	退院後は、食べ過ぎに注意して、食事をして下さい。
安静度	安静度自由 制限はありません。	点滴を始めても、トイレには行けます。	ベッド上にて、安静にして下さい。	ベッド上安静ですが、寝返りはしましょう。	午前中は、座位まで、午後から看護師の付き添いでトイレ歩行可能です。	ゆっくりと歩行を開始してください。	どんどん歩行して下さい。	安静度自由 制限はありません。	
清潔	入浴できます。	手術前に入浴して下さい。点滴後は、入れません。			体を拭きします。洗面を介助します。			医師の許可があれば、シャワーに入れます。	退院後は、入浴が可能です。
点滴・服薬	これまでの内服薬を知らせて下さい。	昼頃より、点滴開始。眠剤を就寝前に内服。	指示がない限り、朝から内服は中止です。	痛みが強いときは、痛み止めを使います。持続点滴を食事が摂れるようになるまで続けます。			内服を開始します。	午前中で点滴終了	
処置		手術前にお腹を入念にします。15時、20時に下剤を内服してください。	手術衣に着替えます。浣腸を早朝に行います。	ガーゼが汚れたら交換します。	朝夕のガーゼ交換 導尿チューブを抜去	朝夕のガーゼ交換 腹腔内のドレーンを抜去	朝夕のガーゼ交換 硬膜外麻酔チューブを抜去		
検査	大腸内視鏡検査 腹部3D-CT ※			採血 ポータブルX線	採血 ポータブルX線		採血 エックス線		必要に応じて、採血・エックス線
説明	病棟の案内 必要物品の説明 担当看護師より手術の説明	麻酔科外来で診察 主治医より手術の説明 承諾書を頂きますので、印鑑を用意してください。		手術後、ご家族に説明をします。					退院 看護師より退院指導 次回受診日のお知らせ
その他	スーフルで呼吸訓練を行ってください。		入れ歯・時計・アクセサリーなどは外してください。	導尿のため、膀胱にチューブが入っています。呼吸機能回復のためスーフルを吹き込んでください。					

◎注意：食事や点滴など治療内容は持病や症状・経過によって変わることがあります。
※3D-CT：当院独自の検査で、大腸内視鏡検査時に大腸内へ空気を入れたままCTを撮影し、3次元構築します。

表 3　腹腔鏡下大腸切除術のパス（病棟用）

（　　　　　　　　　　　）様

	入院当日～術前 （　/　）～（　/　）	手術前日 （　/　）	手術当日（　/　） 〈術前〉	〈術後〉	1POD （　/　）	2POD （　/　）	3POD （　/　）	4POD （　/　）	5POD（ / ）	6POD（ / ） 退院	7POD（ / ）～
治療 処置	□合併症，既往歴 （　　　　　） □内服薬（特に抗凝固薬） （　　　　　）	□臍処置 □15時：マグP 1袋＋水300m □20時：ラキソベロン 5ml □麻酔科前投薬 （　：　）（　　　　）	□浣腸 GE120ml（　：　） （　　　　　） □プレメディ（　：　） （　　　　　）	□包交（　　　　） □酸素 100% 4l装着（　：　） □ECGモニター装着（　：　） □発熱時（　：　）（　：　） ①ボルタレンsp 25・50 mg ②スルピリン1A im □疼痛時（　：　）（　：　） ①ボルタレンsp 25・50 mg ②ペンタジン 15 mg im □不眠時アタ　P50mg im □スーフル　　（　：　）	□酸素中止（　：　） □モニター中止（　：　） □胃管抜去（　：　）（　ml） 包交2/日 □（　：　）（　　　） □（　：　）（　　　） 硬麻2/日 □硬麻 0.2%アナペイン5ml （　：　） □硬麻 0.2%アナペイン5ml （　：　） □バルーン抜去（　：　） □スーフル 3回/日	包交2/日 □（　：　）（　　　） □（　：　）（　　　） □ドレーン抜去 硬麻2/日 □硬麻 0.2%アナペイン5ml （　：　） □硬麻 0.2%アナペイン5ml （　：　） □スーフル 3回/日	包交2/日 □（　：　）（　　　） □（　：　）（　　　） □硬麻抜去 □内服薬開始 ・マグミット 3 T ・ビオスリー 3 T （分 3 毎食後） □不眠時 レンドルミン1T （　：　） □スーフル 3回/日	□抜鈎（3Mテープ固定） 包交1/日 □（　：　）（　　　） □スーフル 3回/日			□検創
検査				□胸腹部XP（ポータブル） □採血	□胸腹部XP（ポータブル） □採血		□腹部XP □採血		□腹部XP □採血		□腹部XP □採血
バイタルサイン 体温（℃） 脈拍（回/分） 呼吸（回/分） 血圧（mmHg）	□日勤 1 検 （　：　）T　　P R　　BP　／	□日勤 2 検 □（　：　）T　　P R　　BP　／ □（　：　）T　　P R　　BP　／	□プレメディ前 （　：　）T　　P R　　BP　／ □プレメディ後 （　：　）T　　P R　　BP　／	（　：　）麻酔　覚醒にて帰室 □（　：　）T　　P R　　BP　／ □（　：　）T　　P R　　BP　／ □（　：　）T　　P R　　BP　／ ドレーン排液量・性状 □（　：　）（　　　） □（　：　）（　　　） □（　：　）（　　　） 腹部症状 □（　：　）（　　　） □（　：　）（　　　） □（　：　）（　　　）	3 検（6・13・18時） □（　：　）T　　P R　　BP　／ □（　：　）T　　P R　　BP　／ □（　：　）T　　P R　　BP　／ ドレーン排液量・性状 □（　：　）（　　　） □（　：　）（　　　） □（　：　）（　　　） 腹部症状 □（　：　）（　　　） □（　：　）（　　　） □（　：　）（　　　）	3 検（6・13・18時） □（　：　）T　　P R　　BP　／ □（　：　）T　　P R　　BP　／ □（　：　）T　　P R　　BP　／ ドレーン排液量・性状 □（　：　）（　　　） □（　：　）（　　　） □（　：　）（　　　） 腹部症状 □（　：　）（　　　） □（　：　）（　　　） □（　：　）（　　　）	日勤 1 検 □（　：　）T　　P R　　BP　／ 腹部症状 □（　：　）（　　　） □（　：　）（　　　） □（　：　）（　　　）	日勤 1 検 □（　：　）T　　P R　　BP　／ 腹部症状 □（　：　）（　　　） □（　：　）（　　　） □（　：　）（　　　）	日勤 1 検 □（　：　） T　　P R BP　／ 腹部症状 □（：）（　） □（：）（　） □（：）（　）		
	入院時検査 □採血 □XP □ECG □呼吸機能 □感染症 HB（　），HCV（　） RPR（　），HIV（　） □CF（点墨，クリッピング） □3D-CT										
排ガス 排便 尿量				あり，なし あり（　　　），なし	あり，なし あり（　　　），なし	あり，なし あり（　　　），なし	あり，なし あり（　　　），なし	あり，なし あり（　　　），なし	あり，なし あり（　），なし	あり，なし あり（　），なし	あり，なし あり（　），なし
輸液		□10時： 上肢．20Gサーフロー挿入 2-①ソリタT3,500ml □（　：　） 2-②ソリタT3,500ml	□抗生剤 （パンスポリン1g or セフメタ 生食100ml （出棟時持参）	□輸液 60・80・100 ml/h □ソリタT3,500ml（　：　） □ソリタT3,500ml（　：　） □ソリタT3,500ml（　：　） □セフメタゾン1g生食100m （　：　）	□輸液1,500・2,000ml/h □ソリタT3,500ml（　：　） □ソリタT3,500ml（　：　） □ソリタT3,500ml（　：　） □ソリタT3,500ml（　：　） □セフメタゾン1g生食100m （　：　） □セフメタゾン1g生食100m （　：　）	□輸液1,500・2,000ml/h □ソリタT3,500ml（　：　） □ソリタT3,500ml（　：　） □ソリタT3,500ml（　：　） □ソリタT3,500ml（　：　） □セフメタゾン1g生食100m （　：　） □セフメタゾン1g生食100m （　：　）	□輸液1,500・2,000ml/h □ソリタT3,500ml（　：　） □ソリタT3,500ml（　：　）	□末梢点滴抜去			
食事	□常食	□朝より絶食 （水分21時まで）	□絶飲食		□水分テスト（：）（　） □水分開始（300ml/日）	□水分制限なし	□①全粥・粥菜 □②5分粥・軟菜		□①常食 □②全粥・粥菜		
活動	□制限なし		□プレメディ後より ベッド上安静	□ベッド上安静 □持続導尿	□坐位可（午前） □トイレ歩行（要付添い）	□制限なし					
清潔	□入浴可			□含嗽介助	□口腔ケア□洗面介助	□清拭	□清拭	□シャワー可			
医師の説明		□手術説明　□麻酔科診察		□手術結果説明					□退院前説明		
指導・教育	□術前オリエンテーション □呼吸機能訓練				□食事指導				□退院指導 □リンパ節 結果確認	次回受診日 （　/　）	
看護目標	□手術に対する不安を軽減 □呼吸訓練	□感染予防のために 保清を徹底する	□手術に伴う処置・準備が 医療者・患者協力の下， 実践できる。	□異常の早期発見 □苦痛の緩和	□ADLが拡大できる □腸蠕動促進できる				□退院後の生活 注意点が理解 できる	内服 （　　）	
注意すべき 合併症				臓器損傷（腸管，尿管）	出血（腹腔内，吻合部） ストレス（譫妄）	縫合不全	ストレス（潰瘍）		腸閉塞（捻転，癒着） 感染（腸炎，尿路，創部，膿瘍） 肝障害		
評価バリアンス	□有　□無	□有　□無	□有　□無	□有　□無	□有　□無	□有　□無	□有　□無	□有　□無	□有　□無	□有　□無	□有　□無
サイン	深・日・準	深・日・準	深・日・準		深・日・準	深・日・準	深・日・準	深・日・準	深・日・準	深・日・準	深・日・準
看護記録	□術前記録記入										

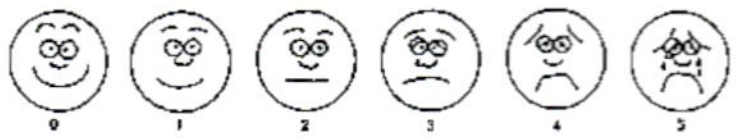

Ⅱ．腹腔鏡下大腸手術の基本事項 57

表4 腹腔鏡下大腸切除術のパス（Dr. 用）

	入院当日（ / ）〜（ / ）	手術前日（ / ）	手術当日（ / ）〈術前〉	〈術後〉	1POD（ / ）	2POD（ / ）	3POD（ / ）	4POD（ / ）	5POD（ / ）	6POD（ / ）退院	7POD（ / ）
ドレーン性状				ドレーン排液量・性状 （ : ）（ ）（ : ）（ ）（ : ）（ ）	ドレーン排液量・性状 （ : ）（ ）（ : ）（ ）（ : ）（ ）						
腹部症状				腹部症状 □（ ）（ ）□（ ）（ ）□（ ）（ ） □あり，□なし □あり（ ），□なし	腹部症状 □（ ）（ ）□（ ）（ ）□（ ）（ ） □あり，□なし □あり（ ），□なし	腹部症状 □（ ）（ ）□（ ）（ ）□（ ）（ ） □あり，□なし □あり（ ），□なし	腹部症状 □（ ）（ ）□（ ）（ ）□（ ）（ ） □あり，□なし □あり（ ），□なし	腹部症状 □（ ）（ ）□（ ）（ ）□（ ）（ ） □あり，□なし □あり（ ），□なし	腹部症状 □（ ）（ ）□（ ）（ ）□（ ）（ ） □あり，□なし □あり（ ），□なし	腹部症状 □（ ）（ ）□（ ）（ ）□（ ）（ ） □あり，□なし □あり（ ），□なし	腹部症状 □（ ）（ ）□（ ）（ ）□（ ）（ ） □あり，□なし □あり（ ），□なし
排ガス 排便 尿量											
抗生剤			□抗生剤 セフメタゾン1g＋生食100ml（結腸癌） フルマリン1g＋生食100ml（直腸癌） （出棟時持参）	□抗生剤（朝） □抗生剤（夕）				□末梢点滴抜去			
食事	□常食	□朝より絶食 （水分21時まで）	□絶飲食		□水分テスト（ : ）（ ） □水分開始（300ml/日）	□水分制限なし	□1全粥・軟菜 □2 3分粥・軟菜		□1常食 □2全粥・軟菜		
活動	□制限なし		□プレメディ後より ベッド上安静	□ベッド上安静 □持続導尿	□坐位可（午前） □トイレ歩行（要付添い）	□制限なし					
注意すべき合併症				出血（腹腔内，吻合部）：□あり，□なし 臓器損傷（腸管，尿管）：□あり，□なし ストレス（潰瘍）：□あり，□なし	肺塞栓：□あり，□なし 縫合不全：□あり，□なし ストレス（潰瘍）：□あり，□なし			腸閉塞：□あり，□なし（疼痛，感染） 感染：腸炎：□あり，□なし （創部）：□あり，□なし （尿路：□あり，□なし）（腰膿：□あり，□なし） 肝障害：□あり，□なし			

（ ）様

おわりに

　不用意な偶発症・合併症や予期せぬ再発を予防し，その有用性を最大限に引き出すには，適切な適応の決定・周到な術前処置・的確な手術手技・きめ細かい術後管理のシステム化などの腹腔鏡下大腸手術の基本事項の修得が必要不可欠である．

文　　献

1) 奥田準二，山本哲久，田中慶太朗ほか：大腸憩室炎に対する腹腔鏡下大腸切除術．手術 55(11)：1735-1745, 2001.
2) 田中慶太朗，奥田準二，豊田昌夫ほか：良性大腸疾患に対する腹腔鏡下手術．外科治療 85(5)：559-574, 2001.
3) 奥田準二，豊田昌夫，谷川允彦ほか：大腸腫瘍に対する根治性求めた腹腔鏡手術．早期大腸癌，3(5)：449-458, 1999.
4) 奥田準二，谷川允彦：右側結腸癌に対する腹腔鏡下手術．外科治療 93(5)：563-578, 2005.
5) 奥田準二，谷川允彦：横行結腸右側癌に対する腹腔鏡下手術．外科治療 93(3)：321-330, 2005.
6) 奥田準二，谷川允彦：横行・下行結腸癌に対する腹腔鏡下手術．外科治療 93(2)：223-234, 2005.
7) 奥田準二，谷川允彦：S状結腸・直腸Rs癌に対する腹腔鏡下手術．外科治療 92(6)：1136-1148, 2005.
8) 奥田準二，谷川允彦：直腸Ra/Rb癌に対する腹腔鏡下手術．外科治療 94(1)：100-118, 2006.
9) 松木　充，奥田準二，吉川秀司ほか：マルチスライスCTを用いた3次元画像の腹腔鏡下大腸癌手術への臨床応用．日本医放会誌 63(4)：24-29, 2003.
10) 奥田準二，豊田昌夫，谷川允彦，他：腹腔鏡下手術における大腸癌のリンパ節郭清．日鏡外会誌 6(2)：143-151, 2001.
11) Milsom JW, Boehm B：Laparoscopic colorectal surgery. New York, Springer：117-194, 1996.
12) 渡邊昌彦ほか：大腸の腹腔鏡下手術，大腸外科，安富正幸編，医学書院，329-338, 1999
13) 福永正氣：右側結腸癌に対する腹腔鏡下大腸切除術，大腸癌治療マニュアル，小西文雄編，南江堂，2000.
14) 國場幸均，大谷剛正，金沢秀紀ほか：大腸癌に対する後腹膜アプローチによる腹腔鏡下手術－右側結腸癌－．カレントテラピー 18(12)：2218-2222, 2000.
15) 奥田準二，豊田昌夫，谷川允彦，他：腹部手術既往例に対する腹腔鏡下大腸切除術．日鏡外会誌 5(3)：233-237, 2000.
16) 國場幸均，大谷剛正，金沢秀紀ほか：大腸癌における腹腔鏡下手術困難例への対策－腹腔内癒着症例に対して－消化器内視鏡 13(11)：2001.

（奥田準二，谷川允彦）

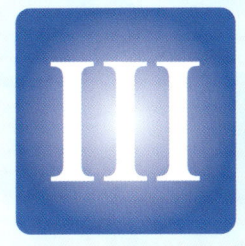

III 外科解剖
Surgical Anatomy

1 イラストでみる外科解剖
Illustrated Surgical Anatomy

はじめに

　大腸癌をはじめとする大腸疾患に対する腹腔鏡下手術は，低侵襲手術として多くの施設で適用されつつある．いかなる手術を行う場合も，対象となる臓器と周囲組織の解剖を十分に理解しておくことは外科治療の基本中の基本である．特に，腹腔鏡下手術には触診が行えないことや視野が狭くて全体像がとらえにくい問題点があるため，不用意な術中偶発症や術後合併症，ひいては予期せぬ再発を予防し，低侵襲手術としての有用性を最大限に引き出すためには，腹腔鏡下の外科解剖を熟知しておくことが必要不可欠である．逆に言えば，腹腔鏡下の外科解剖の十分な理解に基づいたシステマティックな手術操作によりガーゼ一枚の出血もない手術（less than one sheet blood loss surgery）が可能となる．

　本章では，腹腔鏡下のみならず大腸手術に必要不可欠な外科解剖のポイントをオリジナルのイラストを用いて述べる．

1 大　　腸

　大腸は，右下腹部の盲腸から始まり，上行結腸，横行結腸，下行結腸，S状結腸までの結腸と直腸から構成される（図1）．結腸のうち上行結腸と下行結腸は後腹膜に固定されており，盲腸・横行結腸・S状結腸～直腸S状部（RS）は腸間膜を軸として可動性がある．腹腔鏡下手術は，開腹手術に比べて限られたスペースでの手術となるため，手術台の角度を変えて適切な体位変換を行い，小腸などを順序よく移動させ，病変部位の腸管・腸間膜を的確に展開し，良好な術野を得ることが基本となる（図2）．

60　Ⅲ. 外科解剖

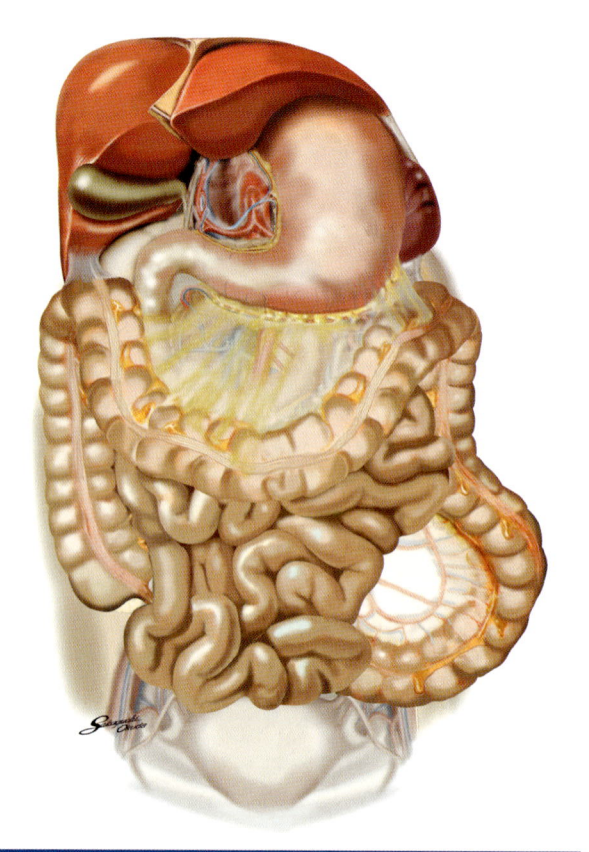

図1　大腸

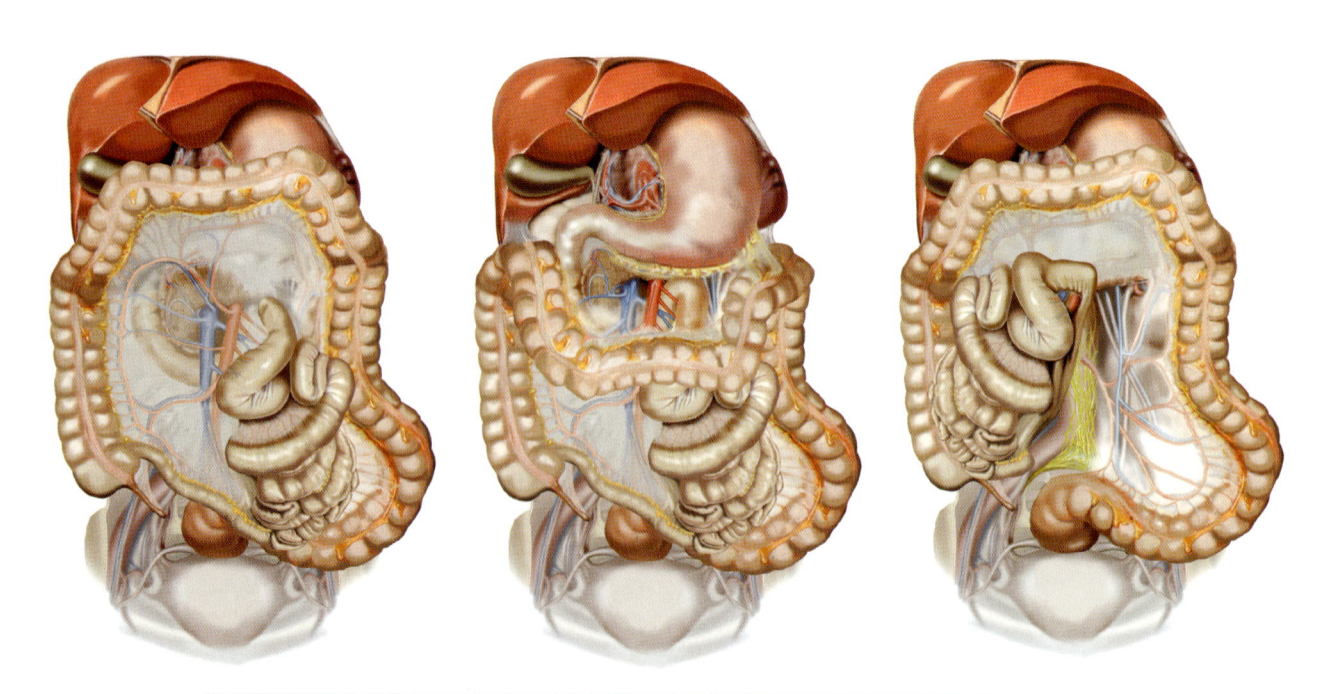

図2　大腸と他臓器との関係　a b c

盲腸から直腸にいたる大腸は，食道以外のすべての腹部臓器と隣接している．病変部位の腸管・腸間膜を的確に展開し，良好な術野を得ることが基本となる．

2 大腸と他臓器の関係

　盲腸から直腸にいたる大腸は，図2からもわかるように食道以外のすべての腹部臓器と隣接している．したがって，病変部を含む切除腸管と隣接臓器の解剖学的位置関係を正確に把握し，癌浸潤の可能性や癒着の状態を的確に判断して適切な層で剝離を行うことが重要である．また，回結腸動静脈，右結腸動静脈，中結腸動静脈や下腸間膜動静脈などの主要な血管については，系統的なリンパ節郭清や的確な血管処理の点から，視ただけでこれらを同定して的確にアプローチできるような landmark を知っておく必要がある．

3 右側結腸

1．右側結腸の外科解剖

　図3に右側結腸の外科解剖を示す．上行結腸はその背側で後腹膜に固定されているが，回盲部と横行結腸は free である．通常，回盲部尾側の後腹膜を介して右精巣/卵巣動静脈が確認できる．その内側で右総腸骨動脈前面に右尿管が後腹膜を介して透見

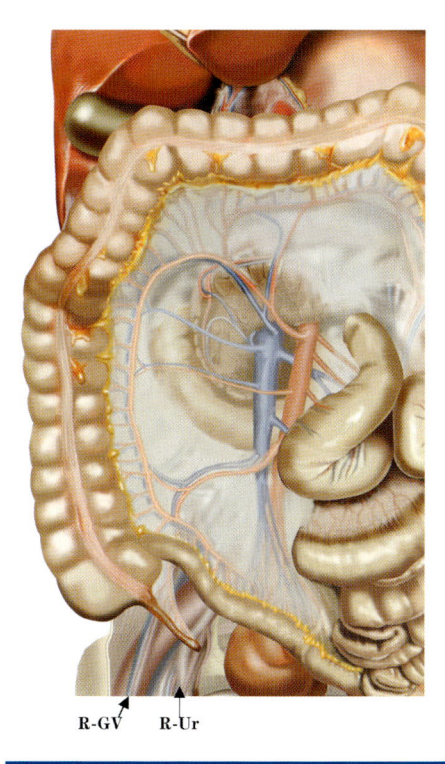

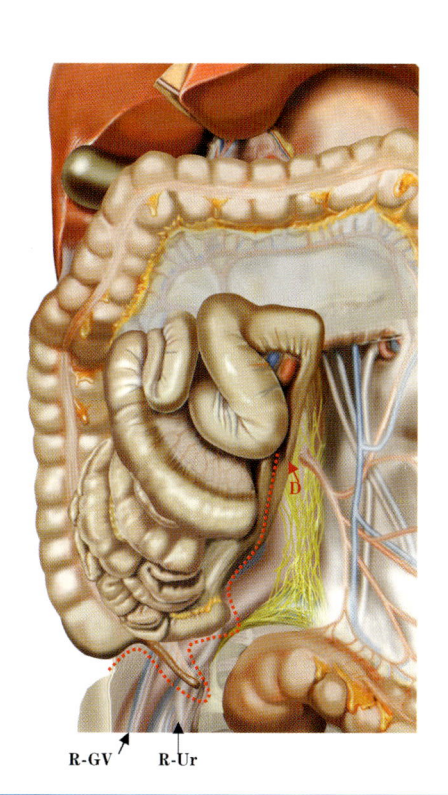

図3　右側結腸の外科解剖

a：回盲部尾側の後腹膜を介して右精巣/卵巣動静脈が確認できる．その内側で右総腸骨動脈前面に右尿管が後腹膜を介して透見できる．
b：小腸を右上腹部に移動させたのち右精巣/卵巣動静脈と右尿管を後腹膜下に確認し，この腹側の回盲部から十二指腸第3部を結ぶラインで回盲部の剝離授動を開始する．
　R-GV：右精巣/卵巣動静脈，R-Ur：右尿管，D：十二指腸

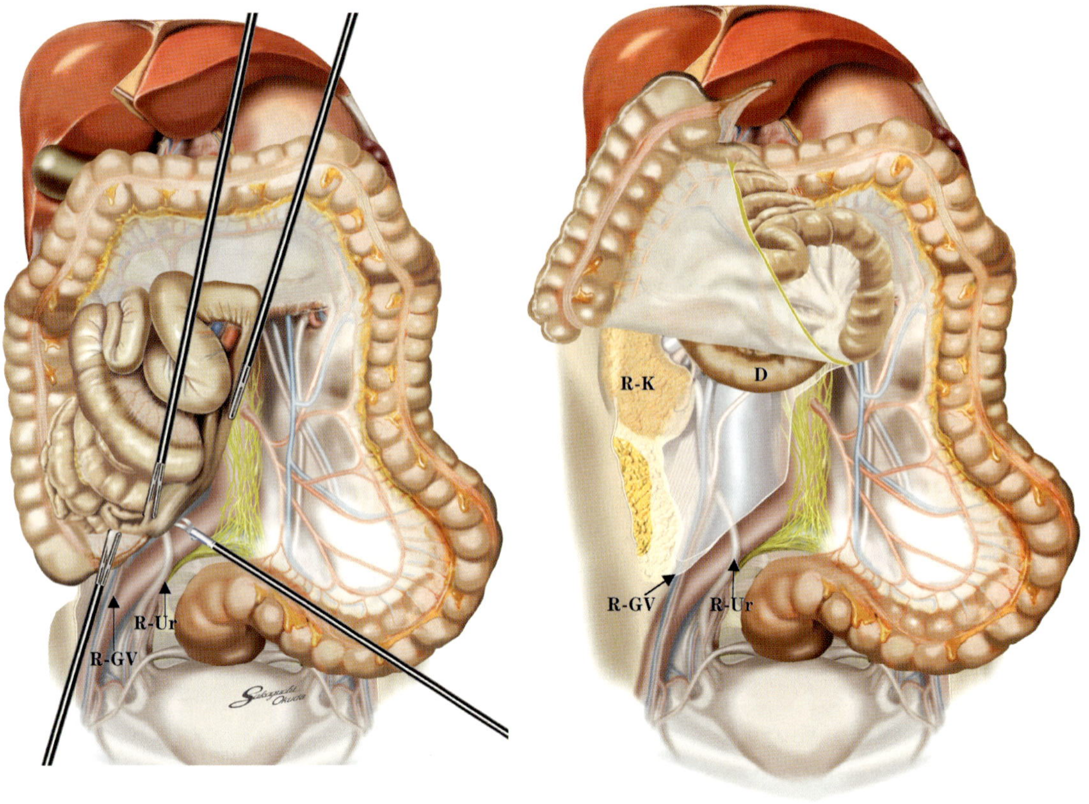

図4　回盲部の授動

a：回盲部尾側から剥離を開始し，
b：内頭側の十二指腸第3部前面に連続させ，剥離を外頭側へ進めると後腹膜下筋膜～右腎前筋膜前面の層で回盲部の授動が行え，右精巣/卵巣動静脈と右尿管はその背側に温存される．

R-GV：右精巣/卵巣動静脈，R-Ur：右尿管，D：十二指腸，R-K：右腎臓

できることが多い（図3a）．したがって，小腸を右上腹部に移動させたのち，前述した部位で右精巣/卵巣動静脈と右尿管を後腹膜下に確認し，この腹側で回盲部の剥離を開始して図3bのラインで内頭側の十二指腸第3部前面に連続させ，この層で剥離を外頭側へ進めると後腹膜下筋膜前面の層で回盲部の授動が行え，右精巣/卵巣動静脈と右尿管は後腹膜下筋膜～右腎前筋膜下に温存できる（図4）．なお，右側では精巣/卵巣動静脈は，大動脈分岐部の高さで右尿管の腹側を交差する．

次に，図5に右結腸曲の外科解剖を示す．右結腸曲は，肝結腸間膜によって肝下面に固定されている．横行結腸右側は，右結腸曲を頂点に上行結腸遠位部と大網などを介して生理的癒着していることが多い．腫瘍が癒着部にある場合には，癒着部の剥離は必要最小限として腫瘍部に切り込まないように切除範囲を適切に設定する．また，横行結腸右側では，横行結腸間膜が胃結腸間膜と癒合して中結腸動静脈やHenleの胃結腸静脈幹を含む厚い間膜として膵頭部に幅広く付着している．横行結腸右側から右結腸曲の剥離は，十二指腸下行脚前面から右腎前筋膜前面で行い，胆嚢や肝下面と癒着があれば腸管寄りで剥離を進めて肝結腸間膜を切離すれば右結腸曲の授動が完了する（図6）．ただし，十二指腸下行脚内側から膵頭部前面を不用意に剥離するとHenleの胃結腸静脈幹および同部への流入静脈（副右結腸静脈，右胃大網静脈，前膵

1. イラストでみる外科解剖 63

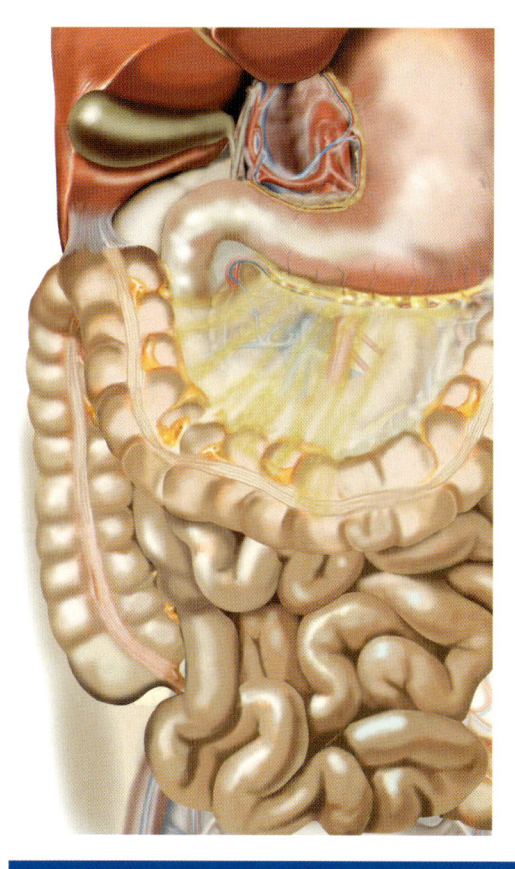

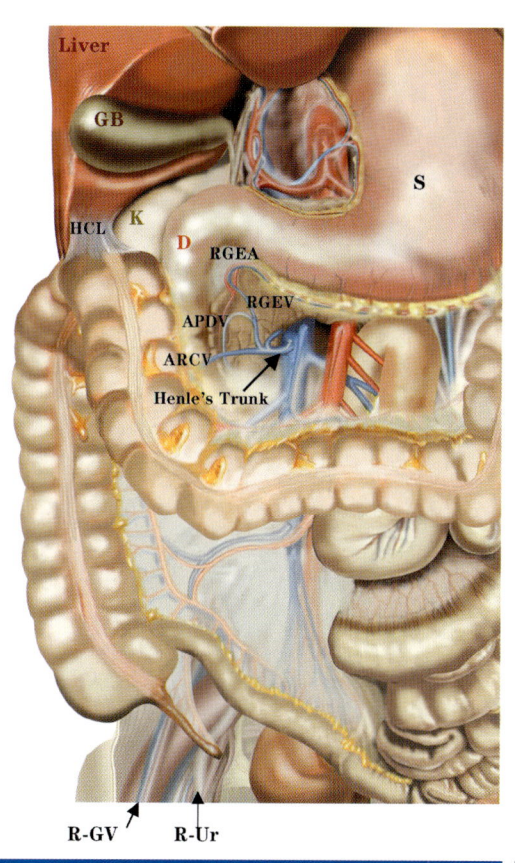

図5 右結腸曲の外科解剖

a：右結腸曲は，肝結腸間膜によって肝下面に固定されている．横行結腸右側は，右結腸曲を頂点に上行結腸遠位部と大網などを介して生理的癒着していることが多い．
b：横行結腸右側では，横行結腸間膜が胃結腸間膜と癒合して中結腸動静脈やHenleの胃結腸静脈幹を含む厚い間膜として膵頭部に幅広く付着している．

　Liver：肝臓，GB：胆嚢，HCL：肝結腸間膜，K：右腎臓，D：十二指腸，Henle's Trunk：Henleの胃結腸静脈幹，ARCV：副右結腸静脈，APDV：前膵十二指腸静脈，RGEV：右胃大網静脈，RGEA：右胃大網動脈，R-GV：右精巣／卵巣動静脈，R-Ur：右尿管

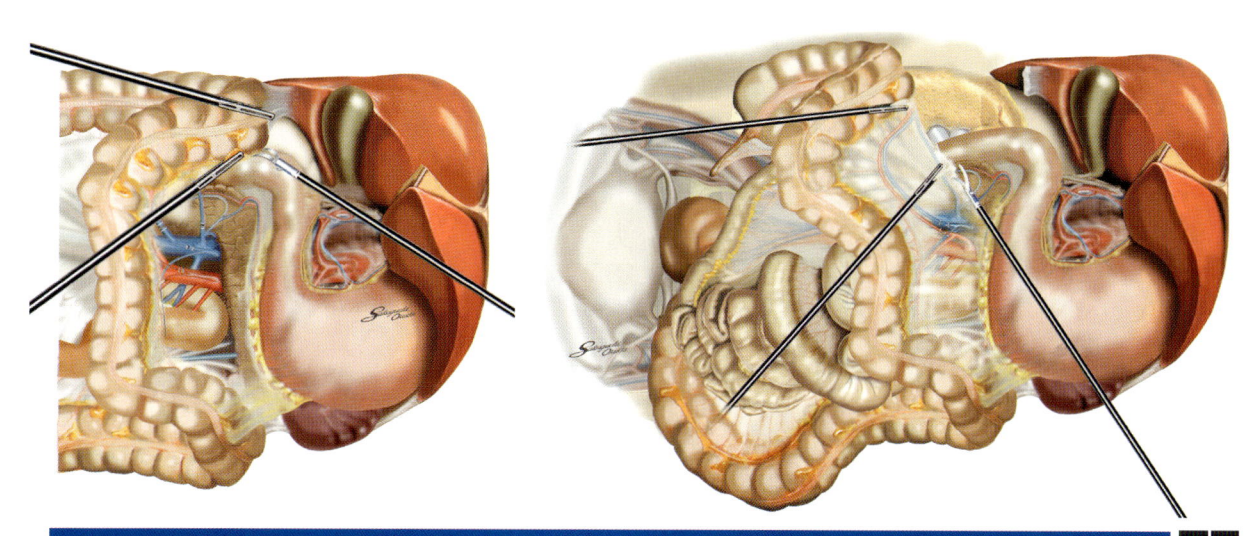

図6 右結腸曲の授動

a：右結腸曲の剝離は，十二指腸下行脚前面から右腎前筋膜前面で行い，
b：胆嚢や肝下面と癒着があれば腸管寄りで剝離を進めて肝結腸間膜を切離すれば右結腸曲の授動が完了する．

十二指腸静脈）を損傷する危険性があるので注意する（図7）．図8，9に右半結腸授動時の外科解剖を示す．図8のように，腹腔鏡下に腸管授動のみを行って小切開創から右半結腸を体外へ誘導するときは，右結腸曲尾側にある副右結腸静脈が短くて裂けやすいので，これを損傷しないようにとくに注意する．

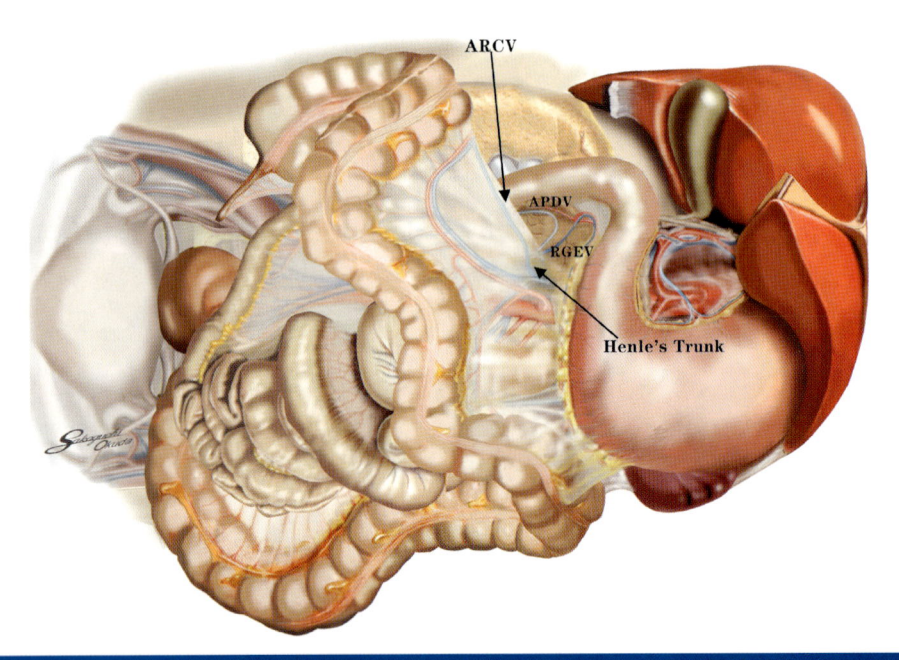

図7　右結腸曲授動時の注意すべき外科解剖（Henle の胃結腸静脈幹）
　十二指腸下行脚内側から膵頭部前面を不用意に剝離すると Henle の胃結腸静脈幹および同部への流入静脈（副右結腸静脈，右胃大網静脈，上前膵十二指腸静脈）を損傷する危険性があるので注意する．
　Henle's Trunk：Henle の胃結腸静脈幹，ARCV：副右結腸静脈，RGEV：右胃大網静脈，APDV：前膵十二指腸静脈

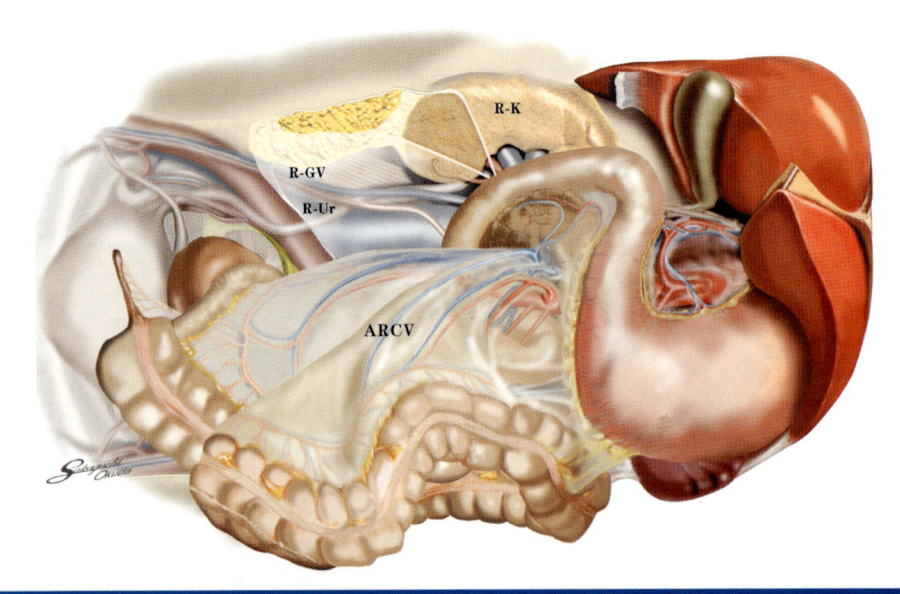

**図8　右半結腸授動時の外科解剖（1）
右半結腸の授動完了図（血管処理なし）**
　腹腔鏡下に腸管授動のみを行って小切開創から右半結腸を体外へ誘導するときは，右結腸曲尾側にある副右結腸静脈が短くて裂けやすいので，これを損傷しないようにとくに注意する．
　ARCV：副右結腸静脈，R-GV：右精巣／卵巣動静脈，R-Ur：右尿管，R-K：右腎臓

1. イラストでみる外科解剖　65

**図9　右半結腸授動時の外科解剖（2）
右半結腸の授動完了図（血管処理あり）**

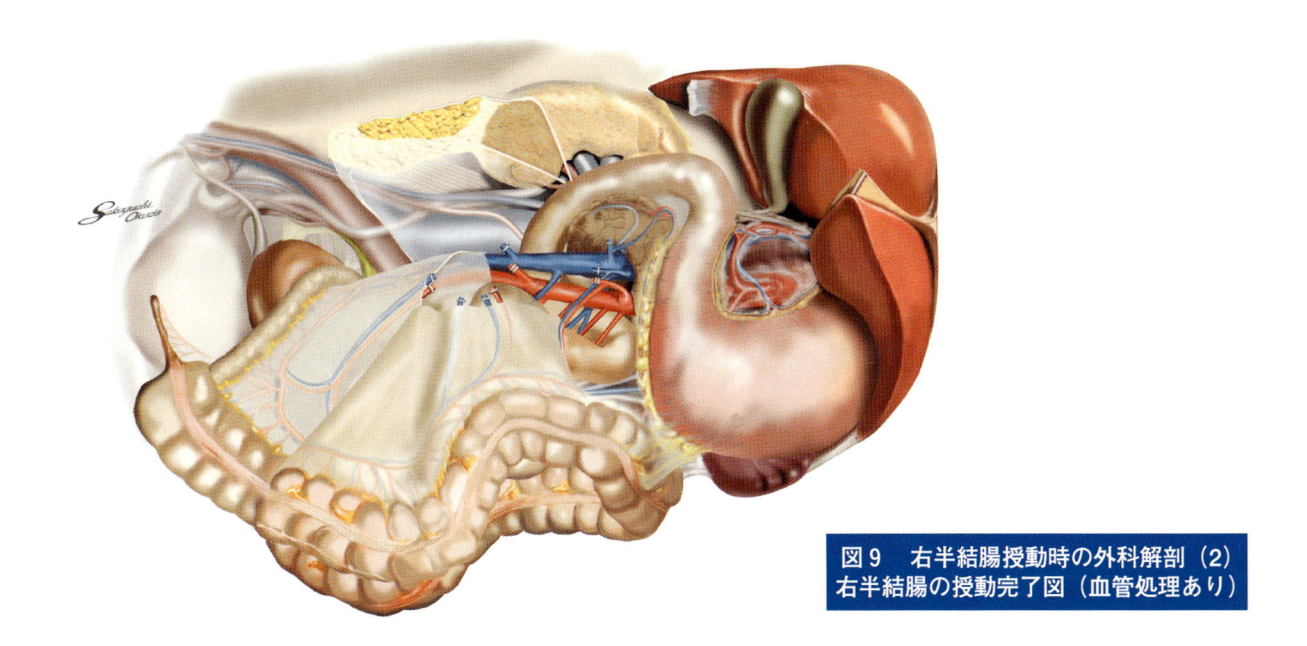

2．右側結腸間膜の外科解剖

　大網から横行結腸を上腹部に挙上し，小腸を左腹部に移動させて右側結腸間膜を展開する（図10）．

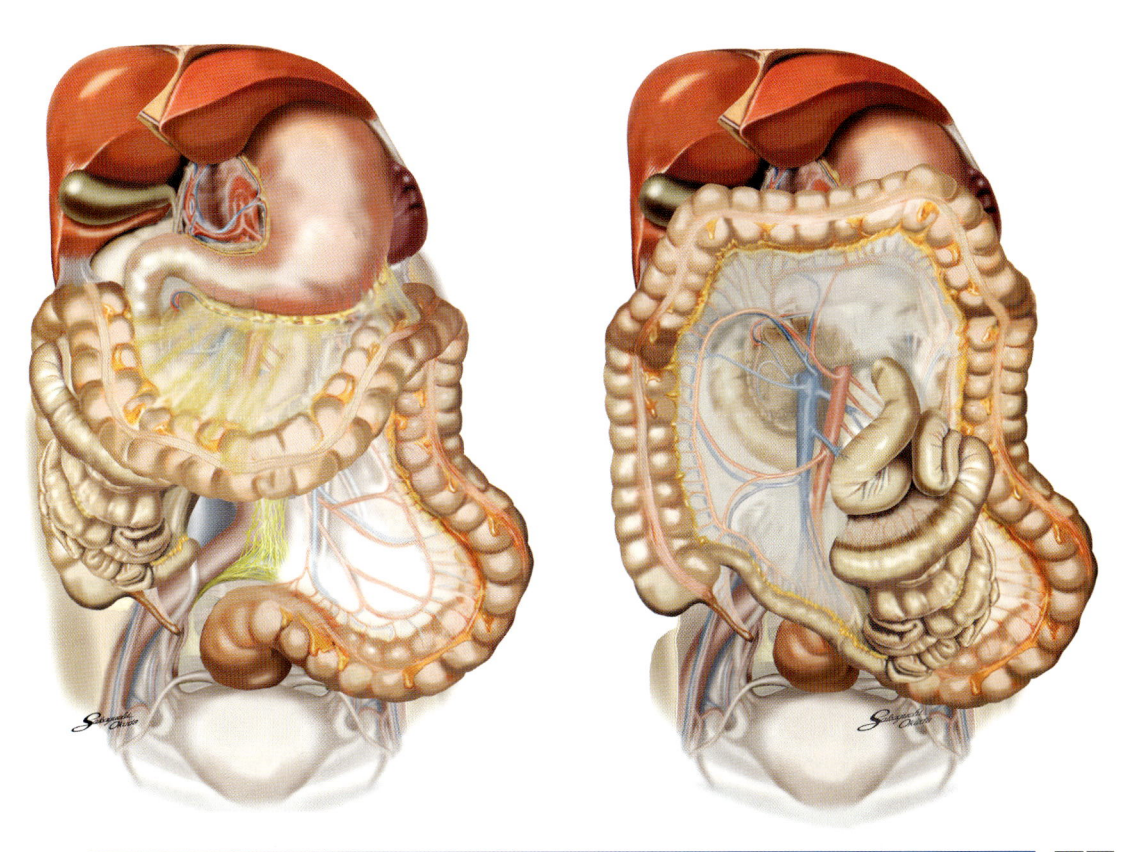

図10　右側結腸間膜の展開　a b
大網から横行結腸を上腹部に挙上し，小腸を左腹部に移動させて右側結腸間膜を展開する．

図11に右側結腸癌に対する内側アプローチに必要な外科解剖を示す．右側結腸では十二指腸水平部が郭清すべき血管根部同定の landmark となる[1)2)]．すなわち，通常，薄い右側結腸間膜を介して十二指腸水平部が透見できる．回結腸動静脈根部は十二指腸水平部の下縁に位置しており，回盲部の腸間膜を牽引することにより回結腸動静脈が腸間膜内の索条物として同定でき，十二指腸水平部下縁で上腸間膜動静脈に連続しているのが確認できる．また，独立分岐した右結腸動静脈は，これがあれば十二指腸水平部上縁付近に根部を確認できるが，無い症例が過半数以上である（図12）．

なお，腹腔鏡下に回結腸動静脈根部から surgical trunk の郭清を行うには臍部よりも恥骨上部のポートからの腹腔鏡観察下の方が術野がよく，行いやすい（図13）．

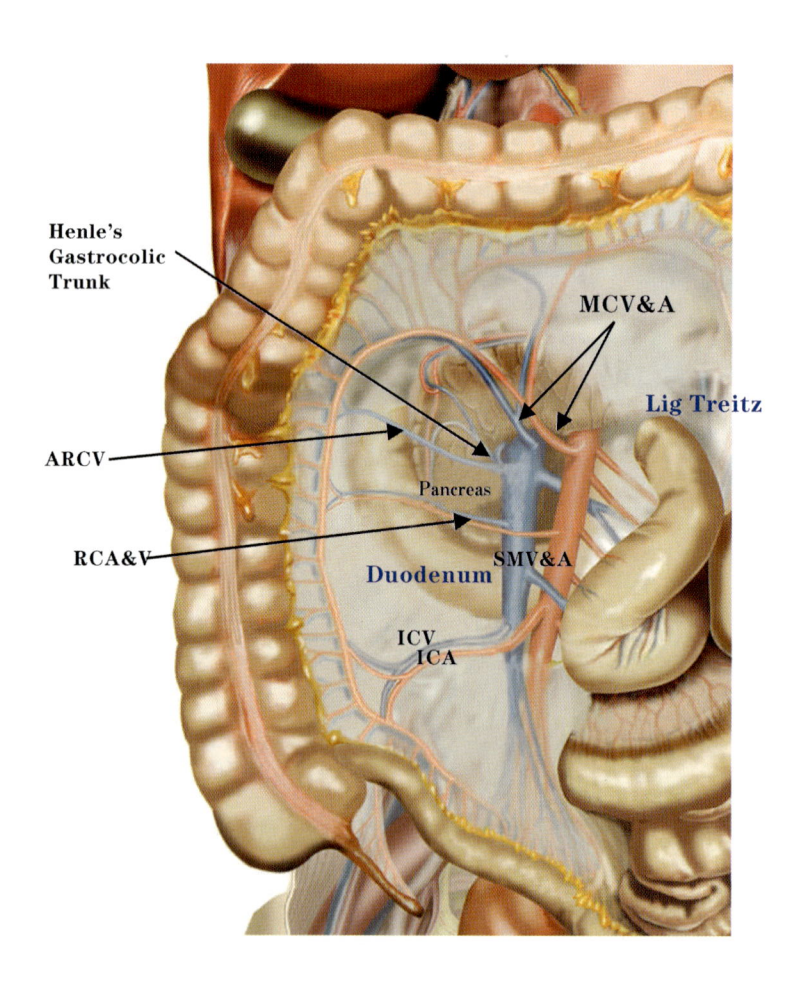

図11 右側結腸癌に対する内側アプローチに必要な外科解剖

通常，薄い右側結腸間膜を介して十二指腸水平部が透見できる．回結腸動静脈根部は十二指腸水平部の下縁に位置している．また，独立分岐した右結腸動静脈は，これがあれば十二指腸水平部上縁付近に根部を確認できる．
ICA＆V：回結腸動静脈，RCA＆V：右結腸動静脈，Henle's Gastrocolic Trunk：Henle の胃結腸静脈幹，ARCV：副右結腸静脈，MCA＆V：中結腸動静脈，Duodenum：十二指腸，Pancreas：膵臓，Lig Treitz：トライツ靱帯

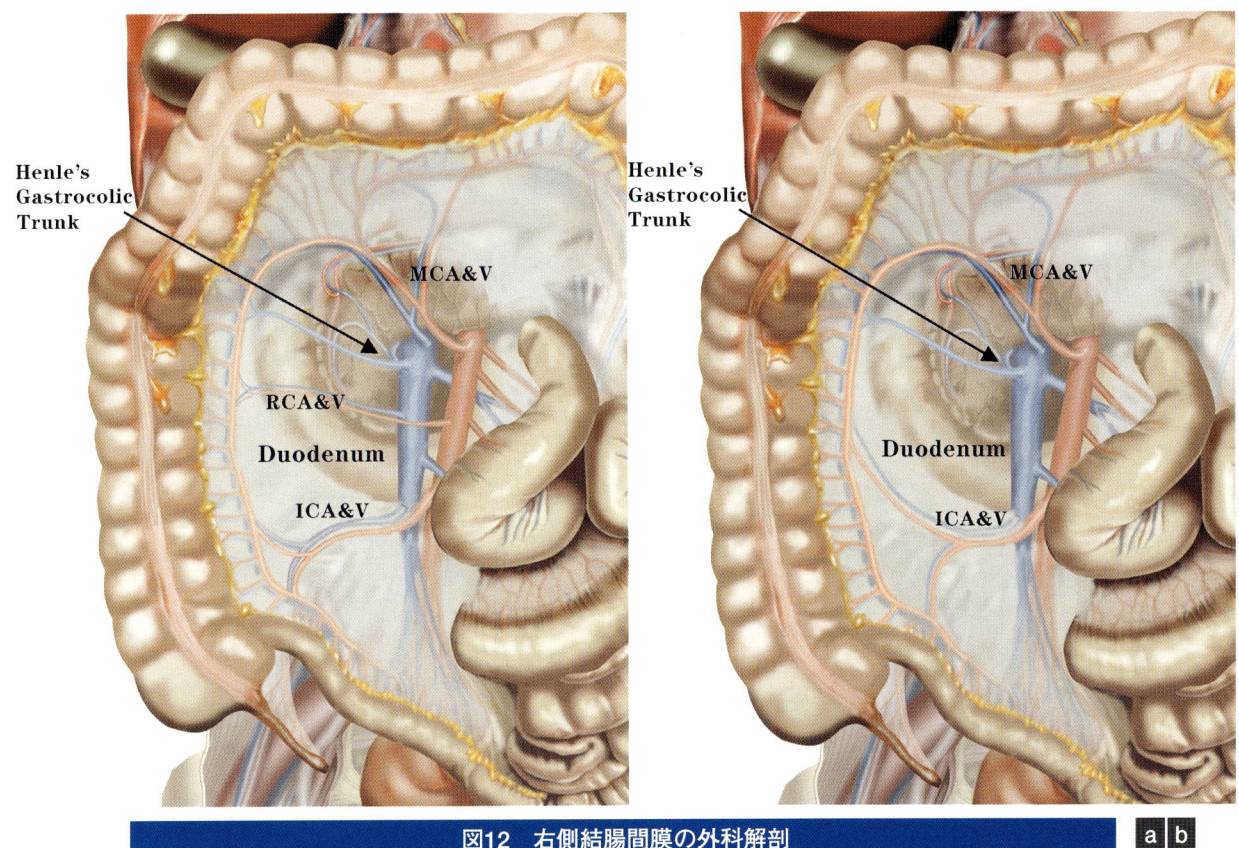

1. イラストでみる外科解剖 67

図12 右側結腸間膜の外科解剖 a b

a：独立分岐した右結腸動静脈は，これがあれば十二指腸水平部上縁付近に根部を確認できるが，
b：無い症例が過半数以上である．

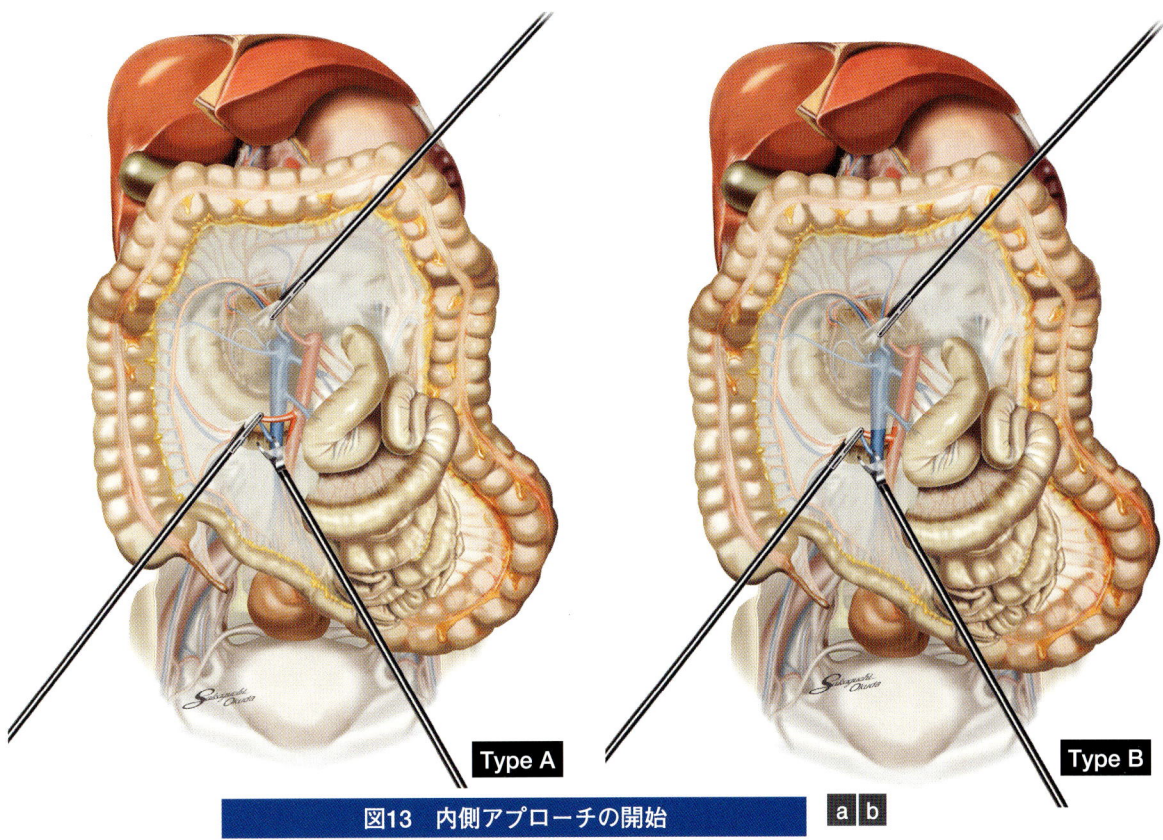

図13 内側アプローチの開始 a b

a：Type A：回結腸動脈が上腸間膜静脈の腹側を走行
b：Type B：回結腸動脈が上腸間膜静脈の背側を走行

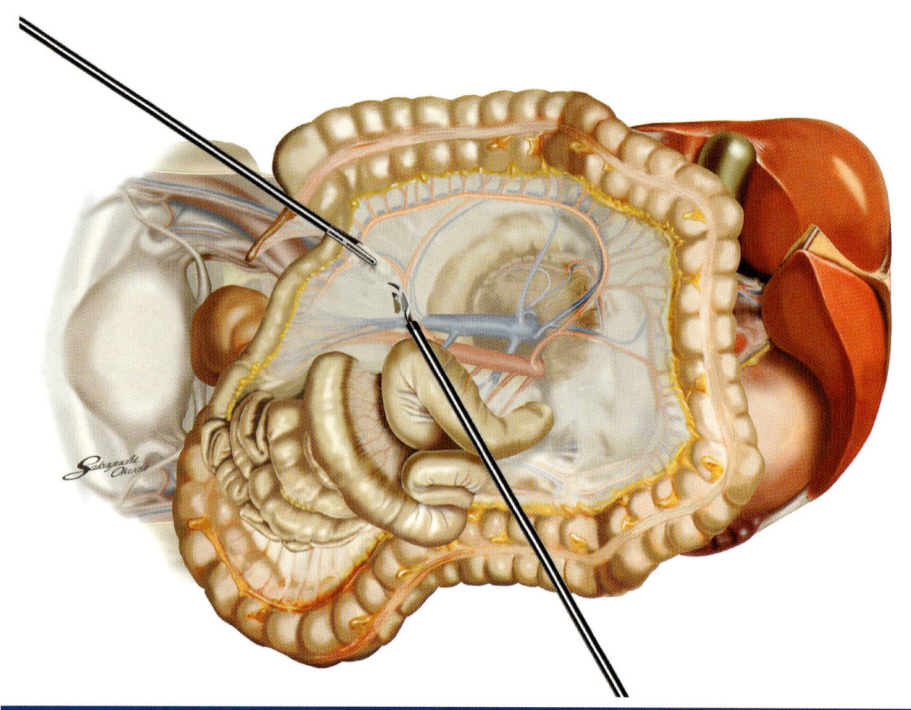

図14 内側アプローチの開始点の確認
回結腸動静脈と上腸間膜動静脈本幹を誤認しないために最初は臍部のポートから腹腔鏡を挿入して回盲部に分布する回結腸動静脈を確実に同定しておく．

　ただし，回結腸動静脈と上腸間膜動静脈本幹を誤認しないために最初は臍部のポートから腹腔鏡を挿入して回盲部に分布する回結腸動静脈を確実に同定しておく（図14）．

3．Surgical trunk のパターン

　回結腸動脈の上腸間膜静脈に対する走行パターン（Type A：回結腸動脈が上腸間膜静脈の腹側を走行，Type B：回結腸動脈が上腸間膜静脈の背側を走行）を郭清早期に判別することでSurgical trunk の安全で合理的な郭清が行える（図15，図16）[2]．すなわち，Type A では上腸間膜静脈の前面の郭清が回結腸・右結腸動脈根部から Henle の胃結腸静脈幹，さらには中結腸動脈根部の一連の郭清につながり Surgical trunk を含むD3郭清となる．一方，Type B では回結腸や右結腸動脈根部郭清時に上腸間膜静脈背側の郭清が必要となる．

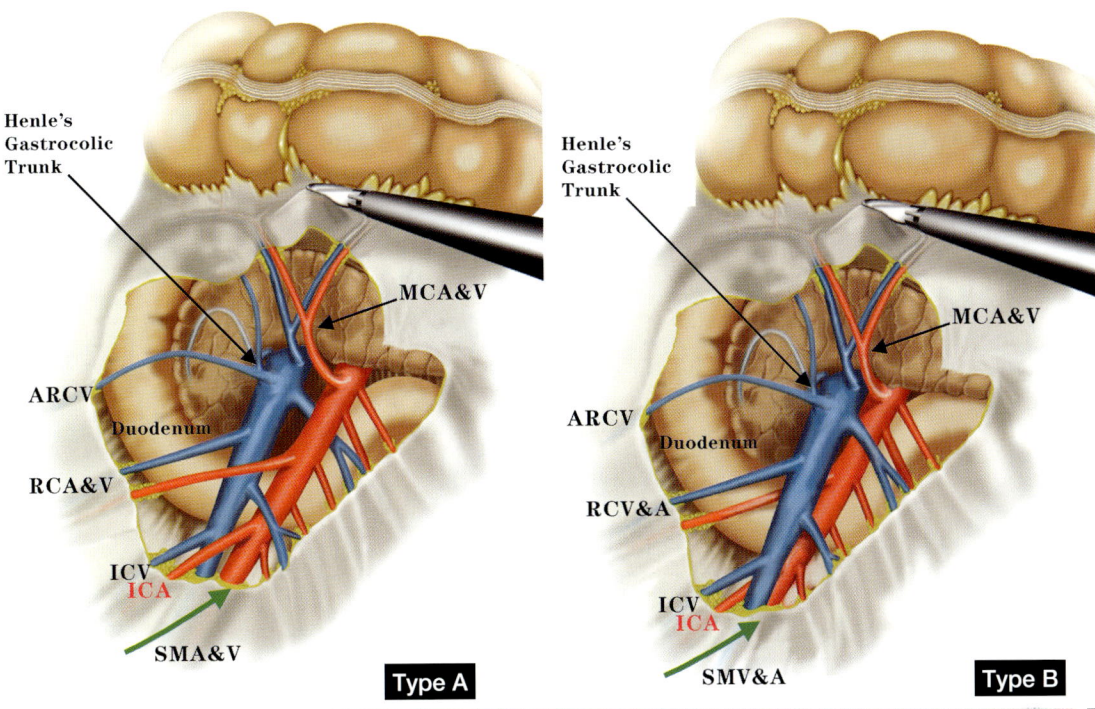

図15 Surgical trunk のパターン（RCA&V あり）

a：Type A：回結腸動脈が上腸間膜静脈の腹側を走行
b：Type B：回結腸動脈が上腸間膜静脈の背側を走行
　緑矢印：内側アプローチの開始点，SMA&V：上腸間膜動静脈，RCA&V：右結腸動静脈，ICA：回結腸動脈，ICV：回結腸静脈，Henle's Gastrocolic Trunk：Henle の胃結腸静脈幹，ARCV：副右結腸静脈，MCA：中結腸動脈，MCV：中結腸静脈，Duodenum：十二指腸

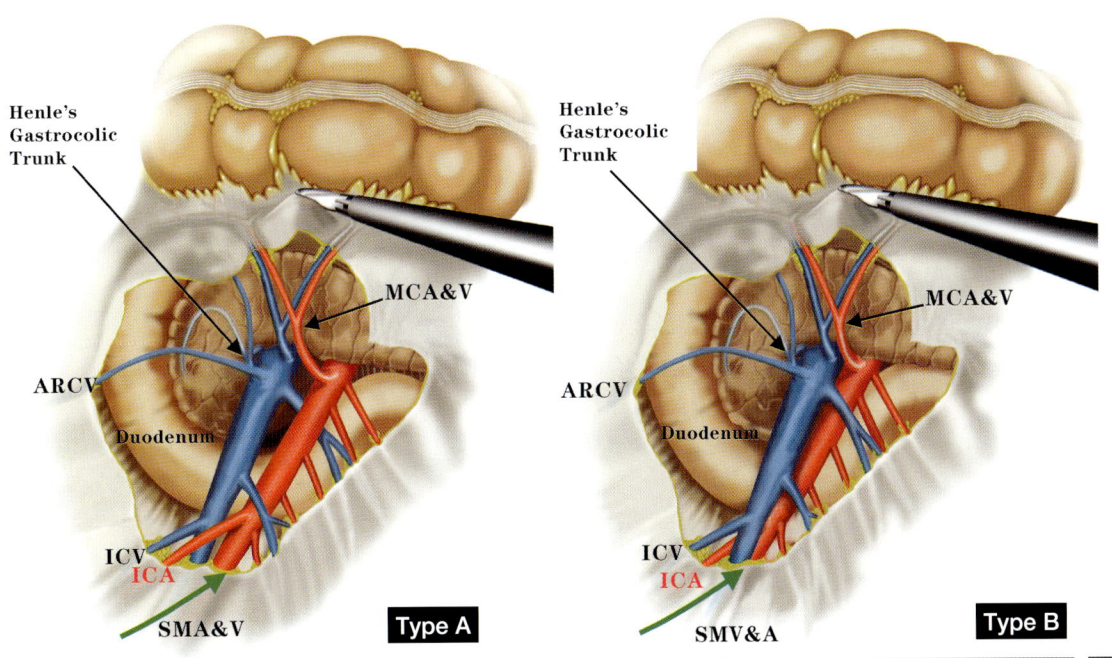

図16 Surgical trunk のパターン（RCA&V なし）

a：Type A：回結腸動脈が上腸間膜静脈の腹側を走行
b：Type B：回結腸動脈が上腸間膜静脈の背側を走行
　緑矢印：内側アプローチの開始点，SMA&V：上腸間膜動静脈，ICA：回結腸動脈，ICV：回結腸静脈，Henle's Gastrocolic Trunk：Henle の胃結腸静脈幹，ARCV：副右結腸静脈，MCA：中結腸動脈，MCV：中結腸静脈，Duodenum：十二指腸

4. Henle の胃結腸静脈幹の外科解剖

　　回結腸静脈根部もしくは右結腸静脈根部から上腸間膜静脈前面を頭側へ剝離すると Henle の胃結腸静脈幹が同定できる（図17）．通常は，同部へは前膵十二指腸静脈，右胃大網静脈，副右結腸静脈が流入しているが，流入部位や形態にバリエーションが多い．このため，横行結腸間膜腹側からのアプローチで副右結腸静脈の流入部を含む合流形態が明らかでない場合は，前述した胃結腸間アプローチの術野で副右結腸静脈流入部を確認してから処理する方がよい[3]（図6，図7）．

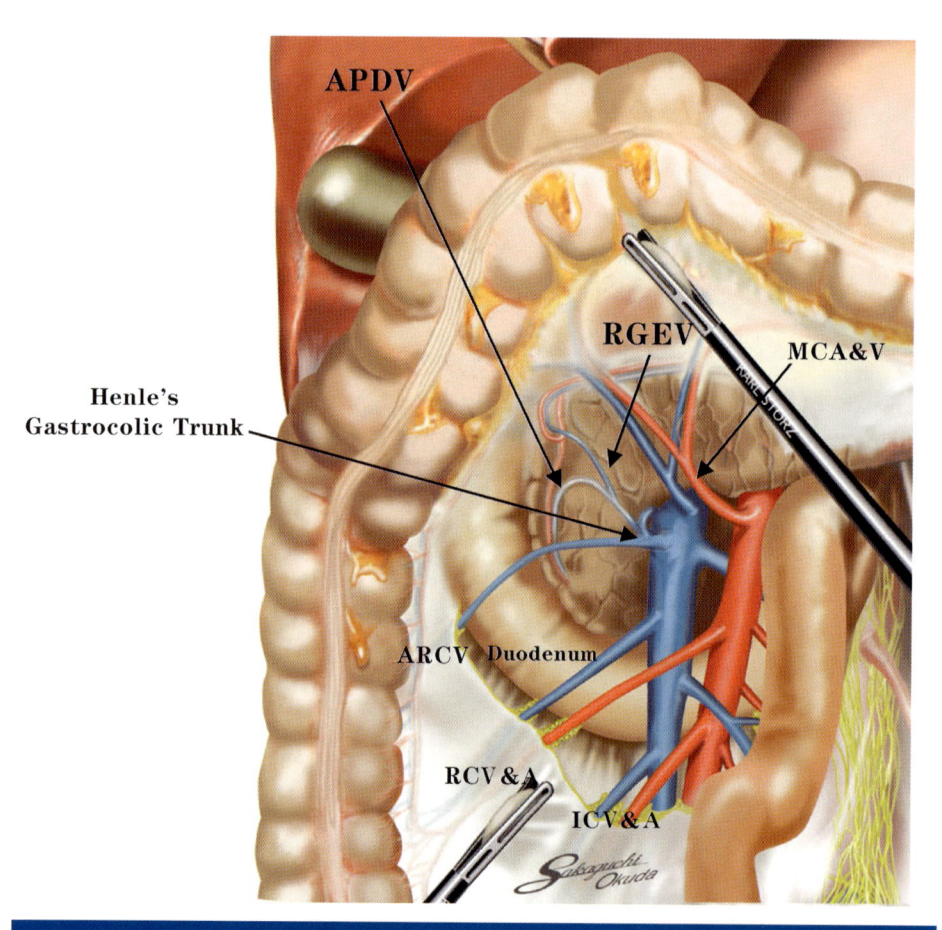

図17　Henle の胃結腸静脈幹の外科解剖

　回結腸静脈もしくは右結腸静脈根部から上腸間膜静脈前面を頭側へ剝離すると Henle の胃結腸静脈幹が同定できる．通常は，同部へは前膵十二指腸静脈，右胃大網静脈，副右結腸静脈が流入している．
　ICV&A：回結腸動静脈，RCV&A：右結腸動静脈，Henle's Gastrocolic Trunk：Henle の胃結腸静脈幹，ARCV：副右結腸静脈，APDV：前膵十二指腸静脈，RGEV：右胃大網静脈，MCA&V：中結腸動静脈，Duodenum：十二指腸

5. 右側結腸間膜の外科解剖と剝離層

　　結腸間膜は，通常，後腹膜下筋膜前面で剝離するが，中心となる剝離層のレベルは左右で異なる．すなわち，右側では十二指腸前面であるが，左側では十二指腸背面のレベルとなる（図18b）．右側結腸間膜の剝離面は，十二指腸前面の前膵頭十二指腸筋

膜前面が基本で，外側では右腎前筋膜前面，尾側では後腹膜下筋膜前面に連続する．したがって，回結腸動静脈根部への内側アプローチにおいても十二指腸水平部から下行脚前面の層で腸間膜を剥離する（図18a，図19，図20）．

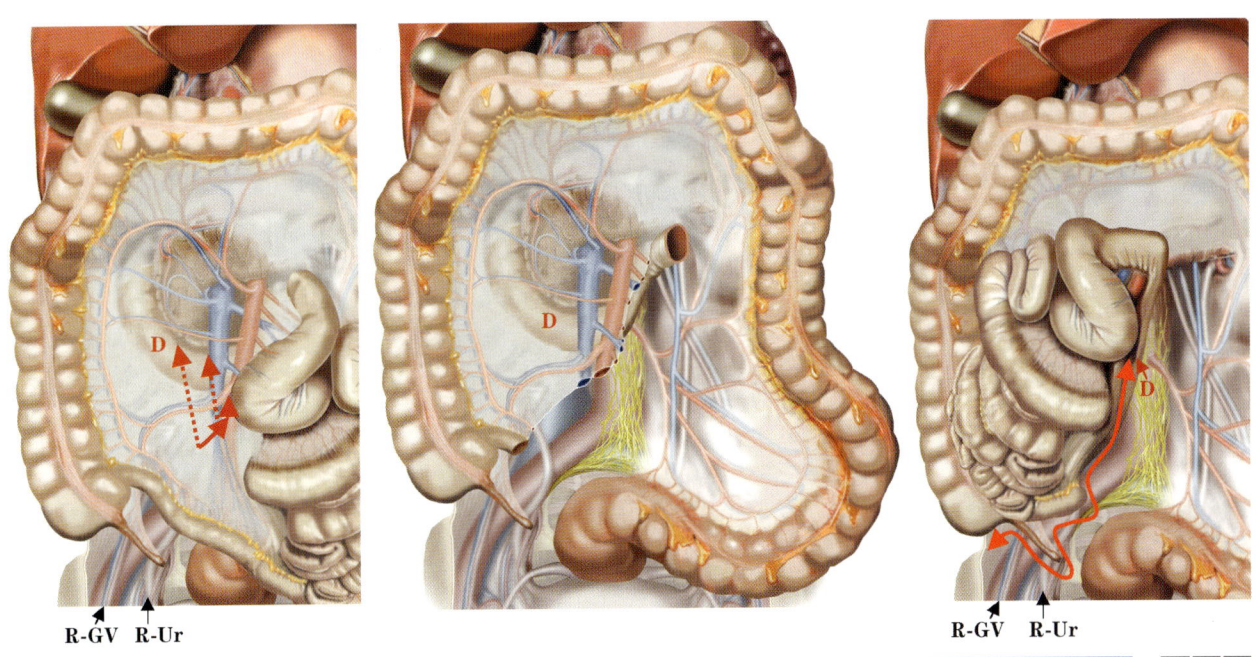

図18 右側結腸間膜の外科解剖と剥離層

a：回結腸動静脈根部からの内側アプローチにおいては十二指腸水平部から下行脚前面の層で腸間膜を剥離していく．
b：結腸間膜は，通常，後腹膜下筋膜前面で剥離するが，中心となる剥離層のレベルは左右で異なる．すなわち，右側では十二指腸前面であるが，左側では十二指腸背面のレベルとなる．
c：回盲部の授動時には右精巣/卵巣動静脈と右尿管を回盲部尾側の後腹膜下に確認し，この腹側で回盲部の剥離を開始して内頭側の十二指腸第3部前面に連続させて剥離を外頭側へ進めると後腹膜下筋膜前面の層で回盲部の授動が行える．
R-GV：右精巣/卵巣動静脈，R-Ur：右尿管，D：十二指腸

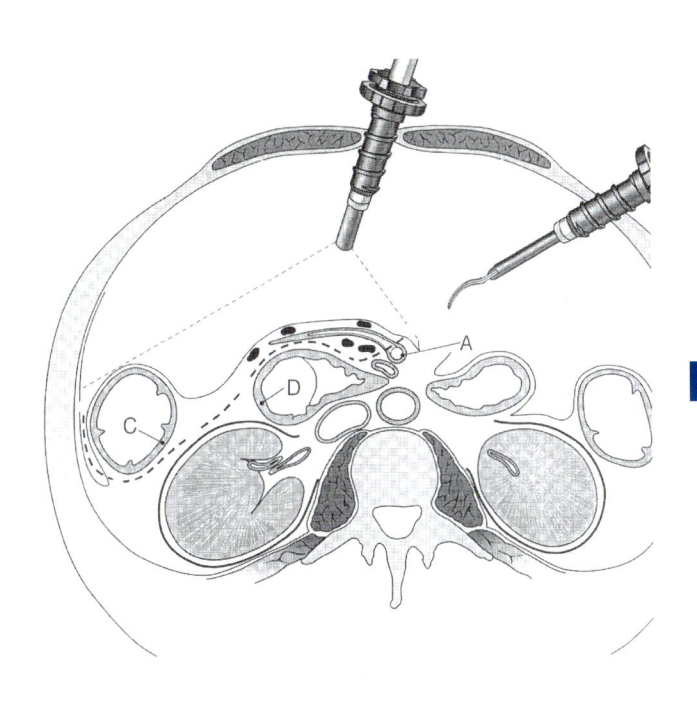

図19 右側結腸間膜と右側結腸の剥離層

　右側結腸間膜の剥離面は，十二指腸前面の前膵頭十二指腸筋膜前面が基本で，外側では右腎前筋膜前面，尾側では後腹膜下筋膜前面に連続する．内側アプローチでは前膵頭十二指腸筋膜前面から右腎前筋膜および後腹膜下筋膜前面の剥離層に入りやすく，鉗子操作とscopeの方向が一致しているため腸間膜や腸管を同方向から一連の操作で剥離授動できる．
　A：上腸間膜動脈，D：十二指腸，C：上行結腸

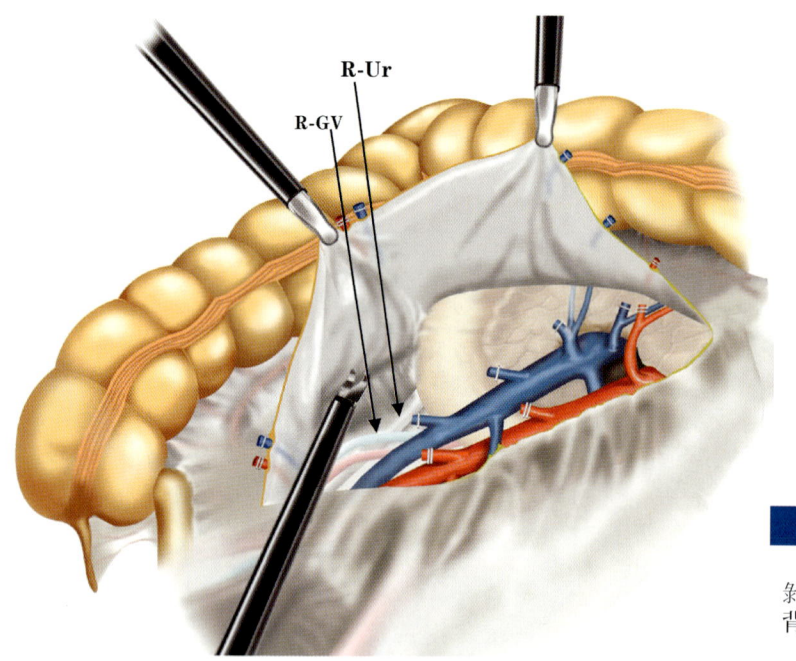

図20 右側結腸間膜の剝離層
十二指腸前面から後腹膜下筋膜前面の層で剝離すると右尿管・精巣／卵巣動静脈はその背側に自動的に温存される．
R-GV：右精巣／卵巣動静脈，R-Ur：右尿管

ただし，後腹膜下筋膜は十二指腸下行脚ではその前面（前膵頭十二指腸筋膜）と後面（右腎前筋膜）に分かれるため，十二指腸下行脚の外縁では2枚の膜が癒合しており，鈍的には剝離しにくい．したがって，ここは鋭的に切離する必要がある（図21）．また，回盲部の授動には右精巣／卵巣動静脈と右尿管を回盲部尾側の後腹膜下に確認し，この腹側で回盲部の剝離を開始して内頭側の十二指腸第3部前面に連続させ，剝離を外頭側へ進めると後腹膜下筋膜前面の層で回盲部の授動が行える（図18c）．

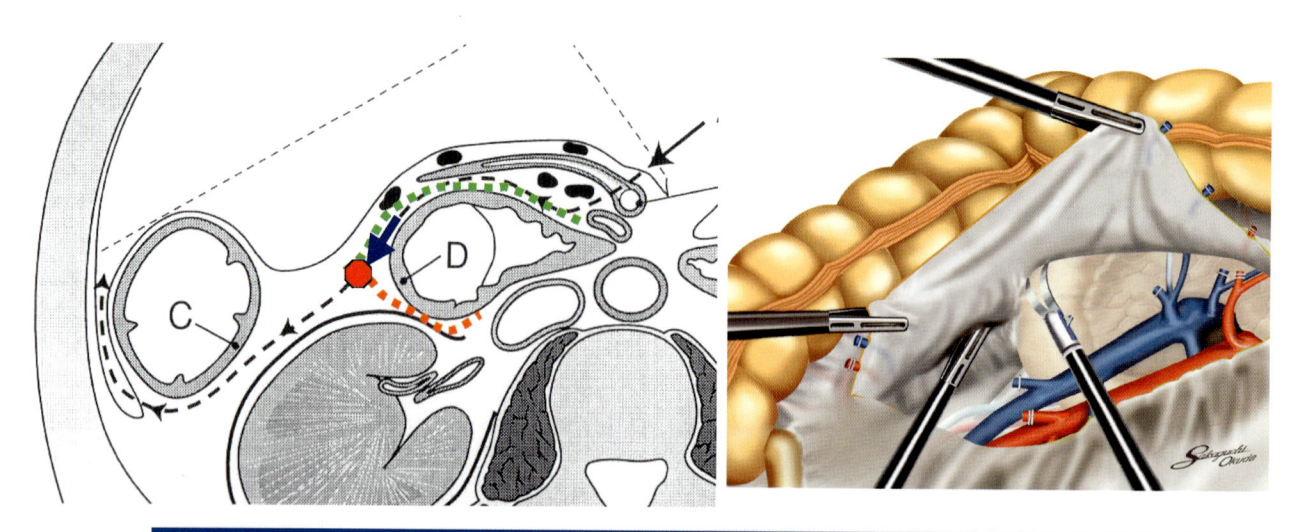

図21 右側結腸間膜剝離時の注意すべき膜の解剖
a：後腹膜下筋膜は十二指腸下行脚ではその前面（緑点線：前膵頭十二指腸筋膜）と後面（赤点線：右腎前筋膜）に分かれるため，赤丸印で示すように十二指腸下行脚の外側では2枚の膜が癒合しており，鈍的には剝離しにくい（青矢印）．
b：したがって，ここは鋭的に切離する必要がある．
C：上行結腸，D：十二指腸

4 横行結腸

1. 横行結腸間膜の外科解剖

　横行結腸間膜は，中央から右側では胃結腸間膜と癒合して中結腸動静脈やHenleの胃結腸静脈幹を含む厚い間膜として膵頭部に幅広く付着している（図22）．一方，中央から左側では胃後壁との間に網嚢腔を形成し，薄い間膜として膵体尾部下縁に付着している（図23）．副中結腸動脈などの副動脈があれば，Treitz靱帯近傍の膵下縁から左結腸曲に走行する血管として横行結腸間膜左側内に確認できる．

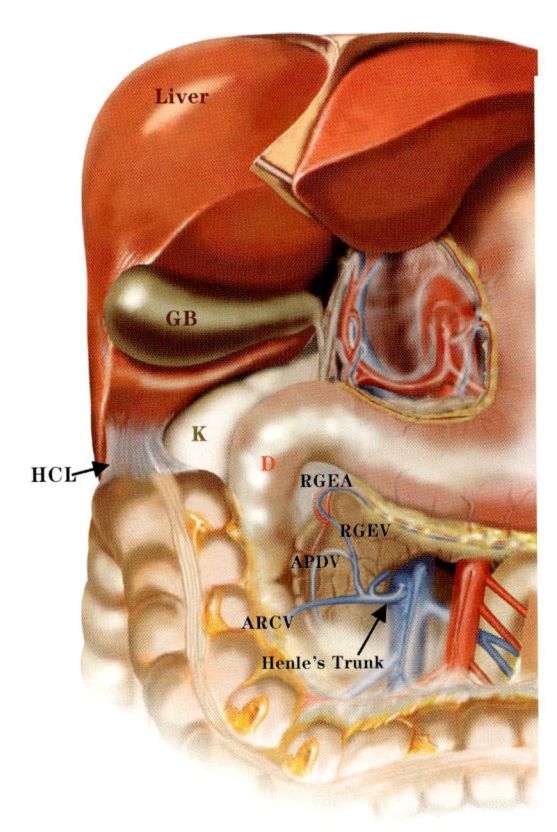

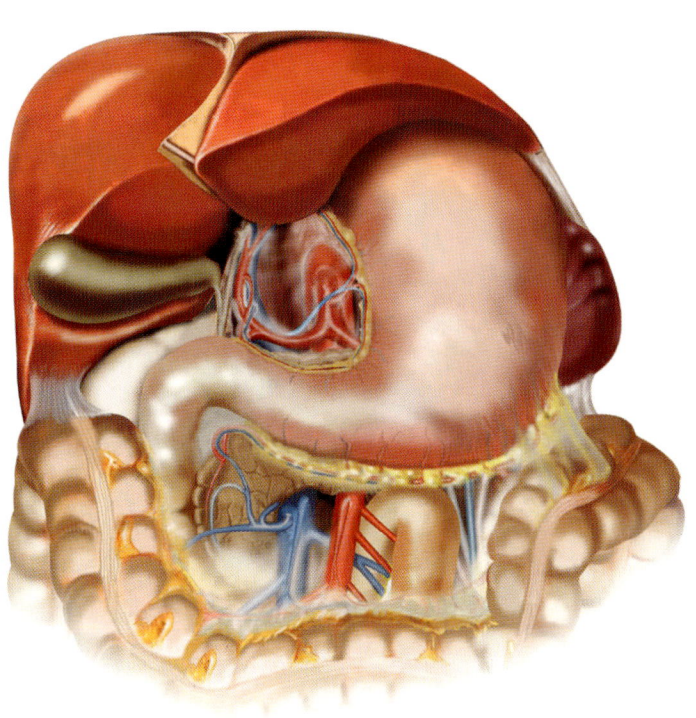

図22　右結腸曲〜横行結腸右側の外科解剖

　横行結腸間膜は，中央から右側では胃結腸間膜と癒合して中結腸動静脈やHenleの胃結腸静脈幹を含む厚い間膜として膵頭部に幅広く付着している．
　Liver：肝臓，GB：胆嚢，HCL：肝結腸間膜，K：右腎臓，D：十二指腸，Henle's Trunk：Henleの胃結腸静脈幹，ARCV：副右結腸静脈，APDV：前膵十二指腸静脈，RGEV：右胃大網静脈，RGEA：右胃大網動脈

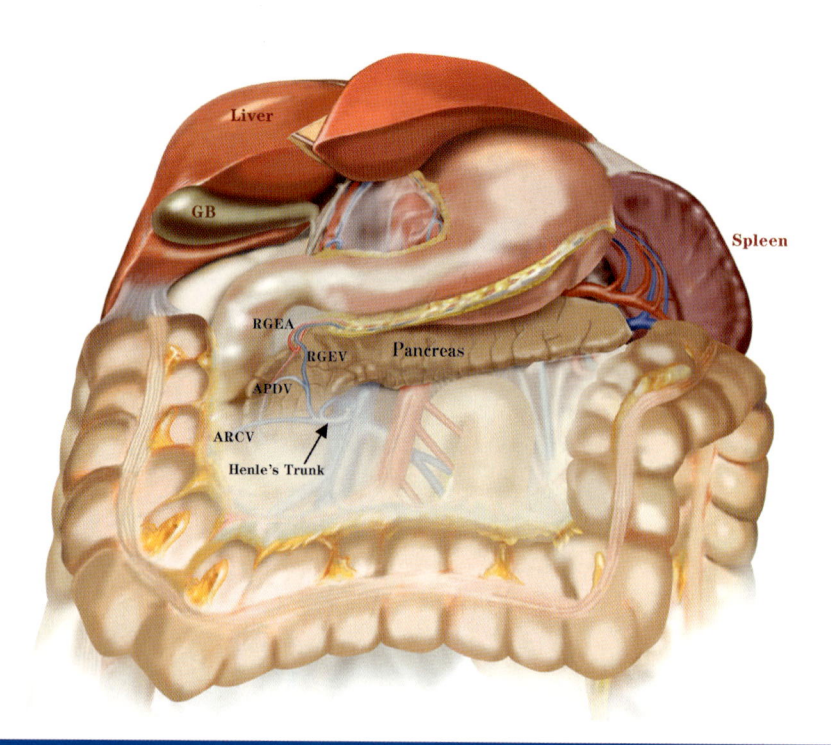

図23 横行結腸間膜の外科解剖

　横行結腸間膜は，中央から右側では胃結腸間膜と癒合し，中結腸動静脈やHenleの胃結腸静脈幹を含む厚い間膜として膵頭部に幅広く付着している．一方，中央から左側では胃後壁との間に網嚢腔を形成し，薄い間膜として膵体尾部下縁に付着している．
　Henle's Trunk：Henleの胃結腸静脈幹，ARCV：副右結腸静脈，RGEV：右胃大網静脈，RGEA：右胃大網動脈，Liver：肝臓，GB：胆嚢，Pancreas：膵臓，Spleen：脾臓

2．横行結腸癌に対する内側アプローチに必要な外科解剖

　横行結腸癌に対する内側アプローチでは，十二指腸水平部をlandmarkに横行結腸間膜の剝離を開始し，上腸間膜動静脈前面の層に入って，上腸間膜動静脈前面から中結腸動静脈根部の郭清と血管処理を行う（図24）．この際，横行結腸間膜の左側の剝離においては，剝離層を誤認して膵体部背側に入る恐れがあるため，Treitz靱帯と膵体部下縁を同定し，その腹側で横行結腸間膜を切離して網嚢内へ入り，確実に膵体部腹側で剝離を進めるところがポイントとなる．

3．左結腸曲の外科解剖

　横行結腸左側から左結腸曲では，胃体部大弯（左胃大網動静脈）と横行結腸の間の距離が短くなり，左結腸曲は脾結腸間膜で脾下極に固定されている（図25）．左結腸曲の授動は，下行結腸側から行うことが一般的である（図26）．

1. イラストでみる外科解剖　75

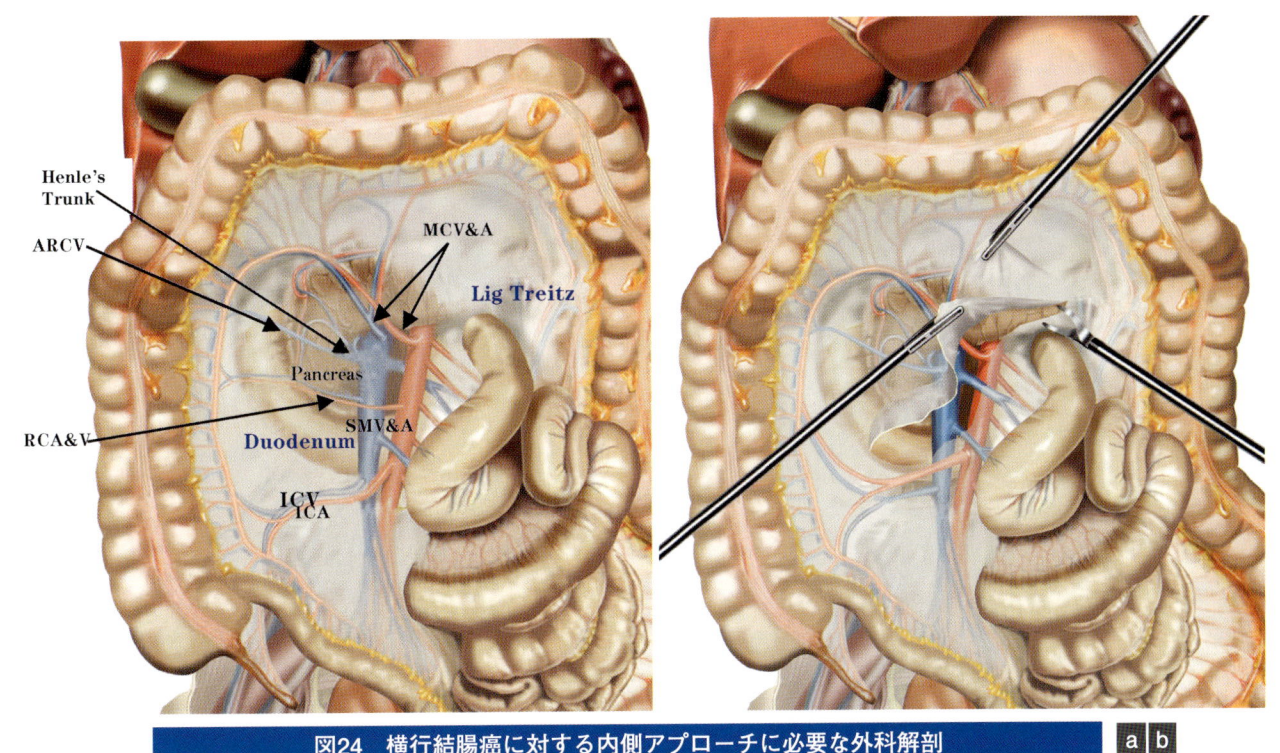

図24　横行結腸癌に対する内側アプローチに必要な外科解剖　a b

　十二指腸水平部を landmark に横行結腸間膜の剝離を開始し，上腸間膜動静脈前面の層に入って，上腸間膜動静脈前面から中結腸動静脈根部の郭清と血管処理を行う．この際，横行結腸間膜の頭側左側の剝離においては，Treitz 靱帯左側で膵体部下縁を同定し，その腹側で横行結腸間膜を切離して網囊内へ入り，確実に膵体部腹側で剝離を進める．
　ICA：回結腸動脈，ICV：回結腸静脈，RCA&V：右結腸動静脈，Henle's Trunk：Henle の胃結腸静脈幹，ARCV：副右結腸静脈，MCA&V：中結腸動静脈，Duodenum：十二指腸，Pancreas：膵臓，Lig Treitz：トライツ靱帯

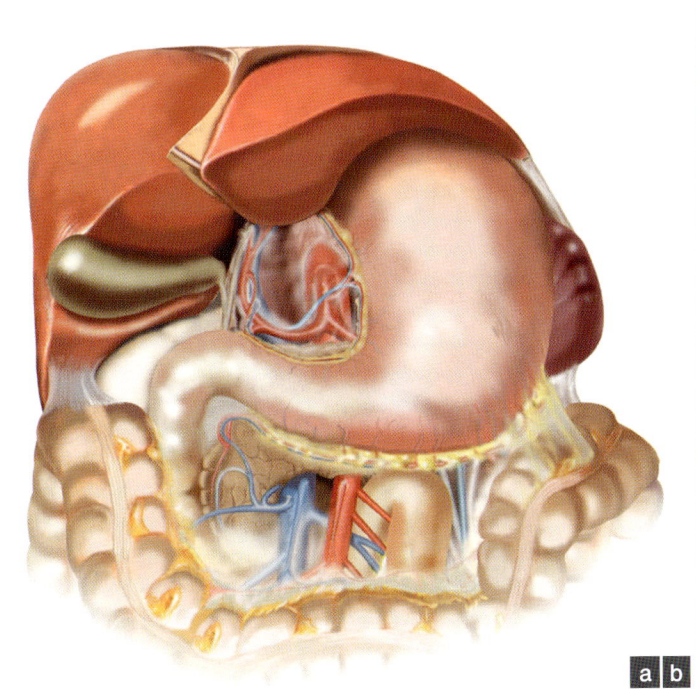

図25　左結腸曲の外科解剖　a b

　横行結腸左側から左結腸曲では，胃体部大弯と横行結腸の間の距離が短くなり，左結腸曲は脾結腸間膜で脾下極に固定されている．
　Spleen：脾臓，SCL：脾結腸間膜

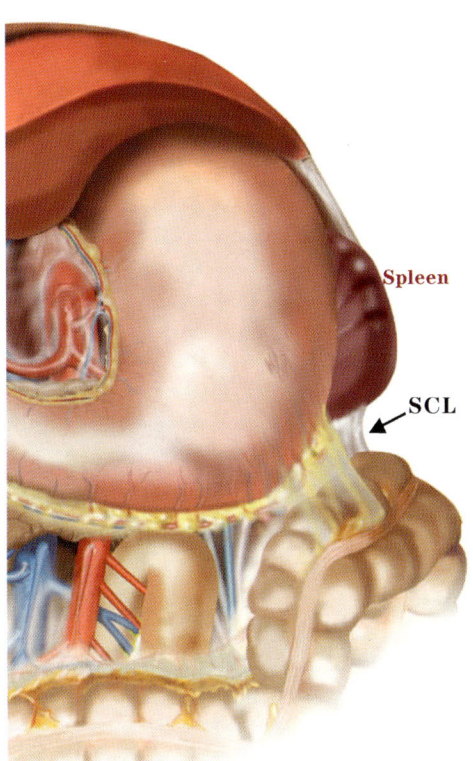

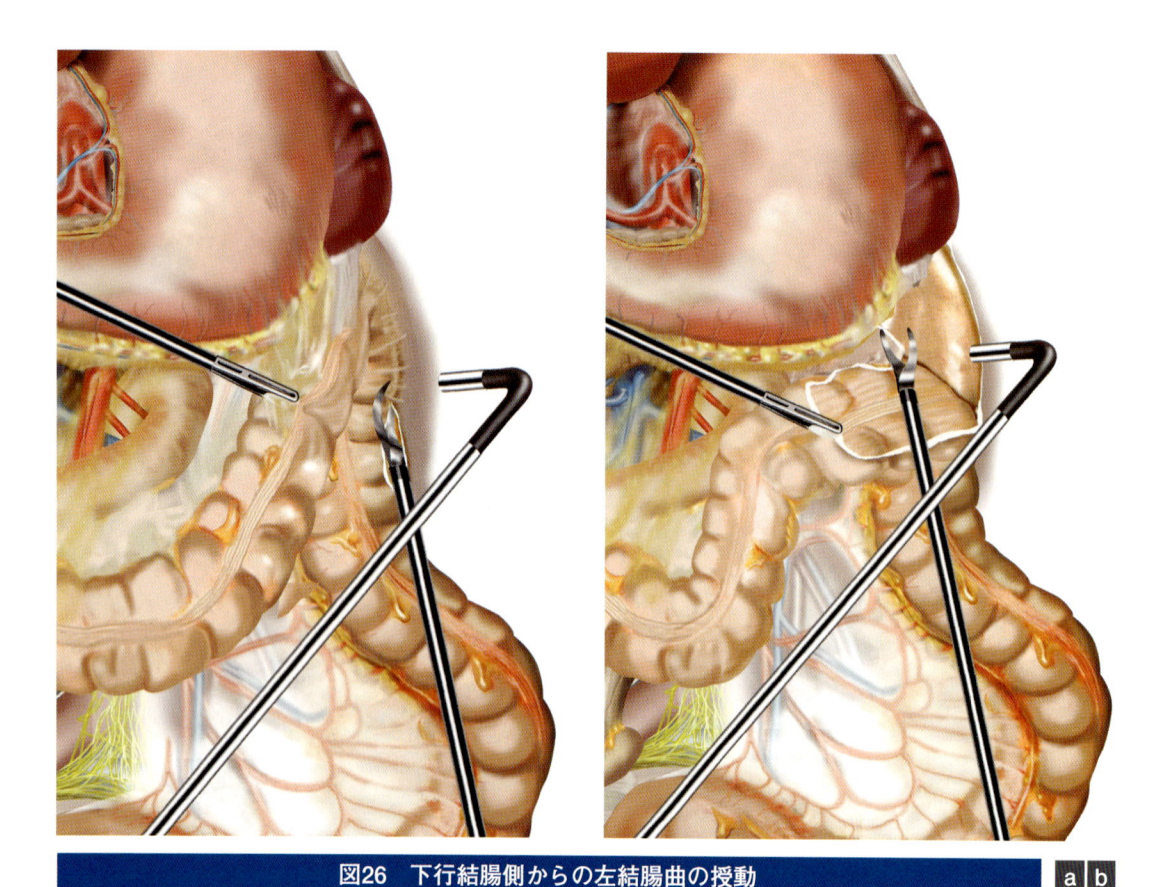

図26　下行結腸側からの左結腸曲の授動

a：下行結腸外側からの剥離を頭側へ進め，脾下極では腸管壁に沿って脾結腸間膜を剥離する．
b：こののち，膵尾部下縁で横行結腸間膜左側を剥離して左腎前筋膜前面の層に入って左結腸曲を take-down する．

　しかし，左結腸曲を完全授動するときは，横行結腸左側からの胃結腸間アプローチの方が，胃体部大弯と横行結腸との距離感がつかみやすく左胃大網動静脈の温存や合併切除も自在にできるうえに，膵体尾部を背側に確認できるので横行結腸間膜左側処理に際しての膵損傷の危険性も少ない（図27，図28，図29）．ただし，脾門部の方向に進みやすいので，脾下極を適宜確認しながら操作方向を修正する必要がある．また，状況に応じて下行結腸外側および脾下極からのアプローチも交える．すなわち，左結腸曲の外側では，内側よりも大網が薄くなっているので腸管の辺縁が見分けやすい．したがって，大網が厚いなどのために胃結腸間アプローチで左結腸曲のトップの剥離が行いにくい場合は，下行結腸の壁側腹膜付着部の剥離を頭側へ進め，脾下極を確認して脾結腸間膜を外側から内側へ左結腸曲の腸管の辺縁を確認しながら左結腸曲トップを剥離する．

　こののち，胃結腸間アプローチも交え，左結腸曲の大網を剥離し，腸間膜付着部を膵体尾部下縁で切離して，これを尾側へ進めれば左腎前筋膜前面の剥離層に入りやすく，脾結腸曲を安全確実に完全授動できる（図30）．さらに，結腸左半切除では，口側は膵体尾部下縁に沿って横行結腸間膜左側を切離し，肛門側は下行結腸からS状結腸までの腸管・腸間膜を剥離授動して，左半結腸を完全に授動しておく（図31，図32）．

1. イラストでみる外科解剖　77

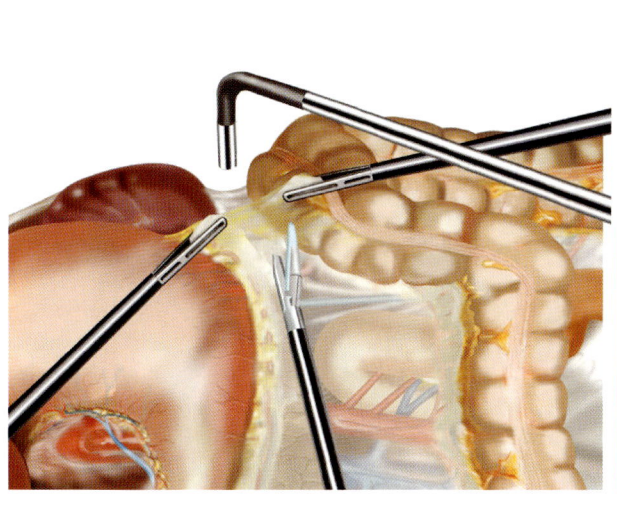

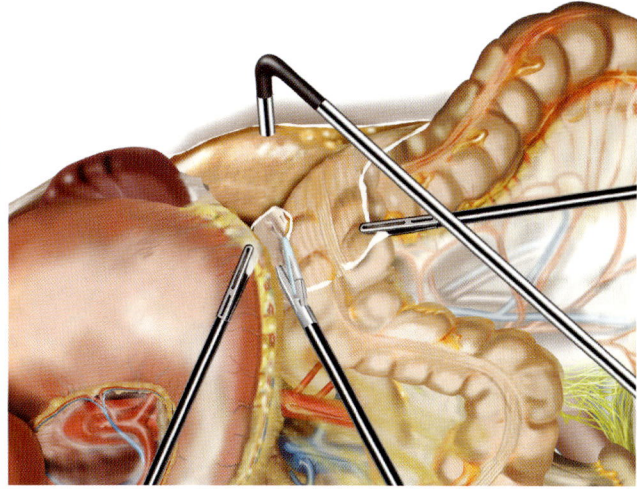

図27　胃結腸間アプローチによる左結腸曲授動　a b

　左結腸曲を完全授動するときは，横行結腸左側からの胃結腸間アプローチの方が，胃体部大弯と横行結腸との距離感がつかみやすく，大網や横行結腸間膜左側を十分に処理しやすい．ただし，脾門部の方向に進みやすいので，脾下極を適宜確認しながら操作方向を修正する必要がある．

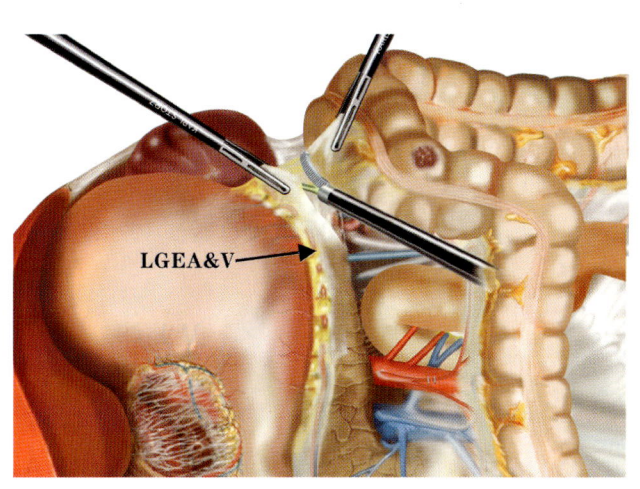

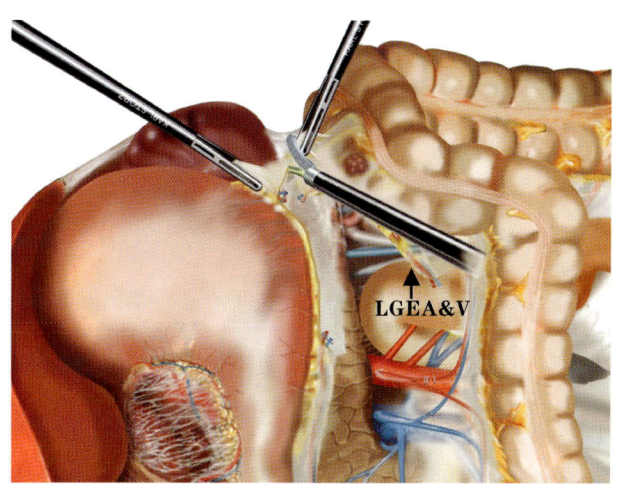

図28　胃結腸間アプローチによる左胃大網動静脈処理　a b

　胃結腸間アプローチでは，胃体部大弯と横行結腸との距離感がつかみやすく，a：左胃大網動静脈の温存や，b：合併切除も自在にできる．
　LGEA&V：左胃大網動静脈

78　Ⅲ. 外科解剖

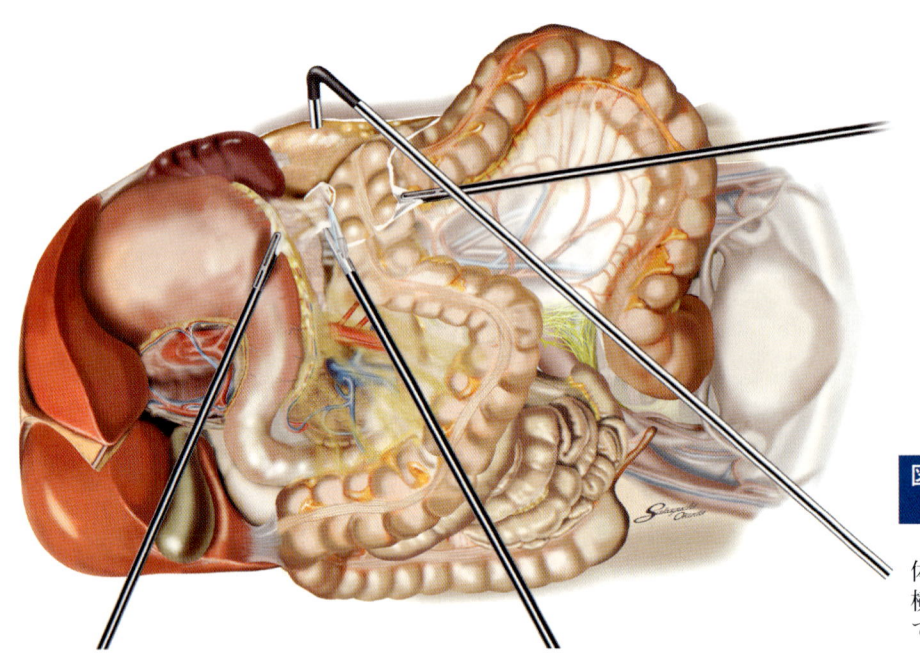

図29　胃結腸間アプローチによる横行結腸間膜左側処理
　胃結腸間アプローチでは，膵体尾部を背側に確認できるので横行結腸間膜左側の処理に際しての膵損傷の危険性も少ない．

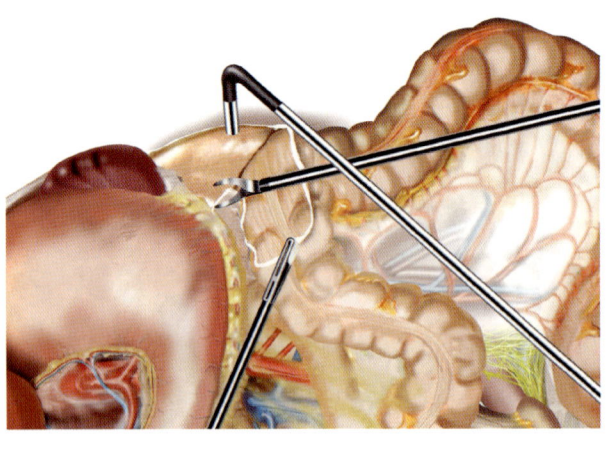

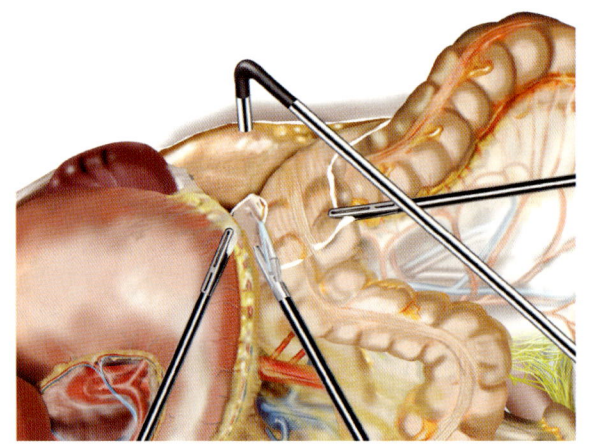

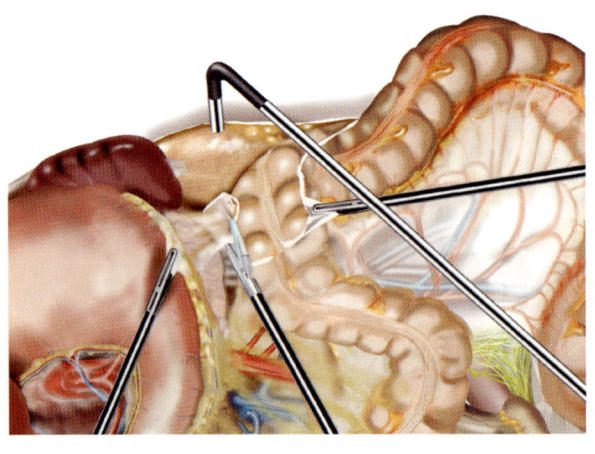

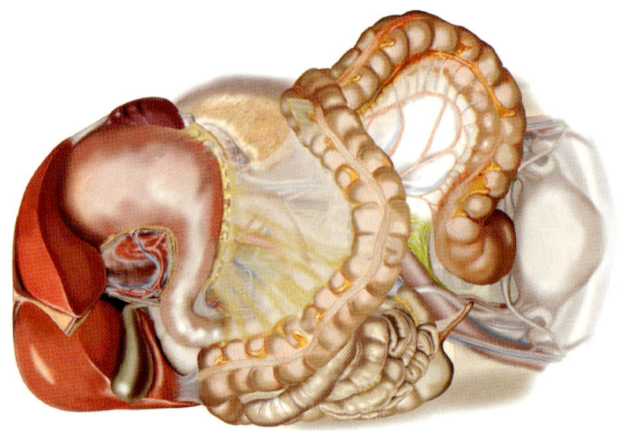

図30　左結腸曲授動の工夫
　大網が厚いなどのために胃結腸間アプローチで左結腸曲のトップの剝離が行いにくい場合は，
　a：下行結腸の壁側腹膜付着部の剝離を頭側へ進め，脾下極を確認して脾結腸間膜を外側から内側へ左結腸曲の腸管の辺縁を確認しながら左結腸曲トップの剝離を行う．こののち，
　b，c：胃結腸間アプローチを交えて，左結腸曲の大網を剝離し，腸間膜付着部を膵体尾部下縁で切離して，これを尾側へ進めれば左腎前筋膜前面の剝離層に入りやすく，
　d：脾結腸曲を安全確実に完全授動できる．

a	b
c	d

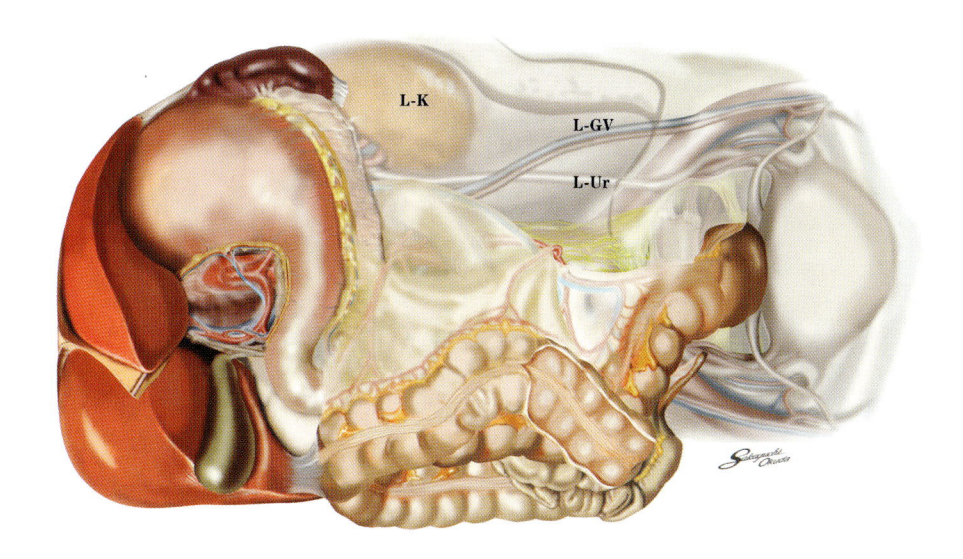

図31　左半結腸授動時の外科解剖（1）
左半結腸の授動完了図（血管処理なし）

　結腸左半切除では，口側は膵体尾部下縁に沿って横行結腸間膜左側を切離し，肛門側は下行結腸からS状結腸までの腸管・腸間膜を剝離授動して，左半結腸を完全に授動する．
　L-GV：左精巣／卵巣動静脈，L-Ur：左尿管，L-K：左腎臓

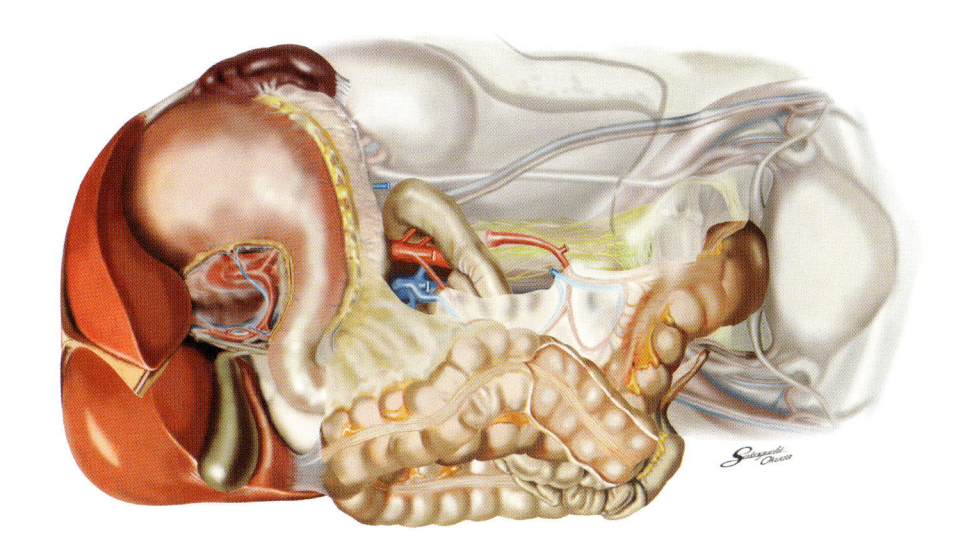

図32　左半結腸授動時の外科解剖（2）
左半結腸の授動完了図（血管処理あり）

4. 横行結腸～左側結腸間膜の外科解剖

　図33に横行結腸～左側結腸間膜の外科解剖を示す．横行結腸間膜左側の剥離には，図34に示すように，Treitz靱帯左側で膵体部下縁を同定し，その腹側で横行結腸間膜を切離して網嚢内へ入るところがポイントとなる．また，左結腸間膜内の下腸間膜静脈は，膵体部背側で脾静脈もしくは門脈（稀に上腸間膜静脈）へ流入するため，左結腸間膜の後腹膜からの剥離を不用意に頭側へ進めていくと容易に膵の背側へ入り，膵損傷や脾静脈損傷の原因となる．したがって，横行結腸間膜左側・左結腸間膜移行部の剥離は横行結腸間膜左側を膵体部の腹側で剥離してこれを左結腸間膜側へ進める方がよい．

　ところで，中結腸動脈の分岐形態は多彩であり，また，上腸間膜動脈系血管と左結腸動脈の間にRiolan弓と呼ばれる副動脈（副中結腸動脈もしくは副左結腸動脈）が15％程度の割合で存在する（図35）[3]．この副動脈が支配血管でTreitz靱帯の頭側で上腸間膜動脈から分岐している場合は，横行結腸間膜左側を膵の腹側で剥離してこれを左結腸間膜側へ進めつつ，この副動脈周囲の郭清をするのが良い．

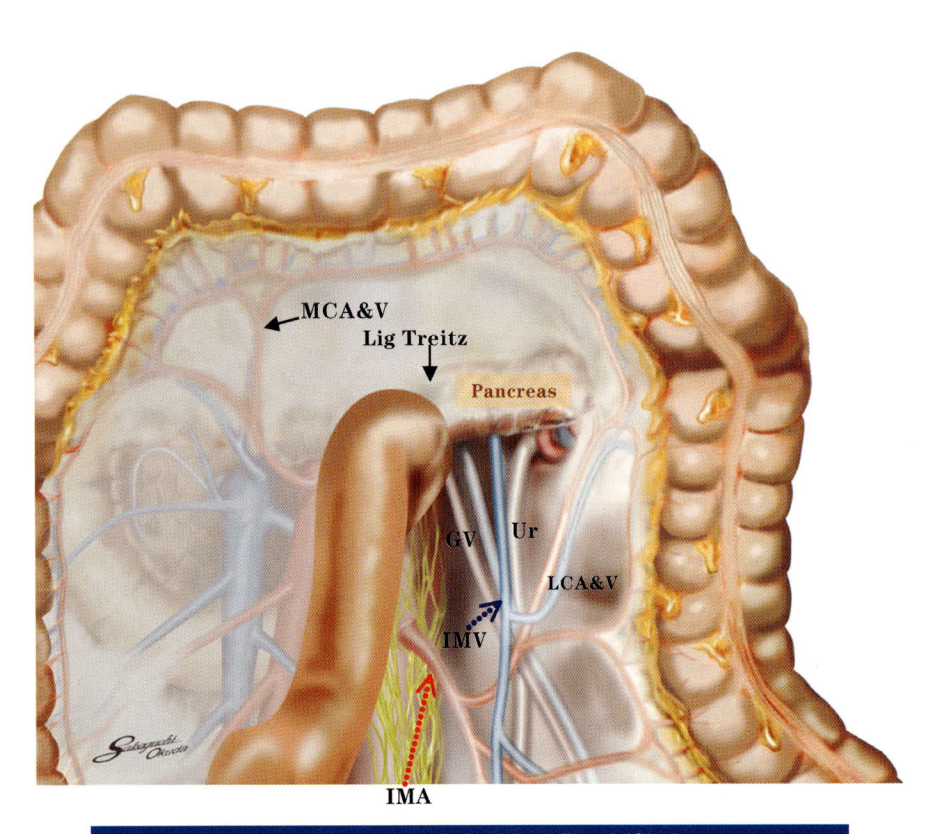

図33　横行結腸～左側結腸間膜の外科解剖

MCA＆V：中結腸動静脈，Pancreas：膵臓，Lig. of Treitz：Treitz靱帯，IMA：下腸間膜動脈，IMV：下腸間膜静脈，LCA＆V：左結腸動静脈，GV：左精巣／卵巣動静脈，Ur：左尿管

1. イラストでみる外科解剖　81

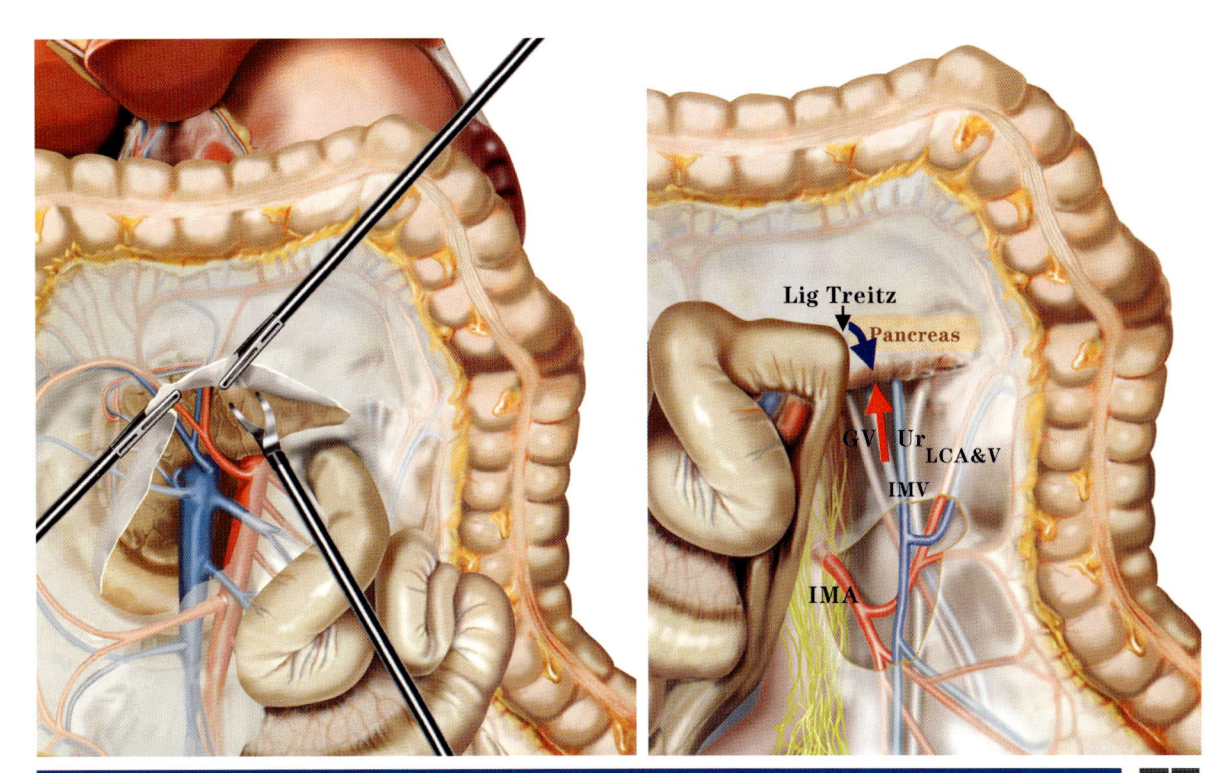

図34　注意すべき剥離層（横行結腸間膜左側・左結腸間膜移行部の剥離）　a b

a：横行結腸間膜左側の剥離には，Treitz靱帯左側で膵体部下縁を同定し，その腹側で横行結腸間膜を切離して網嚢内へ入るところがポイントとなる．
b：左結腸間膜内の下腸間膜静脈は膵体部の背側で脾静脈もしくは門脈（稀に上腸間膜静脈）へ流入するため，赤矢印のように左結腸間膜の後腹膜からの剥離を不用意に頭側へ進めていくと容易に膵の背側へ入り，膵損傷や脾静脈損傷の原因となる．したがって，青矢印のように横行結腸間膜左側・左結腸間膜移行部の剥離は横行結腸間膜左側を膵体部の腹側で剥離してこれを左結腸間膜側へ進めるのがよい．

　MCA：中結腸動脈，MCV：中結腸静脈，Pancreas：膵臓，Lig. of Treitz：Treitz靱帯，IMA：下腸間膜動脈，IMV：下腸間膜静脈，LCA&V：左結腸動静脈，GV：左精巣／卵巣動静脈，Ur：左尿管

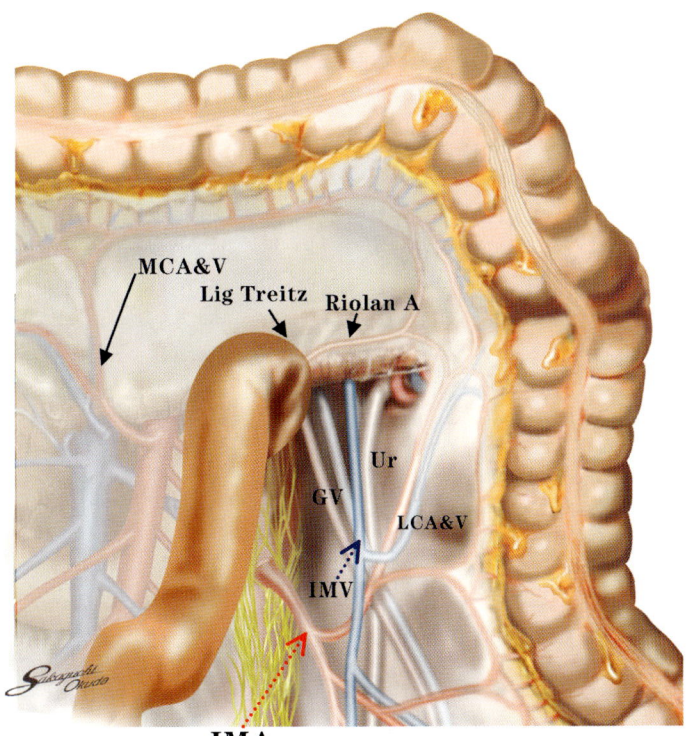

図35　横行結腸間膜内の副動脈

　中結腸動脈の分岐形態は多彩であり，また，上腸間膜動脈系血管と左結腸動脈の間にRiolan弓と呼ばれる副動脈（副中結腸動脈もしくは副左結腸動）が15％程度の割合で存在するので注意を要する．

　MCA：中結腸動脈，MCV：中結腸静脈，Pancreas：膵臓，Lig. of Treitz：Treitz靱帯，Riolan A：Riolan弓，IMA：下腸間膜動脈，IMV：下腸間膜静脈，LCA&V：左結腸動静脈，GV：左精巣／卵巣動静脈，Ur：左尿管

82　Ⅲ. 外科解剖

　　血管処理は膵体部下縁で行う．図36に横行結腸左側〜下行結腸癌に対する郭清と血管処理の外科解剖を示す．この領域の血管にはバリエーションが多いため，病変部の支配血管を確実に同定して的確に処理するところがポイントとなる．また，支配血管がTreitz靱帯を境にして上腸間膜動脈系と下腸間膜動脈系に跨ることと剝離層のレベルが左右で異なるため，難易度が高い．ただし，次章で述べる3D-CTによるオーダーメイドの外科解剖は，この支配血管の同定にきわめて有用である．

　　なお，図37を用いて再度強調するように，右側結腸間膜も左側結腸間膜も剝離層は後腹膜下筋膜前面であるが，剝離層のレベルは左右で異なり，右側では十二指腸前面，左側では十二指腸背面のレベルとなることに注意する．

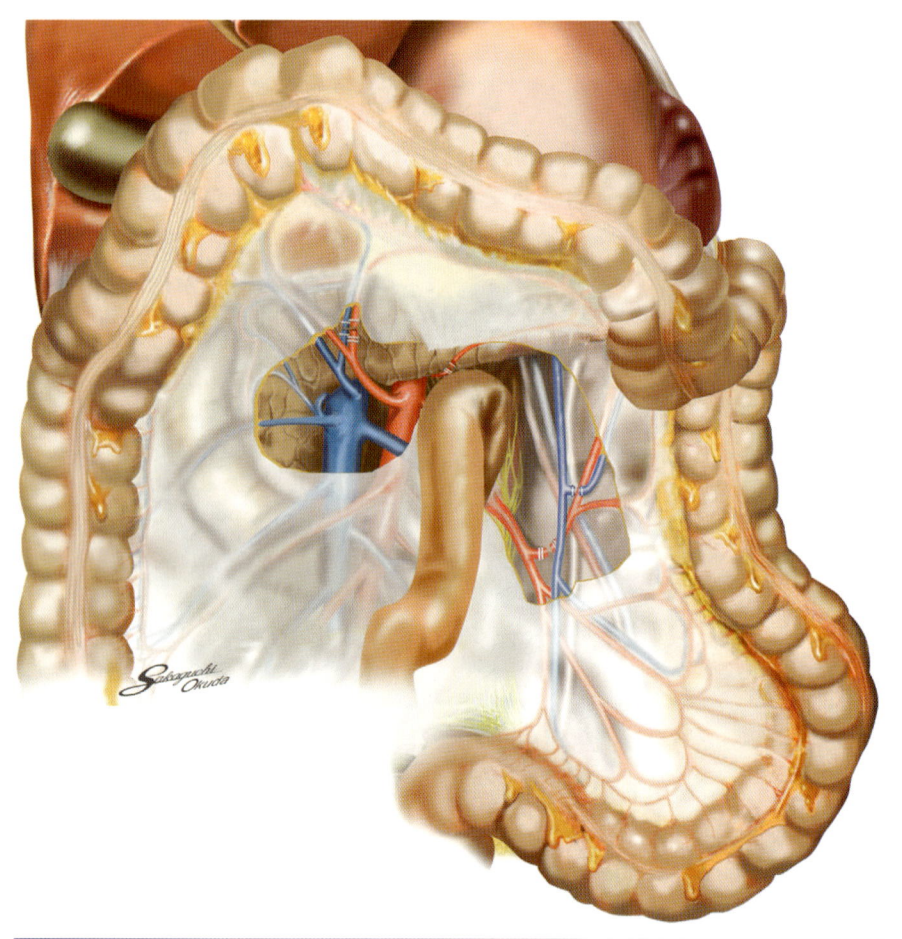

図36　横行結腸左側〜下行結腸に対する郭清・血管処理の外科解剖
　この領域の血管にはバリエーションが多いため，病変部の支配血管を確実に同定して的確に処理するところがポイントとなる．

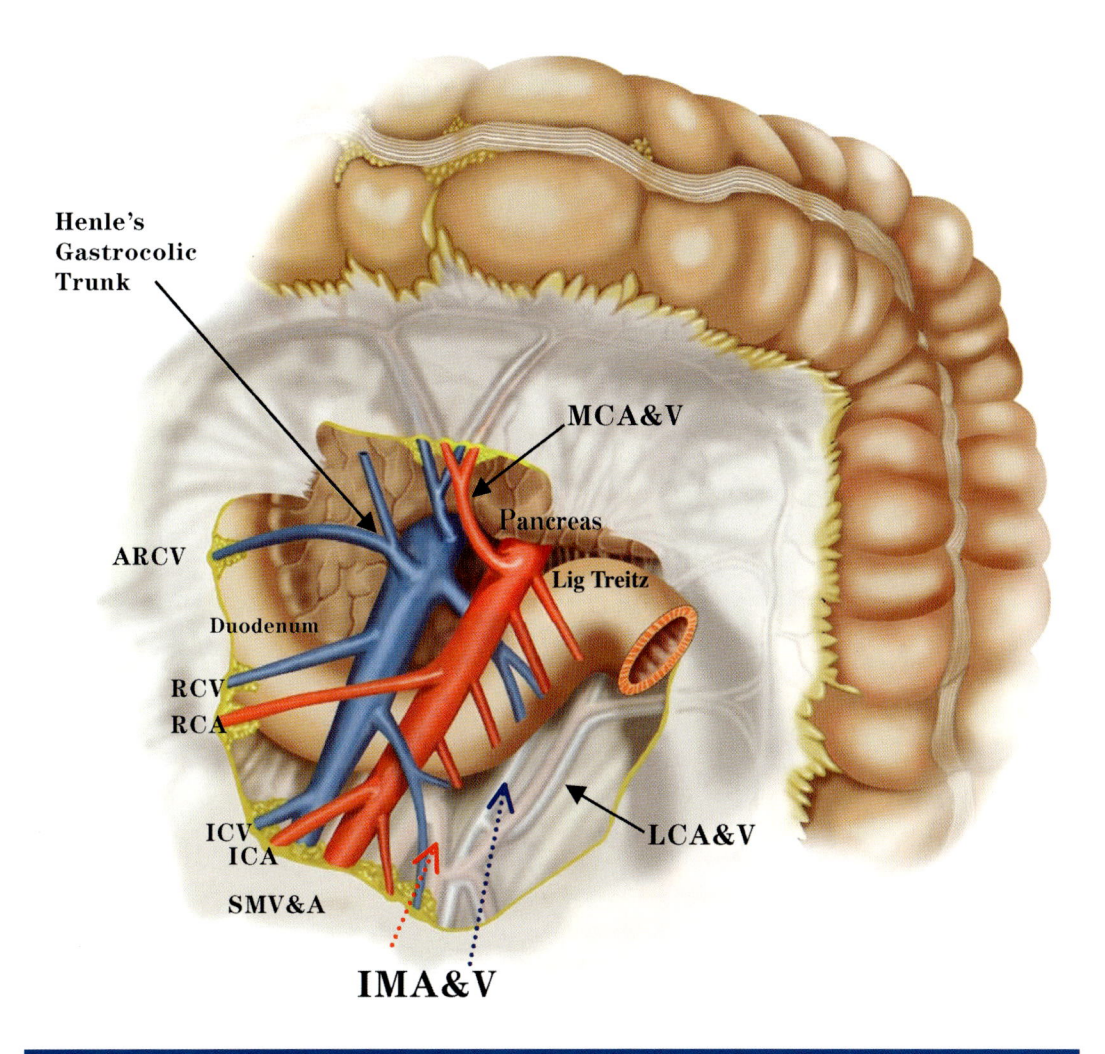

図37　右側結腸間膜と左側結腸間膜の外科解剖

　結腸間膜の剝離層のレベルは左右で異なり，右側では十二指腸前面であるが，左側では十二指腸背面のレベルとなる．左結腸曲の病変に対する内側アプローチでは，Treitz靱帯と膵体部下縁が適切な剝離層を同定するLandmarkとなる．
　ICA：回結腸動脈，ICV：回結腸静脈，RCA：右結腸動脈，RCV：右結腸静脈，Henle's Gastrocolic Trunk：Henleの胃結腸静脈幹，ARCV：副右結腸静脈，MCA：中結腸動脈，MCV：中結腸静脈，Duodenum：十二指腸，Pancreas：膵臓，Lig. of Treitz：Treitz靱帯，IMA：下腸間膜動脈，IMV：下腸間膜静脈，LCA＆V：左結腸動静脈

5　左側結腸

1．左側結腸間膜と左側結腸の展開

　手術台を頭低位，左側高位として大網と横行結腸を上腹部に挙上し，小腸を右腹部に順序よく移動させて左側結腸間膜を良好に展開する（図38）．

2．左側結腸間膜の外科解剖

　図39に左側結腸間膜内の血管と後腹膜下の組織を示す．左側結腸間膜内の動静脈は上直腸動静脈のレベルより末梢では伴走しているが，中枢側では下腸間膜静脈は下腸

84 Ⅲ. 外科解剖

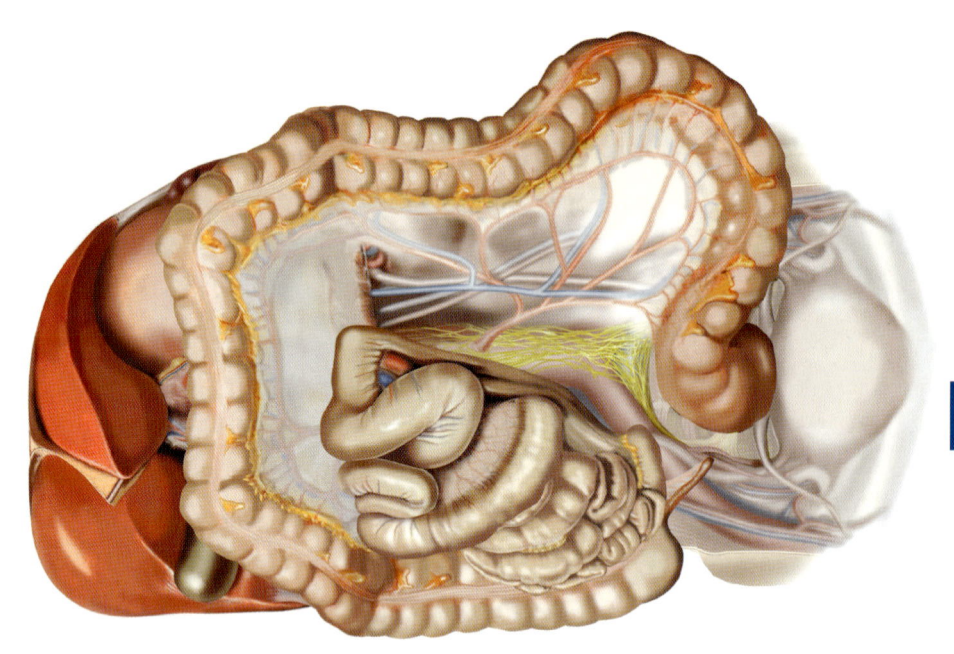

図38 左側結腸間膜と左側結腸の展開

手術台を頭低位，左側高位として大網と横行結腸を上腹部に挙上し，小腸を右腹部に順序よく移動させて左側結腸間膜を良好に展開する．

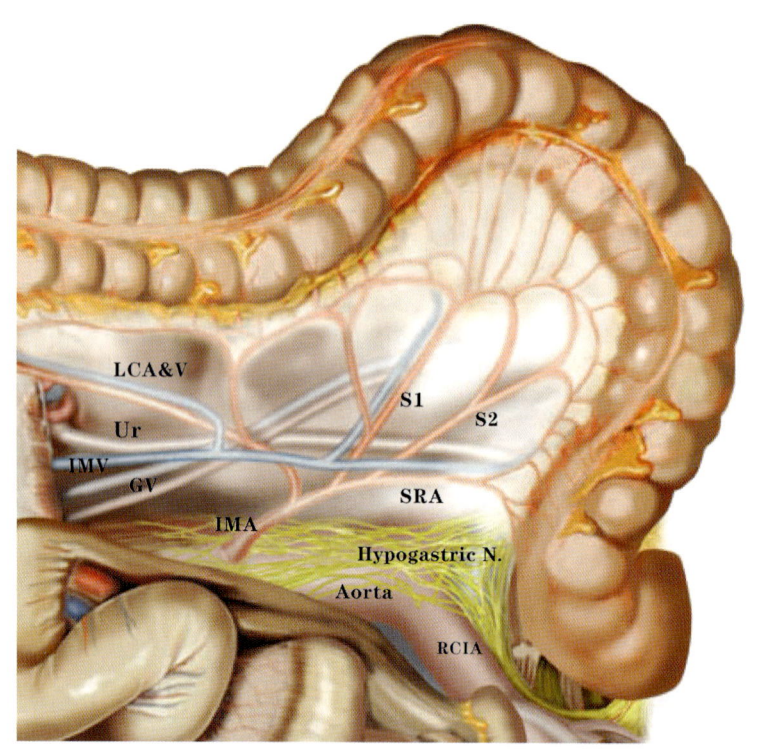

図39 左側結腸間膜の外科解剖

　左側結腸間膜内の動静脈は上直腸動静脈のレベルより末梢では伴走しているが，中枢側では下腸間膜静脈は下腸間膜動脈から離れて上行して膵臓の背側を走行して脾静脈もしくは門脈（稀に上腸間膜静脈）に流入する．下腸間膜動脈根部は，大動脈分岐部から4〜5 cm頭側で十二指腸第3部の下縁にあることが多い．通常，左結腸動脈は，下腸間膜動脈根部から3〜6 cm末梢側の大動脈分岐部近傍のレベルで下腸間膜動脈に対して鋭角に分岐しているが，第1S状結腸動脈と共通幹となっていることも多い．左側結腸間膜背側に癒合する後腹膜下筋膜の背側を左精巣/卵巣動静脈と左尿管が走行する．左側では精巣/卵巣動静脈は下腸間膜動脈根部のレベルで尿管の前面を交差する．なお，右総腸骨動脈が大動脈分岐部を同定するlandmarkとなる．また，腹大動脈神経叢に左右の第2〜4腰内臓神経が加わって構成される上下腹神経叢は大動脈分岐部前面の左側寄りで最も確認しやすい．

　MA：下腸間膜動脈，IMV：下腸間膜静脈，LCA&V：左結腸動静脈，GV：左精巣/卵巣動静脈，Ur：左尿管，SRA：上直腸動脈，S1：第1S状結腸動脈，S2：第2S状結腸動脈，Hypogastric N.：上下腹神経叢，Aorta：大動脈，RCIA：右総腸骨動脈

間膜動脈から離れて上行し，膵臓の背側を走行して脾静脈もしくは門脈（稀に上腸間膜静脈）に流入する．下腸間膜動脈根部は，大動脈分岐部から4～5cm頭側で十二指腸第3部の下縁にあることが多い．また，左結腸動脈は，下腸間膜動脈根部から3～6cm末梢側の大動脈分岐部付近の高さで下腸間膜動脈に対して鋭角に分岐しているが，第1S状結腸動脈と共通幹となっていることも多い．左側結腸間膜背側に癒合する後腹膜下筋膜の背側を左精巣/卵巣動静脈と左尿管が走行する．左側では精巣/卵巣動静脈は下腸間膜動脈根部の高さで尿管の前面を交差する．なお，右総腸骨動脈が大動脈分岐部を同定するlandmarkとなる．また，腹大動脈神経叢に左右の第2～4腰内臓神経が加わって構成される上下腹神経叢は大動脈分岐部前面で最も確認しやすい．

3．左側結腸間膜と左側結腸の剥離層

　左側結腸から直腸の病変では，大動脈分岐部前面の上下腹神経叢が剥離層同定のlandmarkとなる．下腸間膜動脈の背側に上下腹神経叢を確認・温存しつつ剥離を外側へ進めるが，下腸間膜動脈から腸間膜背側寄りで後腹膜下筋膜を剥がし落とすように剥離操作を加えると後腹膜筋膜前面の剥離層に進入し，左尿管や精巣/卵巣動静脈はその背側に温存できる（図40, 図41）．

　この際，図42の赤点直線のように岬角付近で内側から外側へ腸間膜の剥離を先行さすと，同部はエリアが広いため後腹膜下筋膜背側の深い層に入ってしまうことが多い．したがって，青点曲線のように上直腸動脈背側で上下腹神経叢を確認し，本幹を温存しながら剥離をまず頭側へ進め，下腸間膜動脈根部近傍で腸間膜寄りの浅い層を意識して外側へ剥離を行った後に剥離を尾側へ進めた方が後腹膜下筋膜を認識しやすく，左尿管・左精巣/卵巣動静脈をその背側に確実に温存しやすい．

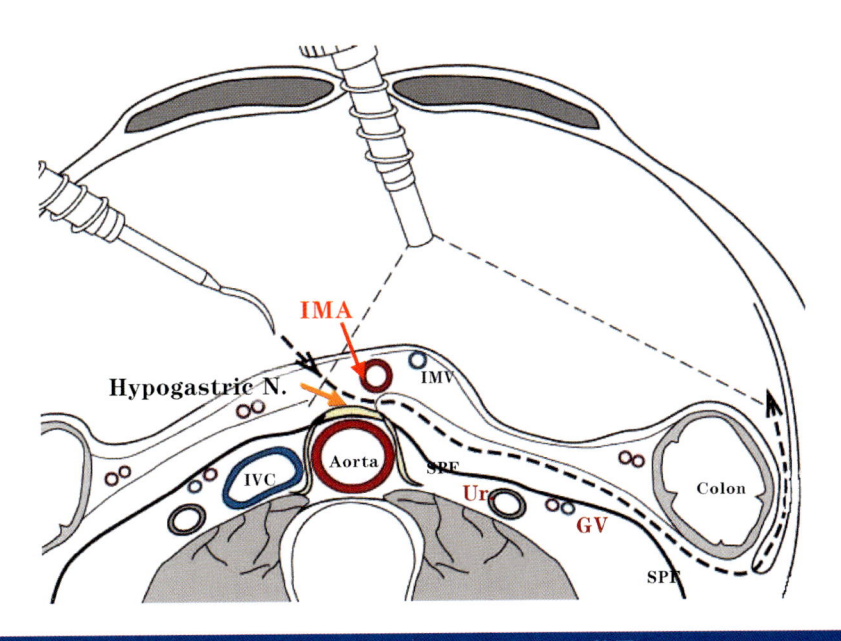

図40　左側結腸間膜と左側結腸の剥離層

　大動脈分岐部前面の上下腹神経叢が内側アプローチでの剥離層同定のlandmarkとなる．下腸間膜動脈の背側に上下腹神経叢を確認・温存しつつ剥離を外側へ進めると後腹膜筋膜前面の剥離層に進入し，左尿管や精巣/卵巣動静脈はその背側に自動的に温存される．

　Hypogastric N：上下腹神経叢，Aorta：大動脈，IVC：下大静脈，IMA：下腸間膜動脈，IMV：下腸間膜静脈，Ur：左尿管，GV：左精巣/卵巣動静脈，SPF：後腹膜下筋膜，colon：左側結腸

86　Ⅲ．外科解剖

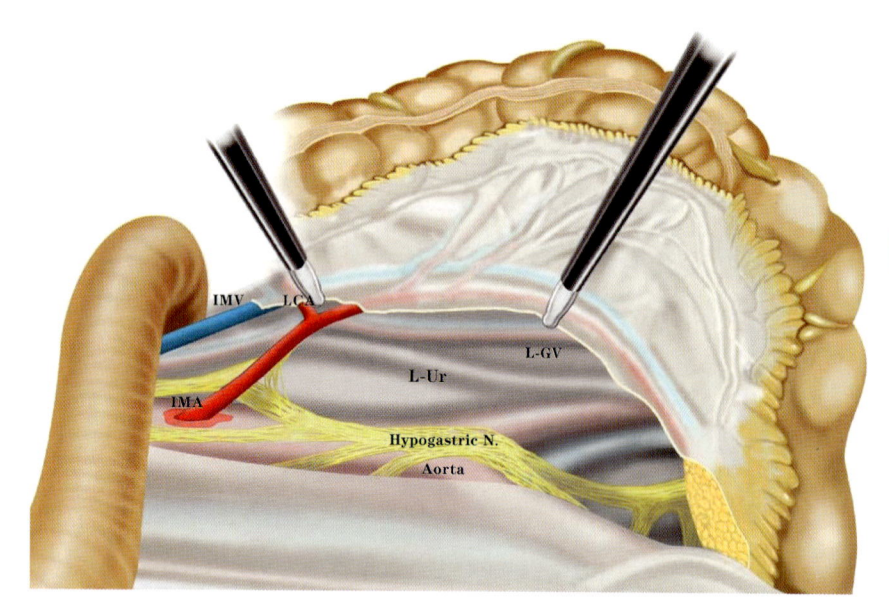

図41　左側結腸間膜の剥離層

　左側結腸間膜背側寄りで後腹膜下筋膜を剥がし落とすように剥離操作を加えると後腹膜筋膜前面の剥離層に進入し，左尿管や精巣／卵巣動静脈はその背側に温存できる．

　Hypogastric N：上下腹神経叢，Aorta：大動脈，IMA：下腸間膜動脈，IMV：下腸間膜静脈，LCA：左結腸動脈，L-Ur：左尿管，L-GV：左精巣／卵巣動静脈

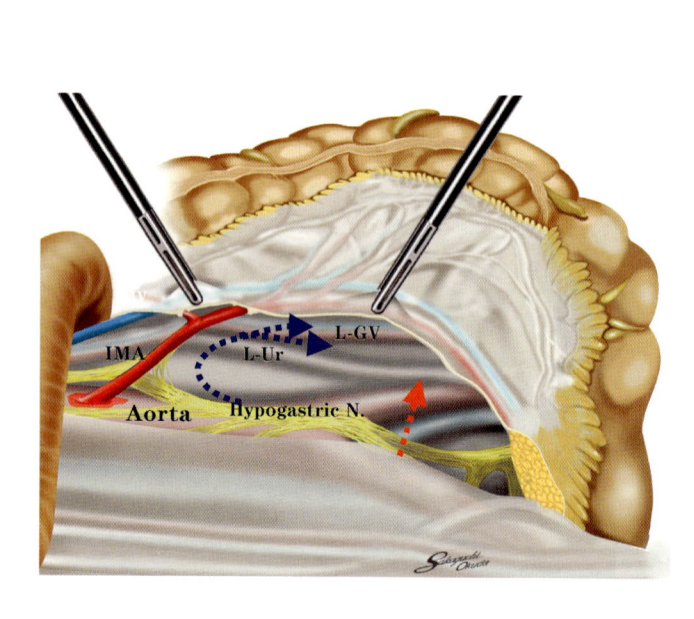

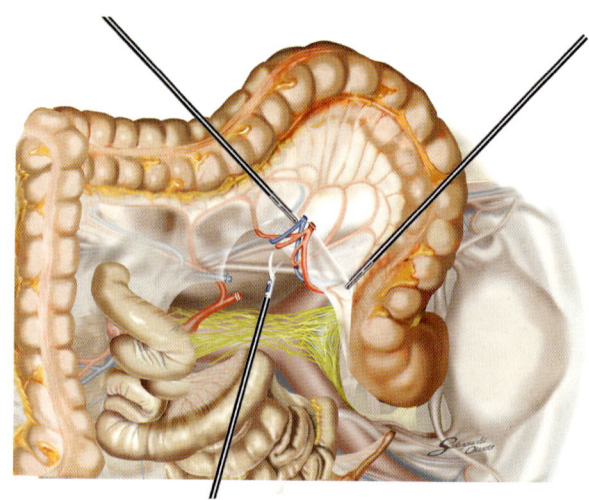

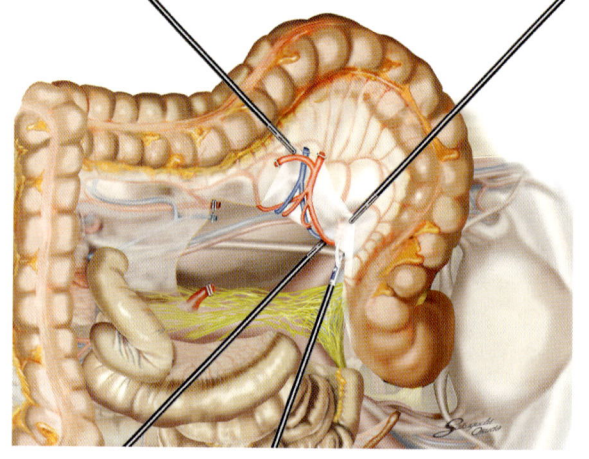

図42　注意すべき剥離層

a：赤点直線のように岬角付近で内側から外側へ腸間膜の剥離を先行させると，同部はエリアが広いため後腹膜下筋膜背側の深い層に入ってしまうことが多い．したがって，青点曲線のように上直腸動脈背側で上下腹神経叢を確認し，本幹を温存しながら剥離をまず頭側へ進め，下腸間膜動脈根部近傍で腸間膜寄りの浅い層を意識して外側へ剥離を行った後に剥離を尾側へ進めた方が後腹膜下筋膜を認識しやすく，左尿管・左精巣／卵巣動静脈をその背側に確実に温存しやすい．

b：左結腸動脈温存 D3郭清例．

c：下腸間膜動脈根部処理の D3郭清例．

4．左側結腸の外側アプローチに必要な外科解剖

　SD junction 頭側の下行結腸寄りで壁側腹膜を切離して腸管外側に沿って剥離を進め，後腹膜筋膜前面の層に入る．腸間膜から後腹膜下筋膜を剥がし落とすように剥離操作を加えると後腹膜下筋膜が腸間膜から出血なく剥離されて薄い光沢のある膜として認識できるので，剥離を内側方向に進めて後腹膜下筋膜背側に左精巣/卵巣動静脈と左尿管を確認・温存する．層がわかりにくいときは，SD junction の尾側で左精巣/卵巣動静脈を確認し，その前面で剥離を少しずつ頭内側へ進めていくと左尿管を確実に同定して温存できる．なお，バイポーラ鋏の先1～2 mm を使ってシャープに剥離するのが有効である（図43，図44）．

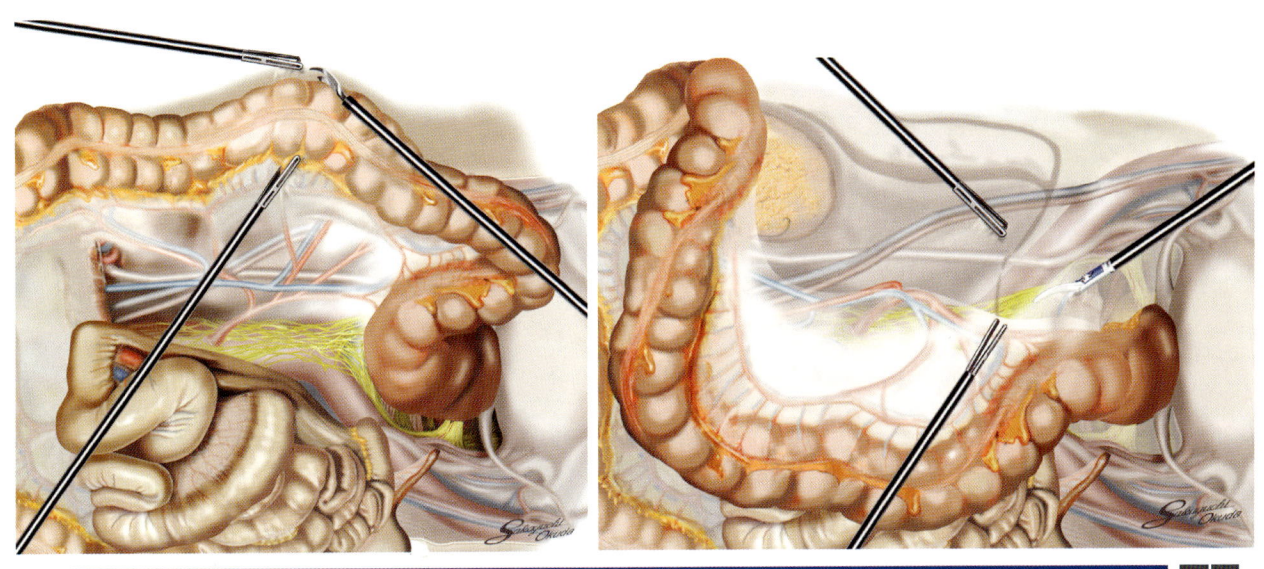

図43　左側結腸の外側アプローチに必要な外科解剖　a b

　SD junction 頭側の下行結腸寄りで壁側腹膜を切離して腸管外側に沿って剥離を進め，後腹膜筋膜前面の層に入る．腸間膜から後腹膜下筋膜を剥がし落とすように剥離操作を加えると後腹膜下筋膜が腸間膜から出血なく剥離されて薄い光沢のある膜として認識できる．層がわかりにくいときは，SD junction の尾側で左精巣/卵巣動静脈を確認し，その前面で剥離を頭内側へ進めると後腹膜下筋膜下に左尿管が確認できる．

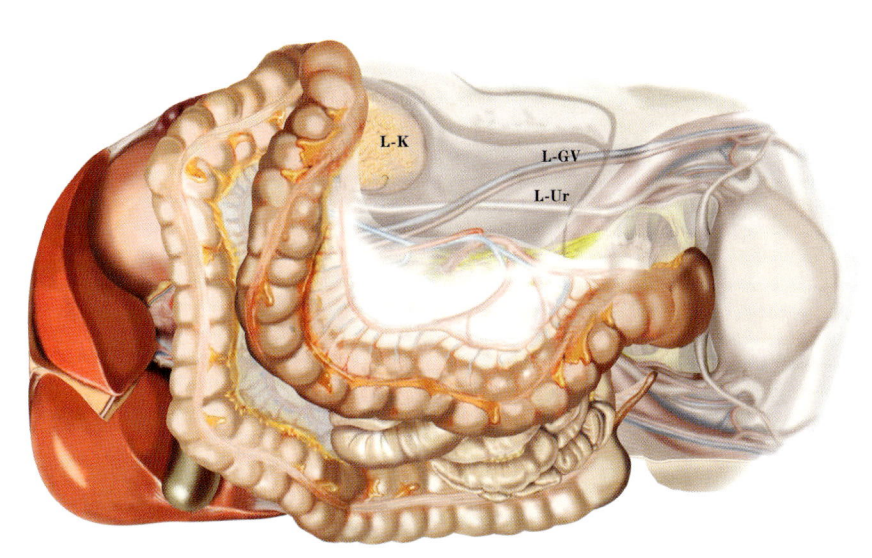

図44　下行結腸～S状結腸授動時の外科解剖
L-GV：左精巣/卵巣動静脈，L-Ur：左尿管，L-K：左腎臓

6 直腸

1. 直腸の剝離層

後腹膜下筋膜の連続である尿管下腹神経筋膜の前面で直腸の剝離を肛門側へ進め，下腹神経から骨盤神経叢を温存しつつ直腸を授動する（図45）．骨盤神経叢は下腹神経と仙骨内臓神経に第2～4仙骨神経の骨盤内臓神経が加わって構成される．腹腔鏡の近接視・拡大視効果により第3，4骨盤内臓神経も明瞭に確認できることが多い．

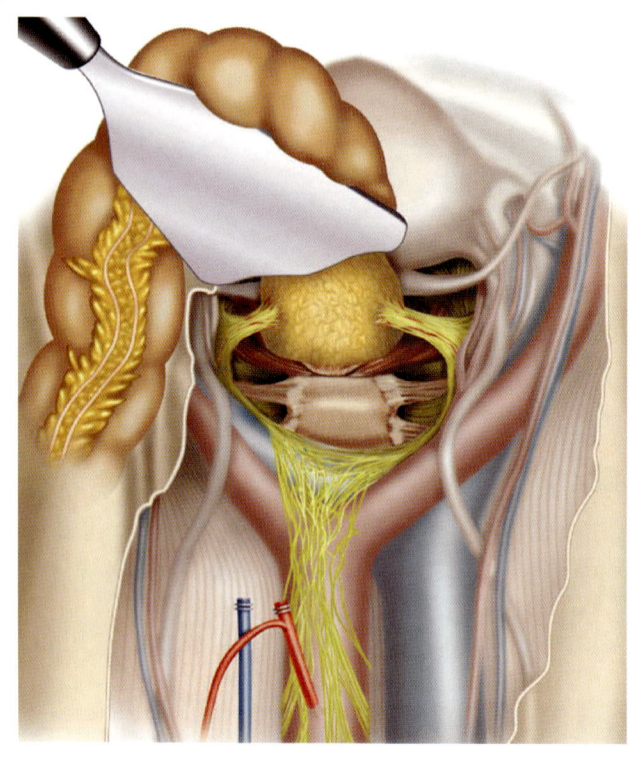

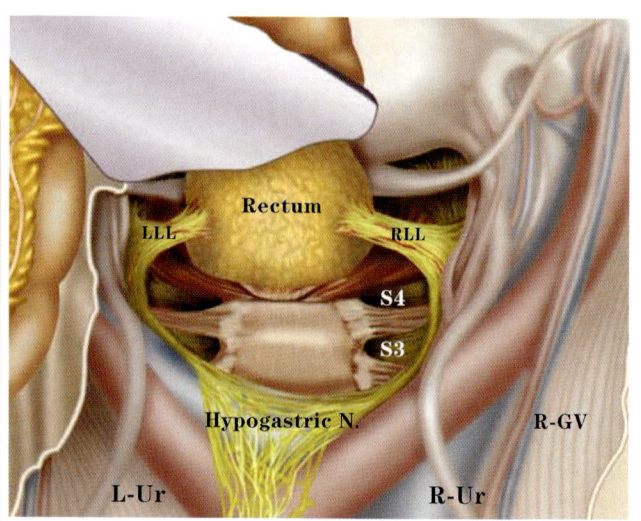

図45 直腸の剝離層　a b

後腹膜下筋膜から尿管下腹神経筋膜の前面で直腸の剝離を肛門側へ進めると，下腹神経から骨盤内臓神経および骨盤神経叢を温存して直腸が剝離授動できる．
L-Ur：左尿管，R-Ur：右尿管，R-GV：右精巣/卵巣動静脈，Hypogastric N：上下腹神経叢，S3：第3仙骨神経（骨盤内臓神経），S4：第4仙骨神経（骨盤内臓神経），RLL：右側方靱帯，LLL：左側方靱帯，Rectum：直腸後壁側（直腸固有筋膜）

2. 直腸の外科解剖

男性と女性の骨盤内外科解剖と直腸剝離層を図46～図50と図51～図55に示す．後壁側では直腸固有筋膜を破らないように剝離を骨盤底へ進め，直腸仙骨靱帯を切離して肛門尾骨靱帯と肛門挙筋（腸骨尾骨筋～恥骨尾骨筋）を確認する．さらに，肛門尾骨靱帯を切離すれば，肛門管直上までの剝離が完了し，最も内側の肛門挙筋である恥骨直腸筋が確認できる．前壁側では腹膜反転部で腹膜を切離して男性では精嚢，女性で

は腟後壁を確認してDenonvilliers筋膜を切除側に付けつつ肛門側へ剥離を進めて直腸両側で膀胱/子宮直腸間隙を確認する．側方は，後方剥離面と膀胱/子宮直腸間隙の間で中直腸動脈と骨盤神経叢の直腸枝からなる側方靱帯を確認し，骨盤神経叢本幹を損傷しないように肛門挙筋（恥骨尾骨筋）まで剥離を進める．過半数以上の例で側方靱帯内に明らかな中直腸動脈が無いが，ある場合には側方靱帯内の前下方1/3のところにあることが多い．

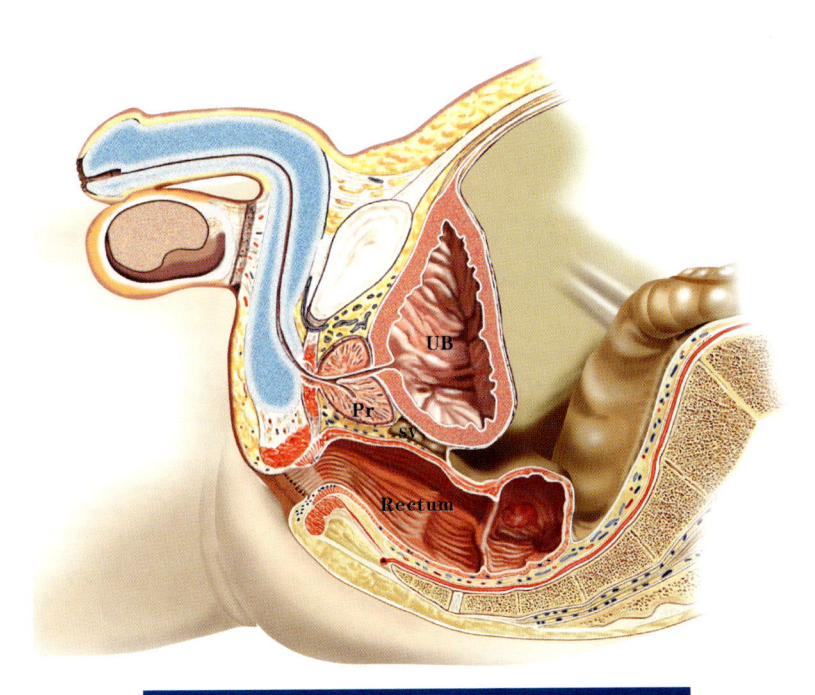

図46　直腸の外科解剖（男性）
UB：膀胱，Pr：前立腺，SV：精嚢，Rectum：直腸

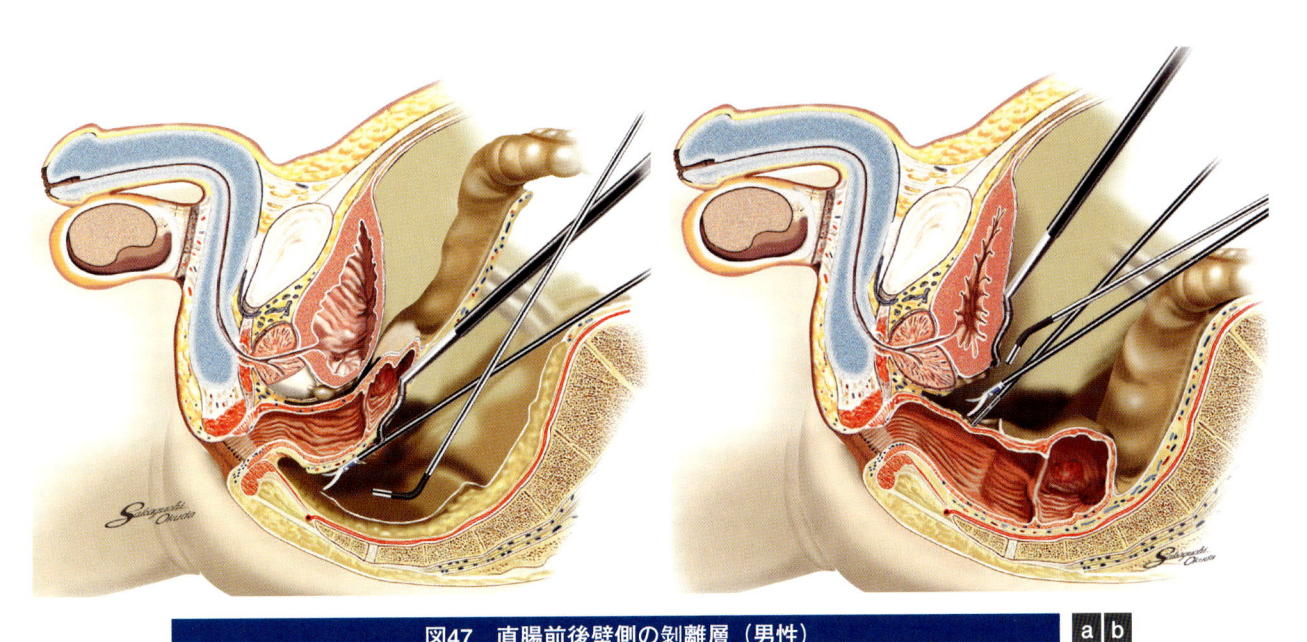

図47　直腸前後壁側の剥離層（男性）
a：後壁側では直腸固有筋膜を破らないように剥離を骨盤底へ進め，直腸仙骨靱帯を切離して肛門尾骨靱帯と肛門挙筋を明らかとする．
b：前壁側では腹膜反転部で腹膜を切離して男性では精嚢を確認して温存し，Denonvilliers筋膜を切除側に付けつつ肛門側（前立腺背側）へ剥離を進める．

90　Ⅲ．外科解剖

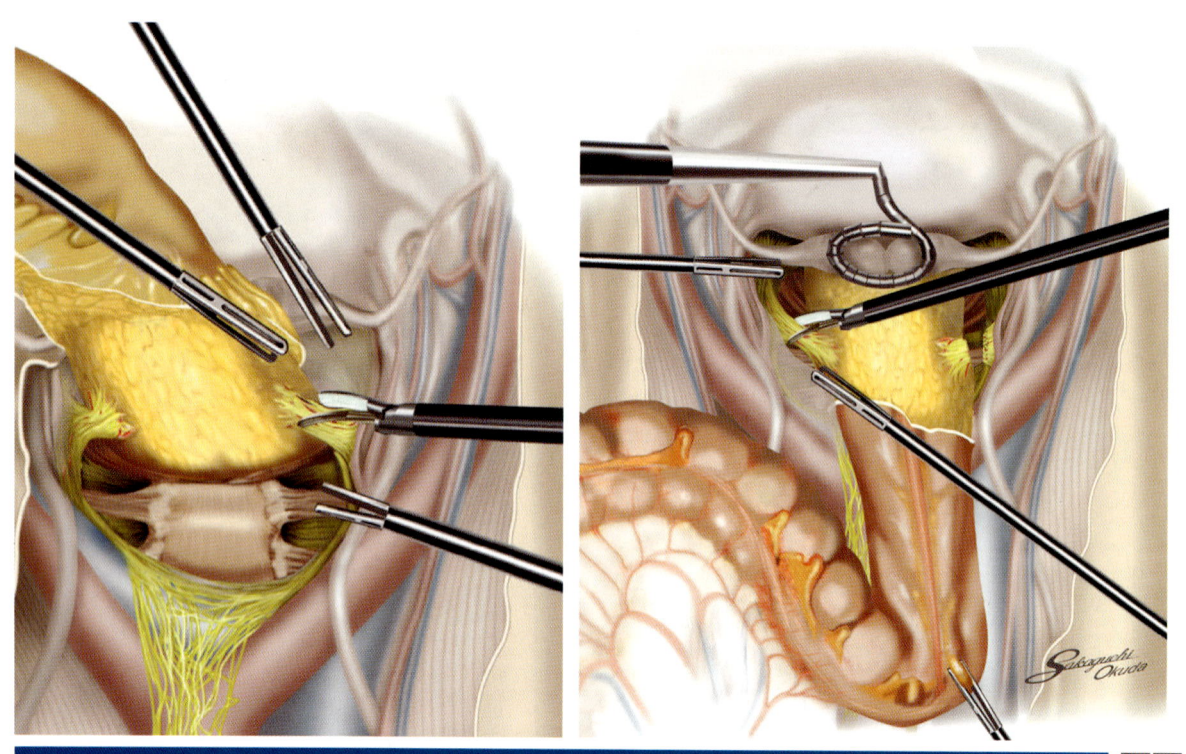

図48　側方靱帯処理（男性）　　　　　　　　　　　　　　　　　　　　　　　　　　　　a b

　側方は，後方離面と膀胱／精囊直腸間隙の間で中直腸動脈と骨盤神経叢の直腸枝からなる側方靱帯を確認し，骨盤神経叢本幹を損傷しないように側方靱帯を処理して肛門挙筋（恥骨尾骨筋）まで剝離を進める．

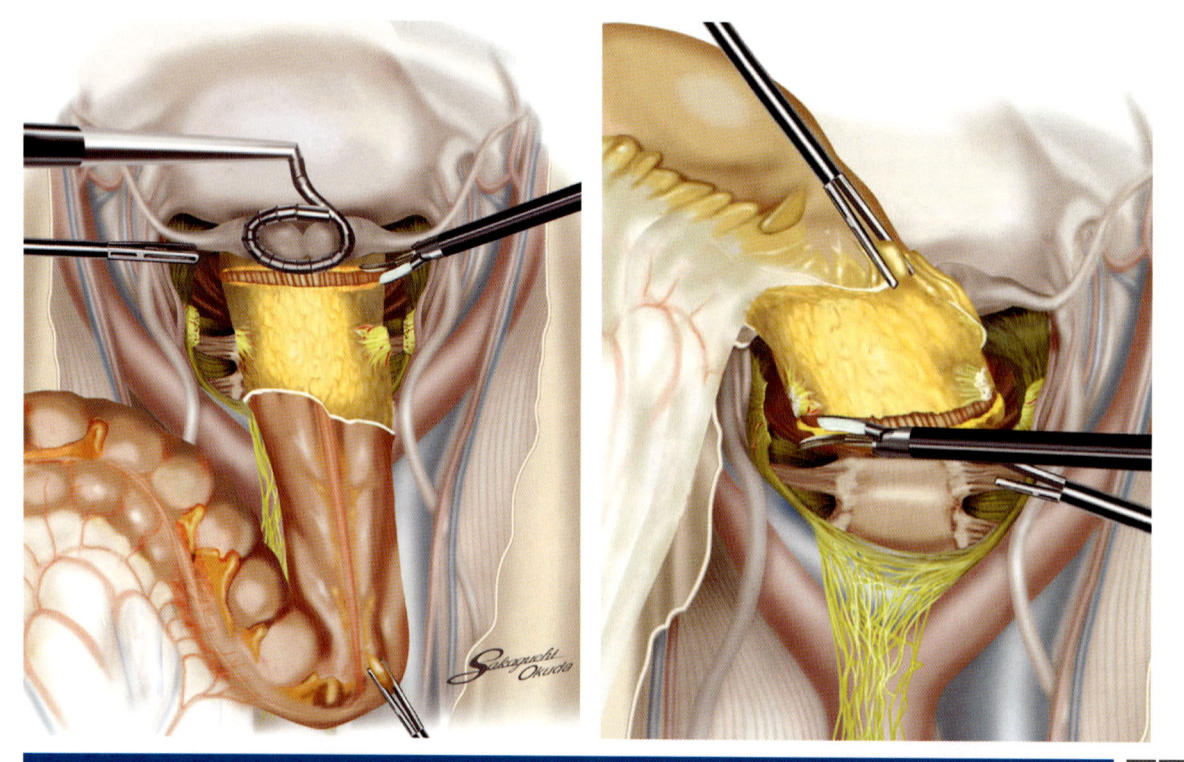

図49　直腸間膜の剝離　　　　　　　　　　　　　　　　　　　　　　　　　　　　　　　a b

　下部直腸切離予定部の直腸間膜は前方から両側へと処理したラインを指標に背側を処理すると病変部肛門側の直腸間膜も適切に切除側に含まれる．この際，直腸間膜内の血管は，上直腸動静脈の末梢枝として肛門側からみて左側は2時～3時に1カ所，右側は11時と7時に2カ所にあることが多いので注意して処理する．

また，とくに狭骨盤の男性では，直腸前壁から両側方への剝離に際して，精囊を確認しつつ，できるだけ直腸壁寄りで剝離を進めて側方靱帯を処理すると骨盤神経叢から泌尿生殖器系へ分枝する neurovascular bandle にも切り込まず，出血もしない．すなわち，膀胱直腸窩というよりは，しいて言えば精囊直腸窩を同定する感覚で直腸前側壁を剝離するのが良いと考えている．

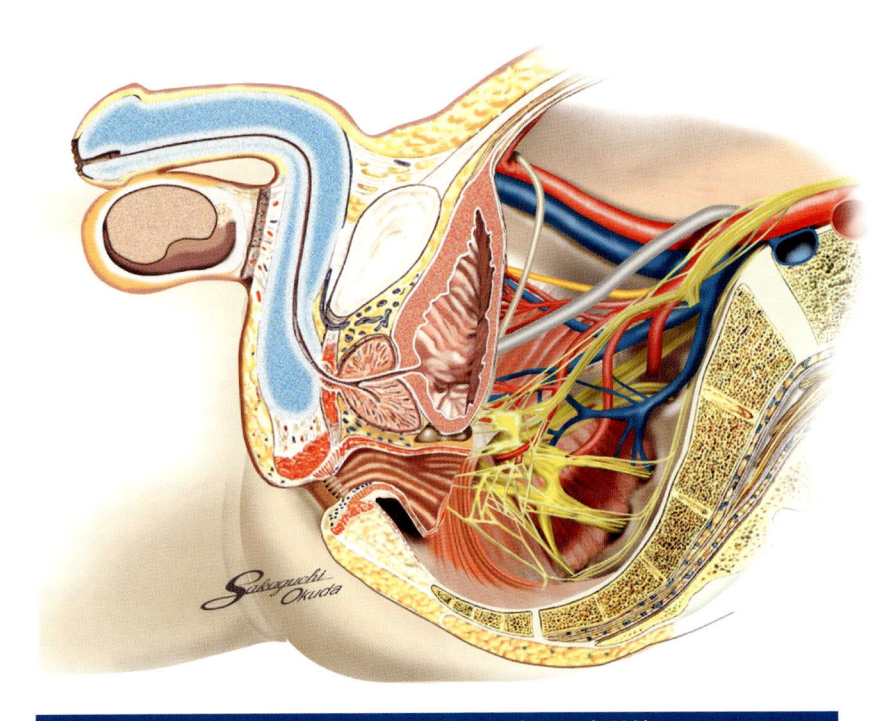

図50　骨盤内自律神経の外科解剖（男性）

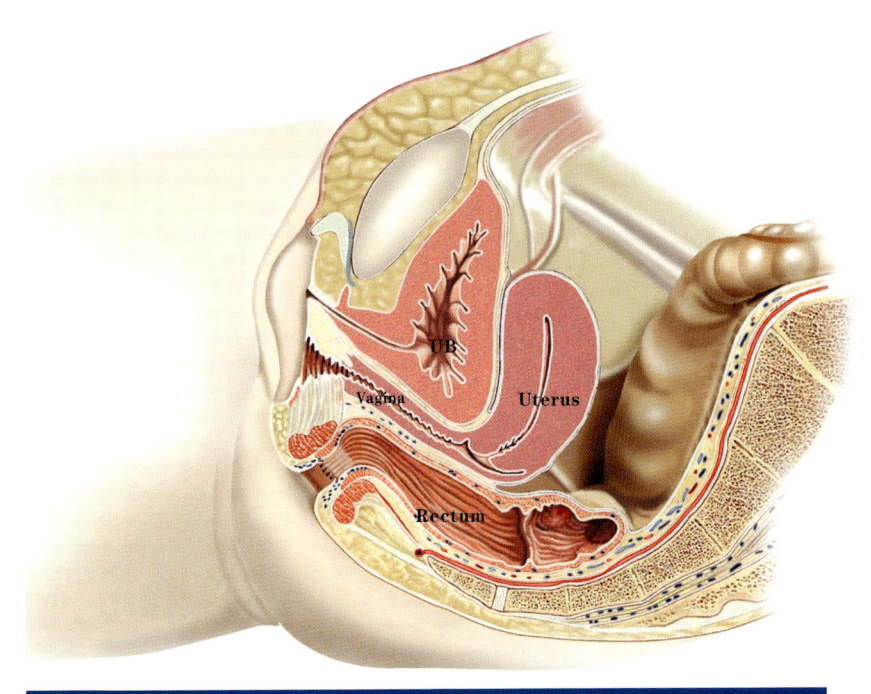

図51　直腸の外科解剖（女性）
UB：膀胱，Uterus：子宮，Vagina：腟，Rectum：直腸

92　Ⅲ. 外科解剖

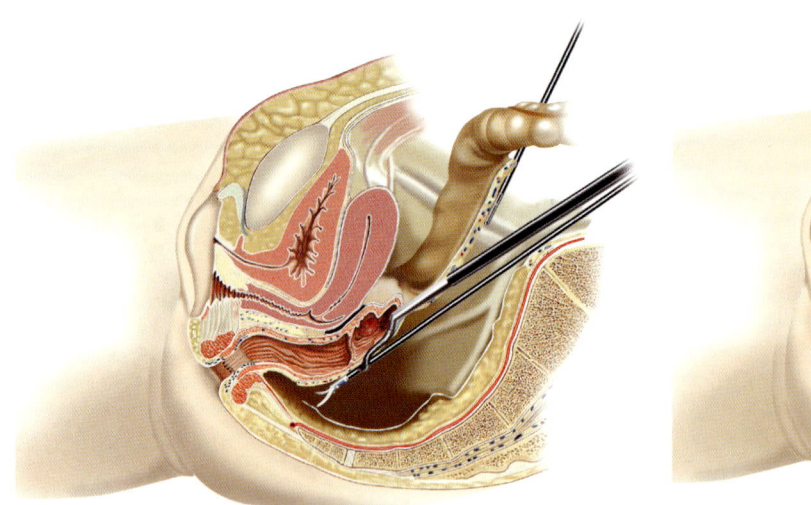

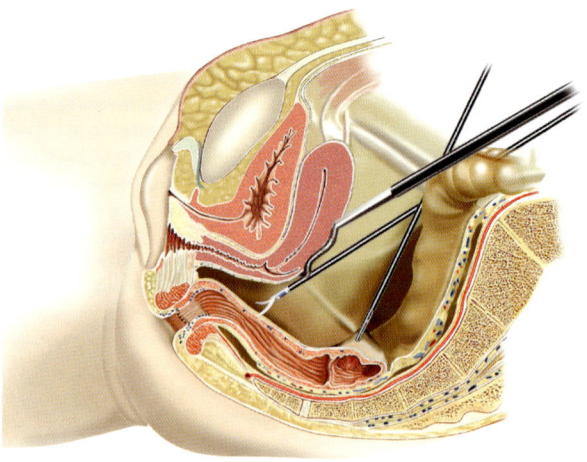

図52　直腸前後壁側の剥離層（女性）　a b

a：後壁側では直腸固有筋膜を破らないように剥離を骨盤底へ進め，直腸仙骨靱帯を切離して肛門尾骨靱帯と肛門挙筋を明らかとする．
b：前壁側では腹膜反転部で腹膜を切離して女性では腟後壁を確認し，Denonvilliers筋膜を切除側に付けつつ肛門側（腟背側）へ剥離を進める．

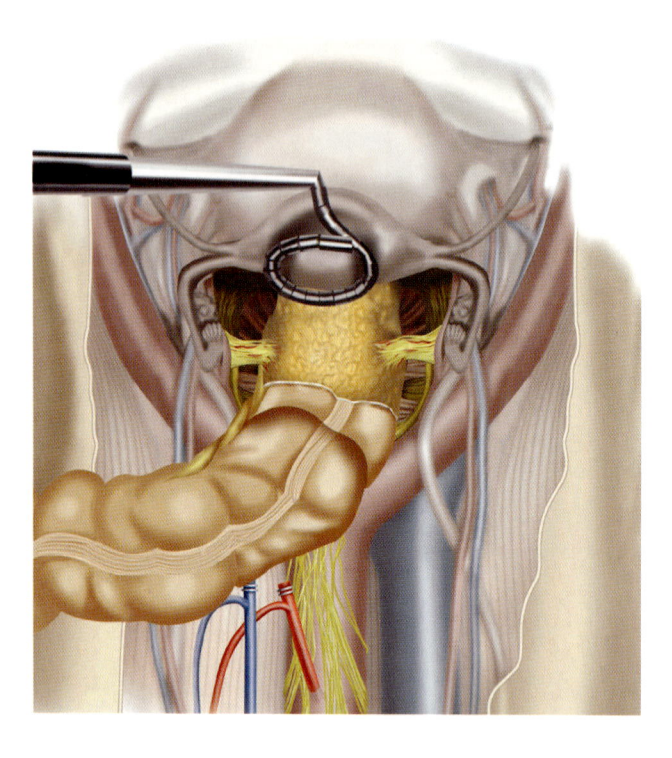

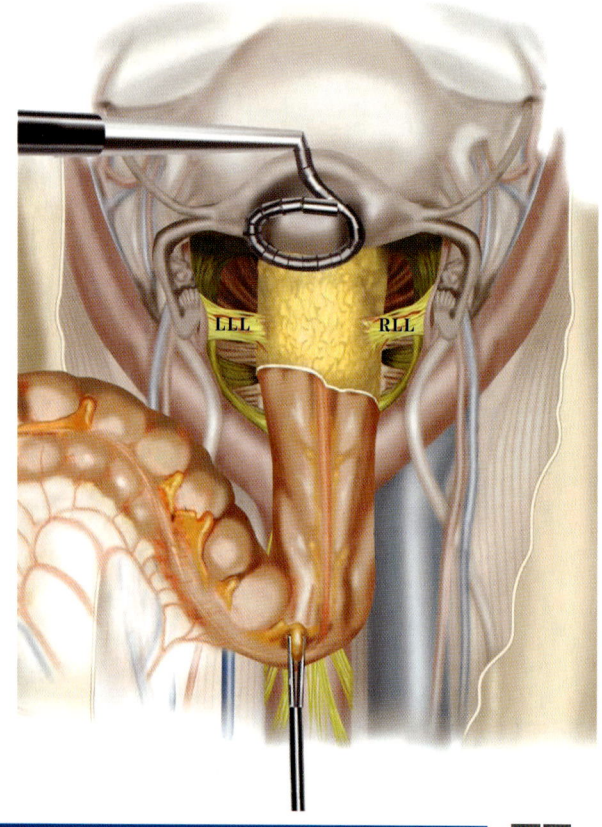

図53　側方靱帯の処理（女性）　a b

側方は，後方剥離面と子宮/腟直腸間隙の間で中直腸動脈と骨盤神経叢の直腸枝からなる側方靱帯を確認し，骨盤神経叢本幹を損傷しないように直腸RSの牽引を加減しながら側方靱帯を肛門挙筋（恥骨尾骨筋）まで剥離する．
RLL：右側方靱帯，LLL：左側方靱帯

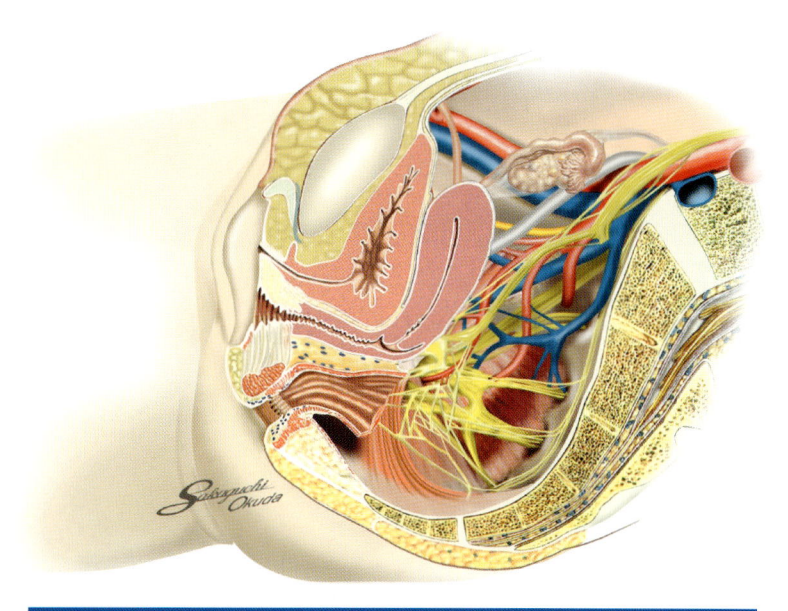

図54 骨盤内自律神経の外科解剖（女性）(1)

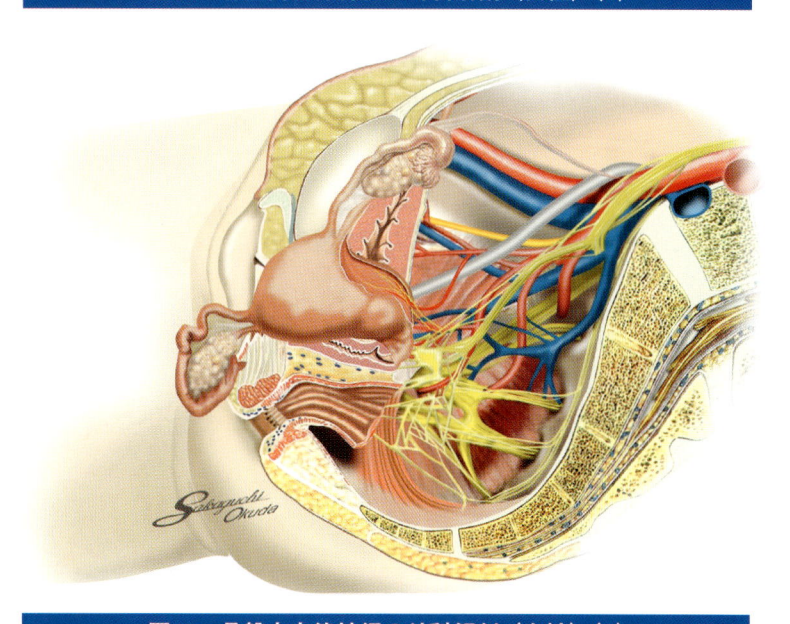

図55 骨盤内自律神経の外科解剖（女性）(2)

　以上で，自律神経完全温存の TME（Total mesorectal excision）の層での下部直腸の剝離授動が完了する．なお，TME の層での直腸の剝離授動においては，上下腹神経叢から左右下腹神経，これに骨盤内臓神経が合流して形成される骨盤神経叢，さらにここから前側方に拡がる泌尿生殖器系への neurovascular bandle までを連続性を保つように完全に温存するところがポイントとなる．低位前方切除術での下部直腸切離予定部の直腸間膜は前方から両側へと処理したラインを指標に背側を処理すると病変部肛門側の直腸間膜も適切に切除側に含まれる．この際，直腸間膜内の血管は，上直腸動静脈の末梢枝として肛門側からみて左側は2時〜3時に1カ所，右側は11時と7時に2カ所にあることが多いので注意して処理する．なお，肛門管直上では直腸間膜はほとんど消失するので，直腸間膜の処理なしに直腸切離を行えることも多い．

3. 骨盤側方部の解剖

男性と女性の骨盤側方部の解剖を図56と図57に示す．前述した骨盤神経叢を中心とした骨盤内自律神経より内側での剥離がTMEであり，骨盤内自律神経を温存した側方リンパ節郭清を行うと図56/図57の解剖が明らかとなる．この外科解剖を熟知すれば腹腔鏡下の側方郭清も可能となる．

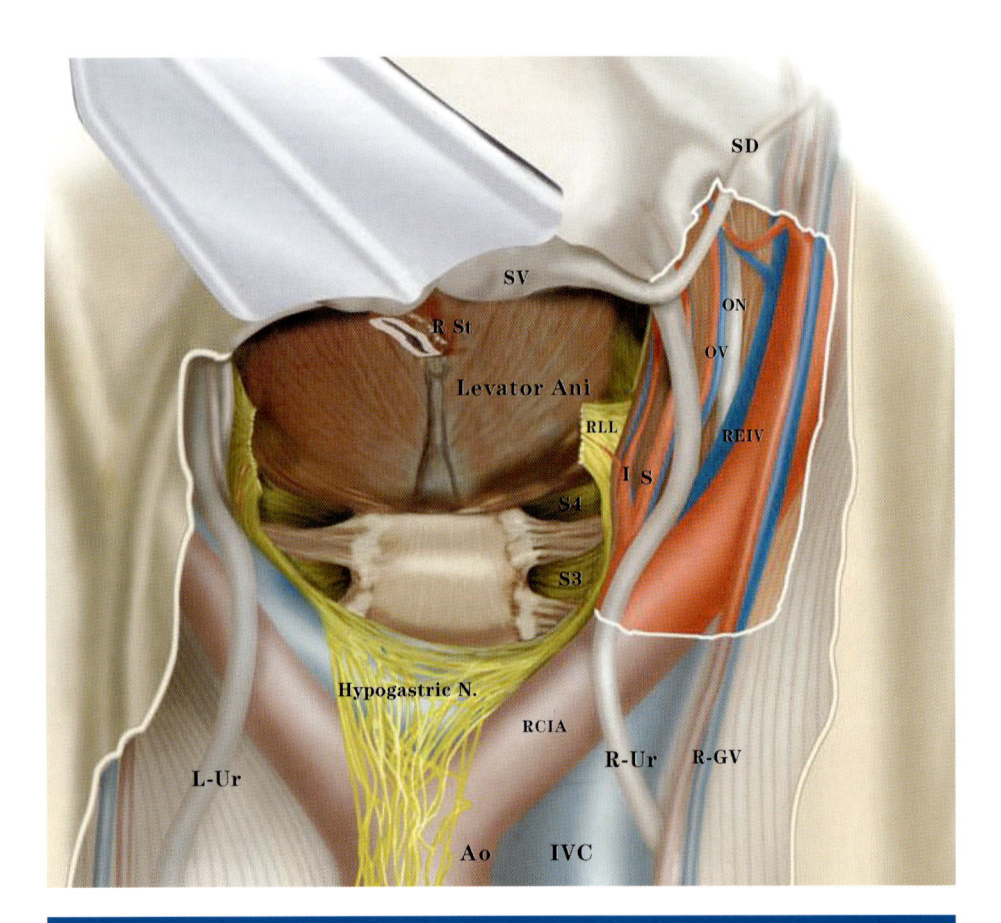

図56　骨盤側方部の解剖（男性）

骨盤神経叢より内側での剥離がTMEであり，骨盤神経叢を温存した側方リンパ節郭清を行うと図の解剖が明らかとなる．この外科解剖を熟知すれば腹腔鏡下の側方郭清も可能となる．
　L-Ur：左尿管，R-Ur：右尿管，R-GV：右精巣動静脈，IVC：下大静脈，Ao：大動脈，RCIA：右総腸骨動脈，Hypogastric N：上下腹神経叢，S3：第3仙骨神経，S4：第4仙骨神経，RLL：右側方靱帯断端，R St：直腸断端，Levator Ani：肛門挙筋群，SV：精嚢，SD：精管，I：内陰部動脈，S：上膀胱動脈，OV：閉鎖動静脈，ON：閉鎖神経，REIV：右外腸骨動静脈

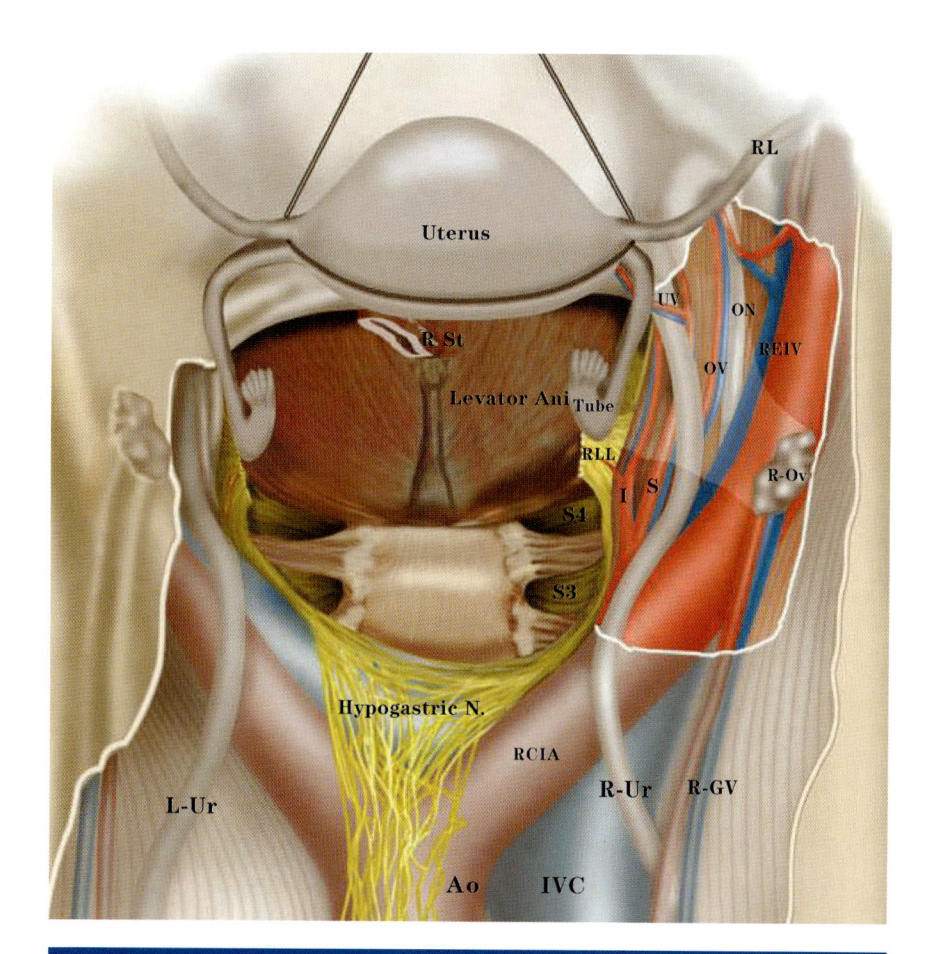

図57 骨盤側方部の解剖（女性）

骨盤神経叢より内側での剝離がTMEであり，骨盤神経叢を温存した側方リンパ節郭清を行うと図の解剖が明らかとなる．この外科解剖を熟知すれば腹腔鏡下の側方郭清も可能となる．

L-Ur：左尿管，R-Ur：右尿管，R-GV：右卵巣動静脈，R-Ov：右卵巣，IVC：下大静脈，Ao：大動脈，RCIA：右総腸骨動脈，Hypogastric N：上下腹神経叢，S3：第3仙骨神経，S4：第4仙骨神経，RLL：右側方靱帯断端，R St：直腸断端，Levator Ani：肛門挙筋群，Uterus：子宮，RL：子宮円索，I：内陰部動脈，S：上膀胱動脈，UV：子宮動脈，Tube：卵管，OV：閉鎖動静脈，ON：閉鎖神経，REIV：右外腸骨動静脈

4．下部直腸の外科解剖

図58はMiles手術での会陰部からの剝離層であるが，近年，肛門管近傍の下部直腸癌に対しても永久人工肛門を避けるべく，経肛門操作を併用した超低位直腸切除術が台頭してきた．図59に経肛門操作を付加した超低位直腸切除，肛門機能温存術に必要な外科解剖を示す．緑矢印は潰瘍性大腸炎や家族性大腸腺腫症で粘膜抜去を行う際の剝離層で歯状線から外科的肛門管直上まで経肛門的に graduated mucosal proctectomy を行う[4]．黄矢印は深達度MPまでの下部直腸癌で肛門側切離線が歯状線上になる場合の剝離層で経肛門的に歯状線から内外括約筋間で外科的肛門管直上まで剝離する[5]．青矢印は深達度がMPを越え，腫瘍肛門縁が歯状線まで及ぶような下部直腸癌に対して経肛門的に腫瘍側は括約筋間溝から外括約筋浅部・深部と恥骨直腸筋も一部含む層で剝離する究極の肛門機能温存術である[6]．

図60に経肛門的内括約筋部分切除を併用した超低位直腸切除の外科解剖を示す．

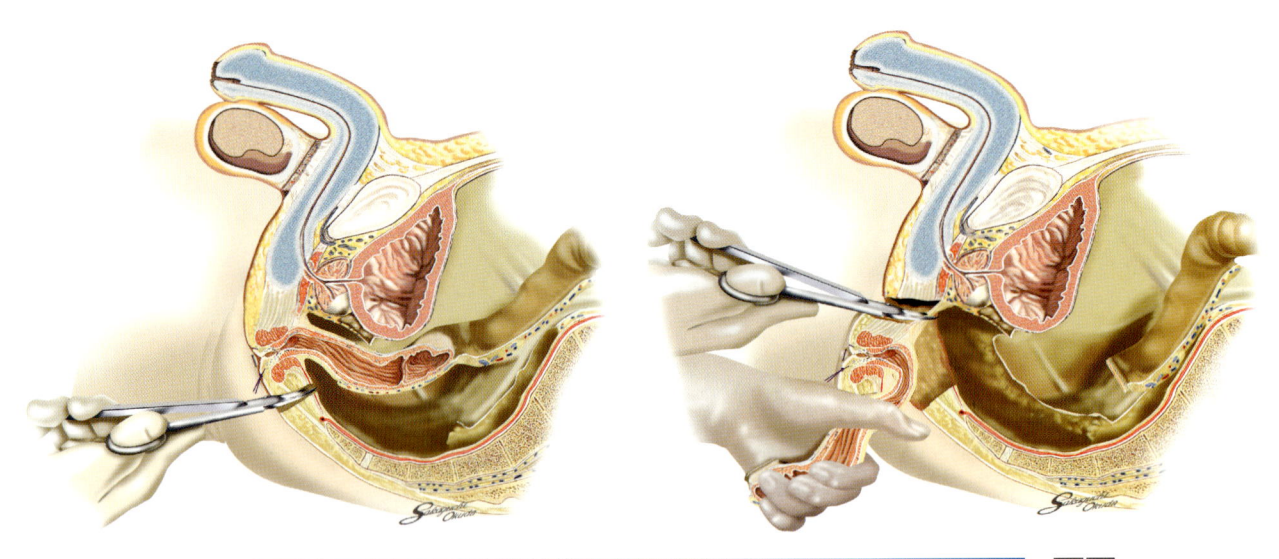

図58　Miles 手術の剥離層　a b

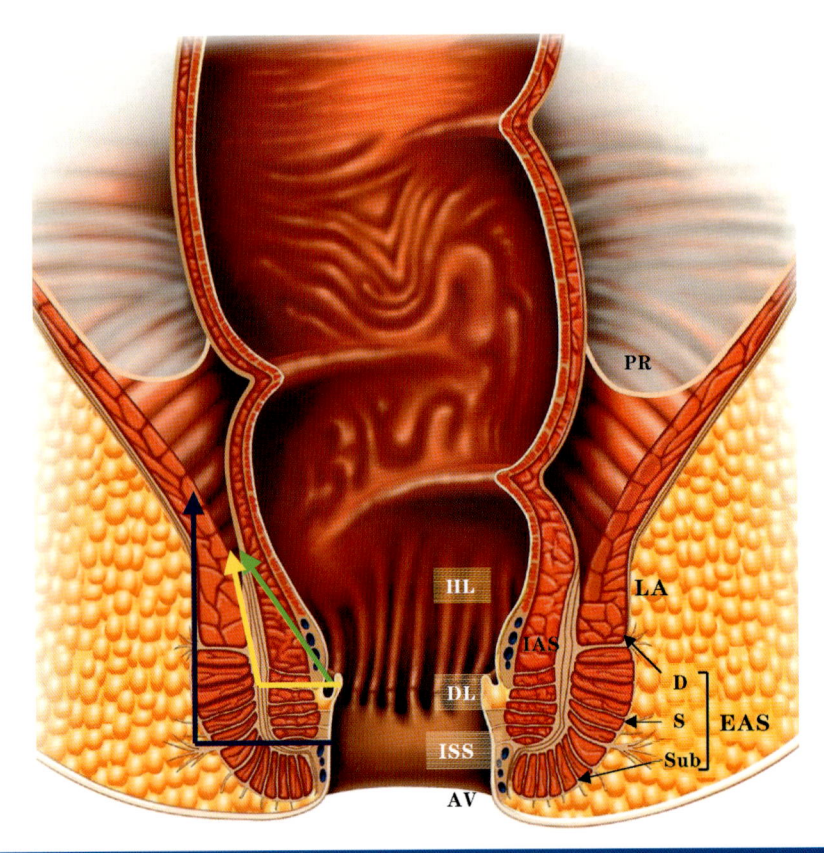

図59　下部直腸の外科解剖

　経肛門操作による括約筋部分切除を付加した超低位直腸切除に必要な外科解剖である．緑矢印は潰瘍性大腸炎や家族性大腸腺腫症で粘膜抜去を行う際の剥離層で歯状線から外科的肛門管直上まで経肛門的に graduated mucosal proctectomy を行う．黄矢印は深達度 MP までの下部直腸癌で肛門側切離線が歯状線上になる場合の剥離層で経肛門的に歯状線から内・外括約筋間で外科的肛門管直上まで剥離する．青矢印は深達度が MP を越え，腫瘍肛門縁が歯状線までおよぶような下部直腸癌に対して経肛門的に腫瘍側は括約筋間溝から外肛門括約筋浅部・深部と恥骨直腸筋も一部含む層で剥離する究極の肛門機能温存術である．
　PR：腹膜反転部，LA：肛門挙筋群（ここでは恥骨直腸筋がメイン，他に恥骨尾骨筋，腸骨尾骨筋），EAS：外肛門括約筋（Sub：皮下部，S：浅部，D：深部），IAS：内肛門括約筋，AV：肛門縁，ISS：括約筋間溝，DL：歯状線，HL：Herrman 氏線，AV-DL：解剖学的肛門管，AV-HL：外科的肛門管，DL-HL：肛門直腸輪

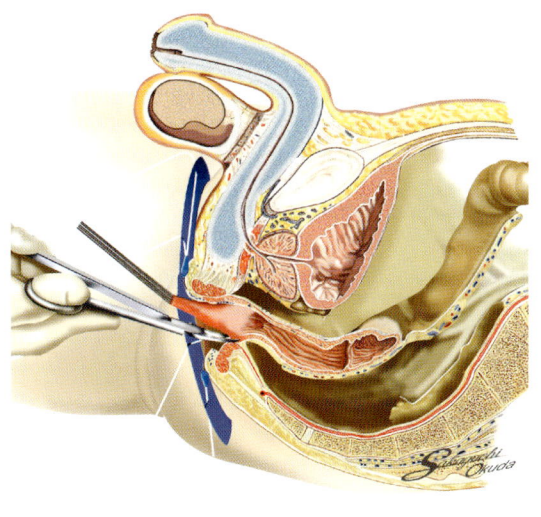

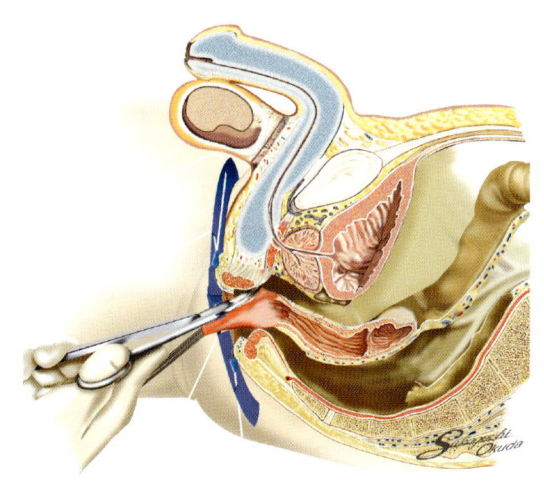

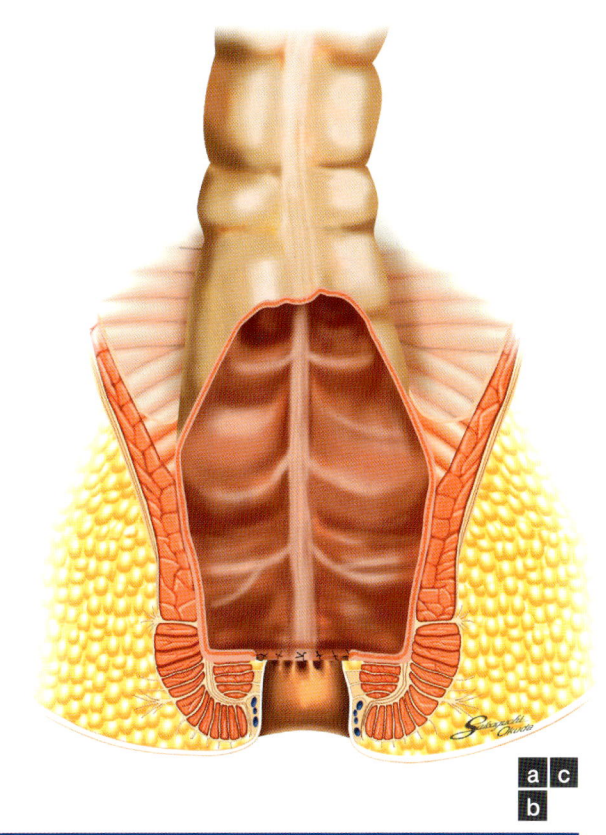

図60　経肛門的内肛門括約筋部分切除の外科解剖

おわりに

　　　腹腔鏡下の外科解剖を熟知することは，不用意な偶発症・合併症を避けて手術をスムーズに遂行し，予期せぬ再発も防止して，低侵襲手術としての有用性を最大限に引き出すために必要不可欠である．

文　　献

1) 奥田準二，豊田昌夫，谷川允彦：腹腔鏡下大腸手術手技の最前線 1―右側結腸癌に対する腹腔鏡下手術―．外科治療 83 (1)：67―75, 2000.
2) 奥田準二，豊田昌夫，谷川允彦：No-touch isolation technique による腹腔鏡下結腸右半切除術 ― Surgical trunk 郭清のポイントも含めて―．手術 55 (2)：179―188, 2001.
3) 奥田準二，豊田昌夫，谷川允彦：腹腔鏡下大腸手術手技の最前線 7― 左右結腸曲の進行大腸癌に対する腹腔鏡下手術―．外科治療 85 (3)：319―330, 2001.
4) 庄司康嗣，楠　正人，柳　秀憲ほか：潰瘍性大腸炎の手術適応と術式．外科治療 80 (5)：556―561, 1999.
5) Watanabe M, Teramoto T, Hasegawa H et al： Laparoscopic ultralow anterior resection combined with per anum intersphincteric rectal dissection for lower rectal cancer. Dis Colon Rectum 43：S94― S97, 2000.
6) 伊藤雅昭，小野正人，杉藤正典ほか：下部直腸進行癌に対する内肛門括約筋合併切除を伴う根治術；Miles 手術に代わる標準術式の可能性．消化器外科 25；1―11, 2002.

　　　　　　　　　　　　　　　　　　　　　　　　（奥田準二，阪口重幸，山本哲久，谷川允彦）

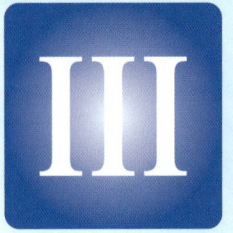

III 外科解剖
Surgical Anatomy

2 オーダーメイドの外科解剖
Virtual Surgical Anatomy

はじめに

　近年，マルチスライスヘリカルCTの登場により膨大な薄いスライスデータを早い時間で収集可能になってきた．これによって，時間分解能，空間分解能が高くなり，時間分解能の向上は動脈相，静脈相の至適タイミングでの撮像を可能にし，空間分解能の向上はより精度の高い3次元画像の作成を可能にした．腹腔鏡下手術は開腹手術に比べて近接視・拡大視効果の利点があるが，視野が狭くて全体像を捉えにくく，また直接臓器に触ることができない問題点を有する．このため，対象組織や操作方向を誤認する危険性がある．したがって，個々の症例に応じた正確な外科解剖の把握が安全で的確な手術の遂行の鍵となる．とくに，大腸癌に対する腹腔鏡下手術では，中枢側リンパ節郭清と血管処理の際に，腫瘍の支配血管の走行と分岐形態を的確に同定することがポイントとなる[1]．われわれは，腫瘍の支配血管の走行と分岐形態を術前に把握すべく精度の高い3次元画像を導入し，術前シミュレーションと術中ナビゲーションに用いている[2]．また，腫瘍・支配血管・大腸・腫大リンパ節を統合させた3次元画像をIntegrated 3D-CT画像と名づけ[3]，加えて皮膚，周囲臓器や骨なども合成させて個々の症例に応じたオーダーメイドの外科解剖（virtual surgical anatomy：VSA）へと発展させて多大な臨床成果をあげつつある[4]．

　本項では，マルチスライスヘリカルCTの実際の活用方法からオーダーメイドの外科解剖への応用方法，現在の問題点および将来の展望について述べる．

1 前処置

　大腸の3次元画像作成では，空気を陰性造影剤として用いるため，一般的には注腸用バルーン付チューブを肛門に挿入して，用手的に空気を注入したあとCT検査を行う．われわれは，病変部のマーキングなど術前ルーチンに施行される大腸内視鏡検査の直後に造影CT検査を行う．これにより，大腸全体に適度な量の空気が送気されており，良好なCT colonographyとvirtual endoscopy像（VE）が得られる．

2 撮影と画像構築の実際

　4 検出器 CT 装置 Aquilion MULTI（東芝）を用い，管電圧120kV，管電流300mA で撮影を行っている．撮影条件は，0.5秒ローテーション，ビーム幅8mm（2mm×4検出器），ヘリカルピッチ5.5，テーブル移動速度22mm/秒で，約20秒の呼吸停止下で肝臓上縁から恥骨結合レベルの約40～45cm の幅を網羅し，再構成は1mm 間隔で行っている．

1．造影方法，撮影開始タイミング

　300mgI/ml ヨード造影剤を用い，総量は体重1kg あたり2～2.5ml（最大150ml まで）を毎秒5ml で急速静注することによって，高い造影濃度，ヨード量を確保して，コントラストの高い血管像（動脈，静脈とも）を得ることができる．ルーチンに動脈相，静脈相の2相を撮影し，動脈相は腫瘍支配血管の同定を含む上腸間膜動脈系あるいは下腸間膜動脈系の分枝のバリエーションの描出に活用し，静脈相は静脈走行・肝臓への遠隔転移の有無と腫大リンパ節の同定に活用している（図1）．動脈相の撮像タイミングは，体重，心拍出量などによって左右されるため個々の症例によって異なる．また，CT 撮影時間が短縮された分，撮像タイミングの厳密性が要求される．われわれは，動脈相の設定にリアルプレップ法を用い，腹腔動脈分岐部レベルの大動脈のCT 値が造影前より50HU 以上に上昇した時点で撮影を開始するように設定している．通常，動脈相は造影15～25秒で肝上縁から恥骨結合に向かって撮影開始し，静脈

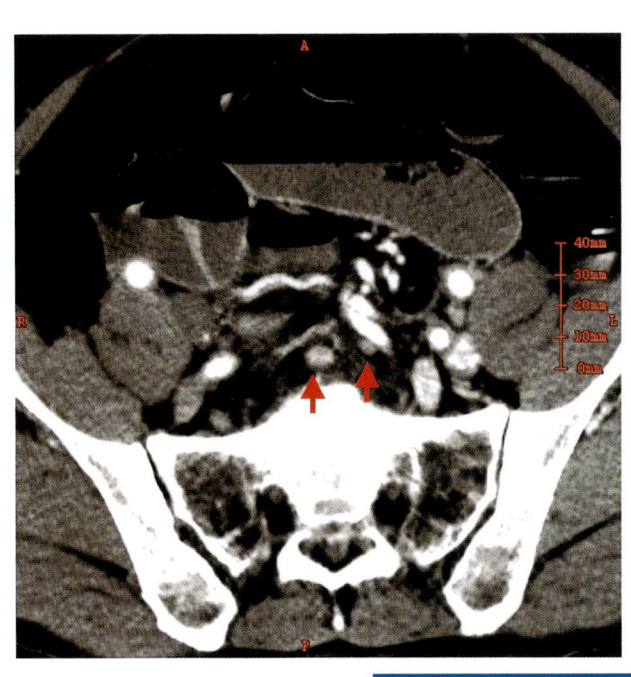

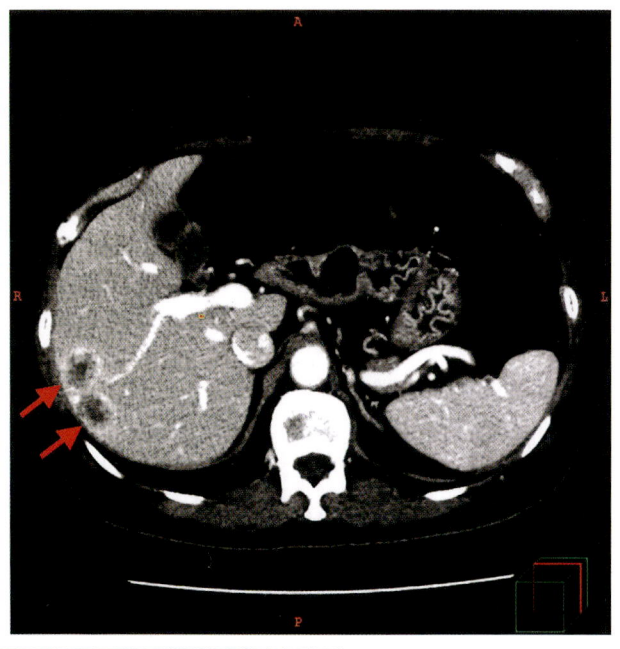

図1　静 脈 相　a b
a：直腸傍リンパ節腫大を認める．
b：肝 S6にリング状濃染した転移を2個認める．

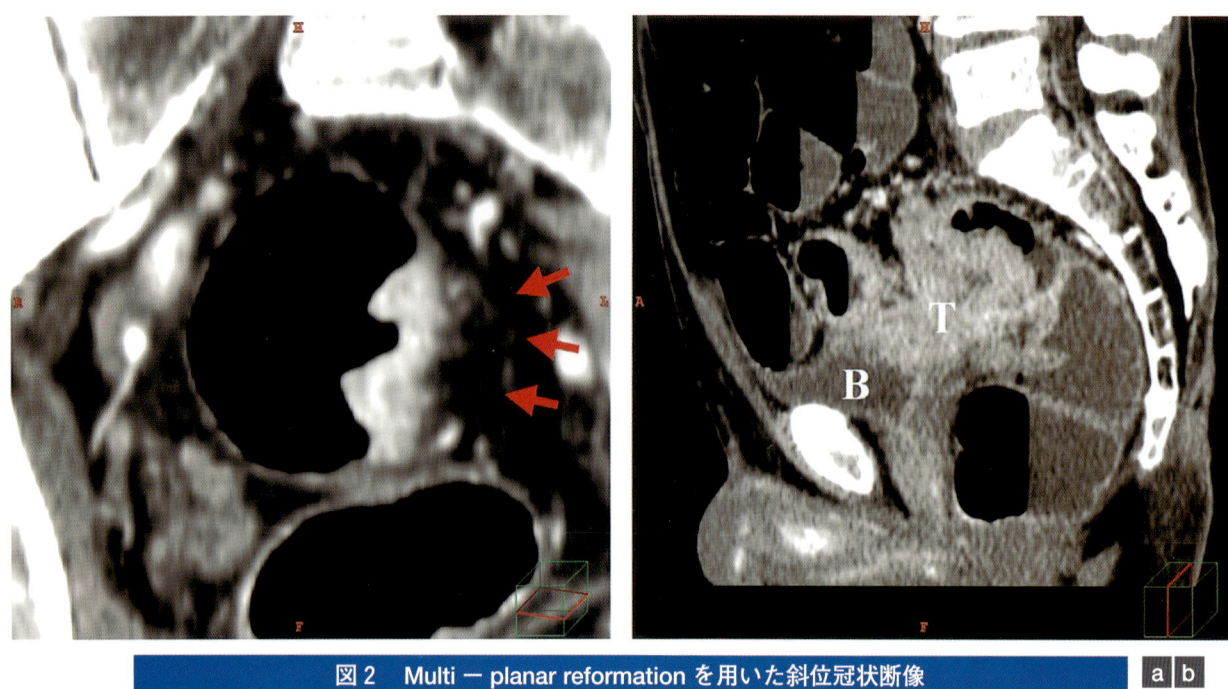

図2　Multi-planar reformation を用いた斜位冠状断像
a：腫瘍基部に垂直な任意断面を得ることができ，漿膜外に毛羽立ちを認め，SE と診断する．
b：腫瘍（T）と膀胱（B）との間の脂肪組織は消失し，SI と診断する．

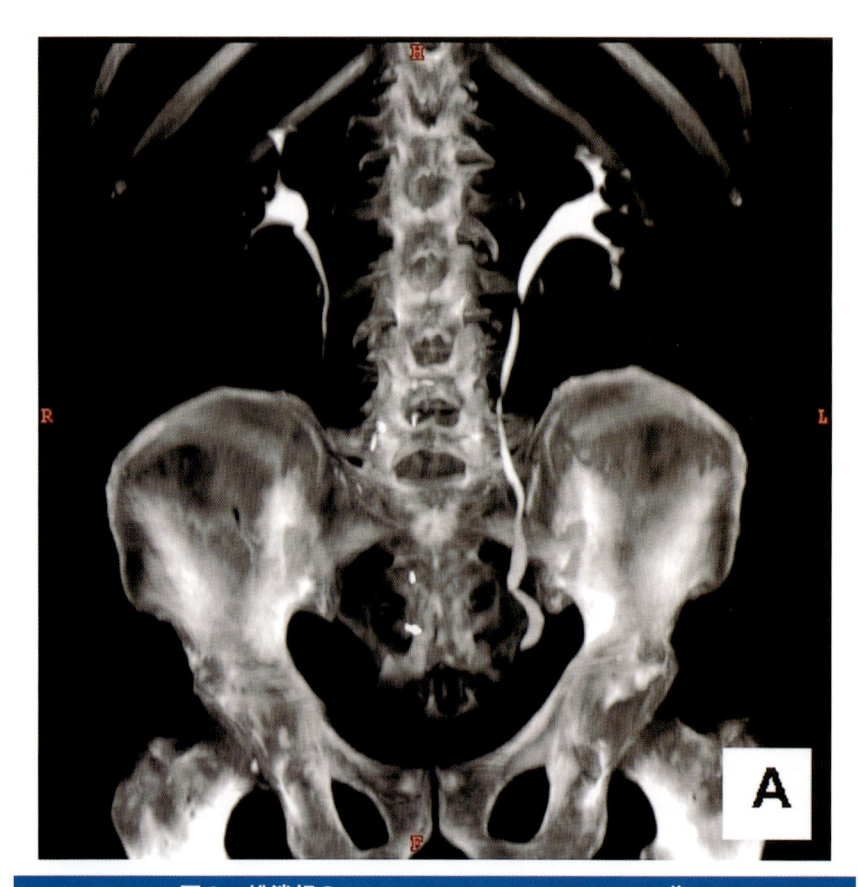

図3　排泄相の Maximum intensity projection 像
腎盂尿管造影を得ることができ，尿管への浸潤の有無を確認することができる．

相は，動脈相撮影終了10秒後より恥骨結合から肝上縁に向かって撮影開始している（go and return）．また，S状結腸や直腸癌症例で尿管の情報が必要な場合は，造影5分後の排泄相を追加する．

2．3次元画像アルゴリズム

得られたボリュームデータをワークステーション（zioM900：ザイオソフト）に転送し，3次元再構成画像を作成している．再構成法として以下の方法を用いている．

1）Multi-planar reformation（MPR）（図2）

マルチスライスヘリカルCTから得られたボリュームデータから任意の断面像を再構成する方法で，われわれは腫瘍に垂直な断面を再構成し，腫瘍の深達度の評価に用いている．漿膜外に毛羽立ち，癌状の突出を認めた場合，SEと診断し，腫瘍によって周囲臓器との間の脂肪組織が消失した場合はSIと診断する．

2）Maximum intensity projection（MIP）（図3）

任意の方向からのボクセルデータの最大CT値のみを投影して画像表示する方法で，尿管の情報が必要な症例に対し，排泄相を利用し，点滴下腎盂尿管造影（DIP）の代用とした．

3）Surface rendering（SR）（図4，5）

ボリュームデータに対してCT値のしきい値範囲を設定することにより，その範囲に含まれるピクセルの中から範囲に含まれないピクセルと隣接している境界のピクセ

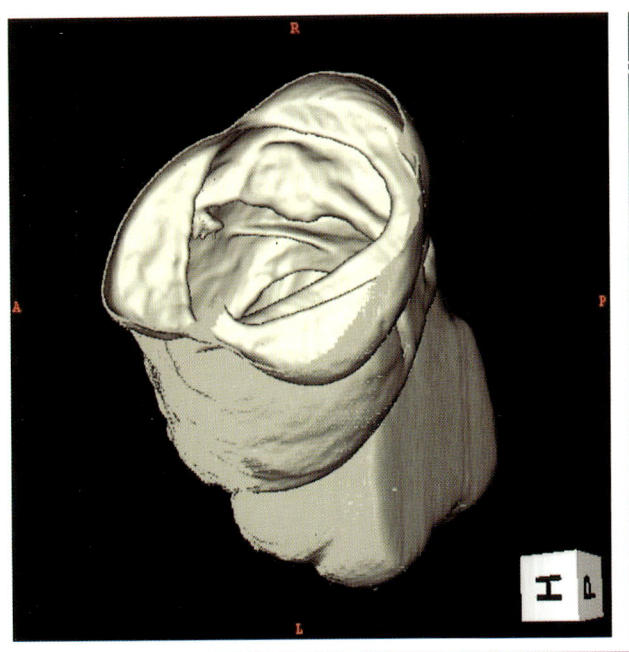

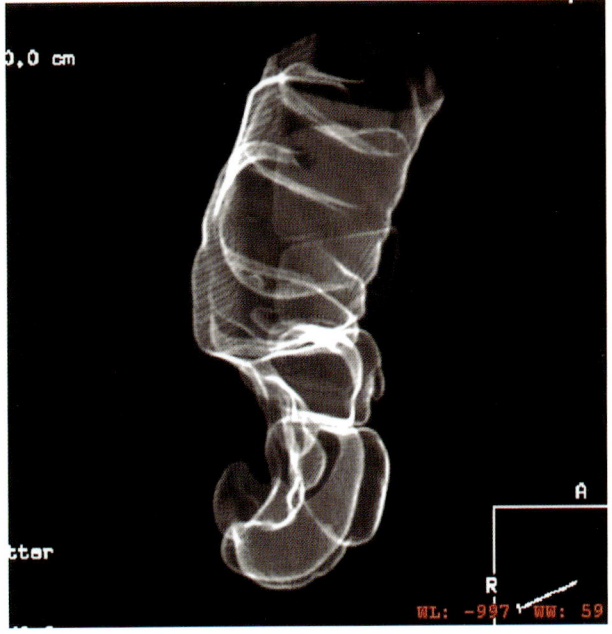

図4　Surface rendering を用いた CT colonography
a：内腔情報と管腔外側からの情報を同時に得ることができる．
b：extract surface の技法を用い，ray sum 表示を行った像では，注腸の二重造影像に近似した画像を得ることができ，盲腸に2型の癌を認める．

102　Ⅲ．外科解剖

図 5　MPR を合成した Surface rendering 画像　a b

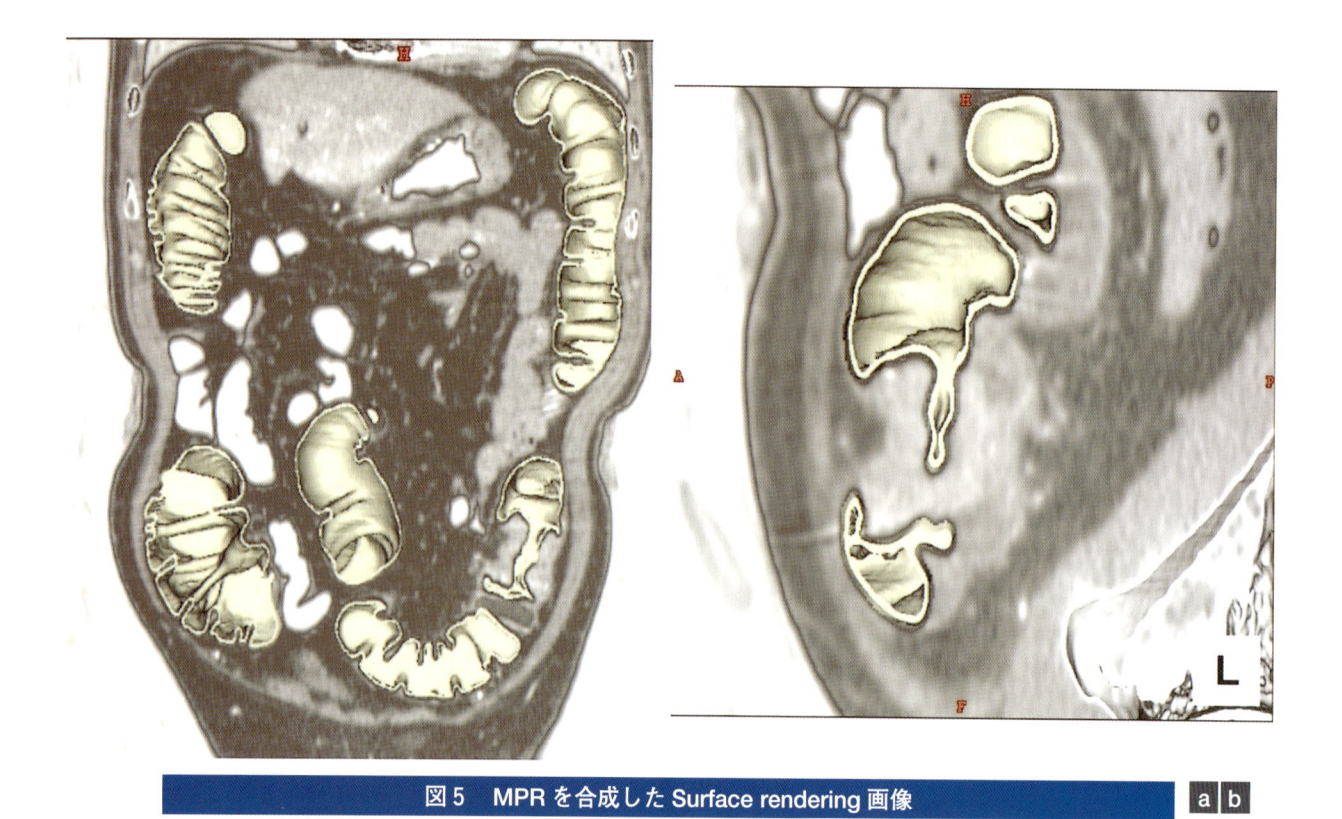

　a，b：下行結腸の壁肥厚が著明で，管腔内腔の情報とともに腫瘍浸潤の程度も把握することができる．

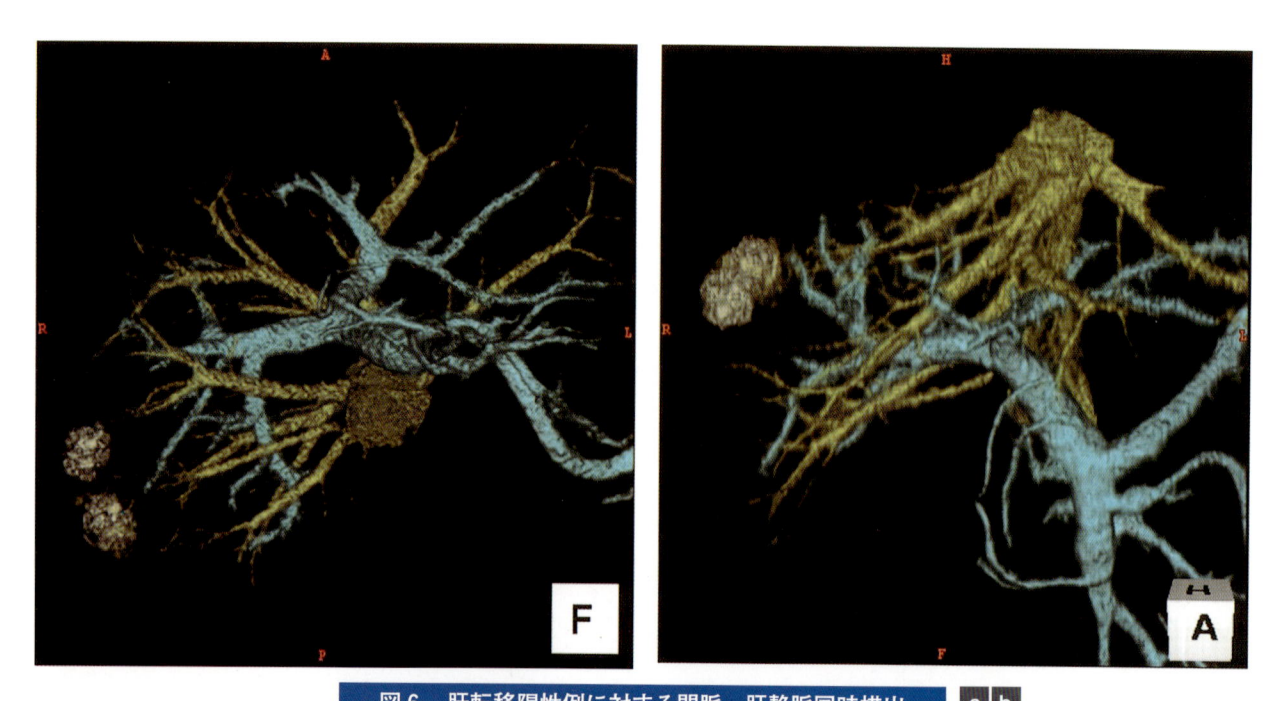

図 6　肝転移陽性例に対する門脈，肝静脈同時描出　a b

　a（下面より），b（正面やや頭側より）
　2 個の肝転移巣と門脈，肝静脈の位置関係が明瞭である．

ルのみを3次元表面として抽出し，その画像を任意の方向から観察した投影画像として表示し，内腔情報と管腔外の情報を同時に得ることができる（図4-a）．extract surfaceの技法で表面の1ピクセルのみを抽出した画像をray sum表示し，半透明表示を行ったCT colonographyは注腸の二重造影像に近似した画像で（図4-b），注腸の代用として期待される．また，SR像とMPRを合成した画像は，管腔内腔の情報とともに腫瘍浸潤の情報を得ることができる（図5）．

4）Volume rendering（VR）（図6～34）

すべてのボクセルデータを用いて再構成する方法で，物体の内部情報を保持している．表示させたいCT値の範囲と不透明度をopacity table上で自由に変化させて，表示したい関心領域（動脈，静脈，大腸，腫瘍部分，リンパ節，肝臓，脾臓など）を抽出し，それぞれの領域をカラー表示することができる．さらに各々の関心領域の透過度を変えたり，個々の関心領域を統合させることも可能である．肝転移陽性例では，静脈相から門脈，肝静脈と腫瘍を同時に表示して，術前シミュレーションに活用することができる（図6）．また，腸管壁のボクセルデータを用いて，VEを作成することができ，内視鏡検査に近似した画像を得ることができる（図7，23，29）．VEは，内視鏡や良好な注腸検査が困難な癌性狭窄の口側の情報を得ることができ，また内視鏡では正面視困難な症例でも正面視することが可能である．Integrated 3D-CT画像は，腫瘍の支配動脈（図8）および手術に必要な血管のバリエーション（図9，10），尿管の走行（図11）を明瞭に描出し，さらに血管処理に有用な距離の計測も可能（図12）で，術前シミュレーションに活用している．VSAは，主要な血管同定のlandmarkとなる臓器（図13）および腫瘍と周囲臓器との位置関係を明瞭に描出し，術前に詳細かつ総合的な情報を提供し，実際の術野に画像を合わせることが可能で，術中ナビゲーションとして活用できる．

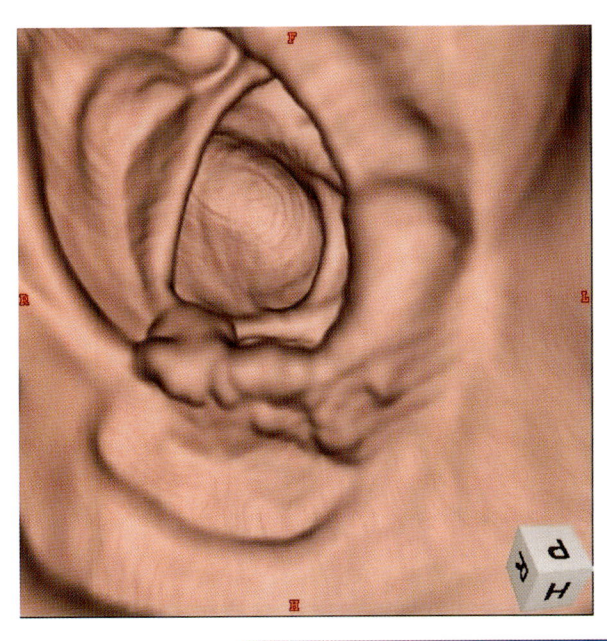

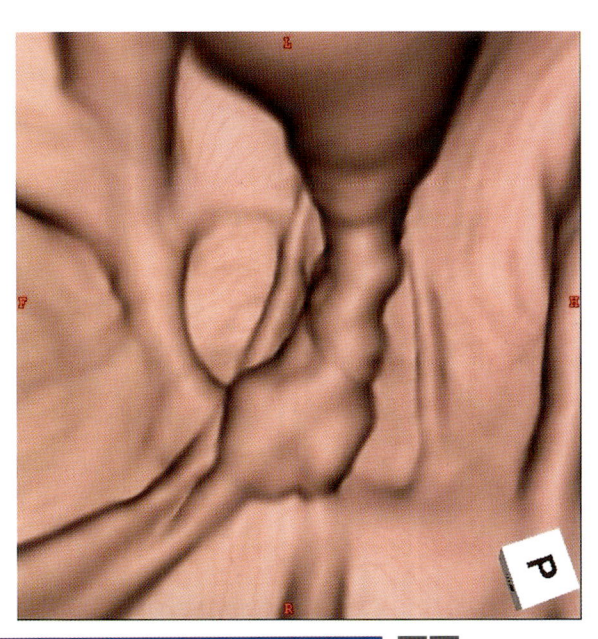

図7　Virtual endoscopy 画像　a｜b
a，b：結腸ヒダ上の結節集簇様の隆起性病変を正面視することができる．

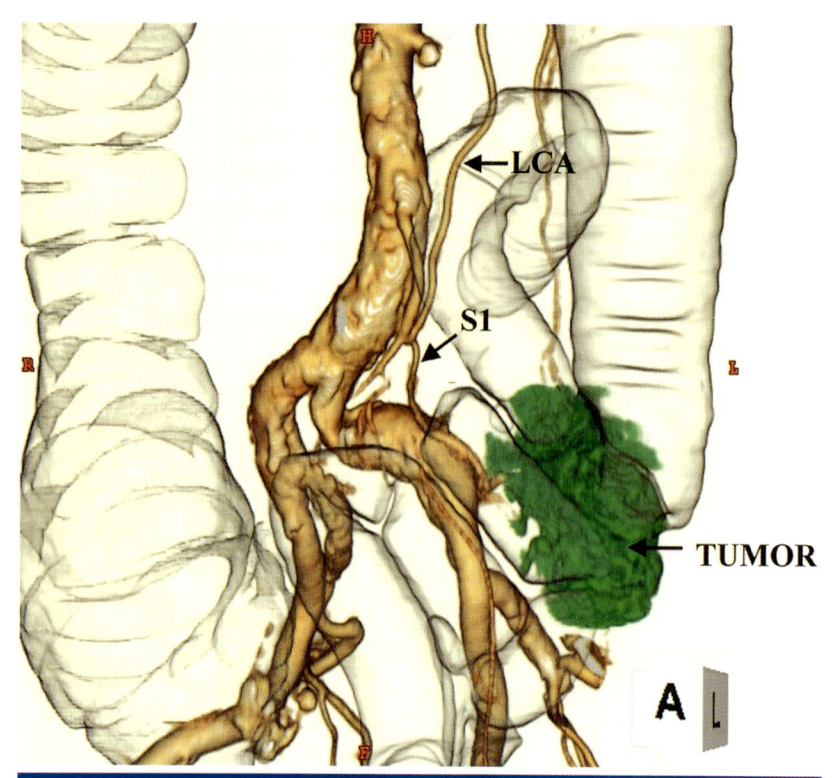

図 8 Integrated 3D-CT 画像（支配動脈描出像）

本例のS状結腸癌は左結腸動脈（LCA）と共通幹を形成する第1S状結腸動脈（S1）より血流を受けている．

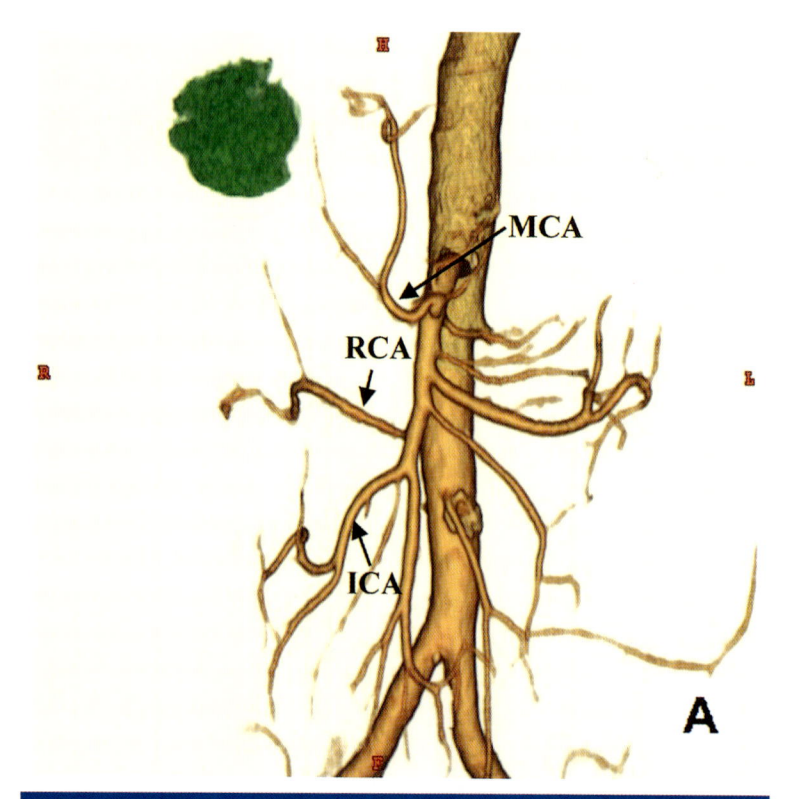

図 9 Integrated 3D-CT 画像（右結腸動脈独立分岐例）

上腸間膜動脈より独立分岐する右結腸動脈（RCA）を認める．
MCA：中結腸動脈，ICA：回結腸動脈

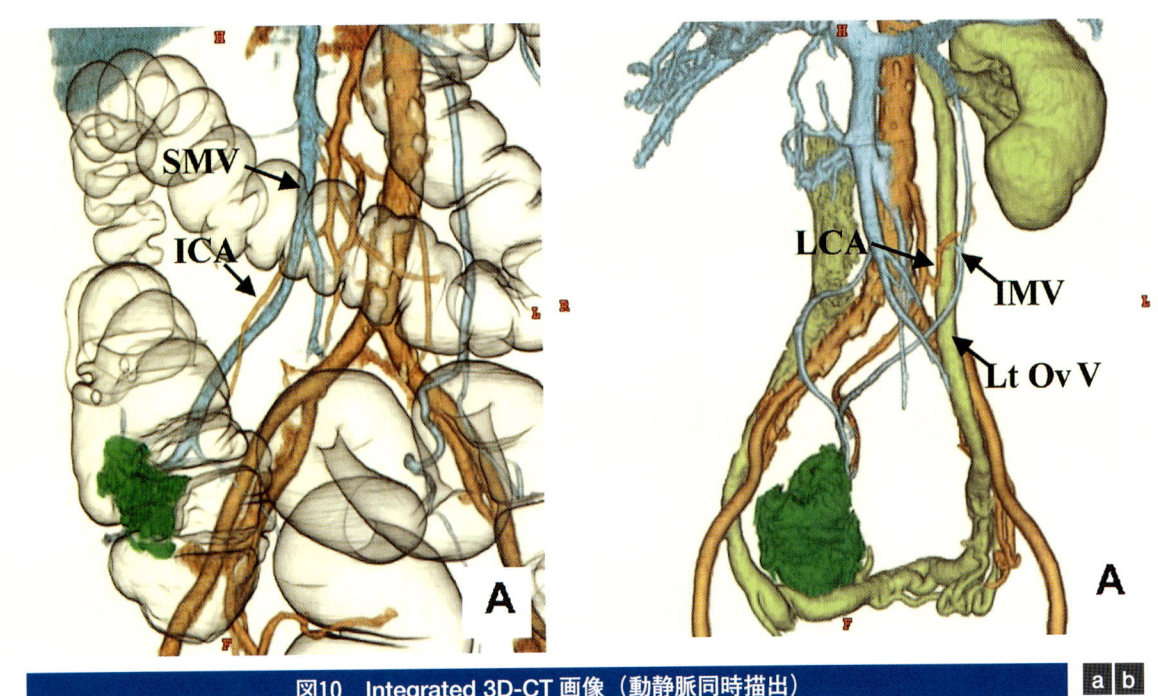

図10 Integrated 3D-CT 画像（動静脈同時描出）

a；右側結腸癌症例：回結腸動脈（ICA）は上腸間膜静脈（SMV）の背側を走行している．
b；直腸癌症例：左結腸動脈（LCA）と下腸間膜静脈（IMV）の位置関係が明瞭となり，さらに拡張した左卵巣静脈（Lt Ov V）も同時に描出することができる．

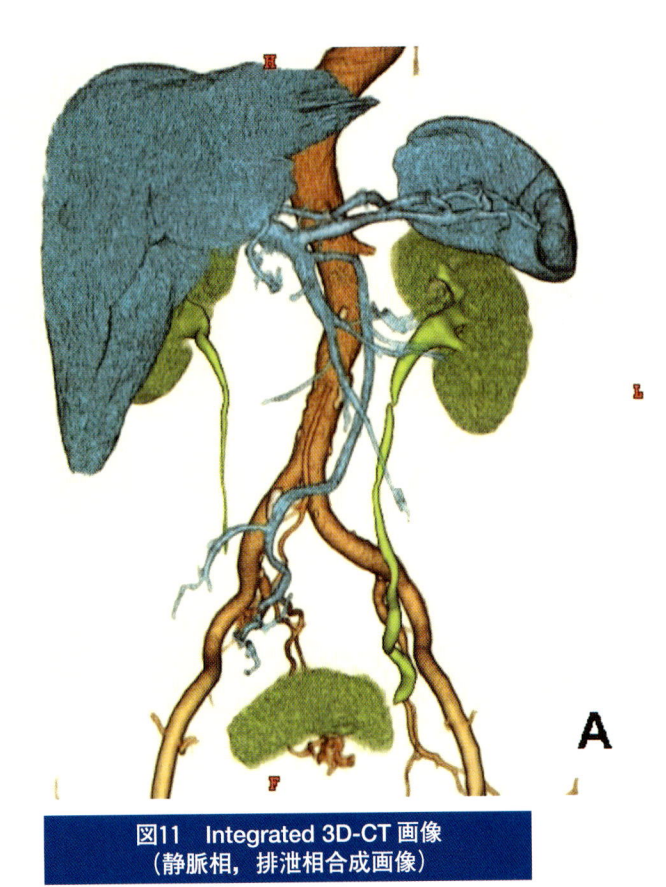

図11 Integrated 3D-CT 画像（静脈相，排泄相合成画像）

動静脈と尿管を同時に描出することができる．

106　Ⅲ. 外科解剖

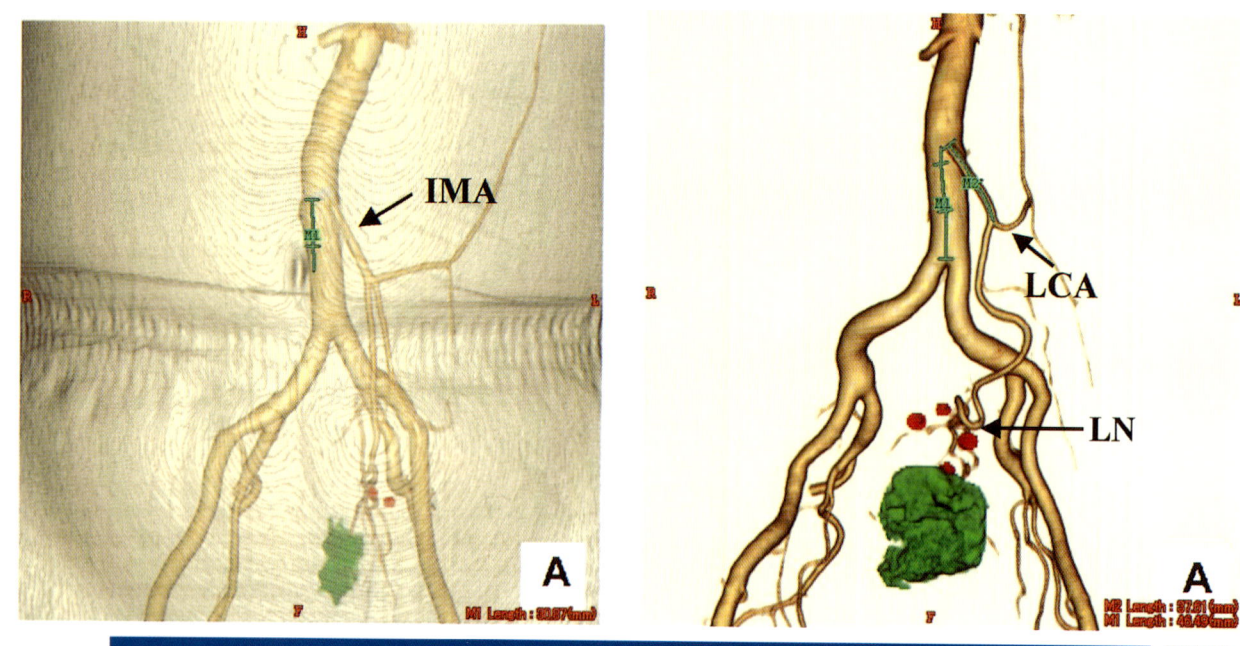

図12　Integrated 3D-CT 画像（距離測定） a b

a：臍部と下腸間膜動脈（IMA）根部の距離を測定することができる．
b：大動脈分岐部から下腸間膜動脈根部までの距離，下腸間膜動脈根部から左結腸動脈（LCA）分岐部までの距離を測定することができる．
　　LN：腫大した直腸傍リンパ節

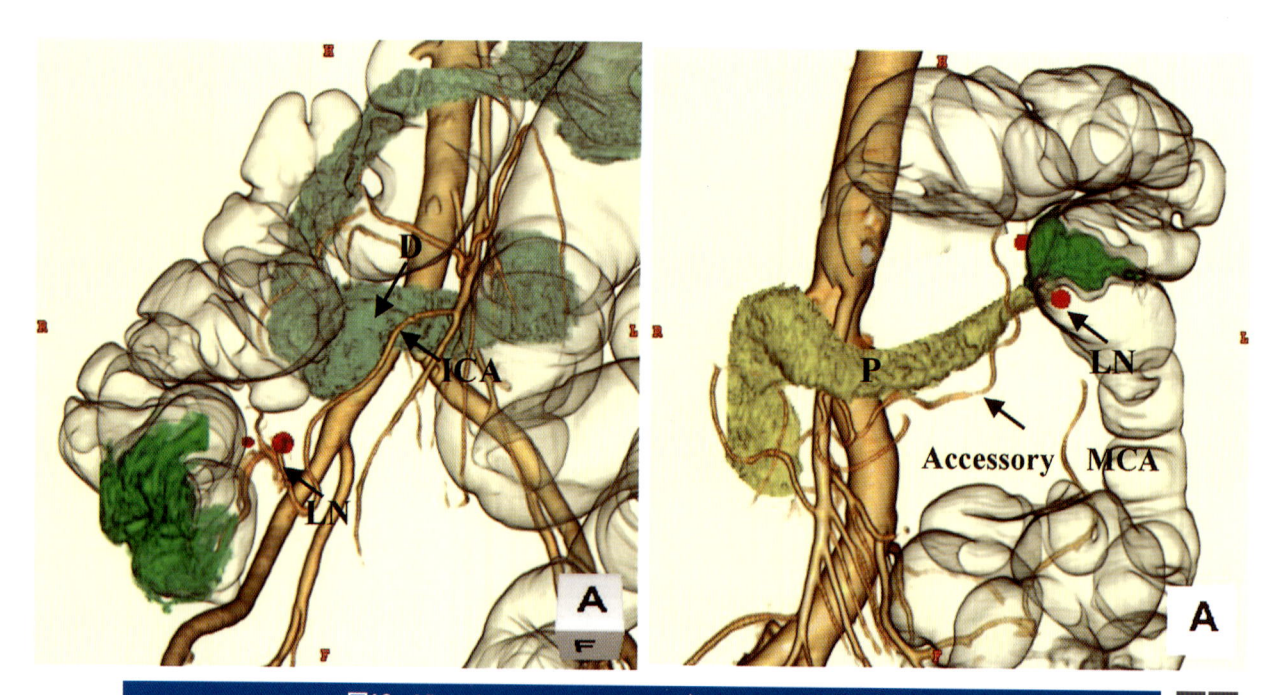

図13　Virtual surgical anatomy（Landmark 臓器の描出） a b

a：回結腸動脈根部（ICA）根部は，十二指腸水平脚（D）下縁付近より分岐している．
　　LN：腫大した結腸傍リンパ節
b：副中結腸動脈（accessory MCA）は膵臓（P）の下縁を走行している．
　　LN：腫大した結腸傍リンパ節

3 3次元画像の臨床的活用

腫瘍の占居部位を右側結腸，横行結腸〜左側結腸曲，下行結腸〜直腸に分けて Integrated 3D-CT 画像，VSA の有用性について述べる．

1．右側結腸癌

右側結腸進行癌の D3 郭清では，surgical trunk に沿って回結腸動脈根部から中結腸動脈根部まで中枢側リンパ節を郭清して血管を処理する．郭清時に注意すべきポイントとして，①上腸間膜動脈から直接分岐する右結腸動脈の有無，②回結腸動脈と上腸間膜静脈の位置関係がある．動脈相の Integrated 3D-CT 画像（図9，14）は上腸間膜動脈から直接分岐する右結腸動脈の有無を的確に表し，静脈相の Integrated 3D-CT 画像（図10，14）は回結腸動脈と上腸間膜静脈の位置関係を明瞭に描出する．VSA は回結腸動脈根部同定の landmark 臓器である十二指腸水平部を合成することができる（図13a）．さらに，皮膚，大腸，腫瘍，血管，隣接臓器である腎臓，肝臓，胆嚢を統合させる（図15，16）．VSA は，腫瘍と周囲臓器の位置関係を明瞭に描出し，また術野に画像を合わせることができ（図17，18），腫瘍と周囲臓器の関係を的確に把握して適切な剥離層を見いだすことができる．

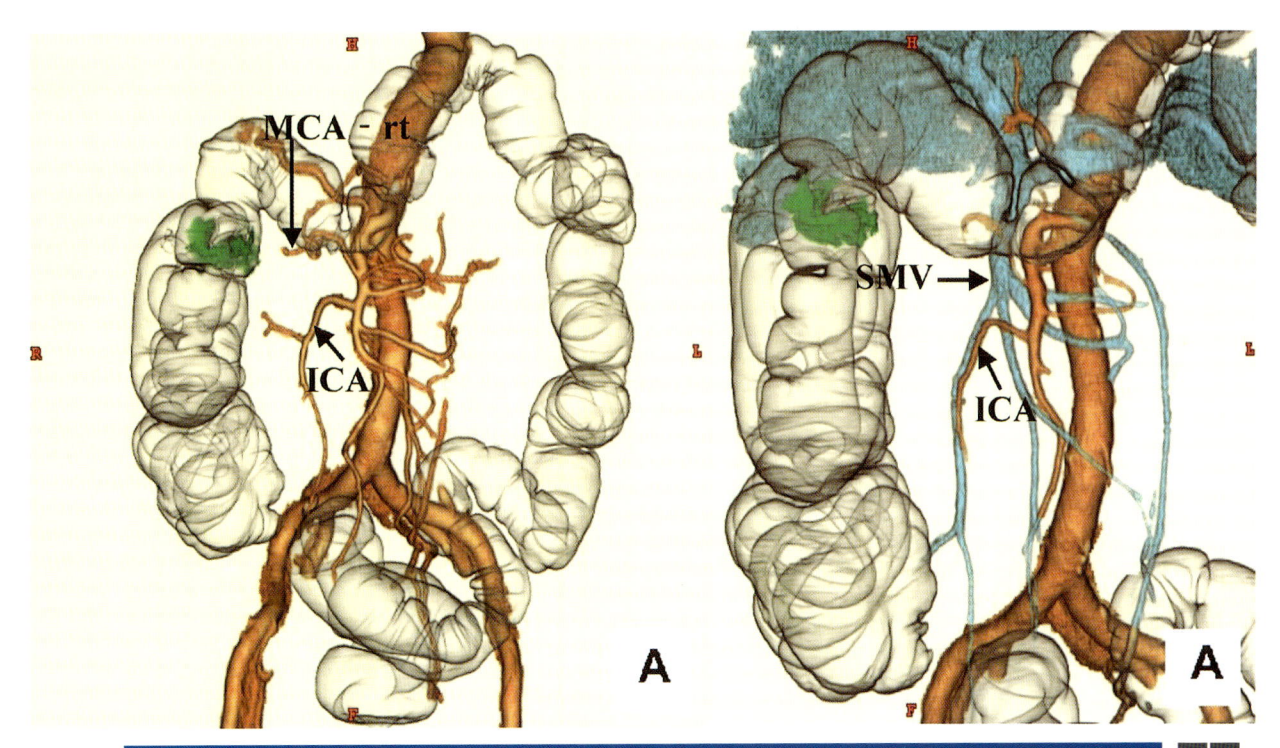

図14　Integrated 3D-CT 画像（右結腸曲癌）　a b
a：動脈相：腫瘍は中結腸動脈右枝（MCA-rt）と回結腸動脈（ICA）の分枝より血流を受けている．
b：静脈相：回結腸動脈（ICA）は上腸間膜静脈（SMV）の腹側を走行している．

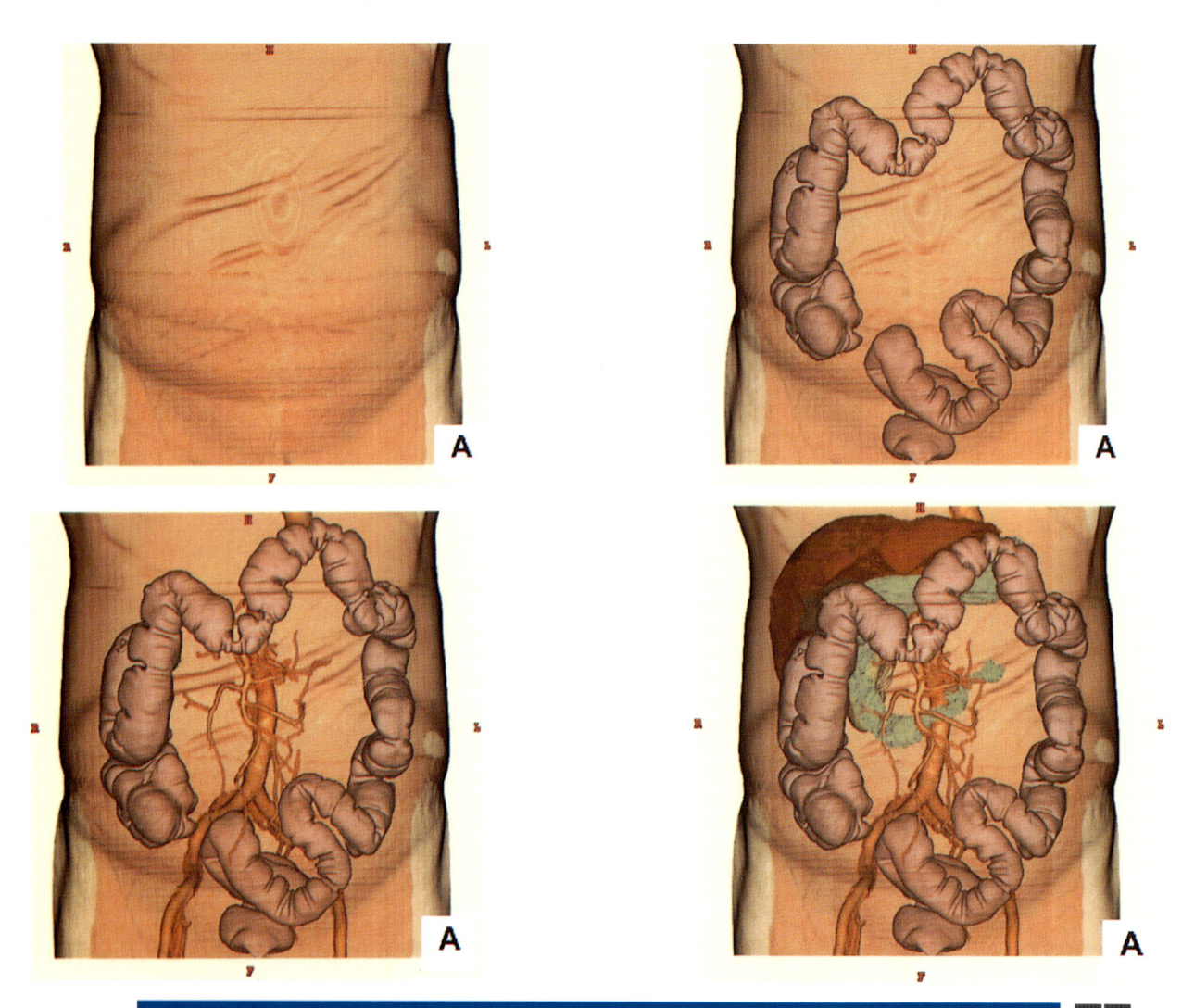

図15 Virtual surgical anatomy の作成工程（右結腸曲癌）
皮膚（a），大腸，腫瘍（b），血管（c），肝臓，胆嚢，腎臓，胃，十二指腸（d）を統合する．

2．横行結腸〜左側結腸曲癌

　　D2/3郭清での血管処理では，腫瘍の支配血管を的確に同定・処理する必要があるが，この部位では血管のバリエーションが非常に多い．中結腸動脈は，通常，下膵十二指腸動脈分枝後の上腸間膜動脈より分岐し，左右枝に分かれ，左右結腸動脈と吻合する．しかし，分岐形態にはバリエーションが多く，中結腸動脈が3あるいは4分枝したり，左右枝が単独で上腸間膜動脈から分岐することがあり，術前に把握することは困難である．また，上腸間膜動脈から分岐する副中結腸動脈（Riolan弓）を15％程度に認め，中結腸動脈分岐部より中枢側から分岐している．Integrated 3D-CT画像で左結腸曲癌が副中結腸動脈によって支配されていることが確認でき（図19），膵下縁で副中結腸動脈（図13）を処理すれば良いことがわかる．Integrated 3D-CT画像では，このようなバリエーションを正確に描出できる．VSAでは，皮膚，大腸，隣接臓器である胃，

2. オーダーメイドの外科解剖　109

脾臓, 膵臓を統合させる (図20, 21). とくに左結腸曲の大網と脾結腸間膜の処理の際, 胃・脾下極と腫瘍の位置関係をVSAでシミュレーションおよびナビゲーションできる (図22).

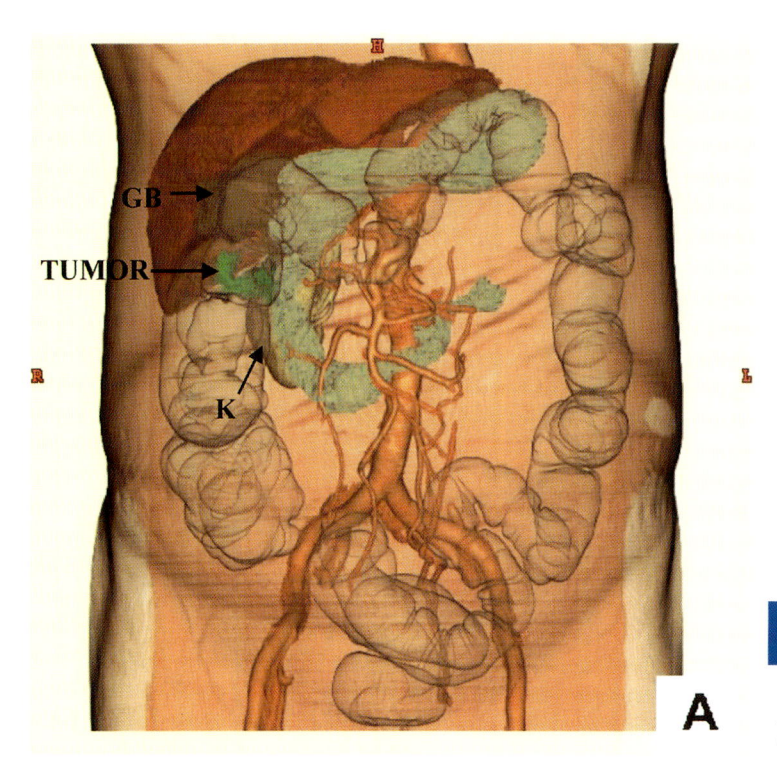

図16　Virtual surgical anatomy（右結腸曲癌）
大腸の透過度を上げると大腸, 腫瘍, 血管, 周囲臓器との位置関係がより明瞭となる.
GB：胆囊, K：腎臓

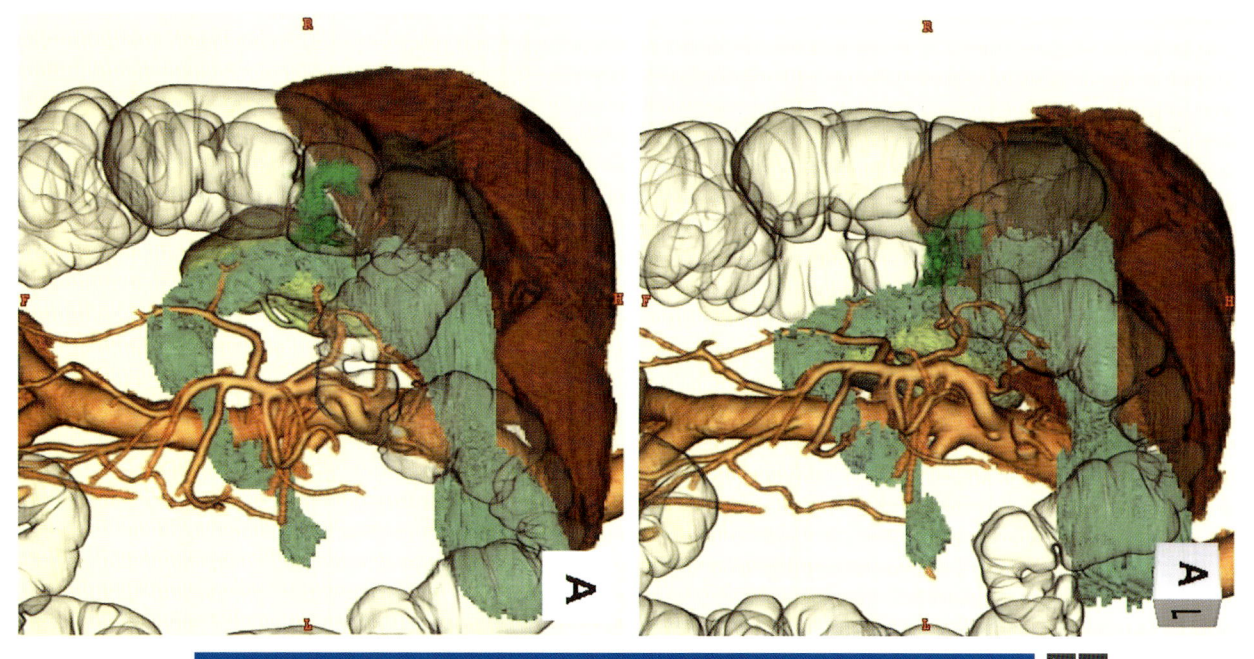

図17　Virtual surgical anatomyに基づくナビゲーション手術（右結腸曲癌）1　a b
左側方向から観察することができる.

110　Ⅲ. 外科解剖

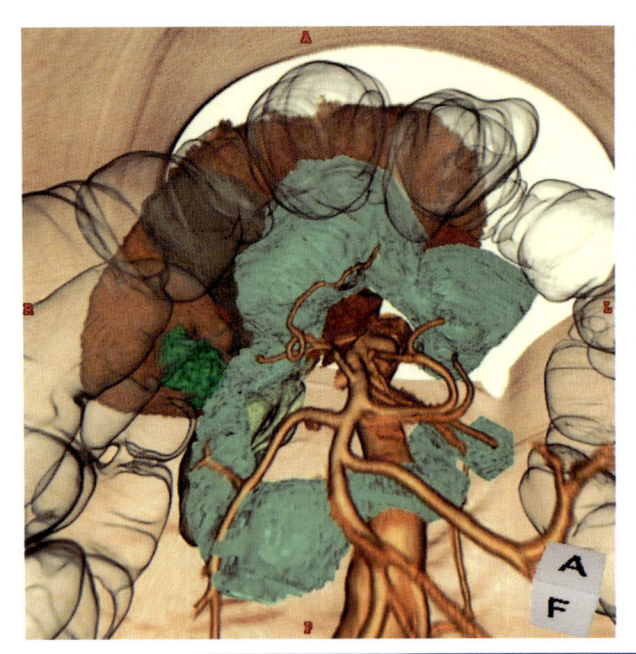

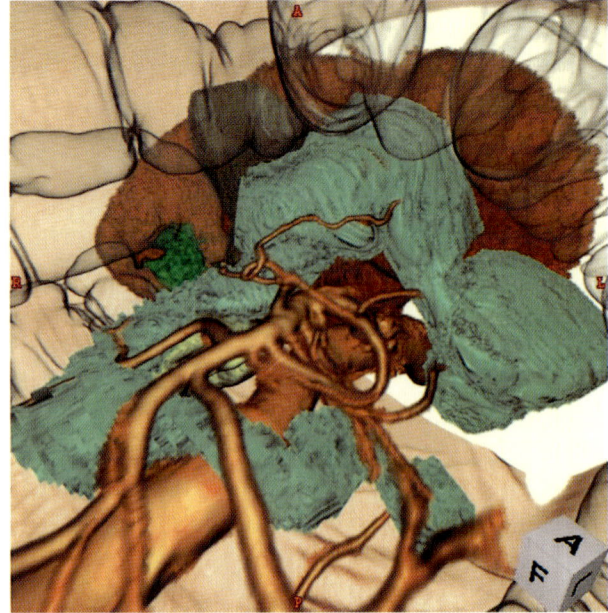

図18　Virtual surgical anatomy に基づくナビゲーション手術（右結腸曲癌）2　a b
fly around 表示で下面から術野に合わせて観察することができる．

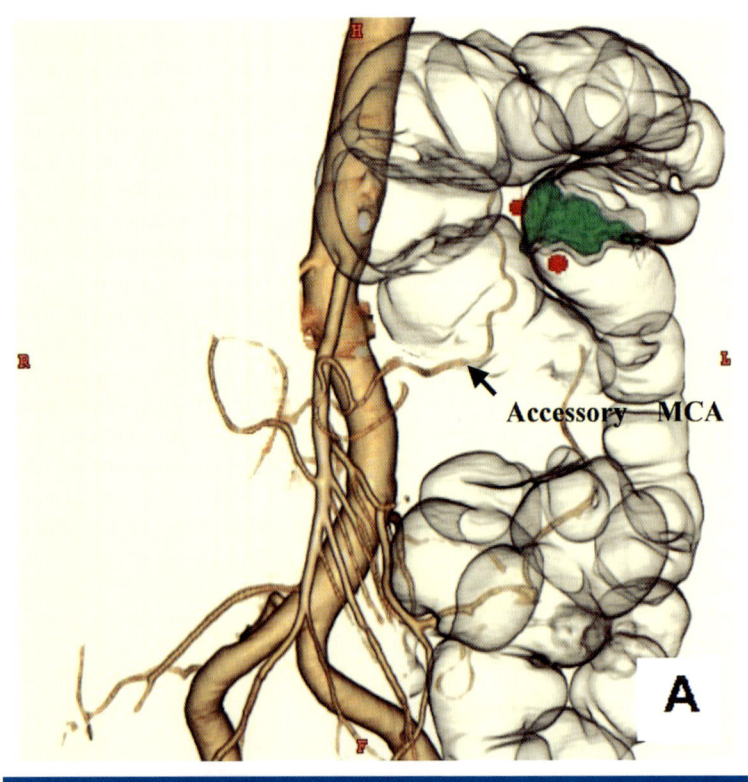

図19　Integrated 3D-CT 画像（左結腸曲癌）
左結腸曲癌は副中結腸動脈（accessory MCA）より血流を受けている．

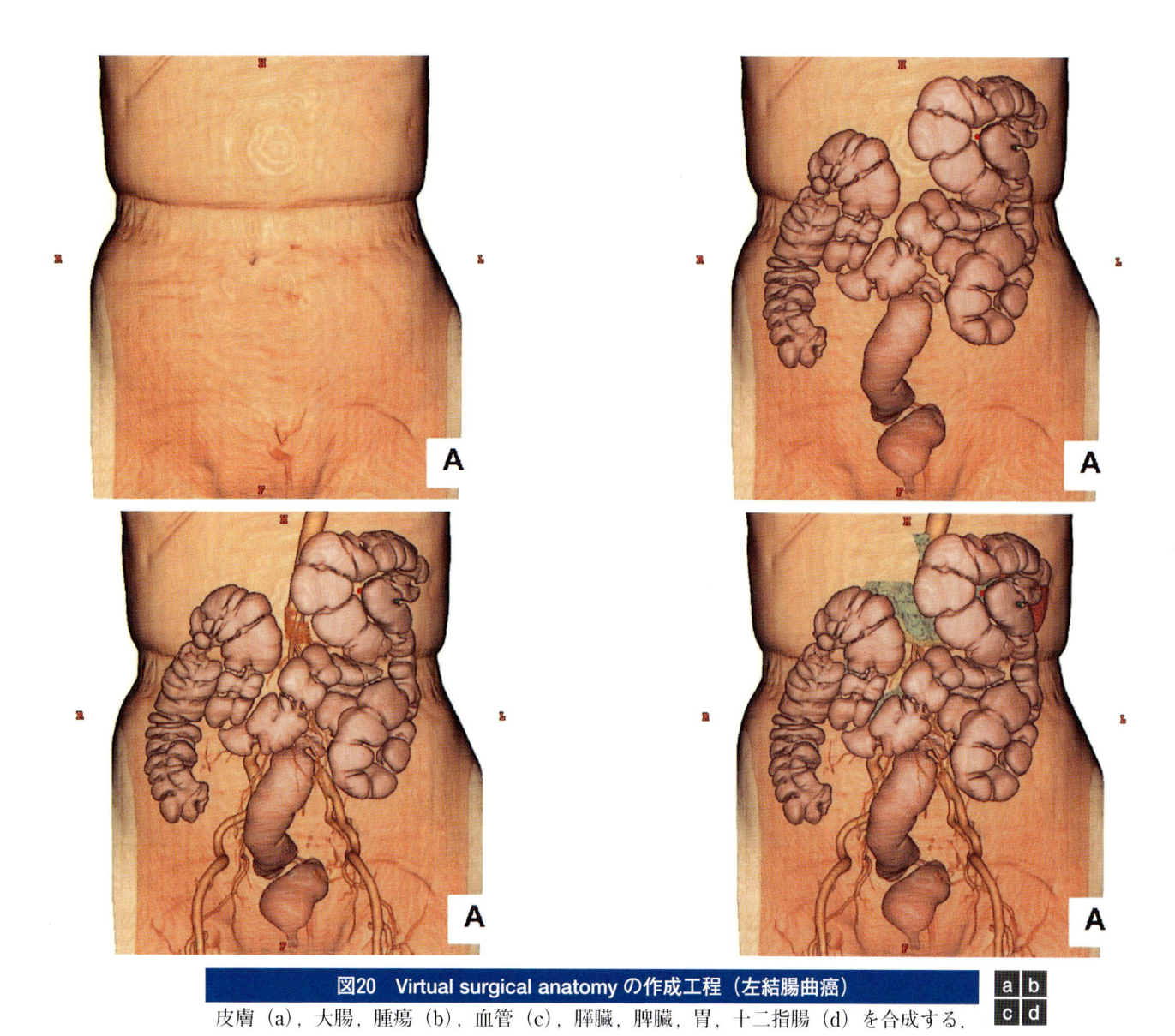

図20 Virtual surgical anatomy の作成工程（左結腸曲癌）
皮膚（a），大腸，腫瘍（b），血管（c），膵臓，脾臓，胃，十二指腸（d）を合成する．

3．下行結腸癌～直腸癌

　　直腸進行癌では，腫瘍と周囲臓器（女性：膀胱，子宮，男性：膀胱，前立腺，精嚢）が近接するため，とくに術前の深達度診断が重要になる．腫瘍を正面視する VE と腫瘍に垂直な断面が得られる MPR（図2，23，29）が有用となる．遠位S状結腸や直腸進行癌の D3 郭清は，本邦ではS状結腸が長い人が多いため，残存腸管への血流維持を目的に左結腸動脈を温存したリンパ節郭清をルーチンに行っている．動脈相の Integrated 3D-CT 画像を用いて腹部大動脈分岐部から下腸間膜動脈根部まで，下腸間膜動脈根部から左結腸動脈分岐部までの距離も測定できるため，血管処理を円滑に進めることができる（図12）．また，S状結腸動脈は，その分岐にバリエーションが多く，左結腸動脈と共通幹を形成したり，独立して下腸間膜動脈から分岐したりするため，分岐形態の把握が重要となる．動脈相の Integrated 3D-CT 画像により，術前に第1S

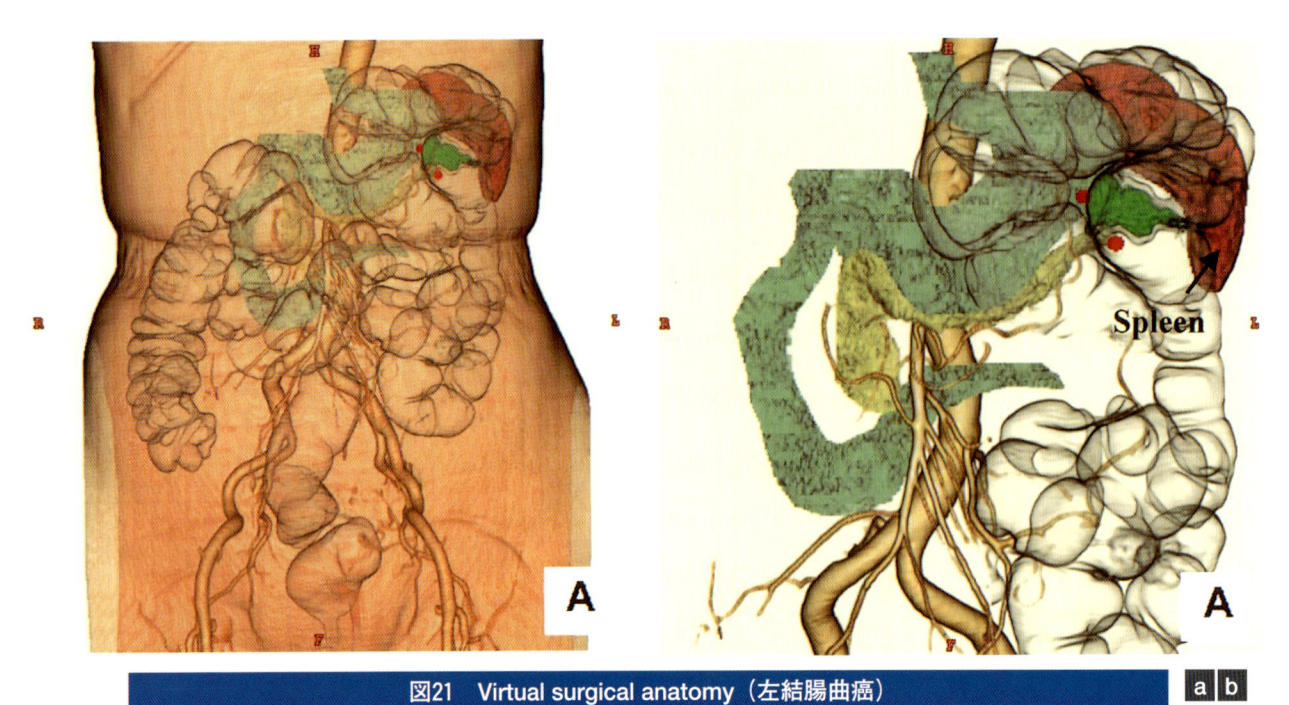

図21 Virtual surgical anatomy（左結腸曲癌）

　大腸の透過度を上げると大腸，腫瘍，血管，周囲臓器（胃，脾臓，膵臓）との位置関係がより明瞭となる．

図22 Virtual surgical anatomy に基づくナビゲーション手術（左結腸曲癌）

a：右側方向から観察することができる．
b：fly around 表示で下面から術野に合わせて観察することができる．

　状結腸動脈が左結腸動脈と共通幹を形成していることがわかる（図8）．動脈相の Integrated 3D-CT 画像を術野に合わせて術中ナビゲーションとして活用することができる（図25, 31）．また，静脈相の Integrated 3D-CT 画像では，下腸間膜静脈と左結腸動脈との位置関係がわかる（図10, 24, 30）．これにより，左結腸動脈温存例では，下

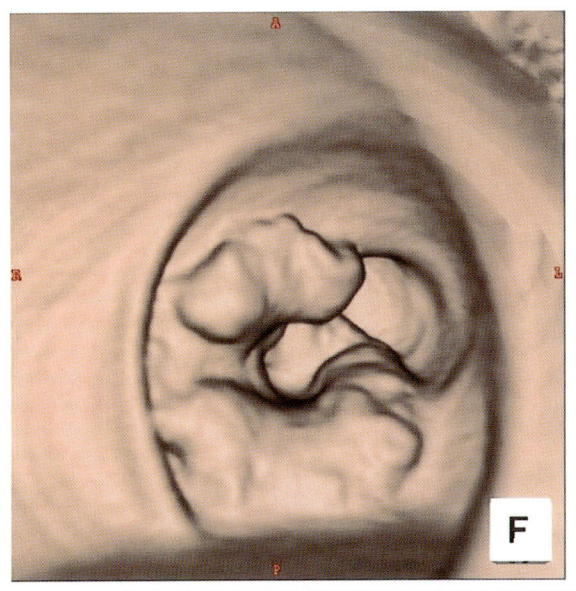

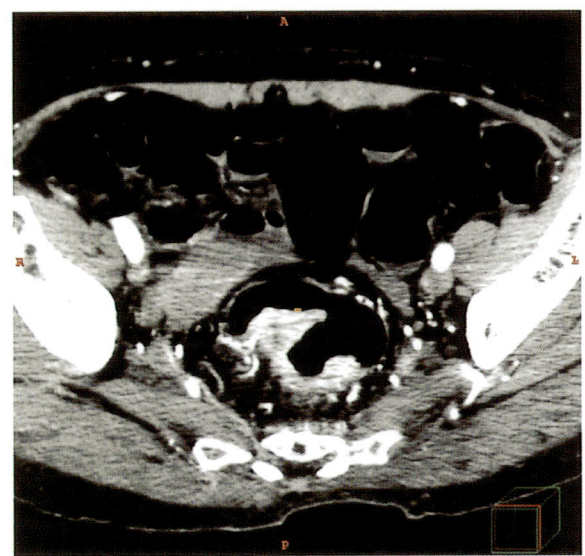

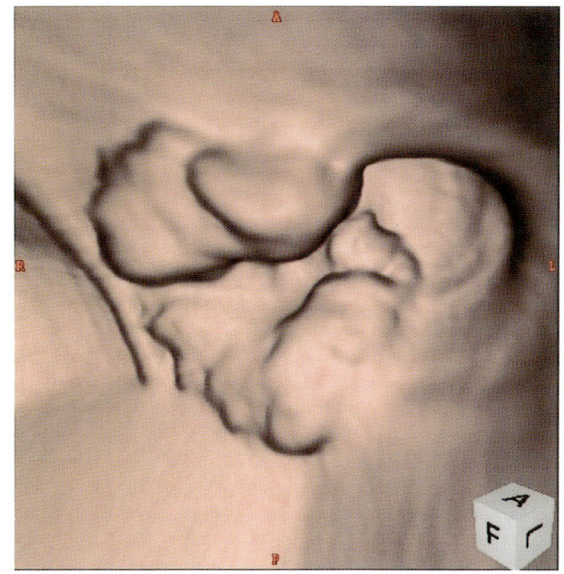

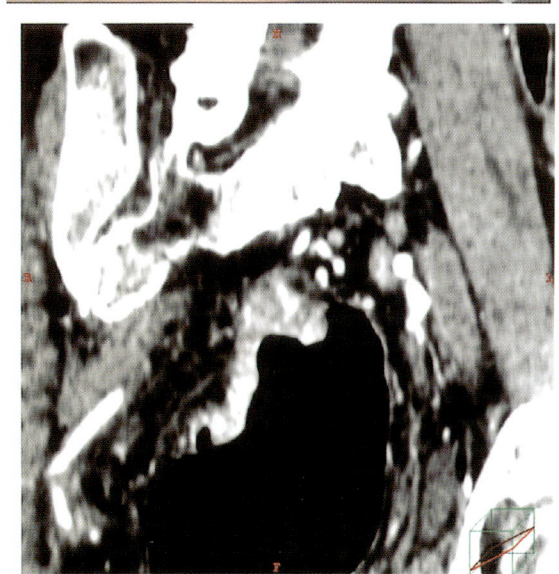

図23　Virtual endoscopy 像とMPR 像（直腸癌，女性）
a，b：3型進行癌を正面視することができる．
c，d：漿膜外に毛羽立ちを認め，SE と診断した．

腸間膜静脈を処理する際，左結腸動脈との位置関係を把握して的確に処理することができる．また，症例によっては，術中に注意を要する拡張した卵巣静脈も確認しておくことができる（図10）．さらに，排泄相の尿管も合成させて腫瘍の尿管浸潤の有無の診断に利用することもできる（図11）．直腸のVSAは，皮膚，大腸，腫瘍，血管，骨を統合させ，女性例では膀胱，子宮（図26，27），男性例では膀胱，前立腺，精嚢（図32，33）をも合成させ，さらに断面像（図28，34）を加えると腫瘍と隣接臓器との位置関係がより明確になり，他臓器浸潤の診断や適切な切除ラインの決定に有用である．

114　Ⅲ. 外科解剖

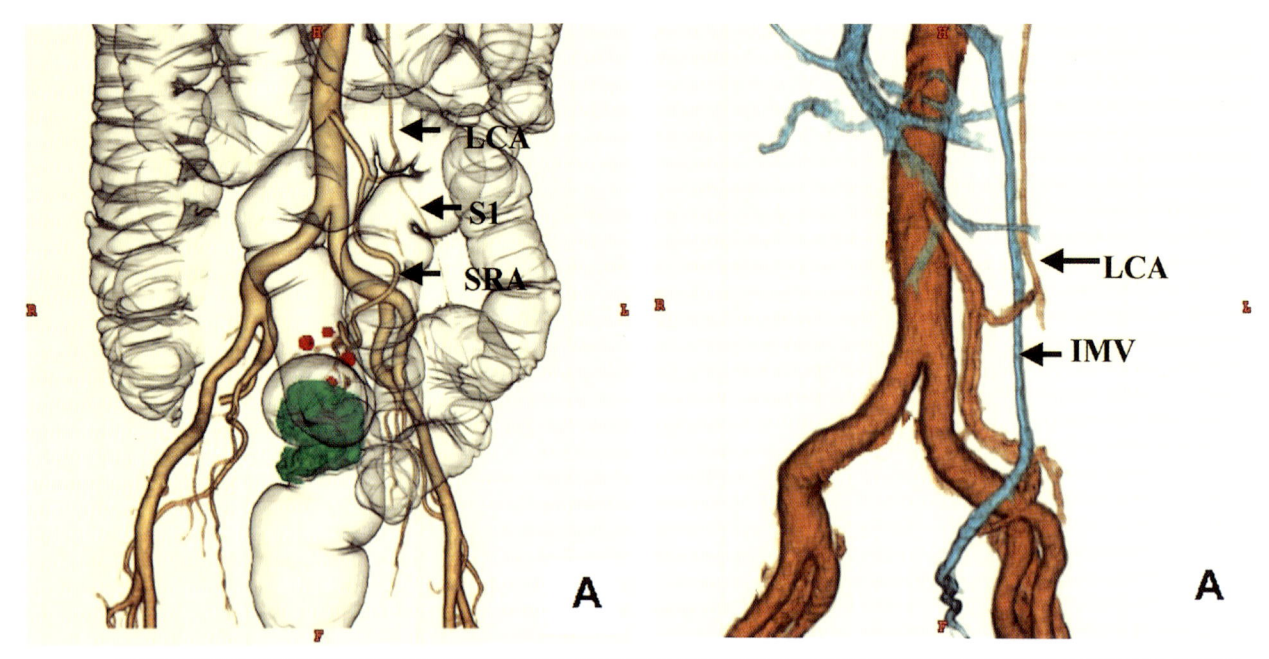

図24　Integrated 3D-CT 画像（直腸癌，女性）
a；動脈相：下腸間膜動脈の分枝パターン（LCA：左結腸動脈，S1：第1S 状結腸動脈，SRA：上直腸動脈）が正確に描出される．
b；静脈相：左結腸動脈（LCA）と下腸間膜静脈（IMV）の位置関係が明瞭となる．

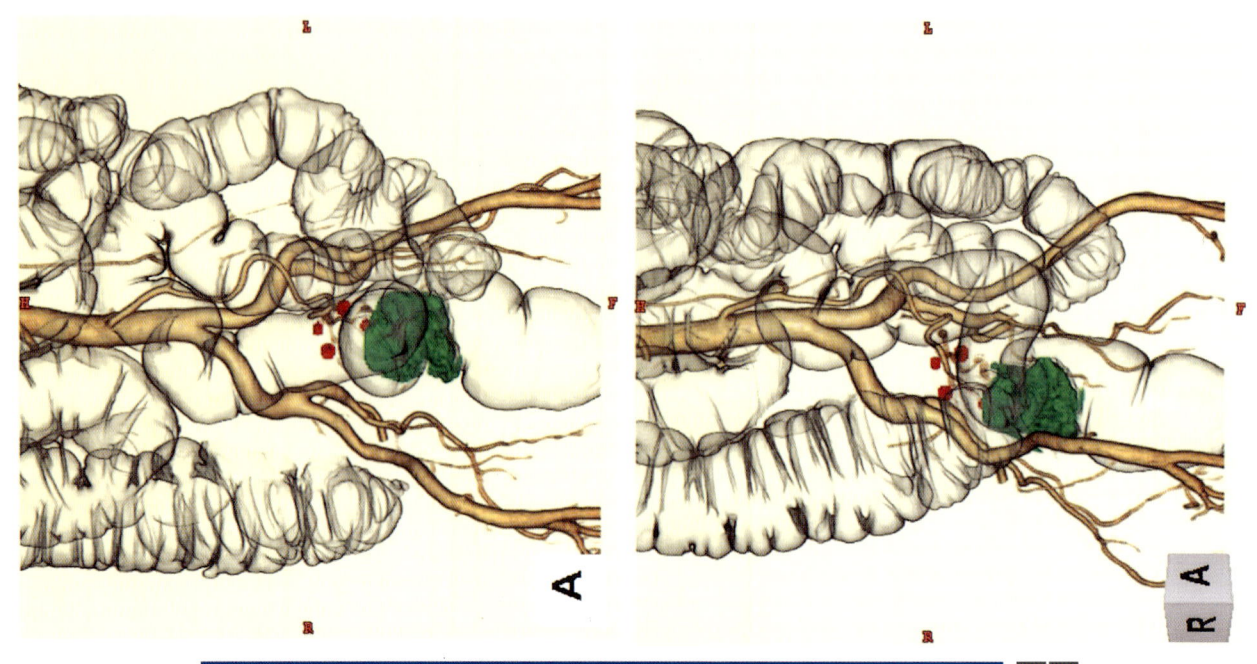

図25　Integrated 3D-CT 画像に基づくナビゲーション手術（直腸癌，女性）
a，b：右側方向から観察することができる．

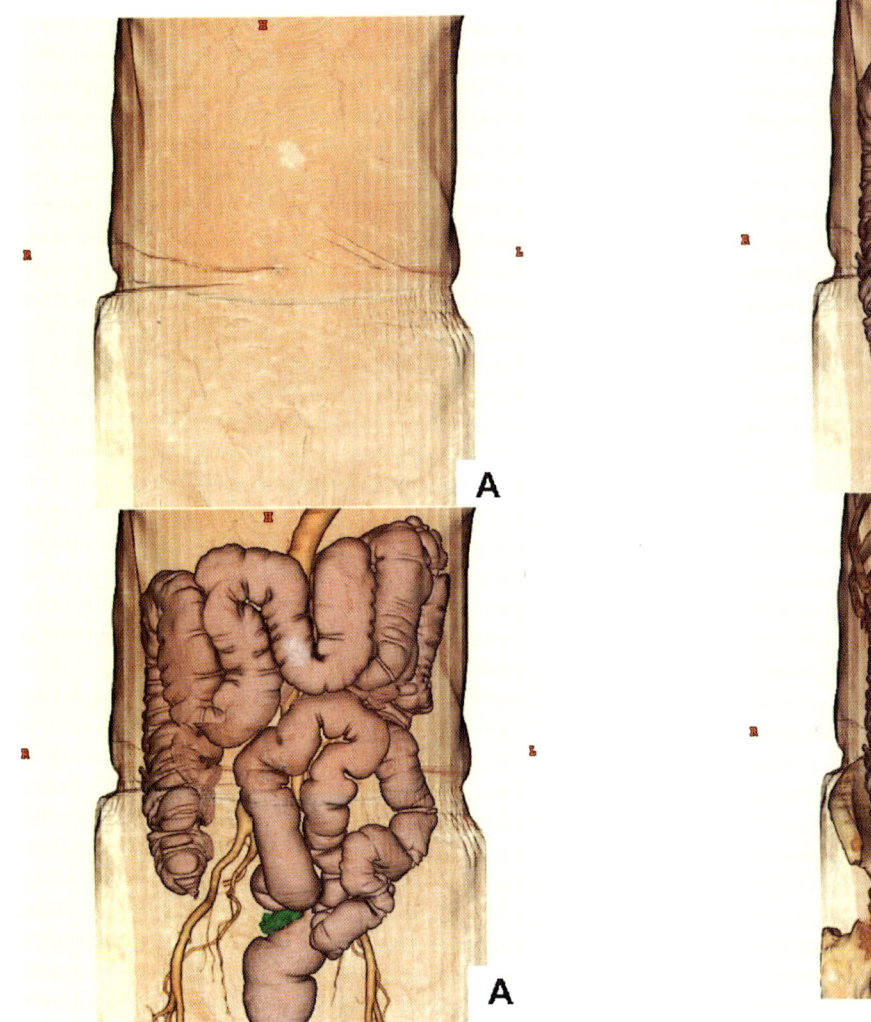

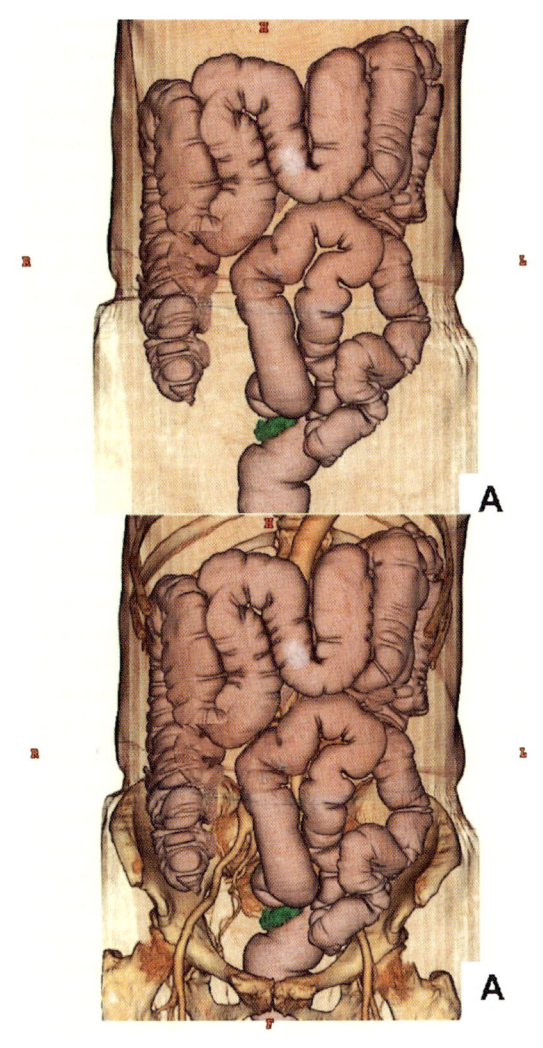

図26 Virtual surgical anatomy の作成工程（直腸癌，女性）
皮膚（a），大腸，腫瘍，腫大リンパ節（b），血管（c），骨（d）を統合する．

116　Ⅲ. 外科解剖

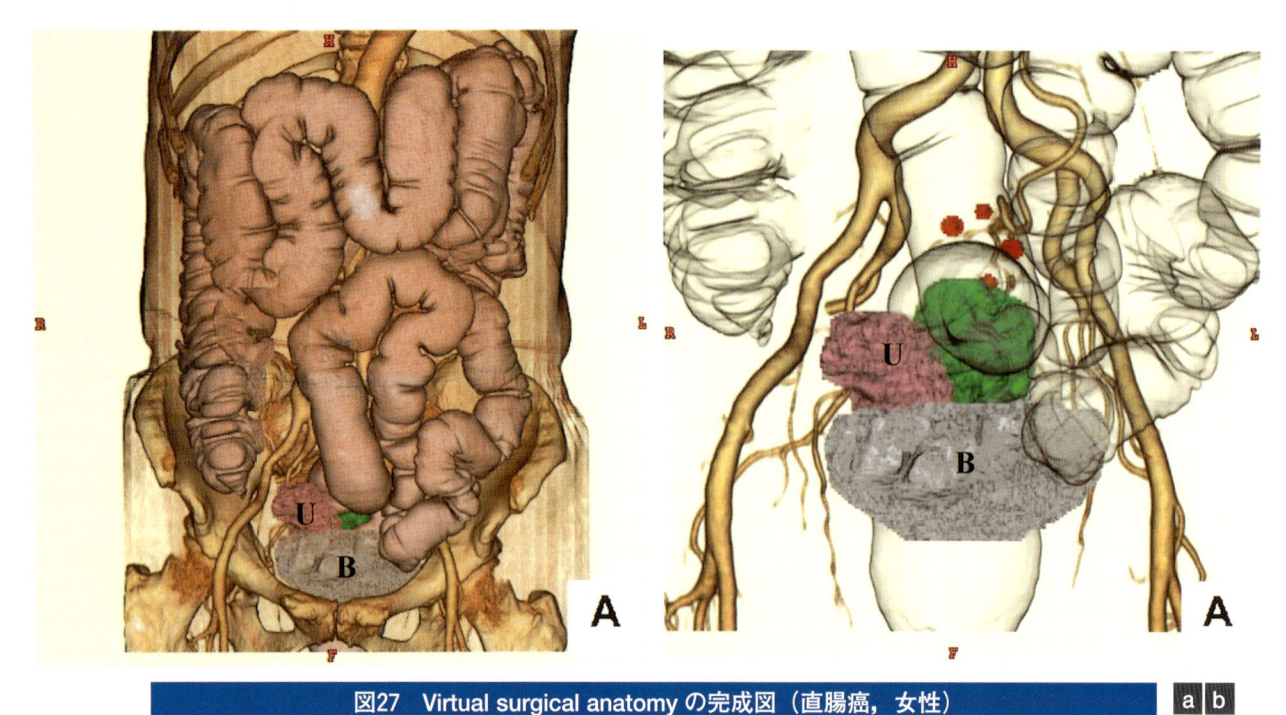

図27　Virtual surgical anatomy の完成図（直腸癌，女性） a b
a：膀胱（B），子宮（U）も合成する．
b：大腸の透過度を上げると大腸，腫瘍，腫大リンパ節，血管，周囲臓器が良好に描出される．

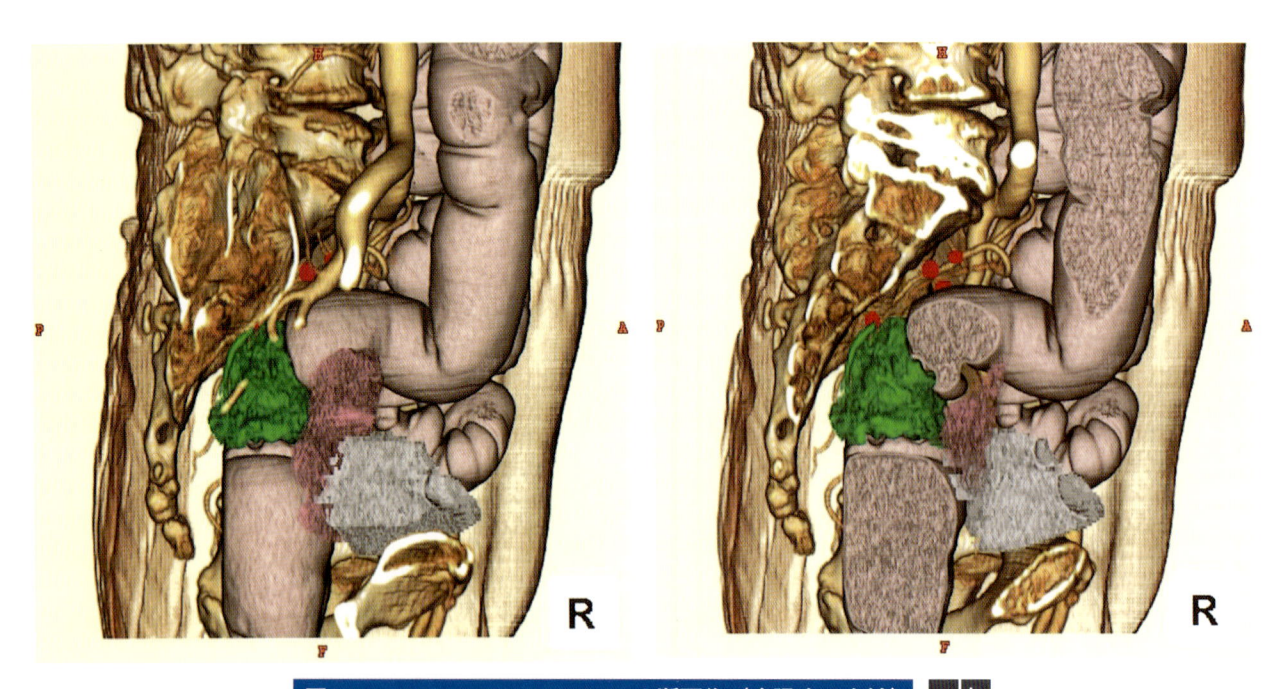

図28　Virtual surgical anatomy の断面像（直腸癌，女性） a b
直腸癌，子宮，膀胱の位置関係が明瞭になる．

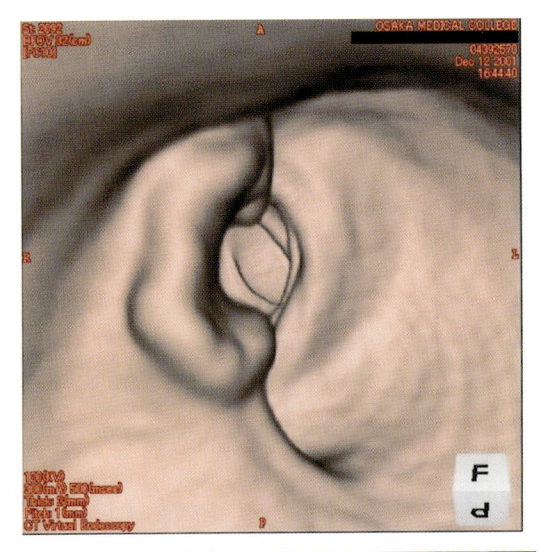

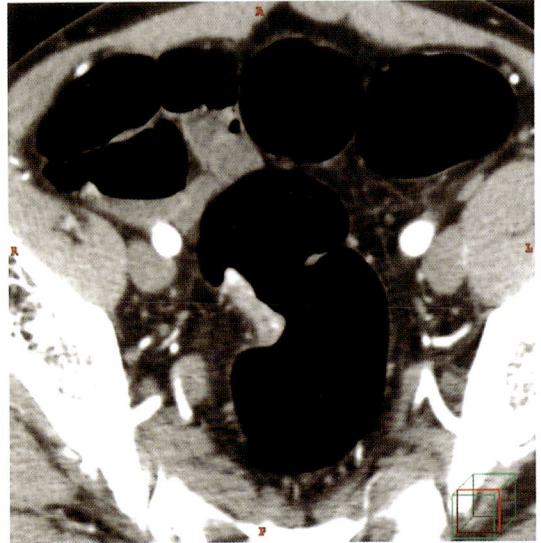

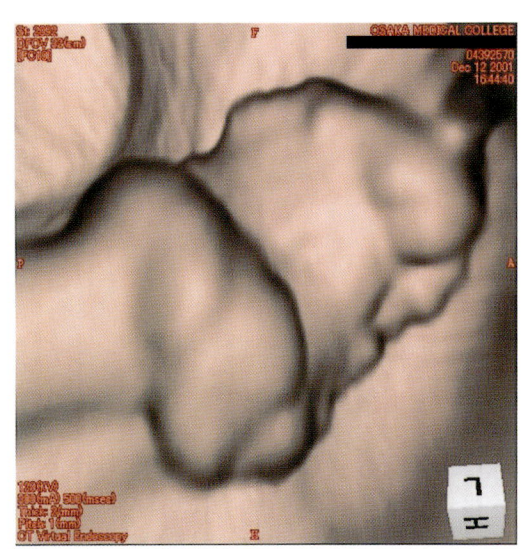

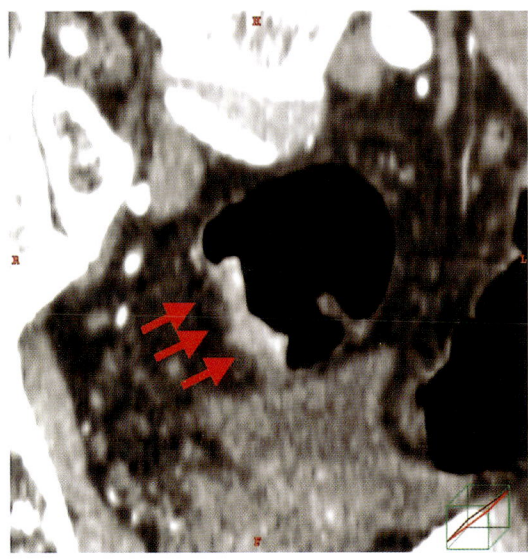

2. オーダーメイドの外科解剖　117

図29　Virtual endoscopy 像と MPR 像（直腸癌，男性）

a，b：2型進行癌を正面視することができる．
c，d：全層性の壁肥厚を認めるが，漿膜面は整で，SS と診断した．

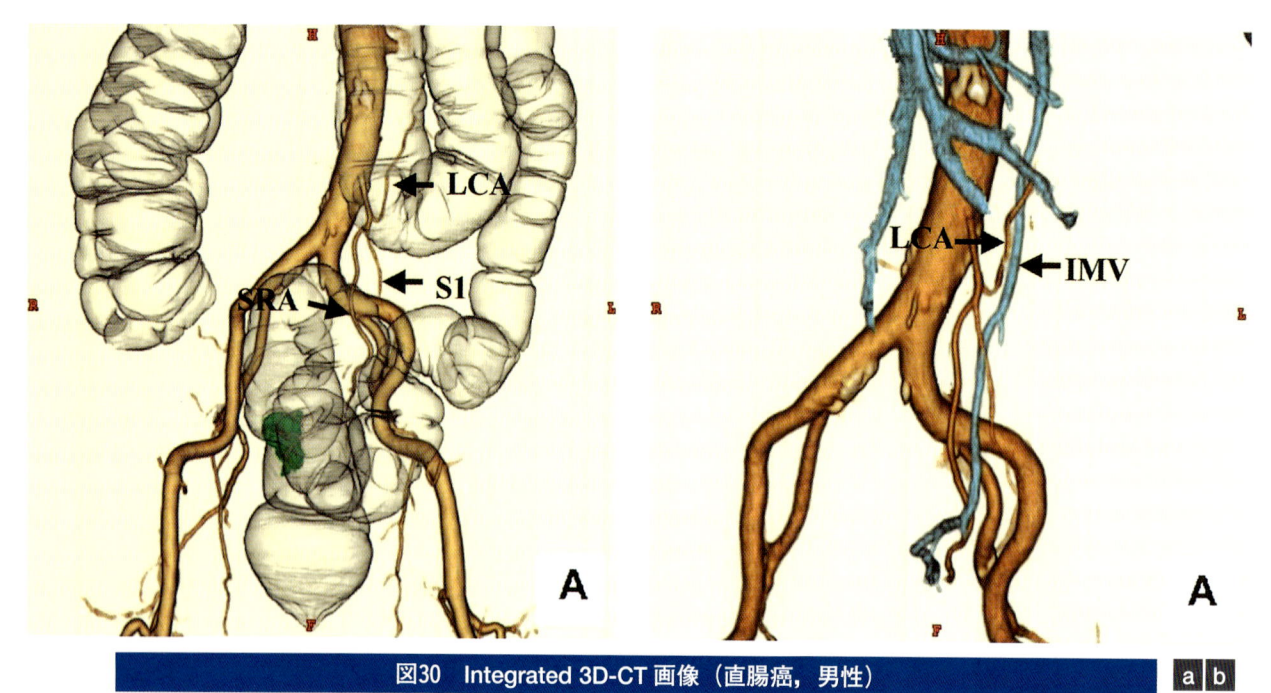

118 Ⅲ. 外科解剖

図30　Integrated 3D-CT 画像（直腸癌，男性） a b
　a；動脈相：下腸間膜動脈の分枝（LCA：左結腸動脈，S1：第1S状結腸動脈，SRA：上直腸動脈）
　　と腫瘍との位置関係が明瞭にわかる．
　b；静脈相：左結腸動脈（LCA）と下腸間膜静脈（IMV）の位置関係が明瞭にわかる．

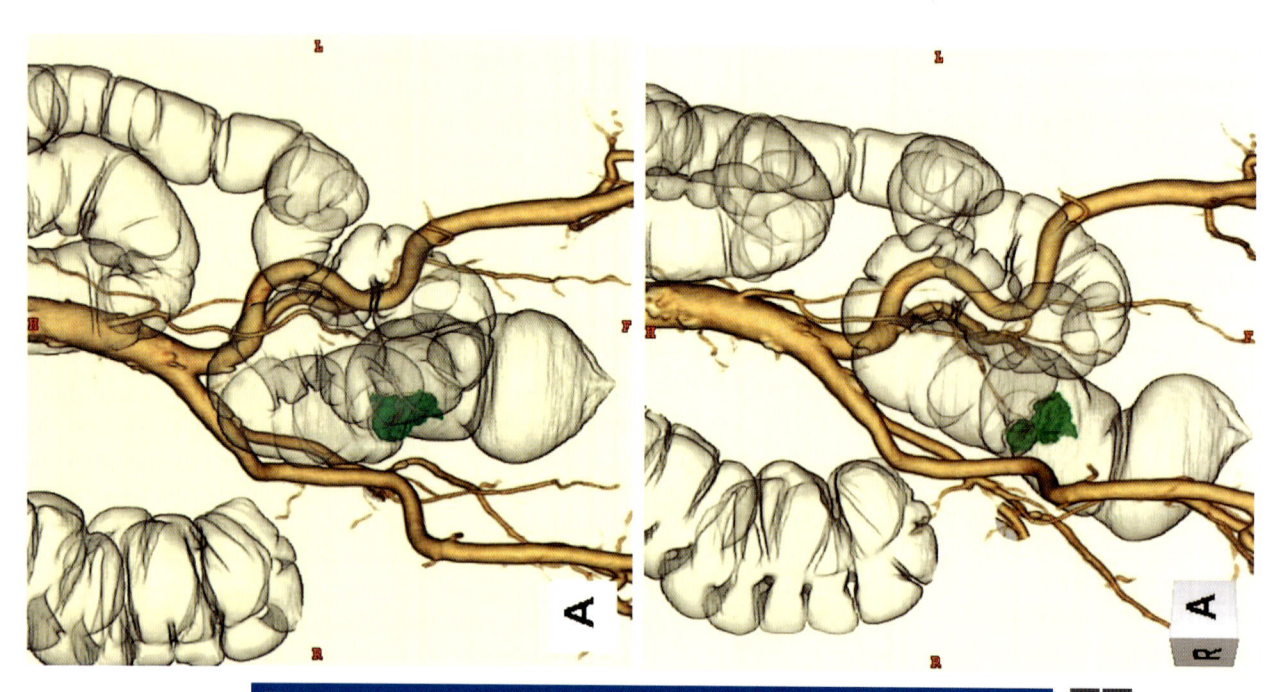

図31　Integrated 3D-CT 画像に基づくナビゲーション手術（直腸癌，男性） a b
　a，b：右側方向から観察することができる．

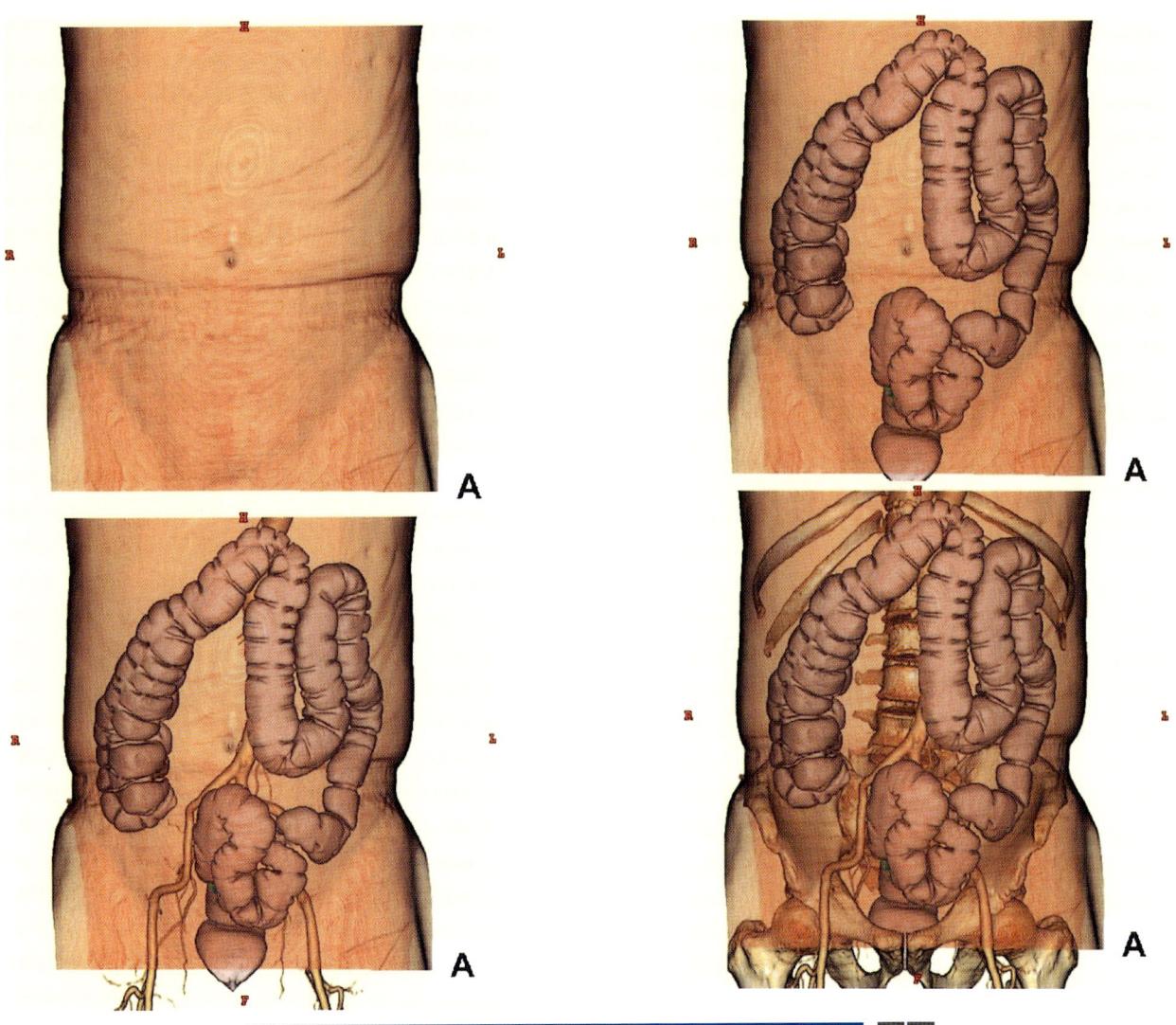

2. オーダーメイドの外科解剖　119

図32　Virtual surgical anatomy の作成工程（直腸癌，男性）
皮膚（a），大腸，腫瘍（b），血管（c），骨（d）を統合する．

120　Ⅲ．外科解剖

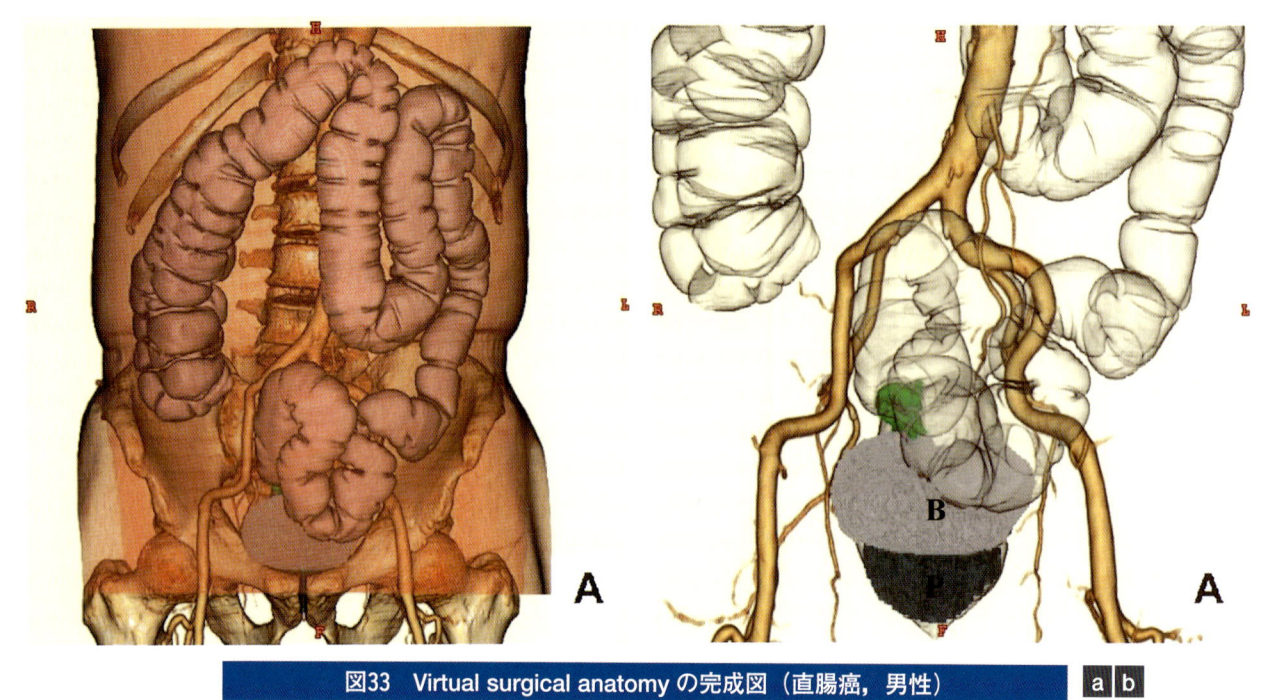

図33　Virtual surgical anatomy の完成図（直腸癌，男性）　a|b
a：膀胱（B），前立腺（P），精嚢も合成する．
b：大腸の透過度を上げると大腸，腫瘍，血管，周囲臓器が良好に描出される．

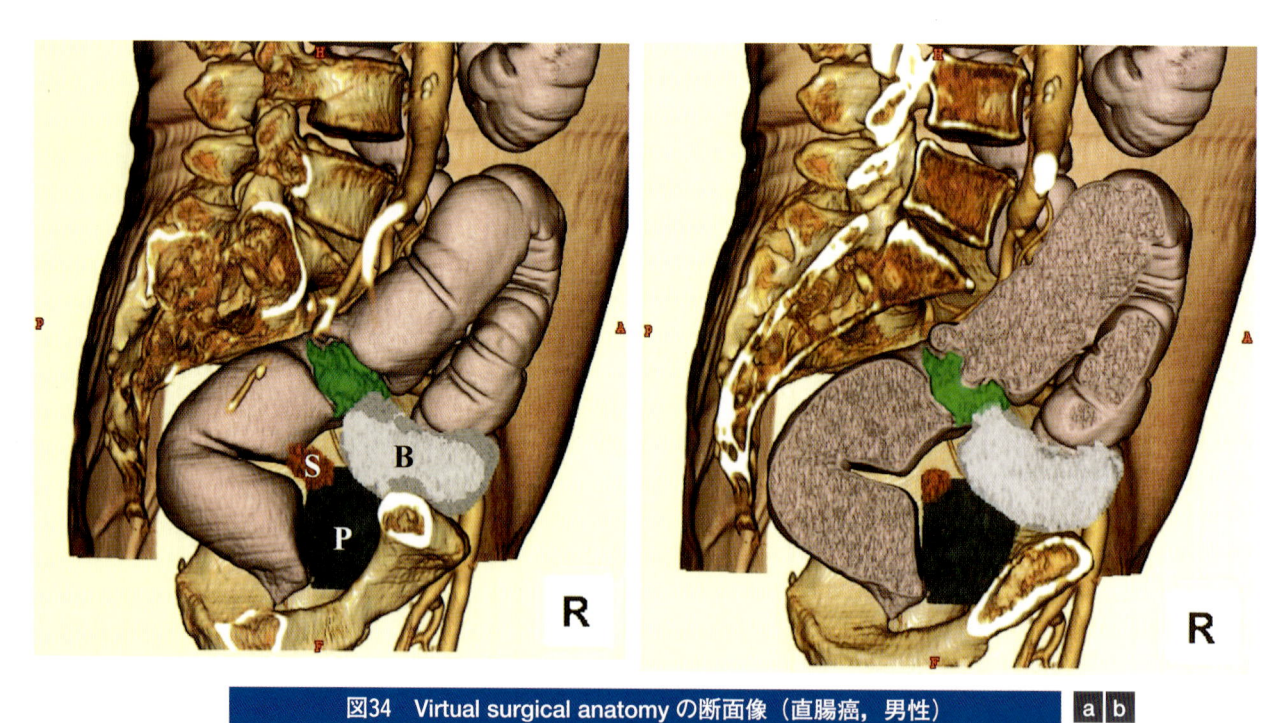

図34　Virtual surgical anatomy の断面像（直腸癌，男性）　a|b
直腸癌，膀胱（B），前立腺（P），精嚢（S）の位置関係が明瞭にわかる．

4 現在の問題点および将来の展望

　空間分解能の高いマルチスライスヘリカルCTを用いたCT colonographyは，注腸検査に取って代われるレベルに達している．また，virtual endoscopyも一部ではあるが，lateral spreading tumorのような丈のひくい表面型の病巣も描出可能で，スクリーニング検査への応用が期待されるが，粘膜面の色調が分からない問題点がある．MPR像を用いた深達診断に関しては，SSかSEかの診断は可能であるが，MからSSまでの区別は困難である．今後，CT colonographyの腫瘍部側面像所見やVEの腫瘍部正面像所見の解析による深達診断への応用が期待される．腹腔鏡下大腸癌手術において，原発巣，腫大リンパ節，大腸を統合させたIntegrated 3D-CT画像は主要血管の走行・分岐形態と腫瘍支配血管を明瞭に描出し，さらに隣接臓器などを統合させたvirtual surgical anatomyを用いた術中ナビゲーションは，腹腔鏡下大腸癌手術のより安全，的確かつ迅速な遂行を支援している．現段階では，3次元再構成する際，とくにVRでopacity curveを変えて，おのおのの関心臓器を抽出するのに時間がかかることが問題点としてあげられる．しかし，マルチスライスヘリカルCTの検出器の増加や画像処理能力の向上により解決されていくと考えられる．また，リンパ節転移の同定に関しては，微小転移の問題もあるため，従来のリンパ節のサイズのみで判断するには問題がある．FDG－PETなどを利用してリンパ節転移を術前に正確に把握できれば，郭清範囲も限定できてより一層の低侵襲外科治療につながると考えられる．

文　　献

1) 奥田準二，豊田昌夫，谷川允彦ほか：腹腔鏡下手術における大腸癌のリンパ節郭清．日鏡外会誌　6 (2)：143－151, 2001.
2) 西口完二，奥田準二，谷掛雅人ほか：腹腔鏡下大腸手術手技の最前線5－3D-CT血管画像を応用した種々の血管処理を伴う腹腔鏡下D_3リンパ節郭清術－．外科治療　84 (3)：323－330, 2001.
3) 奥田準二，田中慶太朗，李相雄ほか：腹腔鏡下大腸手術手技の最前線6－進行大腸癌に対する種々の工夫を加えた3D-CT画像に基づく腹腔鏡下ナビゲーション手術－．外科治療　84 (6)：1015－1027, 2001.
4) 松木充，奥田準二，吉川秀司ほか：マルチスライスを用いた三次元再構成画像の大腸癌腹腔鏡手術への臨床応用－結腸右半切除適応例に対して．臨床画像　18 (5)：476－479, 2002.

　　　　　　　　　　　　　（松木　充，奥田準二，吉川秀司，楢林　勇，谷川允彦）

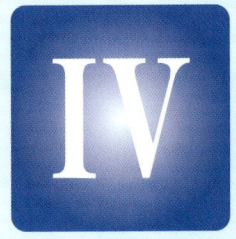

IV 機器・器具と操作法
Instrumentation of Laparoscopic Colorectal Surgery

はじめに

　触診が行えず，的確な術野の展開や腸管・腸間膜などへの操作のほとんどが器械を介して行われる腹腔鏡下大腸手術では，適切な機器・器具の選択とその効果的な操作法の修得が基本中の基本となる．すなわち，適切な機器・器具の選択とその効果的な操作法の修得は，腹腔鏡下大腸手術を安全かつ的確に遂行するうえで欠かすことができない．

　本章では，腹腔鏡下大腸手術に必要な機器・器具とその効果的な操作法について腹腔鏡下大腸切除術の手順に沿って述べる．

1 手術台と患者の固定

　図1に示すようにマジックベッド[注1]で患者を包み込み，マジックベッドが手術台からずれないように頭側はショルダーブロックで，術中低位になる側方には側板でマジックベッドを固定する．マジックベッドの折り返しと患者の間には圧迫を避けるべくスポンジを入れるが，とくに肩部の折り返しと患者の肩・鎖骨部の間に十分な量のスポンジを入れて同部の圧迫による上腕神経叢麻痺などを予防する．レビテーター[注2]を用いると膝窩部を圧迫することなく迅速に砕石位をとれ，術中の下肢の位置移動も容易に行える．なお，両下肢には深部静脈血栓予防用に間欠的陽圧加圧装置を装着する．著者らは，腹腔鏡下大腸手術のシステム化のひとつとしてどの部位の手術においても，この体位と固定法に統一している．

　なお，外側アプローチなどで強い体位変換が必要な場合には，図2に示すように，側方にも70度まで傾斜する手術台（LAP-TABLE MOT-5601E[注3]）が便利である．

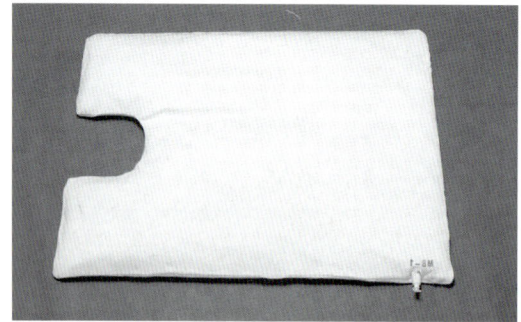

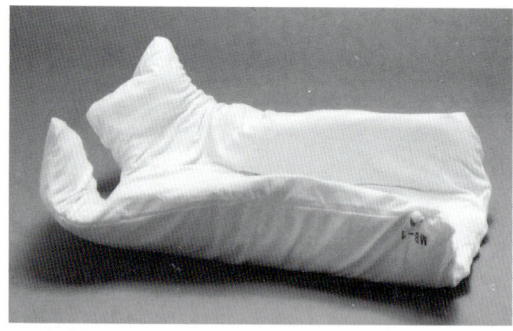

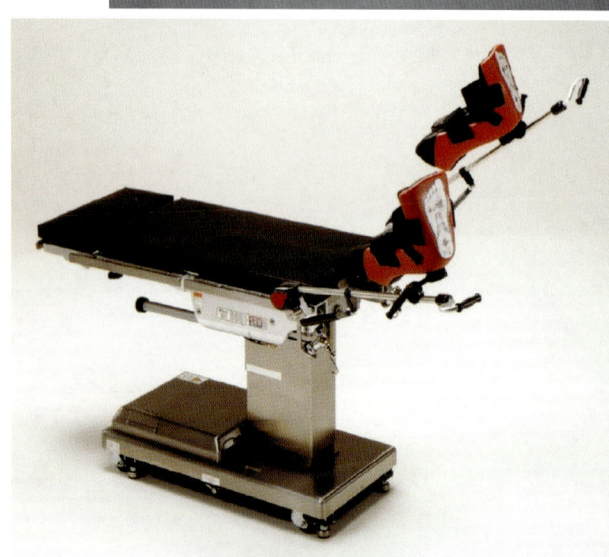

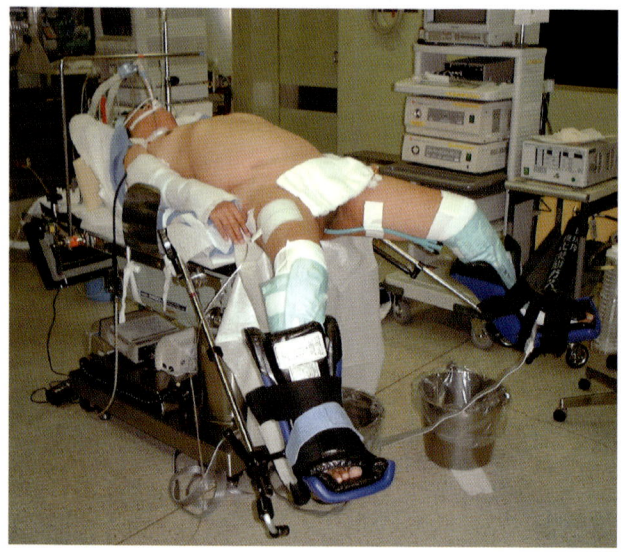

図1 マジックベッドとレビテーター

a：マジックベッドの基本形
b：マジックベッドを目的の型に変形させて吸引口から内部の空気を吸引するとそのままの型で固まる．
c：手術台に下肢を固定するレビテーターを装着したところ
d：患者をマジックベッドで固定してレビテーターを用いて体位をとったところ

a	b
c	d

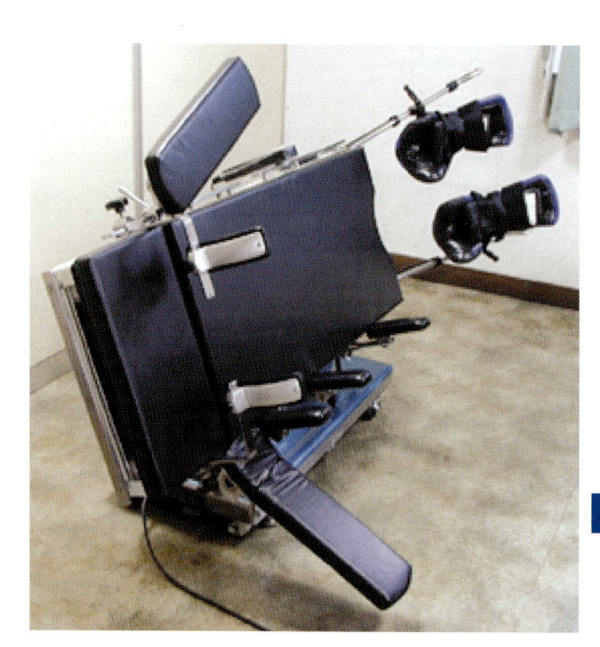

図2　LAP-TABLE MOT-5601E

側方にも70度まで傾斜する手術台（LAP-TABLE MOT-5601E）は，とくに重力を利用して術野を展開する外側アプローチに有用である．

2 器械の配置

著者らは，モニターなどの器械は図3のごとくシステマティックに配置している．とくに，器械のコード類が手術中に邪魔にならないように整理しておくとともにミラーイメージによる操作困難を防ぐためモニターはチーム全員が同一モニターを見られるように配置する．

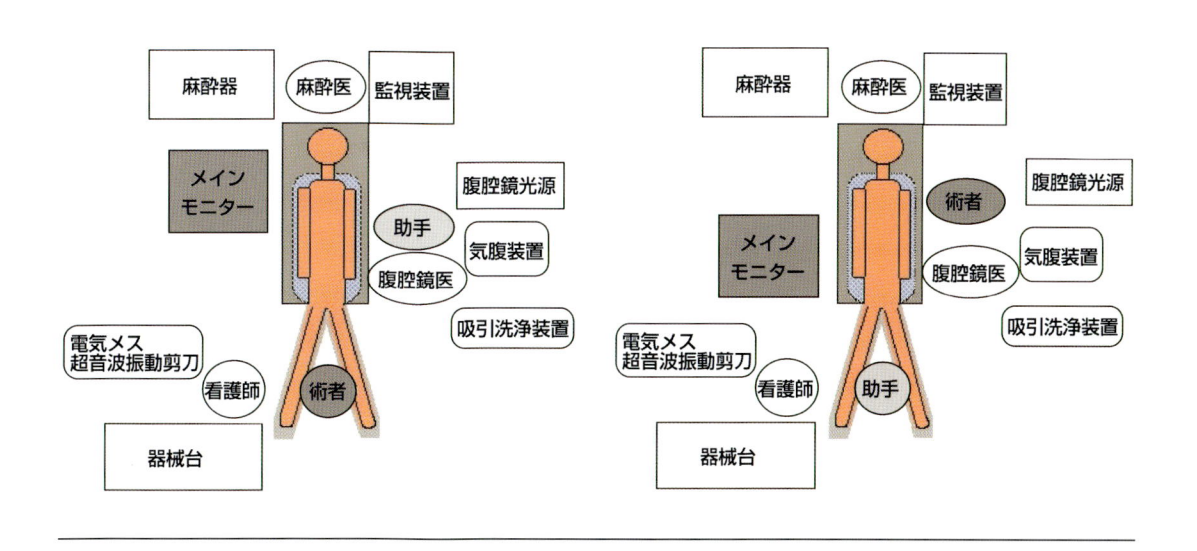

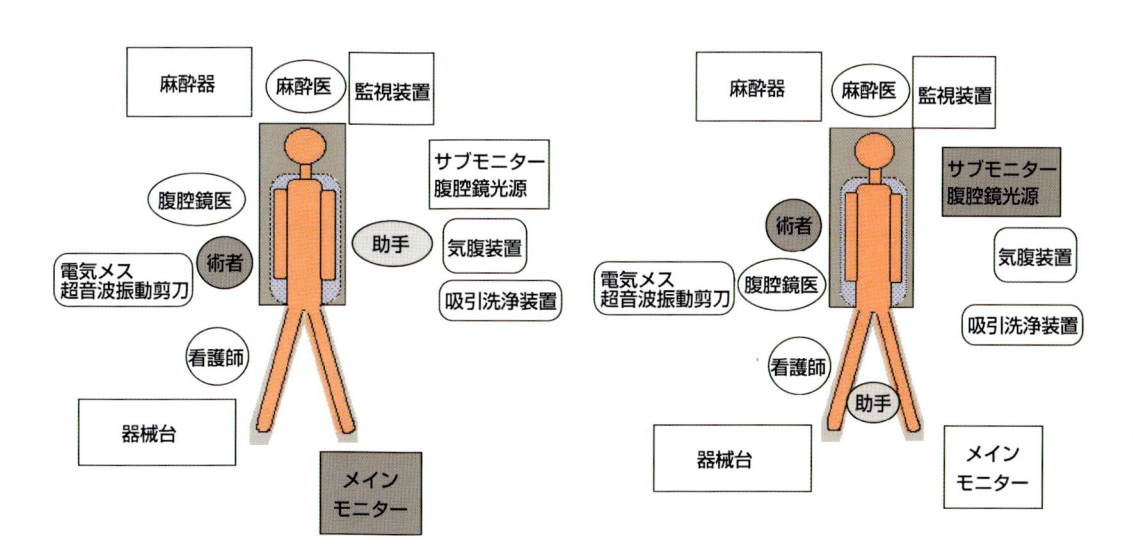

図3 器械の配置
チーム全員が同じモニターを見て手術できるようにしミラーイメージによる操作困難を防ぐ．
a：内側アプローチの右側結腸癌例に対する配置
b：内側アプローチの左側結腸癌例に対する配置

3 各手術操作における機器・器具の要点

1. ポートの挿入・固定法

　大腸では広範な術野が必要なため，ドーム状に広いスペースの得られる気腹法が有利である．通常，臍部に1～2cmの小切開創を加えて直視下に腹腔内にポートを挿入して気腹を開始する小開腹法が安全である．このののち腹腔鏡観察下に必要なポートを追加挿入して，安全確実に腹腔鏡下手術を開始する．図4に示すXCEL（エクセル　ブレードレス　トロッカー：ジョンソン・エンド・ジョンソン）[注4]は，先端が金属刃ではないので刺入に際してきわめて安全で愛用している．ポートは，不意の抜去や過挿入を予防すべく，皮膚に縫合固定している．さらに，過挿入になりやすいポートには滅菌した輪ゴムを巻いて簡便に過挿入を予防している．なお，著者らは，第1ポートにエクセル　ブラントチップ　トロッカー[注5]を用いている．創部の筋膜・腹膜にタバコ縫合の要領でかけた1 Dexon糸をポートのウィングに巻き付けることで気腹保持を確実にするとともに簡便に固定でき，同糸を長く残しておいて手術終了時には同糸を結紮するだけでポート部の閉鎖が行える．

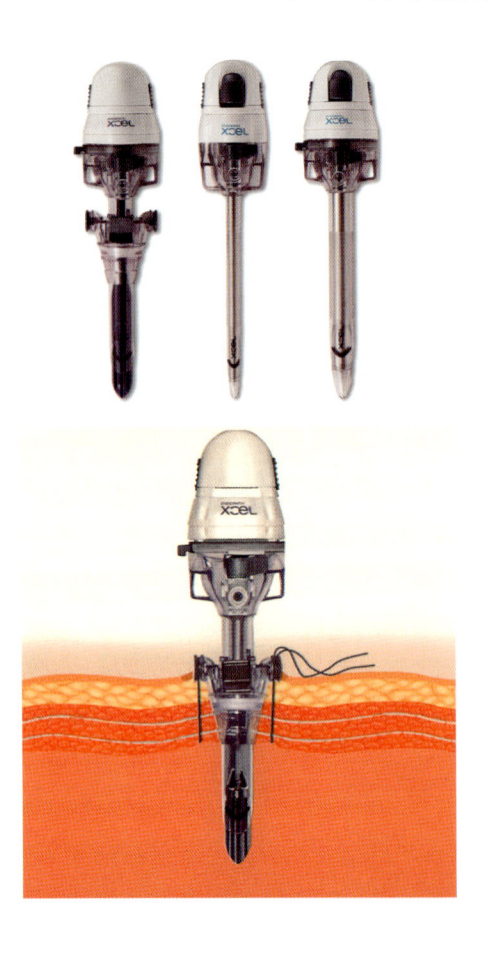

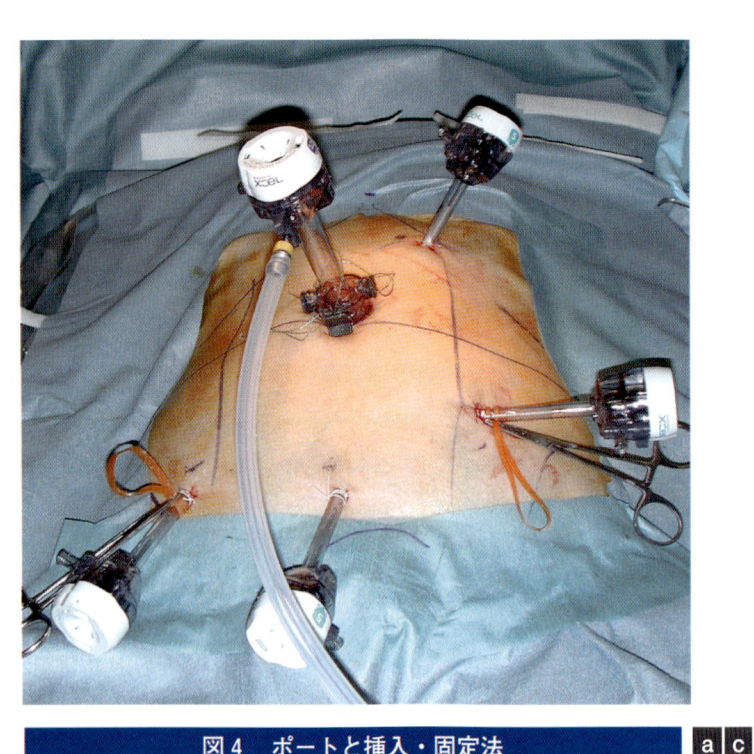

図4　ポートと挿入・固定法

a：エクセル（ブレードレス　トロッカー）は，先端が金属刃ではないので刺入に際してきわめて安全性が高い．
b：創部の筋膜・腹膜にタバコ縫合の要領でかけた1 Dexon糸を第1ポート（エクセル　ブラントチップ　トロッカー）のウィングに巻き付けることで気腹保持を確実にするとともに簡便に固定できる．
c：右側結腸癌に対するポート配置であるが，エクセルを用いると恥骨上部からの挿入も安心して安全に行える．なお，ポートは，不意の抜去や過挿入を予防すべく，皮膚に縫合固定している．さらに，過挿入になりやすいポートは滅菌した輪ゴムを巻いて簡便に過挿入を予防している．

2. 腹腔鏡の選択と術中ステージング

著者らは，図5に示すように，5 mm のフレキシブルビデオスコープ（オリンパス LTF Type VP[注6]）を愛用している．とくに，狭い骨盤腔内で良好な術野を得るにはフレキシブルビデオスコープがきわめて有利である（図6）．フレキシブルビデオスコープは左右結腸曲や体腔内の入り組んだ部分の観察にも有効な他に，鉗子と干渉しても先端のアングル操作で術野を逃さず観察できる利点がある．さらに，5 mm フレキシブルビデオスコープは，5 mm ポートからも挿入可能なため，腹部手術既往例での癒着剝離時などに多方向からの観察が容易に行える利点もある（図7）．

ところで，最近ではマルチスライス CT など術前画像診断能が向上したために，術中のステージングが軽んじられる傾向がある．しかし，肝表面や腹膜の小さな転移巣などは，術前画像診断で見逃されることがあるので，腹腔鏡下に肝臓では外側区域の背面を含めた肝表面や腹膜では腸間膜面も含めて十分に視診を行う．

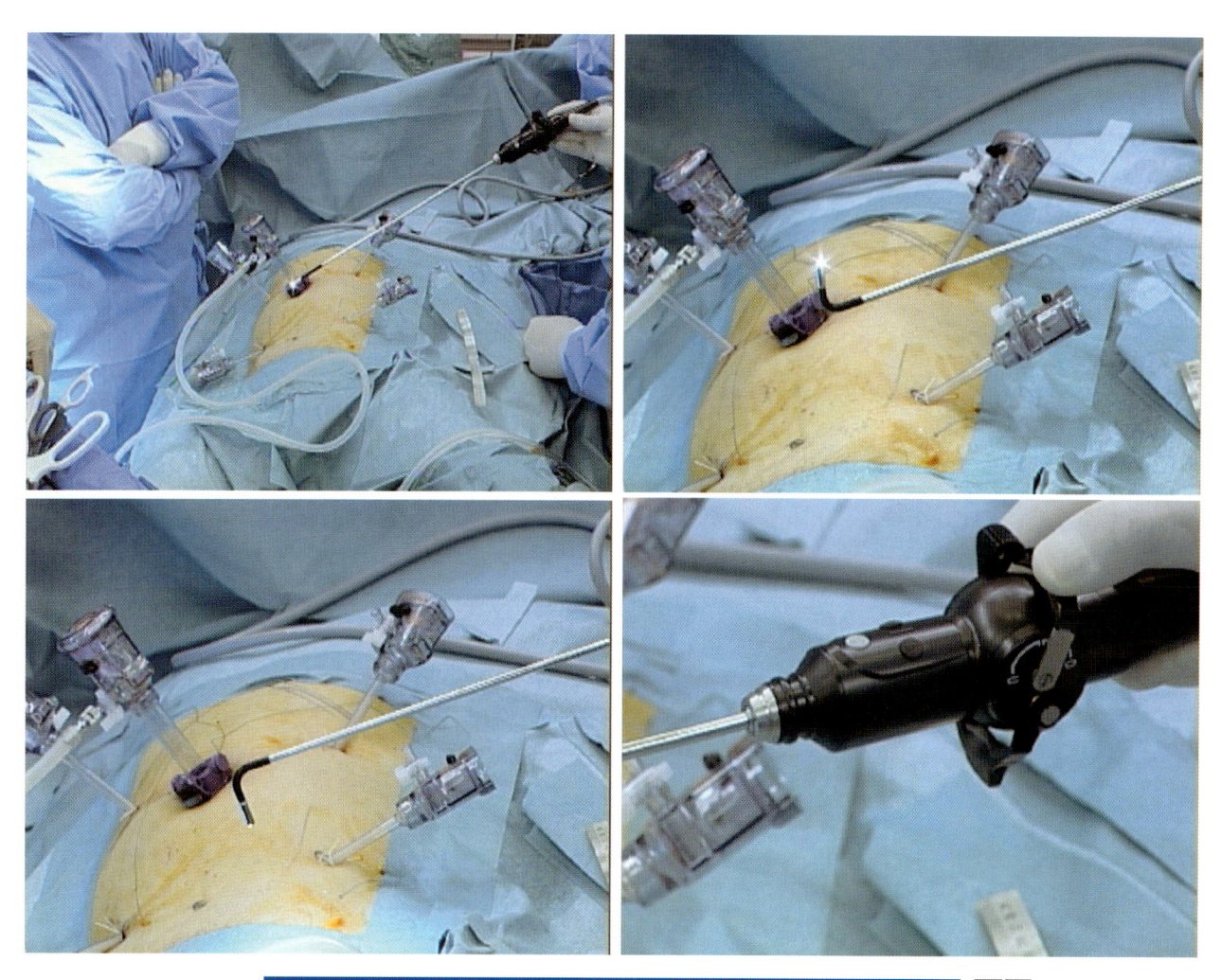

図5　5 mm フレキシブルビデオスコープ
a：5 mm フレキシブルビデオスコープ（オリンパス LTF Type VP）
b，c：上下左右に100度彎曲する．
d：手元操作部は片手で容易に操作できる．

128　Ⅳ．機器・器具と操作法

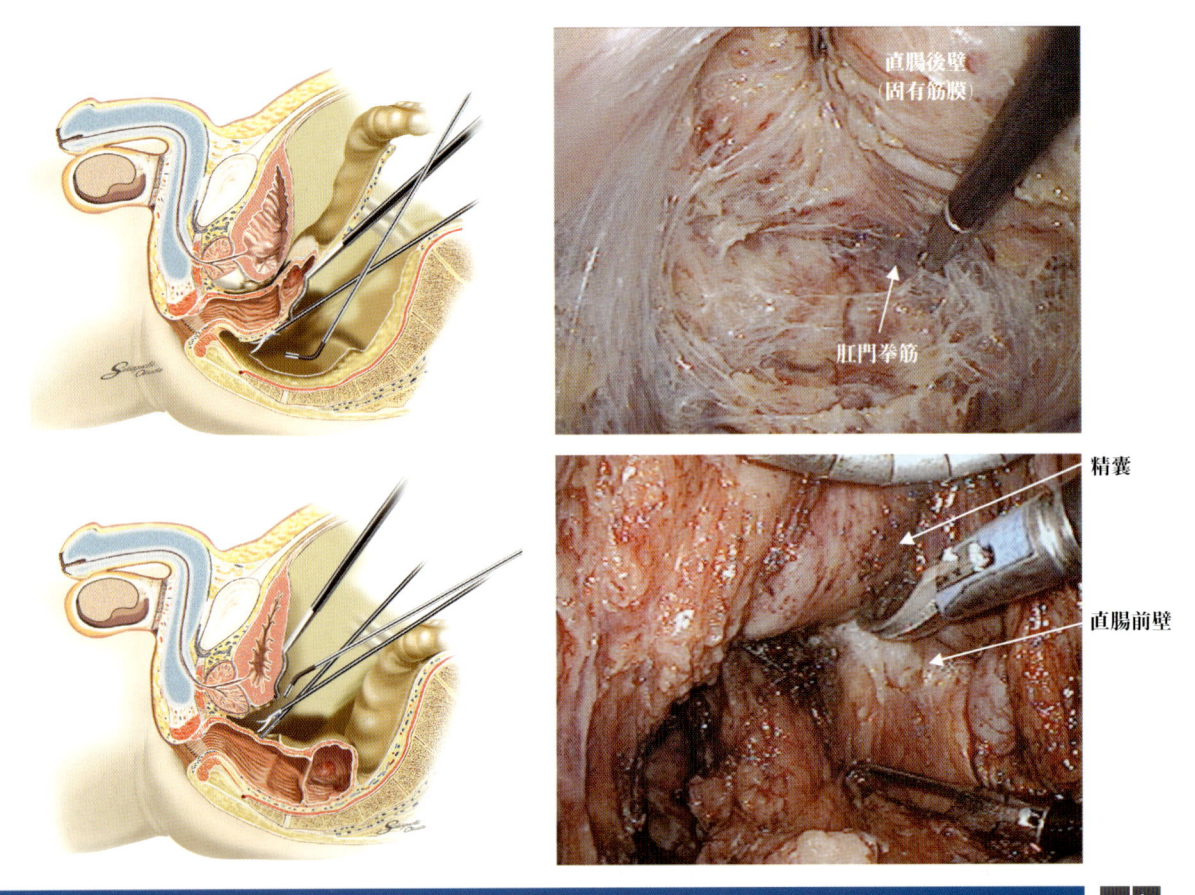

| 図6　骨盤腔深部における的確な術野の確保 | a b c d |

a，b：とくに，狭い骨盤腔内で良好な術野を得るにはフレキシブルビデオスコープがきわめて有利である．
c，d：さらに，鉗子と干渉しても先端のアングル操作で術野を逃さず観察できる利点がある．

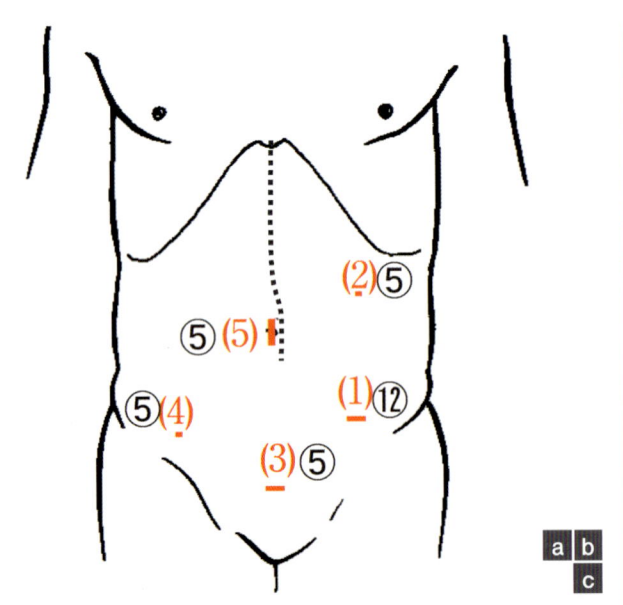

| 図7　腹部手術既往例での癒着剝離時の多方向観察 | a b c |

　5mmフレキシブルビデオスコープは，5mmポートからも挿入可能なため，腹部手術既往例での癒着剝離時にも多方向から観察が容易に行える利点がある．
　括弧数字はポート挿入の順番，
　丸数字はポートのサイズ（mm）

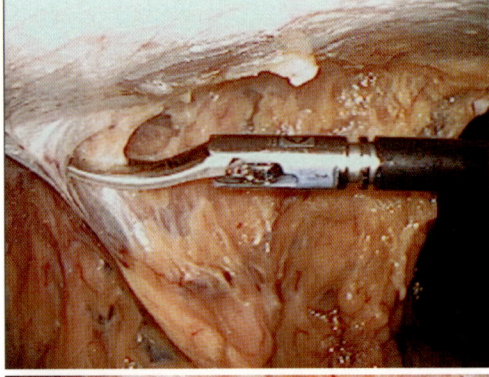

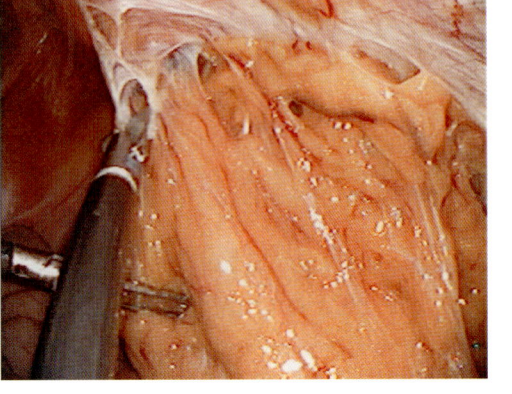

さらに，腹腔鏡下手術では触診が行えないため，疑わしい場合には，図8のように腹腔鏡下超音波検査[注7]を適宜利用し，肝転移や腫大リンパ節などの検索を行う．なお，腹腔鏡下手術でないMoving windowなどの小開腹手術では，視触診ともに不十分となって腹腔内精査が中途半端にならないように十分注意が必要である．

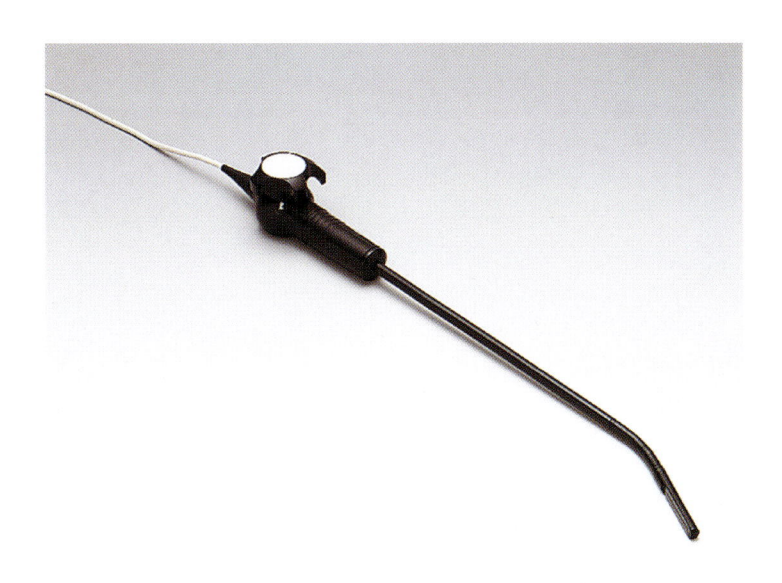

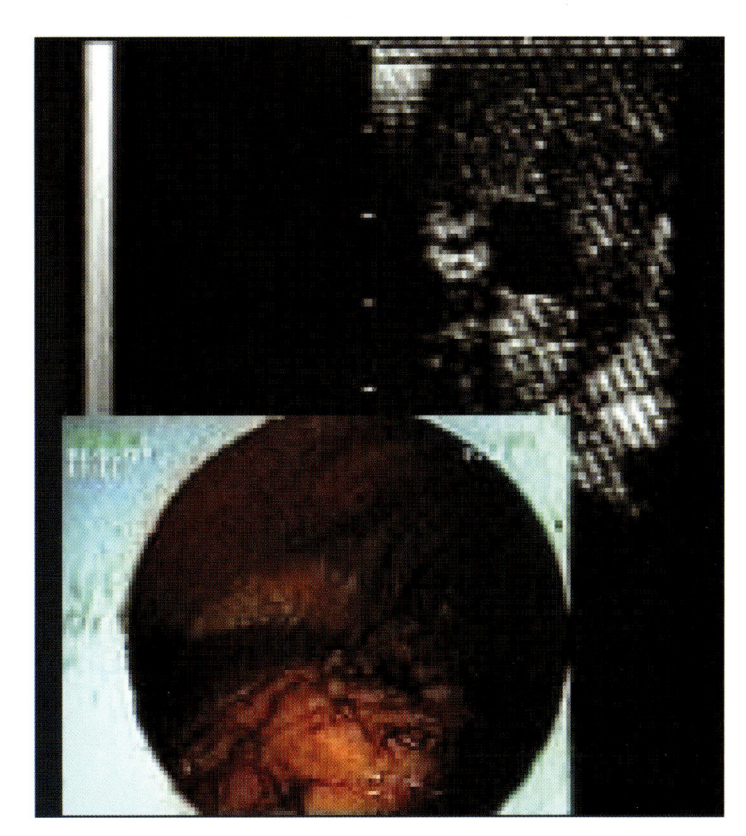

図8　腹腔鏡下超音波検査
a：アロカの腹腔鏡エコー
b：腹腔鏡下超音波検査を適宜利用して肝転移などの検索を行う．

3．腸間膜の牽引，剝離，切離とリンパ節郭清および止血

　術中操作による癌散布予防のため鉗子などで腫瘍部およびその近傍を直接操作することは禁忌であり，また，腸管損傷防止のため鉗子での腸管の直接牽引は絶対しない．腸間膜や腹膜垂を愛護的に把持するには，図9に示すような有窓の無傷把持・牽引鉗子（カールストルツジャパン[注8]）がよい．モニター外などでの不意の臓器損傷を避けるにはモノポーラよりバイポーラの電気鋏（ビー・ブラウンエースクラップジャパン[注9]）がよく，リンパ節郭清や腸間膜剝離に有用である（図10，11，12）．

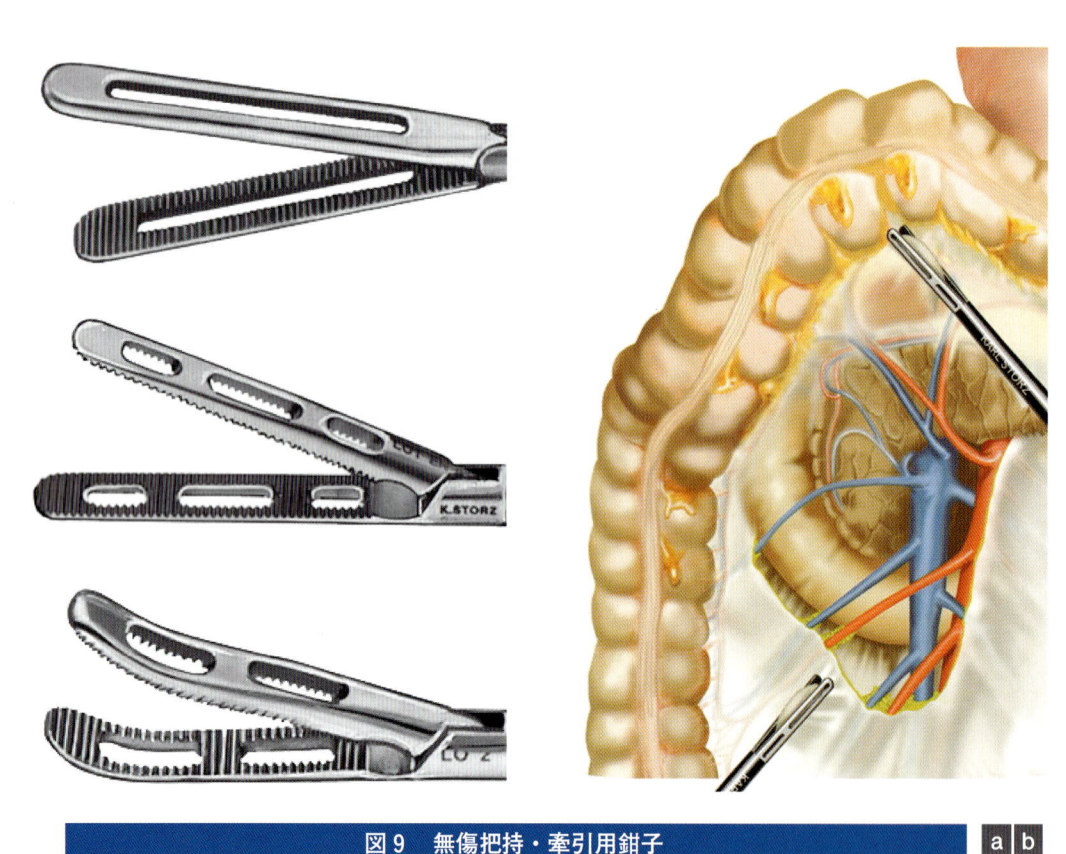

図9　無傷把持・牽引用鉗子　　a b
a：有窓の無傷把持牽引鉗子（カールストルツジャパン）
b：有窓の無傷把持鉗子で腸間膜や腹膜垂を愛護的に把持・牽引して術野を展開する．

Ⅳ．機器・器具と操作法　131

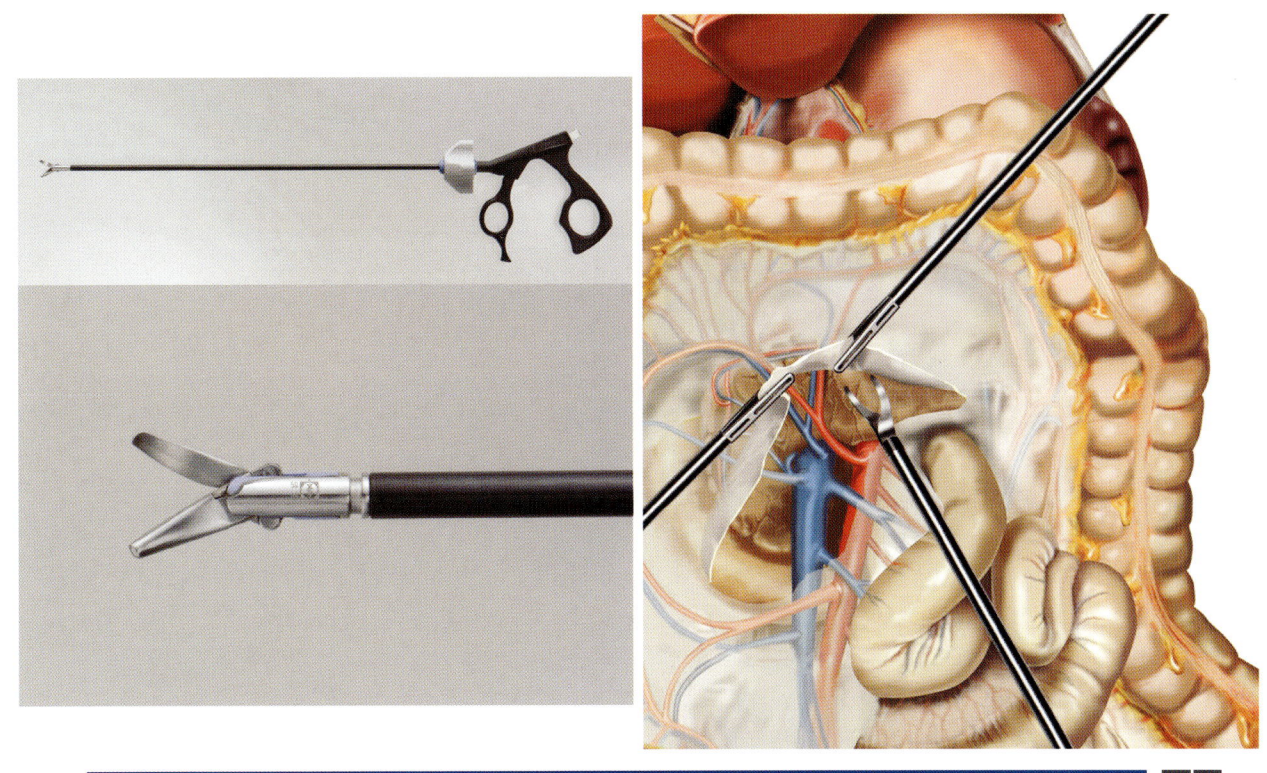

図10　バイポーラ凝固鋏（アドテックバイポーラメッツェンバウムシザーズ）　a b
a：アドテックバイポーラメッツェンバウムシザーズ（エースクラップジャパン）のショートタイプ．
b：モノポーラよりバイポーラの電気鋏の方がリンパ節郭清時に周辺組織への影響が少なく，モニター外などでの不意の臓器損傷も予防できる．

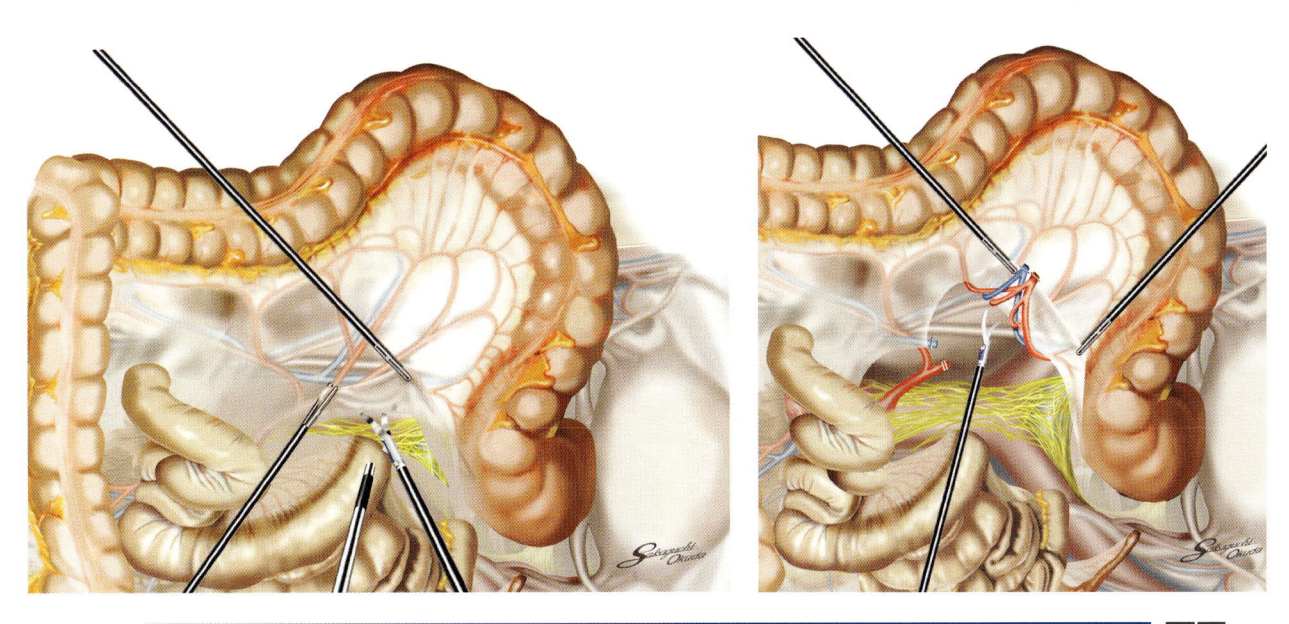

図11　バイポーラシザーズによる鋭的剝離　a b
a，b：リンパ節郭清や腸間膜剝離などで比較的血管の粗な部位の剝離を繊細かつ迅速に行える．

132　Ⅳ．機器・器具と操作法

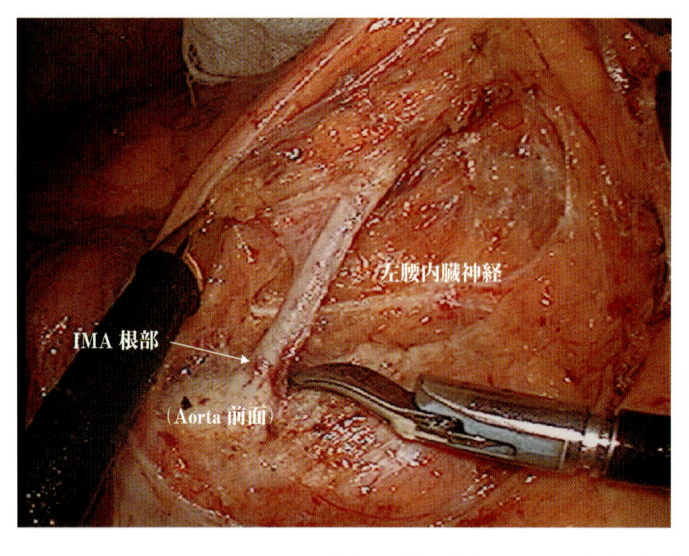

図12　バイポーラシザーズによる下腸間膜動脈根部の郭清
下腸間膜動脈根部の郭清も繊細に行える．
IMA根部：下腸間膜動脈根部，
Aorta前面：大動脈前面

　とくに，刃の短いショートタイプのバイポーラシザーズは切れも良く，15例〜20例程度使用できることが多いので経済的である．腹壁の癒着剝離などには先端の角度を変えられるロティキュレーターエンドミニシアーズ[注10]が有用である（図13）．
　腹腔鏡下手術では腹腔鏡の拡大視効果が大きな利点となる反面，小出血でも術野が著しく劣化する上に止血操作には開腹手術以上に時間を要する．したがって，中枢側リンパ節郭清時の動静脈・神経周囲の細血管からの出血予防には，図14に示すような鉗子[注11]などを用いて細血管の走行に沿った剝離を心がける．図15に示すエンドミニリトラクト（タイコヘルスケアジャパン）[注12]は腸間膜の愛護的な牽引や血管周囲の剝離などに有用である（図16）．

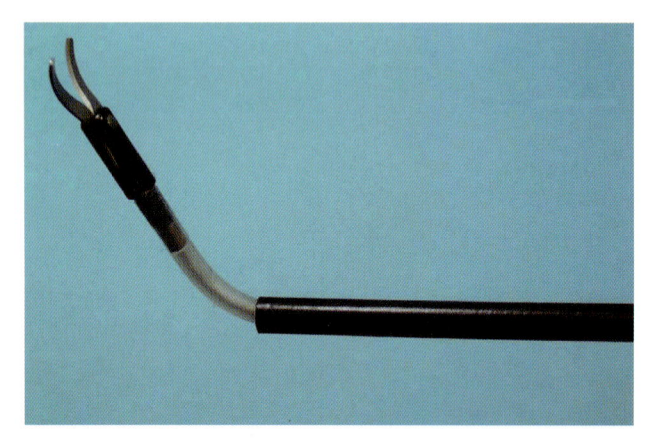

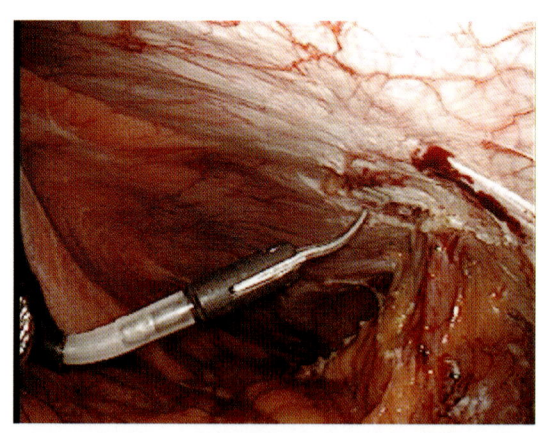

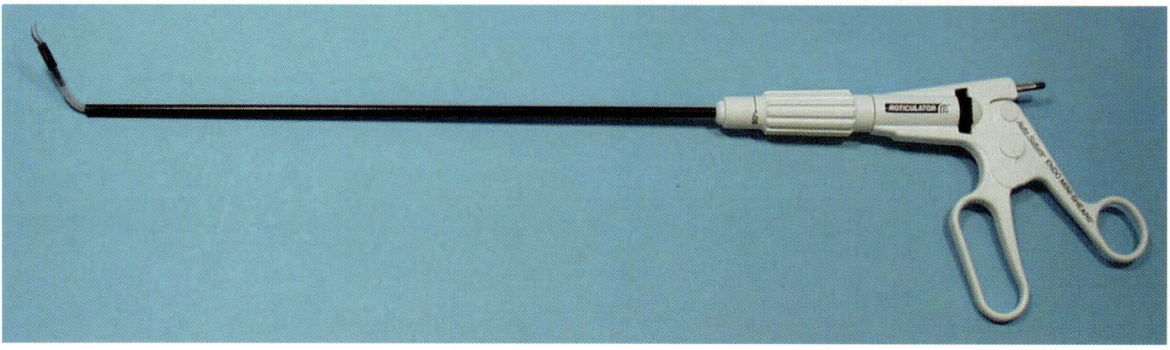

図13　ロティキュレーターエンドミニシアーズ
先端可変型で角度を変えられるので腹壁の癒着剝離などに有用である．

Ⅳ．機器・器具と操作法　133

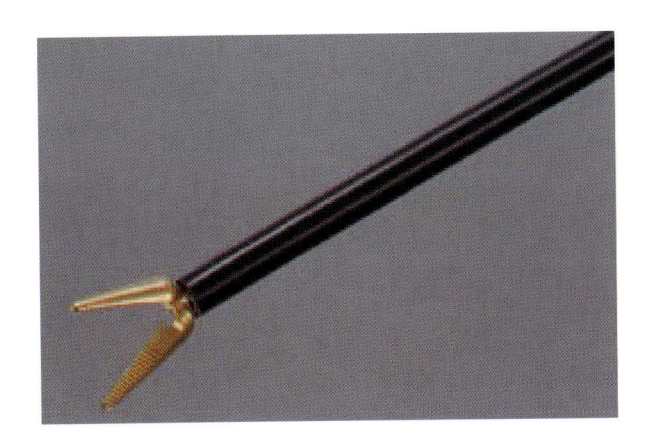

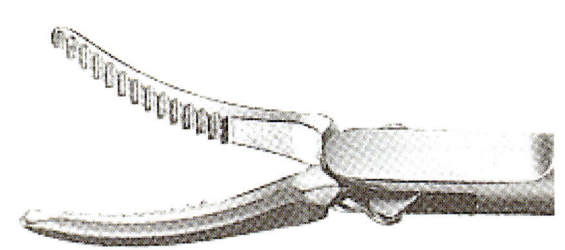

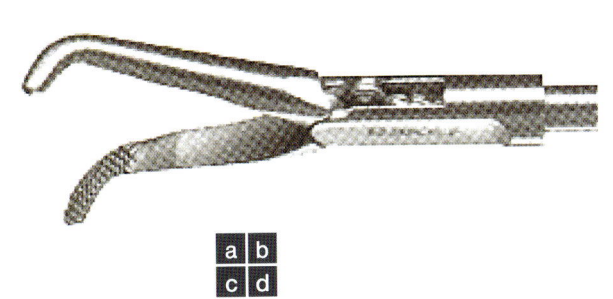

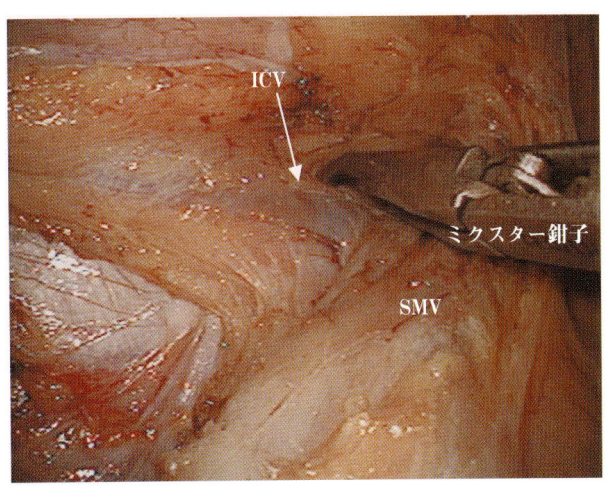

図14　マイクロ鉗子と剝離鉗子
a：オリンパス　マイクロ剝離鉗子（繊細な把持に有効）
b：リチャード・ウルフ　メリーランド鉗子（組織の剝離に有効）
c：リチャード・ウルフ　ミクスター鉗子（血管周囲の剝離に有効）
d：ミクスター鉗子にて回結腸静脈周囲を剝離している

ICV：回結腸静脈
SMV：上腸間膜静脈

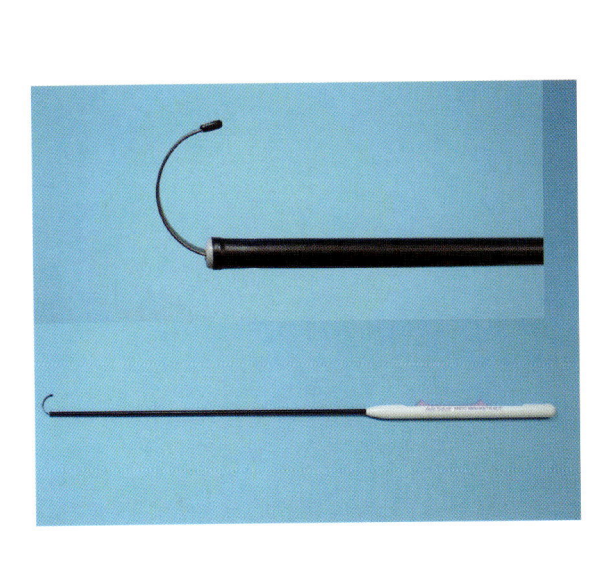

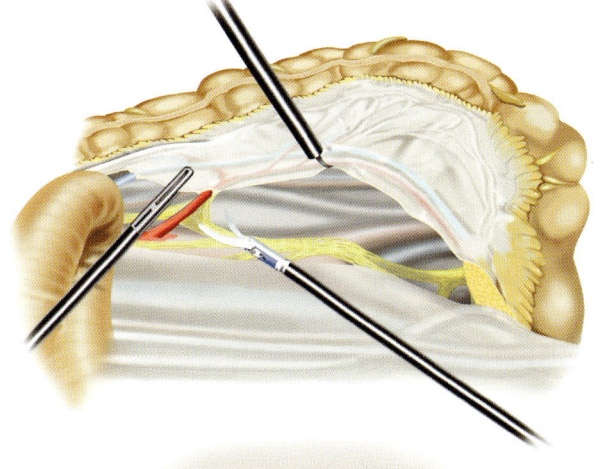

図15　自在剝離および牽引器（エンドミニリトラクト）
a：エンドミニリトラクト（タイコヘルスケアジャパン）
b：腸間膜の愛護的な牽引やc：血管周囲の剝離にも有用である．

134　Ⅳ．機器・器具と操作法

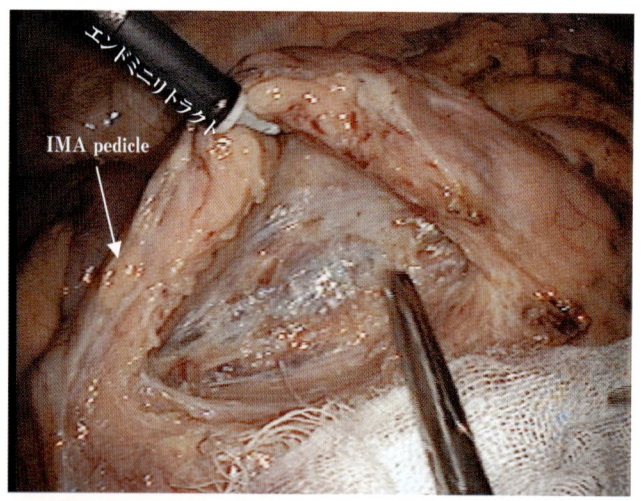

ICV：回結腸静脈
SMV：上腸間膜静脈

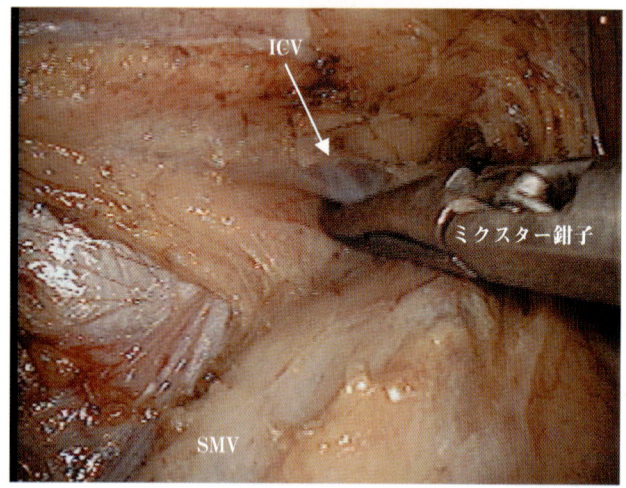

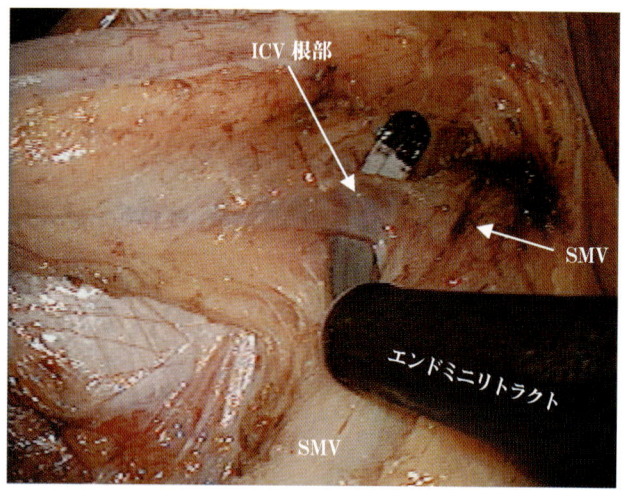

図16　エンドミニリトラクトによる牽引と剥離の実際

a
b c

a：左側結腸間膜を IMA pedicle とともにエンドミニリトラクトで牽引する方法は，とくに腸間膜の脆弱な症例に有用である．
b，c：ミクスター鉗子で血管辺縁を剥離し，エンドミニリトラクトを通す．エンドミニリトラクトは 5 mm ポートから挿入可能で，先端の長さも調節できるので血管周囲の剥離にもきわめて有用である．

　重要臓器や主要血管周囲などの止血には，図17に示すマクロ型バイポーラ凝固鉗子[注13]（ジョンソン・エンド・ジョンソン）が有用であり，安全に止血が行える（図18）．とくに，出血しそうなところをバイポーラ凝固鉗子であらかじめ凝固する「ラパロの止血」を心がけ，バイポーラシザーズと組み合わせて的確に用いれば，図19のように，血管を温存した繊細な郭清がガーゼ 1 枚の出血もなく遂行できる．

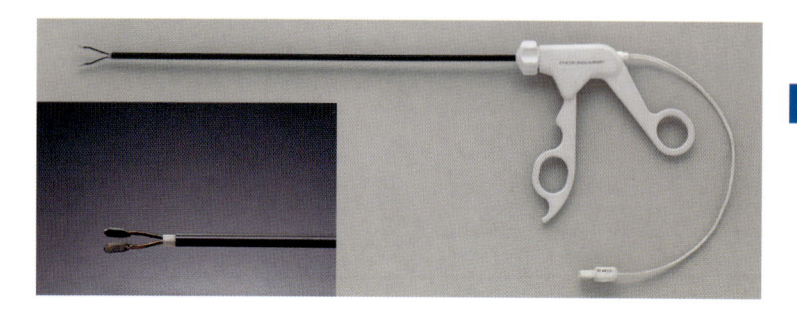

図17　バイポーラ凝固鉗子

　バイポーラ凝固鉗子（ジョンソン・エンド・ジョンソン）．重要臓器や主要血管周囲などの止血に有用で，著者らは図内に拡大したマクロ型を愛用している．これで出血しそうなところをあらかじめ凝固する「ラパロの止血」の姿勢を基本にしている．

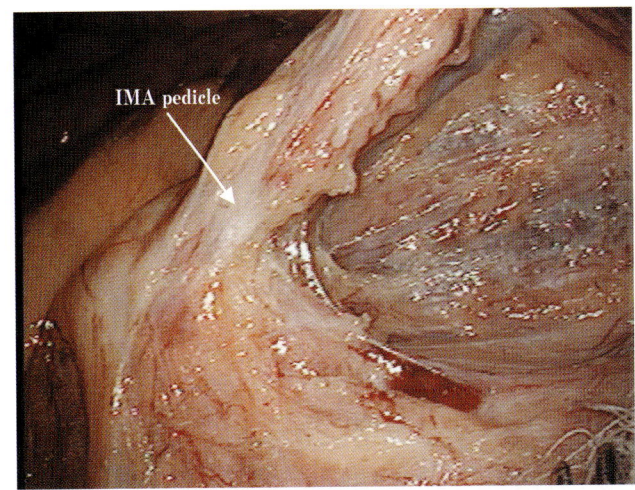

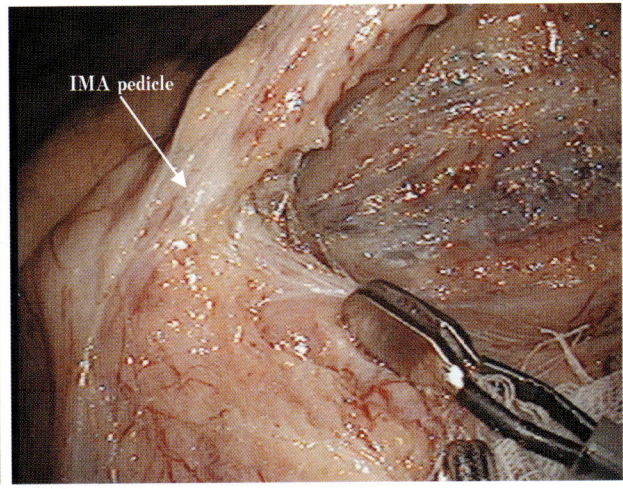

IMA pedicle：下腸間膜動脈索

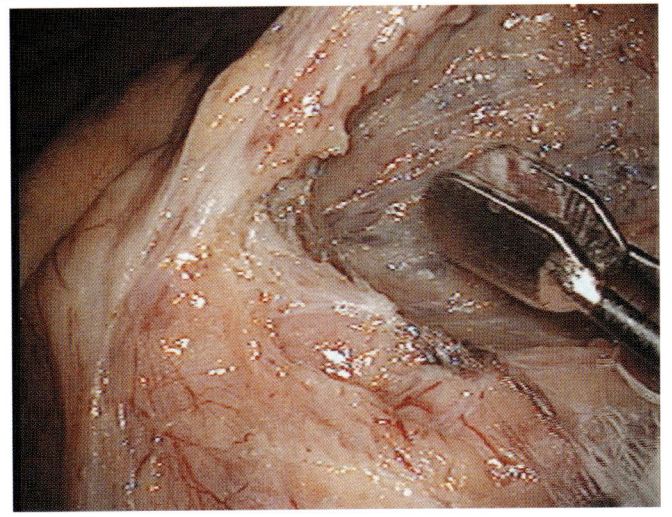

図18　バイポーラ凝固鉗子による止血
主要血管周囲などの安全で確実な止血に有用である

|a|b|
|c| |

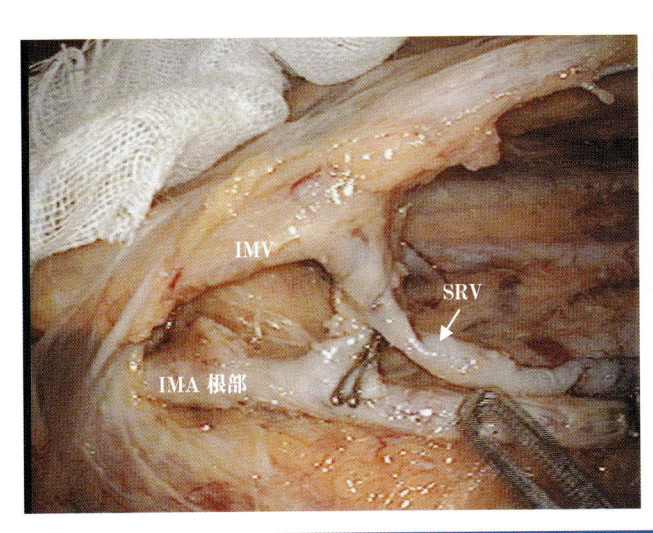

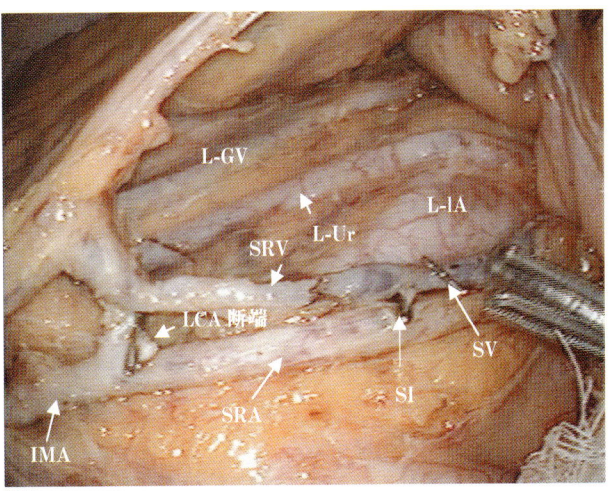

図19　バイポーラシザーズとバイポーラ凝固鉗子による無血手術

|a|b|

　出血しそうなところをバイポーラ凝固鉗子であらかじめ凝固する「ラパロの止血」を心がけ，バイポーラシザーズと組み合わせて的確に用いれば，図のような血管温存の繊細な郭清がガーゼ1枚の出血もなく行える．
IMA：下腸間膜動脈，IMV：下腸間膜静脈，SRA：上直腸動脈，SRV：上直腸静脈，LCA：左結腸動脈，S1：第1S状結腸動脈，SV：S状結腸静脈，L-IA：左総腸骨動脈，L-Ur：左尿管，L-GV：左卵巣静脈

図20に示すヘモロッククリップ[注14]は非金属でロック機構があり，本体はリユーザブルなので，的確なクリッピングが経済的に行える（図21，22）．なお，リンパ節郭清・血管処理や腸間膜剝離・授動には後述する超音波振動剪刀も有用で頻用されている．ただし，処理する組織を的確に把持牽引し，周囲組織へのキャビテーションなどの影響に配慮して不用意な血管や臓器損傷の予防と正しい剝離層のキープに注意する必要がある．

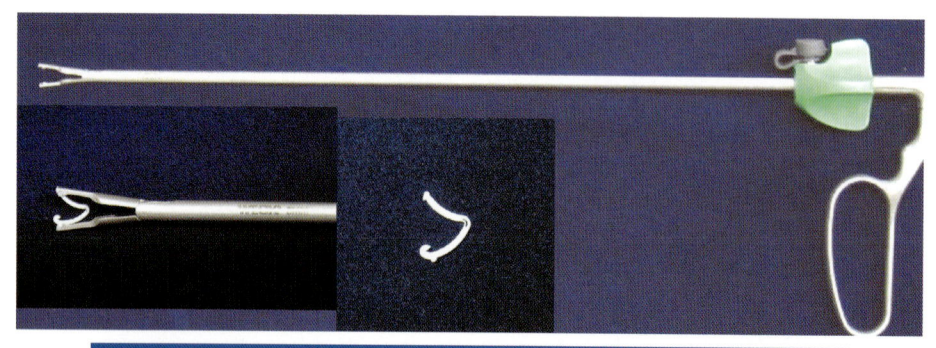

図20 ヘモロッククリップ（Hem-o-lok）
クリップは非金属でロック機構があり，本体はリユーザブルとなっているので，的確なクリッピングが経済的に行える．

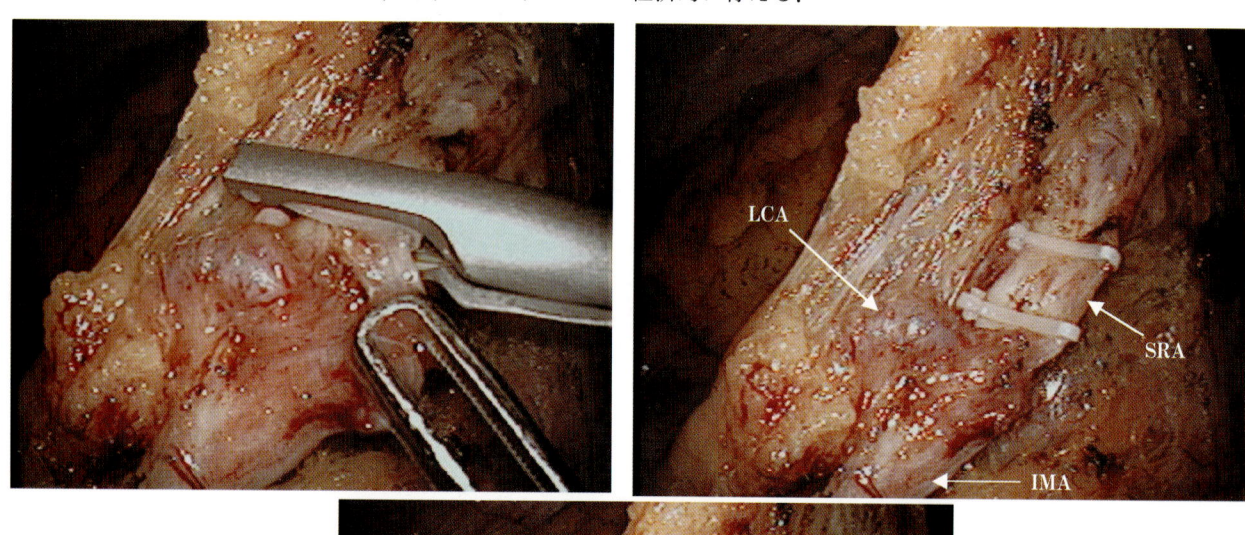

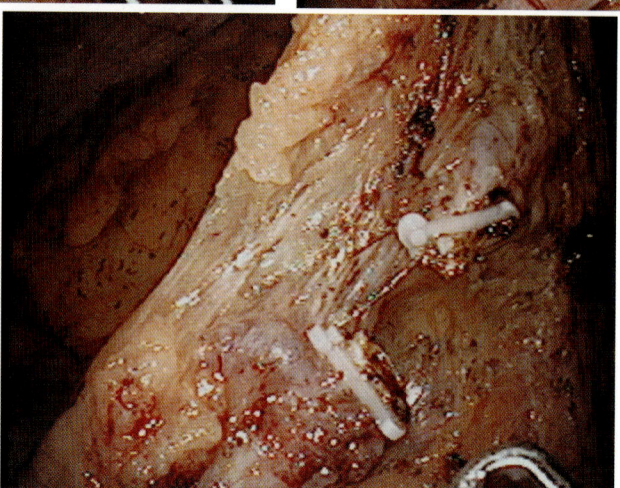

IMA：下腸間膜動脈
LCA：左結腸動脈
SRA：上直腸動脈

図21 ヘモロッククリップによる上直腸動脈の処理（D2 郭清）
ヘモロッククリップは非金属でロック機構があり，本体はリユーザブルなので，的確なクリッピングが経済的に行える．

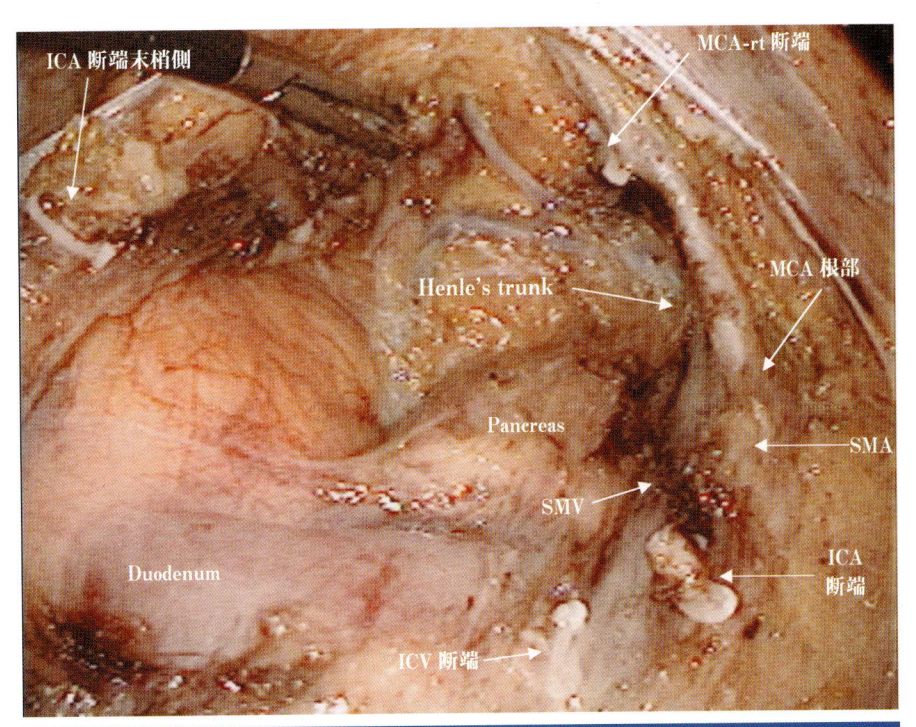

図22　Surgical trunk の郭清とヘモロッククリップによる血管処理

　ヘモロッククリップは非金属でロック機構があり，本体はリユーザブルなので，的確なクリッピングが経済的に行える．

ICV 断端：クリッピングされた回結腸静脈断端
ICA 断端：クリッピングされた回結腸動脈断端
SMV：上腸間膜静脈，SMA：上腸間膜動脈
MCA：中結腸動脈
MCA-rt 断端：クリッピングされた中結腸動脈右枝断端
Henle's trunk：Henle の胃結腸静脈幹
Duodenum：十二指腸
Pancreas：膵臓

138　Ⅳ．機器・器具と操作法

4．大網や腸間膜・直腸間膜などの切離

　超音波振動剪刀は，図23, 24, 25に示すように3社[注15]から出ているが，大網や腸間膜・直腸間膜などの細血管を含む組織の処理に最も有効である（図26）．とくに腸間膜

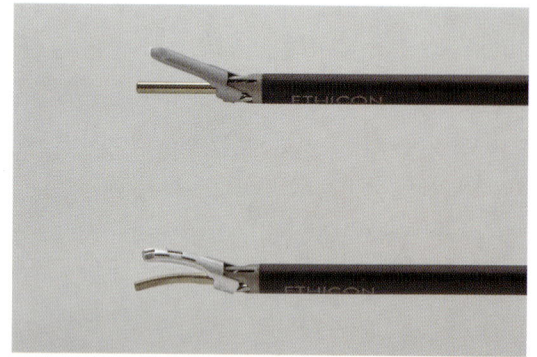

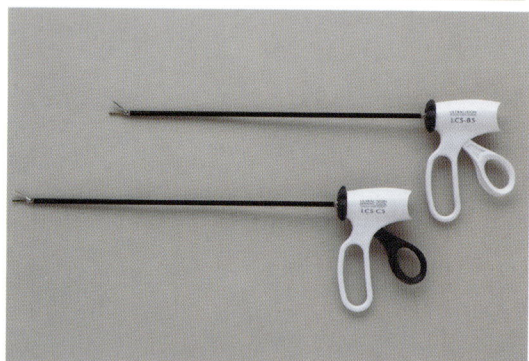

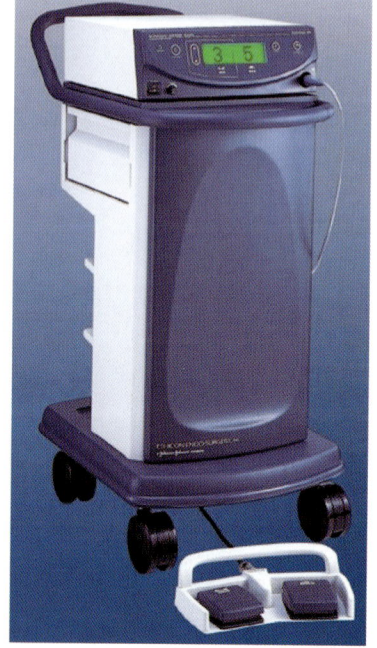

図23　超音波振動剪刀（1）-LCS-　　ａｂ
LCS（ジョンソン・エンド・ジョンソン）
　ａ，ｂ：LCS B5（上），LCS C5（下）　ｃ：ジェネレーター（ハーモニック2）

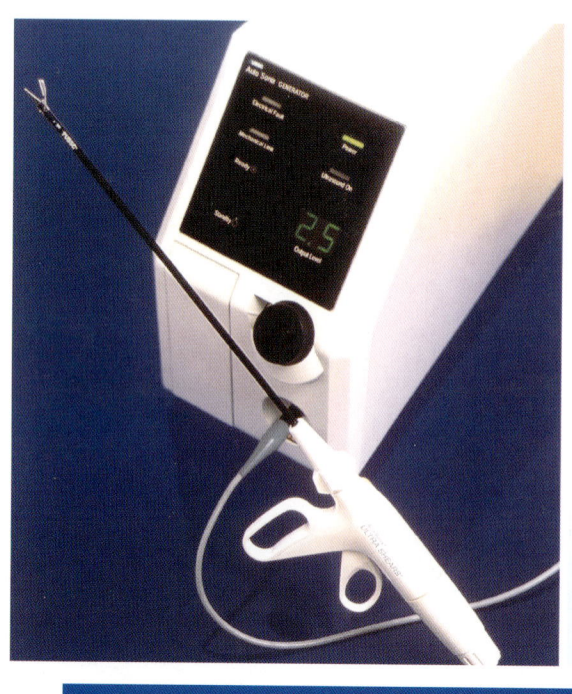

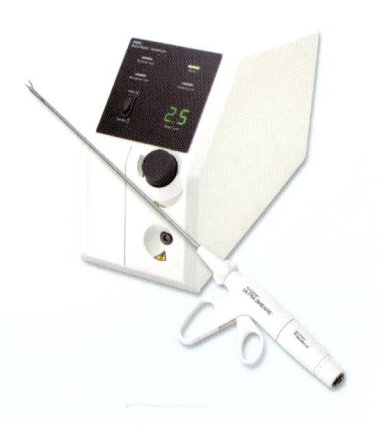

図24　超音波振動剪刀（2）-Auto Sonix-
Auto Sonix（タイコヘルスケアジャパン）

処理では，切離方向の腸間膜を頂点とし，切離する腸間膜を三角形の両端にするように3点に牽引をかける tissue triangulation technique を用いるところがポイントになる．

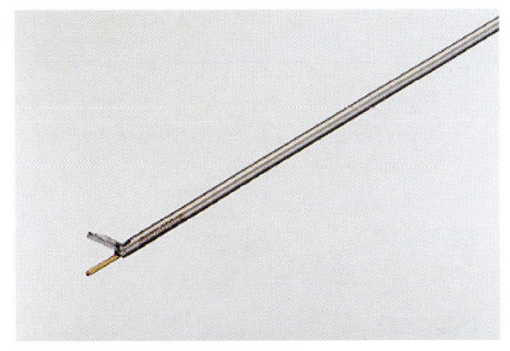

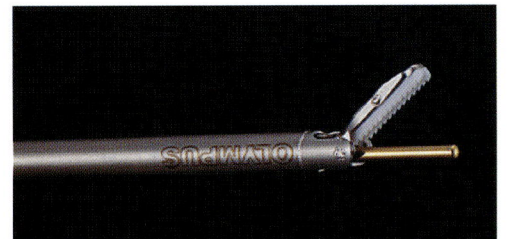

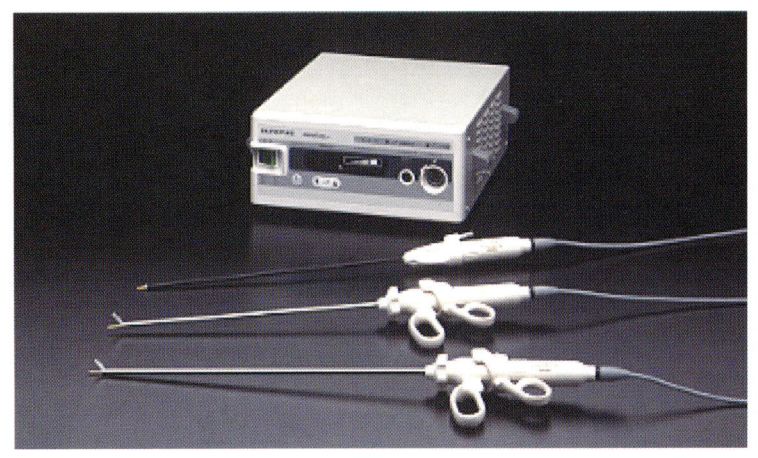

図25　超音波振動剪刀（3）-Sono Surg-
Sono Surg（オリンパスメディカルシステムズ）

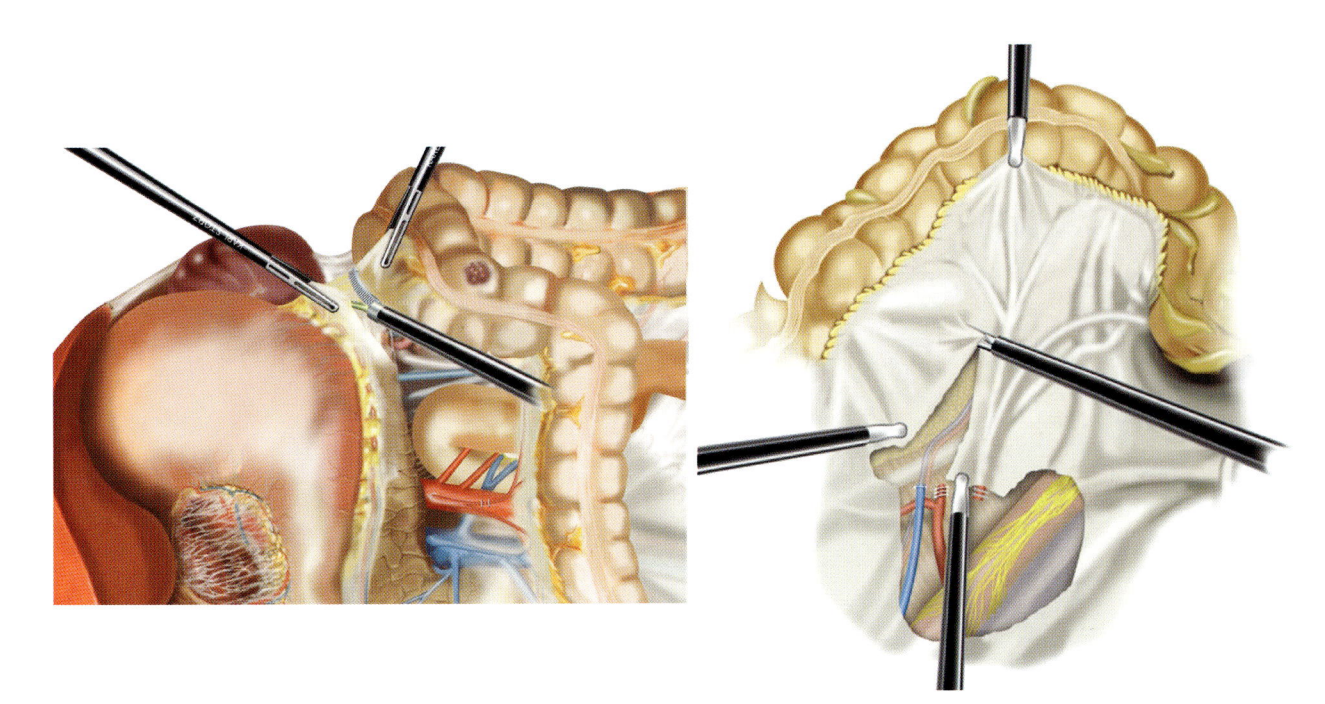

図26　超音波振動剪刀による大網/腸間膜処理　a b
a：超音波振動剪刀で大網を処理する．
b：tissue triangulation technique を基本に腸間膜を超音波振動剪刀で凝固・切開して処理する．

140　Ⅳ．機器・器具と操作法

　さらに，最近では，超音波振動剪刀で処理できる血管よりも太い主要血管をクリップレスで処理できるリガシュアー[注16]も有用で愛用している（図27，28）．10mm径のリガシュアー　アトラスは，回結腸動静脈・中結腸動静脈・下腸間膜動静脈などの主要血管や大網・腸間膜なども安全かつ効率的に処理できるため，大腸全摘には必要不可欠とさえ言える．

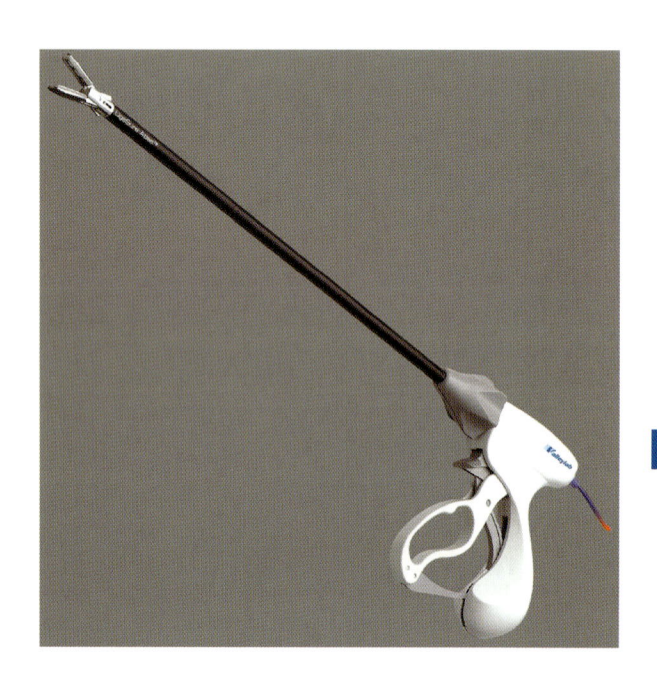

図27　リガシュアー　アトラス

　10mm径のリガシュアー　アトラス（タイコヘルスケアジャパン）は，回結腸動静脈・中結腸動静脈・下腸間膜動静脈などの主要血管や大網・腸間膜なども安全かつ効率的に処理できるため，大腸全摘には必要不可欠とさえ言える．

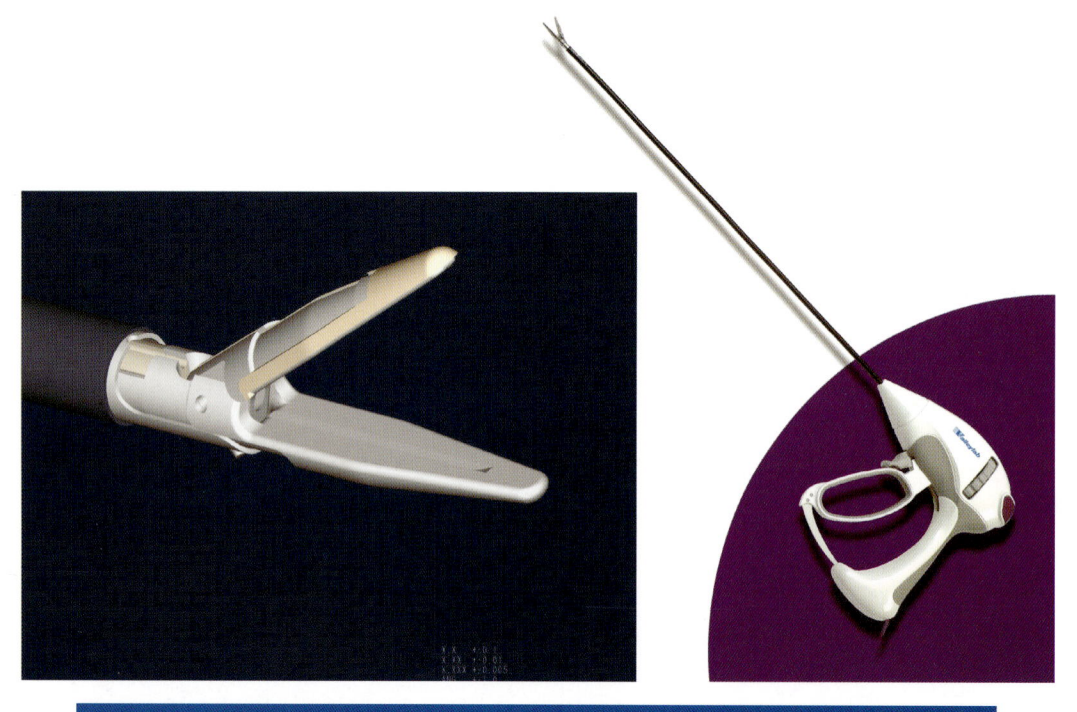

図28　リガシュアーⅤ

　リガシュアーⅤ（タイコヘルスケアジャパン）は，5mmポートから挿入可能で，腸間膜・直腸間膜や大網などの処理にきわめて効果的である．

また，リガシュアーVは，5 mmポートから挿入可能で，腸間膜・直腸間膜や大網などの処理にきわめて効果的である（図29, 30）．

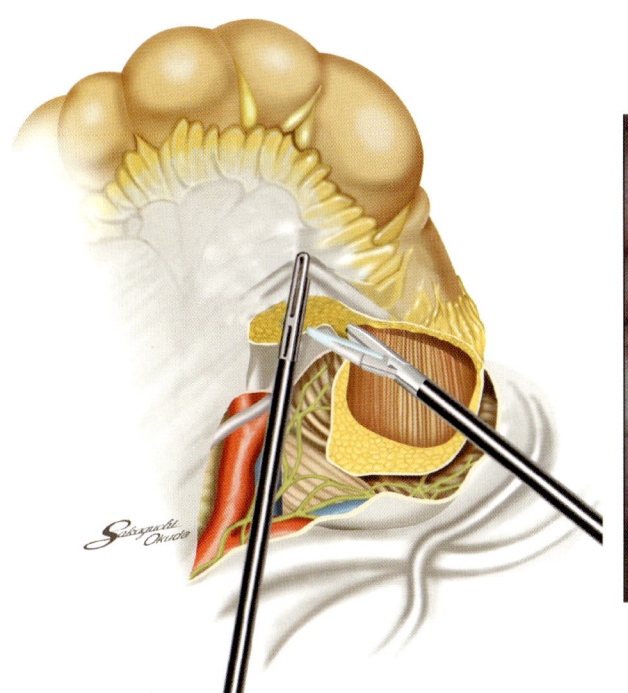

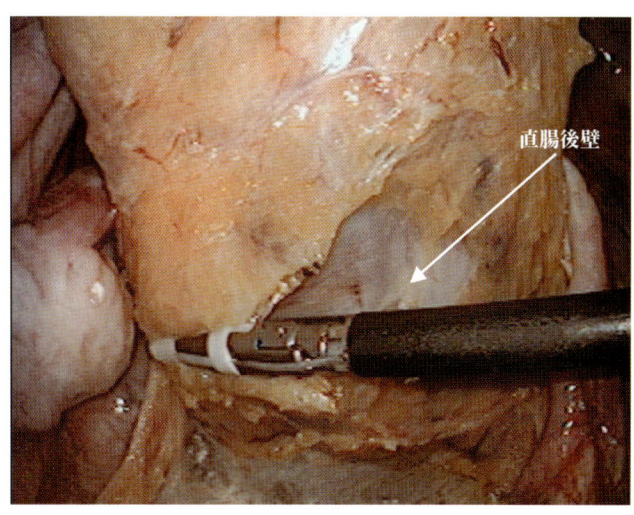

図29　リガシュアーVによる直腸間膜処理 a b
a，b：直腸間膜をリガシュアーVでクリップレスに凝固・切離する．

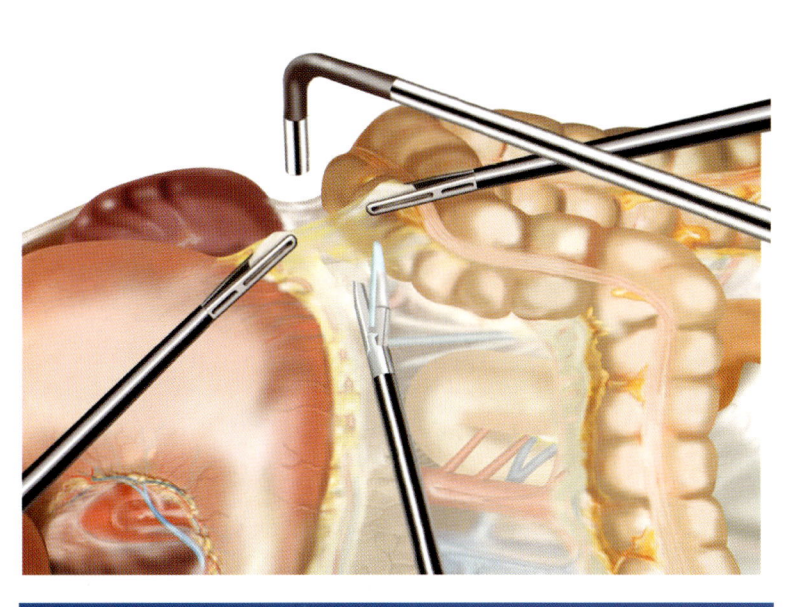

図30　リガシュアーVによる大網処理
大網をリガシュアーVでクリップレスに凝固・切離する．

5．骨盤腔内術野の展開

女性例での小骨盤腔の展開には，恥骨上部で体外から挿入した直針の糸針を子宮の両側で子宮円索もしくは固有卵巣索も含めて通して腹壁側へ子宮を牽引するのが有用である（図31）．また，ユテリンインジェクター[注17]を用いることも有用である（図32）．

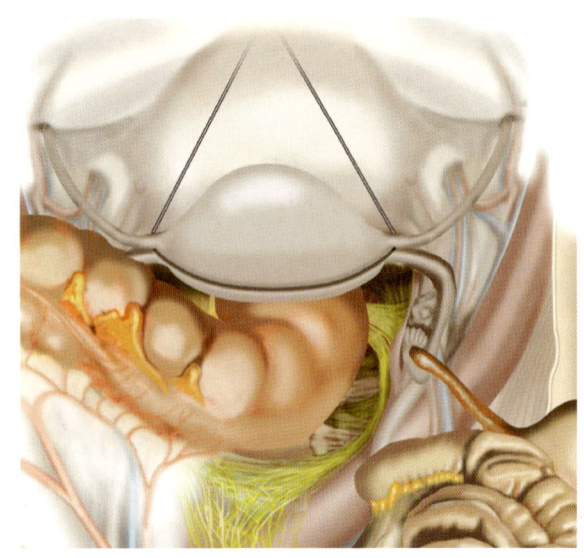

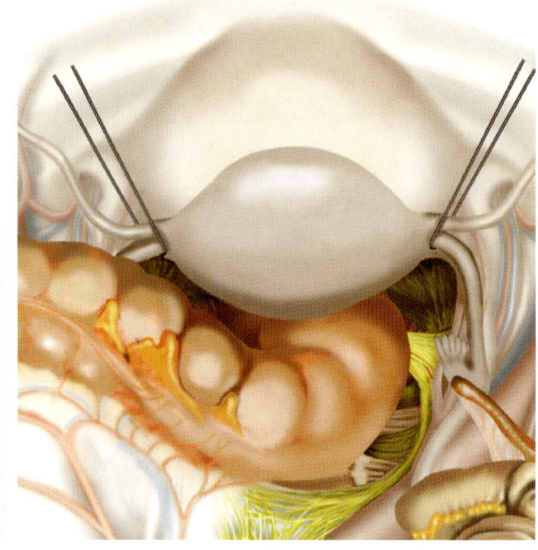

図31　子宮の牽引による小骨盤腔の展開 a｜b

a：女性例では，恥骨上部で体外から挿入した糸針を子宮の両側に子宮円索もしくは固有卵巣索も含めて通して腹壁側へ子宮を牽引して骨盤腔の術野を展開する．
b：卵管・卵巣が術野障害になることも少なくないので左右別々に子宮円索と固有卵巣索に糸針をかけて牽引するとよい．

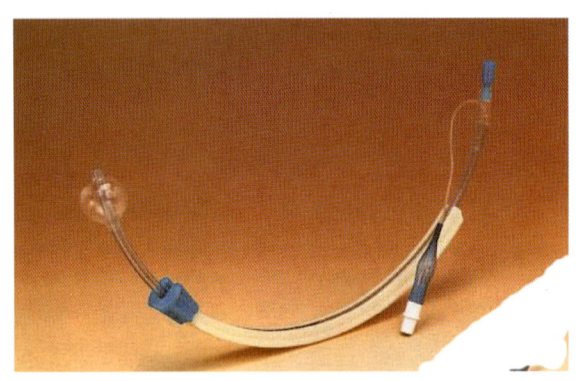

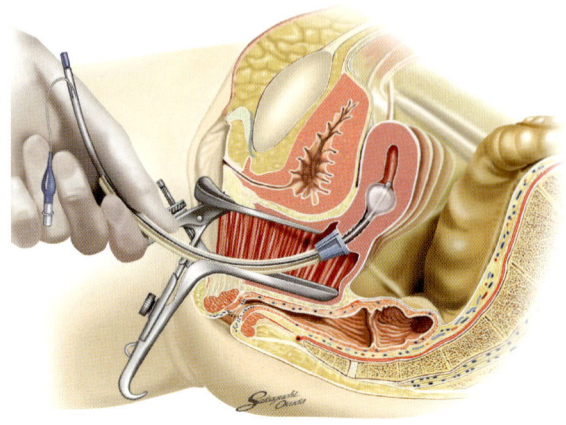

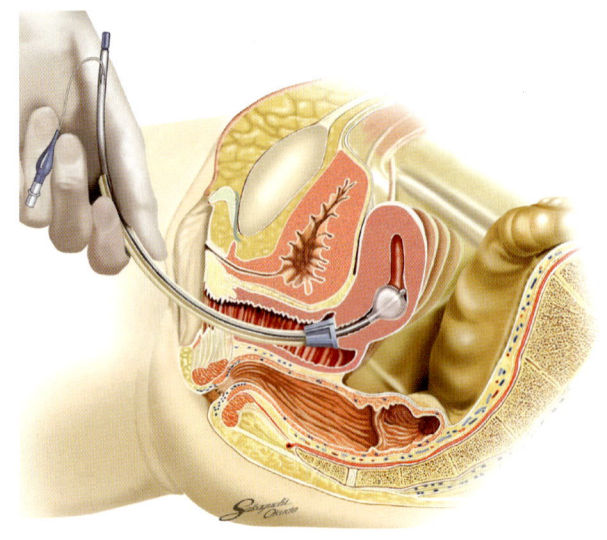

図32　ユテリンインジェクターによる小骨盤腔の展開 a｜c / b

女性例での骨盤腔の展開には，ユテリンインジェクターで子宮を牽引する方法も有用である．

Ⅳ．機器・器具と操作法　143

　さらに，図33のダイアモンドフレックス[注18]は，骨盤腔内でとくに直腸前壁剥離時の術野展開にきわめて効果的である（図34）．著者らは，径40mmで45度傾斜のつくサークル型を愛用している．

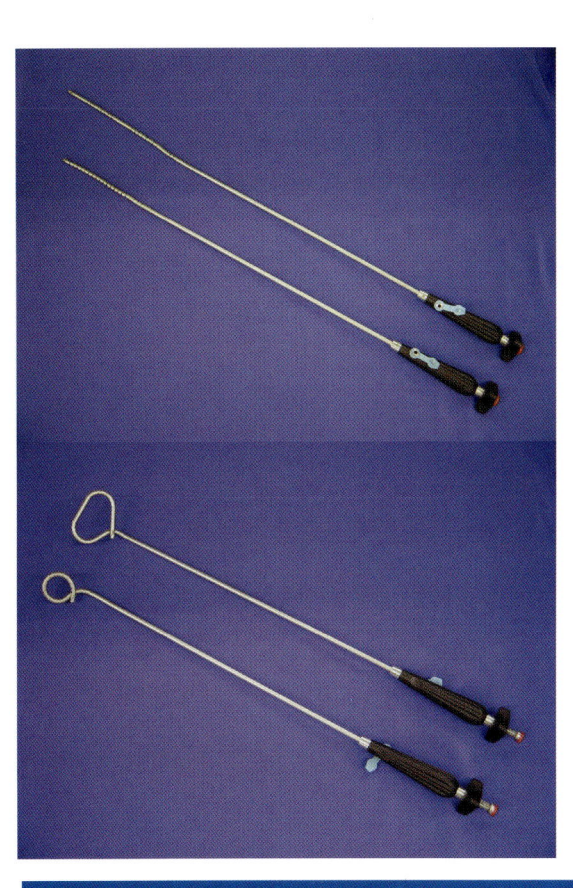

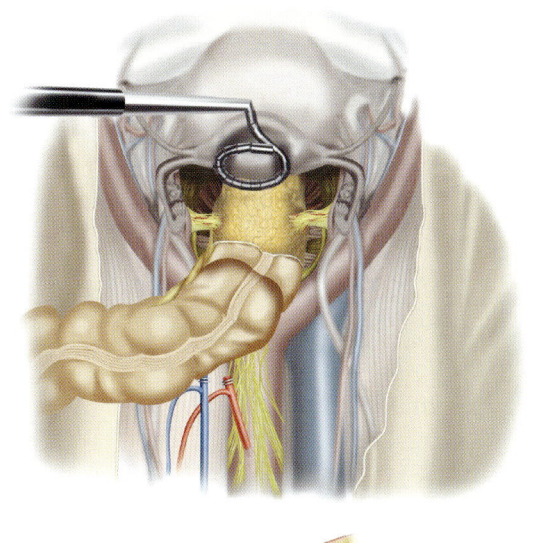

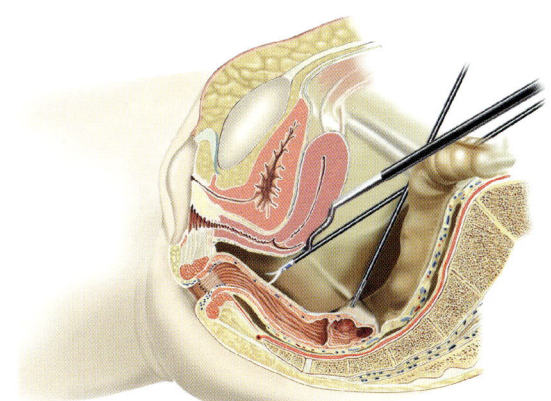

図33　圧排鈎 －ダイアモンドフレックス－
a：ダイアモンドフレックス
b，c：ダイアモンドフレックスで直腸前壁を展開して腟壁との間の剥離を尾側へ進める．

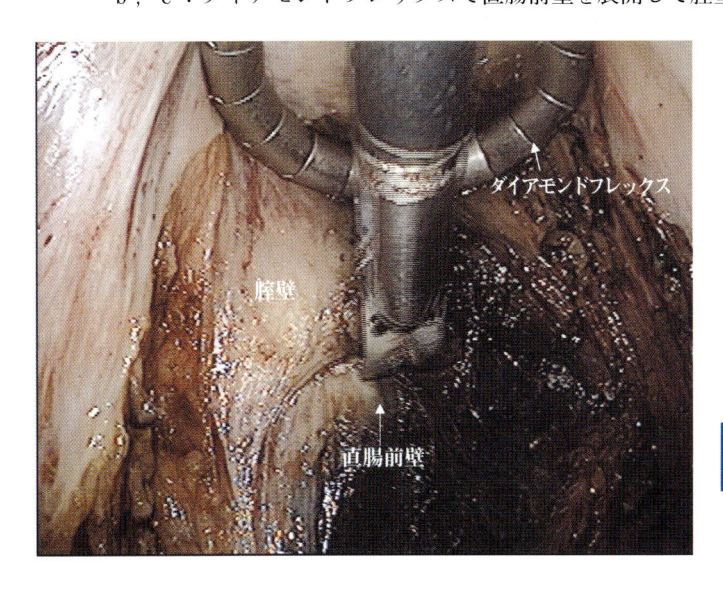

図34　ダイアモンドフレックスによる子宮腟部の展開と直腸剥離
　ダイアモンドフレックスで直腸前壁を展開して腟壁との間の剥離を尾側へ進める．

6. 直腸洗浄

　S状結腸／直腸癌で肛門側腸管を切離する前には，吻合部再発予防のため，必ず直腸洗浄を行う．この際に，著者らは，着脱式腸鉗子[注19]を用いて，病変部肛門側の腸管を完全閉鎖している（図35）．着脱式腸鉗子を用いて腸管閉鎖を行うと腸管壁が扁平となるため，続いて挿入するステイプラーもかけやすくなる．とくにエンドカッター45青[注20]で切離予定部を何回かしごくようにはさみ直して把持すると45mm長のカートリッジで結腸から上部直腸までの腸管なら通常1回のファイヤーリングで腸管切離を行えることが多い（図36）．

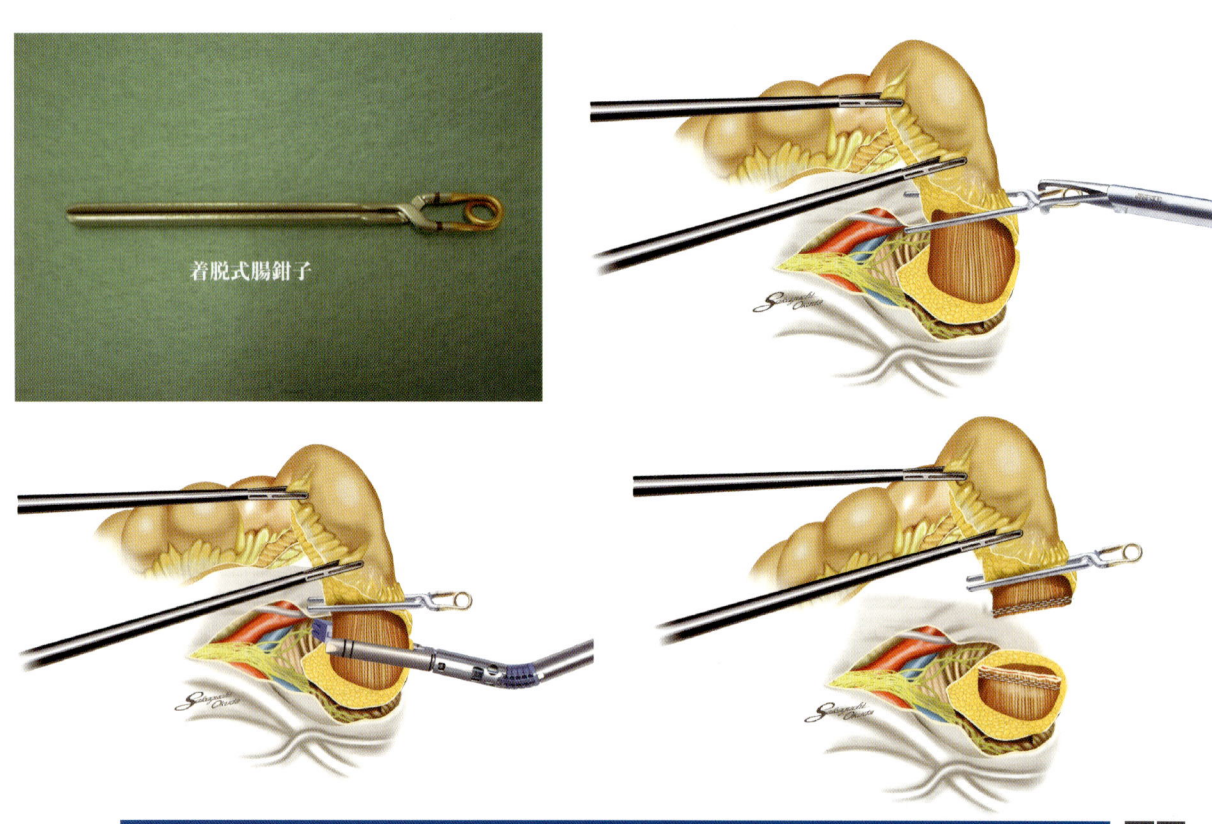

図35　着脱式腸鉗子による直腸洗浄と直腸切離

a：着脱式腸鉗子
b：着脱式腸鉗子を腸管切離予定部の口側にかける．
c：直腸洗浄を行ったのちステイプラー（エンドカッター45青）をかける．着脱式腸鉗子を用いて腸管閉鎖を行うと腸管壁が扁平となるため，ステイプラーがきわめてかけやすくなる．
d：エンドカッターを用いて切離予定部を何回かしごくようにはさみ直して把持すると45mm長のカートリッジで結腸から上部直腸までの腸管なら通常一回で切離できることが多い．

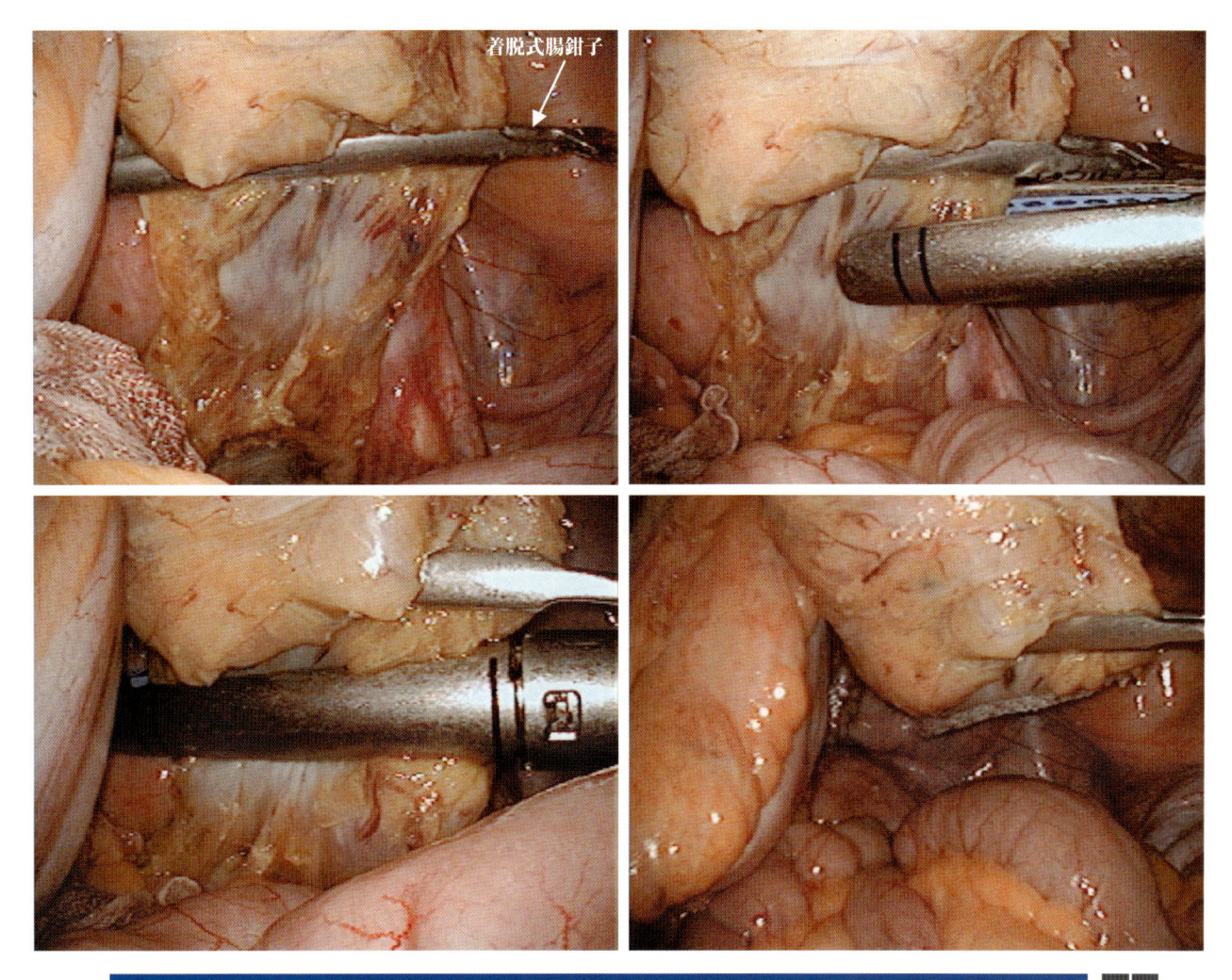

図36 着脱式腸鉗子による直腸洗浄と直腸切離の実際

a：着脱式腸鉗子を腸管切離予定部の口側にかけて直腸洗浄を行う．
b：ステイプラー（エンドカッター45青）をかける．着脱式腸鉗子を用いて腸管閉鎖を行うと腸管壁が扁平となるため，ステイプラーがきわめてかけやすくなる．
c，d：エンドカッターを用いて切離予定部を何回かしごくようにはさみ直して把持したのちファイヤーリングしたところ，45mm長のカートリッジで直腸RS部の腸管を一回で切離できた．

　また，下部直腸などの病変部の同定のために術中大腸内視鏡を行う際には，病変部口側の腸管を着脱式鉗子で閉鎖しておくと内視鏡の送気のための口側腸管の拡張による術野の劣化を防止できる（図37）．

　さらに，専用のクリップアプライヤーを用いると着脱式鉗子をかける角度を変えられるので，とくに下部直腸の腸管に直交するように着脱式鉗子をかけるのにきわめて有用である（図38）．着脱式腸鉗子には，ポートを占拠しない利点もある．

146　Ⅳ．機器・器具と操作法

図37　着脱式腸鉗子を利用した術中内視鏡による病変部同定の実際

腹膜反転部直下の病変で術前点墨部が腹腔鏡下に確認できないため，術中内視鏡で病変部を同定した．この際に，病変部口側の腸管を着脱式腸鉗子で閉鎖しておくと術中内視鏡の送気のための口側腸管拡張による術野の劣化を防止できる．

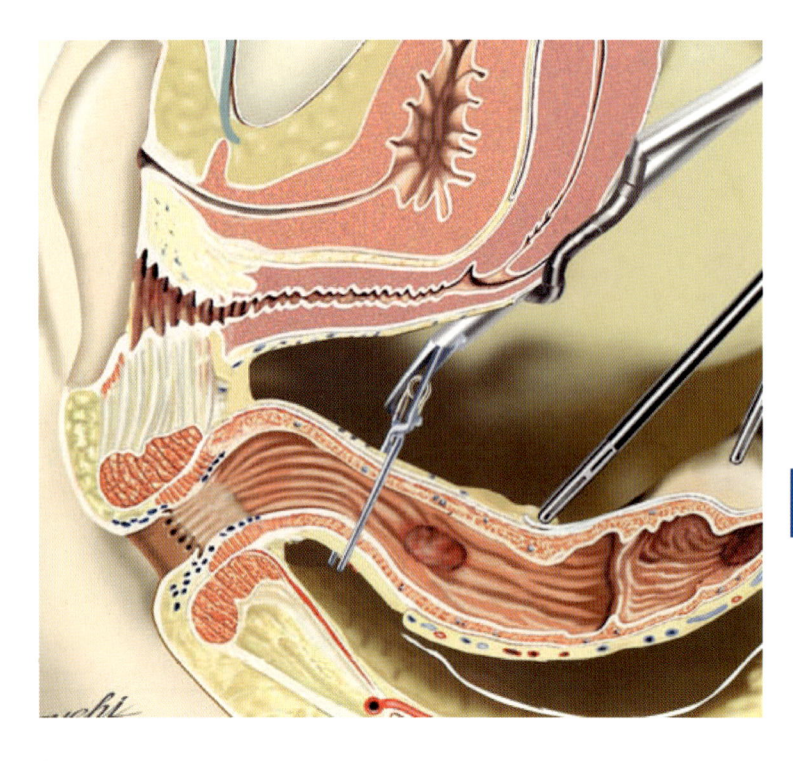

図38　クリップアプライヤーによる着脱式腸鉗子装着の利点

専用のクリップアプライヤーを用いると着脱式鉗子をかける角度を変えられるので，とくに下部直腸の腸管に直交するように着脱式鉗子をかけるのにきわめて有用である．着脱式腸鉗子には，ポートを占拠しない利点もある．

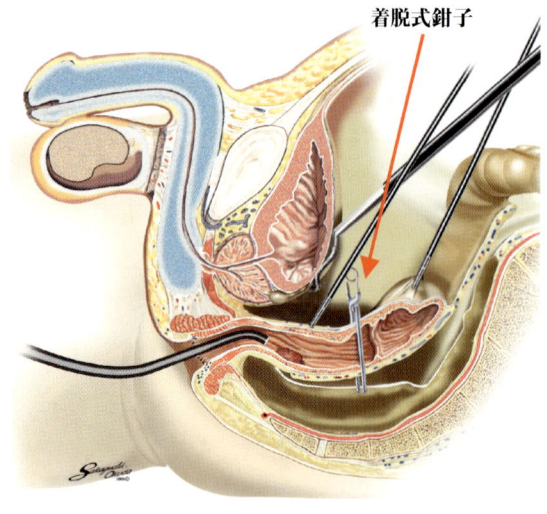

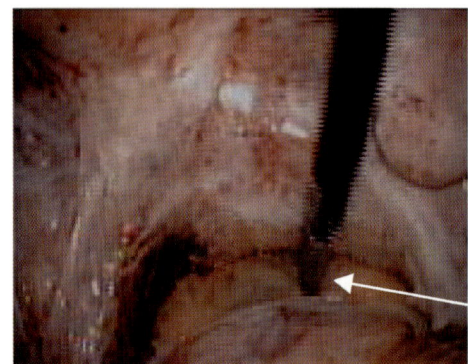

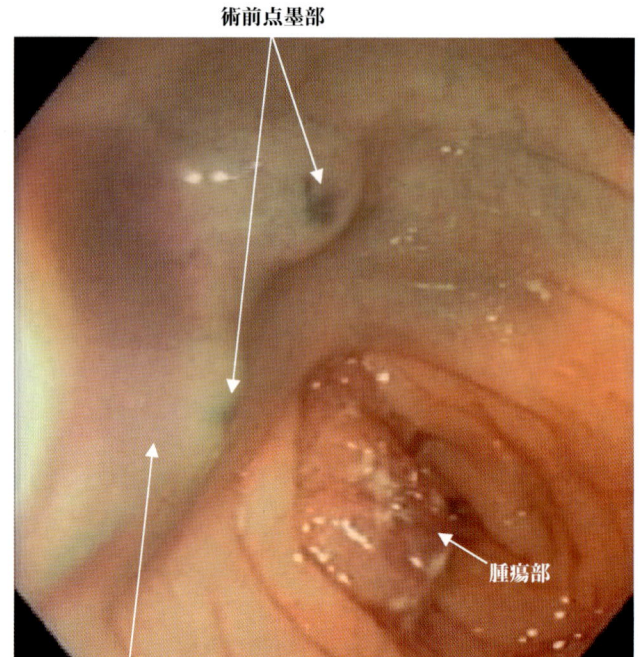

IV. 機器・器具と操作法　147

7. S状結腸／直腸切離

　S状結腸や直腸 RS 癌では右下腹部ポートからストレートステイプラーを挿入して肛門側腸管を切離できることも多いが，直腸 Ra 癌で肛門側切離線が極度に斜めになって肛門側切断端の接合面が悪くなる場合は先端可変型のフレキシブルステイプラー[注21]が有用である（図39，40）．とくに，直腸 Ra/Rb 癌で病変がさらに低位な場合や狭骨盤例ではステイプラー操作上，適切な DM を確保して直腸を切離することが困難になる．この場合は，下部直腸を肛門管直上まで十分に剥離授動したうえで，右下腹部もしくは恥骨上部からステイプラーをかけると良い（図41，42）．

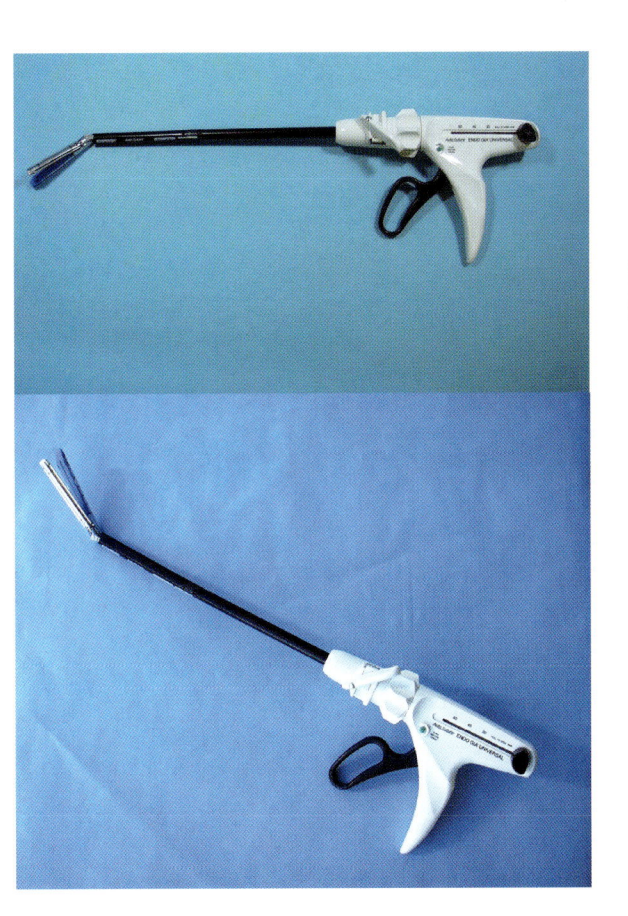

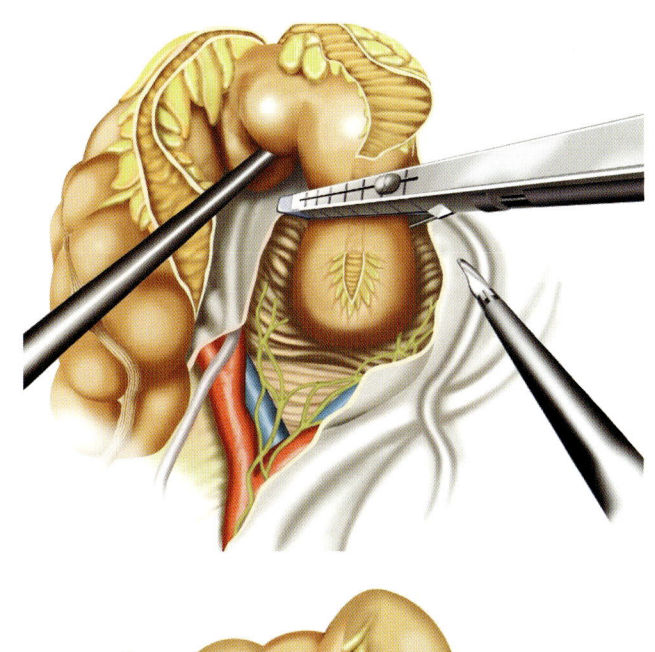

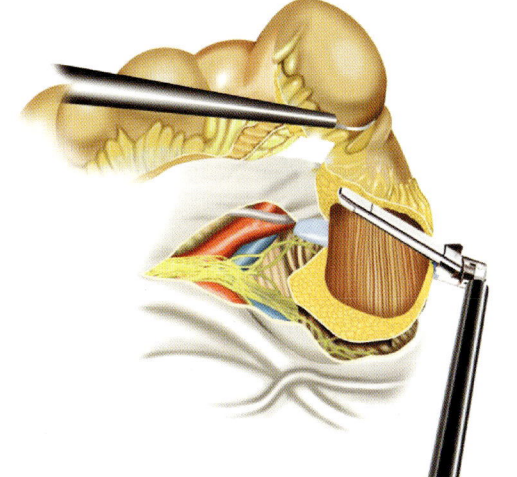

図39　ステイプラー　―エンド GIA―
a：エンド GIA
b：ストレートステイプラーによる直腸の切離
c：先端可変型のフレキシブルステイプラー（エンド GIA）による直腸の切離

148　Ⅳ．機器・器具と操作法

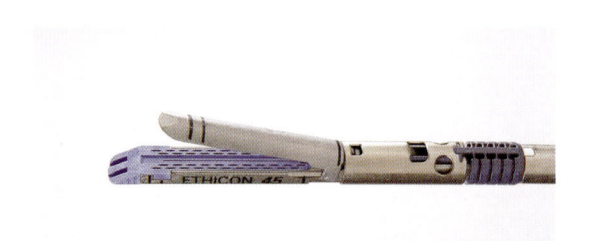

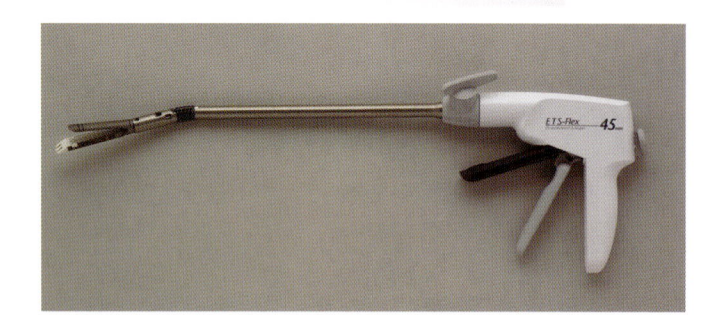

図40　ステイプラー　―エンドカッター―

a：エンドカッター
b：先端可変型のフレキシブルステイプラー（エンドカッター）による直腸の切離
c：恥骨上部のポートからのエンドカッターによる下部直腸の切離

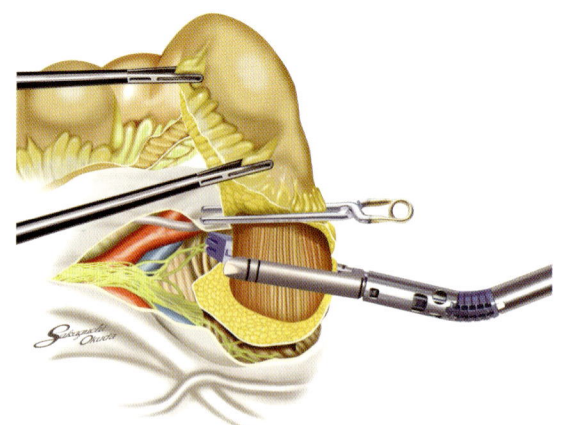

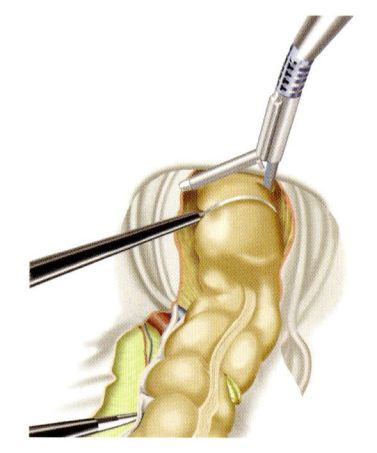

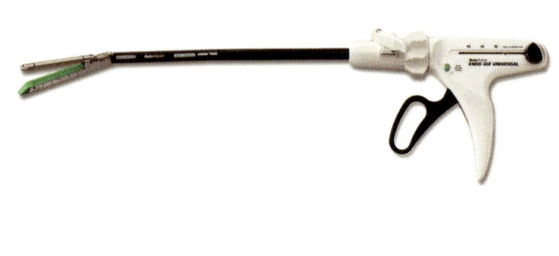

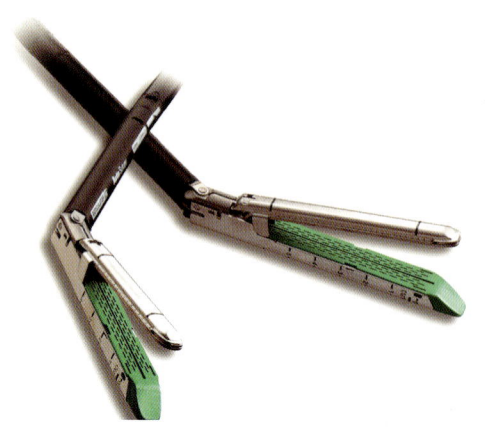

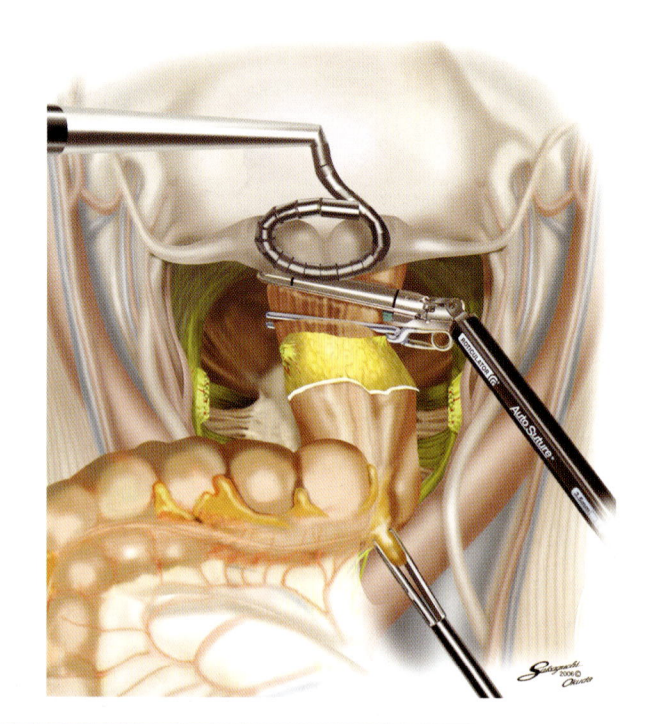

図41　エンドGIAグリーンによる下部直腸の切離

　エンドGIAグリーンのステイプリングは同型のブルーより信頼性が高く，直腸切離にきわめて効果的である．ただし，低位では2回のファイヤーリングを要することが多い．また，挿入するポートを15mmのポートに変更する必要がある．

Ⅳ．機器・器具と操作法　149

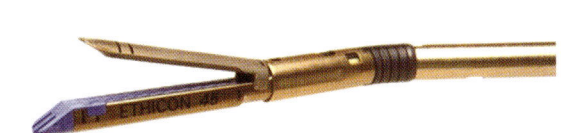

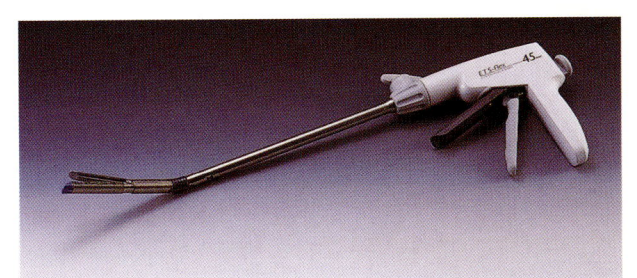

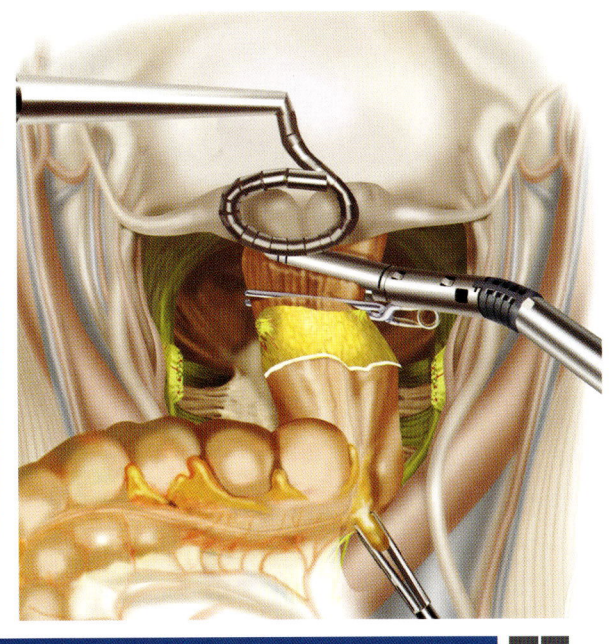

図42　エンドカッターによる下部直腸の切離　a b

　直腸洗浄に着脱式腸鉗子用いると，腸管壁が扁平に変形してステイプラーをかけやすくなる．ただし，低位では2回のファイヤーリングを要することが多い．2回目のステイプリングが必要な場合は，1回目のステイプリングとoverlapさせるようにステイプリングするが，直腸断端の血流を考慮して肛門側に切り込みすぎないように注意する．

　直腸洗浄に着脱式腸鉗子用いると，腸管壁が扁平に変形してステイプラーをかけやすくなるが，低位では2回（以上）のファイヤーリングを要することが多い．2回目のステイプリングが必要な場合は，1回目のステイプリングとオーバーラップさせるようにステイプリングするが，直腸断端の血流を考慮して肛門側に切り込みすぎないように注意する．なお，エンドGIAグリーン[注22]のステイプリングは同型のブルーより信頼性が高く，直腸切離にきわめて効果的である．ただし，挿入するポートを15mmのポートに変更する必要がある．また，最近発売されたエシェロン60[注23]は，ジョーが60mm長のステイプラーであるが，12mmポートから挿入可能で，ジョーの開きが大きいので腸管を咬みやすく，compression typeで分け切りのため，1回で適切な腸管切離が行いやすく信頼性も高くなっている（図43）．ただし，先端可変型ではないので低位の直腸切離では捻るようにしてかけるなどの工夫が必要である（図44，45）．

150 Ⅳ. 機器・器具と操作法

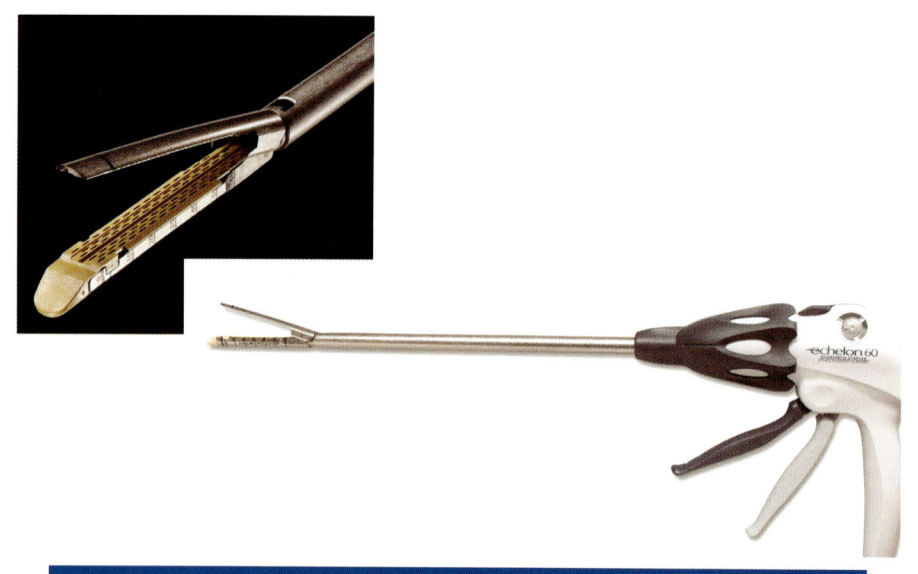

図43 エシェロン60

ジョーが60mm長のステイプラーであるが，12mmポートから挿入可能で，ジョーの開きが大きいので腸管を咬みやすく，compression typeで分け切りのため，1回で適切な腸管切離が行いやすく信頼性も高くなっている．

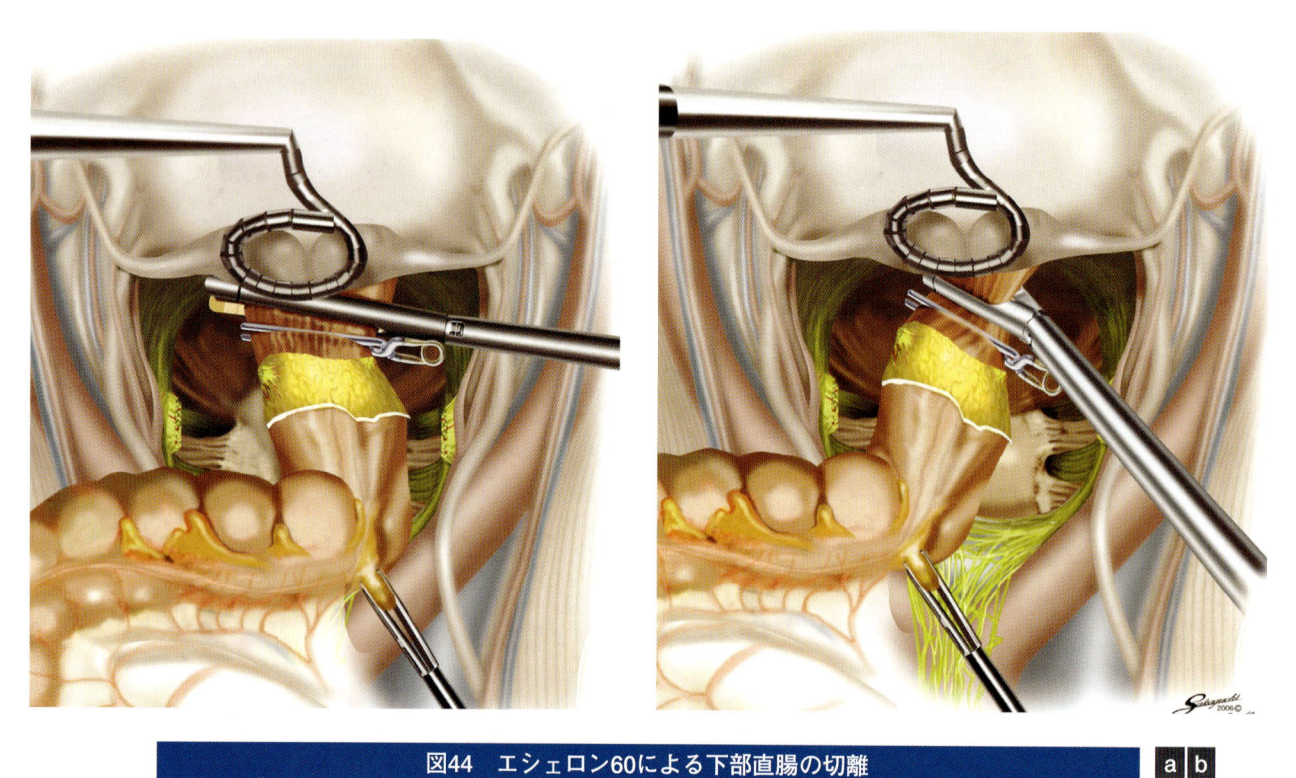

図44 エシェロン60による下部直腸の切離 a b

先端可変型ではないので低位の直腸切離では捻るようにしてかけるなどの工夫が必要である．

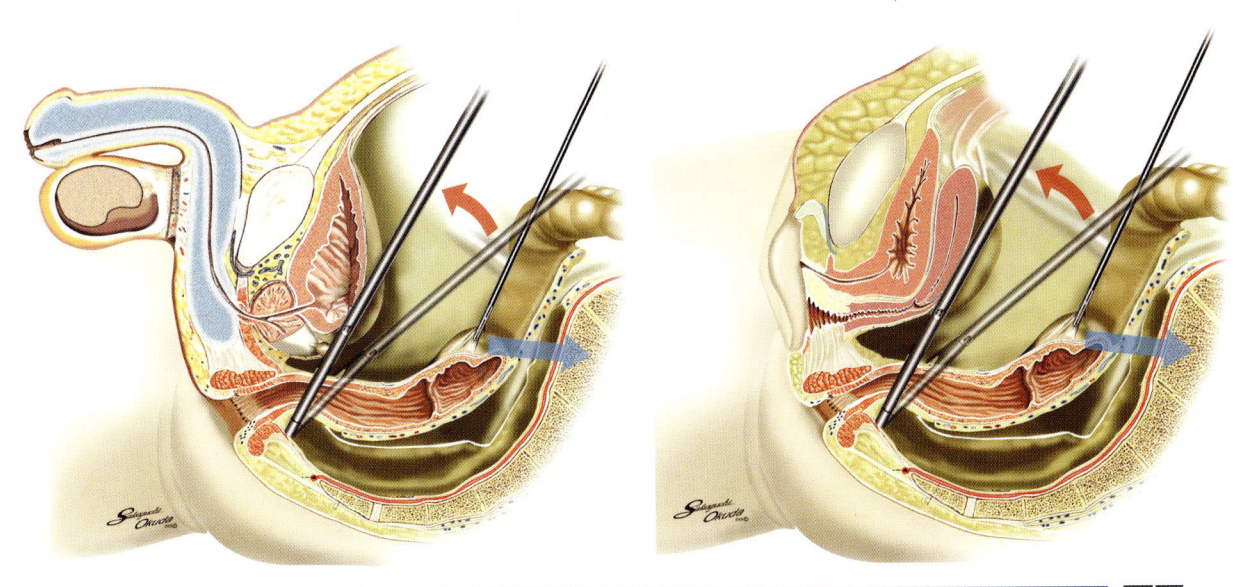

図45　下部直腸の切離のポイント　a b

口側腸管を腹側ではなく頭側へ牽引し（青矢印），ステイプラーを縦気味に捻って直腸に直交するようにかける（赤矢印）．

8．超低位直腸切離

SM massive～MP 程度の小さな病変で第1ヒューストンバルブ付近（肛門縁から4～5cm 程度）とかなり低位のために腹腔側からのステイプリングが困難な場合には，prolapsing 法が有用である．この際の直腸切離には TA45[注24] が有用で信頼性が高い（図46）．

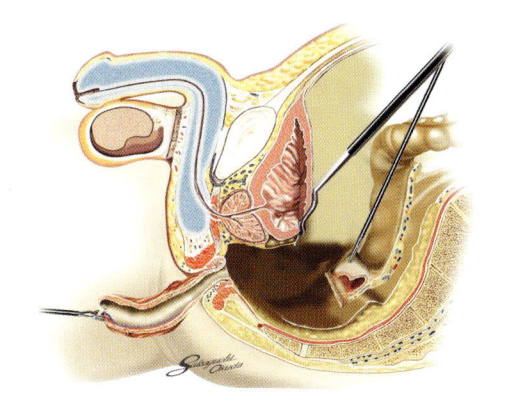

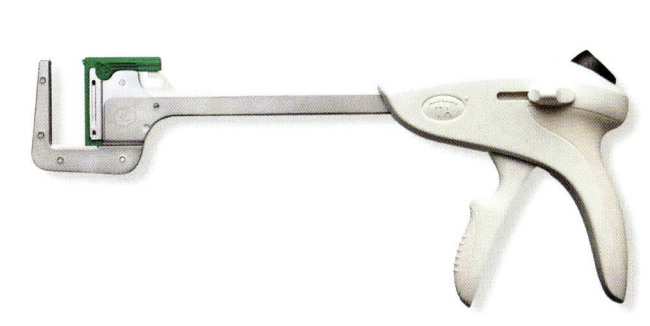

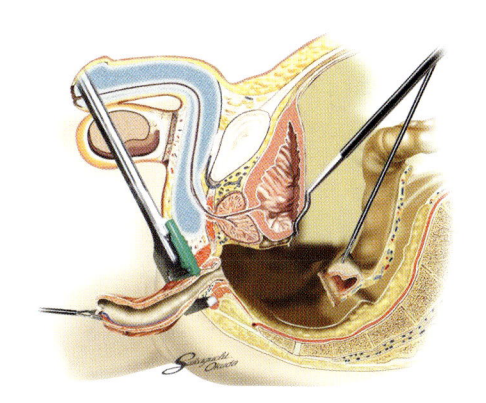

図46　Prolapsing 法と TA45による下部直腸切離　a c / b

a，b：SM massive～MP 程度の小さな病変で第1ヒューストンバルブ付近（肛門縁から4～5cm 程度）とかなり低位のために腹腔側からのステイプリングが困難な場合には，prolapsing 法が有用である．
c：この際の直腸切離には TA45が有用で信頼性が高い．なお，最近ではカーブドカッター40も有用とされている．

152 Ⅳ．機器・器具と操作法

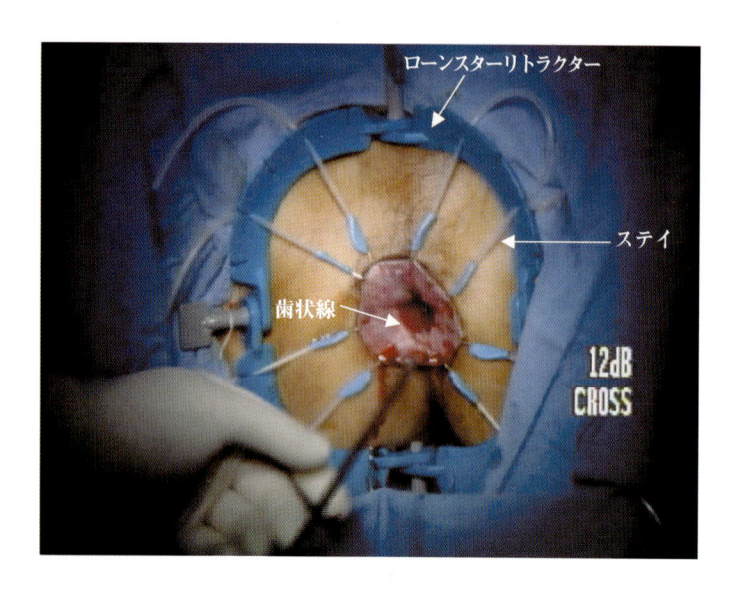

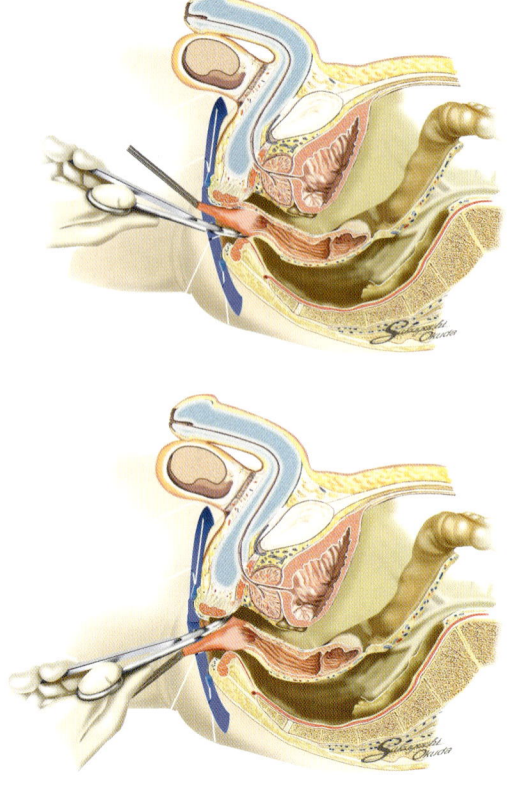

図47　ローンスターリトラクターと経肛門的括約筋部分切除術
　病変が肛門縁から3〜4cmの超低位で肛門側腸管切離予定部が歯状線から括約筋間溝になるような症例では，経肛門的に肛門側腸管切離部を歯状線や括約筋間溝直上にとって内・外括約筋間で剥離を頭側へ進める経肛門アプローチによる括約筋部分切除を併用した腹腔鏡下超低位直腸切除術が有用である．この際の肛門部の展開にはローンスターリトラクターがきわめて有用である．

a b
c

　また，最近ではカーブドカッター40[注25]も有用とされている．なお，両製品ともに低位前方切除の際にもラップディスクなどで気腹を保持して小切開創から挿入するなど工夫して用いられることもある．さらに，病変が肛門縁から3〜4cmの超低位で肛門側腸管切離予定部が歯状線から括約筋間溝になるような症例では，経肛門的に肛門側腸管切離部を歯状線や括約筋間溝直上にとって内・外括約筋間で剥離を頭側へ進める経肛門アプローチによる括約筋部分切除を併用した腹腔鏡下超低位直腸切除術が有用である．この際の肛門部の展開にはローンスターリトラクター[注26]がきわめて有用である（図47）．

9．標本摘出と創縁保護

　病変部腸管を小切開創から体外へ誘導する際の創縁保護には，リングドレープ[注27]（図48）やラッププロテクターなど[注28]（図49）を常用している．

Ⅳ．機器・器具と操作法　153

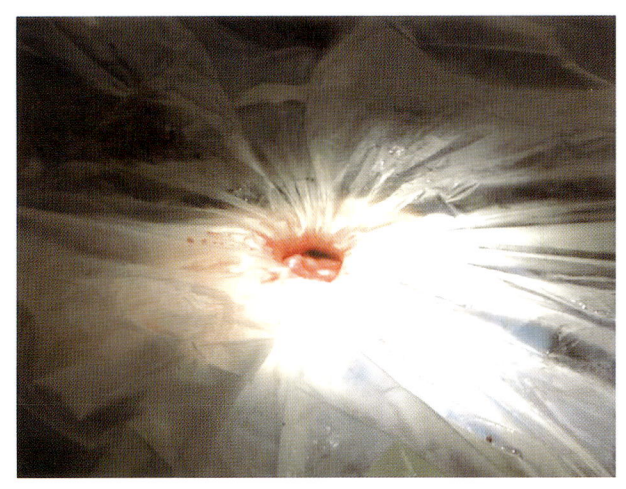

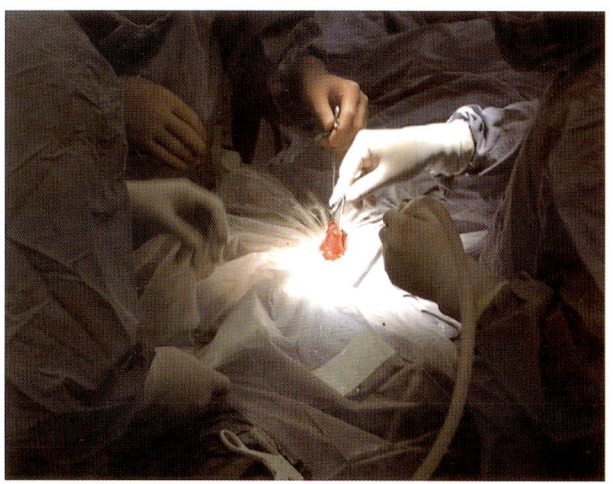

**図48　創縁保護具
　　　　―リングドレープ―**
a，b：リングドレープ
c：リングドレープを利用した小切開創の仮閉鎖による気腹保持

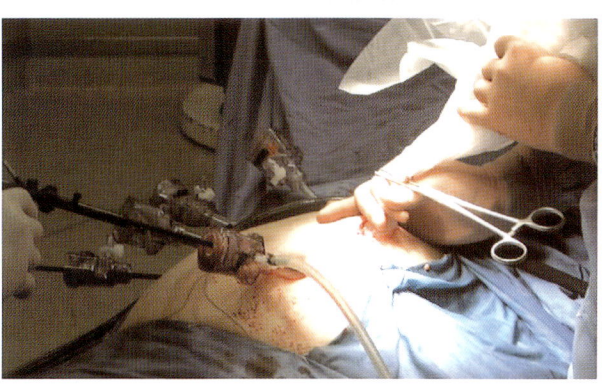

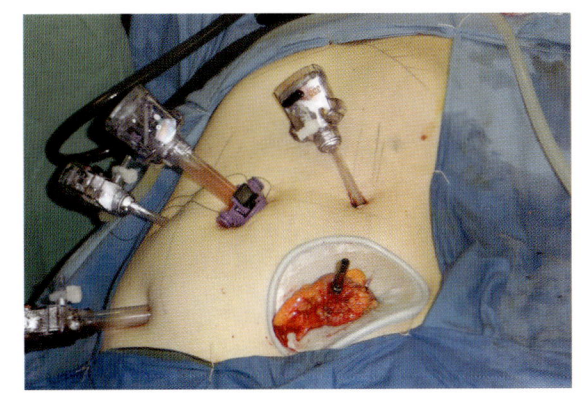

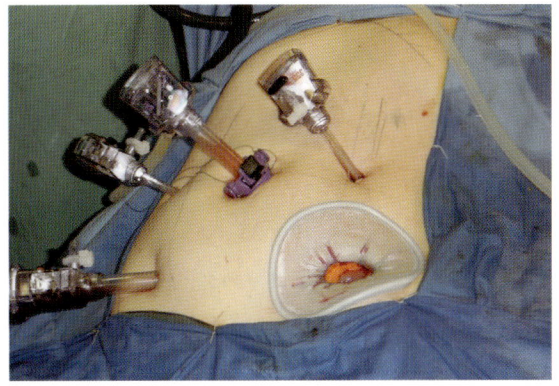

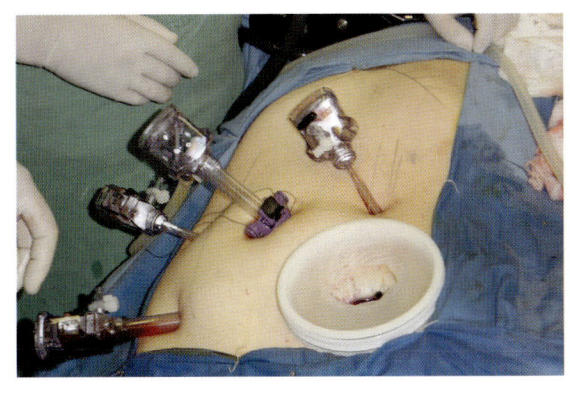

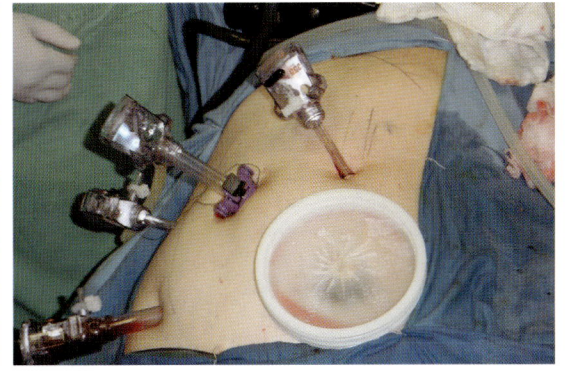

図49　創縁保護具―ラッププロテクターとラップディスク―
a，b：ラッププロテクターによる創縁保護
c，d：ラップディスクによる創縁保護と小切開創の仮閉鎖による気腹保持

10. 腸吻合

1) Functional end to end anastomosis

腸切除後の吻合は，結腸ではリニアカッター青75[注29]やGIA青80[注30]などを用いて体外でfunctional end to end anastomosisで行う（図50，51）．この際，腸間膜をステイプラーで咬み込まないように注意する．なお，両側断端とステイプラーが重なったところと腸管吻合部の股にあたるところの計4点は漿膜筋層縫合を追加して補強する．

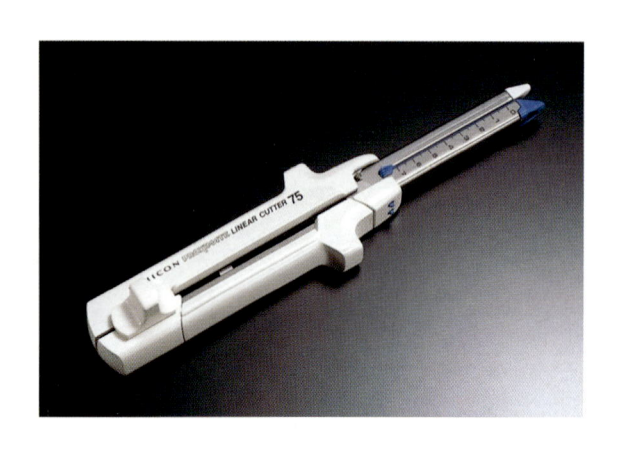

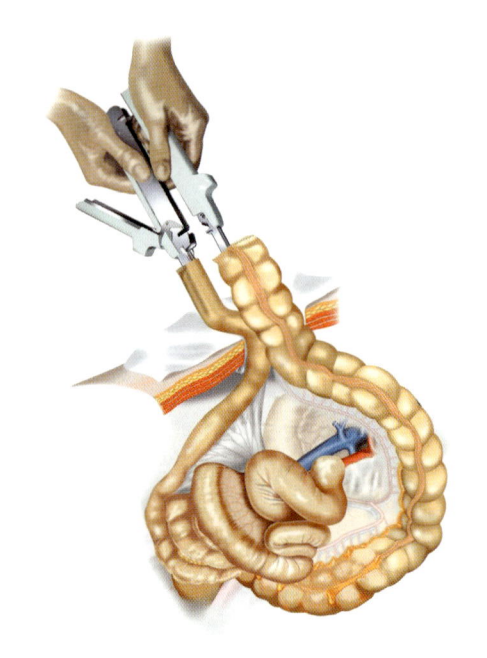

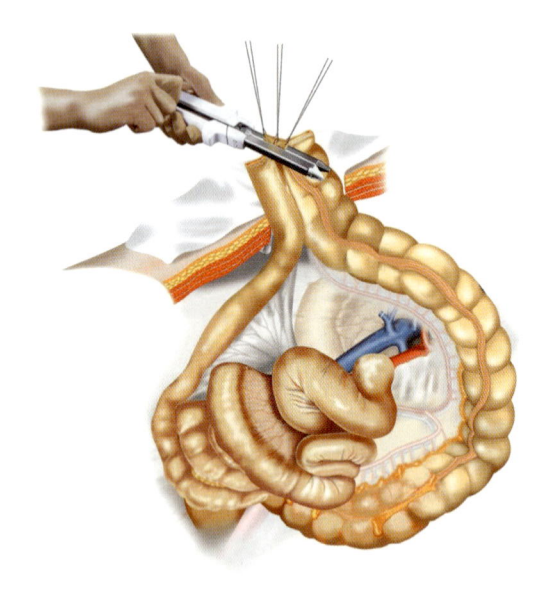

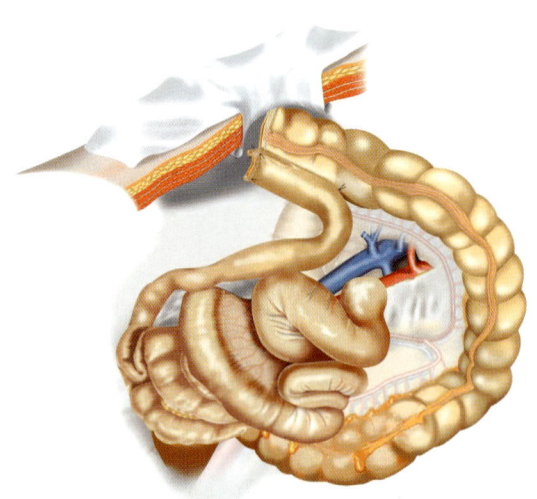

図50　腸吻合（Functional end to end anastomosis）(1)

a：リニアカッター青75
b：吻合すべき腸管断端の腸間膜対側よりステイプラーを挿入して，両方の腸管を腸間膜対側で縫合切離する．
c：ステイプラーを挿入した腸管開放部をステイプラーにて縫合閉鎖してfunctional end to end anastomosisとする．
d：両側断端とステイプラーが重なったところと腸管吻合部の股にあたるところの計4点は漿膜筋層縫合を追加して補強したのち，吻合部を体内へ戻す．腸間膜欠損部は修復していない．

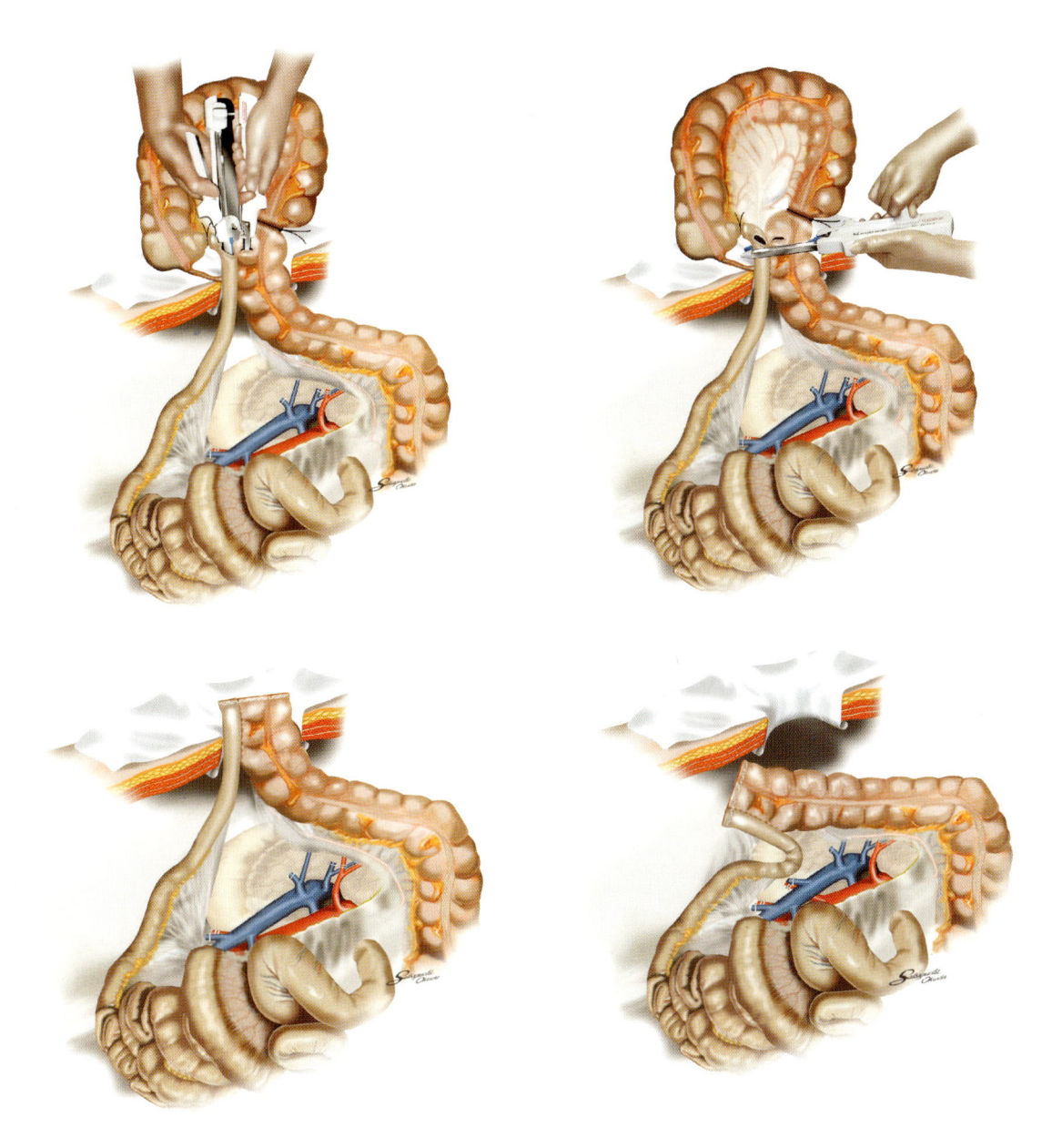

図51　腸吻合（Functional end to end anastomosis）(2)

a：病変部腸管を小切開創から体外へ誘導し，体外で辺縁動静脈を処理して口・肛門側腸管切離予定部の腸管を5号絹糸で結紮閉塞する．これより近位側で吻合すべき腸管の腸間膜対側を開放し，ここよりステイプラー（リニアカッター青75やエンドGIA青80など）を挿入して，両方の腸管を腸間膜対側で縫合切離する．

b：ステイプラーを挿入した腸管開放部よりも近位側をステイプラーにて縫合閉鎖してfunctional end to end anastomosisとする．

c：断端，ステイプラーが重なったところと腸管吻合部の股にあたるところは漿膜筋層縫合を追加して補強する．

d：吻合部を体内へ戻す．腸間膜欠損部は修復しない．

156　Ⅳ. 機器・器具と操作法

2）Double stapling 法

　直腸ではサーキュラーステイプラー[注31]を用いて体内でdouble stapling法で器械吻合する（図52）．この際，口側腸管には緊張や捻れが無く血行の良いこと，肛門側腸管断端との接合面が良く，吻合部に他組織を咬み混まないことなどが重要である．また，メーカーによってアンヴィルの接合の仕方や締め具合などが異なることにも十分注意する（図53，54）．

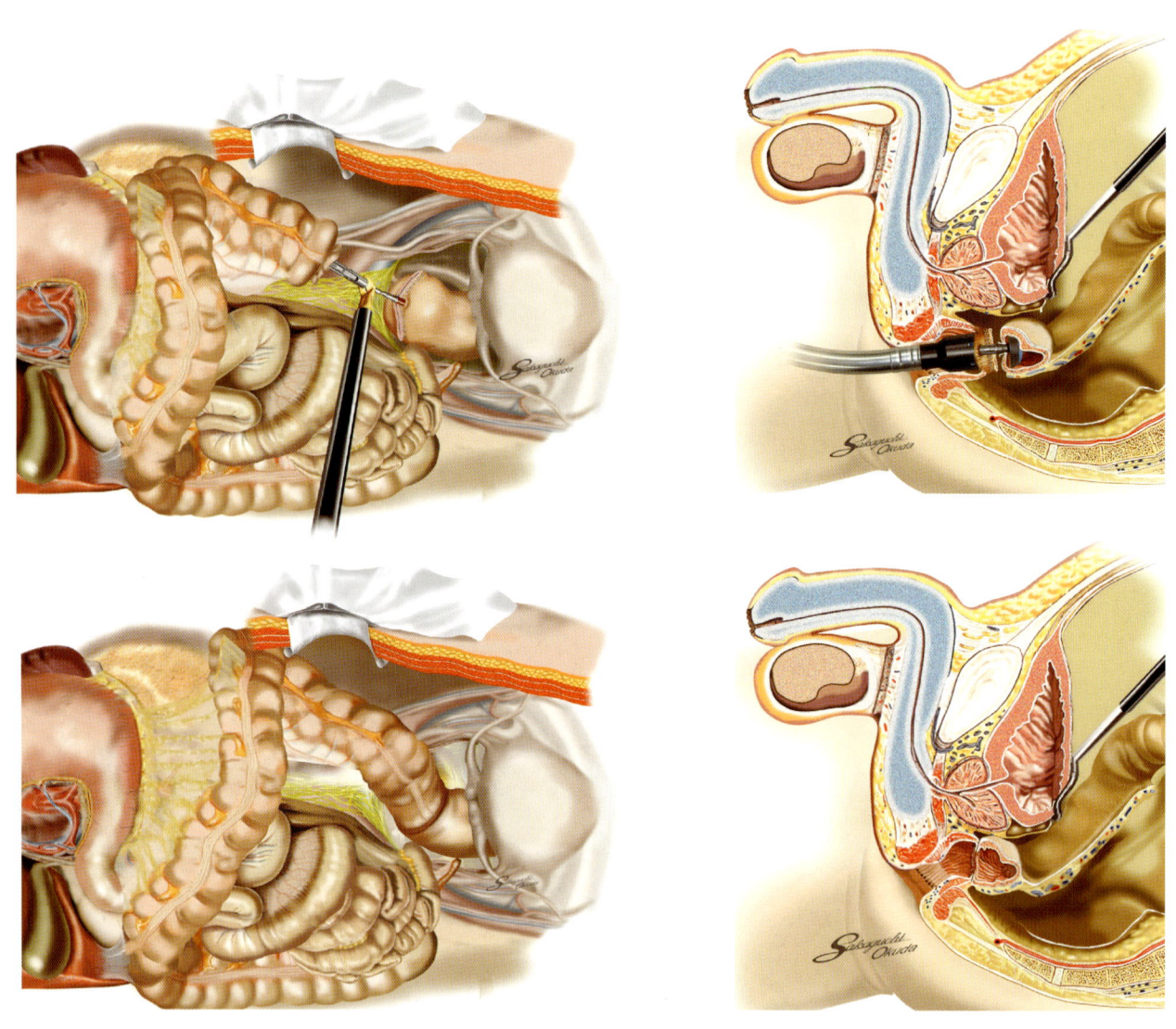

図52　Double stapling 法による直腸結腸吻合

　直腸ではサーキュラーステイプラーを用いて体内でdouble stapling法で器械吻合する．この際，口側腸管には緊張や捻れが無く血行の良いこと，肛門側腸管断端との接合面が良く，吻合部に他組織を咬み混まないことなどが重要である．

Ⅳ．機器・器具と操作法　157

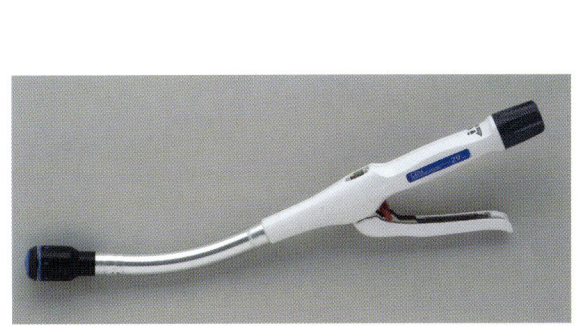

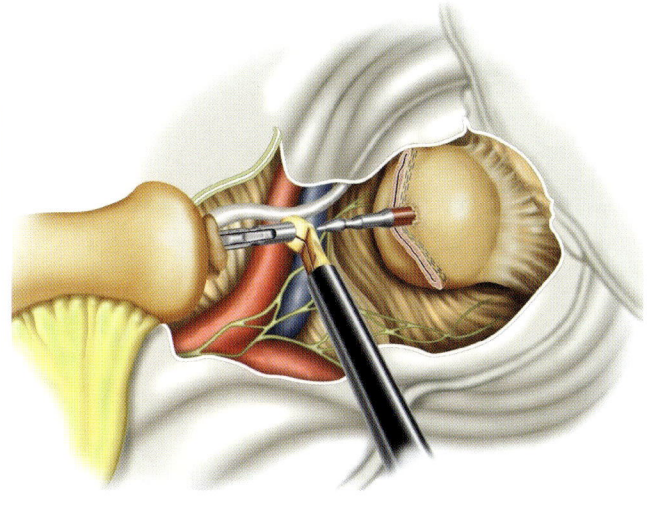

図53　腸吻合（Double stapling 法）-CDH-　a b

a：CDH（29mm）
b：CDH では本体に槍が固定しており，これで経肛門的に直腸断端を貫いて口側腸管のアンヴィルと結合させれば良い．ただし，アンヴィルシャフトの中央に槍の固定用バネが付いているので，バネを決して把持しないように先端を持って結合させる．締め具合は，gap setting scale で確認できるが，インジケーターが下から1/3位でフルに締め込むよりやや緩めが良い．

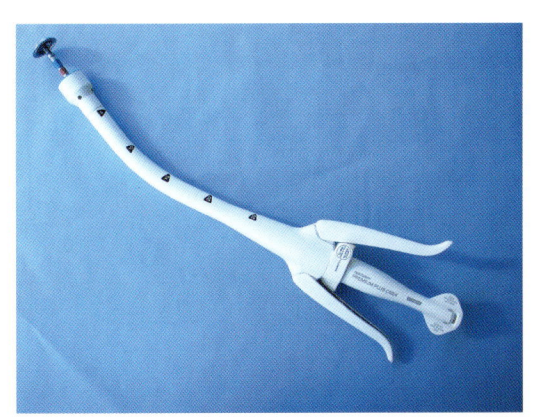

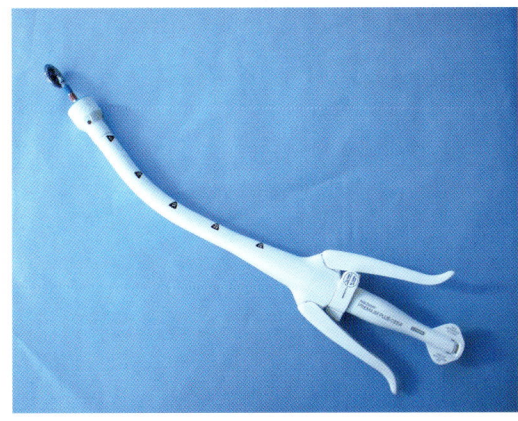

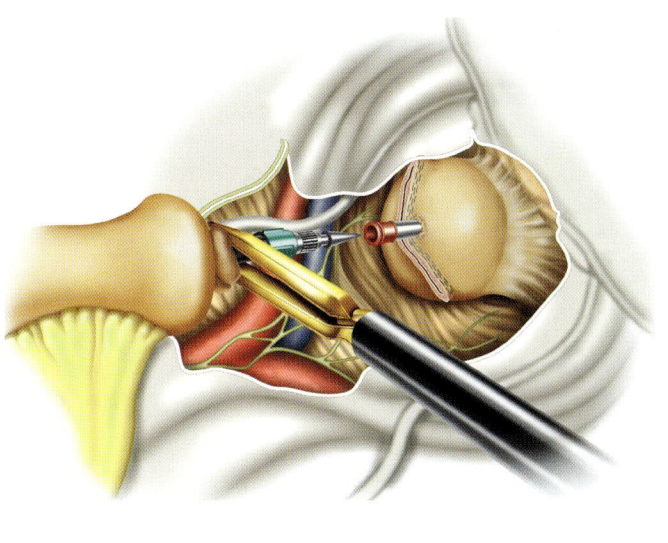

図54　腸吻合（Double stapling 法）-PPCEEA-　a b / c

a：PPCEEA（31mm）
b：PPCEEA ではアンヴィルにも槍が付いているので PPCEEA 本体の槍で直腸断端を貫通後に本体の槍を腹腔内で抜く必要がある．締め具合は，適切な力で最後までしっかり締め込む．また，ファイヤーリング時にはハンドルをセンターシャフトに接触するまでしっかりと握り込む．
c：ファイヤー後はアンヴィルが倒れて抜きやすくなる．

158　Ⅳ．機器・器具と操作法

11. ポート創の閉鎖

　　10mm以上のポート部は，術後のポート部ヘルニア予防のため，筋膜クローサー[注32]などで筋膜・腹膜を縫縮する（図55）．

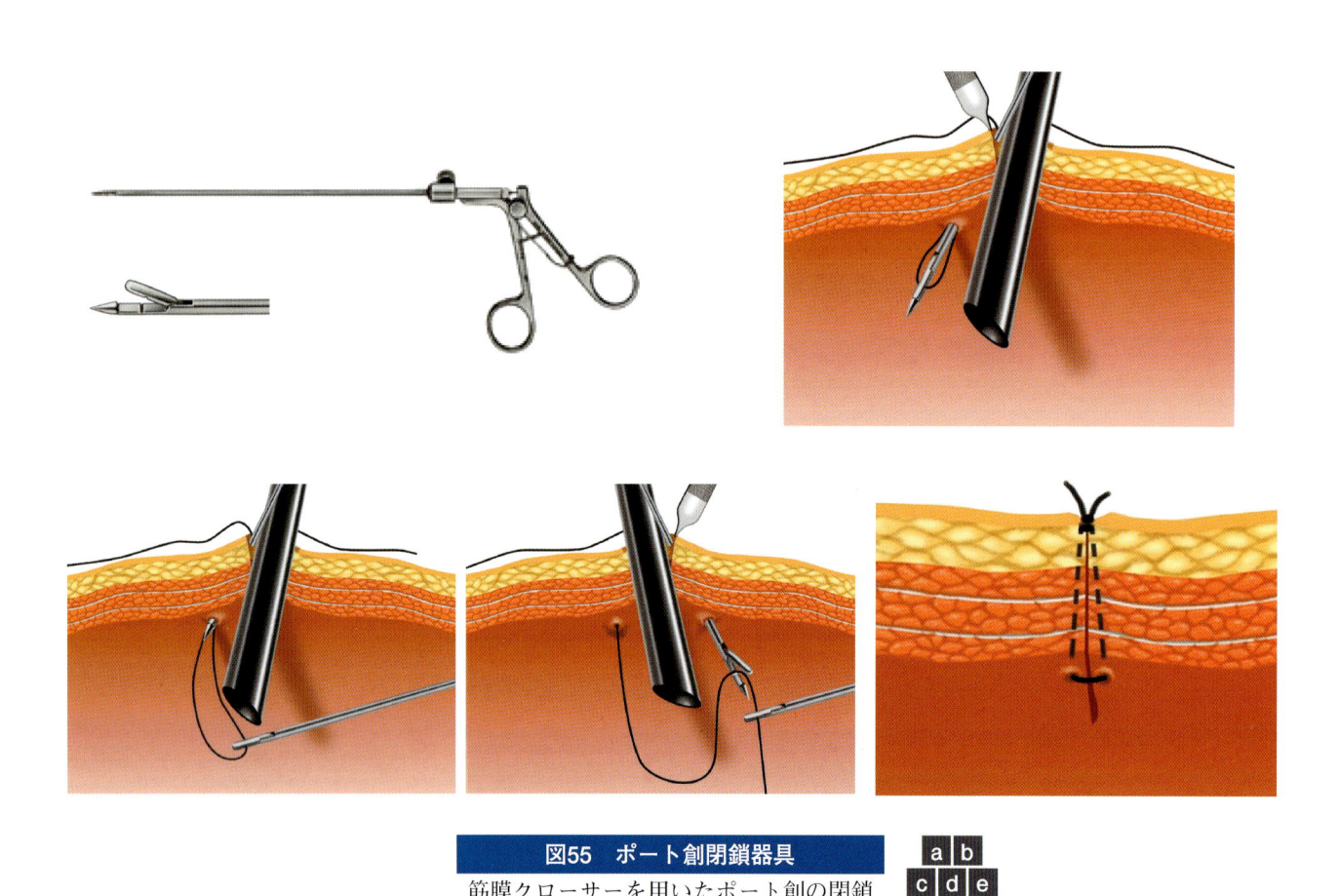

図55　ポート創閉鎖器具
筋膜クローサーを用いたポート創の閉鎖

12. 創　処　置

　　小切開創には図56に示すカラヤヘッシブ[注33]などのドレッシングを貼って創の観察をできるようにし，創感染をケアーしつつ，術後4日目には抜糸する．ドレーン部もドレーン用のパウチ（サージドレーン・ジッパー[注34]）をつけて半閉鎖式にするか閉鎖式のドレーン[注35]を用いて管理を簡便にするとともに，逆向性感染を予防する（図57）．

Ⅳ．機器・器具と操作法　159

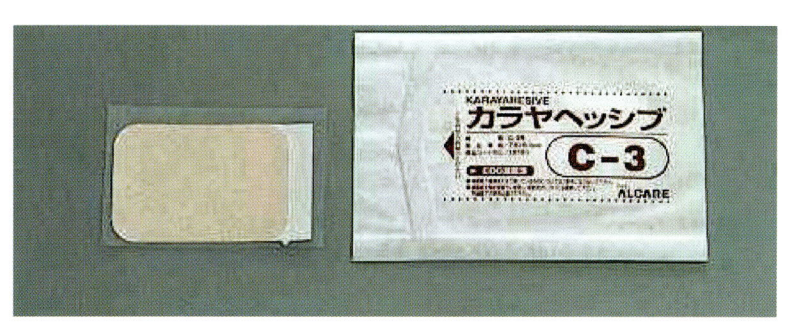

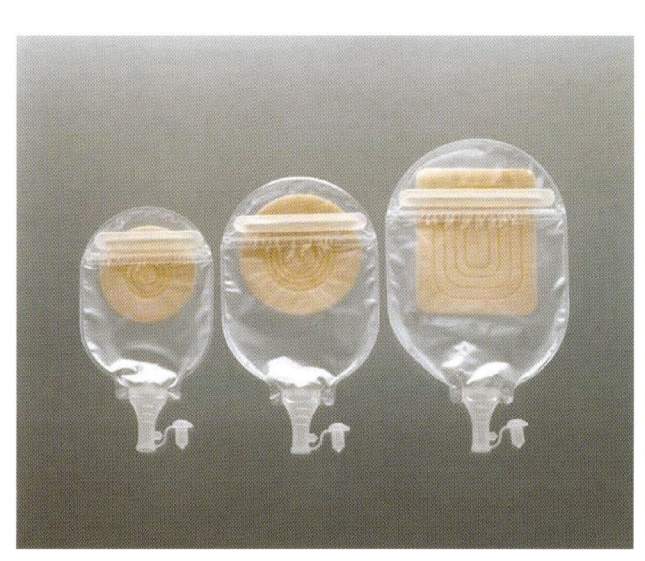

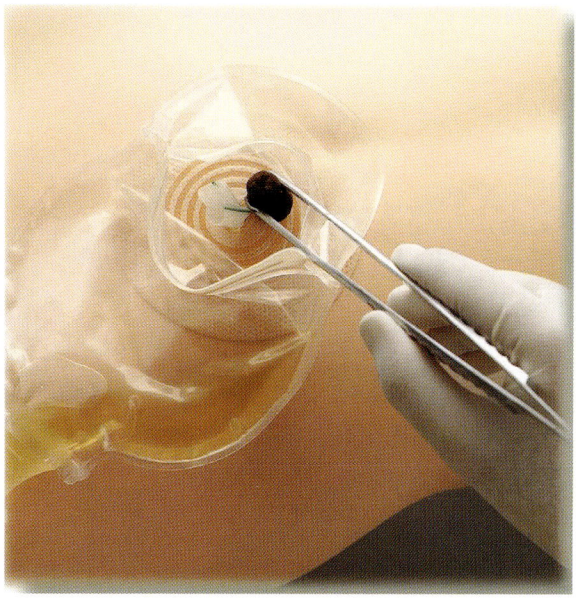

図56　ドレッシングとドレーンの管理
a：カラヤヘッシブ・クリアータイプ
b，c：サージドレーン・ジッパー

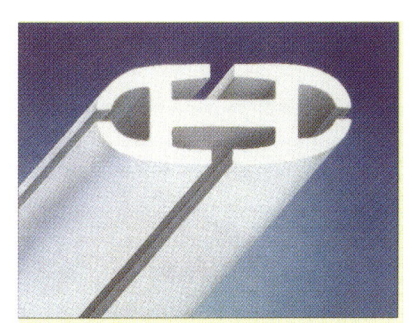

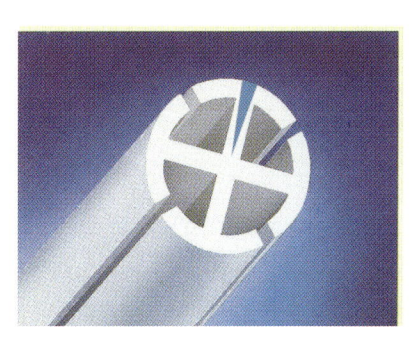

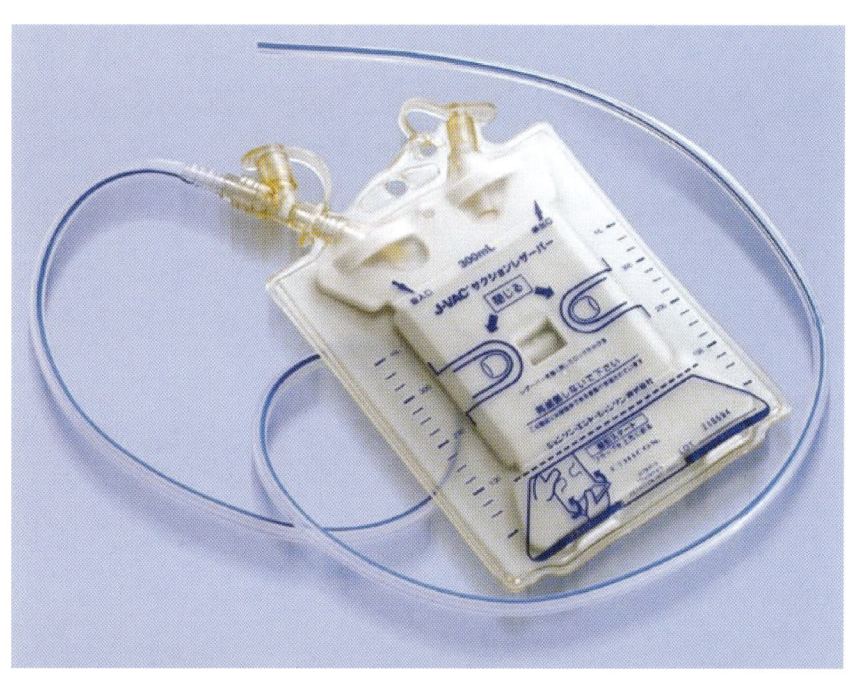

図57　閉鎖式ドレーン―J-VAC―
a：フラット，b：ラウンド

おわりに

　不用意な術中偶発症や術後合併症を予防し，腹腔鏡下大腸手術の有用性を最大限に引き出すには，適切な機器・器具の選択と効果的な操作法の修得がきわめて重要である．手術操作に必要な機器・器具の取り扱いを完璧に行えるようにするとともに，新しい機器・器具に対しては十分にその特性を確認してから実際の手術に導入する慎重さも必要である．さらに，腹腔鏡下手術の問題点をひとつでも解決できるよう，メーカーに情報をフィードバックして機器・器具の改良と開発を進めていくことが本手術の進化と普及につながる．

（奥田準二，谷川允彦）

機器・器具の商品名および製造販売会社名（注番号は本文中の番号を示す）

注番号	機器・器具名	商品名	製造販売会社名
1)	マジックベッド	マジック・ベッド	日興ファインズ工業(株)
2)	レビテーター	レビテーター	瑞穂医科工業(株)
3)	手術台	LAP-TABLE MOT-5601E	瑞穂医科工業(株)
4)	ポート	エクセル ブレードレス トロッカー	ジョンソン・エンド・ジョンソン(株)
5)	ポート	エクセル ブラントチップ トロッカー	ジョンソン・エンド・ジョンソン(株)
6)	フレキシブルビデオスコープ	5mmフレキシブルビデオスコープ（LTF Type VP）	オリンパスメディカルシステムズ(株)
7)	腹腔鏡下超音波	腹腔鏡下エコー	アロカ(株)
8)	把持・牽引鉗子	有窓無傷把持・牽引鉗子	カールストルツジャパン(株)
9)	バイポーラ電気鋏	アドテックバイポーラメッツェンバウムシザーズ	ビー・ブラウンエースクラップジャパン(株)
10)	ロティキュレータ鋏	ロティキュレーターエンドミニシアーズ	タイコ ヘルスケア ジャパン(株)
11)	剝離鉗子	オリンパスマイクロ剝離鉗子	オリンパスメディカルシステムズ(株)
	剝離鉗子	リチャード・ウルフ メリーランド鉗子	利康商事(株)
	剝離鉗子	リチャード・ウルフ ミクスター鉗子	利康商事(株)
12)	牽引・剝離器	エンドミニリトラクト	タイコ ヘルスケア ジャパン(株)
13)	バイポーラ凝固鉗子	マクロ型バイポーラ凝固鉗子	ジョンソン・エンド・ジョンソン(株)
14)	ヘモロッククリップ	ヘモロッククリップ（Hem-o-lok）	エム・シー・メディカル(株)
15)	超音波振動剪刀	LCS	ジョンソン・エンド・ジョンソン(株)
	超音波振動剪刀	Auto Sonix	タイコ ヘルスケア ジャパン(株)
	超音波振動剪刀	Sono Surg	オリンパスメディカルシステムズ(株)
16)	リガシュアー	リガシュアーアトラス，リガシュアーV	タイコ ヘルスケア ジャパン(株)
17)	子宮牽引器	ユテリンインジェクター	エミコン(株)，トーイツ(株)
18)	圧排鉤	ダイアモンドフレックス	ニチオン(株)
19)	着脱式腸鉗子	内視鏡下腸管クリップ	ビー・ブラウンエースクラップジャパン(株)
20)	エンドカッター45青	エンドカッター青45	ジョンソン・エンド・ジョンソン(株)
21)	先端可変型フレキシブルステイプラー	エンドGIA	タイコ ヘルスケア ジャパン(株)
	先端可変型フレキシブルステイプラー	エンドカッター	ジョンソン・エンド・ジョンソン(株)
22)	エンドGIAグリーン	エンドGIAグリーン	タイコ ヘルスケア ジャパン(株)
23)	エシェロン60	エシェロン60	ジョンソン・エンド・ジョンソン(株)
24)	TA45	TA45	タイコ ヘルスケア ジャパン(株)
25)	カーブドカッター40	カーブドカッター40	ジョンソン・エンド・ジョンソン(株)
26)	ローンスターリトラクター	ローンスターリトラクター	ユフ精機(株)
27)	創縁保護具	リングドレープ	スリーエム(株)
28)	創縁保護具	ラッププロテクター，ラップディスク	八光商事(株)
29)	リニアカッター青75	リニアカッター青75	ジョンソン・エンド・ジョンソン(株)
30)	GIA青80	GIA青80	タイコ ヘルスケア ジャパン(株)
31)	サーキュラーステイプラー	CDH	ジョンソン・エンド・ジョンソン(株)
	サーキュラーステイプラー	PPCEEA	タイコ ヘルスケア ジャパン(株)
32)	筋膜クローサー	筋膜クローサー	カールストルツジャパン(株)
33)	ドレッシング材	カラヤヘッシブ・クリアータイプ	アルケア(株)
34)	ドレーン用パウチ	サージドレーン・ジッパー	アルケア(株)
35)	閉鎖式ドレーン	J-VACドレナージシステム	ジョンソン・エンド・ジョンソン(株)

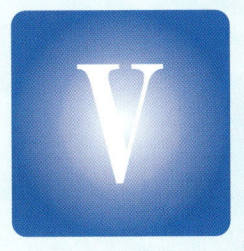

V 腹腔鏡下大腸手術手技の最前線
State-of-the-art Technique of Laparoscopic Colorectal Surgery

1 良性大腸疾患に対する腹腔鏡下手術
Laparoscopic Surgery for Benign Colorectal Diseases

はじめに

　著者らは，良性大腸疾患に対しても積極的に腹腔鏡下手術を適用している．とくに，炎症性腸疾患（潰瘍性大腸炎，クローン病）や家族性大腸腺腫症は若年層に多いため，傷が小さく目立たないという美容面や早期の社会復帰の利点に加えて，長期間の経過中に再燃や他の腹部疾患の併発で再手術の場合も，癒着が少ない腹腔鏡下手術効果が活かされると考えられる．

　本章では，良性大腸疾患として炎症の反復・膿瘍形成・狭窄を来した大腸憩室炎，家族性大腸腺腫症および内科的治療抵抗性の炎症性腸疾患（潰瘍性大腸炎，クローン病），さらに経肛門術式後の再発直腸脱に対する腹腔鏡下手術の実際を述べる．

1 大腸憩室炎に対する腹腔鏡下手術

　欧米に比べて本邦では腸切除を要する大腸憩室炎症例は多くない[1]．炎症の反復・膿瘍形成・狭窄を来した大腸憩室炎が腹腔鏡下腸切除のおもな適応となる．ただし，イレウス症例や穿孔による重度の汎発性腹膜炎症例などは腹腔鏡下手術の適応外としている．

アプローチについて

　炎症が外側腹膜に及ぶような高度の大腸憩室炎では，腸管外側の剥離層の同定が最も困難となる．最も剥離層の同定が困難な部位からの腸管授動は，その背側・内側にある精巣/卵巣動静脈や尿管損傷を引き起こす可能性が高くなる．著者らは，大腸憩室炎に対しても右側結腸では十二指腸水平部を，左側結腸では上直腸動静脈をlandmarkとして腸間膜内側から剥離を開始する内側アプローチを用いている[2]．内側アプローチには，とくに炎症が外側腹膜に及ぶような高度の大腸憩室炎に対して炎症のある腸管を授動する前に尿管・精巣/卵巣動静脈の確認と温存が安全に行える利点がある．

1. 上行結腸憩室炎例

1）ポートの位置

臍部より open technique で12mm のポートを挿入し，気腹法（気腹圧7～8mmHg）にて広い術野を確保する．左右上下腹部にポートを追加して計5ポートとする（図1）．病変部周囲には高度の炎症性癒着があるため，炎症の軽度な腸間膜内側からアプローチする（図2a）．

2）腸間膜の剥離

上行結腸病変部には著明な炎症性肥厚を認め，結腸外側の壁側腹膜に強固に癒着している（図2b）．このためアプローチは炎症の軽度な右側結腸間膜の中間位から開始する．十二指腸水平部を確認しつつ，右側結腸間膜を牽引して回結腸動静脈を同定する（図2c）．回結腸動静脈を中間位で isolation し，後腹膜下筋膜前面の層で右側結腸間膜の剥離を外側および尾側へ進めて右尿管・右精巣／卵巣動静脈を確実に温存する（図2d）．

3）血管処理，口側腸管の切離と腸管授動

腸間膜剥離後に病変部に分布する回結腸動静脈を中間位で処理する（図3a）．小腸間膜を処理して回腸をステイプラーで切離した後，右側結腸間膜の剥離を頭側へ進める．十二指腸を損傷しないように剥離層を十二指腸前面の層に連続させる．最後に最も炎症の高度な腸管周囲から壁側腹膜を切離して右結腸曲まで上行結腸を授動する（図3b）．

4）標本摘出と腸管吻合

病変部を含めた上行結腸を剥離授動後，右上腹部のポート創を4cm の小切開創に延長して創部をリングドレープで保護したのち病変部腸管を体外へ誘導する．体外で触診にて狭窄・膿瘍形成のない部位を確認し，ここを肛門側切離線として肛門側腸管を切離し標本を摘出する（図3c）．体外で回腸・上行結腸を吻合して再建を完了する．腹腔内を洗浄後に吻合部付近にドレーンを留置し手術を終了する（図3d）．

2．S状結腸憩室炎症例

1）ポートと小切開創の位置

臍部より open technique で12mm のポートを挿入し，気腹法（気腹圧7～8mmHg）にて広い術野を確保する．左右上下腹部にポートを追加して計5ポートとする（図4）．

2）腸間膜の剥離

S状結腸病変部に著明な炎症性肥厚を認め，SD junction で外側腹膜に強固に癒着している（図5b）．内側アプローチにて炎症の比較的軽度な腸間膜内側を剥離し，上直腸動静脈を温存しつつ後腹膜下筋膜の前面で剥離を外側へ進めて左尿管を早期に確認する（図5c, d）．

3）血管処理，腸管授動と肛門側腸管の切離

腸間膜剥離後に病変部に分布するS状結腸動静脈を血管用ステイプラーにて一括処理する．この際，左尿管と左精巣／卵巣動静脈が確実に温存されていることを十分確認しておく．病変部腸管肛門側を剥離・授動して肛門側腸管をステイプラーで切離する．

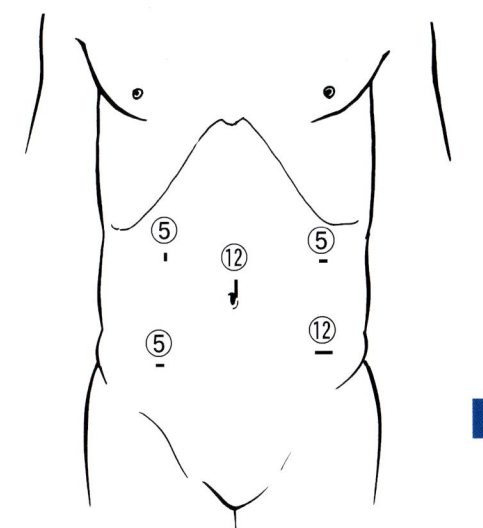

1. 良性大腸疾患に対する腹腔鏡下手術　163

図1　ポートの位置
臍部に open technique でポートを挿入して気腹したのち，左右上下腹部に4本のポートを挿入して5ポートとする（丸数字はポートのサイズ（mm））．

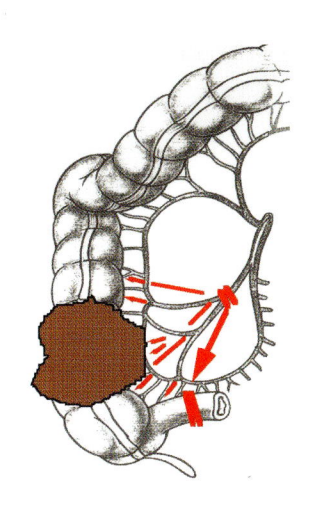

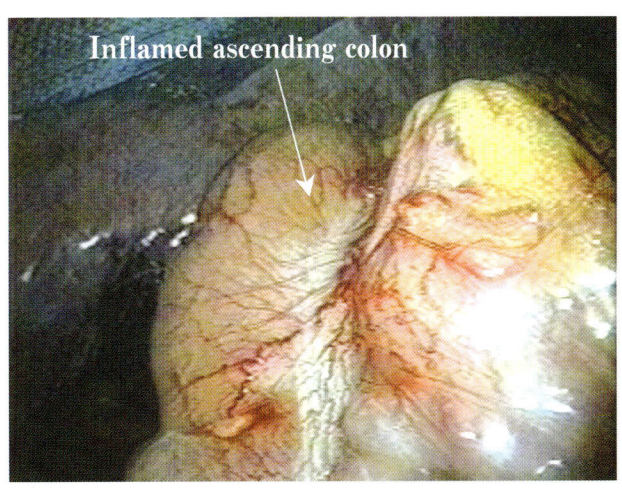

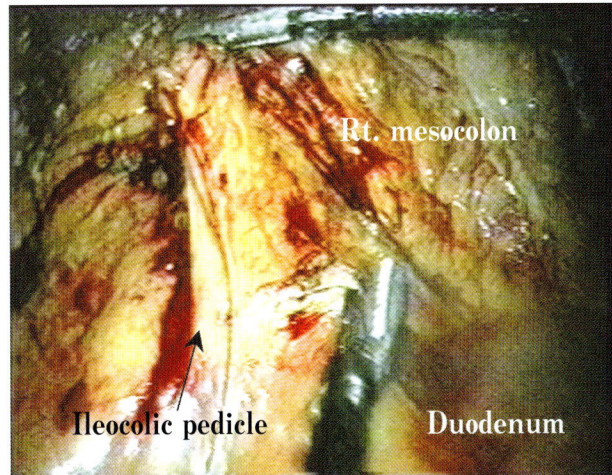

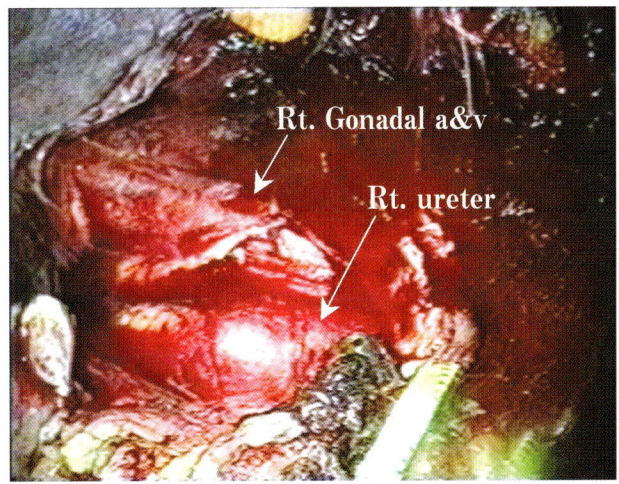

図2　腸間膜の剝離
a：炎症が外側腹膜に及ぶような高度の大腸憩室炎では，炎症の軽度な腸間膜内側からアプローチする．
b：上行結腸病変部に著明な炎症性肥厚を認め，結腸外側の壁側腹膜に強固に癒着している．
c：十二指腸水平部を確認しつつ右側結腸間膜を牽引して回結腸動静脈を同定し剝離を開始する．
d：後腹膜下筋膜前面の層で右側結腸間膜の剝離を進めて右尿管・右精巣/卵巣動静脈を確実に温存する．
　Inflamed ascending colon：上行結腸病変部，Rt. mesocolon：右側結腸間膜，Ileocolic pedicle：回結腸動静脈索，Duodenum：十二指腸，Rt. Gonadal a&v：右精巣/卵巣動静脈，Rt. ureter：右尿管

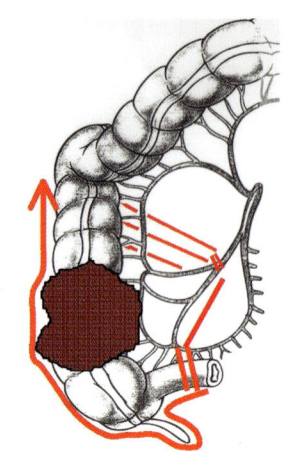

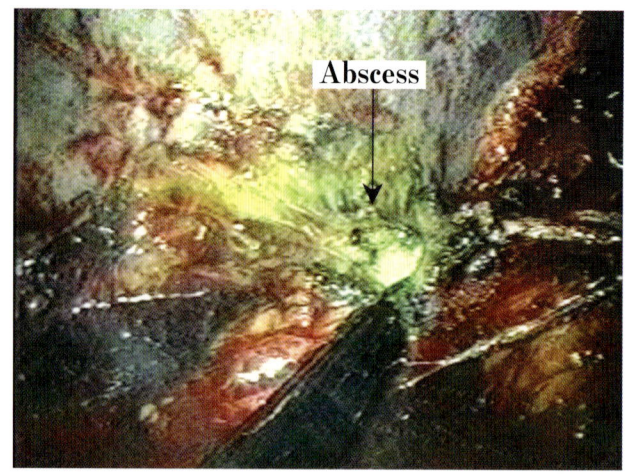

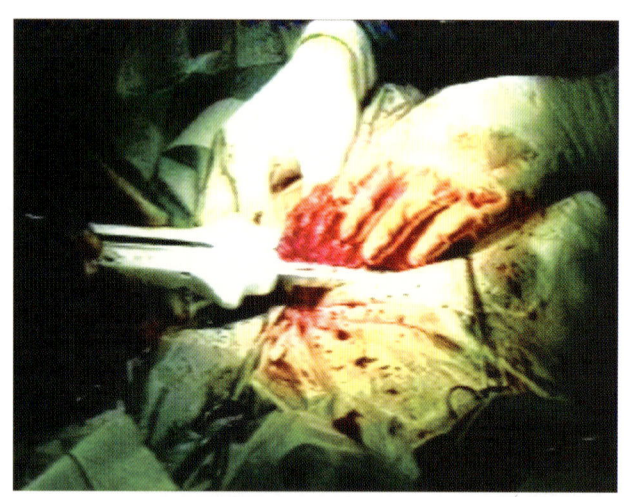

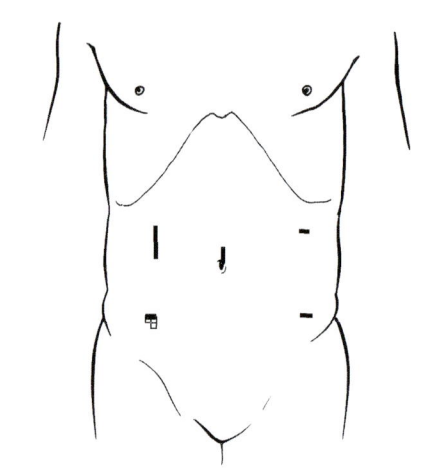

164　V．腹腔鏡下大腸手術手技の最前線

図3　腸管の剥離・授動と標本摘出・腸管吻合

a	b
c	d

a：血管処理，口側腸管の切離と腸管授動．
b：最も炎症の高度な腸管周囲から壁側腹膜の切離は最後に行い，右結腸曲まで上行結腸を授動する．
c：リングドレープで創縁を保護した右上腹部の小切開創より病変部腸管を体外へ誘導し，炎症の波及範囲を触診で確認した後に健常部で肛門側腸管を切離する．
d：右下腹部のポート創から吻合部付近へドレーンを挿入・留置する．
　Abscess：膿瘍形成部

図4　ポートおよび小切開創の位置とドレナージ

a	b

a：臍部より open technique で 12mm のポートを挿入して気腹したのち左右上下腹部にポートを追加して計5ポートとする．
b：左下腹部のポート創を小切開創として標本を摘出し，再建は器械吻合で体内で行う．左上腹部のポート創から吻合部付近へドレーンを挿入・留置する．

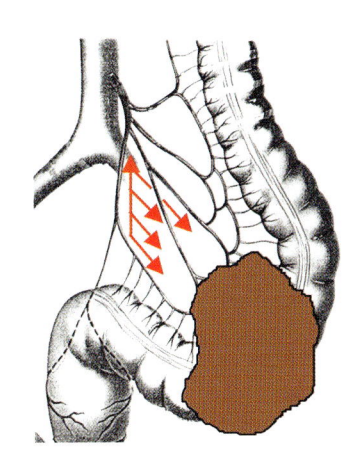

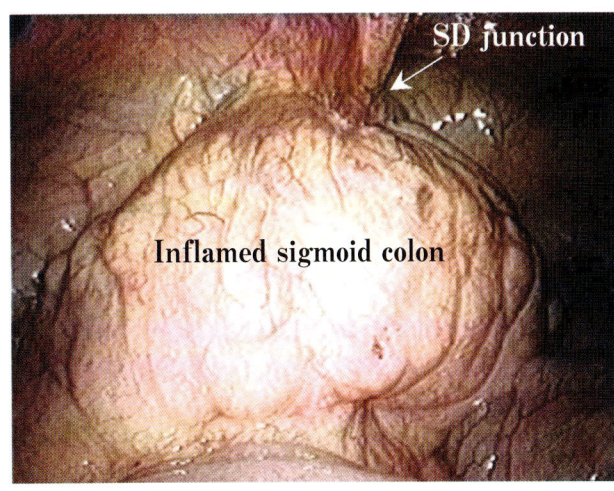

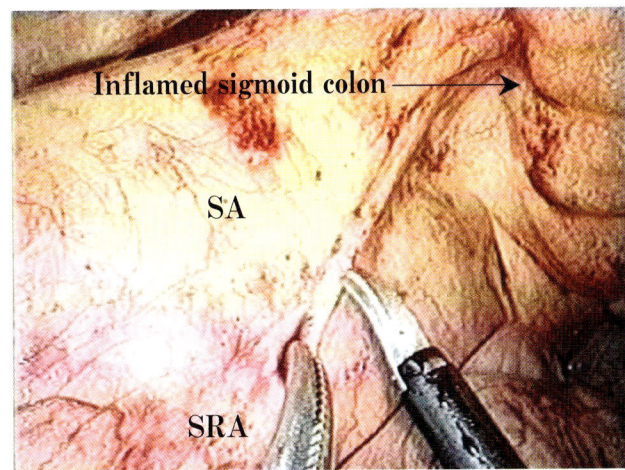

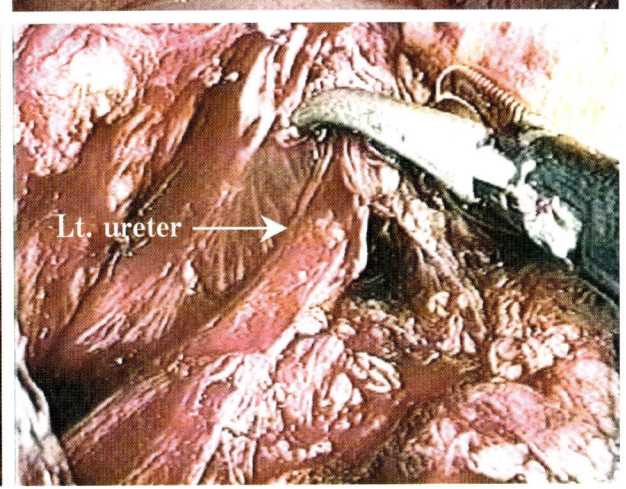

1. 良性大腸疾患に対する腹腔鏡下手術　165

図5　腸間膜の剝離

a：S状結腸間膜内側よりアプローチする．
b：S状結腸病変部に著明な炎症性肥厚を認め，外側腹膜に強固に癒着している．
c：炎症の比較的軽度な腸間膜内側で，上直腸動静脈を温存して剝離する．
d：後腹膜下筋膜の前面で剝離を外側へ進めて左尿管を早期に確認する．
　Inflamed sigmoid colon：S状結腸病変部，SD junction：S状結腸下行結腸移行部，
　SA：S状結腸動脈，　SRA：上直腸動脈，Lt. ureter：左尿管

4）口側腸管授動，標本摘出と腸管吻合

　左尿管と左精巣／卵巣動静脈を確認・温存しつつ，最も癒着の高度な外側腹膜付着部を切離して病変部腸管を安全に授動する（図6b）．左下腹部ポート創を5 cmの小切開創として創縁をリングドレープで保護した後，病変部腸管を体外へ誘導する．体外で触診にて狭窄・膿瘍形成のない部位を確認し，ここを口側切離線として口側腸管を切離し，標本を摘出する（図6c）．再建はdouble stapling法により体内で器械吻合する（図6d）．

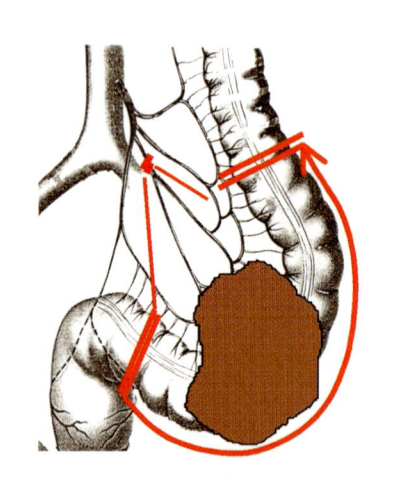

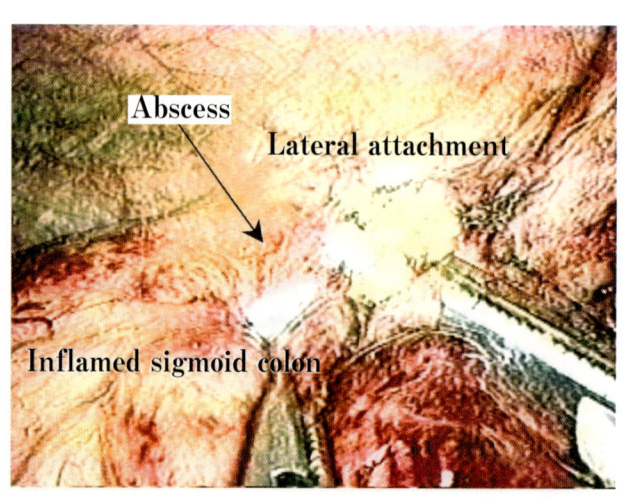

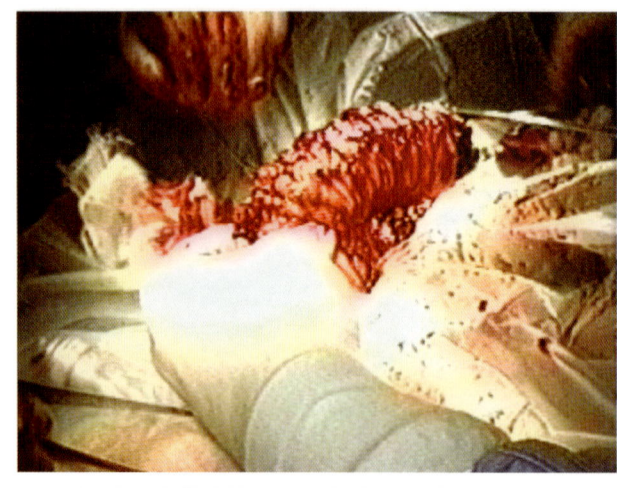

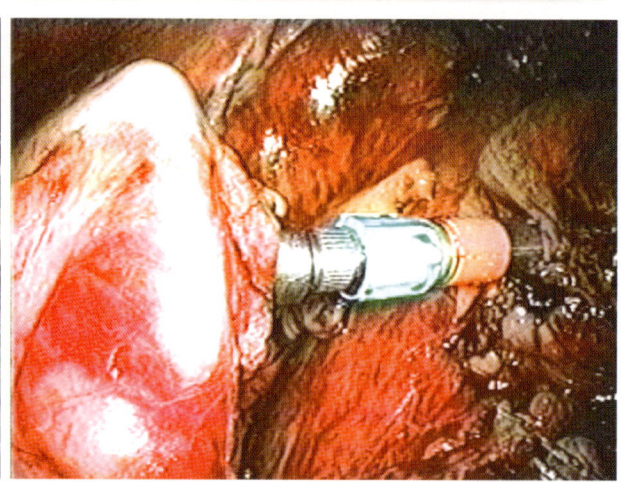

図6　口側腸管授動，標本摘出と腸管吻合

a：病変へのS状結腸動脈を処理し，肛門側腸管を切離したのち病変部腸管を授動する．
b：最後に最も癒着の高度な外側腹膜付着部を切離して病変部腸管を安全に口側へ授動する．
c：リングドレープで保護した左下腹部の小切開創より病変部腸管を体外へ誘導し，狭窄・膿瘍形成のない部位を確認したのちに口側腸管を切離する．
d：再建はdouble stapling法により体内で器械吻合する．
Abscess：膿瘍形成部，Lateral attachment：外側腹膜付着部，Inflamed sigmoid colon：S状結腸病変部

2 腹腔鏡下大腸全摘術

1．家族性大腸腺腫症に対する腹腔鏡下大腸全摘術

1）回腸嚢肛門管吻合術（IACA：Ileoanal canal anastomosis）

直腸のポリープが非密生型などの症例に対して肛門直腸輪の粘膜を残して肛門管直上で器械吻合する術式である．

(1) ポートの位置

臍部より open technique にて12mmのポートを挿入し，気腹法（気腹圧 7～8 mmHg）で広い術野を確保する．左右上下腹部と恥骨上部にポートを追加し 6 ポートとする（図 7）．腹腔鏡は臍部および恥骨上部のポートから適宜入れ替え良好な術野を得る．

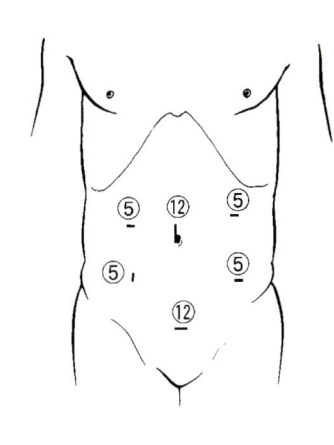

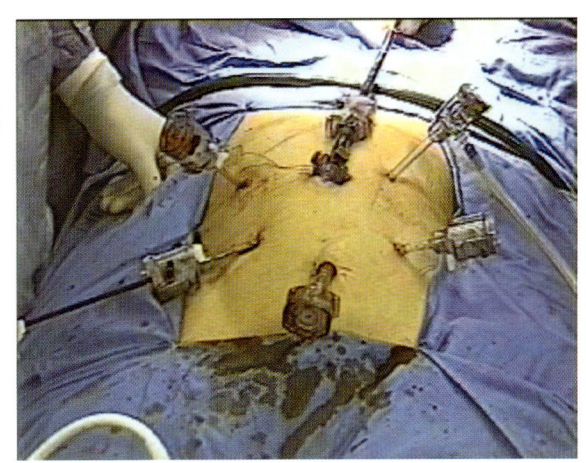

図7　ポートの位置
a：臍部より open technique で12mmのポートを挿入して気腹したのち左右上下腹部と恥骨上部にポートを追加し計6ポートとする．
b：腹腔鏡は臍部および恥骨上部の12mmのポートから適宜入れ替え良好な術野を得る．

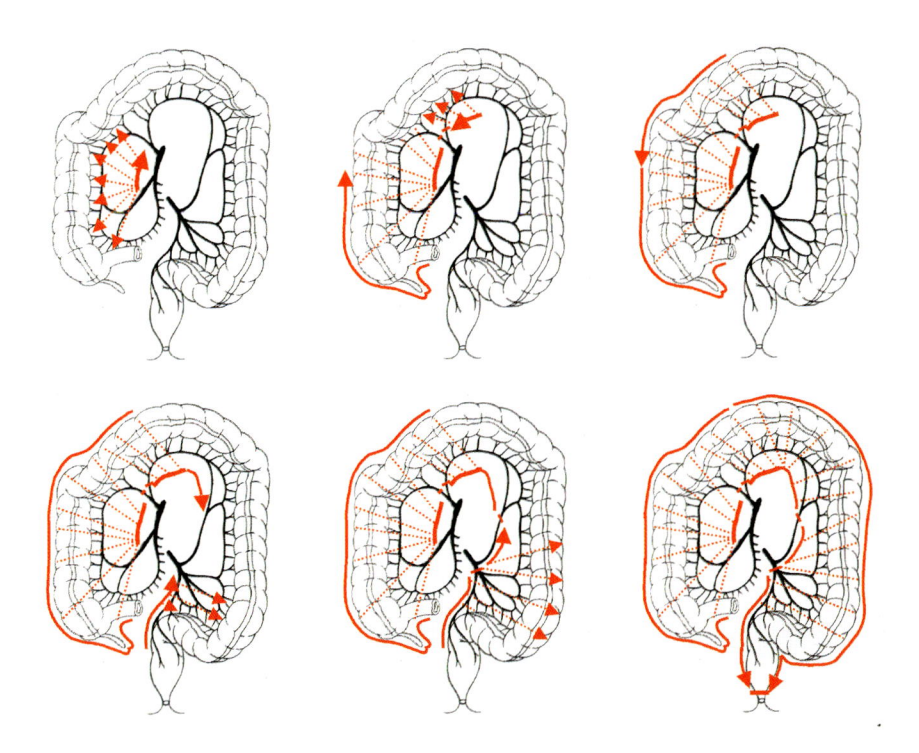

図8　腹腔鏡下大腸全摘術
腸間膜および大腸の剝離・授動は右側から上行結腸，横行結腸，ついで左側の下行結腸，直腸と時計方向に行う．内側アプローチを用いて各部位の腸間膜と血管の処理を先行させた後に腸管を授動していく．

(2) アプローチと切除手順

腸間膜および大腸の剥離・授動は右側から上行結腸〜横行結腸，ついで左側の下行結腸〜直腸と時計方向に行う．この際，内側アプローチを用いて各部位の腸間膜と血管の処理を先行させた後に腸管を授動していく（図8）．肛門管直上で直腸を切離後に全大腸を体外に誘導し，回結腸動静脈を温存して回腸を切離して大腸全摘（本術式では肛門直腸輪の直腸粘膜は残る）とする．回腸 J-pouch を作製し，double stapling 法で回腸囊肛門管吻合を行う．

(3) 右側結腸，腸間膜の剥離

回結腸動静脈の頭側で十二指腸水平部が透見される部位より右側結腸間膜の剥離を開始する（図9a）．十二指腸水平部から下行脚へ向かって右側結腸間膜を前膵頭十二

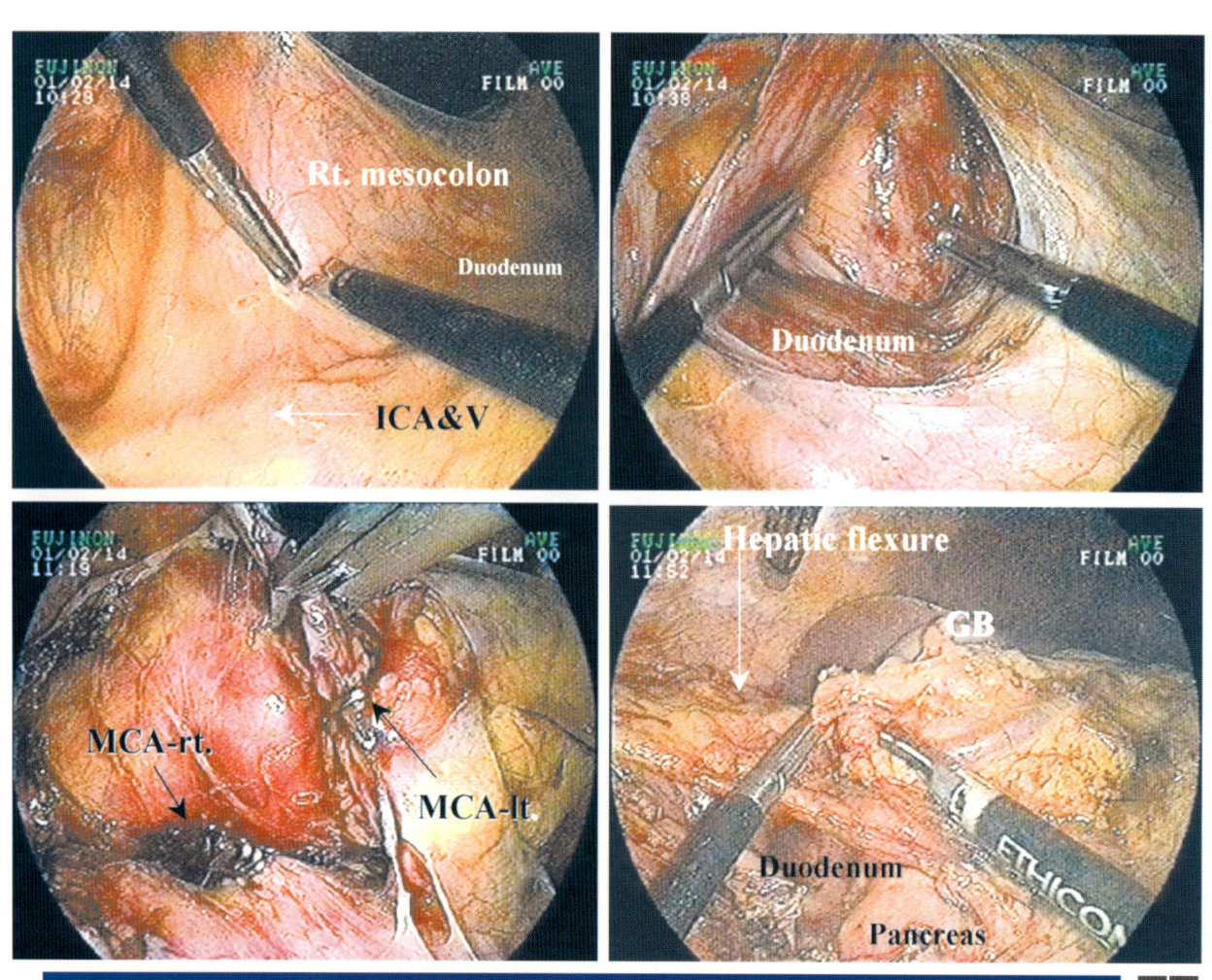

図9 腹腔鏡下大腸全摘術における右半結腸間膜の処理

a：回結腸動静脈の頭側で十二指腸水平部が透見される部位より右側結腸間膜の剥離を開始する．
b：十二指腸水平部から下行脚へ向かって右側結腸間膜を前膵頭十二指腸筋膜前面の層で剥離していく．
c：腸間膜の剥離を内側・頭側に進め，中結腸動静脈右枝を確認する．中結腸動静脈左枝の左側で網囊を開放し，中結腸動静脈右枝・左枝をクリッピングして切離する．
d：大網を腸管寄りで処理し，横行結腸中央から右結腸曲を経て右半結腸を授動する．
　Rt. mesocolon：右側結腸間膜，Duodenum：十二指腸，ICA&V：回結腸動静脈，MCA-rt：中結腸動脈右枝，MCA-lt：中結腸動脈左枝，Hepatic flexure：右結腸曲，Pancreas：膵臓

指腸筋膜前面の層で剝離していく（図9b）．腸間膜の剝離を内側・頭側に進めると，中結腸動静脈右枝が確認できる．さらに，中結腸動静脈左枝の左側で横行結腸間膜を剝離して網囊を開放し，中結腸動静脈右枝・左枝を isolation したのち，それぞれクリッピングして切離する（図9c）．大網を腸管寄りで処理しつつ，横行結腸中央から右結腸曲を経て右半結腸を授動する（図9d）．

(4) 左側結腸，腸間膜の剝離

手術台を頭低位の左高位として小腸を右上腹部へ移動させて左結腸間膜を広く展開する．S状結腸間膜を上直腸動脈の右側に沿って剝離し腸間膜内側よりアプローチする（図10a）．大動脈前面の上下腹神経叢を確認し，上直腸動脈寄りで上下腹神経叢を温存しつつ剝離を外側へ進めると後腹膜下筋膜前面の層に連続する（図10b）．左尿

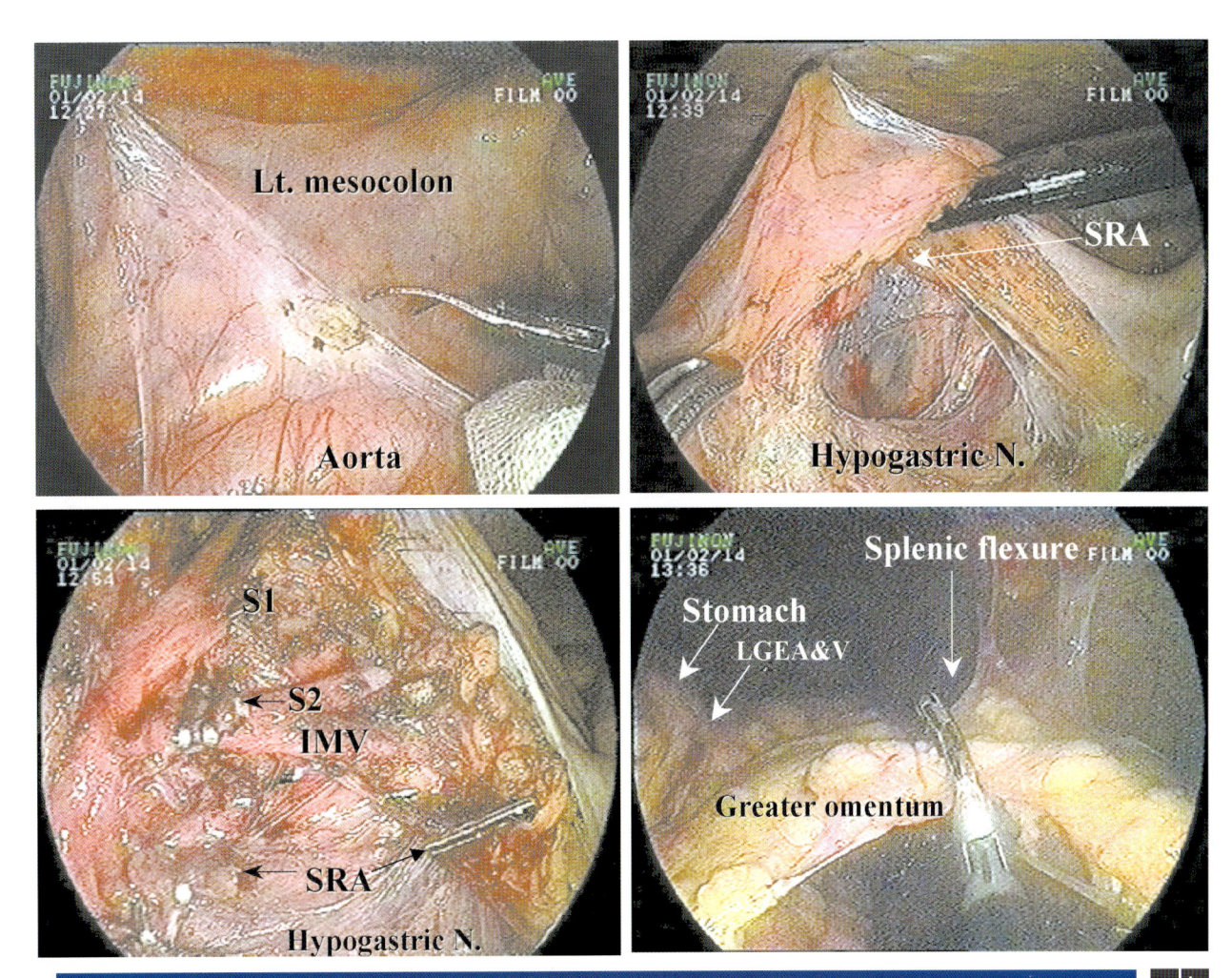

図10 腹腔鏡下大腸全摘術における左半結腸間膜の処理

a：S状結腸間膜を上直腸動脈の右側に沿って剝離し腸間膜内側よりアプローチする．
b：大動脈前面の上下腹神経叢を確認し，上直腸動脈寄りで上下腹神経叢を温存しつつ剝離を外側へ進めると後腹膜下筋膜前面の層に連続する．
c：腸間膜内の上直腸動脈，第1S状結腸動脈，第2S状結腸動脈をそれぞれクリッピングして切離する．
d：左胃大網動静脈や脾臓の損傷に注意して横行結腸左側から左結腸曲を経て左半結腸を授動すれば，全結腸の授動が完了する．

Lt. mesocolon：左側結腸間膜，Aorta：腹部大動脈，SRA：上直腸動脈，Hypogastric N.：上下腹神経叢，S1：第1S状結腸動脈，S2：第2S状結腸動脈，IMV：下腸間膜静脈，Splenic flexure：左結腸曲，Stomach：胃，LGEA&V：左胃大網動静脈，Greater omentum：大網

管・左精巣／卵巣動静脈は後腹膜下筋膜背側に自動的に温存される．ここで腸間膜内の上直腸動脈，第１S状結腸動脈，第２S状結腸動脈とそれらの静脈をそれぞれクリッピングして切離する（図10c）．横行結腸間膜左側の剥離を膵体尾部の腹側で下行結腸側へ進め，下腸間膜静脈外側で左結腸動静脈を処理する．最後に，図10dに示すように，左胃大網動静脈や脾臓の損傷に注意しつつ横行結腸左側から左結腸曲を経て左半結腸を授動すると，全結腸の授動が完了する．

(5) 直腸の授動・切離と全大腸の摘出

直腸の剥離を後壁から側壁，前壁から側壁の順に骨盤神経叢本幹を温存しつつ，直腸全間膜切除（TME）の層で肛門挙筋（恥骨直腸筋）が露出する骨盤底まで全周性に行う（図11a）．恥骨上部のポートよりステイプラーを挿入して肛門管直上で直腸を切離する（図11b）．恥骨上部のポート創を5 cmのPfannenstiel incisionとし，創部をリングドレープで保護して切離した直腸断端から口側へ全大腸を体外へ誘導したのち，

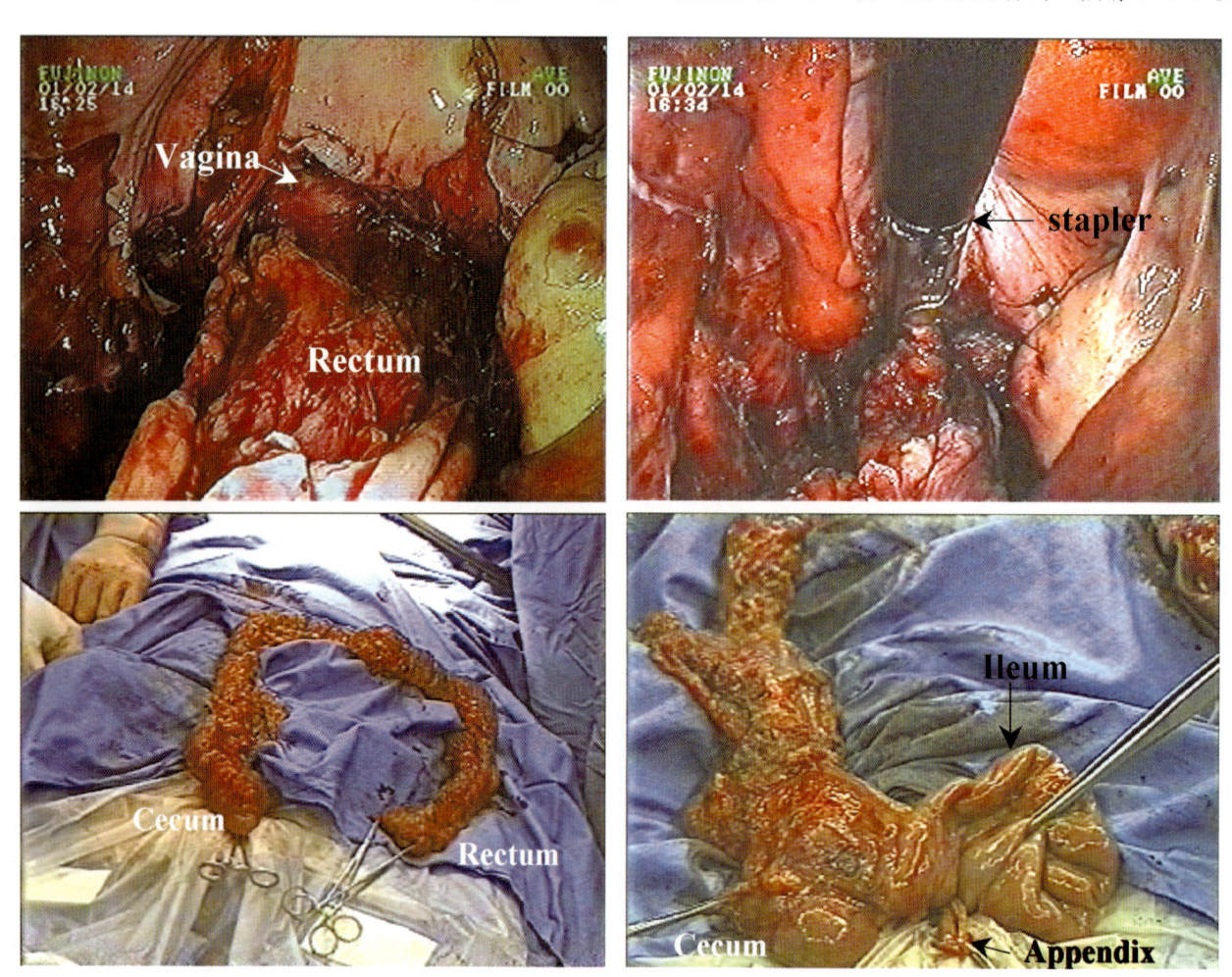

図11 直腸の授動・切離と全大腸の摘出

a：直腸の剥離を骨盤神経叢本幹を温存しつつ，直腸全間膜切除（TME）の層で肛門挙筋から恥骨直腸筋が露出する骨盤底まで全周性に行う．
b：恥骨上部のポートよりステイプラーを挿入して肛門管直上で直腸を切離する．
c：恥骨上部のポート創を5 cmのPfannenstiel incisionとし，切離した直腸断端から口側へ全大腸を体外へ誘導する．
d：回結腸動静脈を温存して回腸を切離し標本を摘出する．
　Vagina：腟，Rectum：直腸，Cecum：盲腸，Ileum：回腸，Appendix：虫垂

回結腸動静脈を温存して回腸を切離し標本を摘出する（図11c, d）．

(6) 回腸嚢の作製と消化管再建

温存した回結腸動静脈と上腸間膜動静脈の両側支配の20cmのJ型回腸嚢を作製し，再気腹ののち double stapling 法による回腸嚢肛門管吻合を行う（図12a, b）．図12c, dに術後1週間目の腹部創を示す．創瘢痕は小さくて目立たず，恥骨上部の5cmの創瘢痕は下着で隠れる．

2）回腸嚢肛門吻合術（IAA：Ileoanal anastomosis）

下部直腸のポリープ密生型の症例に対して経肛門的に肛門直腸輪を含む下部直腸の粘膜切除を伴った大腸全摘を行い，歯状線上で回腸嚢と肛門を手縫い吻合する術式である．

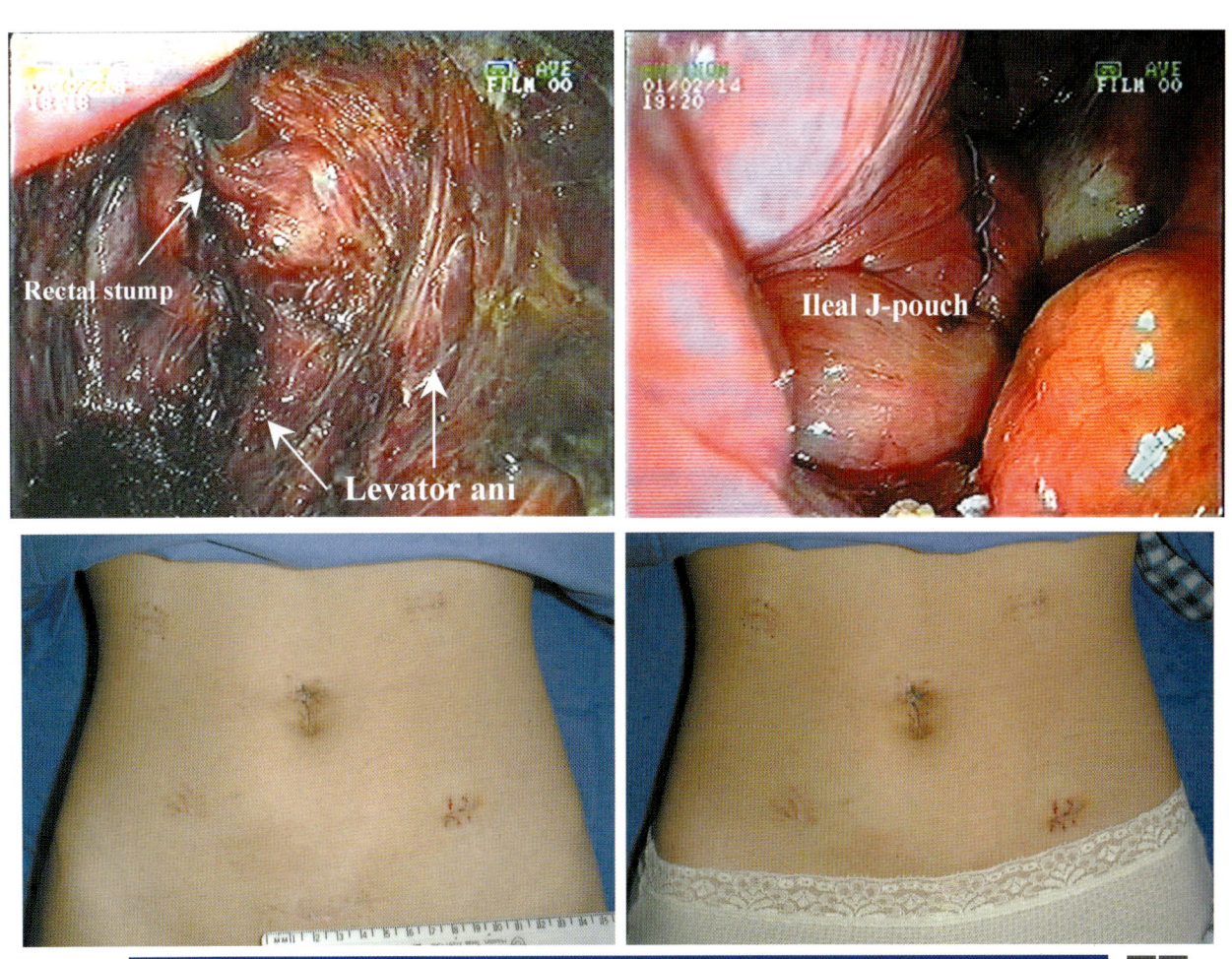

図12　回腸嚢肛門管吻合と術後創

a, b：温存した回結腸動静脈と上腸間膜動静脈の両側支配の20cmの回腸嚢を作製し，double stapling 法による回腸嚢肛門管吻合を行う．
c, d：術後1週間目の腹部創を示す．恥骨上部の5cmの小切開創瘢痕は下着で隠れる．
Rectal stump：直腸断端，Levator ani：肛門挙筋，Ileal J-pouch：J型回腸嚢

1）ポートの位置，2）アプローチと切除手順，3）右側結腸，腸間膜の剝離，4）左側結腸，腸間膜の剝離，までは前項IACAと同じ操作である．

(1) 経肛門的直腸粘膜切除を付加した全大腸の摘出

前項IACAと同様の腹腔鏡下操作にて上部直腸の剝離授動を後壁から前壁および側壁の順に下腹神経を温存しつつ進める．下部直腸の剝離授動は骨盤神経叢を完全に温存すべく腹膜反転部直下付近までにとどめる．この際，別チームが同時に施行している経肛門操作による肛門直腸輪から下部直腸の粘膜剝離が腹膜反転部まで達することになる．すなわち，経肛門的に歯状線上より直腸粘膜を全周性に切離し，筋層を残して粘膜下層のレベルで腹膜反転部付近まで剝離を進め，short cuff の筋筒を作製して直腸粘膜切除が完了する（図13a）．腹腔鏡下に腹膜反転部直下で筋筒を全周性に切離すると，肛門直腸輪から下部直腸の粘膜切除部（粘膜筒）が腹腔内に誘導される．恥骨上部のポート創を5 cm の Pfannenstiel incision とし，創部をラッププロテクターで

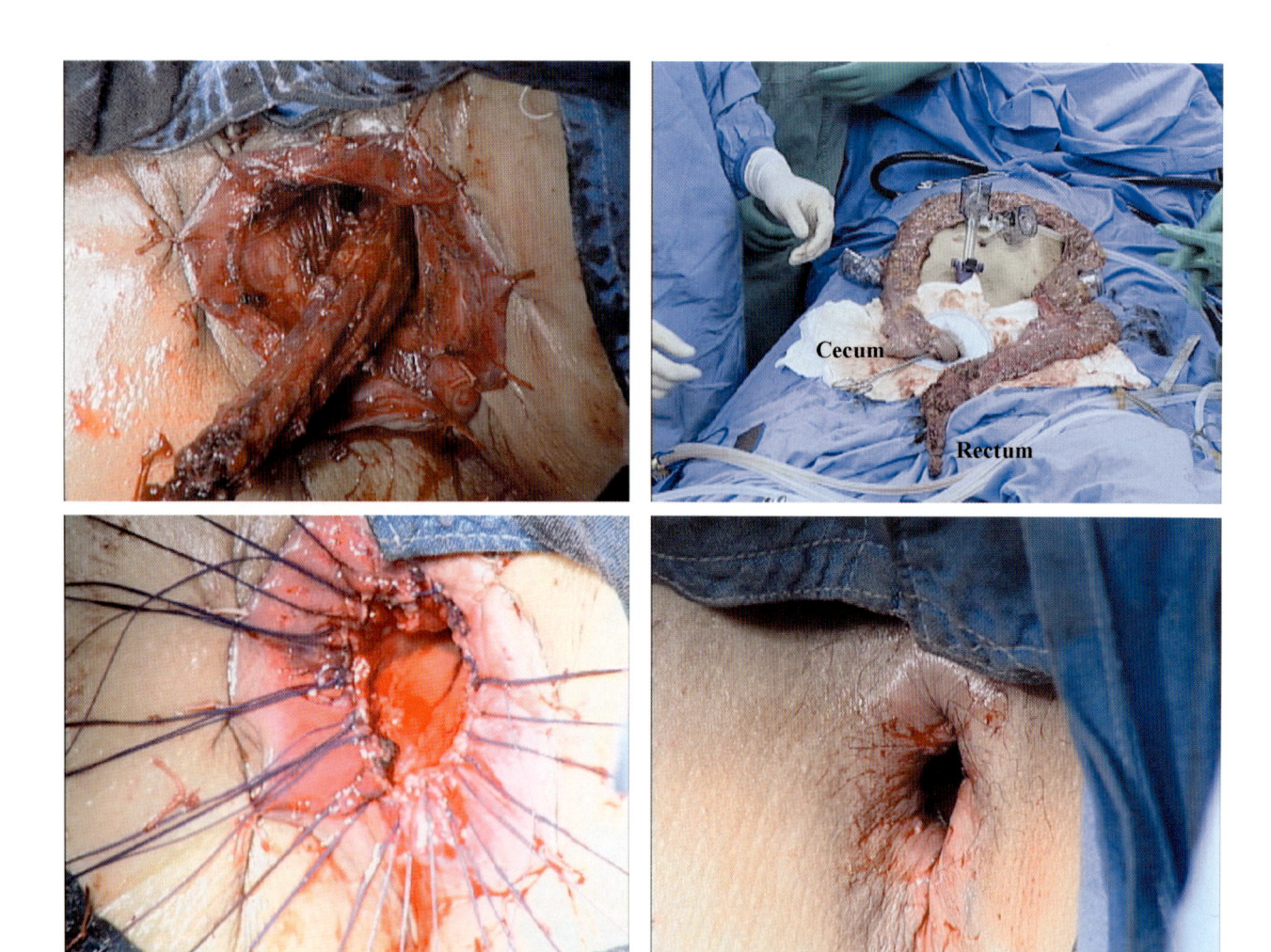

図13　腹腔鏡下大腸全摘・回腸囊肛門吻合術

a：経肛門的に歯状線上より直腸粘膜を全周性に切離し，筋層を残して粘膜下層のレベルで腹膜反転部付近まで剝離を進め，short cuff の筋筒を作製して粘膜切除が完了する．
b：腹腔鏡下に腹膜反転部直下で筋筒を全周性に切離して粘膜筒を腹腔内に誘導する．恥骨上部のポート創を5 cm の Pfannenstiel incision とし，直腸粘膜筒から口側へ全大腸を体外へ誘導する．
c，d：経肛門的に手縫いで回腸囊肛門吻合を行う．
　　Cecum：盲腸，Rectum：直腸

保護して直腸粘膜筒から口側へ全大腸を体外へ誘導する（図13b）．こののち，回結腸動静脈を温存して回腸を切離し標本を摘出する．

(2) 回腸嚢の作製と消化管再建

温存した回結腸動静脈と上腸間膜動静脈の両側支配の20cmのJ型回腸嚢を作製し，再気腹ののち腹腔鏡下に回腸嚢を反時計方向に回転させつつshort cuffを通して肛門縁に誘導する．経肛門的に手縫いで回腸嚢肛門吻合を行う（図13c, d）．吻合部の状態などで必要と判断すれば，腹腔鏡下にcovering ileostomy（3カ月後に閉鎖）を造設して手術を終了する．

2．潰瘍性大腸炎に対する大腸全摘術（3期分割手術）

一期的手術の可能な症例に対する手術法は，前項の家族性大腸炎に対する腹腔鏡下大腸全摘術に準じ，腹腔鏡下大腸全摘・回腸嚢肛門吻合（IAA）を原則としている．ここでは，全大腸炎型で重症の潰瘍性大腸炎に対する3期分割（もしくは2期分割）腹腔鏡下大腸全摘術について述べる．ただし，穿孔や中毒性巨大結腸症などを併発した症例は腹腔鏡下手術の適応外としている．

1）第1期手術（大腸亜全摘術）

(1) ポートの位置とアプローチ

家族性大腸腺腫症に対する大腸全摘術と同様の6ポートで手術を行う（図14）．基本操作は，前項の家族性大腸腺腫症に対する大腸全摘術と同様である．すなわち，内側アプローチを用いて腸間膜と大腸の剝離・授動を右側の上行結腸〜横行結腸，ついで左側の下行結腸〜直腸と時計方向に行う．各部位の腸間膜・血管の処理後に腸管を授動する．ただし，潰瘍性大腸炎の重症例では，腸管や腸間膜肥厚が著明で組織も脆弱であるため，その処理には十分な注意を要する．また，第1期手術では，遠位S状

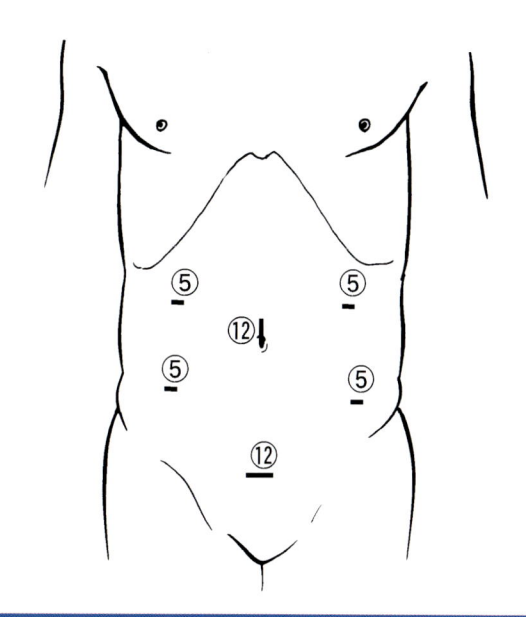

図14　ポートの位置

臍部よりopen techniqueで12mmのポートを挿入して気腹したのち，左右上下腹部と恥骨上部にポートを追加し，家族性大腸腺腫症に対する大腸全摘術と同様の計6ポートで手術を行う．

結腸を粘液瘻として肛門側の直腸を残すため，左側結腸間膜の剝離は上直腸動静脈の腹側で行うところがポイントとなる．これにより第2期手術での直腸の剝離は，第1期手術の影響のない上直腸動静脈の背側の層で行えるため，上下腹神経叢の温存が的確に行える．また，口側は盲腸を人工肛門として第1期手術では小腸間膜に操作を加えないため，第2期手術での回盲部内側からTreitz靱帯に至る小腸間膜の剝離が容易となる．

(2) 右側結腸間膜処理と右半結腸の授動

回結腸動静脈の頭側で十二指腸水平部が透見される部位より右側結腸間膜の剝離を開始する（図15a, b）．十二指腸水平部から下行脚へ向かい，前膵頭十二指腸筋膜前面で右側結腸間膜の剝離を頭側・内側へ進めると右結腸動脈静脈，中結腸動静脈右枝が明らかとなってくる（図15c）．

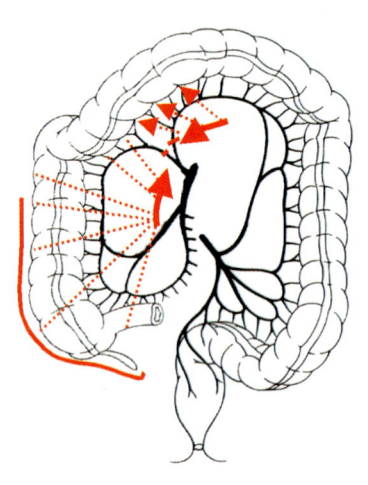

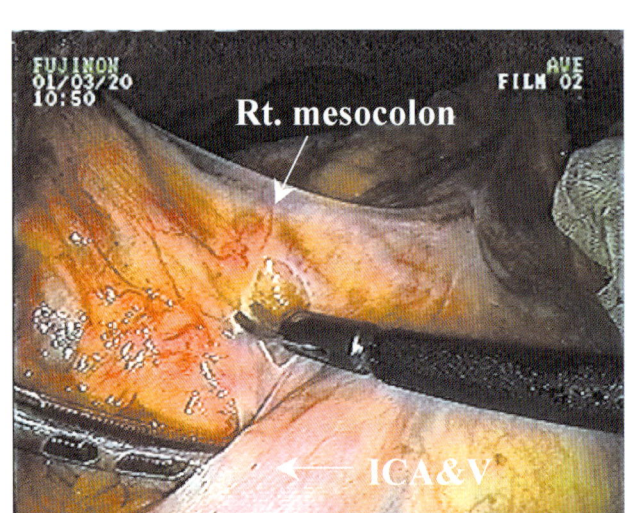

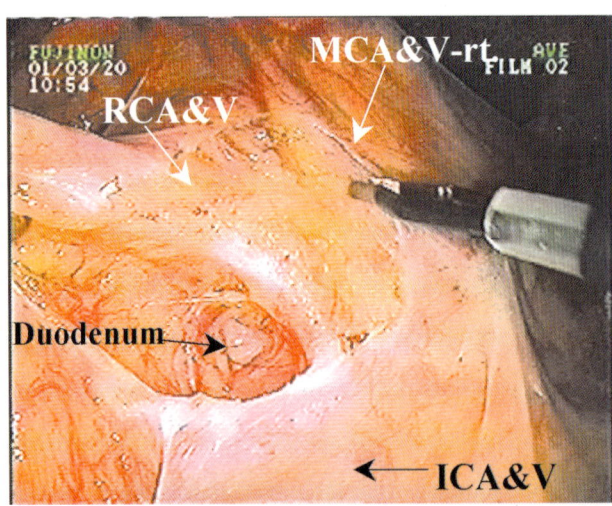

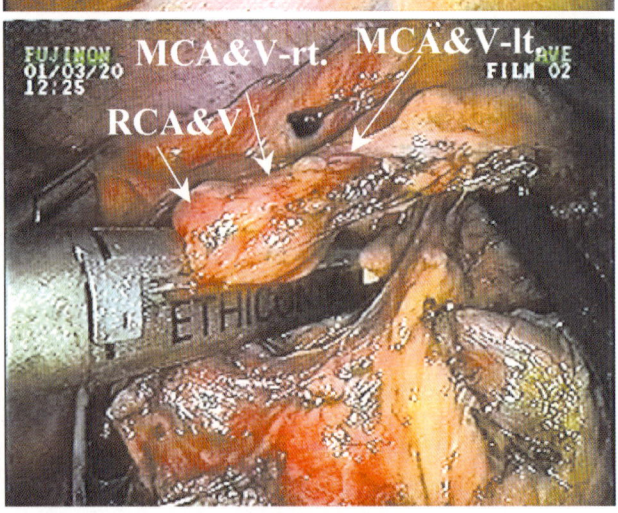

図15　潰瘍性大腸炎に対する腹腔鏡下大腸亜全摘術（1）
a：右側結腸間膜処理と右半結腸の授動．
b：回結腸動静脈の頭側で十二指腸水平部が透見される部位より右側結腸間膜の剝離を開始する．
c：十二指腸水平部から下行脚へ向かい前膵頭十二指腸筋膜前面で右側結腸間膜の剝離を頭側・内側へ進めると右結腸動脈静脈，中結腸動静脈右枝が明らかとなってくる．
d：全大腸炎型で腸間膜の炎症性肥厚や細血管の増生が著明な場合には，結腸間膜の処理に血管用ステイプラーを用いて一括処理がするのが良い．
Rt. mesocolon：右側結腸間膜，ICA&V：回結腸動静脈，MCA&V-rt：中結腸動静脈右枝，RCA&V：右結腸動静脈，Duodenum：十二指腸，MCA&V-lt：中結腸動静脈左枝

さらに，横行結腸左側間膜を剥離して網嚢を開放し，中結腸静脈左枝も確認したのちにこれらを処理する．全大腸炎型で腸間膜の炎症性肥厚や細血管の増生が著明な場合には，結腸間膜の処理に血管用ステイプラーを用いて一括処理がするのが良い（図15d）．この後に横行結腸中央から右結腸曲へ腸管を授動する．この際，大網は腸管寄りで処理し，胆嚢・肝臓や十二指腸など周囲臓器の損傷に注意する（図16b, c）．さらに，後腹膜下筋膜前面の層で右尿管・右精巣／卵巣動静脈を確実に温存しつつ，右半結腸の授動を上行結腸から盲腸まで進める（図16d）．

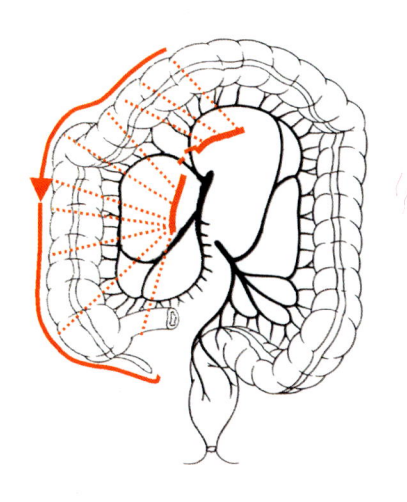

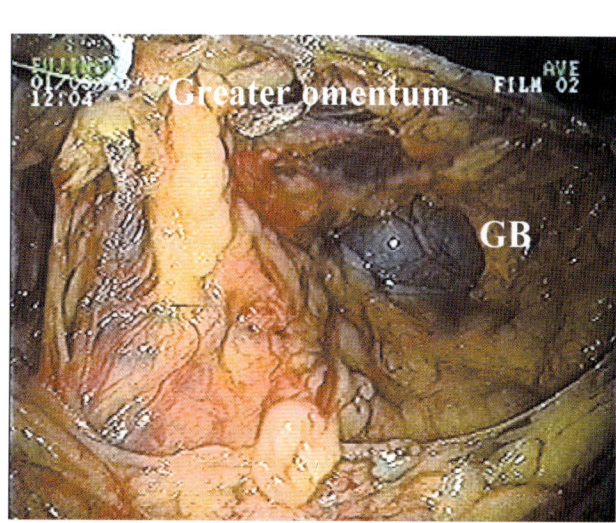

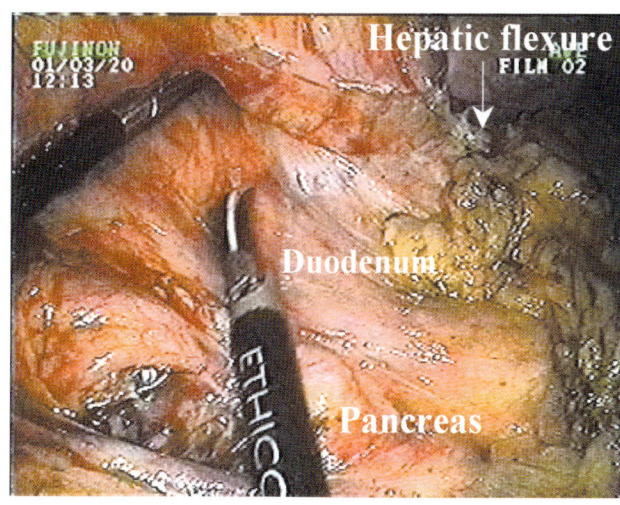

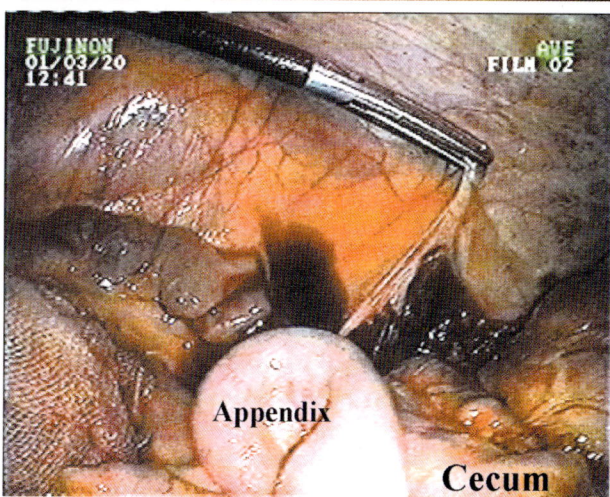

図16 潰瘍性大腸炎に対する腹腔鏡下大腸亜全摘術（2）
a：右結腸曲から上行結腸の剥離・授動．
b：横行結腸中央から右結腸曲へ大網を腸管寄りで処理し腸管を授動する．胆嚢・肝臓の損傷に注意する．
c：右結腸曲を剥離・授動し肝結腸靱帯を切離する．
d：後腹膜下筋膜前面の層で右尿管・右精巣／卵巣動静脈を確実に温存しつつ，右半結腸の授動を上行結腸から盲腸まで進める．
Greater omentum：大網，GB：胆嚢，Hepatic flexure：右結腸曲，Duodenum：十二指腸，Pancreas：膵臓，Appendix：虫垂，Cecum：盲腸

(3) 左側結腸間膜の処理と左半結腸の授動

　手術台を頭低位の左高位として小腸を右上腹部へ移動させて左結腸間膜を広く展開する．内側アプローチにて左側結腸間膜の剥離を開始するが，後の第2期手術で直腸の剥離・授動を行う場合の剥離層の保存を考慮しておく．すなわち，第1期手術では上直腸動脈の背側には手術操作を加えずに，上直腸動静脈腹側で左側結腸間膜を剥離して後腹膜下筋膜前面の層に入るようにする．左尿管・左精巣/卵巣動静脈は後腹膜下筋膜背側に自動的に温存される．頭側は膵体尾部下縁，尾側は岬角付近まで左結腸間膜を剥離して，下腸間膜静脈外側で左結腸動静脈を処理する（図17b）．横行結腸間膜左側の剥離を左結腸曲から下行結腸に向かって進め，尾側よりの左結腸間膜の剥離層と連続させる（図17c）．上直腸動静脈は温存しその外側で第1・2S状結腸動静脈をそれぞれ処理して，血管・腸間膜処理を先行した全結腸の授動を完了させる．最後にrectosigmoid junctionで肛門側腸管をステイプラーを用いて切離する（図17d）．こ

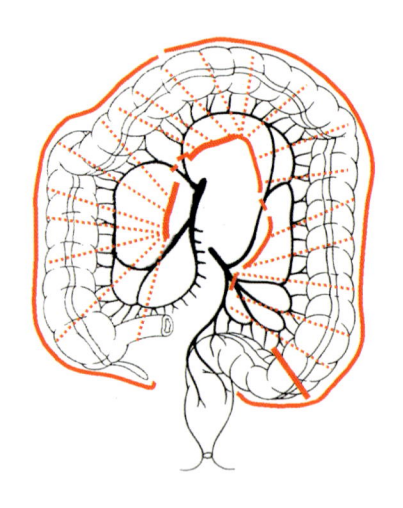

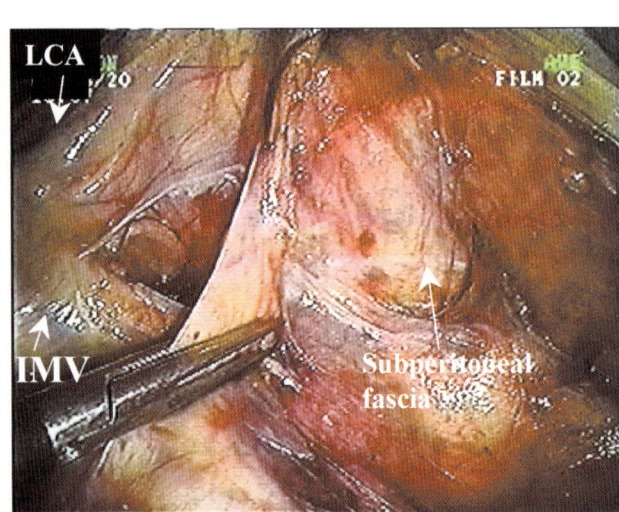

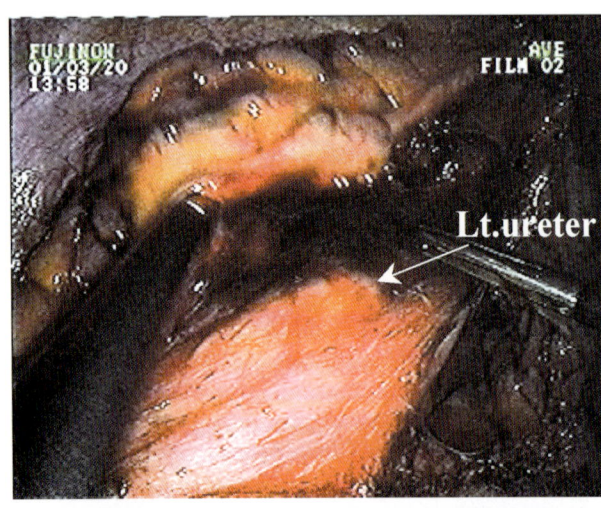

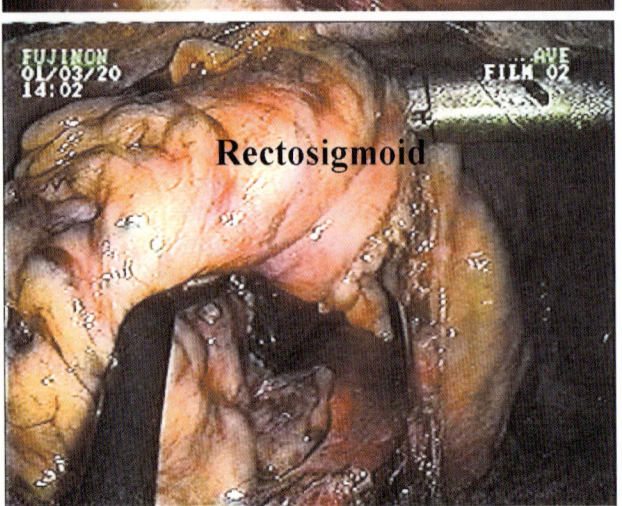

図17　潰瘍性大腸炎に対する腹腔鏡下大腸亜全摘術（3）

a：潰瘍性大腸炎の第1期手術では上直腸動脈の背側には手術操作を加えずに，上直腸動静脈腹側で左側結腸間膜を剥離して左側結腸間膜の処理を行う．
b：頭側は膵体尾部下縁，尾側は岬角付近まで左結腸間膜を剥離して，下腸間膜静脈外側で左結腸動静脈を処理する．
c：左尿管・左精巣/卵巣動静脈は後腹膜下筋膜背側に自動的に温存される．横行結腸間膜左側の剥離を左結腸曲から下行結腸に向かって進め尾側よりの剥離層と連続させる．
d：rectosigmoid junctionで肛門側腸管をステイプラーを用いて切離する．

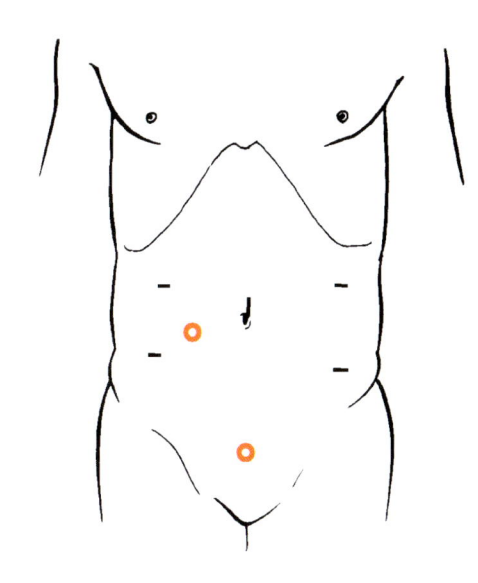

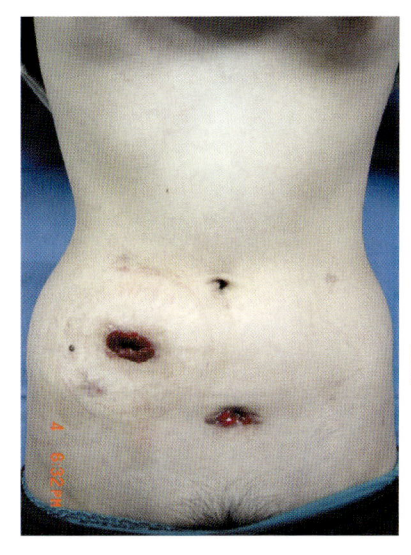

1. 良性大腸疾患に対する腹腔鏡下手術　*177*

図18　人工肛門の位置と術後創
盲腸を回盲弁から3 cm 肛門側で切離し，標本を摘出後盲腸人口肛門を作製する．恥骨上部のポート創を3 cm に延長して遠位S状結腸断端を粘液瘻とする．

こで右下腹部の盲腸人工肛門作製予定部の皮膚を3 cm 径に繰り抜き，創縁をリングドレープで覆い，切離したS状結腸断端から口側へ大腸を体外へ誘導する．盲腸を回盲弁から3 cm 肛門側で切離し，標本を摘出後盲腸人口肛門を作製する．さらに恥骨上部のポート創を3 cm に延長して遠位S静結腸断端を粘液瘻とする（図18）．

2）第2期手術（残存結腸直腸切除・回腸嚢肛門吻合術）
(1) 残存結腸直腸切除

人工肛門部を閉鎖し，図19のようにポートを配置する．腹腔鏡下に遠位S状結腸から直腸の剝離・授動操作を行う．すなわち，内側アプローチを用いて岬角付近から上直腸動脈（SRA）の背側で rectosigmoid mesocolon を剝離する（図20a, b）．第1期目の大腸亜全摘では第2期目の直腸切除の剝離層のことを考えてIMAからSRAの腹側で左結腸動静脈とS状結腸動静脈を処理している．したがって，SRAの背側に手術操作を加えていないため，SRAの背側の剝離は容易で上下腹神経叢も確実に温存できる．

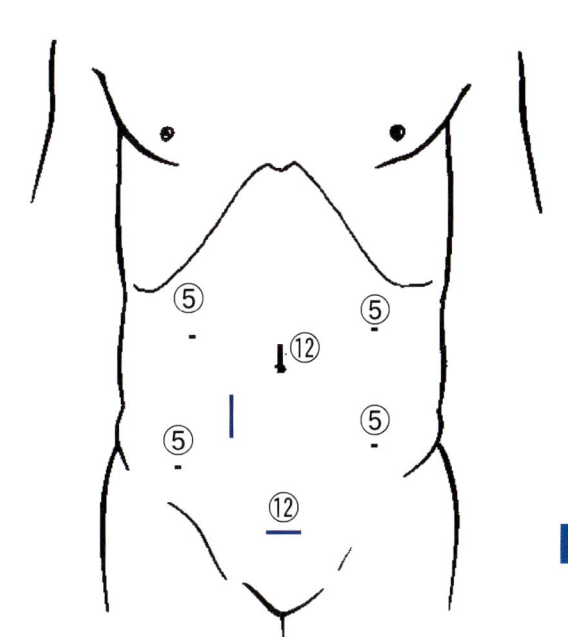

図19　ポートの位置
右下腹部と恥骨上部の人工肛門部を閉鎖し，臍部，左右上下腹部と恥骨上部にポートを配置する．

178　V．腹腔鏡下大腸手術手技の最前線

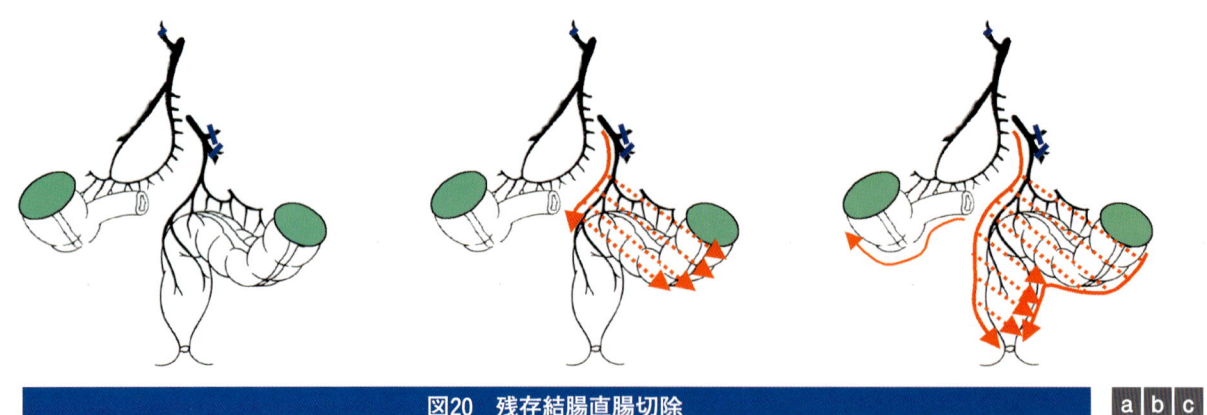

図20　残存結腸直腸切除　a b c

a，b：内側アプローチを用いて岬角付近から上直腸動脈（SRA）の背側で rectosigmoid mesocolon を剝離する．第1期目の大腸亜全摘では SRA の背側に手術操作を加えていないため，SRA の背側の剝離は容易で上下腹神経叢も確実に温存できる．
c：直腸の授動を骨盤底側へ進め，いわゆる TME の層で肛門管直上まで直腸を剝離・授動する．

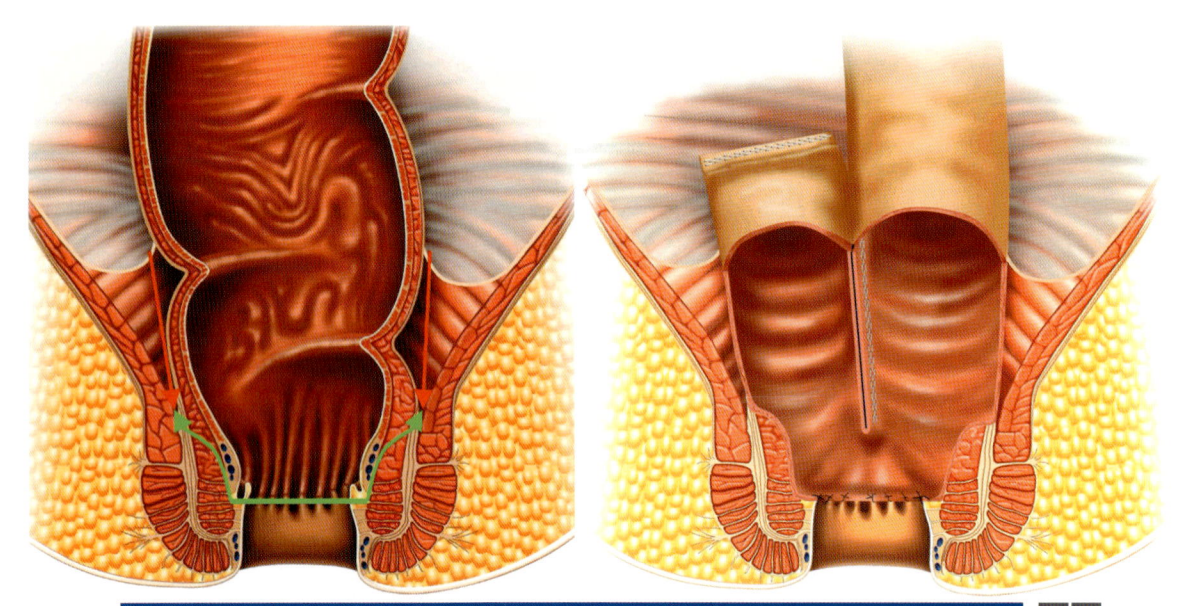

図21　経肛門的直腸粘膜切除・回腸囊肛門吻合術　a b

a：経肛門操作にて歯上線上から全周にわたり直腸粘膜を剝離する．剝離は粘膜下層のレベルで行うが，炎症のために腹膜反転部までの剝離は困難であるため，緑矢印のように緩除に筋層へ切り込んで minimun〜short cuff を作製し，全層を切離して腹腔鏡操作での剝離部（赤矢印）と連続させる．
b：経肛門的に手縫いで回腸囊肛門吻合を行う．

　SRA&V を岬角付近でクリッピングして処理するとともに，腸間膜の剝離を外側に進めて左尿管と左精巣/卵巣動静脈を後腹膜下筋膜の背側に確実に温存する．直腸の授動を骨盤底側へ進め，後壁側は直腸固有筋膜を破らないように仙骨前面での剝離・授動を肛門挙筋まで行う．前壁側は腟壁や精囊を損傷しないように剝離を尾側へ進める．側壁は骨盤神経叢本幹を損傷しないように側方靱帯を直腸壁寄りで処理して肛門挙筋が露出するまで行い，いわゆる TME の層で肛門管直上まで直腸を剝離・授動する（図20c）．同時に，別チームが経肛門操作にて歯上線上から全周にわたり直腸粘膜を剝離する（図21a）．剝離は粘膜下層のレベルで行うが，家族性大腸腺腫症と異なり炎

症のために腹膜反転部までの剝離は困難であるため緩徐に筋層へ切り込んでminimun～short cuffを作って全層を切離して腹腔鏡操作での剝離部と連続させる．以上で肛門管の粘膜抜去を含む直腸から遠位S状結腸切除が完了し，切除標本は経肛門的に摘出する．

(2) 回腸囊肛門吻合術

肛門を仮閉鎖したのち，J型回腸囊での小腸囊肛門吻合に備えて腹腔鏡下に小腸間膜を右腸骨窩から lig. of Treitz まで後腹膜から十分に剝離授動する（図20c）．ここで恥骨結合上部の5 cmの小切開創部より回盲部から回腸を順に体外へ誘導する．回結腸動静脈を温存して回腸を切離し盲腸を摘出する．温存した回結腸動静脈と上腸間膜動静脈の両側支配の20cmのJ型回腸囊を作製し，再気腹ののち腹腔鏡下に回腸囊を反時計方向に回転させつつ，minimun～short cuffを通して肛門縁に誘導する．経肛門的に手縫いで回腸囊肛門吻合を行う（図21b）．吻合部の状態などで必要と判断すれば，腹腔鏡下に右下腹部にcovering ileostomyを造設して手術を終了する（図22）．

3）第3期手術（回腸人工肛門閉鎖術）

第2期手術より約3カ月後に右下腹部の回腸人工肛門を閉鎖して，潰瘍性大腸炎に対する3期分割の腹腔鏡下大腸全摘・回腸囊肛門吻合術が完結する．

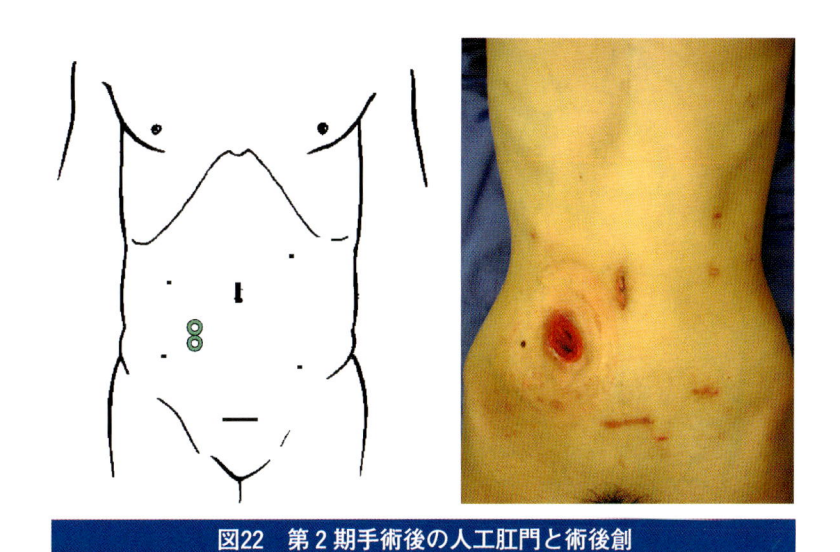

図22　第2期手術後の人工肛門と術後創
腹腔鏡下に右下腹部にcovering ileostomyを造設して手術を終了する．

3　クローン病に対する腹腔鏡下手術

小腸造影で狭窄部位を確かめる（図23）．回盲部の病変や壁肥厚がきわめて強く，狭窄も長い病変には腸管切除を予定するが，可及的に狭窄形成術（stricturoplasty）で対処するようにする．また，CTで瘻孔や膿瘍形成の有無も確認しておく．

180　V．腹腔鏡下大腸手術手技の最前線

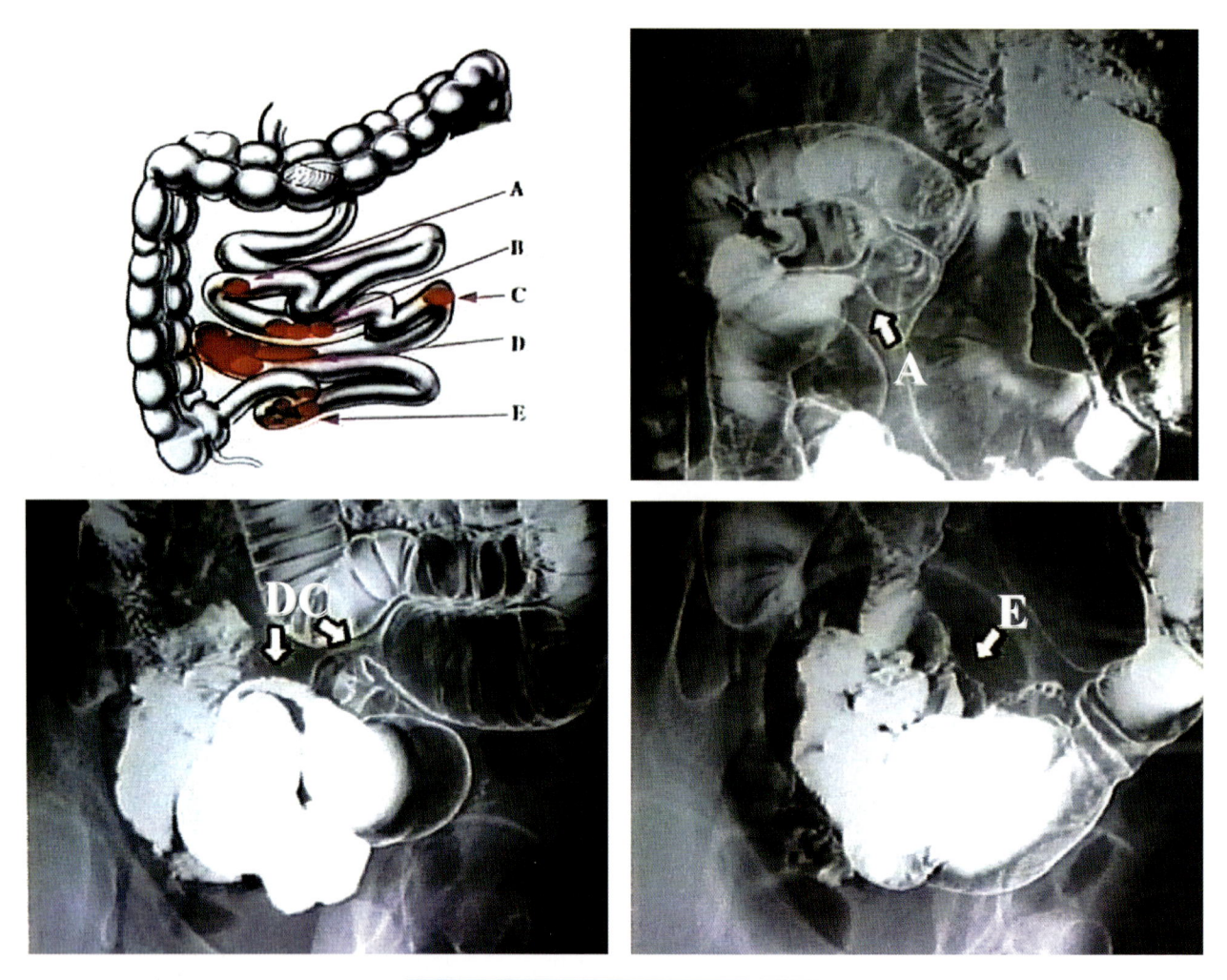

図23　術前小腸造影検査
小腸造影で狭窄部位を確かめる．

a	b
c	d

1．ポートの位置

　臍部よりopen techniqueで12mmのポートを挿入し，気腹法（気腹圧8 mmHg）で広い術野を確保する．左右下腹部，左上腹部と恥骨上部にポートを追加し5ポートとする（図24）．

図24　ポートの位置
臍部にopen techniqueでポートを挿入して気腹したのち，左上下腹部，右下腹部，恥骨上部に4本のポートを挿入して5ポートとする（数字はポートのサイズ（mm））．

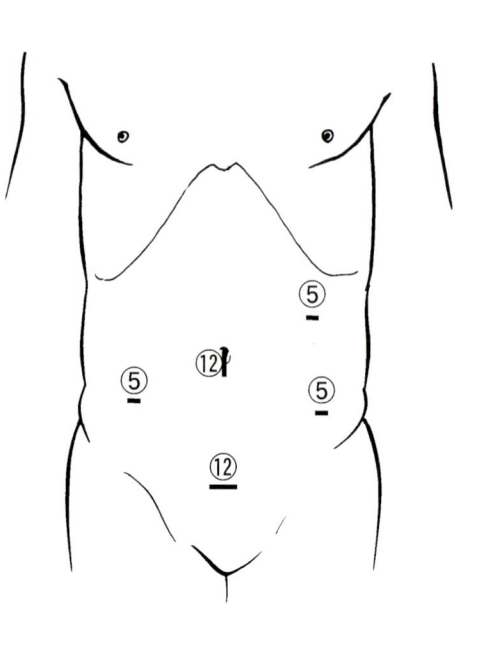

2. 腹腔内観察とマーキング

　回盲部より口側に向かいTreitz靱帯まで全小腸を検索する．この際，腸管損傷防止のため鉗子での腸管の直接把持を避け，腸間膜や腹膜垂を愛護的に把持しながら観察する．腸管漿膜面の発赤など腸管の炎症所見や肥厚・狭窄所見のほかに腸間膜の浮腫・肥厚・短縮などにも注意して狭窄部の同定を行う（図25a, b）．病変部位には腹腔鏡下にマーキング糸をつける（図25c）．さらに，回盲部およびその近傍に病変を有する場合は，病変部を体外へ誘導するために外側アプローチにて回盲部を後腹膜下筋膜の前面で十分に授動しておく（図25d）．Crohn病では腸間膜の炎症性肥厚や短縮が著明なことも多いため，渡邊ら[3]が述べているように，回盲部の病変に対しては外側アプローチで同部を授動したのち体外で腸間膜・腸管処理を行うほうが良いことが多い．

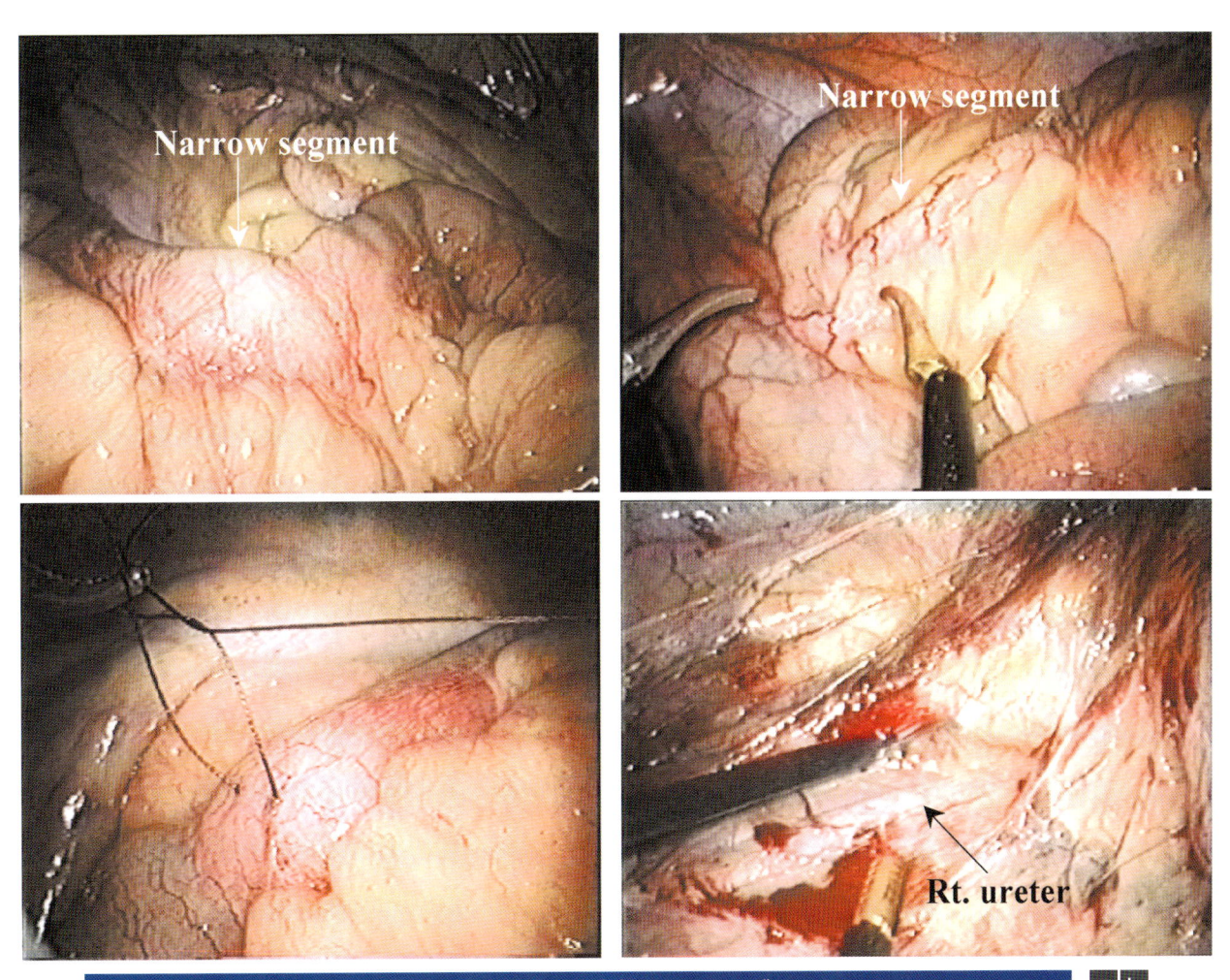

図25　術中所見と病変部のマーキング

a，b：腸管漿膜面の発赤など腸管の炎症所見や肥厚・狭窄所見のほかに腸間膜の浮腫・肥厚・短縮などにも注意して狭窄部の同定を行う．
c：病変部位には腹腔鏡下にマーキング糸をつける．
d：回盲部近傍に病変を有する場合は，病変部を体外へ誘導するために回盲部を後腹膜下筋膜の前面で十分に授動する．
　Narrow segment：小腸狭窄部，Rt. ureter：右尿管

3. 腸管部分切除と狭窄形成術

回盲部の病変でも腸間膜の短縮や上行結腸への炎症の波及が著明でなければ，同部を十分授動後に恥骨上部の小切開創から体外へ誘導できる．したがって，恥骨上部か右下腹部に小切開創を置いて，創縁をリングドレープで保護した後に回盲部から小腸を順に体外へ誘導する．腹腔鏡下のマーキング糸を参考に病変部を触診も含めて直視下に確認し，回盲部の病変や壁肥厚がきわめて強く，狭窄も長い病変には，腸管切除を行う．この際，腸間膜側の炎症が著明であることが多いのと再狭窄を考慮して functional end to end anastomosis を行う（図26a）．狭窄長の短い病変には Heineke-Mikulicz 法（図26b）で，長い病変には Finney 法（図26c）で strictureplasty を行う．若年者に好発し，再手術を要する再燃を繰り返す可能性の高い Crohn 病は，傷が小さく目立たない美容上の利点（図26d）に加えて術後癒着が少ない腹腔鏡下手術の良い適応である．

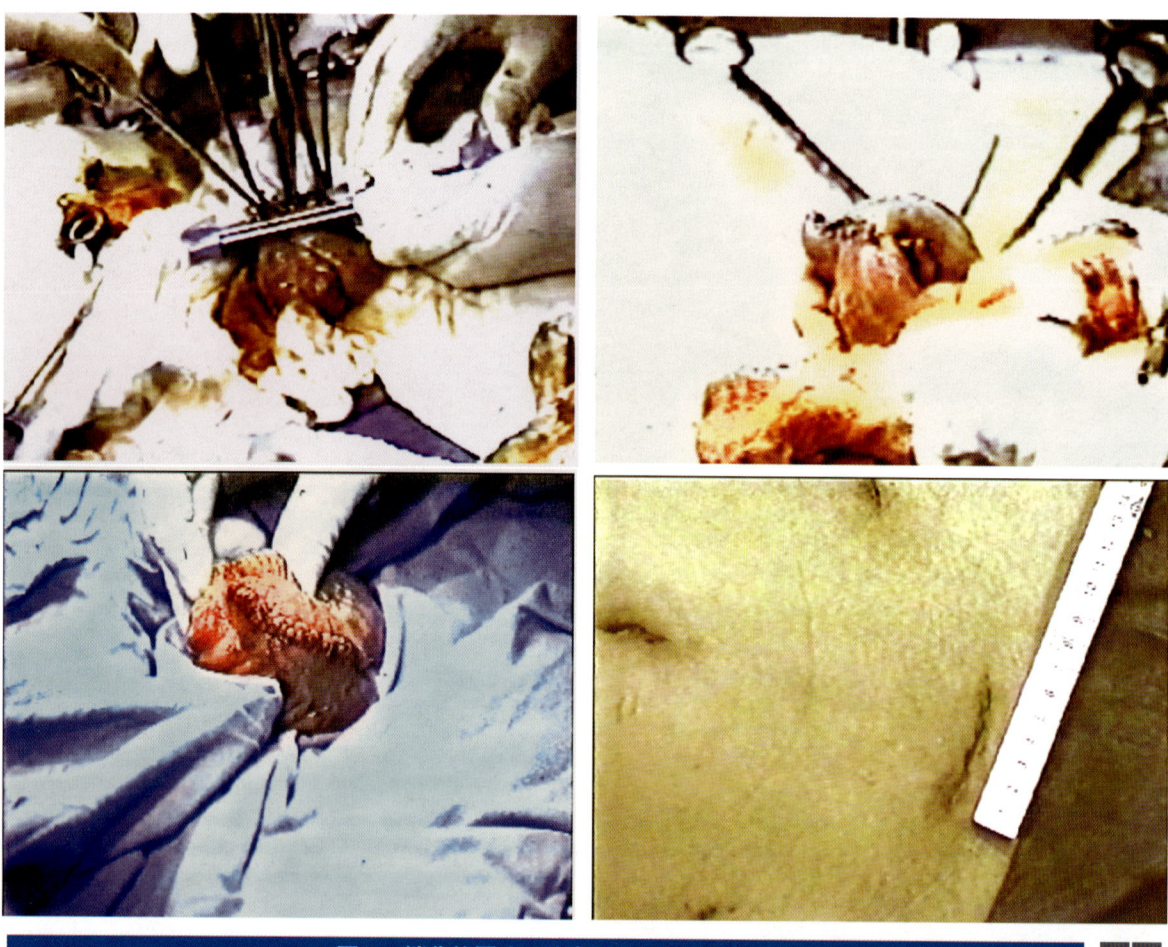

図26 消化管再建・狭窄形成術と術後創

a：回盲部の病変や壁肥厚がきわめて強く，狭窄も長い病変には腸管切除を行う．腸間膜側の炎症が著明であることが多いのと再狭窄を考慮して functional end to end anastomosis を行う．
b：狭窄長の短い病変には Heineke-Mikulicz 法で strictureplasty を行う．
c：狭窄長の長い病変には Finney 法で strictureplasty を行う．
d：若年者に好発し，再手術を要する再燃を繰り返す可能性の高い Crohn 病は，傷が小さく目立たない美容上の利点に加えて術後癒着が少ない腹腔鏡下手術の良い適応である．

4 直腸脱に対する腹腔鏡下手術

　直腸脱は高齢者に多いこともあり，著者らは，直腸脱に対する最も低侵襲な手術として経肛門術式の Gant－三輪－Thiersch 法を第1選択としてきた．この術式で再発を来した症例に対して腹腔鏡下直腸固定術[4]を適用している．直腸固定法は開腹術式の Kummel 法[5]に準じて縫合固定（suture rectopexy）で行っている．

　図27a のようにポートを配置する．岬角付近より直腸の剥離授動を開始する．尿管下腹神経筋膜の内側でかつ直腸固有筋膜を破らないように直腸後壁側の剥離を骨盤底の肛門挙筋まで十分に進める．前壁と側壁側の剥離は腹膜反転部直下までとして側方靱帯は処理せず，骨盤神経叢と直腸枝を完全温存する．以上で下部直腸が十分授動されるので，切離した腹膜反転部両側の腹膜から同部の直腸側後壁漿膜筋層に2-0非吸収糸を2本ずつ（両側で計4本）通し，岬角尾側で第1仙骨前靱帯と骨膜にかけて，体外結紮にて下部直腸が吊り上がるようにしっかりと縫合固定する（図27b）．縫合固定が困難な場合には，恥骨上部にポートを追加し，ここからのヘルニアステイプラーで直腸を固定する．なお，S状結腸過長を伴っていれば，直腸を固定する前にS状結腸切除を付加する（開腹術式の Frykman-Goldberg 法[6]に準じる）．

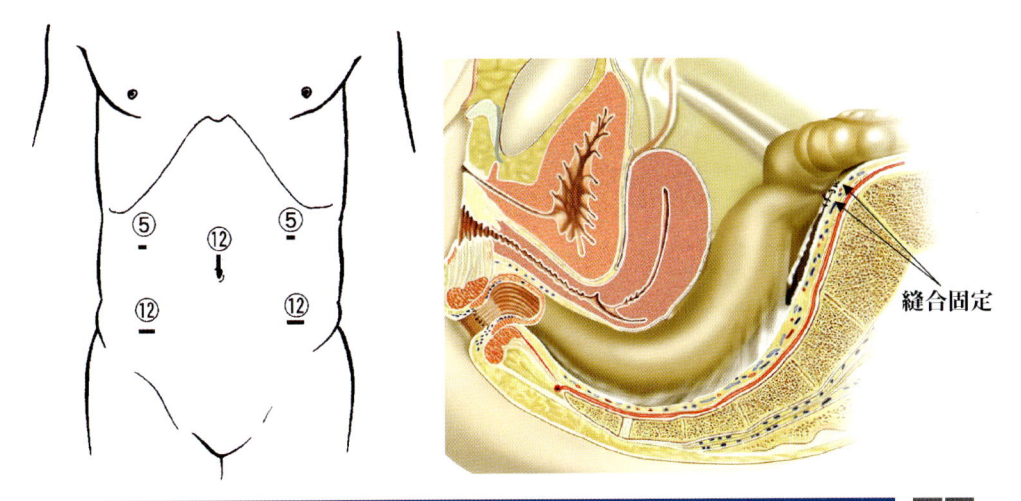

図27　ポートの位置と腹腔鏡下直腸固定術　a b

a：臍部と左右上下腹部にポートを配置する．
b：直腸固有筋膜の背側にて直腸後壁側の剥離を骨盤底の肛門挙筋が明らかとなるまで十分に進める．前壁と側壁側の剥離は腹膜反転部直下までとして側方靱帯は処理せず，下部直腸を十分授動し，腹膜反転部の直腸側後壁漿膜筋層に2-0非吸収糸を2本ずつ（両側で計4本）かけて岬角尾側で仙骨前靱帯・骨膜に縫合し体外結紮にて確実に固定する．

おわりに

　悪性疾患，とくに進行大腸癌と異なり，大腸憩室炎などの良性大腸疾患では，中枢側D3リンパ節郭清などの手技や術後再発などの長期予後の問題点がないので，腹腔鏡下手術の低侵襲性が大きく活かされる．なかでも炎症性腸疾患（潰瘍性大腸炎，クローン病）や家族性大腸腺腫症は若年層に多いため，腹腔鏡下手術の美容面や早期回復の利点が大きい．さらに，術後の再燃や他の腹部疾患の併発での再手術の場合も，癒着が少ない腹腔鏡下手術の利点が活かされるものと考えられる．

文　　献

1) Sugihara K, Muto T, Morioka Y, et al：Diverticular disease of the colon in Japan；a review of 615 cases. Dis Colon Rectum 27：531－537, 1984.
2) 奥田準二，山本哲久，田中慶太朗ほか：大腸憩室炎に対する腹腔鏡下大腸切除術．手術 55(11)：1735－1745, 2001.
3) 渡邊昌彦，長谷川博俊，北島政樹ほか：炎症性腸疾患に対する外科的治療としての腹腔鏡下手術手技．消化器外科 23 (1)：57－63, 2000.
4) Milsom JW, Boehm B：Laparoscopic colorectal surgery. pp215－224, Springer, New York, 1996.
5) Blatchford GJ, Perry RE, Thrson AG, et al：Rectopexy without resection for rectal prolapse. Am J Surg 158：574－676, 1989.
6) Frykman HM, Goldberg SM：The surgical treatment of rectal procidentia. Surg Gynecol Obstet 129：1225－1230, 1969.

　　　　　　　　　　　　　　　　　　　　　　（田中慶太朗，奥田準二，豊田昌夫，谷川允彦）

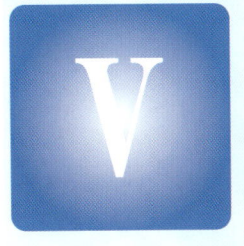

V 腹腔鏡下大腸手術手技の最前線
State-of-the-art Technique of Laparoscopic Colorectal Surgery

2 大腸癌に対する腹腔鏡下手術
Laparoscopic Surgery for Colorectal Cancer

2-1 右側結腸癌に対する腹腔鏡下手術
Laparoscopic Surgery for Right Colon Cancer

はじめに

　大腸癌に対する腹腔鏡下手術は，手技の定型化や器具の開発・改良により，盲腸から直腸RSの病変には開腹手術と同程度のリンパ節郭清と腸切除が可能となった．右側結腸癌に対しても，癌手術の原則を遵守しつつ，システマティックにsurgical trunkを含むD3郭清が行える．
　本項では，右側結腸癌に対する腹腔鏡下手術の実際について述べる．

1 適　応

　著者らは，癌手術の原則を遵守した適切な手技のもとに適応を段階的に拡大し，減圧不能の腸閉塞・高度他臓器浸潤や巨大腫瘍などの症例を除き，内視鏡的切除（EMR/ESD）適応外の早期癌から漿膜浸潤癌までを腹腔鏡下手術の適応としている[1]．ただし，とくに進行癌に対する腹腔鏡下手術には，相応の技術と経験が要求されるため，手術チームの熟練度やデータをもとに適応を明らかとし，インフォームド・コンセントを得て本手術が決定される．
　なお，巨大腫瘍とは，大きさの目安として8cmを越えるものであるが，体型などによっても難易度が異なるため，病変部への直接操作が避けられない大きさの腫瘍とした．また，リンパ節郭清は，内視鏡的切除困難な粘膜内癌（M癌）にはD0-1，隆起型粘膜下層癌（SM癌）にはD2，陥凹型SM癌と進行癌にはD3郭清を原則としている[2]．

2 術前処置

　術数日前に大腸内視鏡で病変部近傍の腸管前壁に点墨を行い，術中病変部位確認の主なマーカーとしている．クリッピング法も併用し点墨が確認できない場合に術中透視でクリップを確認して病変部位を同定できるようにしている．また，著者らは，放射線科の協力のもと術前大腸内視鏡検査の直後にマルチスライスCTによる造影CT検査を行って3D-CT画像を作成してもらい，遠隔転移の検索の他に病変支配血管の分岐形態と走行を確認し，個々の症例に応じた合理的な血管処理を伴う系統的リンパ節郭清や腫大リンパ節・周囲臓器への浸潤の有無の検索に活用している[3]．なお，腸管の機械的洗浄等の術前処置は厳密に行い，全身麻酔でも笑気を用いないようにして，とくに小腸の拡張による術野の劣化を予防する．

3 体位とモニター・チームの配置

　患者をマジックベッドに固定して砕石位とし，鉗子操作を妨げないよう股関節は伸展させる．図1のごとく器械とチームを配置して全員が同じモニターを見てミラーイメージによる操作困難を予防している．

4 有用な手術器具

　右結腸曲やsurgical trunkなどを見降ろしで正面視するにはフレキシブルスコープ（オリンパス）がよい[4]．癌散布予防のため病変部腸管はいかなる鉗子でも把持しない．

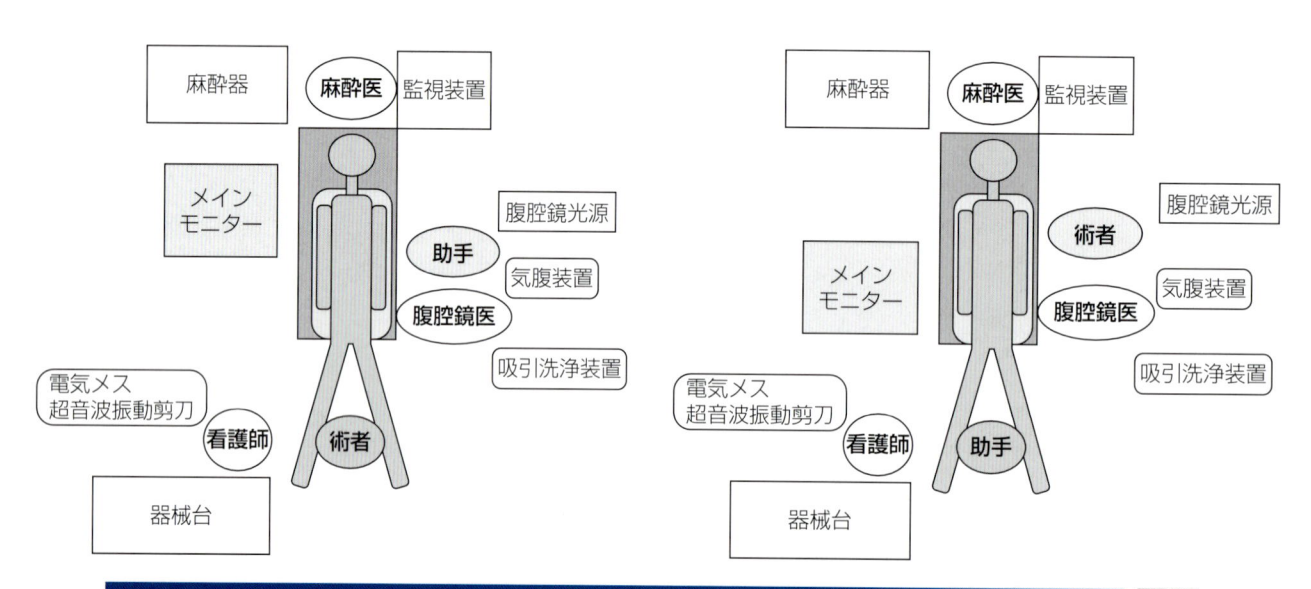

図1　体位と手術室のセッティング　a b

　患者をマジックベッドに固定したうえで砕石位とし，鉗子操作を妨げないよう股関節は伸展させる．チーム全員が同じモニターを見てミラーイメージによる操作困難を予防している．
　a：中枢側リンパ節郭清・血管処理と回盲部授動の際の位置．
　b：回結腸動静脈の確認と右結腸曲授動の際の位置．

また，腸管損傷防止のため鉗子での腸管の直接把持を避けて腸間膜や腹膜垂を把持する．腸間膜や腹膜垂を愛護的に把持するには，有窓の無傷把持鉗子（カールストルツジャパン）がよい．モニター外や不意の臓器損傷を避けるには，モノポーラよりもバイポーラの電気鋏（ビー・ブラウンエースクラップ）が安全で，リンパ節郭清や剥離にきわめて効果的である．腸間膜の愛護的な牽引や血管・腸管周囲の剥離にはエンドミニリトラクト（タイコ ヘルスケア ジャパン）が有用である．血管周囲などの止血にはマクロ型バイポーラ凝固鉗子（ジョンソン・エンド・ジョンソン）が有用である．とくに，内臓脂肪の豊富な患者では組織が脆弱なことが多いため，出血しそうなところは出血する前にバイポーラ鉗子で凝固して出血を予防する姿勢（「ラパロの止血」）が大切である．大網や腸間膜の切離には超音波振動剪刀が有用であるが，リガシュアー（タイコ ヘルスケア ジャパン）を用いれば主要な血管切離もクリップレスに行える．創部保護にはラッププロテクター（八光）を常用している．

5 手術の実際

1．ポートの配置と小切開部・ドレーン挿入部

臍部より open technique にて12mm ポートを挿入し，気腹法（気腹圧7〜8 mmHg）で広い術野を確保する．左右下腹部と左季肋部に5 mm ポートを，恥骨上部にもポートを追加して5ポートとする（図2）．中枢側リンパ節郭清と回盲部授動時には恥骨上部のポートから，回結腸動静脈の確認と右結腸曲授動時には臍部から腹腔鏡を入れて良好な術野を得る．著者らは5 mm フレキシブルスコープ（オリンパス）[4] を導入し，恥骨上部も5 mm ポートとしている．なお，腹腔鏡下操作後に臍部ポート創を4

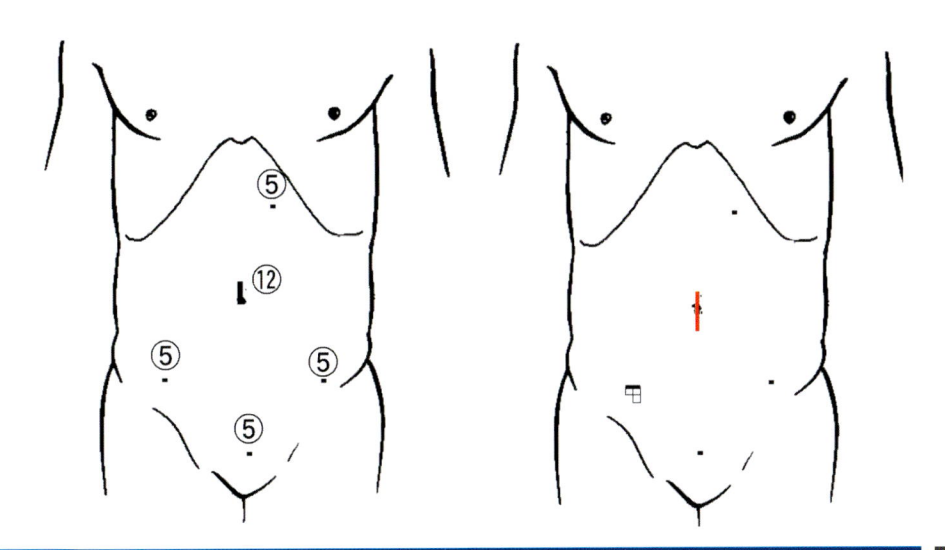

図2 ポート配置と小切開創・ドレーン挿入部 a b

a：臍部より12mm ポートを挿入，左右下腹部と左季肋部に5 mm ポートを，恥骨上部にもポートを追加して5ポートとする．著者らは最近5 mm フレキシブルスコープを導入し，恥骨上部も5 mm ポートとしている．
b：腹腔鏡下の郭清と授動の終了後に臍部ポート創を4〜5 cm に延長して右半結腸を体外へ誘導し，腸管切除と吻合は体外で行う．また，右下腹部ポート創からドレーンを挿入留置する．
丸数字はポートのサイズ（mm）を示す．

〜5cmに延長して，病変部腸管を体外へ誘導し，腸管切離と吻合は体外で行う．また，右下腹部ポート創からドレーンを挿入留置する．

2．術中ステージング

腹腔鏡の拡大視効果による詳細な視診に加え，腹腔鏡下超音波検査を適宜利用し，肝転移，腹膜転移やリンパ節腫大の検索を行う．

3．内視鏡的切除困難なM癌に対する手技

内視鏡的切除困難なM癌に対する腹腔鏡下手術では，リンパ節郭清は必要ないか万一のsm浸潤を考慮してもD1＋α程度の郭清で良いので，腹腔鏡下には図3，4に示すアプローチで腸管授動のみを行い，病変部腸管を臍部の小切開創より体外へ誘導して腸間膜処理，腸管切離と吻合を行う．ただし，体外で余裕をもって腸切除と吻合を行うには，腹腔鏡下の腸管授動を十分行っておく必要がある．このため，回盲部切除でも右結腸曲を含めた右側結腸全体を十分授動しておくところがポイントとなる．

また病変部腸管を体外へ誘導するときは，副右結腸静脈が短くて裂けやすいので損傷しないよう注意する．

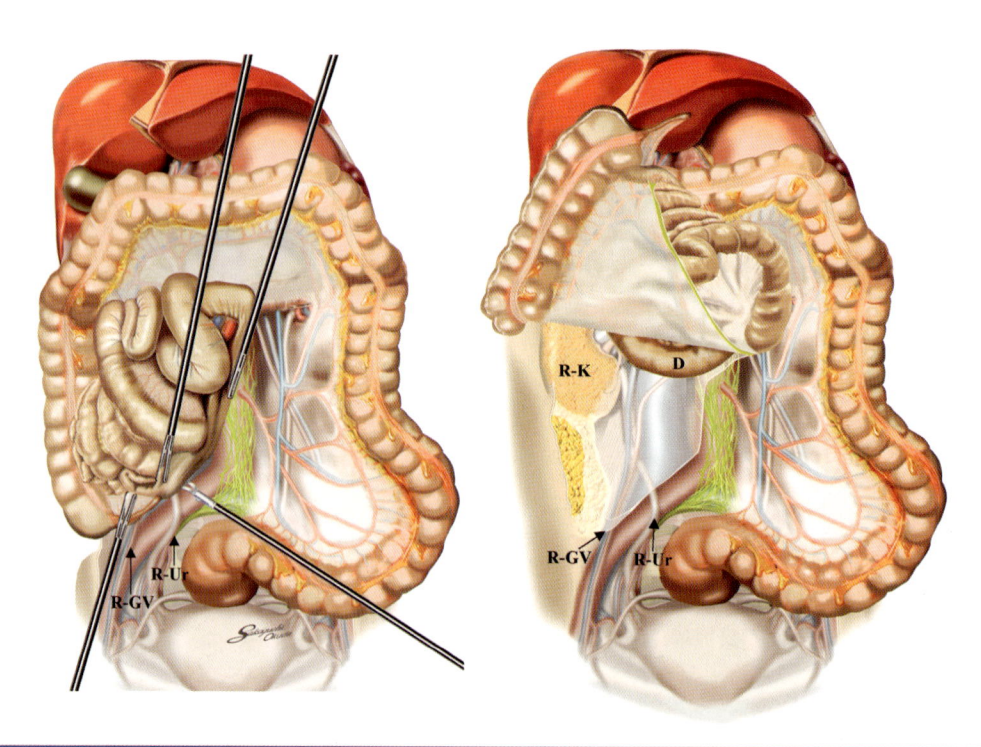

図3　回盲部の授動

a：手術台を軽度の頭低位・右側低位として小腸を右上腹部に移動させ，回盲部尾側で後腹膜下に右精巣/卵巣動・静脈とその内側で右総腸骨動脈前面に右尿管を確認する．さらに内頭側の小腸間膜付着部に十二指腸水平部を同定し，尾側より回盲部の剥離を開始する．
b：腸間膜から薄い光沢のある後腹膜下筋膜を剥離していくと，その背側に右尿管と右精巣/卵巣動静脈が温存される．頭側では十二指腸水平部から下行脚前面に連続させ，続いて剥離を右腎前筋膜前面へ進め，外側の壁側腹膜付着部を同部まで切離して回盲部を授動する．

R-GV：右精巣/卵巣動静脈　R-Ur：右尿管　D：十二指腸水平部　R-K：右腎前筋膜

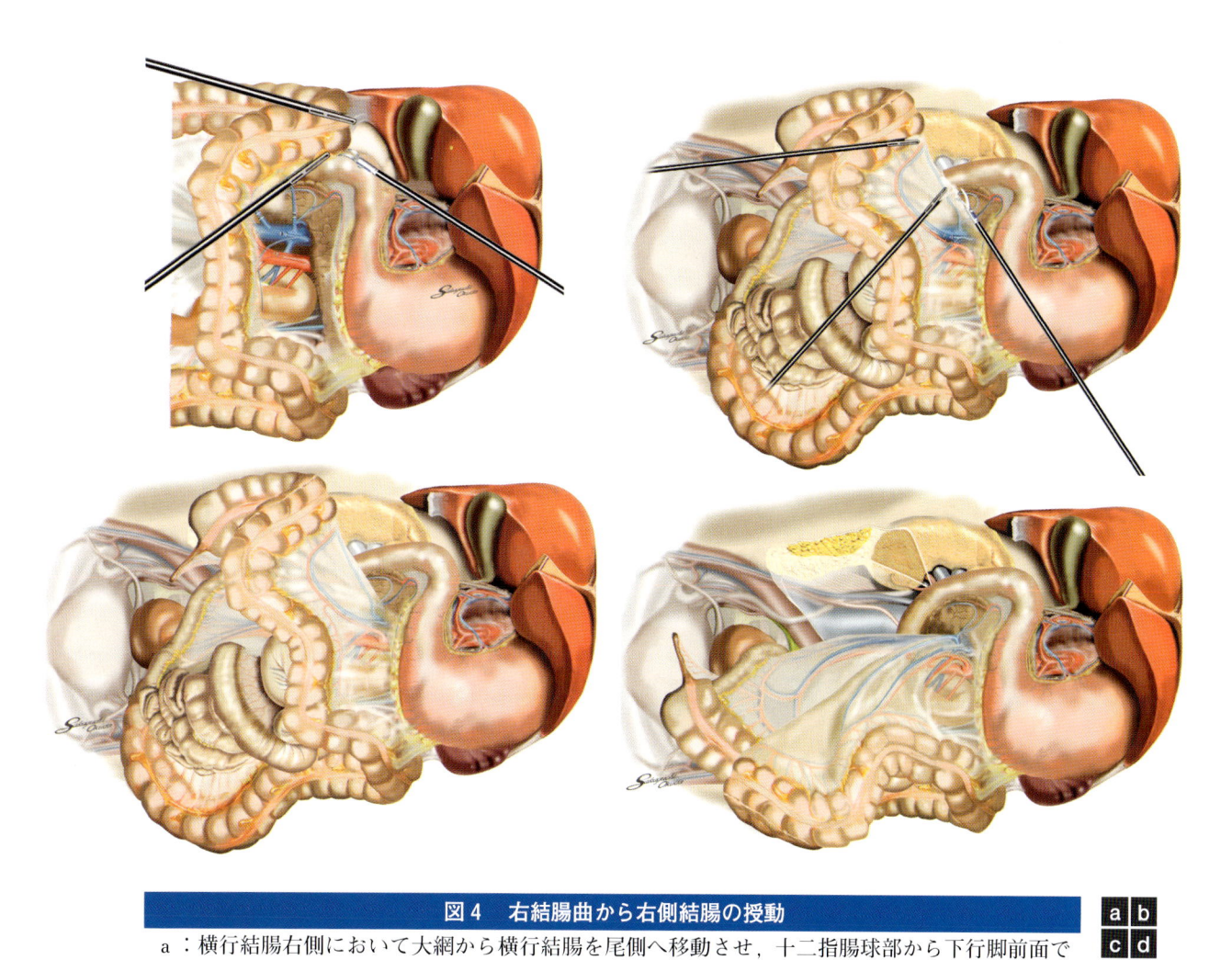

図4　右結腸曲から右側結腸の授動

a：横行結腸右側において大網から横行結腸を尾側へ移動させ，十二指腸球部から下行脚前面で横行結腸右側の剝離を開始する．

b, c, d：肝結腸間膜を切離して右結腸曲の剝離を十二指腸下行脚前面から右腎筋膜前面および後腹膜下筋膜前面で外側尾側へ進め，回盲部からの剝離層と連続させて右側結腸の授動を完了する．なお，回盲部授動を先行しなくても，右結腸曲からの剝離操作のみで回盲部までの右側結腸の授動が行えることも多いが，腫瘍が大きい場合などには尾側からの回盲部授動を先行しておいた方が腫瘍部への操作を最小限にできる．

4. D2/D3郭清を要する右側結腸癌に対する手技

1）内側アプローチ

著者らは癌手術の原則の遵守と合理的な操作の点から中枢側リンパ節郭清と血管処理を先行する内側アプローチを推奨している[1]．内側アプローチにて中枢側リンパ節郭清と血管処理を先行し，回盲部から横行結腸右側までの右半結腸を授動して，辺縁動静脈処理，腸管切離と吻合は体外で行う（図5）．この手技は病変部腸管への操作を最小限にして癌の血管・管腔・腹腔内への散布を抑え，創部再発予防にも有用な手技と考えている．

2）術野の展開

開腹手術では無意識に行える術野の展開を腹腔鏡下手術では意識して行う必要がある．手術台を軽度の頭低位・左側低位とし，図6に示すように，大網から横行結腸を上腹部に挙上し，小腸を左腹部に移動させて右側結腸間膜を広く展開する．

3）内側アプローチに必要な外科解剖

右側結腸癌に対する内側アプローチでは，薄い結腸間膜を介して透見できる十二指腸水平部が回結腸動静脈など主要血管の同定と後腹膜下筋膜前面の剥離層へのlandmarkとなる（図7）．

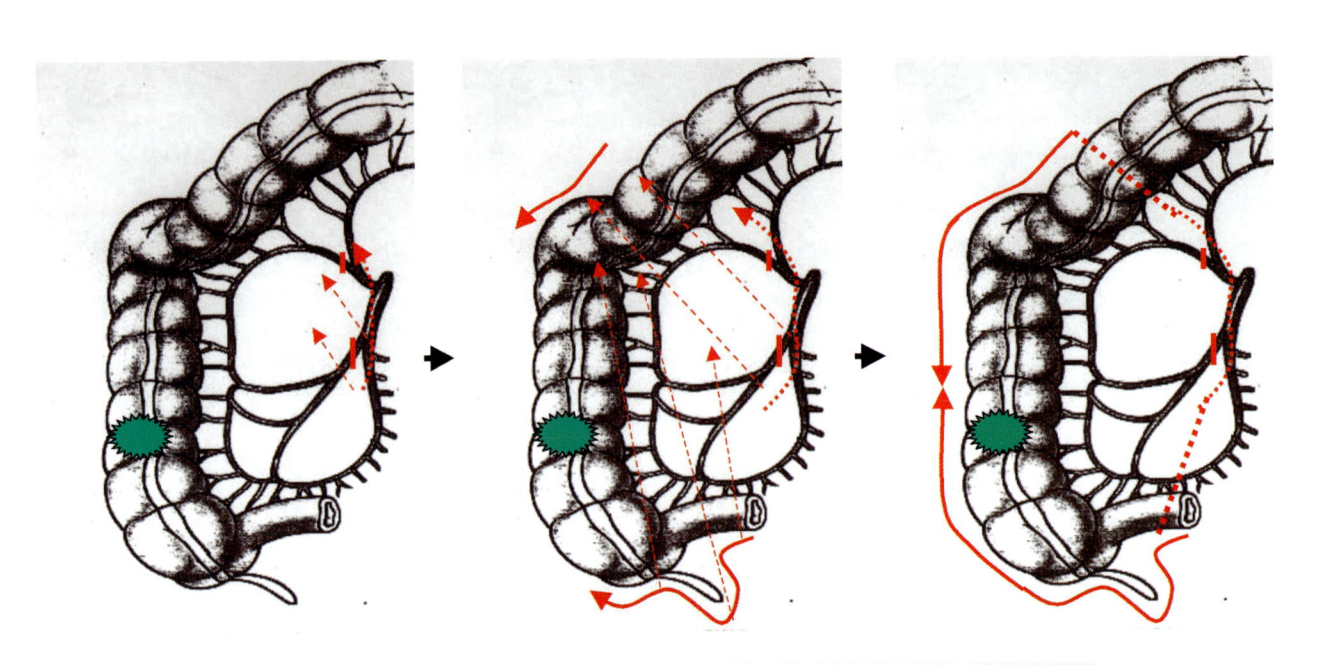

図5　内側アプローチによる腹腔鏡下結腸右半切除術（D3郭清） a b c

内側アプローチにて中枢側リンパ節郭清と血管処理を先行し，右半結腸を授動して腸管切離と吻合は体外で行う．

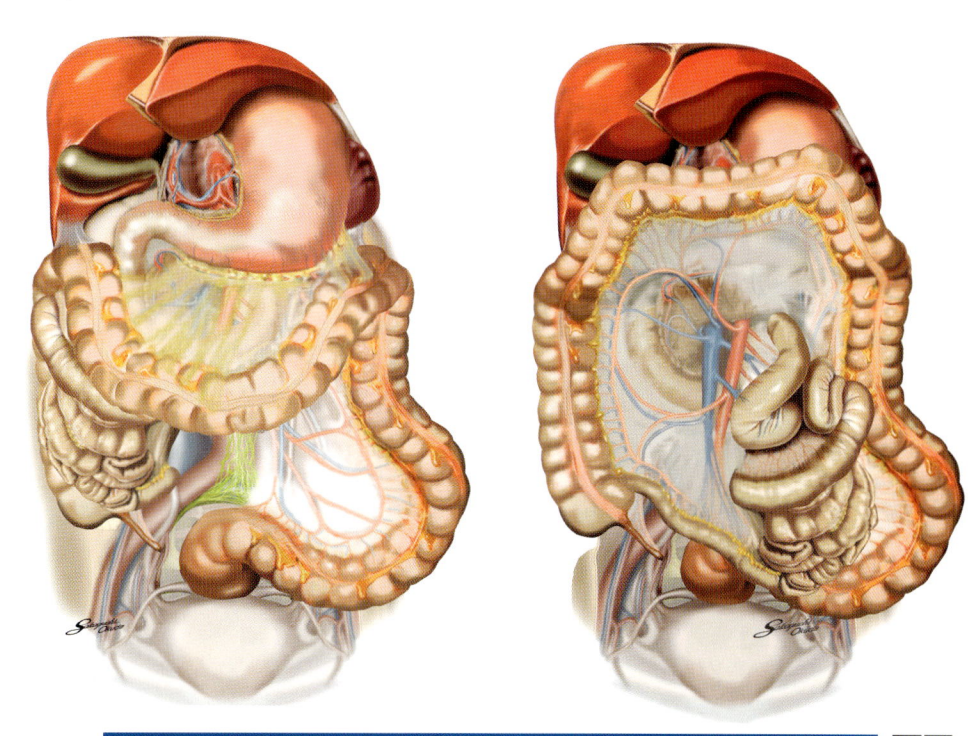

2. 大腸癌に対する腹腔鏡下手術   191

図6　右側結腸間膜の展開　a b

　手術台を軽度の頭低位・左側低位とし，大網から横行結腸を上腹部に挙上し，小腸を左腹部に移動させて右側結腸間膜を広く展開する．

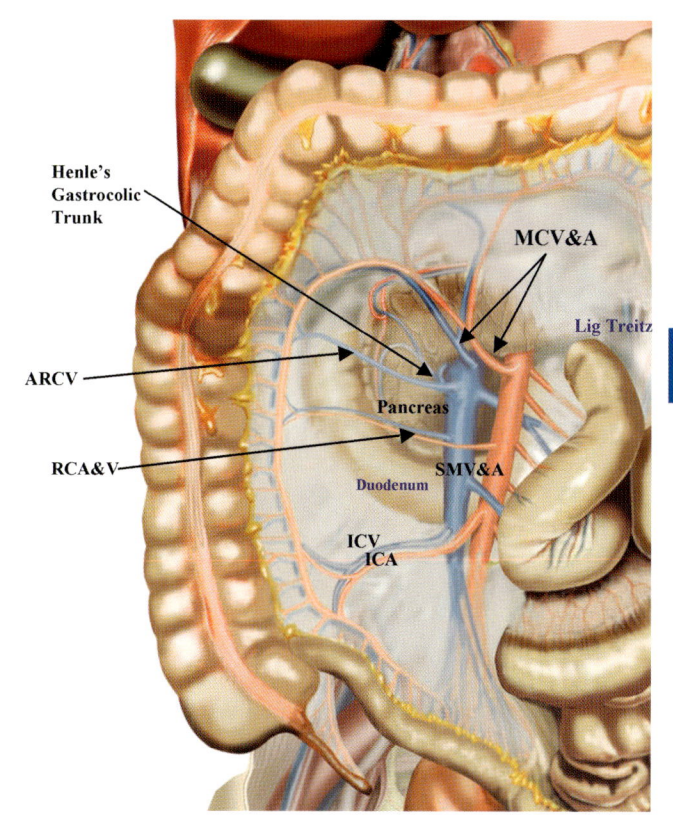

図7　右側結腸癌に対する内側アプローチに必要な外科解剖

　右側結腸では十二指腸水平部が郭清すべき血管根部同定のlandmarkとなる．通常，薄い右側結腸間膜を介して十二指腸水平部が透見できる．回結腸動静脈根部は十二指腸水平部の下縁に位置しており，回盲部の腸間膜を牽引することにより回結腸動静脈が腸間膜内の索条物として同定でき，十二指腸水平部下縁で上腸間膜動静脈に連続しているのが確認できる．右結腸動静脈は過半数の症例で欠くが，ある場合は十二指腸水平部上縁に根部を確認できる．

ICA&V：回結腸動静脈　RCA&V：右結腸動静脈
Henle's Gastrocolic Trunk：Henleの胃結腸静脈幹
MCA&V：中結腸動静脈　Duodenum：十二指腸
Pancreas：膵臓　Lig Treitz：Treitz靱帯

4）内側アプローチの開始

　通常，右側結腸間膜を介して十二指腸水平部が透見できる．盲腸付近の腸間膜を把持牽引すると腸間膜内の回結腸動静脈が索条物として確認でき，十二指腸水平部の下縁に回結腸動静脈根部が同定できる．この内側尾側から右側結腸間膜の剝離を開始するとその背側にすぐに十二指腸水平部が現れるのでこれを温存し，回結腸動静脈をisolationする（図8，9）．ただし，回結腸動静脈を上腸間膜動静脈本幹と誤認せず，

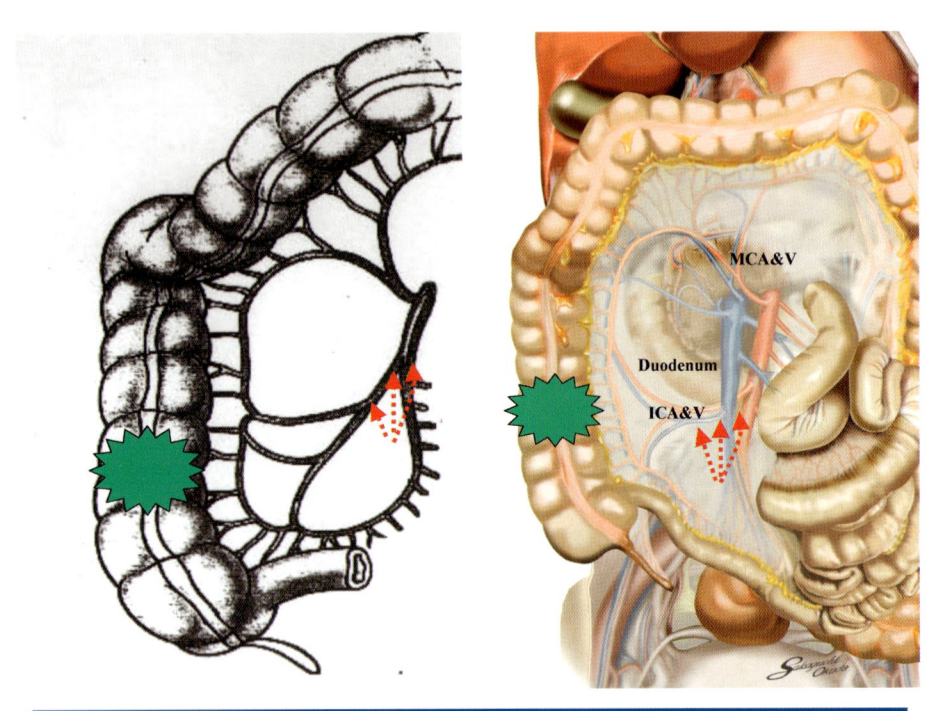

図8　内側アプローチの開始
　十二指腸水平部の下縁に回結腸動静脈根部が同定できる．この内側尾側から右側結腸間膜の剝離を開始する．
　ICA＆V：回結腸動静脈　MCA＆V：中結腸動静脈　Duodenum：十二指腸

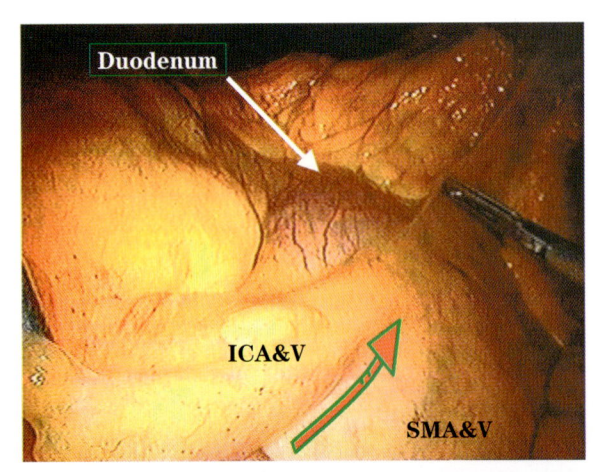

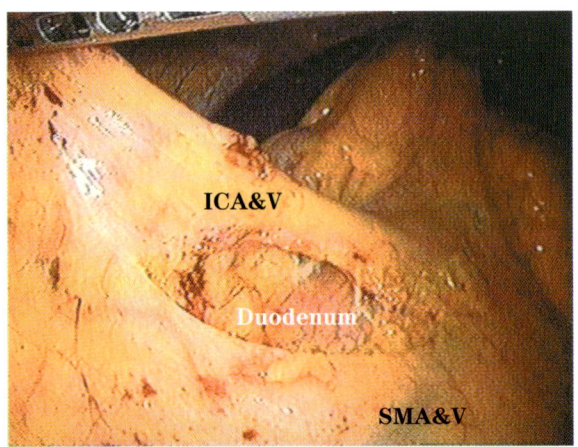

図9　内側アプローチによる回結腸動静脈の isolation
　盲腸付近の腸間膜を把持牽引すると腸間膜内の回結腸動静脈が索条物として確認でき，十二指腸水平部の下縁に回結腸動静脈根部が同定できる．この内側尾側から矢印のごとく右側結腸間膜の剝離を開始するとその背側にすぐに十二指腸水平部が現れるのでこれを温存し，回結腸動静脈を isolation する．
　ICA＆V：回結腸動静脈　SMA＆V：上腸間膜動静脈　Duodenum：十二指腸

内側アプローチによる剥離・郭清を安全・的確に始めるには，まず，術者は患者左側に位置し，臍部のポートから腹腔鏡を挿入する．この視野で回盲部の腸間膜を牽引すると回結腸動静脈が回盲部から十二指腸水平部下縁に連なる索条物として確実に同定できる．したがって，その尾側で腸間膜を浅く切離して剥離開始のラインをつけておく（図10）．こののち術者は患者の両下肢間に移動して腹腔鏡を恥骨上部のポートへ移し，先のラインに沿って右結腸間膜の剥離を頭側へ浅く進めると十二指腸水平部を背側に確認しつつ回結腸動静脈の isolation が安全確実に行える．

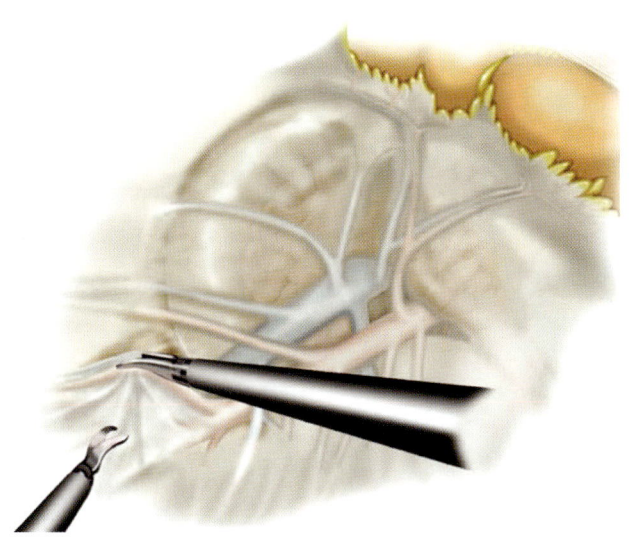

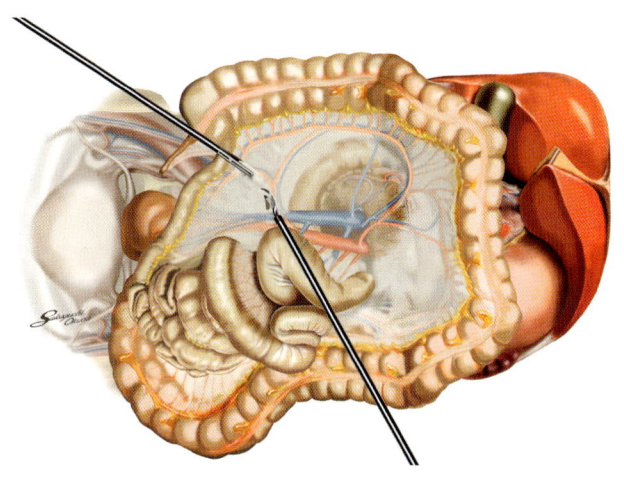

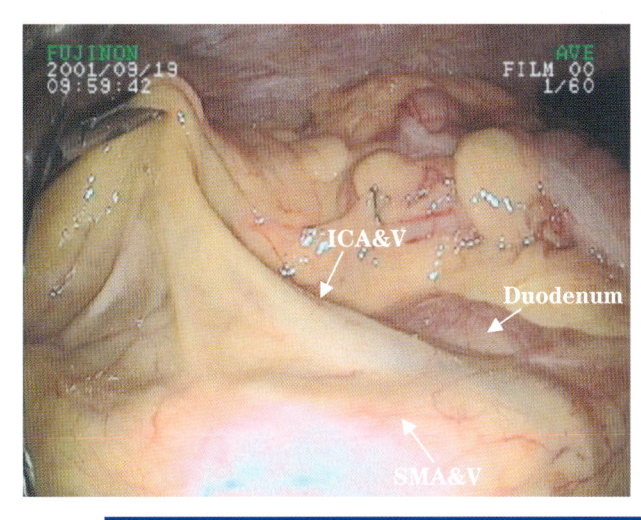

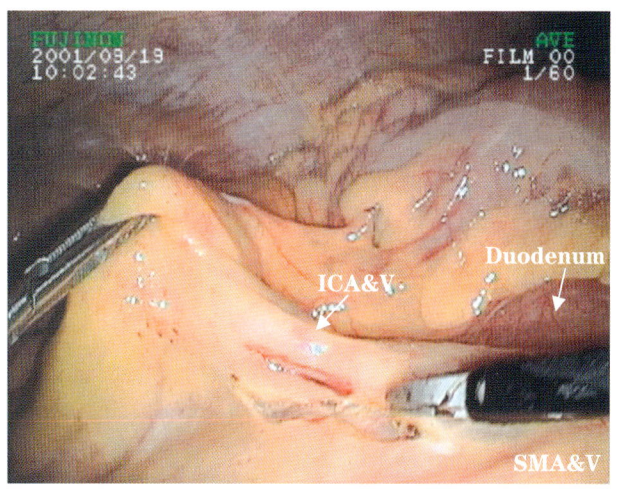

図10 内側アプローチの開始点のマーキング a b
a：回盲部の腸間膜を牽引すると回結腸動静脈が回盲部から十二指腸水平部下縁に連なる索条物として確実に同定できる．
b：回結腸動静脈の尾側で腸間膜を浅く切離して内側アプローチによる剥離開始のラインをつける．
　ICA & V：回結腸動静脈　SMA & V：上腸間膜動静脈　Duodenum：十二指腸

5）回結腸動静脈処理によるD2郭清

盲腸近傍の病変に対するD2郭清の場合はこの段階で回結腸動静脈を根部寄りで処理すればよい（図11）．

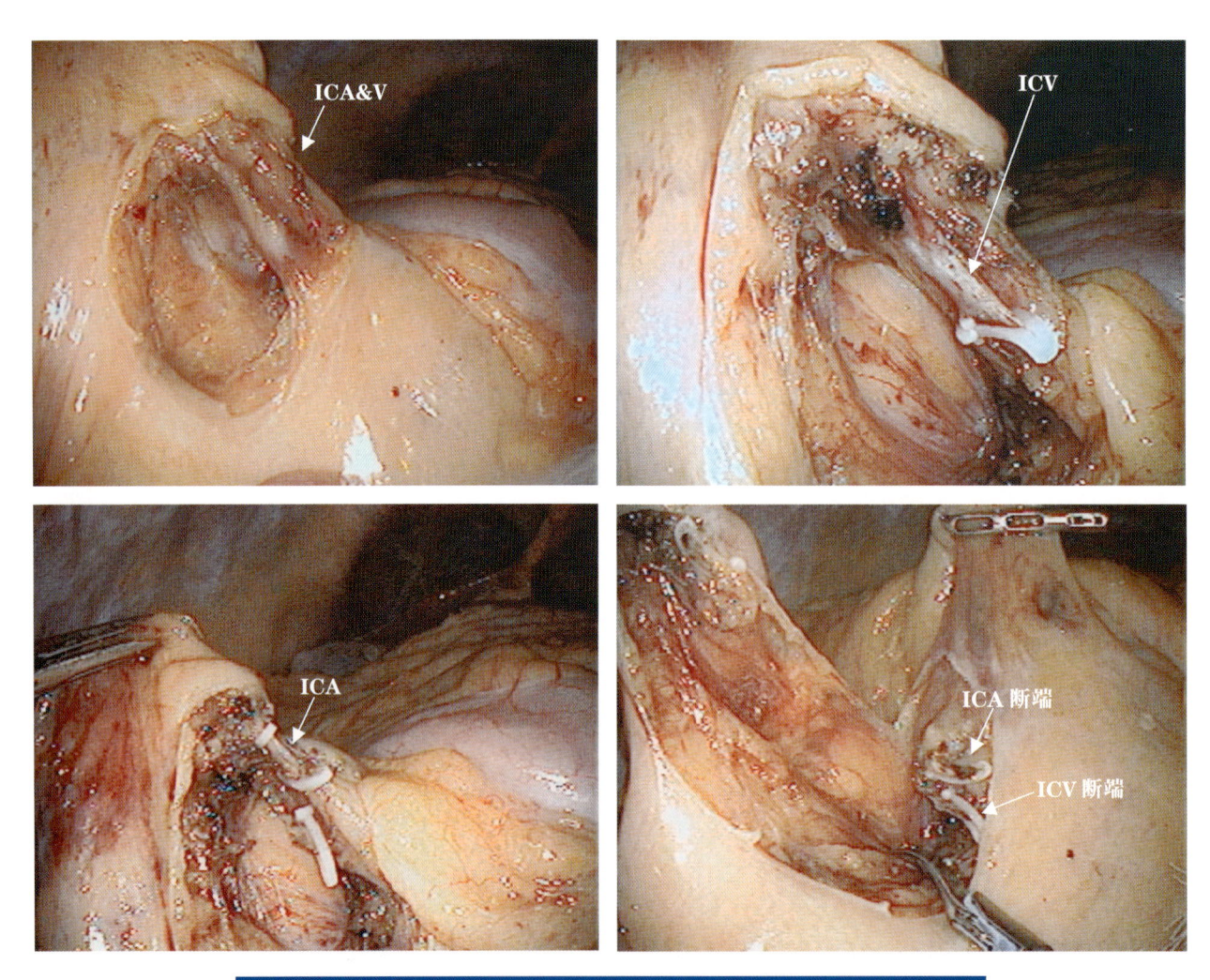

図11　回結腸動静脈処理（D2郭清）

盲腸近傍の病変に対するD2郭清の場合は回結腸動静脈をisolationした後，回結腸動静脈を根部寄りで処理する．
　ICA：回結腸動脈　ICV：回結腸静脈

6）Surgical trunk を含む D3 郭清の実際

　Surgical trunk へは，中結腸動静脈の血管分岐形態の多彩さに比べて回結腸動静脈は分岐形態が限られており，上腸間膜静脈に対する回結腸動脈の走行形態で図12のように surgical trunk のパターンを 2 つに大別できる．したがって，頭側（中結腸動静脈根部）からではなく尾側（回結腸動静脈根部）からアプローチする[5)6)]．

　回結腸動脈が上腸間膜静脈の腹側を走行している Type A では，図13に示すように，シンプルに上腸間膜静脈の前面を郭清していくと surgical trunk を含む D3 郭清となる．回結腸動静脈を根部でクリッピングして処理したのち上腸間膜静脈前面から上腸間膜動脈右側を郭清する．右結腸動静脈はないことも多いが，ある場合は十二指腸水平部上縁付近に同定できるので根部で処理する．上腸間膜静脈前面の郭清をさらに頭側へ進めて Henle の胃結腸静脈幹までの surgical trunk を郭清する．

　一方，回結腸動脈が上腸間膜静脈の背側を走行している Type B では，上腸間膜静脈背側の郭清も必要となり，回結腸動脈根部の郭清は Type A より困難である．すなわち，図14に示すように，Type B では回結腸静脈根部を先に処理して上腸間膜静脈背側をめくりあげるように展開して回結腸動脈根部の郭清と血管処理を行う必要がある．

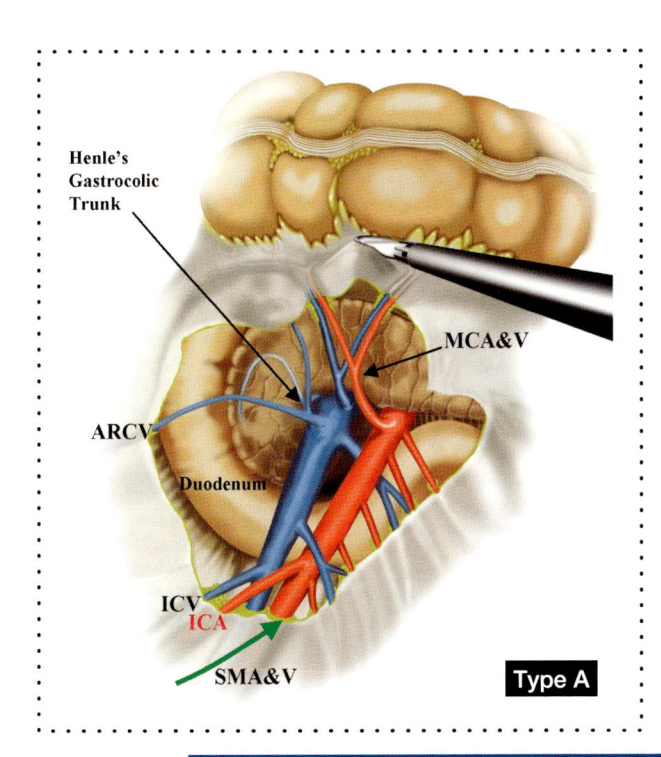

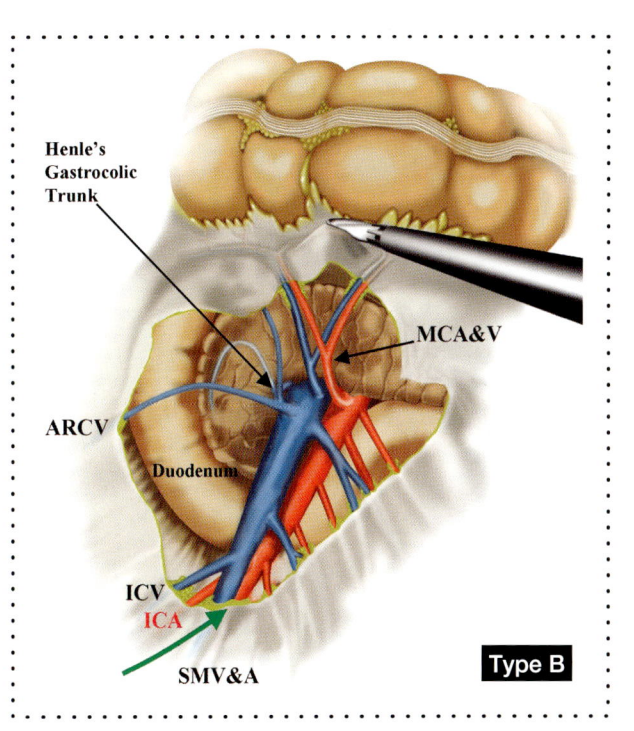

図12　回結腸動脈の走行形態による Surgical trunk のタイプ分類　a b
　a：Type A：回結腸動脈が上腸間膜静脈の腹側を走行する．
　b：Type B：回結腸動脈が上腸間膜静脈の背側を走行する．
　ICA：回結腸動脈　ICV：回結腸静脈　SMA：上腸間膜動脈　SMV：上腸間膜静脈
ARCV：副右結腸静脈　Henle's Gastrocolic Trunk：Henle の胃結腸静脈幹　MCA：中結腸動脈　MCV：中結腸静脈　Duodenum：十二指腸

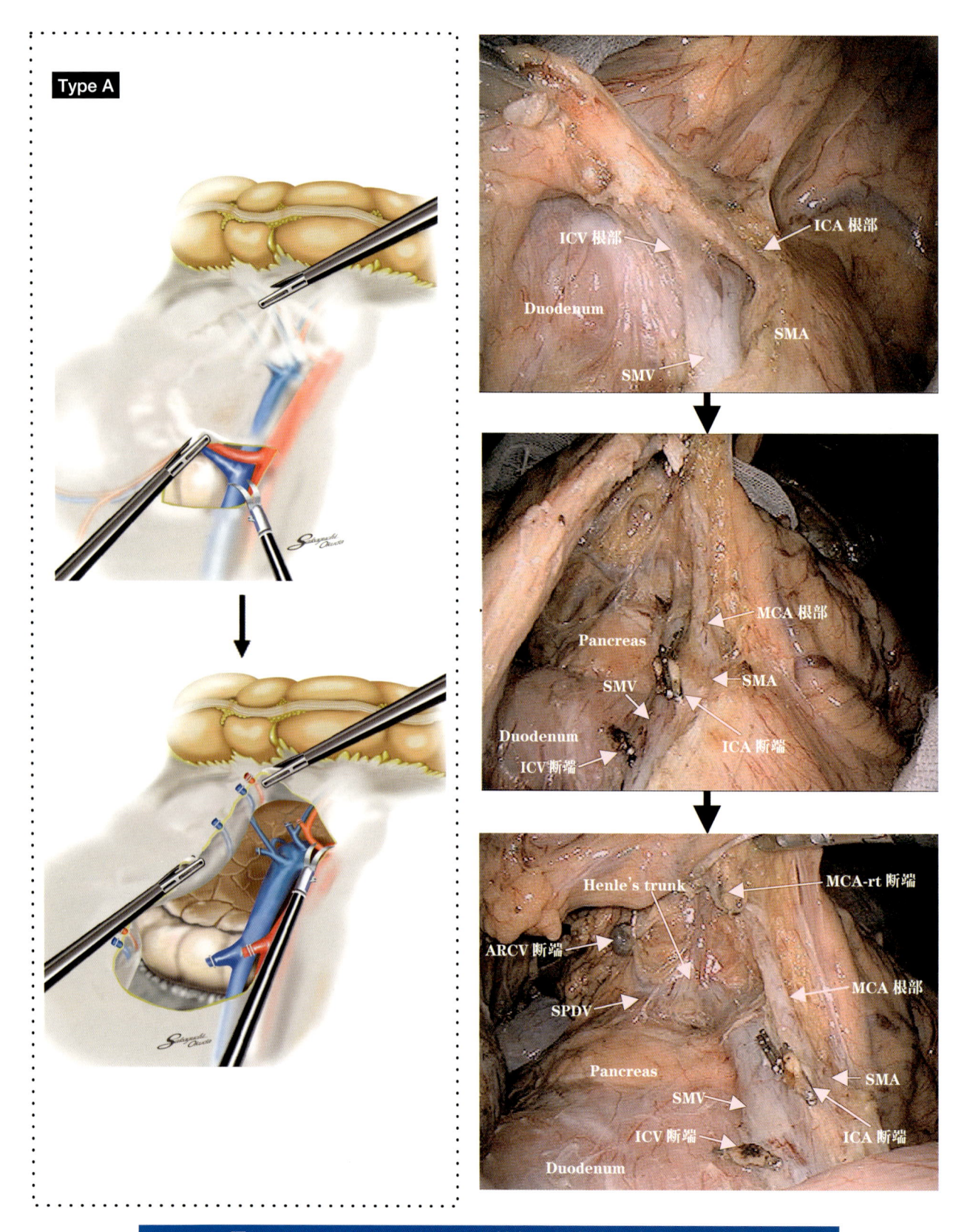

196　V．腹腔鏡下大腸手術手技の最前線

図13　Type A の Surgical trunk に対する D3 郭清のポイントと実際

上腸間膜静脈の前面をシンプルに郭清していくと Surgical trunk を含む D3 郭清となる．
ICA：回結腸動脈　ICV：回結腸静脈　SMA：上腸間膜動脈　SMV：上腸間膜静脈　Duodenum：十二指腸　Pancreas：膵臓　MCA：中結腸動脈　MCA-rt：中結腸動脈右枝　Henle's trunk：Henle の胃結腸静脈幹　ARCV：副右結腸静脈　SPDV：上膵十二指腸静脈

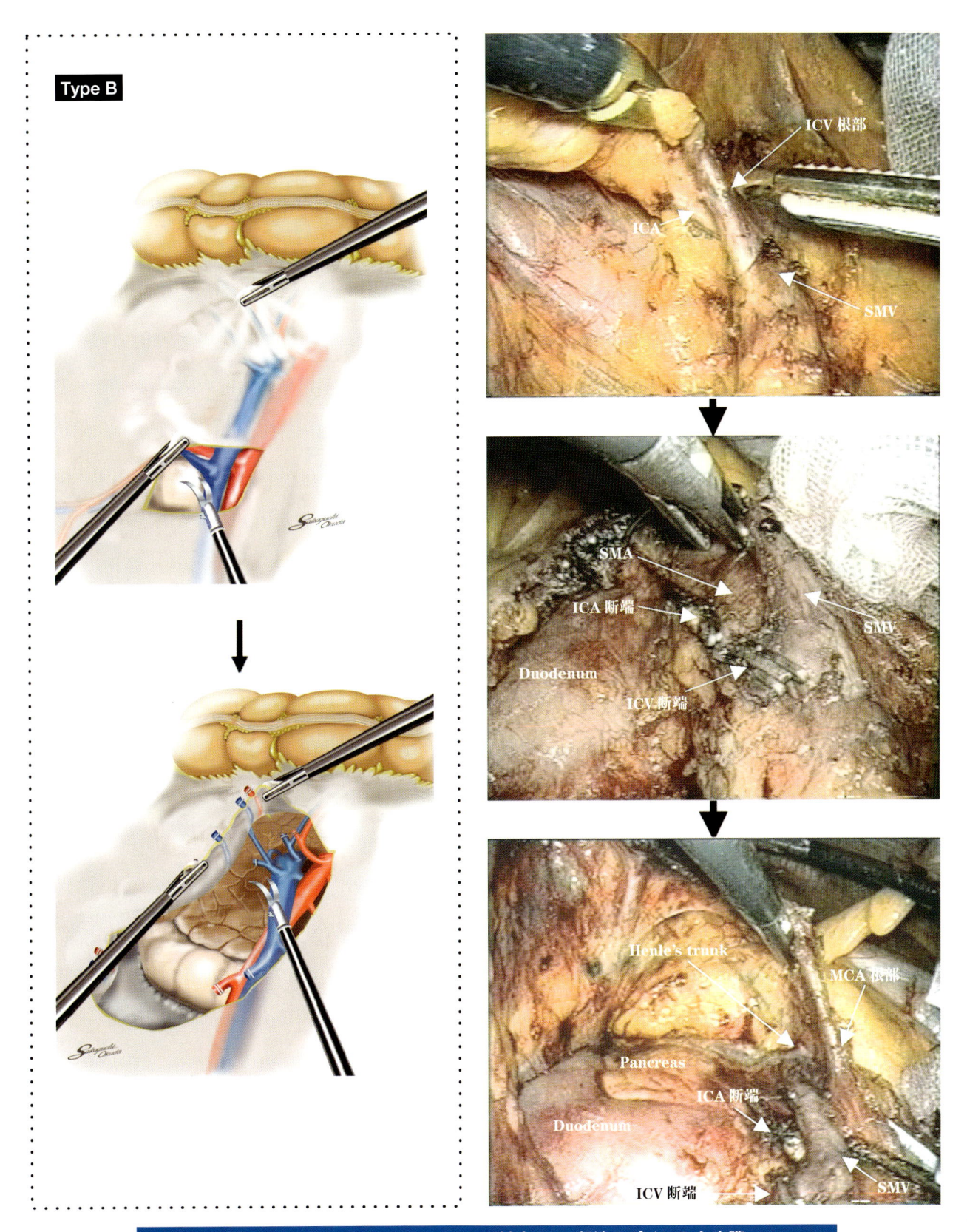

2. 大腸癌に対する腹腔鏡下手術　197

図14　Type B の Surgical trunk に対する D3 郭清のポイントと実際

　回結腸動脈根部郭清時に上腸間膜静脈背側の郭清も必要となり，回結腸動脈根部の郭清は Type A より困難である．ICA：回結腸動脈　ICV：回結腸静脈　SMA：上腸間膜動脈　SMV：上腸間膜静脈　Duodenum：十二指腸　Pancreas：膵臓　MCA：中結腸動脈　Henle's trunk：Henle の胃結腸静脈幹

続いて横行結腸間膜右側を十二指腸下行脚の前面で頭側に向けて剝離したのち，内側の膵頭部を慎重に剝離して上腸間膜静脈へ流入するHenleの胃結腸静脈幹を同定する．Henleの胃結腸静脈幹周囲の郭清では，前下膵十二指腸静脈，右胃大網静脈を確認温存して残る流入静脈の副右結腸静脈を処理する（図15）．必要に応じて中結腸動脈根部リンパ節も郭清して中枢側リンパ節郭清（D3）を完了するが，通常，中結腸動脈は左枝を温存して右枝を処理する．

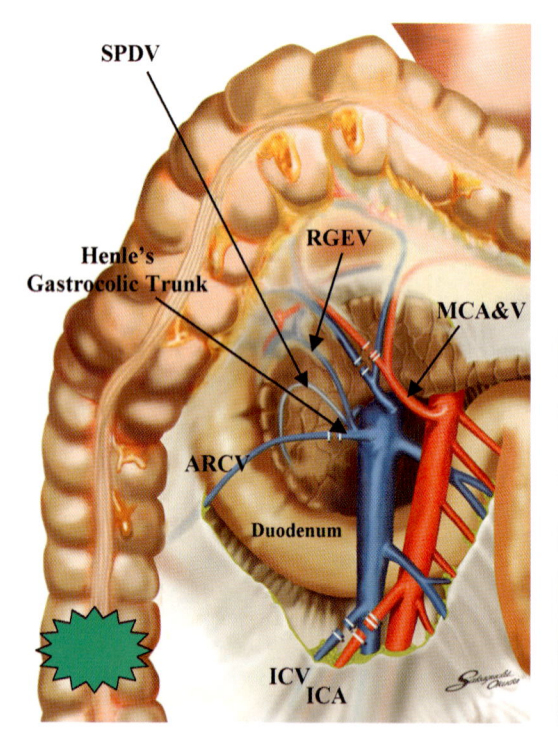

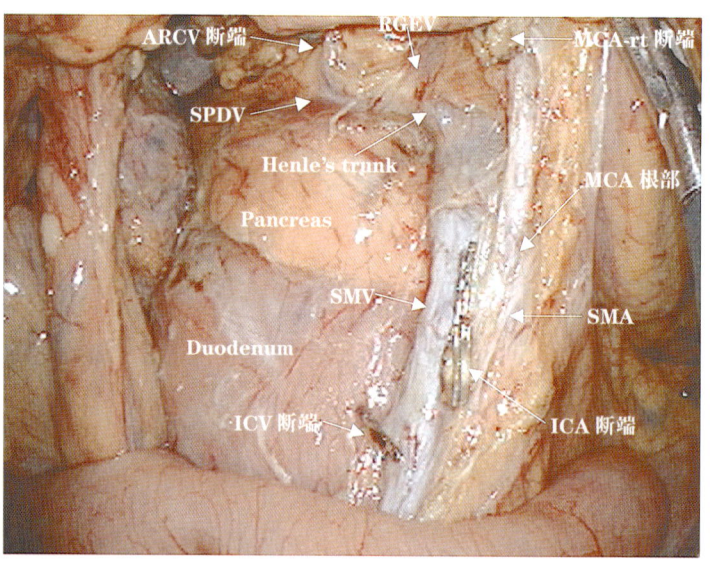

図15　Henleの胃結腸静脈幹の郭清と血管処理

Henleの胃結腸静脈幹周囲の郭清では，前下膵十二指腸静脈，右胃大網静脈を確認温存して残る流入静脈の副右結腸静脈を処理する．
ICA：回結腸動脈　ICV：回結腸静脈　SMV：上腸間膜静脈　SMA：上腸間膜動脈　Duodenum：十二指腸　Pancreas：膵臓　Henle's gastrocolic trunk：Henleの胃結腸静脈幹　RGEV：右胃大網静脈　SPDV：上膵十二指腸静脈　ARCV：副右結腸静脈　MCA：中結腸動脈

7）回盲部の解離授動

　手術台を軽度の頭低位・右側低位として小腸を右上腹部に移動させたのち，回盲部尾側で後腹膜下に右精巣／卵巣動・静脈とその内側で右総腸骨動脈前面に右尿管を確認する（図16）．さらに内頭側の小腸間膜付着部に十二指腸水平部を同定し，図16aのラインで尾側より回盲部の剝離を開始する．剝離を頭側へ進めて十二指腸水平部前面の剝離層に連続させる．

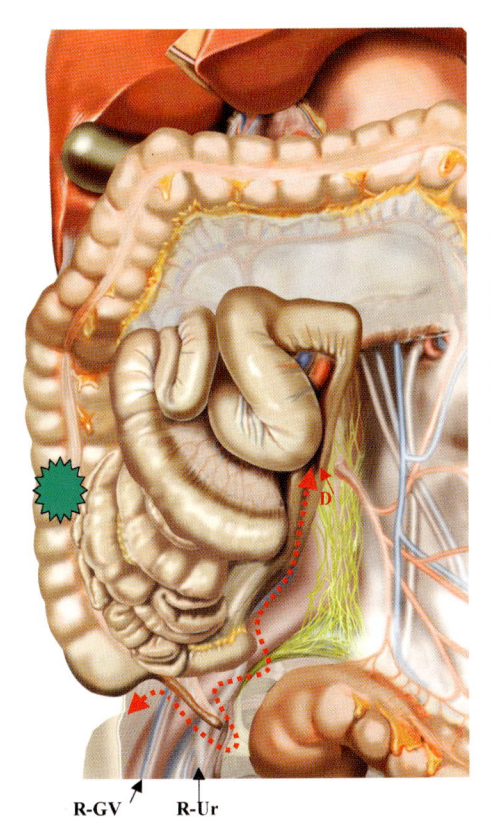

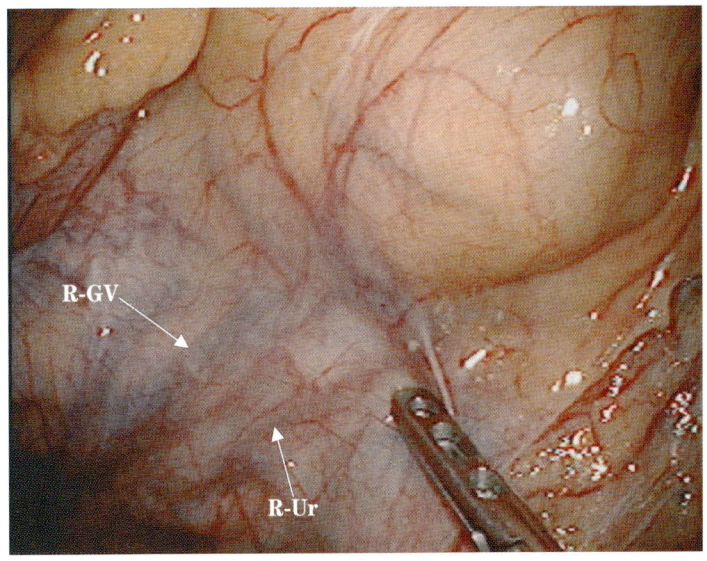

図16　回盲部授動の開始ライン

　手術台を軽度の頭低位・右側低位として小腸を右上腹部に移動させたのち，回盲部尾側で後腹膜下に右精巣／卵巣動・静脈とその内側で右総腸骨動脈前面に右尿管を確認する．さらに内側・頭側の小腸間膜付着部に十二指腸水平部を同定し，右精巣／卵巣動・静脈と右尿管を後腹膜下に確認しつつ，尾側より後腹膜下筋膜前面で回盲部の剝離を開始する．

　R-GV：右精巣／卵巣動静脈　R-Ur：右尿管　D：十二指腸水平部

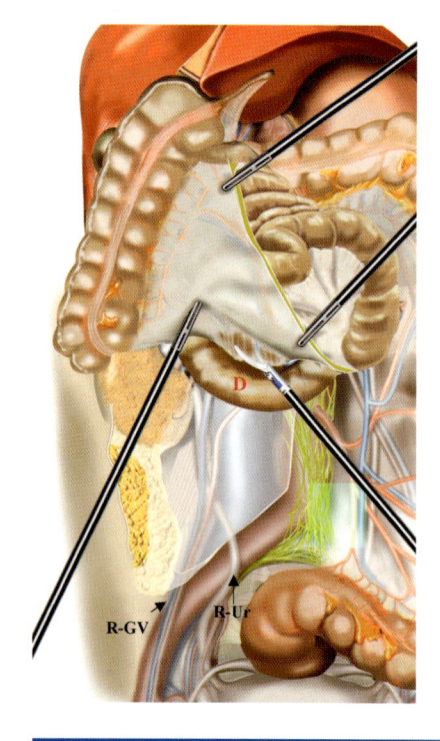

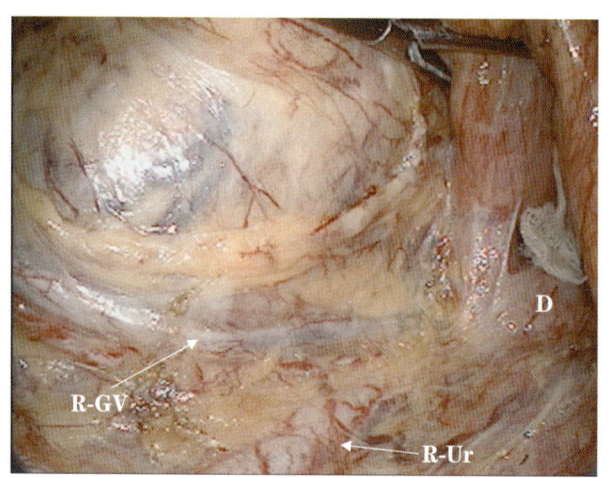

図17 回盲部授動

　右精巣／卵巣動・静脈と右尿管を後腹膜下に確認しつつ，尾側より後腹膜下筋膜前面で回盲部の剥離を開始し，剥離を内側から頭側へ進めて十二指腸水平部前面に連続させる．続いて内側から外側へと右腎前筋膜前面から右結腸曲方向へ進めると右精巣／卵巣動・静脈と右尿管は後腹膜下筋膜前面背側に確実に温存される．
　R-GV：右精巣／卵巣動静脈　R-Ur：右尿管　D：十二指腸水平部

　この際，腸間膜から後腹膜下筋膜をシャープに剥離していくと薄い光沢のある後腹膜下筋膜が腸間膜から出血なく剥離され，その背側に右尿管と右精巣／卵巣動静脈を温存できる（図17）．続いて剥離を右腎前筋膜前面へ進め，外側の壁側腹膜付着部を同部まで切離する．

8）右結腸曲の剥離授動

　術者は患者左側に移動して腹腔鏡を臍部ポートへ移し，手術台を水平にして大網から横行結腸を上腹部に，小腸を左腹部に移動させて右側結腸から横行結腸間膜腹側を展開する．右側結腸間膜を内側の十二指腸下行脚前面から外頭側へ向けてシャープに剥離し，右腎前筋膜前面で右結腸曲へ進める（図18a）．こののち，横行結腸右側において大網から横行結腸を尾側へ移動させ，十二指腸球部から下行脚前面で横行結腸右側の剥離を開始する．肝結腸間膜を右結腸曲へ向かって剥離し，右結腸曲を右腎前筋膜前面でtake-downしていくと尾側からの剥離面と連続する（図18b）．なお，あらかじめ尾側からの剥離面にガーゼを挿入しておけば，ガーゼを確認することで安心して剥離面を連続させられる．最後に，手術台を右高位とし，右側結腸外側の壁側腹膜付着部を切離して右半結腸の授動を完了する．腹腔鏡下の外科解剖を熟知し，癌手術の原則を遵守した合理的なアプローチと的確な手技のもとで適切な器具を用いれば，ガーゼ一枚の出血もない手術が可能となる（図19）．

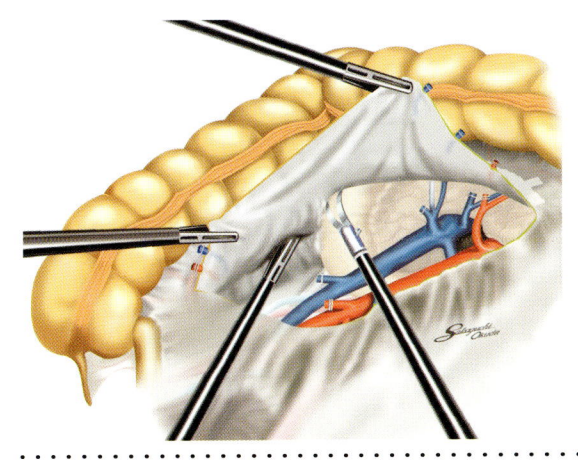

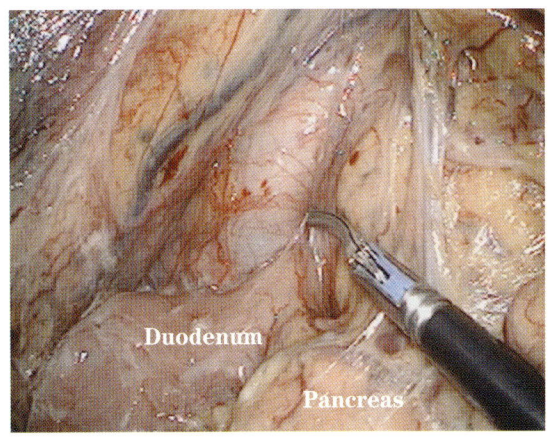

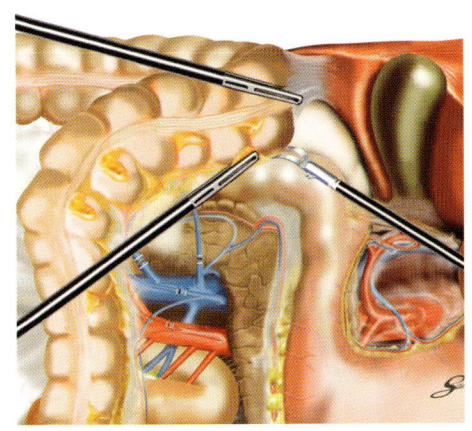

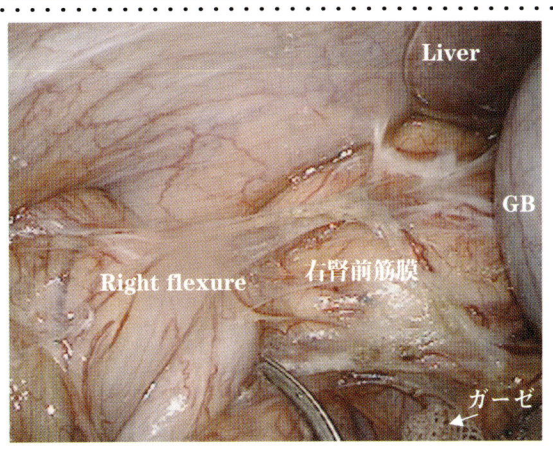

図18 右結腸曲授動

a：右側結腸間膜剝離部を内側の十二指腸下行脚前面から外頭側へ向けてシャープに剝離し，右腎前筋膜前面の層で右結腸曲へ剝離を進める．
b：肝結腸間膜を右結腸曲に向けて剝離し，右結腸曲を右腎筋膜前面でtake-downしていくと尾側からの剝離面と連続するが，あらかじめ尾側からの剝離面に挿入しておいたガーゼを確認することで安心して剝離面を連続させることができる．

 Duodenum：十二指腸 Pancreas：膵臓 Right flexure：右結腸曲 Liver：肝臓 GB：胆嚢

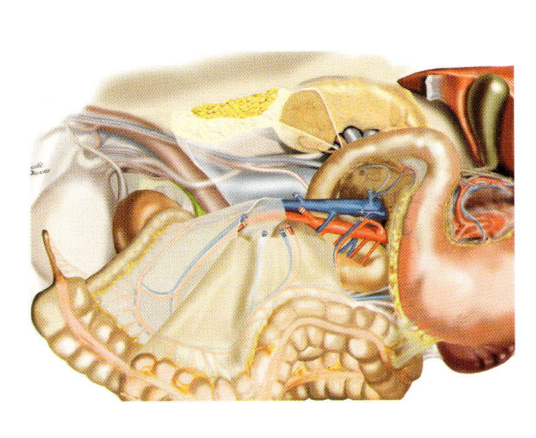

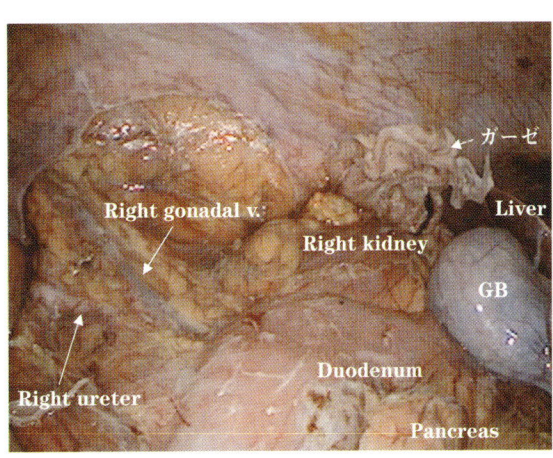

図19 右半結腸授動完了

　最後に，手術台を右高位とし，右側結腸外側の壁側腹膜付着部を切離して右半結腸の授動を完了するが，腹腔鏡下の外科解剖を熟知し，癌手術の原則を遵守した合理的なアプローチと的確な手技のもとで適切な器具を用いれば，ガーゼ1枚の出血もない手術が可能となる．
 Right ureter：右尿管 Right gonadal v：右精巣／卵巣動静脈 Duodenum：十二指腸
 Right kidney：右腎前筋膜 GB：胆嚢 Liver：肝臓

9）腸切除と吻合

　臍部のポート創を4〜5cmに延長し，創縁をラッププロテクターで保護して右半結腸を体外へ誘導する．体外で腸管切離予定部の辺縁動静脈を処理し，腸管を絹糸で結紮して管腔内転移予防とし，リニアステイプラー（リニアカッター青75など）にてfunctional end to end法にて腸切除と吻合を行う（図20）．腸間膜欠損部は修復せず，右下腹部よりドレーンを吻合部付近に留置し，閉創して手術を終了する．なお，10mm以上のポート創がある場合はヘルニア予防のため腹膜・筋膜を縫縮する必要がある．

10）ピットフォールと対策

（1）Surgical trunk郭清時のピットフォールと対策

　回結腸動脈が上腸間膜静脈の背側を走行するType Bでは回結腸静脈根部を先に処理して上腸間膜静脈背側をめくりあげるように展開して回結腸動脈根部の郭清と血管処理を行う必要がある（図21）．一方，郭清のシンプルなType A（回結腸動脈が上腸間膜静脈の腹側を走行）には，図22に示すように回結腸動脈根部郭清時の牽引で上腸間膜静脈本幹が吊り上がって回結腸静脈根部の位置を誤認するピットフォールがあるので注意を要する．牽引を加減しつつ静脈前面の剝離郭清を中枢側へ進めて回結腸静脈根部と上腸間膜静脈本幹を確実に同定してから回結腸静脈根部を処理する．この際も牽引を少し弱めるとともにクリップをかける位置を根部よりやや末梢側にして安全なクリッピングとする．また，Type Aでは上腸間膜動脈本幹の前面を交差する回腸・空腸静脈枝の存在にも注意する必要がある．

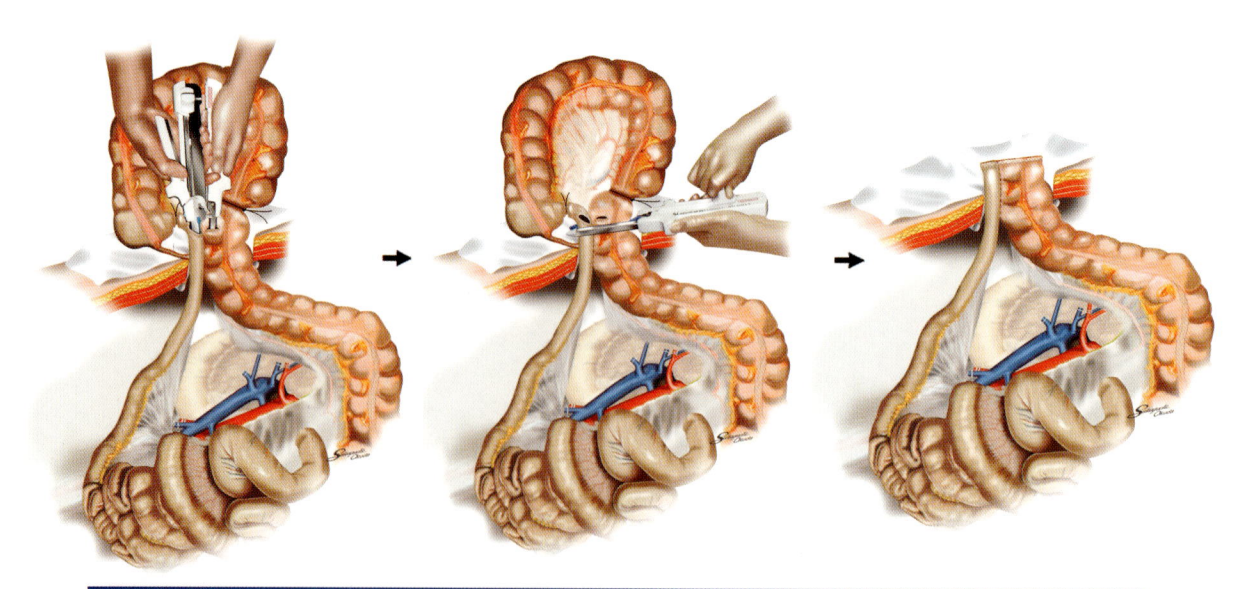

図20　Functional end to end anastomosisによる再建

　臍部のポート創を4〜5cm程度の小切開創に延長し，創縁をラッププロテクターで保護して病変部を含む右半結腸を体外へ誘導する．腸管切離予定部を絹糸で結紮して管腔内転移予防とし，リニアステイプラーにてfunctional end to end法による腸切除と吻合を行う．

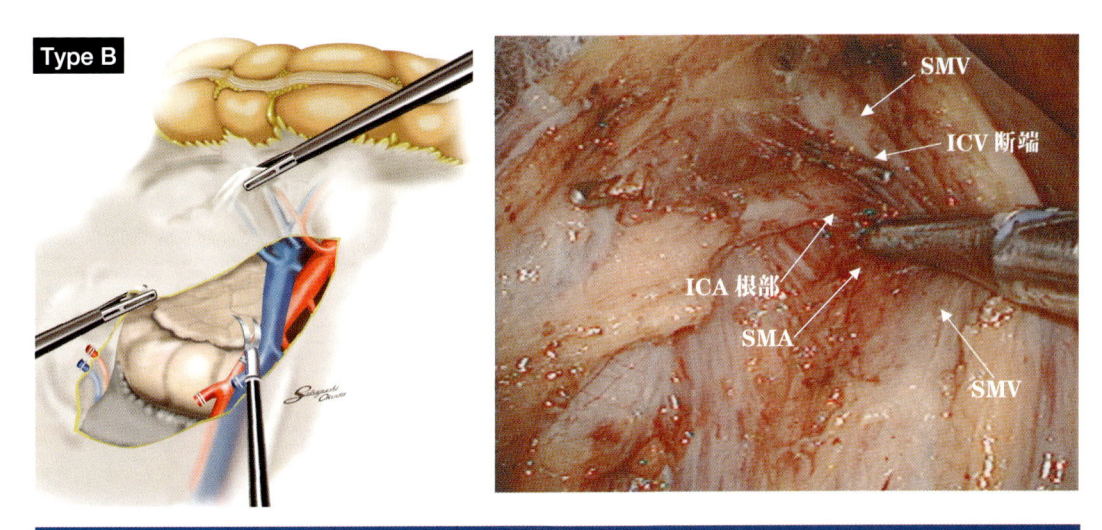

2. 大腸癌に対する腹腔鏡下手術　203

図21　Type B の Surgical trunk 郭清時のピットフォールと対策

　回結腸動脈が上腸間膜静脈の背側を走行する Type B では回結腸静脈根部を先に処理して上腸間膜静脈背側をめくりあげるように展開して回結腸動脈根部の郭清と血管処理を行う必要がある．
　ICA：回結腸動脈　ICV：回結腸静脈　SMV：上腸間膜静脈　SMA：上腸間膜動脈

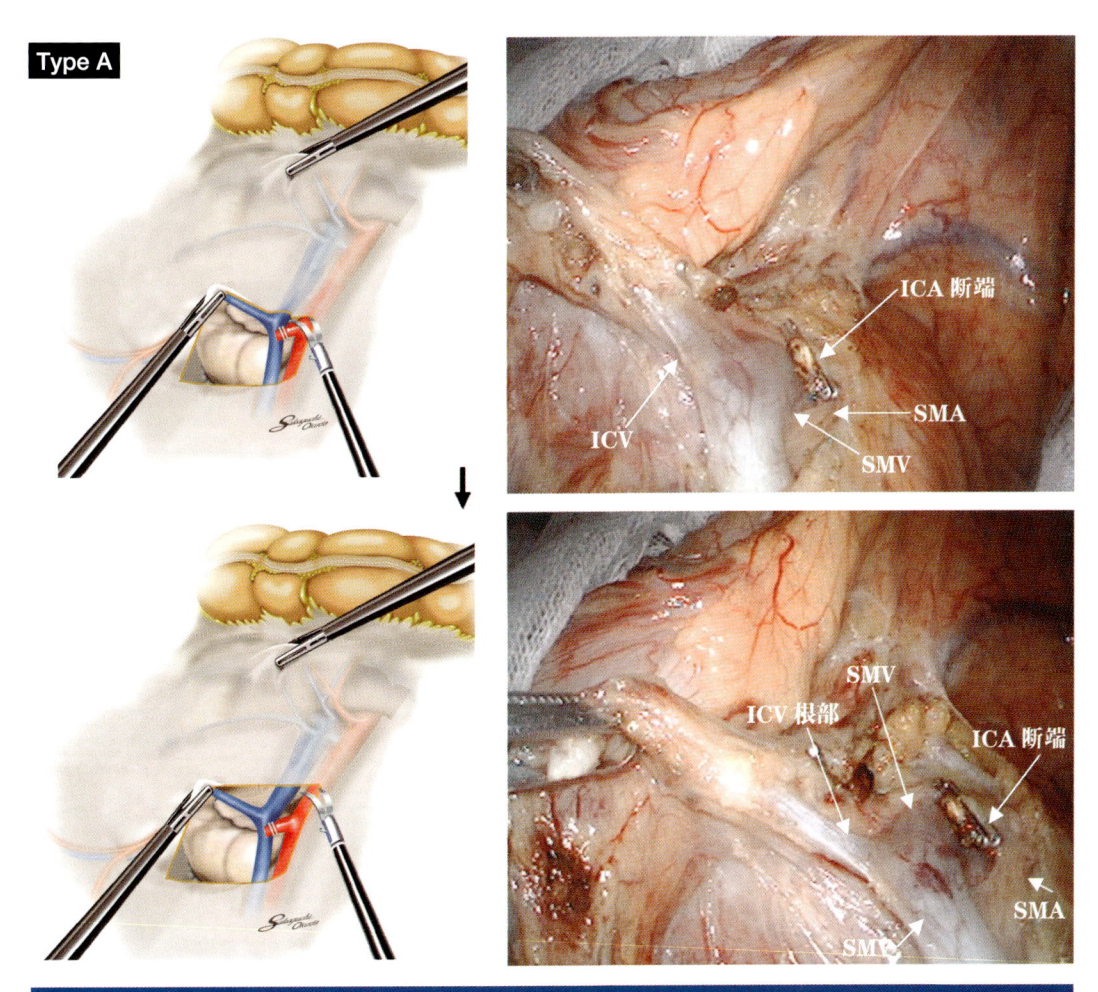

図22　Type A の Surgical trunk 郭清時のピットフォールと対策

　郭清のシンプルな Type A（回結腸動脈が上腸間膜静脈の腹側を走行）には回結腸動脈根部郭清時の牽引で上腸間膜静脈本幹が吊り上がって回結腸静脈根部の位置を誤認するピットフォールがあるので注意を要する．牽引を加減しつつ静脈前面の剥離郭清を中枢側へ進めて回結腸静脈根部と上腸間膜静脈本幹を確実に同定してから回結腸静脈を根部で処理する．
　ICA：回結腸動脈　ICV：回結腸静脈　SMV：上腸間膜静脈　SMA：上腸間膜動脈

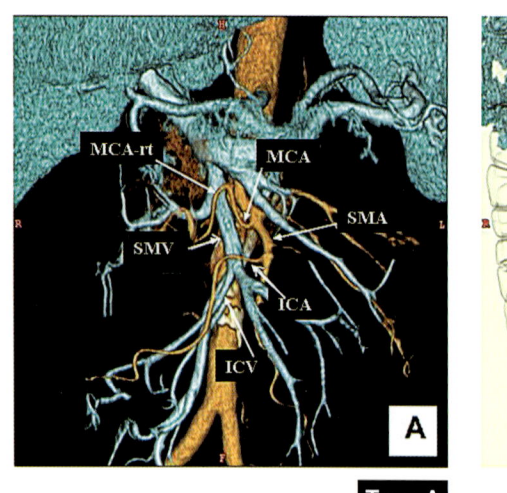

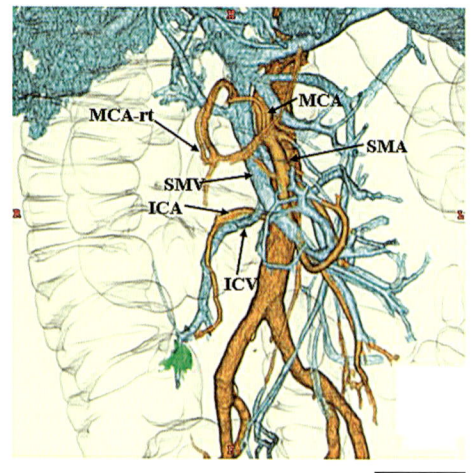

図23　3D-CT による Surgical trunk 郭清の術前シミュレーション

著者らが術前シミュレーションに導入した3D-CTによる動静脈同時描出像は個々の患者のSurgical trunkの血管走行形態を的確に把握して前述したピットフォールを回避するのにきわめて有用である.

なお，著者らが術前シミュレーションとして導入した3D-CTによる動静脈同時描出像は個々の患者のsurgical trunkの血管走行形態を的確に把握して前述したピットフォールを回避するのにきわめて有用である[3]（図23）.

（2）十二指腸下行脚外側剥離時のピットフォールと対策

後腹膜下筋膜は十二指腸下行脚ではその前面（前膵頭十二指腸筋膜）と後面（右腎前筋膜）に分かれるため，十二指腸下行脚の外縁では2枚の膜が癒合しており，鈍的には剥離しにくい．したがって，ここは鋭的に切離する必要がある（図24）.

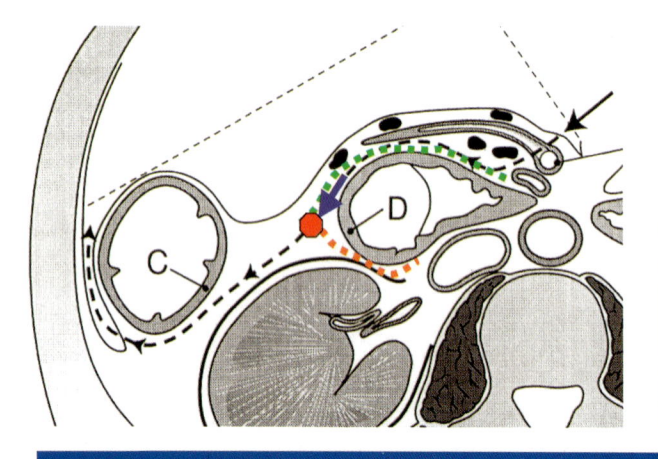

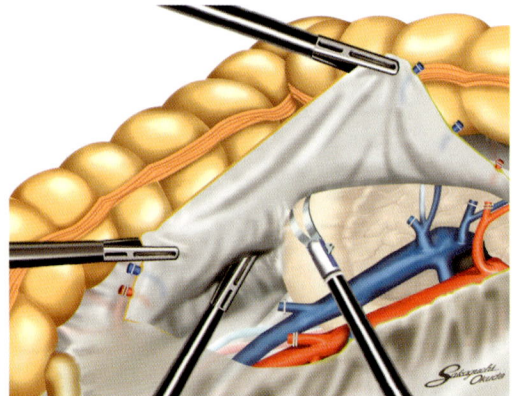

図24　十二指腸下行脚外側剥離時のピットフォールと対策

a：後腹膜下筋膜は十二指腸下行脚ではその前面（緑点線：前膵頭十二指腸筋膜）と後面（赤点線：右腎前筋膜）に分かれるため，赤丸印で示すように十二指腸下行脚の外側では2枚の膜が癒合しており，鈍的には剥離しにくい（青矢印）.
b：したがって，ここは鋭的に切離する必要がある．
　C：上行結腸　D：十二指腸

(3) 右結腸曲授動時のピットフォールと対策

　右結腸曲付近の腸間膜の剝離を十二指腸下行脚前面の層で尾側へ進めて行くとHenle の胃結腸静脈幹に流入する副右結腸静脈が露出されてくる．中枢側郭清時に副右結腸静脈が不明瞭で処理されていないときは，この展開時に処理するとよい（図25）．ただし，副右結腸静脈は短くて裂けやすく，Henle の胃結腸静脈幹流入部で裂けると止血が困難で開腹縫合止血が必要になることもあるので，牽引には十分注意して確実に処理する．

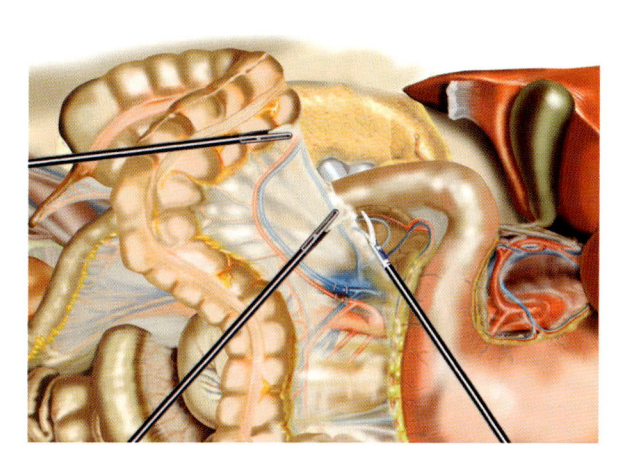

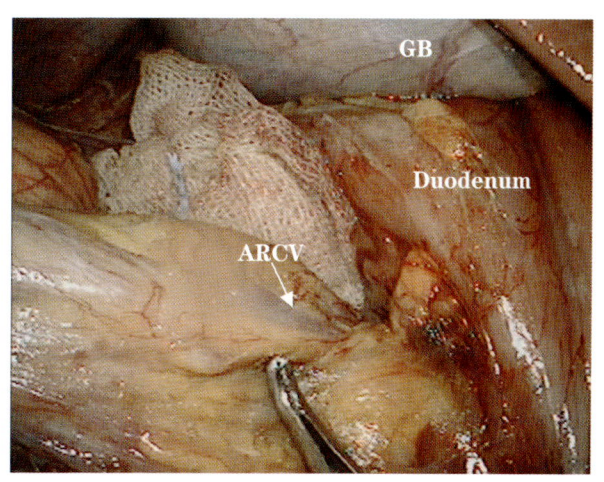

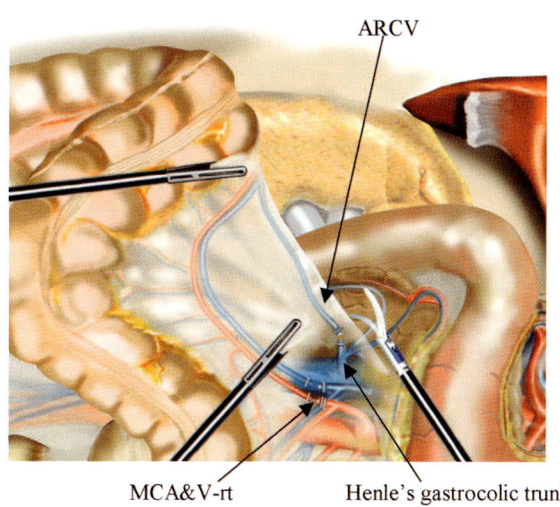

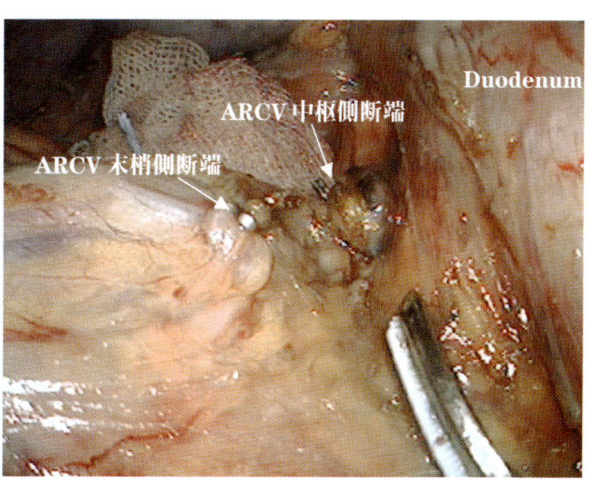

図25　右結腸曲授動時のピットフォールと対策

a，b：横行結腸右側から右結腸曲付近の腸間膜の剝離を十二指腸下行脚前面の層で尾側へ進めて行くとHenle の胃結腸静脈幹に流入する副右結腸静脈が露出されてくる．
c，d：中枢側郭清時に副右結腸静脈が不明瞭で処理されていないときは，この展開時に処理するとよい．ただし，副右結腸静脈は短くて裂けやすく，Henle の胃結腸静脈幹流入部で裂けて出血すると止血が極めて困難で開腹縫合止血が必要になることもあるので，牽引には十分注意して早めに確実に処理する．

Henle's gastrocolic trunk：Henle の胃結腸静脈幹　ARCV：副右結腸静脈　MCA&V-rt：中結腸動静脈右枝　GB：胆囊　Duodenum：十二指腸

おわりに

　右側結腸癌に対する腹腔鏡下手術の実際を述べた．腹腔鏡下の外科解剖を熟知し，癌手術の原則を遵守した合理的なアプローチのもとで的確な手技と適切な器具をシステム化して用いれば，不用意な偶発症・合併症や予期せぬ再発を予防し，低侵襲手術としての有用性を最大限に引き出せると考えられる．

文　献

1) 奥田準二：腹腔鏡下大腸手術の最前線－大腸疾患に対する外科治療の新戦略－．監修 谷川允彦，編集 奥田準二，豊田昌夫，永井書店，大阪，2002.
2) 奥田準二，豊田昌夫，谷川允彦ほか：大腸腫瘍に対する根治性求めた腹腔鏡手術．早期大腸癌 3(5)：449－458，1999.
3) 奥田準二，田中慶太朗，李相雄ほか：腹腔鏡下大腸手術手技の最前線 6 －進行大腸癌に対する種々の工夫を加えた3D-CT画像に基づく腹腔鏡下ナビゲーション手術－．外科治療 84(6)：1015－1027，2001.
4) 奥田準二，田中雅夫，清水周次ほか：5 mm フレキシブルビデオスコープの advanced laparoscopic surgery における有用性．日鏡外会誌 9(5)：593－597，2004.
5) 奥田準二，豊田昌夫，谷川允彦：No-touch isolation technique による腹腔鏡下結腸右半切除術－ Surgical trunk 郭清のポイントも含めて－．手術 55(2)：179－188，2001.
6) 奥田準二，山本哲久，田中慶太朗ほか：腹腔鏡下結腸右半切除術．臨床外科 60(1)：5－15，2005.

　　　　　　　　　　　　　　　　　　　　　　　　　　　　　　　　　（奥田準二，谷川允彦）

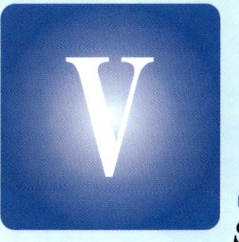

V 腹腔鏡下大腸手術手技の最前線
State-of-the-art Technique of Laparoscopic Colorectal Surgery

2 大腸癌に対する腹腔鏡下手術
Laparoscopic Surgery for Colorectal Cancer

2-2 横行結腸右側癌に対する腹腔鏡下手術
Laparoscopic Surgery for Right-sided Transverse Colon Cancer

はじめに

　結腸の中でも横行結腸癌に対する腹腔鏡下手術は，的確なリンパ節郭清や血管処理だけでなく，安全で適切な腸間膜剥離と結腸曲の授動の点でも難易度が高いとされている[1]．

　本項では，横行結腸右側癌に対する腹腔鏡下手術の実際について述べる．

1 適応

　著者らは，癌手術の原則を遵守した適切な手技のもとに適応を段階的に拡大し，減圧不能の腸閉塞・高度他臓器浸潤や巨大腫瘍などの症例を除き，内視鏡的切除適応外の早期癌から漿膜浸潤癌までを適応としている．なお，巨大腫瘍とは，大きさの目安として8cmを越えるものであるが，体型などによっても難易度が異なるため，病変部への直接操作が避けられない大きさの腫瘍とした．

　リンパ節郭清は，内視鏡的切除困難な粘膜内癌（M癌）にはD0-1，隆起型粘膜下層癌（SM癌）にはD2，陥凹型SM癌と進行癌にはD3郭清を原則としている[2]．

2 術前処置

　術数日前に大腸内視鏡で病変部近傍の腸管前壁に点墨を行い，術中病変部位確認の主なマーカーとしている．クリッピング法も併用し，点墨が確認できない場合に術中透視でクリップを確認して病変部位を同定できるようにしている．また，著者らは，放射線科の協力のもと術前大腸内視鏡検査の直後にマルチスライスCTによる造影CT検査を行って3D-CT画像を作成してもらい，遠隔転移の検索の他に病変支配血管の分岐形態と走行を確認し，個々の症例に応じた合理的な血管処理を伴う系統的リンパ節郭清や腫大リンパ節・周囲臓器への浸潤の有無の検索に活用している[3)4)]．

　なお，腸管の機械的洗浄等の術前処置は厳密に行い，全身麻酔でも笑気を用いないようにして，とくに小腸の拡張による術野の劣化を予防する．

3 体位とモニター・チームの配置

　患者をマジックベッドに固定して砕石位とし，鉗子操作を妨げないよう股関節は伸展させる．図1のごとく器械とチームを配置して全員が同じモニターを見てミラーイメージによる操作困難を予防している．

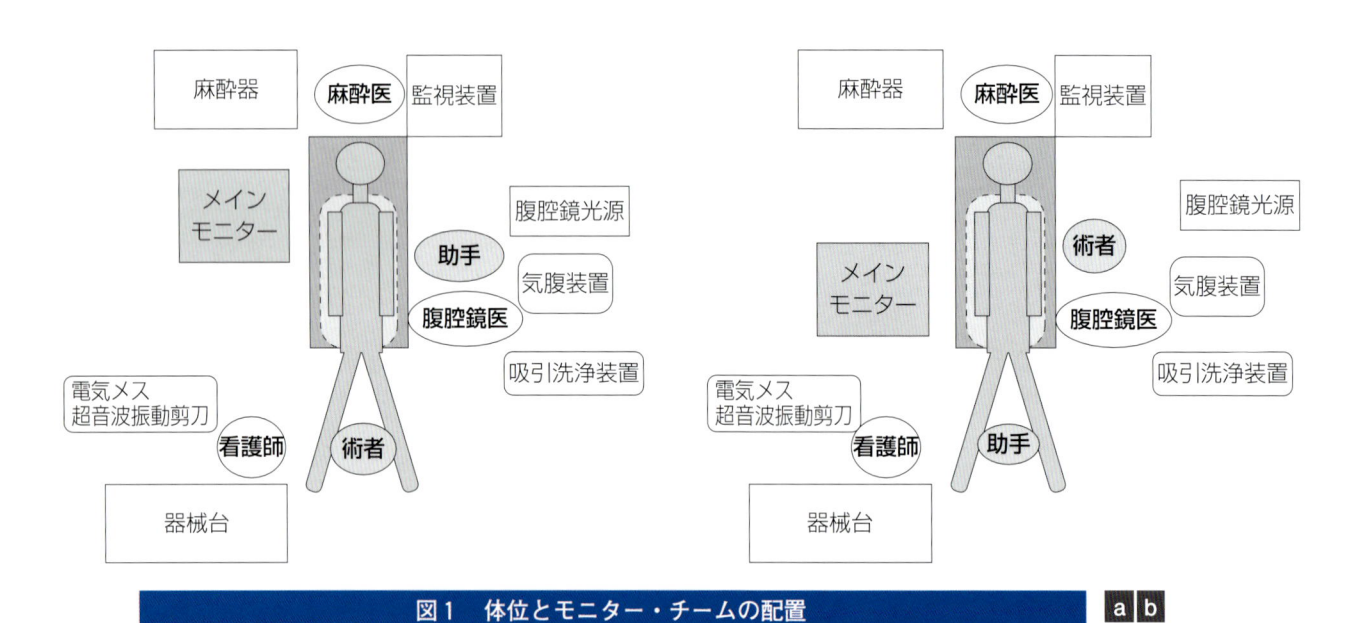

図1　体位とモニター・チームの配置 a b
a：横行結腸間膜剝離，中枢側郭清・血管処理と回盲部授動の際の位置
b：右結腸曲授動の際の位置

4 有用な手術器具

　右結腸曲を見降ろしで正面視するにはフレキシブルスコープ（オリンパス）がよい[5)]．癌散布予防のため，病変部腸管はいかなる鉗子でも把持しない．また，腸管損傷防止

のため鉗子での腸管の直接把持を避けて腸間膜や腹膜垂を把持する．腸間膜や腹膜垂を愛護的に把持するには，有窓の無傷把持鉗子（カールストルツジャパン）がよい．モニター外や不意の臓器損傷を避けるには，モノポーラよりもバイポーラの電気鋏（ビー・ブラウンエースクラップ）が安全で，リンパ節郭清や剝離にきわめて効果的である．血管周囲などの止血にはマクロ型バイポーラ凝固鉗子（ジョンソン・エンド・ジョンソン）が有用である．大網や腸間膜の切離には超音波振動剪刀が有用であるが，リガシュアー（タイコ ヘルスケア ジャパン）を用いれば主要な血管切離もクリップレスに行える．創部保護にはラッププロテクター（八光）を常用している．

5 手術手技

左結腸曲寄りの横行結腸癌に対する手技は，次項（2－3．横行・下行結腸癌に対する腹腔鏡下手術）で述べる．横行結腸中央の癌に対してはD1郭清では腹腔鏡下に腹腔内全体の観察を行い，病変部腸管を体外に誘導できる最も下腹部寄りに小切開創を置いて体外で切除・吻合する．D2/D3郭清では中結腸動脈の分岐形態を確認して血管処理するが，アプローチは左右結腸曲寄りの横行結腸癌と同様である．したがって，本項では，右結腸曲近傍の横行結腸癌に対する手技を述べる．

1．ポートの配置

臍部より open technique にて12mmのポートを挿入し，気腹法（気腹圧7～8 mmHg）にて術野を確保する．図2にポートの配置を示す．腹腔鏡下操作後に臍部ポート創を4～5cmに延長して，病変部腸管を体外へ誘導して腸切除と吻合は体外で行う．最後に，右下腹部ポート創からドレーンを挿入留置する．

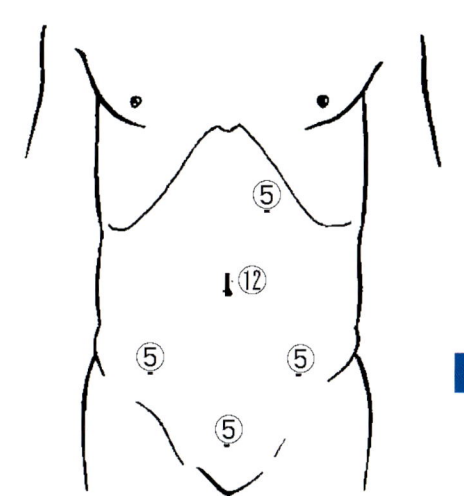

図2　ポートの位置
丸数字はポートのサイズ．著者らは5 mmフレキシブルスコープを導入したので恥骨上部も5 mmポートとしている．

2．術中ステージング

腹腔鏡の拡大視効果による詳細な視診に加え，腹腔鏡下超音波検査なども適宜利用し，肝転移，腹膜転移やリンパ節腫大の検索を行う．

3．内視鏡的切除困難な M 癌について

　内視鏡的切除困難な M 癌に対する腹腔鏡下手術では，リンパ節郭清は必要ないか万一の sm 浸潤を考慮しても D1＋α 程度の郭清で良いので，腹腔鏡下には図3に示すように腸管授動のみを行い，臍部の小切開創より体外へ誘導して腸間膜処理，腸切除と吻合を行う．なお，病変部腸管の体外への誘導に際しては，副右結腸静脈が短くて裂けやすいので，これの損傷予防に留意する．

4．D2/D3 郭清を要する横行結腸右側癌について
1）術野の確保

　中結腸動脈へのアプローチでは手術台は水平位のままでよいが，右結腸曲から右半結腸の授動においては手術台を右高位として重力による牽引を術野展開に利用する．また，腸管前壁の点墨を確認して病変部を同定し，口・肛門側腸管切断予定部の設定には目的の長さに切った臍帯結紮糸をメジャーとして用いる．

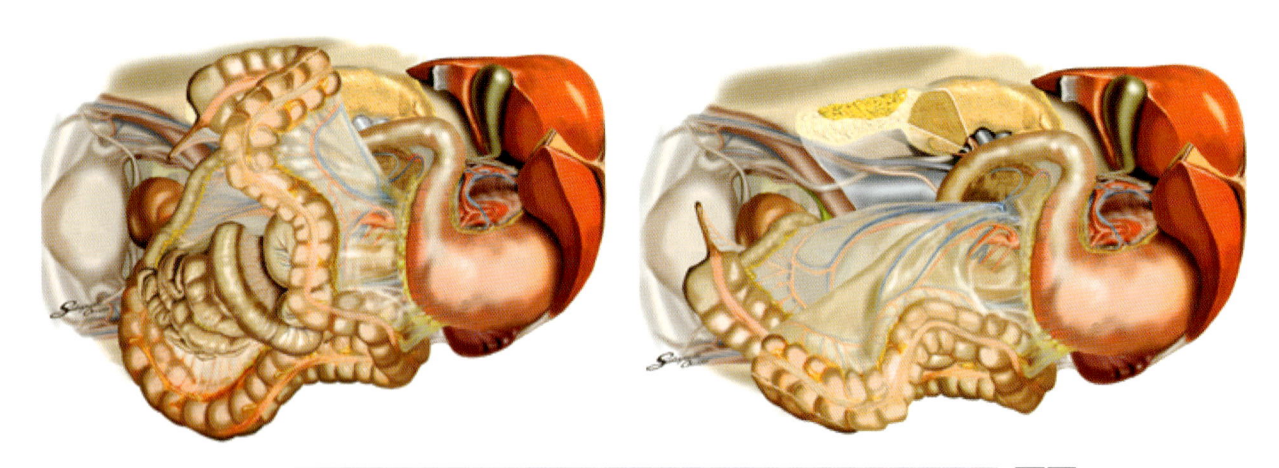

図3　横行結腸〜盲腸の剥離・授動 a b

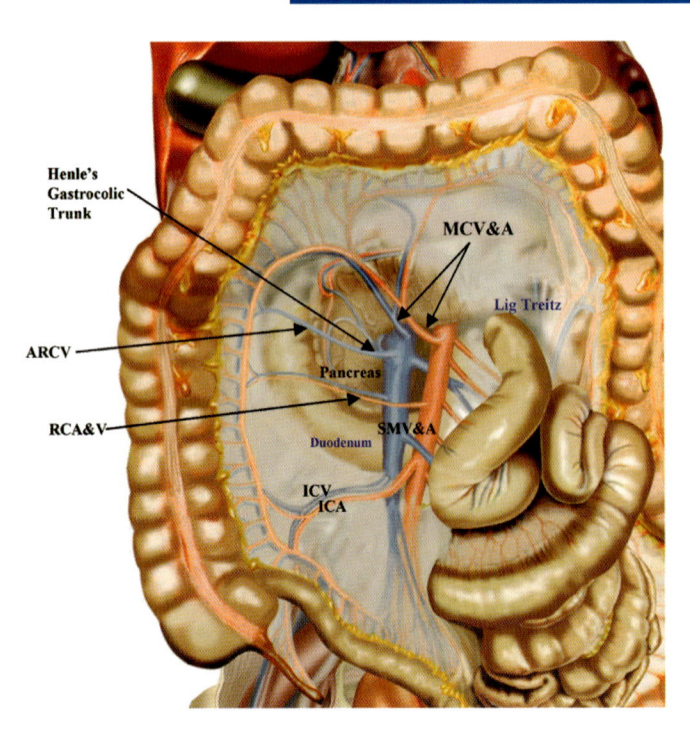

図4　横行結腸右側癌に対する内側アプローチに必要な外科解剖

　通常薄い間膜を介して透見できる十二指腸水平部と Treitz 靱帯近傍の膵体部下縁が，横行結腸間膜への内側アプローチの適切な剥離層同定の landmark となる．
　ICA：回結腸動脈　ICV：回結腸静脈　RCA：右結腸動脈　RCV：右結腸静脈　Henle's Gastrocolic Trunk：Henle の胃結腸静脈幹　MCA：中結腸動脈　MCV：中結腸静脈　Duodenum：十二指腸　Pancreas：膵臓　Lig. of Treitz：Treitz 靱帯

2）内側アプローチ

著者らは，癌手術の原則の遵守と合理的な操作の点から内側アプローチを推奨している[6]．内側アプローチにて中枢側リンパ節郭清と血管処理を先行し，横行結腸から回盲部を授動して，腸管の切離と吻合は体外で行う．この手技は病変部腸管への操作を最小限にして癌の血管・管腔・腹腔内への散布を抑え，創部再発予防にも有用な手技と考えている．横行結腸右側癌に対する内側アプローチでは，図4の外科解剖を十分理解しておく必要がある．とくに，横行結腸間膜へのアプローチでは，右側では十二指腸水平部が，左側ではTreitz靱帯と膵体部下縁が適切な剥離層を設定するlandmarkとなる．

3）横行結腸右側進行癌に対する手技

（1）内側アプローチによる横行結腸間膜の剥離

横行結腸右側進行癌で，中結腸動脈右枝が支配血管で回結腸動静脈と回盲部を温存する術式（腹腔鏡補助下Bauhin弁温存結腸右半切除術）について述べる．

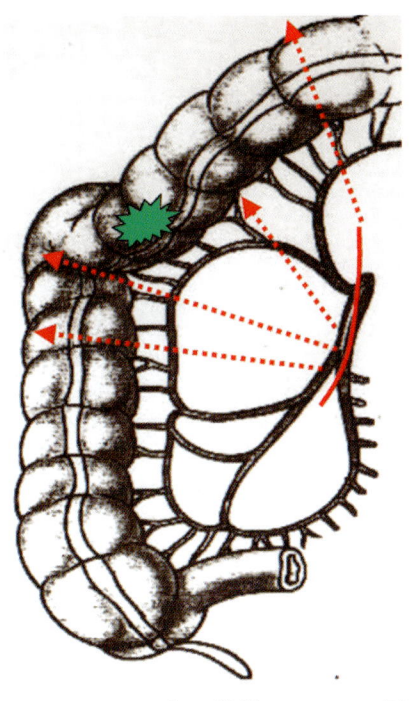

Duodenum：十二指腸　ICA&V：回結腸動・静脈　SMA：上腸間膜動脈　SMV：上腸間膜静脈　MCA：中結腸動脈　MCA-rt：中結腸動脈右枝　MCA-lt：中結腸動脈左枝　Pancreas：膵臓

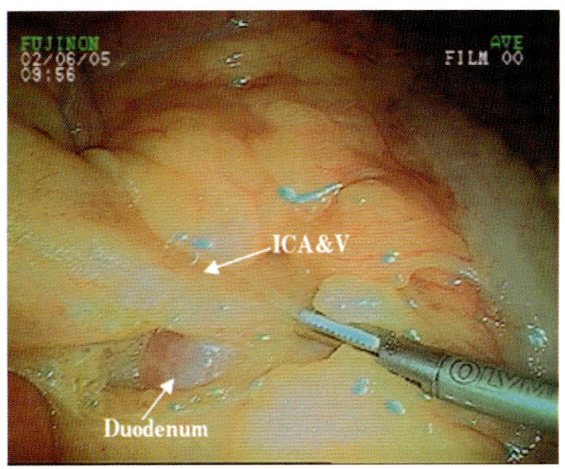

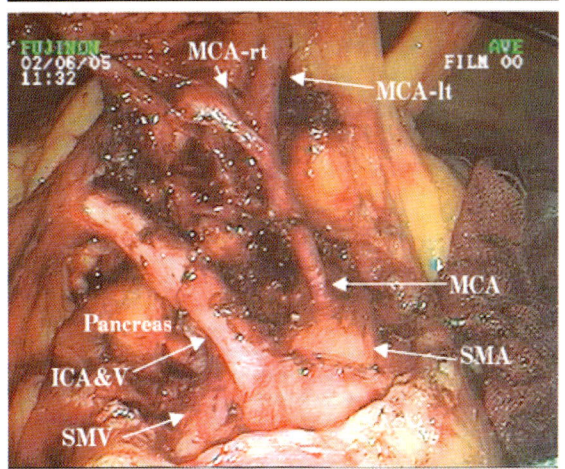

図5　内側アプローチとリンパ節郭清（D3）

a, b：回結腸動静脈を右結腸間膜を介して透見される十二指腸水平部の下縁に同定し，その尾側で根部付近から右結腸間膜を剥離して上腸間膜動静脈前面へアプローチする．

c：回結腸動静脈を温存しつつ，上腸間膜動静脈の前面の郭清を頭側に進めて中結腸動脈根部の郭清（D3郭清）に繋げる．

212　V．腹腔鏡下大腸手術手技の最前線

　まず，術者は患者左側に位置して臍部のポートから腹腔鏡を挿入し，盲腸付近の腸間膜を牽引して腸間膜内の回結腸動静脈を索条物として確認する．その根部は，通常，薄い右結腸間膜を介して透見される十二指腸水平部の下縁に同定できる．十二指腸水平部上縁で右結腸動脈（これがない場合は回結腸動脈）根部付近から上腸間膜動脈前面の郭清を開始すべく，腸間膜を浅く切離して剝離開始のラインをつけておく（図5a，b）．こののち術者は患者の両下肢間に移動して腹腔鏡を恥骨上部のポートへ移し，先のラインに沿って腸間膜の剝離を頭側へ浅く進める．回結腸動静脈は温存しつつ，上腸間膜動静脈前面の郭清をTreitz靱帯を目標に頭側に進めて中結腸動脈根部まで郭清（D3郭清）する（図5c）．

　なお，上腸間膜動脈から独立分岐する右結腸動脈はないことも多いが，その有無は十二指腸水平部上縁付近で確認できる．著者らは，後述するようにIntegrated 3D-CT画像を用いて右結腸動脈の有無，上腸間膜動静脈の走行形態や中結腸動静脈の分岐形

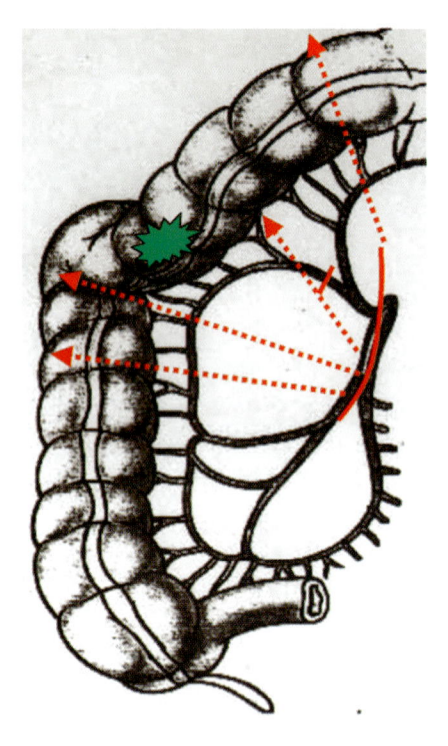

SMV：上腸間膜静脈　MCA：中結腸動脈　MCA-rt：中結腸動脈右枝　MCA-lt：中結腸動脈左枝　Pancreas：膵臓　Henle's gastrocolic trunk：Henleの胃結腸静脈幹　ACRV：副右結腸静脈　RGEV：右胃大網静脈　SPDV：上膵十二指腸静脈

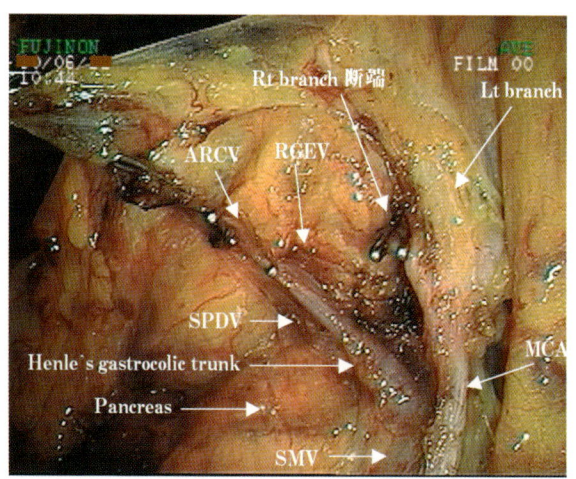

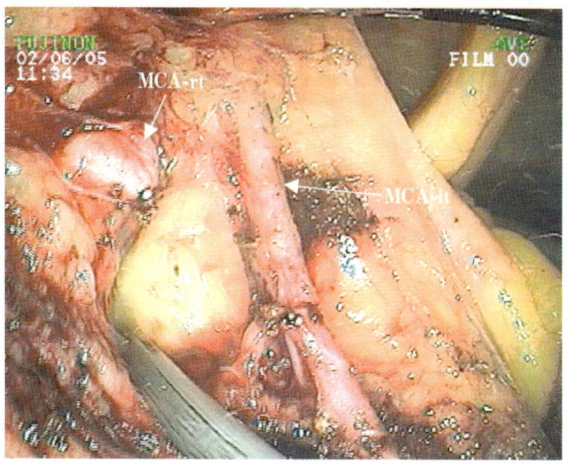

図6　血管処理
a，b：上腸間膜静脈前面の郭清を頭側へ進めるとHenleの胃結腸静脈幹が同定できる．同部へ流入する前膵十二指腸静脈・右胃大網静脈を温存して残る流入静脈の副右結腸静脈を処理する．
c：中結腸動脈根部の#223の郭清から#222を#222-ltも含めてen blocに郭清し，血管は左枝を温存して右枝を処理し，中枢側のD3郭清を完了する．

態を詳細に把握し，術前シミュレーションと術中ナビゲーションに応用している[3]．さらに，上腸間膜静脈前面の郭清を頭側へ進めるとHenleの胃結腸静脈幹が同定できる．同部へ流入する前膵十二指腸静脈・右胃大網静脈を温存して残る流入静脈の副右結腸静脈を処理する（図6a, b）．この術野で副右結腸静脈の流入部が明らかでない場合は，後述する胃結腸間アプローチで副右結腸静脈流入部を確認して処理すると良い．本例では中結腸動脈根部の#223の郭清から#222を#222-ltも含めてen blocに郭清し，血管は左枝を温存して右枝を処理し，中枢側のD3郭清とした（図6c）．こののち，中結腸静脈を処理するが，これは動脈の背側にあるので損傷しないように注意して処理する．続いて，横行結腸間膜の剝離を十二指腸下行脚前面の層で頭側へ進めると，膵頭部・十二指腸から横行結腸間膜右側の授動が終了する．この際に，胆囊が確認できることもある．

(2) 回盲部の授動

次に，回盲部の授動操作に移る．小腸を右上腹部に移動させたのち，回盲部尾側で後腹膜下に右精巣/卵巣動静脈を確認する．また，その内側で右総腸骨動脈前面に右尿管が後腹膜下に透見できることが多い．右精巣/卵巣動静脈と右尿管を後腹膜下に確認し，尾側より後腹膜下筋膜前面で回盲部の剝離を開始する．剝離を頭側の十二指腸水平部前面に連続させると後腹膜下筋膜前面の層で回盲部の授動が行え，右精巣/卵巣動静脈と右尿管はその背側に確実に温存できる（図7）．

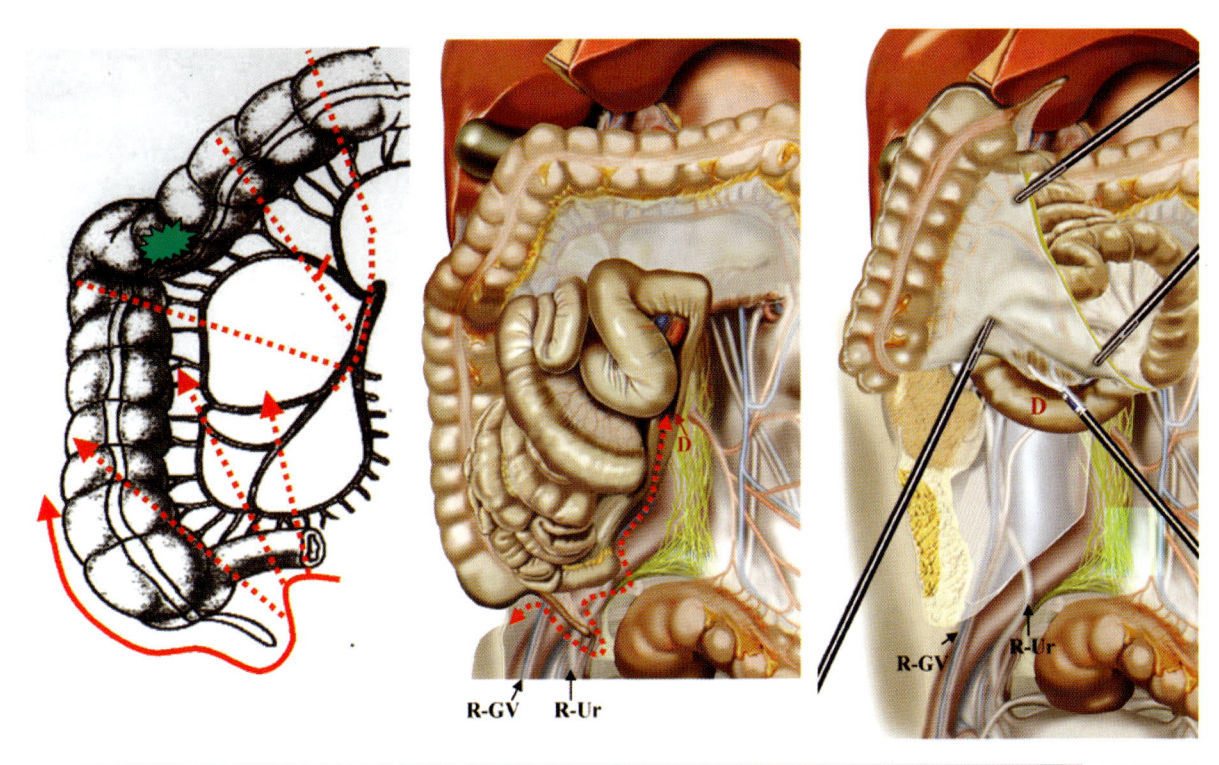

図7　回盲部の授動

回盲部尾側の後腹膜下に右精巣/卵巣動静脈とその内側で右総腸骨動脈前面に右尿管が透見できる．この腹側の後腹膜下筋膜前面で回盲部の剝離を開始し，頭側の十二指腸水平部前面に連続させると後腹膜下筋膜前面の層で回盲部の授動が行え，右精巣/卵巣動静脈と右尿管は後腹膜下筋膜前面背側に確実に温存される．

R-GV：右精巣/卵巣動静脈　R-Ur：右尿管　D：十二指腸水平部

（3）右結腸曲の剥離と右半結腸の授動

術者は患者の両下肢から左側に移動し，腹腔鏡は恥骨上部から臍部のポートに移して切除すべき横行結腸から大網と胃結腸間膜の剥離を十二指腸球部外側から右結腸曲に向かって進める（図8a，b）．前項（1）の横行結腸間膜側からの術野で副右結腸静脈のHenleの胃結腸静脈幹への流入部が明らかでなかった場合は，横行結腸を左側へ，胃を右側へ展開するこの術野（胃結腸間アプローチ）でその流入部を明らかにして確実に処理する．この術野は，病変が胃幽門側大弯に近接して右胃大網動静脈の合併切除を要する場合も，良好な視野で右胃大網動静脈を処理できる．次に，右結腸間膜と上行結腸の剥離授動を十二指腸下行脚前面から右腎筋膜前面および後腹膜下筋膜前面で外側尾側へ進め，前述した回盲部からの剥離層と連続させて右半結腸の授動を完了する（図9）．なお，前項（2）の尾側からの回盲部授動を先行しなくても，本項で述べた右結腸曲からの剥離操作のみで回盲部まで右半結腸の授動が行えることも多いが，腫瘍が大きい場合などには尾側からの回盲部授動を先行しておいた方が腫瘍部への操作を最小限にできる．

（4）腸切除と吻合

臍部のポート創を4～5cmに延長し，創縁をラッププロテクターで保護して右半結腸を体外へ誘導する．体外で腸管切離予定部の辺縁動静脈を処理し，腸管を絹糸で結紮して管腔内転移予防とし，リニアステイプラー（リニアカッター青75など）にてfunctional end to end法にて腸切除と吻合を行う（図10）．体外にて予防的虫垂切除を追加し，腸間膜欠損部は修復せず，右下腹部よりドレーンを吻合部付近に留置し，閉創して手術を終了する（図11）．

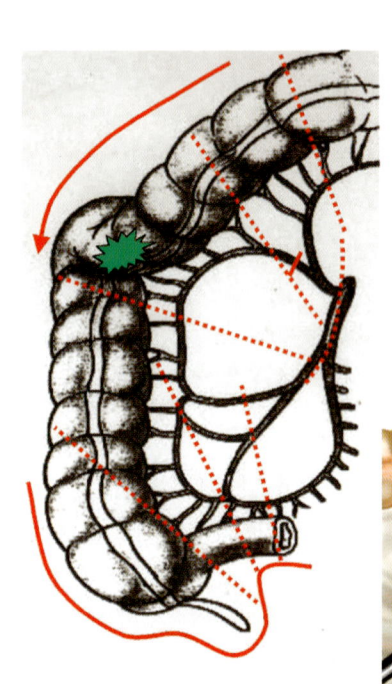

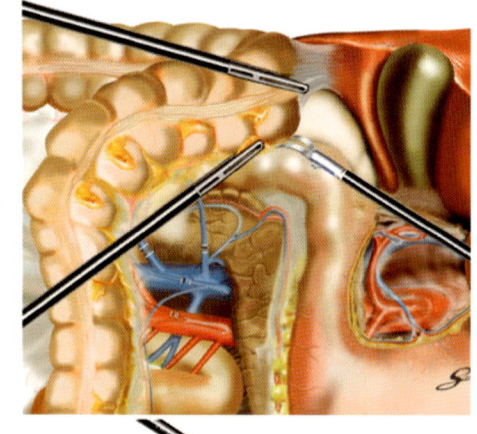

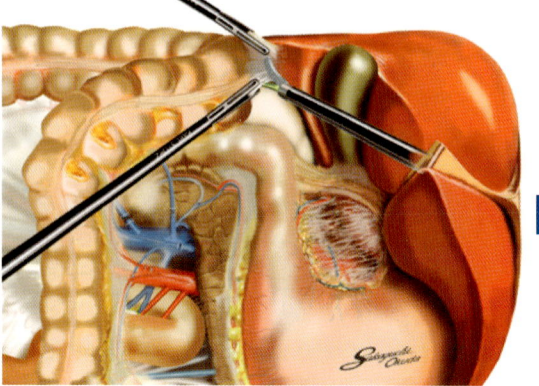

図8 右結腸曲の剥離
胃結腸間アプローチにて切除すべき横行結腸から大網と胃結腸間膜・肝結腸間膜の処理を十二指腸球部外側から右結腸曲に向かって進める．

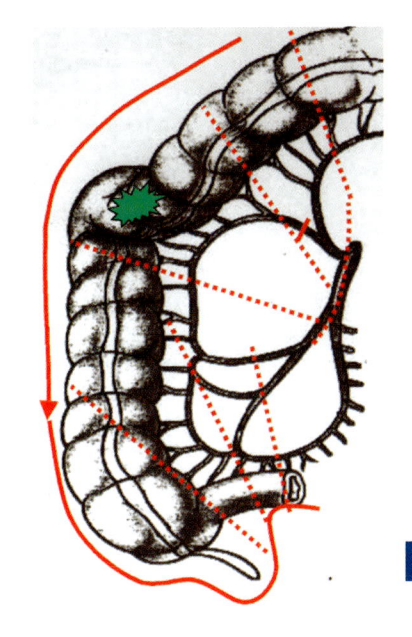

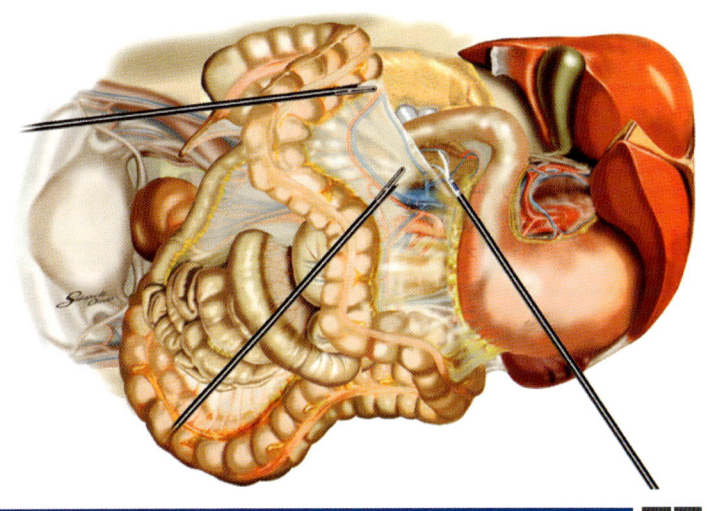

2. 大腸癌に対する腹腔鏡下手術　215

図9　右半結腸の剥離授動　a b

右結腸間膜と上行結腸の剥離授動を十二指腸下行脚前面から右腎筋膜前面および後腹膜下筋膜前面で外側尾側へ進め，回盲部からの剥離層と連続させて右半結腸の授動を完了する．

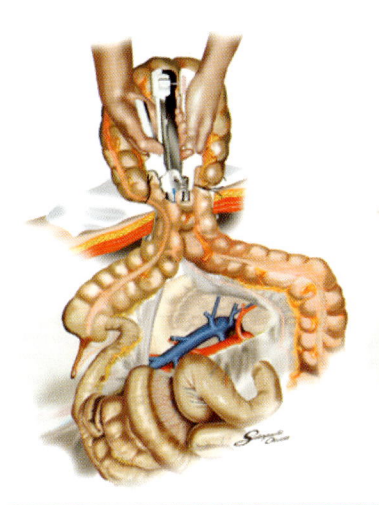

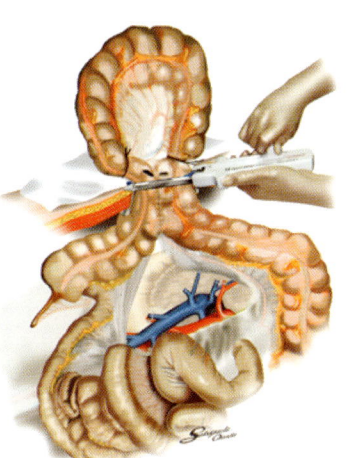

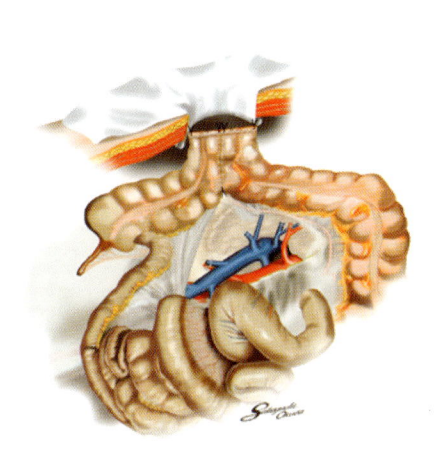

図10　体外での腸切除と吻合　a b c

臍部のポート創を 4～5 cm に延長し，創縁をラッププロテクターで保護して左半結腸を体外へ誘導する．体外で腸管切離予定部の辺縁動静脈を処理し，腸管を絹糸で結紮して管腔内転移予防とし，リニアステイプラー（リニアカッター青75など）にて functional end to end 法にて腸切除と吻合を行う．

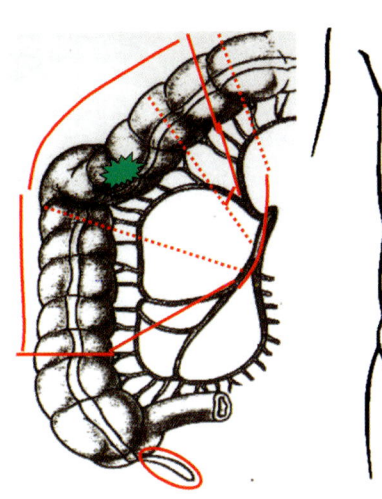

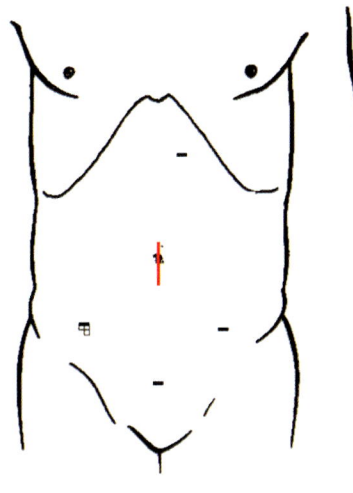

図11　腹腔鏡補助下 Bauhin 弁温存結腸右半切除完了図　a b

体外にて予防的虫垂切除を追加し，腸間膜欠損部は修復せず，右下腹部よりドレーンを吻合部付近に留置し，閉創して手術を終了する．

4）ピットフォールと対策

（1）注意すべき剥離層－横行結腸間膜の剥離－

十二指腸水平部をlandmarkに横行結腸間膜の剥離を開始し，上腸間膜動静脈前面の層に入って，上腸間膜動静脈前面から中結腸動静脈根部の郭清と血管処理を行う（図12a，b）．この際，横行結腸間膜の頭側左側の剥離においては，剥離層を誤認して膵体部背側に入る恐れがあるため，Treitz靱帯と膵体部下縁を同定して，確実に膵体部腹側に剥離を進めるところがポイントとなる（図12c）．

（2）注意すべき血管－横行結腸右側部の血管分岐・走行形態のバリエーション－

右・中結腸動脈の分岐・走行形態は多彩[7)8)]であるため，中枢側リンパ節郭清と支配血管の同定・処理には注意を要する（図13）．著者らが独自に考案して導入したintegrated 3D-CT画像を活用すれば，術前に個々の患者の血管分岐・走行形態や病変支配血管を正確に把握することができ，術前シミュレーションや術中ナビゲーションとしてきわめて有用である（図14）．

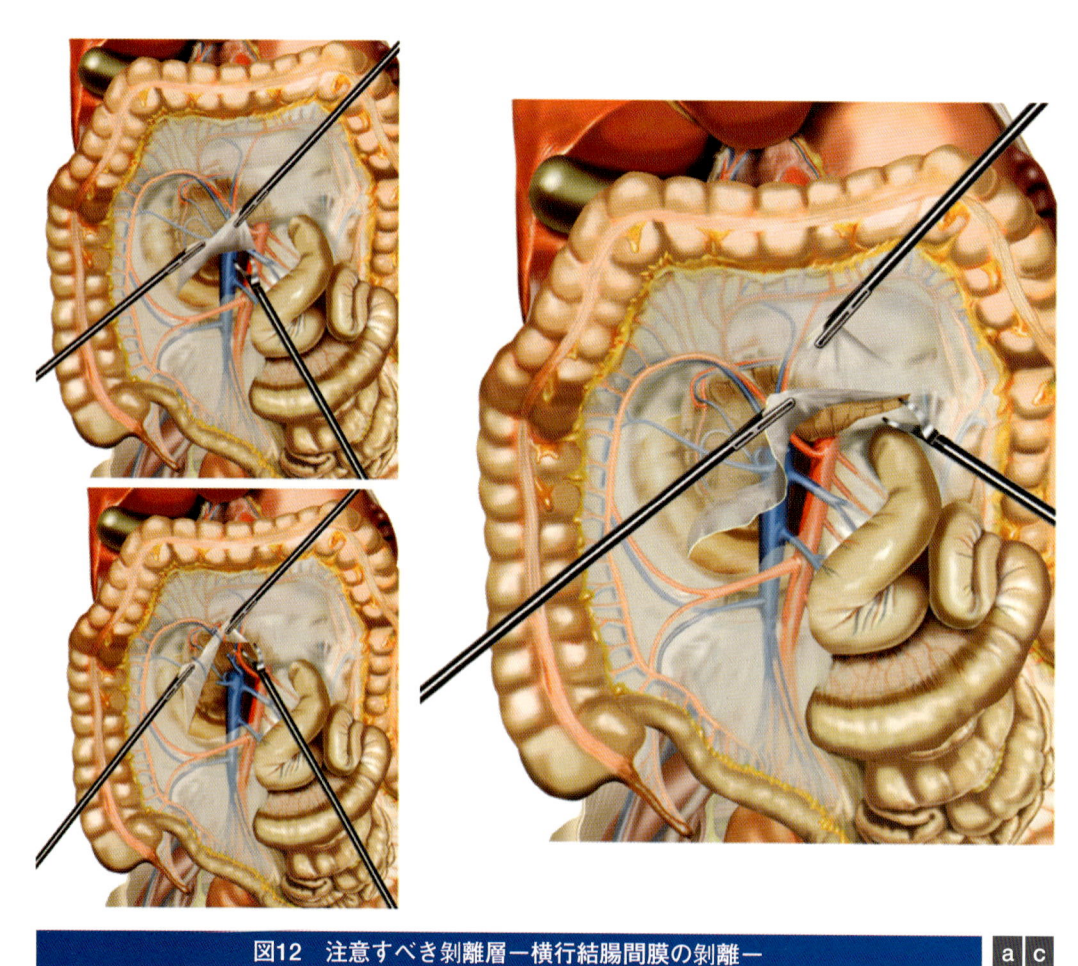

図12 注意すべき剥離層－横行結腸間膜の剥離－

a，b：十二指腸水平部をlandmarkに横行結腸間膜の剥離を開始し，上腸間膜動静脈前面の層に入って，上腸間膜動静脈から中結腸動静脈根部の郭清と血管処理を行う．

c：横行結腸間膜の頭側左側の剥離においては，剥離層を誤認して膵体部背側に入る恐れがあるため，Treitz靱帯と膵体部下縁を同定して，確実に膵体部腹側に剥離を進めるところがポイントとなる．

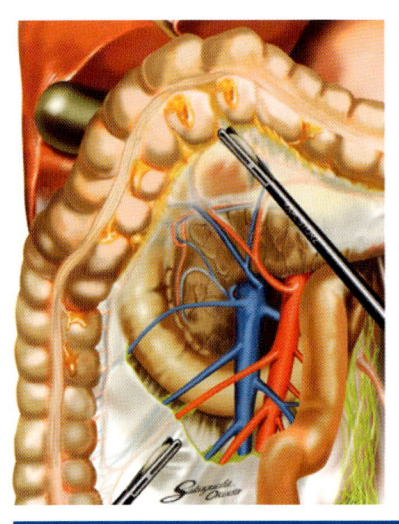

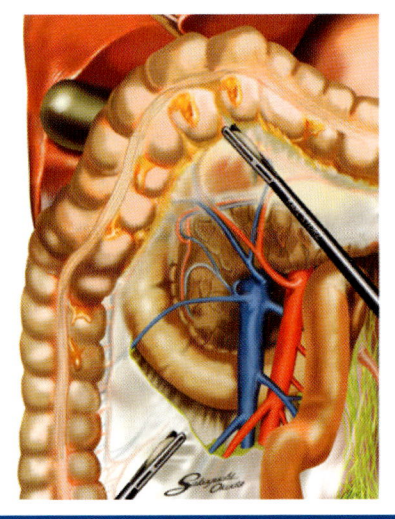

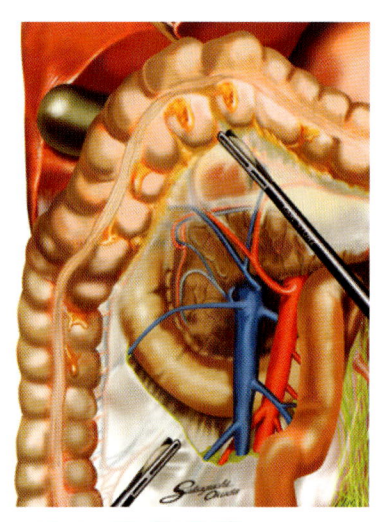

2. 大腸癌に対する腹腔鏡下手術　217

図13　注意すべき血管—横行結腸右側部の血管分岐・走行形態のバリエーション—　a b c

　右・中結腸動脈の分岐・走行形態は多彩であるため，中枢側リンパ節郭清と支配血管の同定・処理には注意を要する．

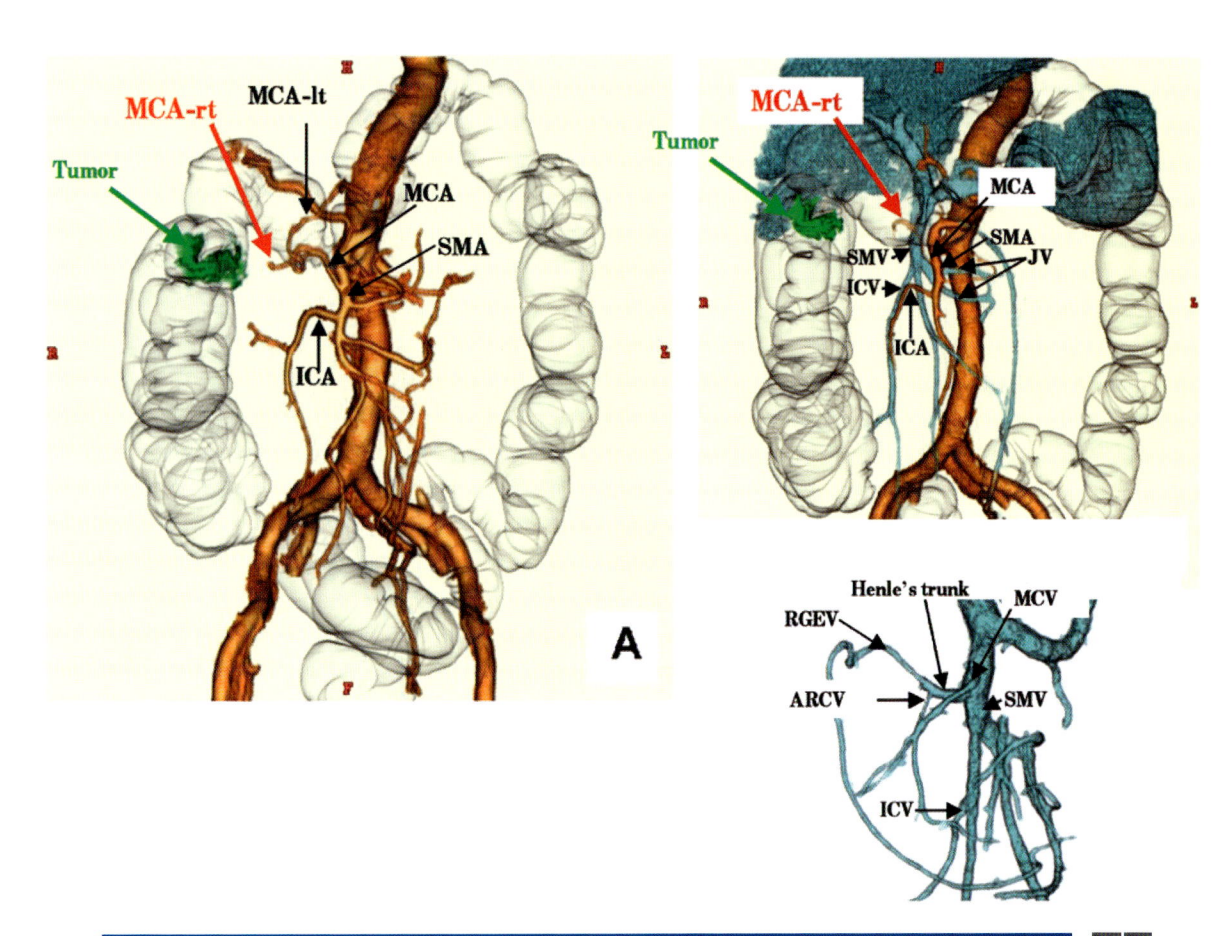

図14　横行結腸右側癌に対する Integrated 3D-CT 画像の有用性　a b c

　著者らが独自に考案して導入した integrated 3D-CT 画像を用いれば，個々の患者の血管分岐・走行形態や病変支配血管を正確に把握することができ，術前シミュレーションや術中ナビゲーションとしてきわめて有用である．
　Tumor：腫瘍　ICA：回結腸動脈　ICV：回結腸静脈　SMA：上腸間膜動脈　SMV：上腸間膜静脈　MCA：中結腸動脈　MCV：中結腸静脈　MCA-rt：中結腸動脈右枝　MCA-lt：中結腸動脈左枝　Henle's Trunk：Henle の胃結腸静脈幹　RGEV：右胃大網静脈　ARCV：副右結腸静脈

(3) 注意すべき剥離部—右結腸間膜—

右結腸曲付近の腸間膜の剥離を十二指腸下行脚前面の層で尾側へ進めて行くとHenleの胃結腸静脈幹に流入する副右結腸静脈が露出されてくる．横行結腸間膜側からの郭清時に副右結腸静脈が不明瞭で処理されていないときは，この展開時に処理するとよい（図15）．ただし，副右結腸静脈は短くて裂けやすく，Henleの胃結腸静脈幹流入部で裂けると止血が困難で開腹縫合止血が必要になることもあるので，牽引には十分注意して確実に処理する．

(4) 注意すべき剥離部—右胃大網動静脈合併切除—

病変が胃幽門側大弯に近接しているために右胃大網動静脈を合併切除する場合，胃

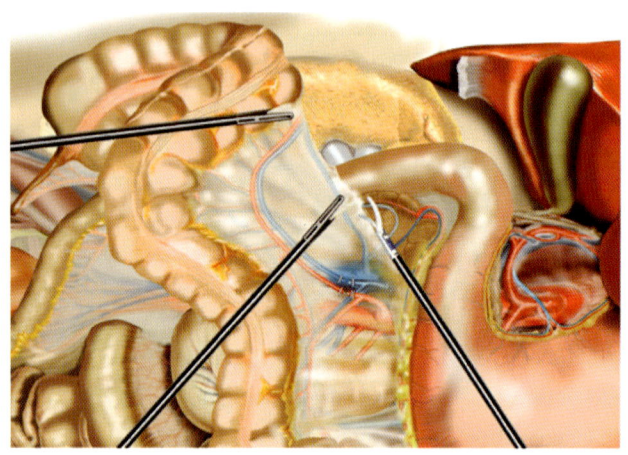

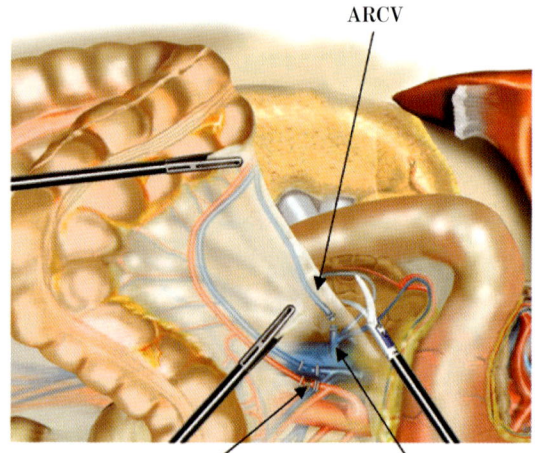

図15　注意すべき剥離部—右結腸間膜—

a：右結腸曲付近の腸間膜の剥離を十二指腸下行脚前面の層で尾側へ進めて行くとHenleの胃結腸静脈幹に流入する副右結腸静脈が露出されてくる．中枢側郭清時に副右結腸静脈が不明瞭で処理されていないときは，この展開時に処理するとよい．
b：副右結腸静脈は短くて裂けやすく，Henleの胃結腸静脈幹流入部で裂けると止血が困難で開腹縫合止血が必要になることもあるので，牽引には十分注意して確実に処理する．

MCA&V-rt：中結腸動静脈右枝　Henle's gastrocolic trunk：Henleの胃結腸静脈幹　ARCV：副右結腸静脈

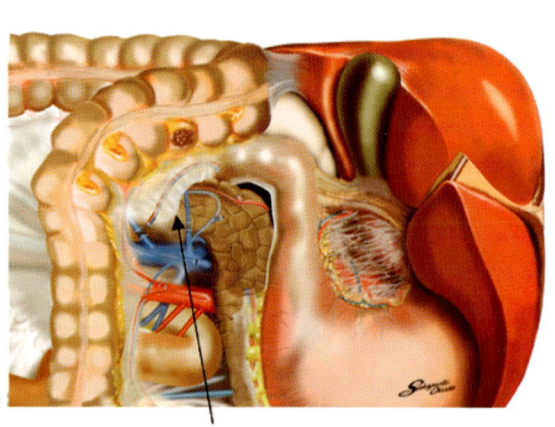

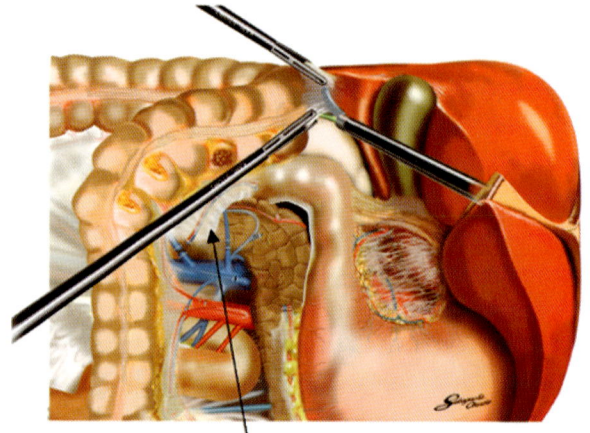

図16　注意すべき剥離部—右胃大網動静脈合併切除—

Rt. GEAV：右胃大網動静脈

結腸間アプローチによる良好な視野で胃壁から合併切除する右胃大網動静脈を適切に処理できる（図16）．

おわりに

横行結腸右側癌に対する腹腔鏡下手術は，Henle の胃結腸静脈幹を含む多彩な分岐・走行形態を示す中枢側血管の的確な処理，横行結腸間膜の適切な剝離層の取り方と安全な右結腸曲授動の点で難易度が高いと考えられる．したがって，3D-CT などの画像所見も参考に腹腔鏡下の外科解剖を十分に把握したうえで，癌手術の原則を遵守した合理的でシステム化された手技を確立することが必要不可欠である．

文　献

1) 宮島伸宜, 山川達郎：横行結腸癌に対する手術．小西文雄編，腹腔鏡下大腸手術，第1版, 金原出版, 東京　71－82, 1998.
2) 奥田準二, 豊田昌夫, 谷川允彦ほか：大腸腫瘍に対する根治性求めた腹腔鏡手術．早期大腸癌　3(5)：449－458, 1999.
3) 奥田準二, 田中慶太朗, 李相雄ほか：腹腔鏡下大腸手術手技の最前線6－進行大腸癌に対する種々の工夫を加えた3D-CT画像に基づく腹腔鏡下ナビゲーション手術－．外科治療　84(6)：1015－1027, 2001.
4) 松木　充, 奥田準二, 可児弘行ほか：消化管の腹腔鏡下手術の支援画像．外科治療　89(5)：567－580, 2003.
5) 奥田準二, 田中雅夫, 清水周次ほか：5 mm フレキシブルビデオスコープの advanced laparoscopic surgery における有用性．日鏡外会誌　9(5)：593－597, 2004.
6) 奥田準二：腹腔鏡下大腸手術の最前線－大腸疾患に対する外科治療の新戦略－．監修 谷川允彦, 編集 奥田準二, 豊田昌夫　永井書店, 2002.
7) Michels NA：Cardiovasc Surg 39：127, 1963. James EA：Grant's Atlas of Anatomy. 8th ed., Williams & Wilkins, Baltimore, 1983.
8) James EA, : Grant's Atlas of Anatomy. 8th ed., Williams & Wilkins, Baltimore, 1983.

（奥田準二，谷川允彦）

V. 腹腔鏡下大腸手術手技の最前線
State-of-the-art Technique of Laparoscopic Colorectal Surgery

2 大腸癌に対する腹腔鏡下手術
Laparoscopic Surgery for Colorectal Cancer

2-3 横行・下行結腸癌に対する腹腔鏡下手術
Laparoscopic Surgery for Transverse and Descending Colon Cancer

はじめに

結腸の中でも左結腸曲近傍の横行結腸や下行結腸の癌に対する腹腔鏡下手術は、的確なリンパ節郭清や血管処理だけでなく、安全で適切な腸間膜剥離と左結腸曲の授動の点でも難易度が高いとされている[1]。

本項では、左結腸曲近傍の横行結腸癌と下行結腸癌に対する腹腔鏡下手術の実際について述べる。

1 適 応

著者らは、癌手術の原則を遵守した適切な手技のもとに適応を段階的に拡大し、減圧不能の腸閉塞・高度他臓器浸潤や巨大腫瘍などの症例を除き、内視鏡的切除（EMR/ESD）適応外の早期癌から漿膜浸潤癌までを適応としている。なお、巨大腫瘍とは、大きさの目安として8 cmを越えるものであるが、体型などによっても難易度が異なるため、病変部への直接操作が避けられない大きさの腫瘍とした。リンパ節郭清は、内視鏡的切除困難な粘膜内癌（M癌）にはD0-1、隆起型粘膜下層癌（SM癌）にはD2、陥凹型SM癌と進行癌にはD3郭清を原則としている[2]。

2 術前処置

術数日前に大腸内視鏡で病変部近傍の腸管前壁に点墨を行い、術中病変部位確認の主なマーカーとしている。クリッピング法も併用し、点墨が確認できない場合に術中透視でクリップを確認して病変部位を同定できるようにしている。また、著者らは、

放射線科の協力のもと術前大腸内視鏡検査の直後にマルチスライスCTによる造影CT検査を行って3D-CT画像を作成してもらい，遠隔転移の検索の他に病変支配血管の分岐形態と走行を確認し，個々の症例に応じた合理的な血管処理を伴う系統的リンパ節郭清や腫大リンパ節・周囲臓器への浸潤の有無の検索に活用している[3]．

なお，腸管の機械的洗浄等の術前処置は厳密に行い，全身麻酔でも笑気を用いないようにして，とくに小腸の拡張による術野の劣化を予防する．

3 体位とモニター・チームの配置

患者をマジックベッドに固定して砕石位とし，鉗子操作を妨げないよう股関節は伸展させる．図1のごとく器械とチームを配置して全員が同じモニターを見てミラーイメージによる操作困難を予防している．

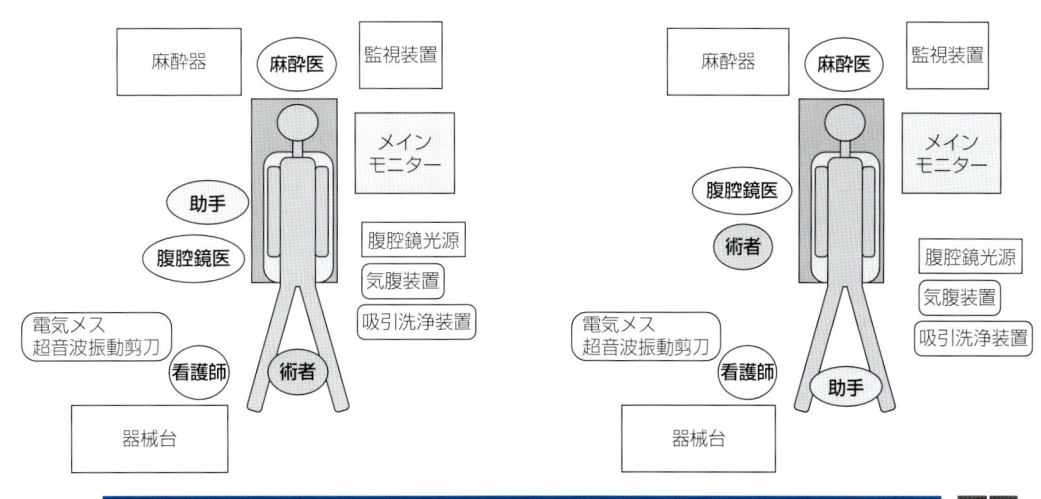

図1 体位とモニター・チームの配置 a b
a：中結腸動脈周囲リンパ節郭清から横行結腸間膜剝離の際の位置
b：下腸間膜動脈から左結腸動脈周囲リンパ節郭清と左結腸曲授動の際の位置

4 有用な手術器具

左結腸曲を見降ろしで正面視するにはフレキシブルスコープ（オリンパス）がよい[4]．癌散布予防のため病変部腸管はいかなる鉗子でも把持しない．また，腸管損傷防止のため鉗子での腸管の直接把持を避けて腸間膜や腹膜垂を把持する．腸間膜や腹膜垂を愛護的に把持するには，有窓の無傷把持鉗子（カールストルツジャパン）がよい．モニター外や不意の臓器損傷を避けるには，モノポーラよりもバイポーラの電気鋏（ビー・ブラウンエースクラップ）が安全で，リンパ節郭清や剝離にきわめて効果的である．血管周囲などの止血にはマクロ型バイポーラ凝固鉗子（ジョンソン・エンド・ジョンソン）が有用である．大網や腸間膜の切離には超音波振動剪刀が有用で，リガシュアー（タイコヘルスケアジャパン）を用いれば主要な血管切離もクリップレスに

行える．創部保護にはラッププロテクター（八光）を常用している．

5 手術手技

　右結腸曲寄りの横行結腸癌に対する手技は，右側結腸癌に対する腹腔鏡下手術に準じるため，前項（2－2．横行結腸右側癌に対する腹腔鏡下手術）で述べる．横行結腸中央の癌に対してはD1郭清では腹腔鏡下に腹腔内全体の観察を行い，病変部腸管を体外に誘導できる最も下腹部寄りに小切開創を置いて体外で切除・吻合する．D2/D3郭清では中結腸動脈の分岐形態を確認して血管処理するが，アプローチは以下に述べる左結腸曲寄りの横行結腸癌と同様である．したがって，本項では，左結腸曲近傍の横行・下行結腸癌に対する手技を述べる．

1．ポートの配置

　臍部より open technique にて12mmのポートを挿入し，気腹法（気腹圧7〜8 mmHg）にて術野を確保する．図2に左結腸曲近傍の横行結腸癌と下行結腸癌に対するポートの配置を示す．腹腔鏡下操作後に臍部ポート創を4〜5 cmに延長して，病変部腸管を体外へ誘導して腸切除と吻合は体外で行う．最後に，左下腹部ポート創からドレー

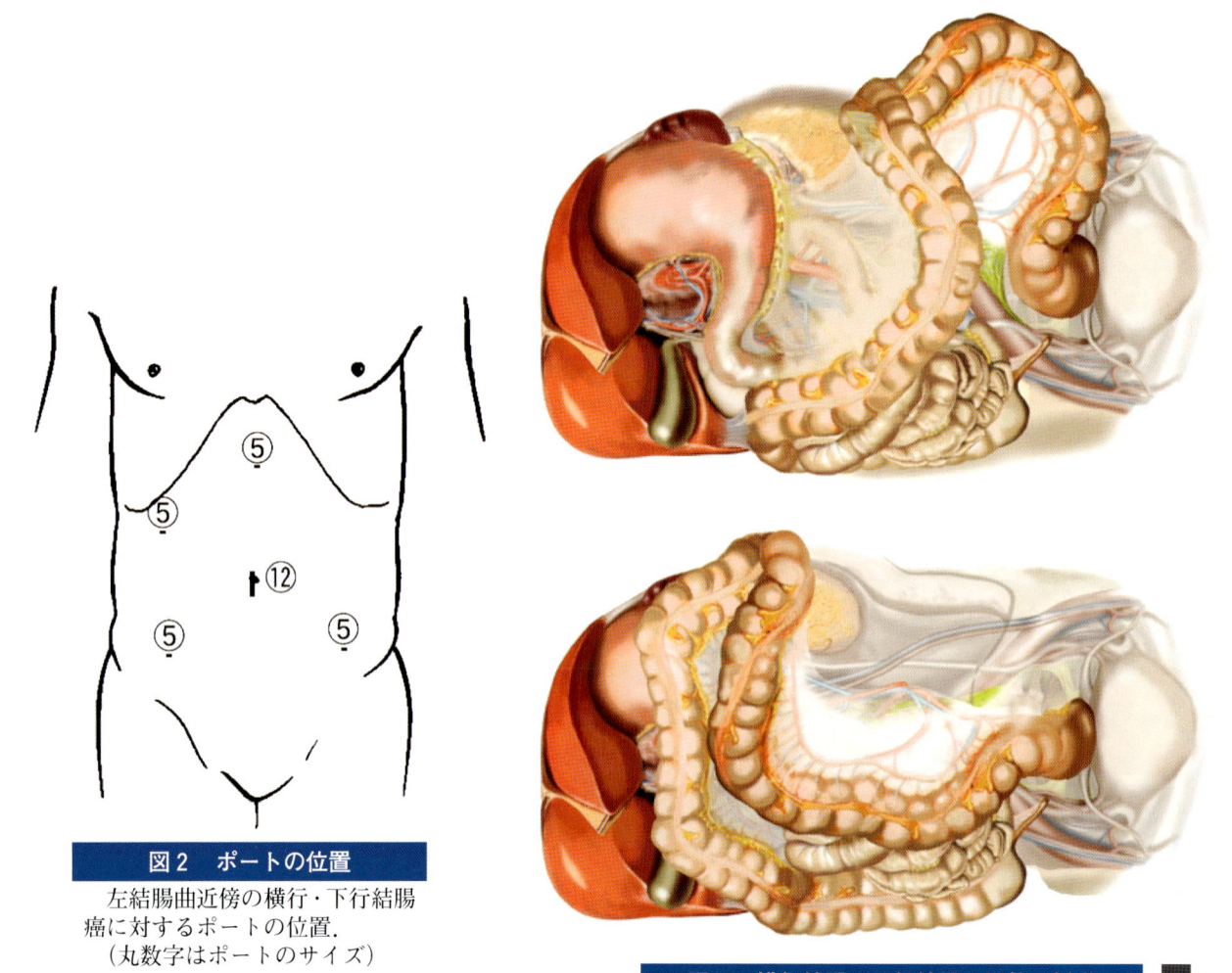

図2　ポートの位置
左結腸曲近傍の横行・下行結腸癌に対するポートの位置．
（丸数字はポートのサイズ）

図3　横行結腸〜下行結腸の剝離・授動

ンを挿入留置する．

2．術中ステージング

腹腔鏡の拡大視効果による詳細な視診に加え，腹腔鏡下超音波検査なども適宜利用し，肝転移，腹膜転移やリンパ節腫大の検索を行う．

3．左結腸曲近傍の内視鏡的切除困難なM癌について

内視鏡的切除困難なM癌に対する腹腔鏡下手術では，リンパ節郭清は必要ないか万一のsm浸潤を考慮してもD1＋α程度の郭清で良いので，腹腔鏡下には図3に示すように腸管授動のみを行い，臍部の小切開創より体外へ誘導して腸間膜処理，腸切除と吻合を行う．

4．D2/D3郭清を要する左結腸曲近傍の横行・下行結腸癌について

1）術野の確保

中結腸動脈へのアプローチでは手術台は水平位のままでよいが，左結腸曲から左結腸間膜へのアプローチでは手術台を左高位として横行結腸間膜左側から左結腸間膜を広く展開する．腸管前壁の点墨を確認して病変部を同定し，口・肛門側腸管切断予定

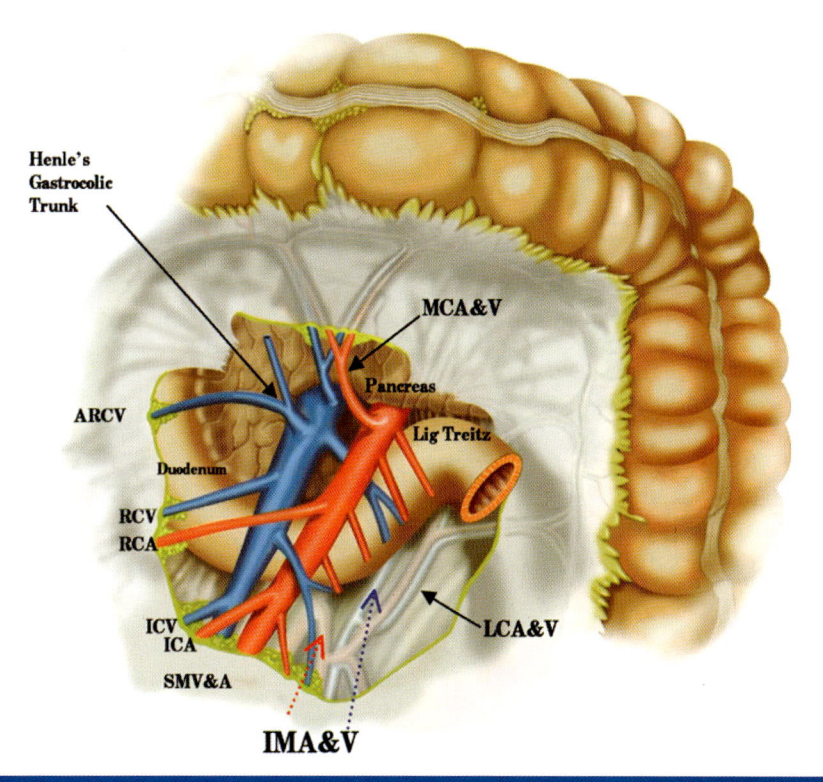

図4　左結腸曲近傍の横行・下行結腸癌に対する内側アプローチに必要な外科解剖

結腸間膜の剥離層のレベルは左右で異なり，右側では十二指腸前面であるが，左側では十二指腸背面のレベルとなる．左結腸曲の病変に対する内側アプローチでは，Treitz 靱帯と膵体部下縁が適切な剥離層を同定する landmark となる．
　ICA：回結腸動脈　ICV：回結腸静脈　RCA：右結腸動脈　RCV：右結腸静脈　Henle's Gastrocolic Trunk：Henle の胃結腸静脈幹　MCA：中結腸動脈　MCV：中結腸静脈　Duodenum：十二指腸　Pancreas：膵臓　Lig. of Treitz：Treitz 靱帯　IMA：下腸間膜動脈　IMV：下腸間膜静脈　LCA&V：左結腸動静脈

部の設定には目的の長さに切った臍帯結紮糸をメジャーとして用いる．

2）内側アプローチ

著者らは，癌手術の原則の遵守と合理的な操作の点から内側アプローチを推奨している[5]．内側アプローチにて中枢側リンパ節郭清と血管処理を先行し，横行結腸から下行結腸を授動して，腸管の切離と吻合は体外で行う．この手技は病変部腸管への操作を最小限にして癌の血管・管腔・腹腔内への散布を抑え，創部再発予防にも有用な手技と考えている．左結腸曲近傍の横行・下行結腸癌に対する内側アプローチでは，図4の外科解剖を十分理解しておく必要がある．とくに，横行結腸間膜へのアプローチでは，右側では十二指腸水平部が，左側ではTreitz靱帯と膵体部下縁が適切な剝離層を設定するlandmarkとなる．また，左結腸間膜背側の剝離を頭側へ進めると自動的に膵体部背側に入ってしまうので，横行結腸間膜左側を膵体部下縁腹側で切離して網囊を開放し，膵体部腹側を確認してから左結腸間膜の剝離面と連続させるようにする．

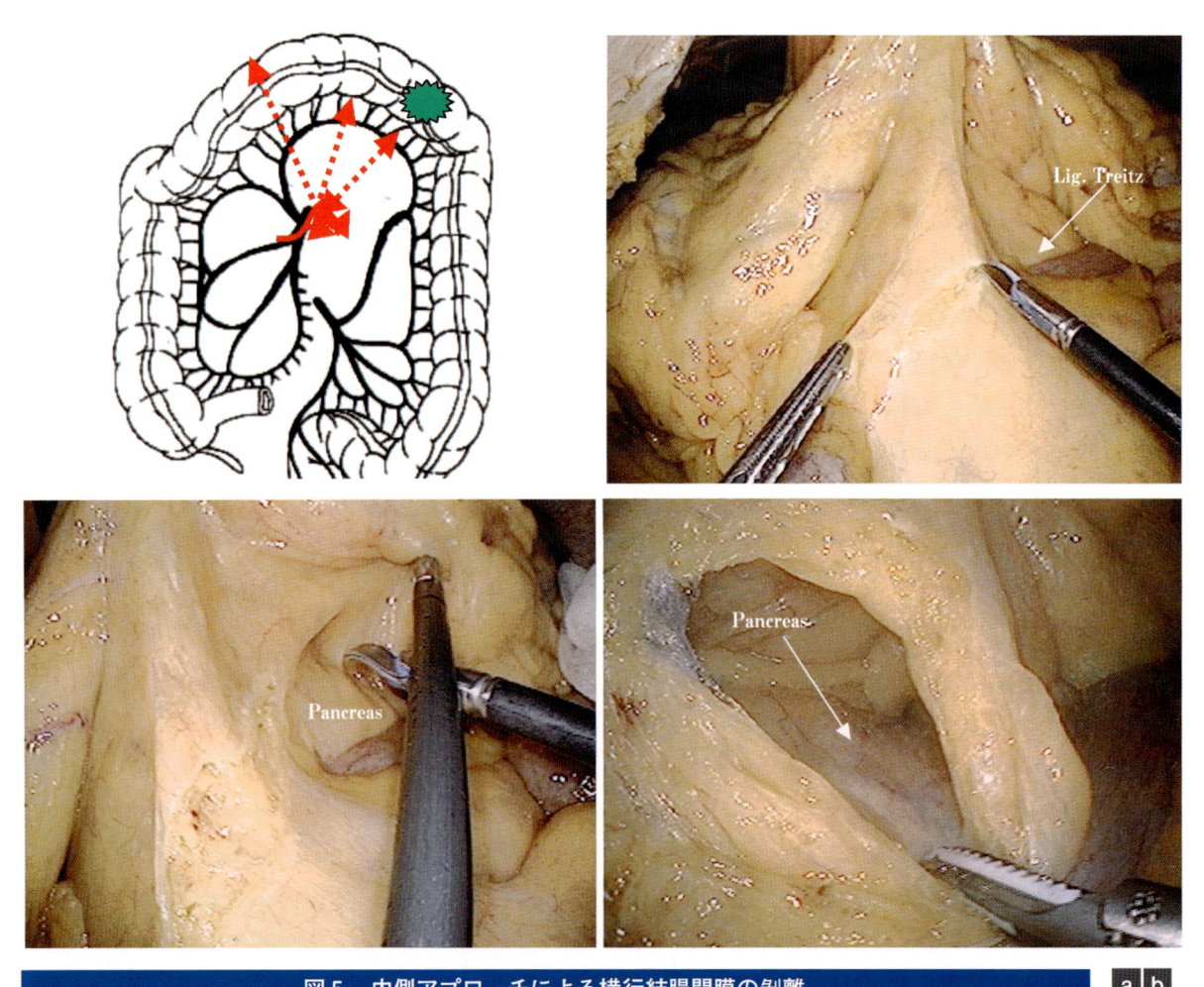

図5　内側アプローチによる横行結腸間膜の剝離	a b c d

a, b：横行結腸間膜右側を介して透見できる十二指腸水平部をlandmarkとしてその上縁の付近から横行結腸間膜の剝離を開始してTreitz靱帯の方向へ進める．
c, d：Treitz靱帯近傍では横行結腸間膜左側を介して膵体部下縁を確認し，その腹側で横行結腸間膜を剝離して網囊に入り，膵体部を確認する．
　Lig. of Treitz：Treitz靱帯　Pancreas：膵臓

3）左結腸曲近傍の横行結腸癌に対する手技
（1）内側アプローチによる横行結腸間膜の剝離

中結腸動脈左枝が病変支配血管である進行癌症例の術式を述べる．横行結腸間膜根部側からの内側アプローチを用いる．図5のごとく，横行結腸間膜右側を介して透見できる十二指腸水平部をlandmarkとしてその上縁の付近から横行結腸間膜の剝離を開始してTreitz靱帯の方向へ進める．Treitz靱帯近傍では横行結腸間膜左側を介して膵体部下縁を確認し，その腹側で横行結腸間膜を剝離して網囊に入り，膵体部を確認する．

（2）中枢側リンパ節郭清（D3郭清）と血管処理

右側では十二指腸水平部上縁で右結腸動脈（これがない場合は回結腸動脈）根部付近から上腸間膜動脈前面の郭清を頭側へ進める．また，左側では網囊開放部の膵体部腹側の層で剝離を内側に進め，中結腸動脈根部を左右から挟み込むようにして#223リンパ節を郭清し，D3郭清とする（図6）．血管は，中結腸動脈の右枝を温存し，左枝

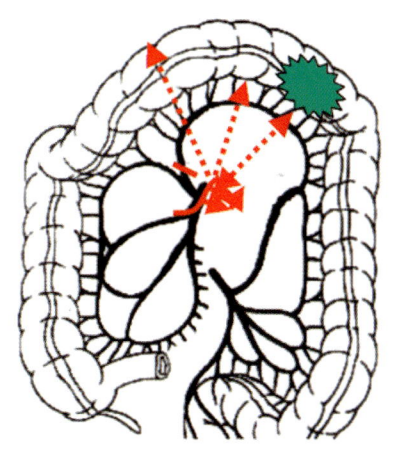

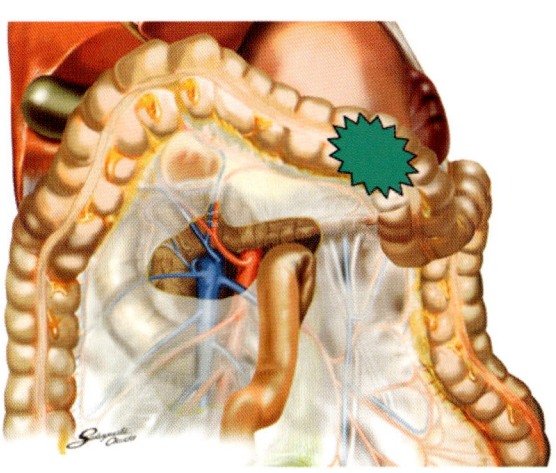

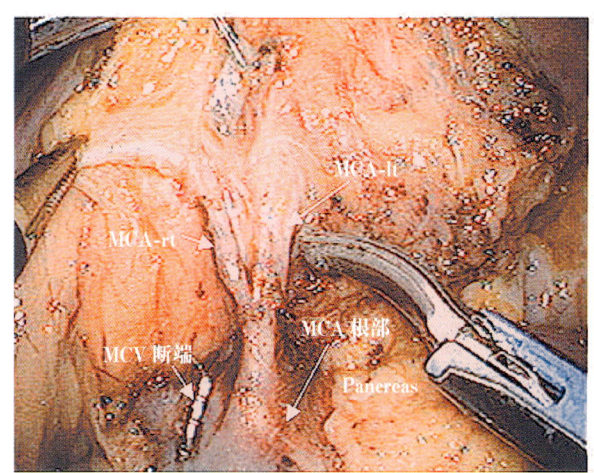

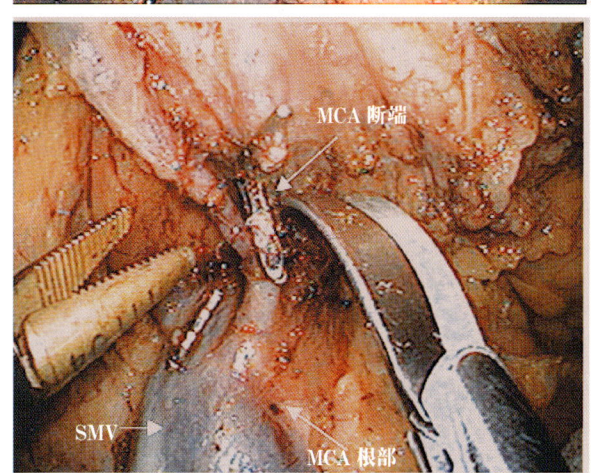

図6　中枢側リンパ節郭清と血管処理

右側では十二指腸水平部上縁で右結腸動脈（これがない場合は回結腸動脈）根部付近から上腸間膜動脈前面の郭清を頭側へ進める．また，左側では網囊開放部の膵体部腹側の層で剝離を内側に進め，中結腸動脈根部を左右から挟み込むようにして#223リンパ節を郭清し，D3郭清とする．血管は，中結腸動脈の右枝を温存し，左枝を処理する．なお，中結腸静脈は根部で処理することも多い．

MCA：中結腸動脈　MCV：中結腸静脈　Pancreas：膵臓　SMA：上腸間膜動脈　SMV：上腸間膜静脈

226　V．腹腔鏡下大腸手術手技の最前線

を処理する．なお，中結腸静脈は根部で処理することも多い．

（3）左結腸間膜の剥離と左結腸動静脈の処理

手術台を左高位とし，Treitz靱帯を支点に小腸を右腹部に移動させる．左結腸間膜を牽引すると腸間膜内に下腸間膜静脈（IMV）と左結腸動静脈（LCA & V）が索状物として確認できる．左結腸間膜内側からアプローチし，LCA & Vを適切な位置（本例ではIMVの外側）で処理する（図7）．次に，左結腸間膜を内側から外側へ剥離授動するが，腸間膜からその背側に癒着した光沢のある白色の後腹膜下筋膜（左腎前筋膜）を剥がし落とすように剥離操作を行うところがポイントである．また，左結腸間膜内のIMVは膵体部の背側で脾静脈や門脈に流入するため，左結腸間膜の後腹膜からの剥離を不用意に頭側へ進めていくと膵の背側へ入り，膵損傷や脾静脈損傷の原因となる．したがって，横行結腸間膜左側・左結腸間膜移行部の剥離は横行結腸間膜左

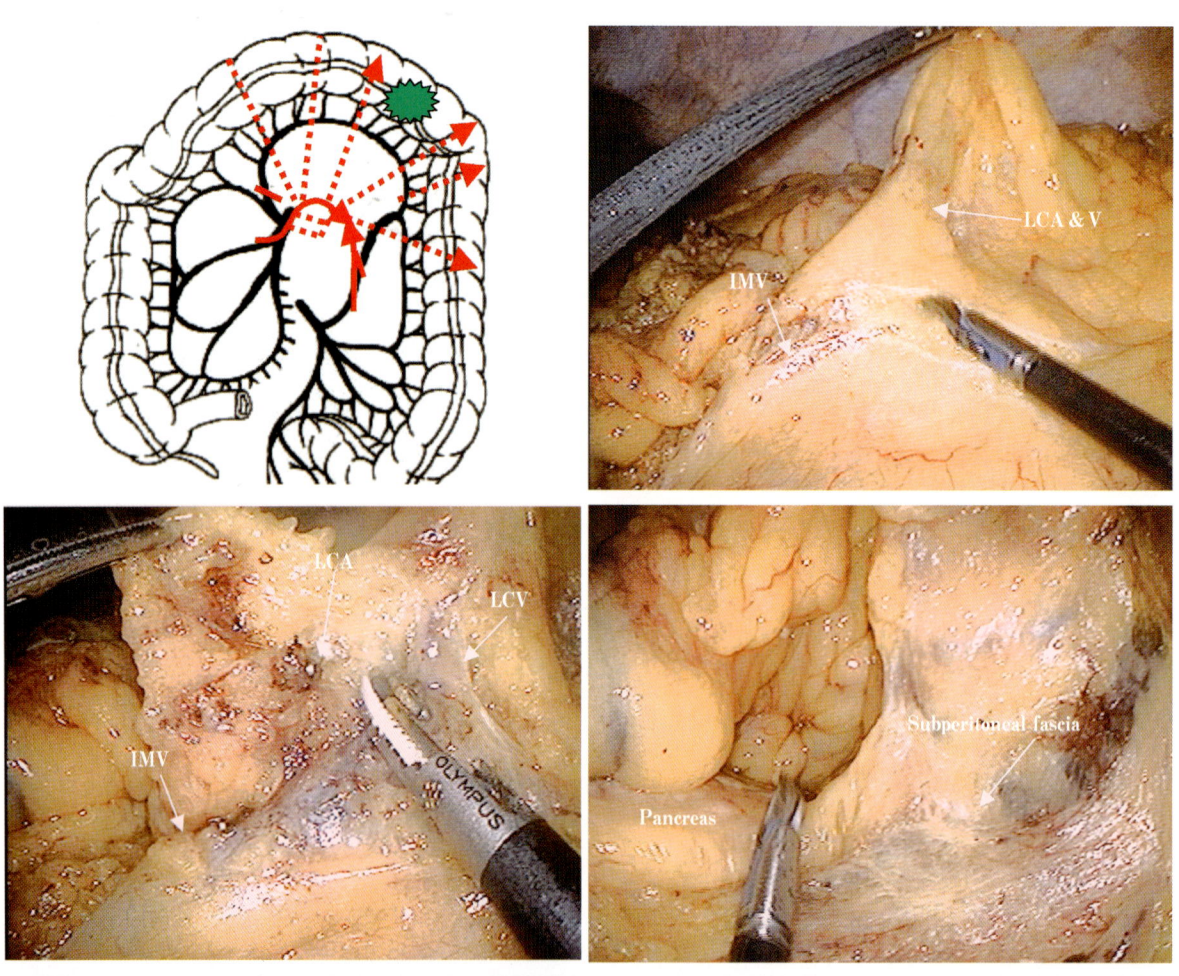

図7　左結腸間膜の剥離と左結腸動静脈の処理

a：左結腸間膜を牽引すると腸間膜内に下腸間膜静脈（IMV）と左結腸動静脈（LCA & V）が索状物として確認できる．
b：左結腸間膜内側からアプローチし，LCA & Vを適切な位置（本例ではIMVの外側）で処理する．
c, d：左結腸間膜の後腹膜からの剥離を不用意に頭側へ進めていくと膵の背側へ入り，膵損傷や脾静脈損傷の原因となる．したがって，横行結腸間膜左側・左結腸間膜移行部の剥離は横行結腸間膜左側を膵体部の腹側で剥離してこれを左結腸間膜側へ進めるのが良い．
　IMV：下腸間膜静脈　LCA：左結腸動脈　LCV：左結腸静脈　Pancreas：膵臓　subperitoneal fascia：後腹膜下筋膜

側を膵体部の腹側で剥離してこれを左結腸間膜側へ進めるのが良い（図7d）．さらに，後腹膜下筋膜前面で，左尿管と左精巣／卵巣動静脈を温存しながら左結腸間膜の剥離を外側へ進める．

（4）左結腸曲の剥離授動

　胃結腸間アプローチにて左結腸曲の授動を行う（図8）．すなわち，左側に胃体部大弯と脾臓を，背側に膵体尾部を確認してこれらを温存（左胃大網動・静脈は合併切除が必要なら切除側に付けて処理）しつつ，大網と横行結腸間膜および脾結腸間膜を処理し，さらに下行結腸壁側腹膜付着部を切離して左結腸曲を完全に剥離授動する．とくに，左結腸曲では病変部との距離を確認しつつ剥離ラインを結腸寄りにとって脾下極の損傷を予防する．

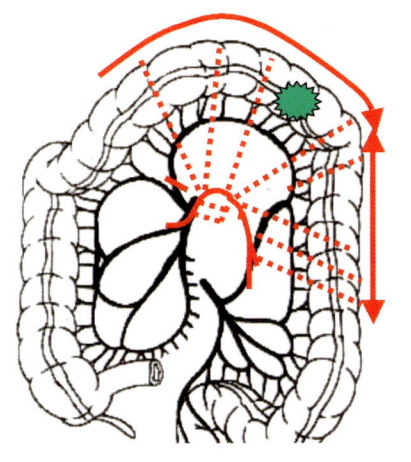

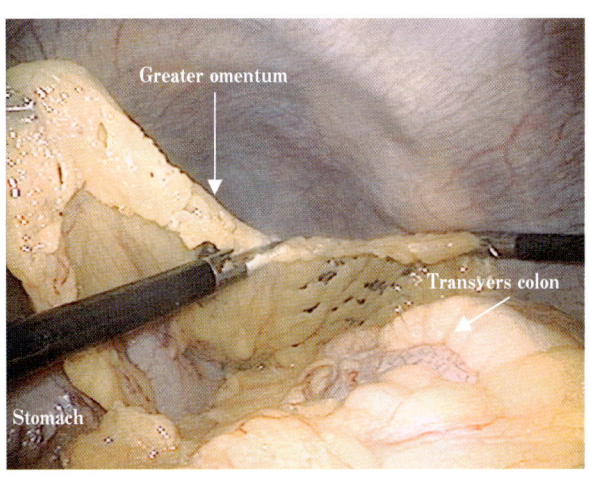

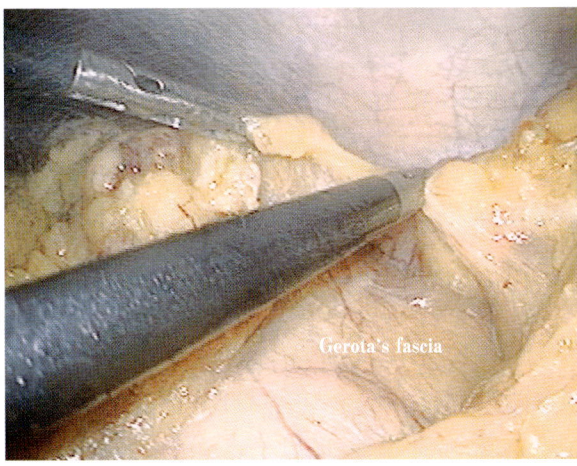

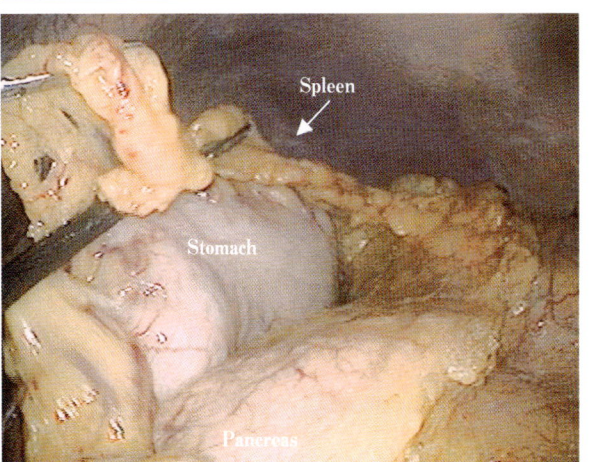

図8　左結腸曲の剥離授動

　胃結腸間アプローチにて大網・脾結腸間膜・横行結腸間膜左側，さらに下行結腸壁側腹膜付着部を切離して左結腸曲の授動を完了する．
　Greater omentum：大網　Transvers colon：横行結腸　Stomach：胃　Gerota's fascia：腎前筋膜　Spleen：脾臓

（5）腸切除と吻合

臍部のポート創を4～5cmに延長し，創縁をラッププロテクターで保護して左半結腸を体外へ誘導する．体外で腸管切離予定部の辺縁動静脈を処理し，腸管を絹糸で結紮して管腔内転移予防とし，リニアステイプラー（リニアカッター青75など）にてfunctional end to end法にて腸切除と吻合を行う（図9）．腸間膜欠損部は修復せず，左下腹部よりドレーンを吻合部付近に留置し，閉創して手術を終了する（図10）．

4）左結腸曲近傍の下行結腸癌に対する手技

内側アプローチに基づき左結腸間膜根部側からアプローチする（図11）．上下腹神経叢を温存しつつ右側から頭側へと下腸間膜動脈（IMA）根部を郭清する（図12）．IMA周囲の郭清を根部からLCA分岐部まで進め，IMAとIMVの間のリンパ節もen blocに切除側に付けてD3郭清とする．通常，LCA分岐部はIMA根部から3～4cm末梢側でIMAに対して鋭角に分岐している．LCA根部をクリッピングして切離し，

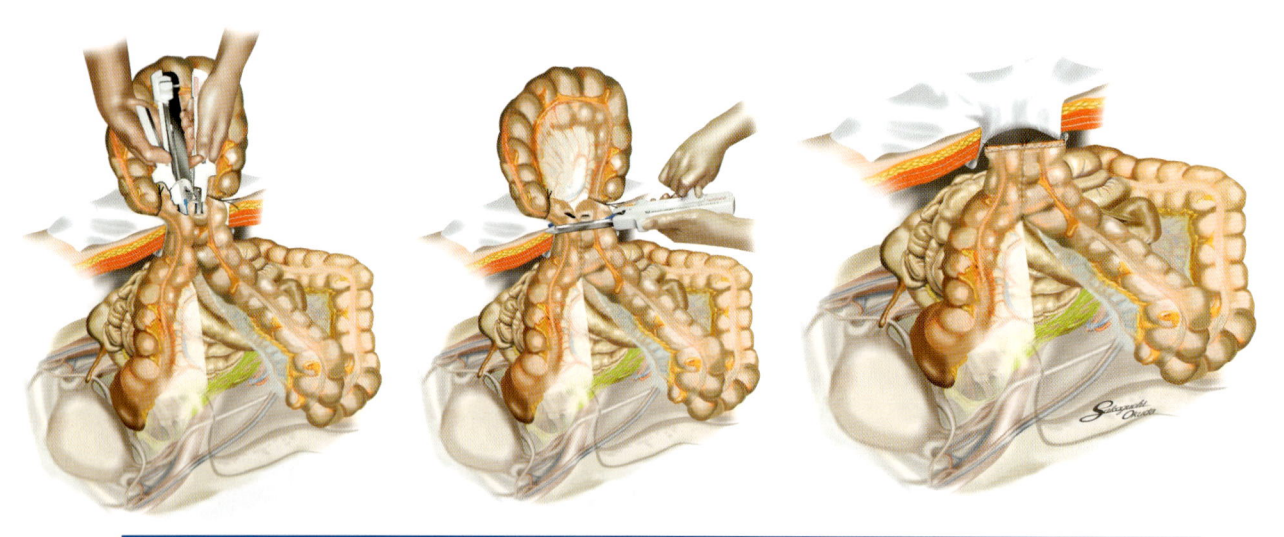

図9　体外での腸切除と吻合

臍部のポート創を4～5cmに延長し，創縁をラッププロテクターで保護して左半結腸を体外へ誘導する．体外で腸管切離予定部の辺縁動静脈を処理し，腸管を絹糸で結紮して管腔内転移予防とし，リニアステイプラー（リニアカッター青75など）にてfunctional end to end法にて腸切除と吻合を行う．

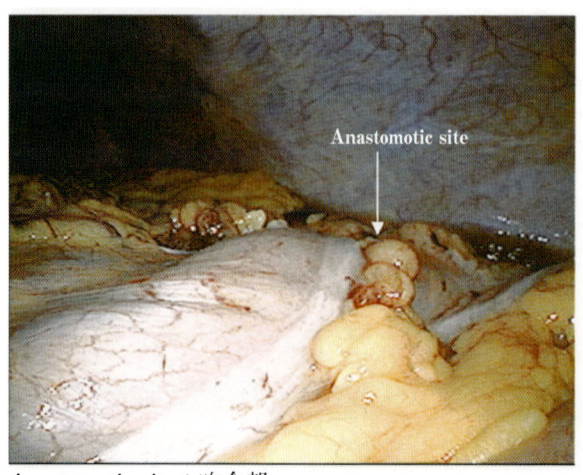

Anastomotic site：吻合部

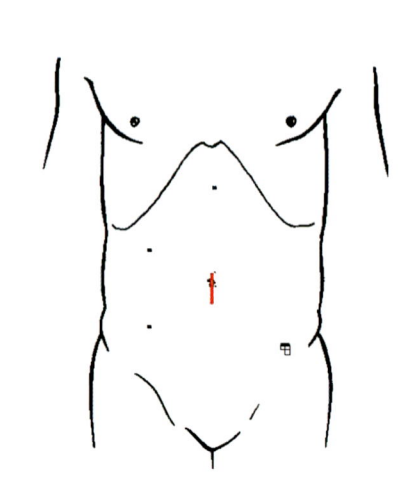

図10　腹腔鏡下結腸左半切除の完了図　a b

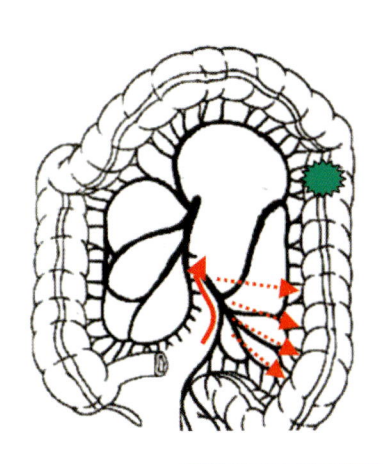

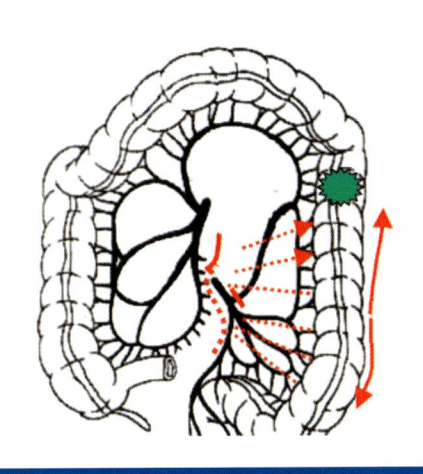

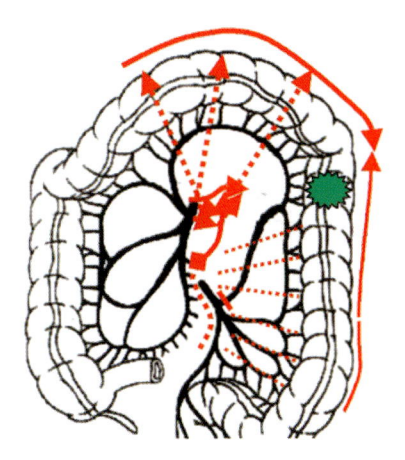

図11 左結腸曲近傍の下行結腸癌に対する腹腔鏡下結腸左半切除術
内側アプローチに基づきリンパ節郭清と血管処理を先行し，下行結腸から左結腸曲を含む横行結腸左側を剝離授動する．

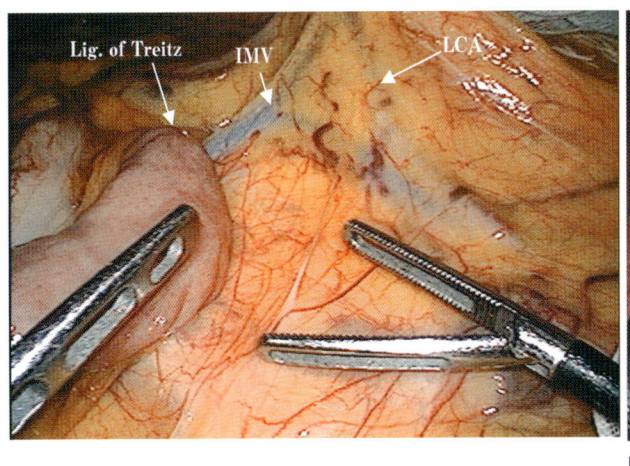

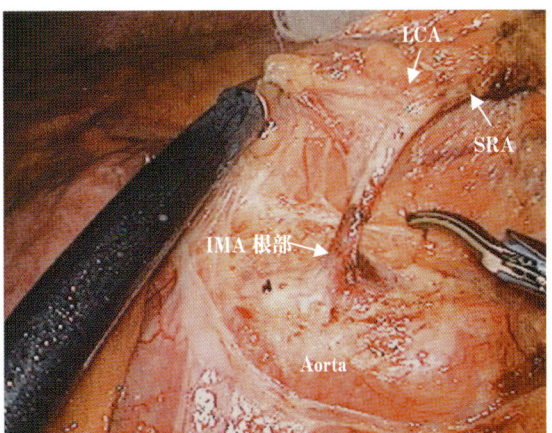

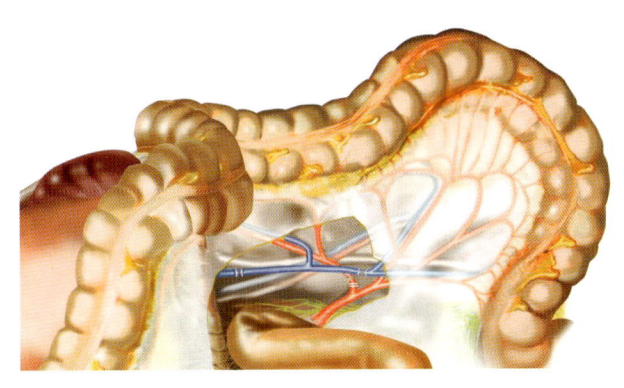

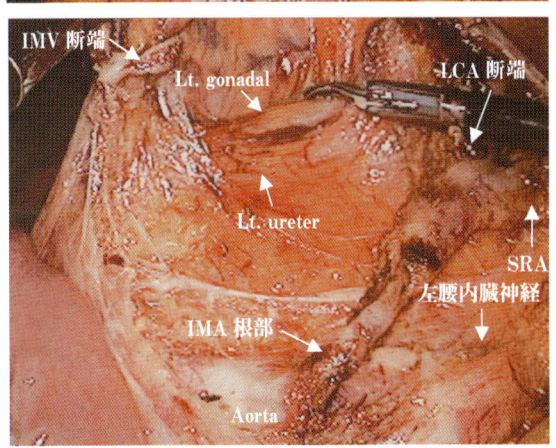

図12 中枢側リンパ節郭清（D3郭清）と血管処理

a，b，c：左結腸間膜内側から剝離を開始する．上下腹神経叢を温存しつつ右側から頭側へと下腸間膜動脈（IMA）根部を郭清する．IMA周囲の郭清を根部からLCA分岐部まで進め，IMAとIMVの間のリンパ節もen blocに切除側に付ける（D3郭清）．
d：左腰内臓神経を温存しつつ腸間膜の剝離を外側へ進めると後腹膜下筋膜前面に入り，その背側に左尿管と左精巣／卵巣動静脈が自動的に温存される．
　IMA：下腸間膜動脈　IMV：下腸間膜静脈　LCA：左結腸動脈　Lig. of Treitz：トライツ靱帯
Lt. gonadal A&V：左精巣／卵巣動静脈　Lt. ureter：左尿管

外側でIMVも処理する．左腰内臓神経を温存しつつ腸間膜の剝離を外側へ進めると後腹膜下筋膜前面に入り，その背側に左尿管と左精巣/卵巣動静脈が自動的に温存される．

下行結腸から左結腸曲の授動と体外での腸管切除・吻合から手術終了までの操作は前項の3）と同様である．

5）ピットフォールと対策

（1）注意すべき血管－左結腸曲病変部の支配血管のバリエーション－

中結腸動脈の分岐形態は多彩[6)7)]であり，中枢側リンパ節郭清と支配血管の同定・処理には注意を要する（図13）．とくに，上腸間膜動脈系血管と左結腸動脈の間にRiolan弓と呼ばれる副動脈（副中結腸動脈）が存在することがある．

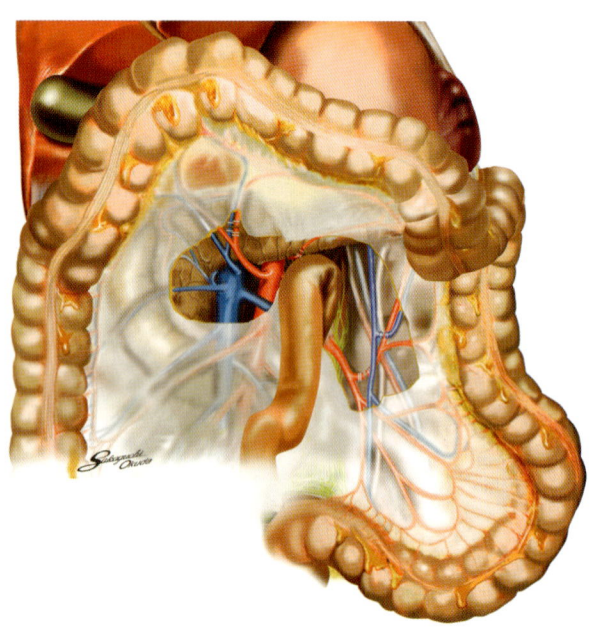

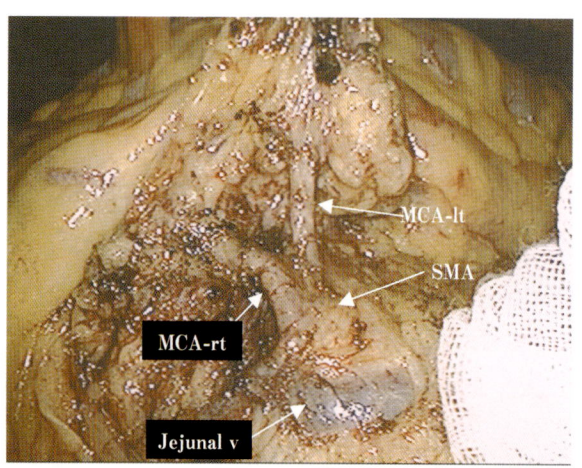

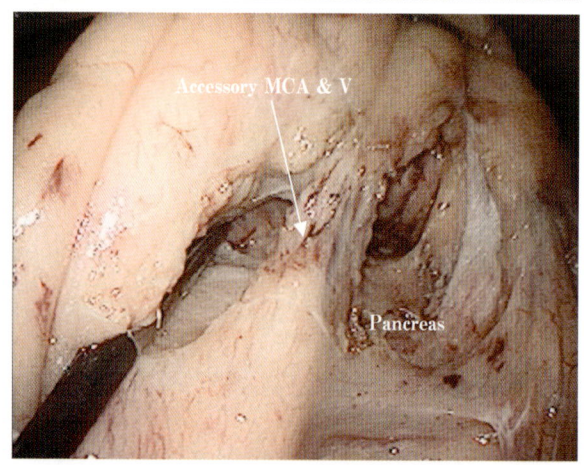

図13 注意すべき血管－左結腸曲病変部の支配血管のバリエーション

a，b：中結腸動脈の分岐形態は多彩であり，中枢側リンパ節郭清と支配血管の同定・処理には注意を要する．
c：上腸間膜動脈系血管と左結腸動脈の間にRiolan弓と呼ばれる副動脈（副中結腸動脈）が存在することがある．
MCA：中結腸動脈　SMA：上腸間膜動脈　Jejunal v：空腸静脈　Accessory MCA & V：副中結腸動静脈　Pancreas：膵臓

この副動脈が支配血管でTreitz靱帯の頭側で上腸間膜動脈から直接分岐している場合は，根部までの郭清は困難で膵体部下縁で処理する．著者らが独自に考案して導入したintegrated 3D-CTを用いれば，術前に個々の患者の血管走行形態や病変支配血管を正確に知ることができ，術前シミュレーションや術中ナビゲーションとしてきわめて有用である[3]（図14）．

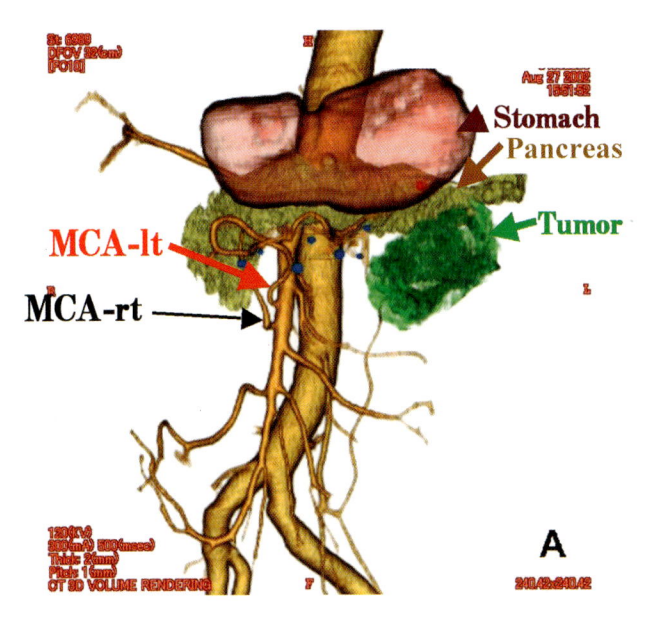

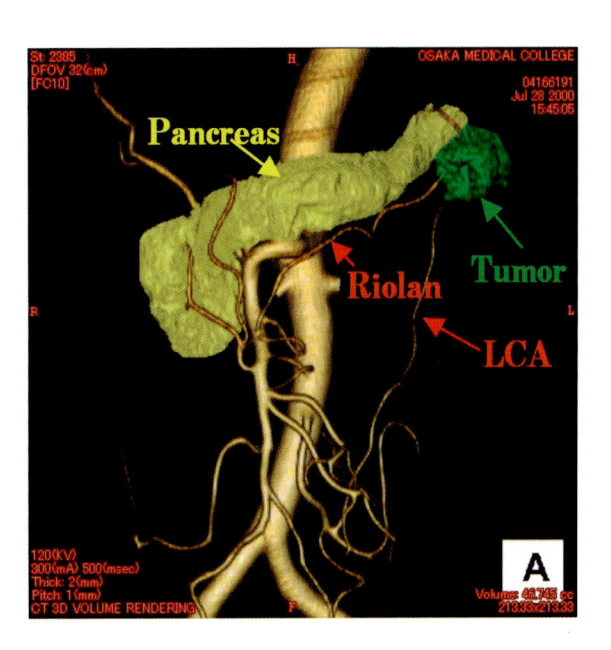

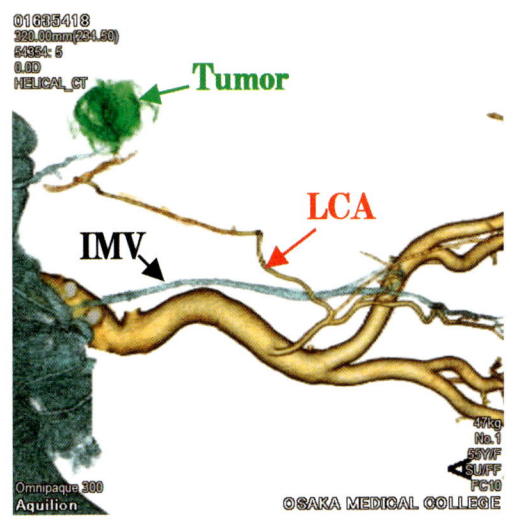

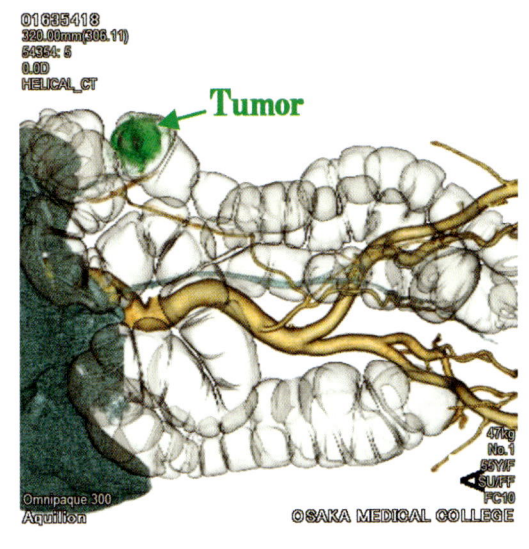

図14 Integrated 3D-CT の有用性

著者らが独自に考案して導入したintegrated 3D-CTを用いれば，術前に個々の患者の血管走行形態や病変支配血管を正確に知ることができ，術前シミュレーションや術中ナビゲーションとしてきわめて有用である．

（2）注意すべき剝離層－横行結腸・左結腸間膜移行部の剝離－

図15に示すように，横行結腸間膜左側の剝離には Treitz 靱帯左側で膵体部下縁を同定し，その腹側で横行結腸間膜を切離して網囊内へ入るところがポイントとなる．また，左結腸間膜内の IMV は膵体部の背側の脾静脈へ流入するため左結腸間膜の後腹膜からの剝離を不用意に頭側へ進めると膵の背側へ入り，膵損傷などの原因となる．したがって，横行結腸間膜左側・左結腸間膜移行部の剝離は横行結腸間膜左側を膵の腹側で剝離してこれを左結腸間膜側へ進めるのが良い．

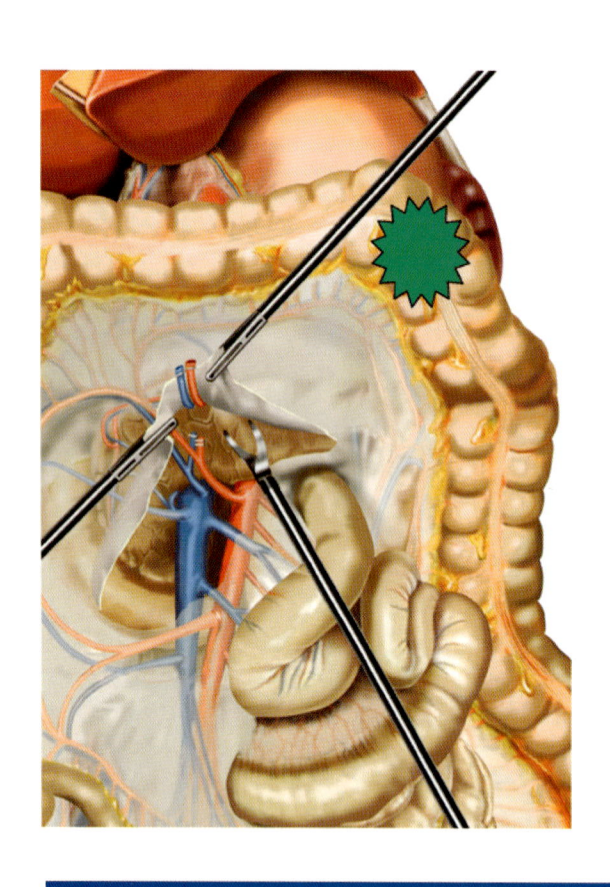

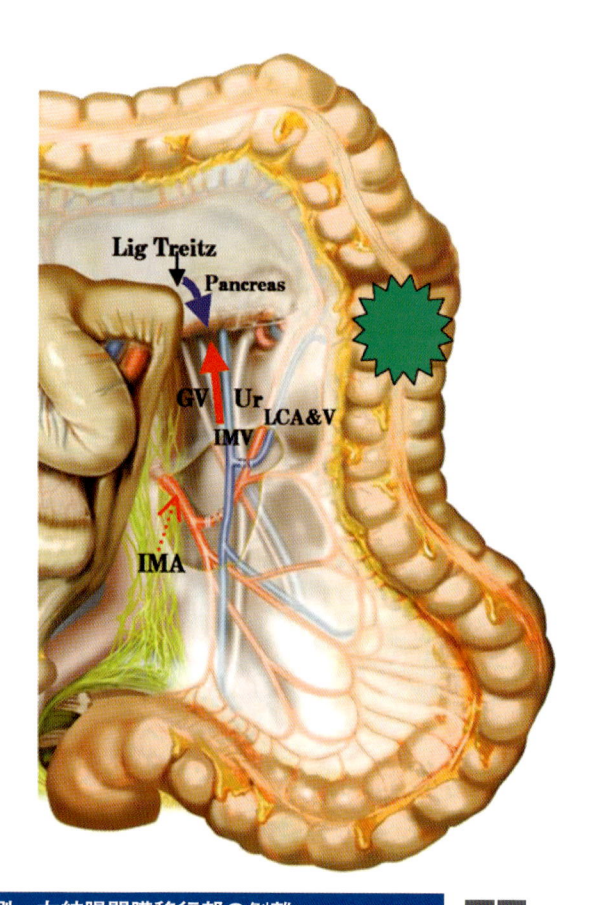

図15 注意すべき剝離層－横行結腸間膜左側・左結腸間膜移行部の剝離－

a：横行結腸間膜左側の剝離には Treitz 靱帯左側で膵体部下縁を同定し，その腹側で横行結腸間膜を切離して網囊内へ入るところがポイントとなる．
b：左結腸間膜内の IMV は膵体部の背側の脾静脈へ流入するため左結腸間膜の後腹膜からの剝離を赤矢印のように不用意に頭側へ進めると膵の背側へ入り，膵損傷などの原因となる．したがって，横行結腸間膜左側・左結腸間膜移行部の剝離は青矢印のように横行結腸間膜左側を膵の腹側で剝離してこれを左結腸間膜側へ進めるのが良い．

(3) 注意すべき剥離部－左結腸曲

横行結腸左側から左結腸曲では，胃体部大弯と横行結腸の間の距離が短くなり，左結腸曲は脾結腸間膜で脾下極に固定されている．左結腸曲の授動は，下行結腸側からよりも横行結腸左側からの胃結腸間アプローチの方が，胃体部大弯と横行結腸との距離感がつかみやすく左胃大網動静脈の温存や合併切除も自在にできるうえに，膵体尾部を背側に確認できるので膵損傷の危険性も少なく，脾下極も確実に確認して脾結腸間膜を安全に剥離できる（図16）．

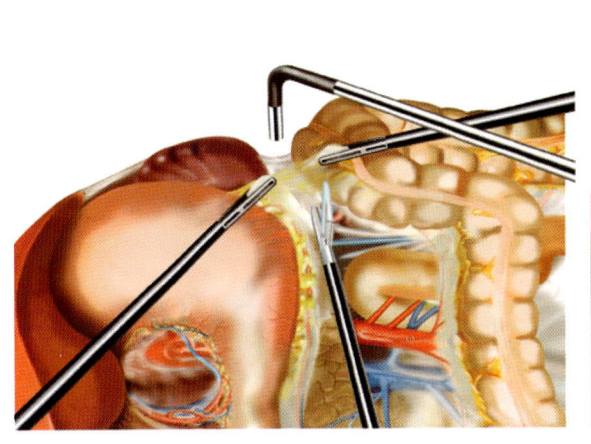

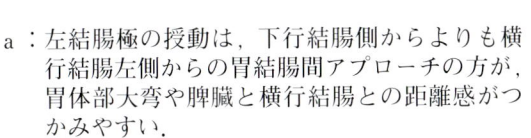

a：左結腸極の授動は，下行結腸側からよりも横行結腸左側からの胃結腸間アプローチの方が，胃体部大弯や脾臓と横行結腸との距離感がつかみやすい．
b, c：このアプローチでは，左胃大網動静脈の温存や合併切除も自在にできるうえに，膵体尾部を背側に確認できるので膵損傷の危険性も少なく，脾下極も確実に同定して脾結腸間膜を安全に剥離できる．
　Lt. GEAV：左胃大網動静脈

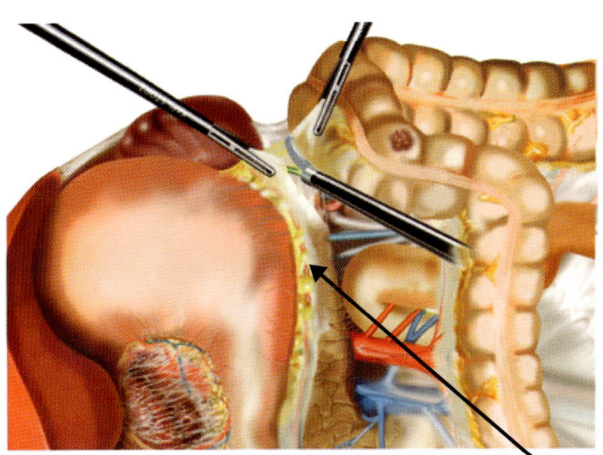

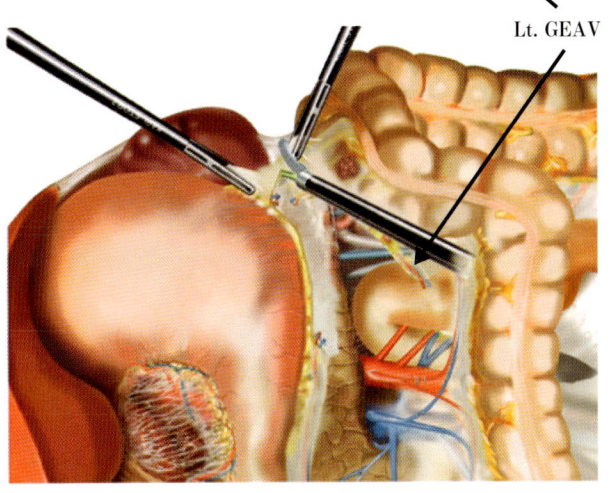

図16 注意すべき剥離部－胃結腸間アプローチによる左結腸曲の授動－

一方，左結腸曲の外側では，内側よりも大網が薄くなっているので腸管の辺縁が見分けやすい．このため，胃結腸間アプローチで大網が厚くて左結腸曲のトップの剥離が行いにくい場合は，下行結腸の壁側腹膜付着部の剥離を頭側へ進め，脾下極を確認して外側から内側へ左結腸曲の腸管の辺縁を確認しながらに剥離を行う．こののち，胃結腸間アプローチで左結腸曲の大網と腸間膜付着部を膵体尾部下縁で剥離して，これを尾側へ進めれば左腎前筋膜前面の剥離層に入りやすく，安全で適切に左結腸曲の授動を完了できる（図17）．

さらに，結腸左半切除では，口側は膵体尾部下縁に沿って横行結腸間膜左側を切離し，肛門側は下行結腸からS状結腸までの腸管・腸間膜を剥離授動して，左半結腸を完全に授動しておく（図18）．

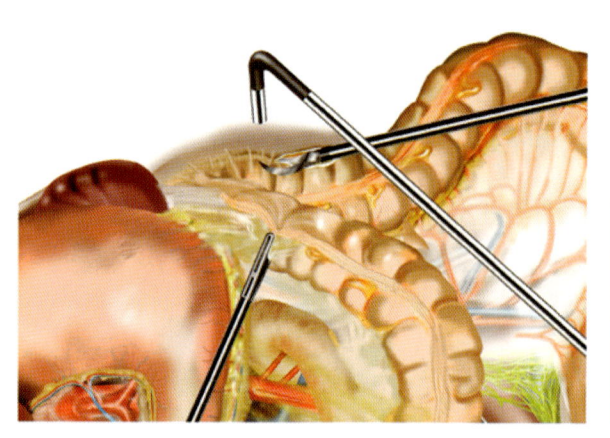

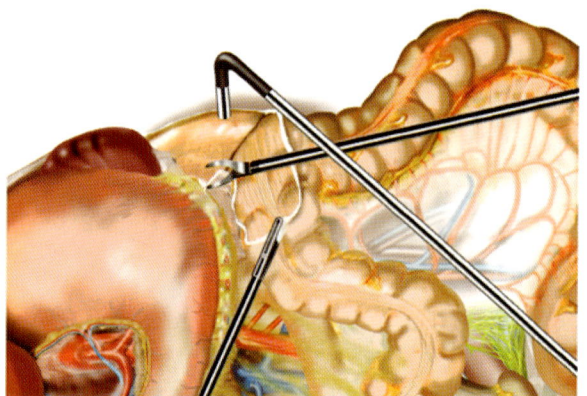

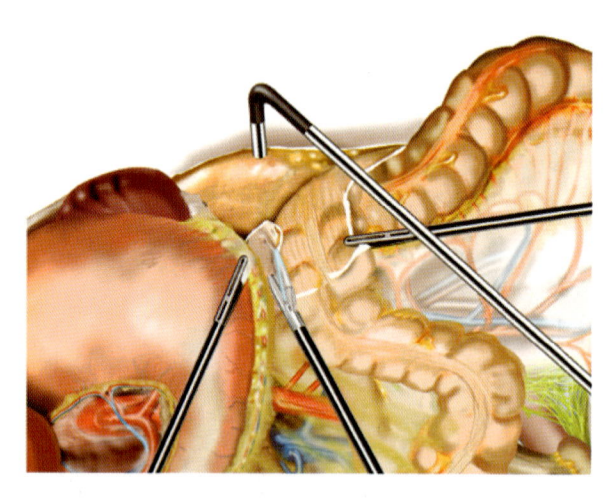

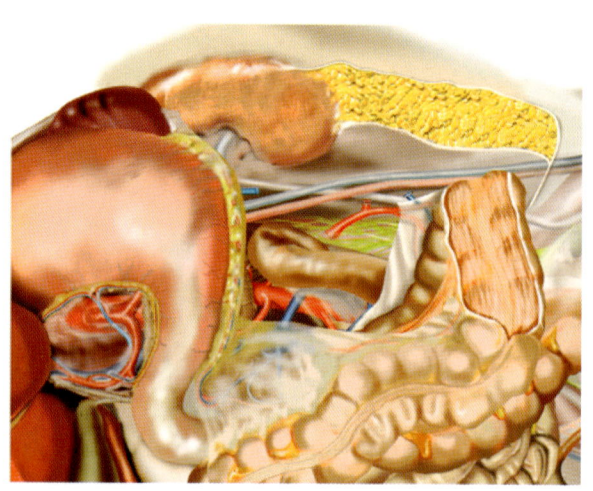

図17 左結腸曲授動のコツ―その2―

左結腸曲の外側では，内側よりも大網が薄くなっているので腸管の辺縁が確認しやすい．このため，左結腸曲内側の大網が厚くて胃結腸間アプローチで左結腸曲のトップの剥離が行いにくい場合は，下行結腸の壁側腹膜付着部の剥離を頭側へ進め，脾下極を確認して外側から内側へ，頭側から尾側へ左結腸曲の腸管の辺縁を確認しながらに剥離を行う．こののち，胃結腸間アプローチで左結腸曲の大網と腸間膜付着部を剥離して，これを尾側へ進めれば左腎前筋膜前面の剥離層に入りやすく，安全で適切に左結腸曲の授動を完了できる．

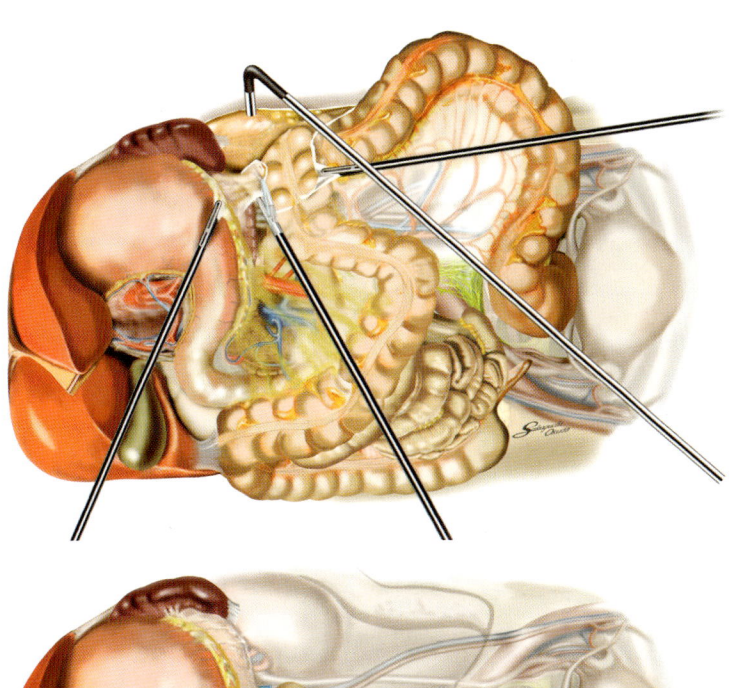

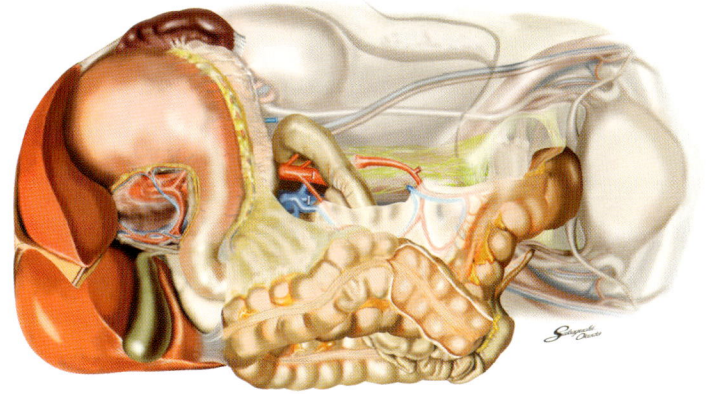

図18 左半結腸の完全授動
結腸左半切除では，a：口側は膵体尾部下縁に沿って横行結腸間膜左側を切離し，b：肛門側は下行結腸からS状結腸までの腸管・腸間膜を剥離授動して，左半結腸を完全に授動しておく．

おわりに

　左結腸曲近傍の横行結腸もしくは下行結腸癌に対する腹腔鏡下手術は，中枢側血管の分岐形態の多彩さ，横行結腸間膜・左結腸間膜移行部の層の違いと左結腸曲授動を要する点で難度が高いと考えられる．したがって，3D-CTなどの画像所見も参考に腹腔鏡下の外科解剖を十分に把握したうえで，癌手術の原則を遵守したsystematicな手技を用いることが必要不可欠である．

文　献

1) 宮島伸宜，山川達郎：横行結腸癌に対する手術．小西文雄編，腹腔鏡下大腸手術，第1版，金原出版，東京，71-82, 1998.
2) 奥田準二，豊田昌夫，谷川允彦ほか：大腸腫瘍に対する根治性求めた腹腔鏡手術．早期大腸癌　3(5)：449-458, 1999.
3) 奥田準二，田中慶太朗，李　相雄ほか：腹腔鏡下大腸手術手技の最前線6－進行大腸癌に対する種々の工夫を加えた3D-CT画像に基づく腹腔鏡下ナビゲーション手術－．外科治療　84(6)：1015-1027, 2001.
4) 奥田準二，田中雅夫，清水周次ほか：5 mmフレキシブルビデオスコープのadvanced laparoscopic surgeryにおける有用性．日鏡外会誌 9 (5)：593-597, 2004.
5) 奥田準二：腹腔鏡下大腸手術の最前線－大腸疾患に対する外科治療の新戦略－．監修　谷川允彦，編集　奥田準二，豊田昌夫　永井書店，2002.
6) Michels NA : Cardiovasc Surg 39 : 127, 1963.
7) James EA : Grant's Atlas of Anatomy. 8th ed., Williams & Wilkins, Baltimore, 1983.

（奥田準二，谷川允彦）

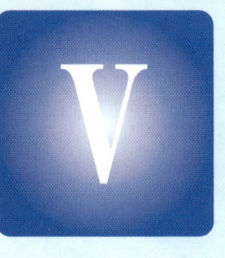

V. 腹腔鏡下大腸手術手技の最前線
State-of-the-art Technique of Laparoscopic Colorectal Surgery

2 大腸癌に対する腹腔鏡下手術
Laparoscopic Surgery for Colorectal Cancer

2-4 S状結腸・直腸RS癌に対する腹腔鏡下手術
Laparoscopic Surgery for Sigmoid Colon and Rectosigmoid Cancer

はじめに

　腹腔鏡下大腸癌手術の中でもS状結腸・直腸RS癌に対する腹腔鏡下手術の頻度は最も高い．これに伴い手術手技も向上し，上下腹神経叢を温存した下腸間膜動脈根部までのD3郭清が従来の開腹手術では得られなかった拡大された良い視野でより精密に行えるまでになった．さらに，本邦ではS状結腸の長い人が多いため，著者らは，郭清の程度や病変の占居部位に応じて血管処理にも工夫を加え，個々の症例に最も適切な低侵襲手術となるように心がけている．本項では，S状結腸・直腸RSの癌に対する腹腔鏡下手術の実際について述べる．

1 適　応

　著者らは，癌手術の原則を遵守した適切な手技のもとに適応を段階的に拡大し，減圧不能の腸閉塞・高度他臓器浸潤や巨大腫瘍などの症例を除き，内視鏡的切除（EMR/ESD）適応外の早期癌から漿膜浸潤癌までを適応としている[1]．なお，巨大腫瘍とは，大きさの目安として8 cmを越えるものであるが，体型などによっても難易度が異なるため，病変部への直接操作が避けられない大きさの腫瘍とした．また，リンパ節郭清は，内視鏡的切除困難な粘膜内癌（M癌）にはD0～1，隆起型粘膜下層癌（SM癌）にはD2，陥凹型SM癌と進行癌にはD3郭清を原則としている[2]．

2 術前処置

術数日前に大腸内視鏡で病変部近傍の腸管前壁に点墨を行い，術中病変部位確認の主なマーカーとしている．クリッピング法も併用し点墨が確認できない場合に術中透視でクリップを確認して病変部位を同定できるようにしている．また，著者らは，放射線科の協力のもと術前大腸内視鏡検査の直後にマルチスライスCTによる造影CT検査を行って3D-CT画像を作成してもらい，遠隔転移の検索の他に病変支配血管の分岐形態と走行を確認し，個々の症例に応じた合理的な血管処理を伴う系統的リンパ節郭清や腫大リンパ節・周囲臓器への浸潤の有無の検索に活用している[3]．なお，腸管の機械的洗浄等の術前処置は厳密に行い，全身麻酔でも笑気を用いないようにして，とくに小腸の拡張による術野の劣化を予防する．

3 体位とモニター・チームの配置

患者をマジックベッドに固定して砕石位とし，鉗子操作を妨げないよう股関節は伸展させる．図1のごとく器械とチームを配置して全員が同じモニターを見てミラーイメージによる操作困難を予防している．

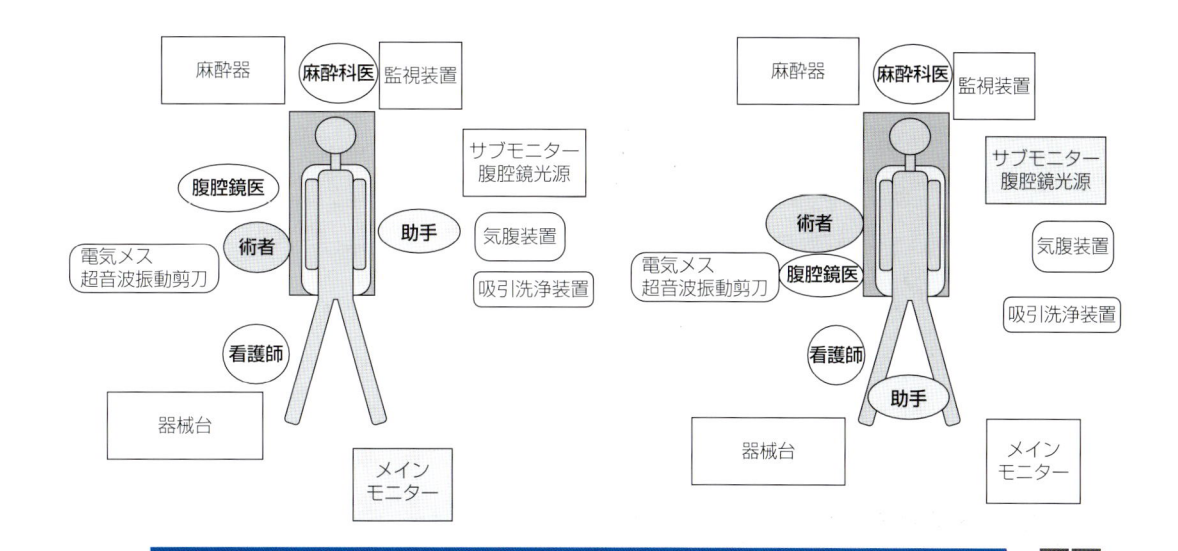

図1 体位とモニター・チームの配置 [a][b]

患者を砕石位とした上でマジックベッドに固定する．全員が同じモニターを見てミラーイメージによる操作困難を予防している．
 a：ほとんどの操作はこの位置で行う
 b：左結腸曲を授動する際の位置

4 有用な手術器具

　　SD junction を見降ろしで正面視するにはフレキシブルスコープ（オリンパス）がよい[4]．癌散布予防のため病変部腸管はいかなる鉗子でも把持しない．また，腸管損傷防止のため鉗子での腸管の直接把持を避けて腸間膜や腹膜垂を把持する．腸間膜や腹膜垂を愛護的に把持するには，有窓の無傷把持鉗子（カールストルツジャパン）がよい．モニター外や不意の臓器損傷を避けるには，モノポーラよりもバイポーラの電気鋏（ビー・ブラウンエースクラップ）が安全で，リンパ節郭清や剥離にきわめて効果的である．腸間膜の愛護的な牽引や血管・腸管周囲の剥離にはエンドミニリトラクト（タイコヘルスケアジャパン）が有用である．血管周囲などの止血にはマクロ型バイポーラ凝固鉗子（ジョンソン・エンド・ジョンソン）が有用である．大網や腸間膜の切離には超音波振動剪刀が有用で，リガシュアー（タイコヘルスケアジャパン）を用いれば主要な血管切離もクリップレスに行える．創部保護にはラッププロテクター（八光）を常用している．

5 手術の実際

1．ポートの配置と小切開部・ドレーン挿入部

　　臍部より open technique にて12mm のポートを挿入し，気腹法（気腹圧 7～8 mmHg）にて広い術野を確保する．左右上下腹部にポートを追加し 5 ポートとする（図 2）．腹腔鏡下操作後に左下腹ポート創を 3～5 cm に延長して，病変部腸管を体外へ誘導して標本を摘出し，吻合は体外もしくは体内で行う．左上腹部ポート創からドレーンを挿入留置する．

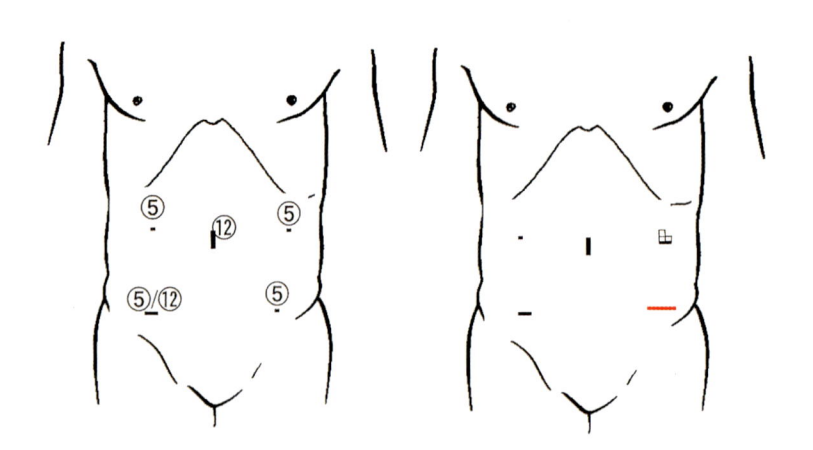

図2　ポートの配置と小切開部・ドレーン挿入部　　a b

a：臍上部より腹腔鏡用12mm ポート，左上下腹部と右上腹部に5mm ポート，右下腹部に 5 mm ポート（体内で腸管切離を行う場合はステイプラー用の12mm ポート）を挿入して 5 ポートとする．
b：左下腹部ポート創を 4 cm 程度に延長し，病変部腸管を体外へ誘導して切除する．吻合終了後に左上腹部ポート創からドレーンを挿入留置する．
丸数字はポートのサイズ（mm）を示す．

2．術中ステージング

腹腔鏡の拡大視効果による詳細な視診に加え，腹腔鏡下超音波検査を適宜利用し，肝転移，腹膜転移やリンパ節腫大の検索を行う．

3．良好な術野の展開

大網から横行結腸を挙上して右上腹部にスペースを作る．次に手術台を頭低位の左高位としつつ，小腸を最も右下となる中部小腸から上部および下部へと順に右腹部へ移動させると極端な頭低位にしなくとも左結腸間膜から小骨盤腔を良好に展開でき，S状結腸間膜内とその周囲の外科解剖が明らかとなる（図3）．点墨などにより病変部を同定し，目的の長さに切った臍帯結紮糸をメジャーとして口・肛門側腸管切離予定部を設定する．

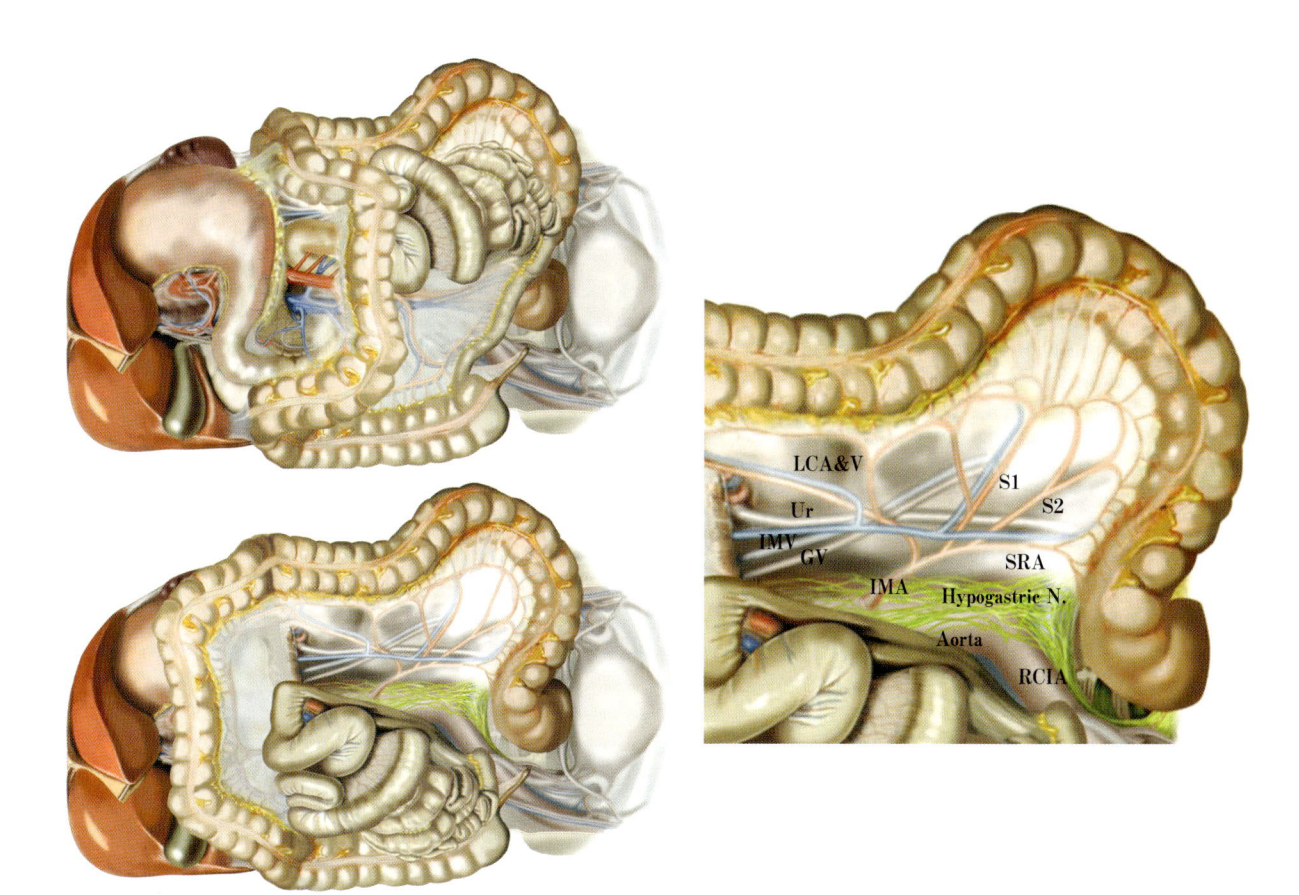

図3　良好な術野の展開

a, b：大網から横行結腸を挙上して右上腹部にスペースを作り，次に手術台を頭低位の左高位としつつ，小腸を最も右下となる中部小腸から上部および下部へと順に右腹部へ移動させると極端な頭低位にしなくとも左結腸間膜から小骨盤腔を良好に展開できる．
c：S状結腸間膜内と周囲の外科解剖を明らかとする．

4．内視鏡的切除困難な M 癌に対する手技

内視鏡的切除困難な M 癌に対する腹腔鏡下手術では，リンパ節郭清は必要ないか万一の sm 浸潤を考慮しても D1＋α 程度の郭清で良いので，とくに体外への誘導が可能な部位の病変であれば，腹腔鏡下には図 4 に示す外側アプローチで腸管授動のみを行い，小切開創より体外へ誘導して腸間膜処理，腸切除と吻合を行う．

5．D2/D3 郭清を要する S 状結腸・直腸 RS 癌に対する手技

1）内側アプローチ

著者らは，癌手術の原則の遵守と合理的な操作の点から内側アプローチを推奨している[1]．内側アプローチにて中枢側リンパ節郭清と血管処理を先行し，S 状結腸から直腸を授動して肛門側腸管切離を行い，口側腸管の切離は体外で行う．この手技は病変部腸管への操作を最小限にして癌の血管・管腔・腹腔内への散布を抑え，創部再発予防にも有用な手技と考えている．

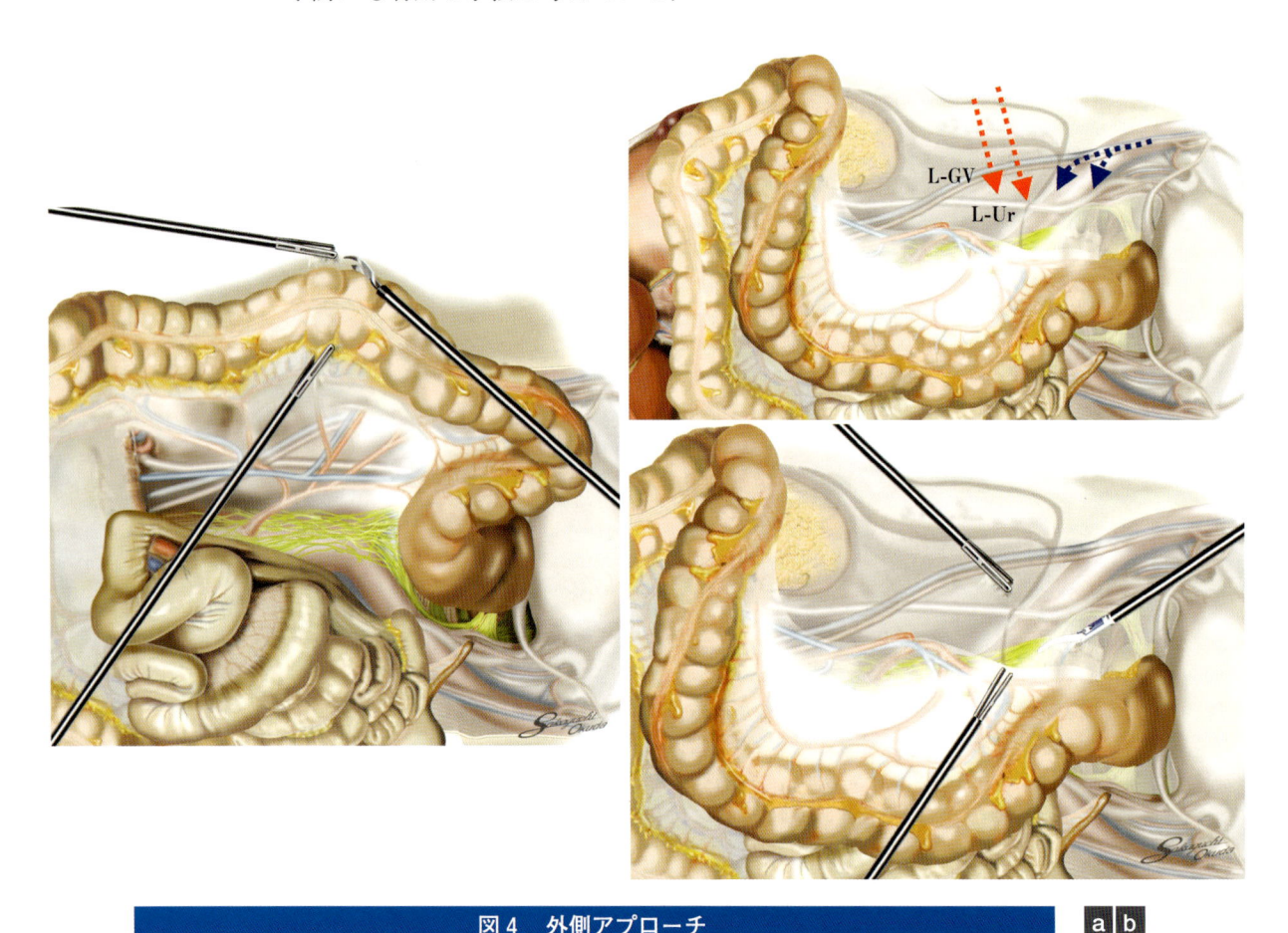

図 4　外側アプローチ

a：SD junction 頭側の下行結腸寄りで壁側腹膜を切離して腸管外側に沿って剥離を進め，後腹膜筋膜前面の層に入る．
b：腸間膜から後腹膜下筋膜を剥がし落とすように剥離操作を加えると，後腹膜下筋膜が腸間膜から出血なく剥離されて薄い光沢のある膜として認識できるので，剥離を赤直線の方向に進めて後腹膜下筋膜背側に左精巣/卵巣動静脈と左尿管を確認・温存する．層がわかりにくいときは，青曲線のように SD junction の尾側で左精巣/卵巣動静脈を確認し，その前面で剥離を少しずつ頭内側へ進めていくと左尿管を確実に同定して温存できる．
c：なお，バイポーラ鋏の先 1〜2 mm を使ってシャープに剥離するのが有効である．
L-GV：左精巣/卵巣動静脈　L-Ur：左尿管

S状結腸・直腸RS癌に対する内側アプローチでは上下腹神経叢が後腹膜下筋膜前面の剥離層へのlandmarkとなる．腸間膜を腹外側に牽引して，間膜内の下腸間膜動脈（IMA）から上直腸動脈（SRA）を索状物として確認する．右総腸骨動脈を指標に大動脈分岐部を確認し，その尾側で大血管のない岬角付近から腸間膜剥離を開始する（図5）．SRA～IMA背側で上下腹神経叢を確認し，本幹を温存して腸間膜への分枝のみを処理しながら剥離を頭側へ進める．こののち剥離を腸間膜背側寄りで外側へ進めると後腹膜下筋膜前面の層に入りやすく，左尿管・左精巣/卵巣動静脈はその背側に温存される．

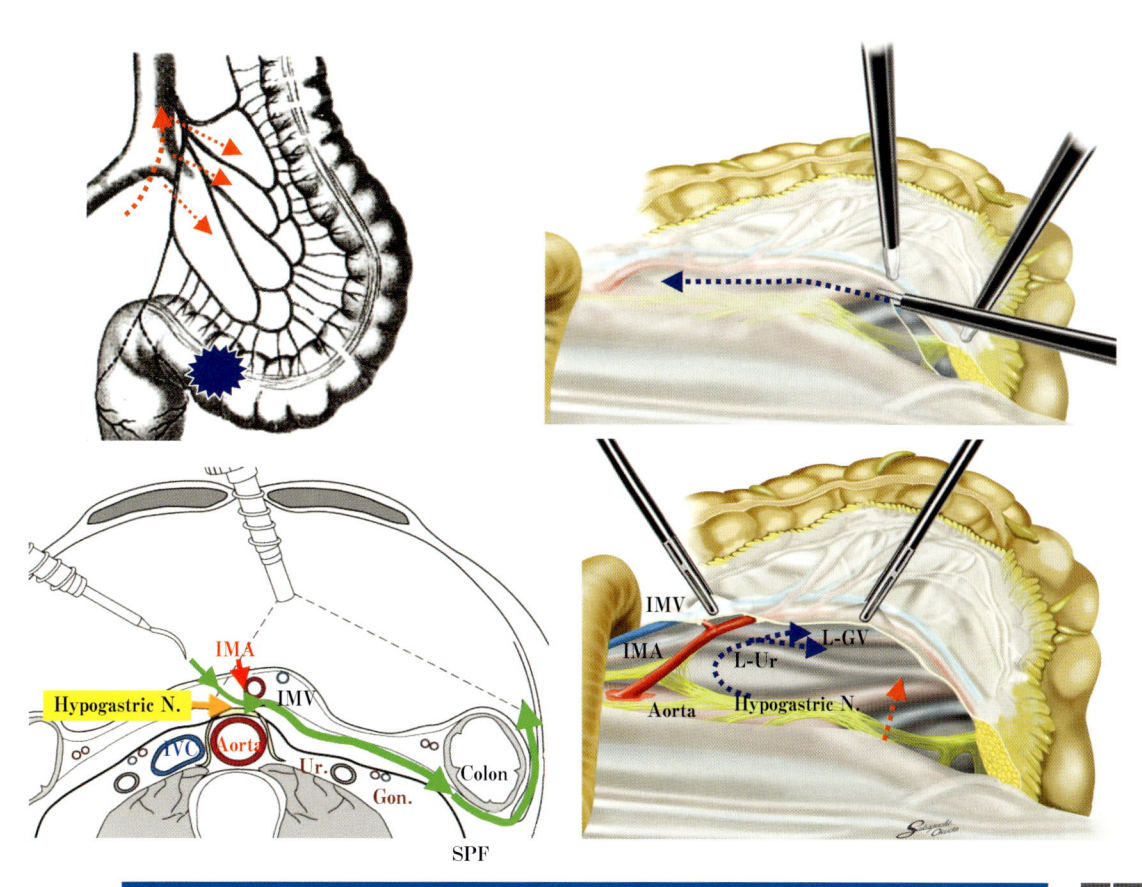

図5 内側アプローチ

a, b：右総腸骨動脈を指標に大動脈分岐部を確認し，その尾側で大血管のない岬角付近から腸間膜剥離を開始する．上直腸動脈～下腸間膜動脈背側に上下腹神経叢を確認し，本幹を温存して腸間膜への分枝のみを処理しながら剥離を頭側へ進める．
c：剥離を腸間膜背側寄りで外側へ進めると後腹膜下筋膜前面の層に入り，左尿管・左精巣/卵巣動静脈はその背側に温存される．
d：赤点直線のように岬角付近で内側から外側へ腸間膜の剥離を先行させると，同部はエリアが広いため後腹膜下筋膜背側の深い層に入ってしまうことが多い．したがって，青点曲線のように上直腸動脈背側で上下腹神経叢を確認し，本幹を温存しながら剥離をまず頭側へ進め，下腸間膜動脈根部近傍で腸間膜寄りの浅い層を意識して外側へ剥離を行った後に剥離を尾側へ進めた方が後腹膜下筋膜を認識しやすく，左尿管・左精巣/卵巣動静脈をその背側に確実に温存できる．
Hypogastric N：上下腹神経叢　Ao：大動脈　IVC：下大静脈　IMA：下腸間膜動脈　IMV：下腸間膜静脈　Ur：左尿管　Gon：左精巣／卵巣動静脈　SPF：後腹膜下筋膜　Colon：結腸　L-GV：左精巣/卵巣動静脈　L-Ur：左尿管　Aorta：大動脈

2）近位側S状結腸癌に対するD2郭清術

近位側S状結腸癌に対するD2郭清で，上直腸動脈（SRA）を温存し，切除後の腸管吻合を体外で行う手技について述べる．

S状結腸間膜を左外腹側に牽引し，腸間膜内に弓状に吊り上がったSRAを確認する．SRAの背側で大動脈前面の上下腹神経叢を確認・温存しつつ，SRAへの分枝を処理して#252リンパ節を切除側へ付けるように郭清する．病変部腸管の支配血管（第1もしくは第2S状結腸動脈）根部を郭清し，SRAを温存して支配血管を根部で処理してD2郭清とする（図6）．さらに，上直腸静脈に流入する第1，2S状結腸静脈を同定して処理し，腸間膜の剥離を外側へ進めるが，この部位は上下腹神経叢の外側のため容易に後腹膜下筋膜前面の剥離層に入れる．

切除側の血管断端を左外腹側へ牽引しつつ，後腹膜下筋膜前面で腸間膜・腸管を内側から外側へと剥離授動する．左尿管・精巣/卵巣動静脈を後腹膜下筋膜背側に確実に温存する．こののち腸管外側の壁側腹膜付着部を切離してS状結腸を完全に授動

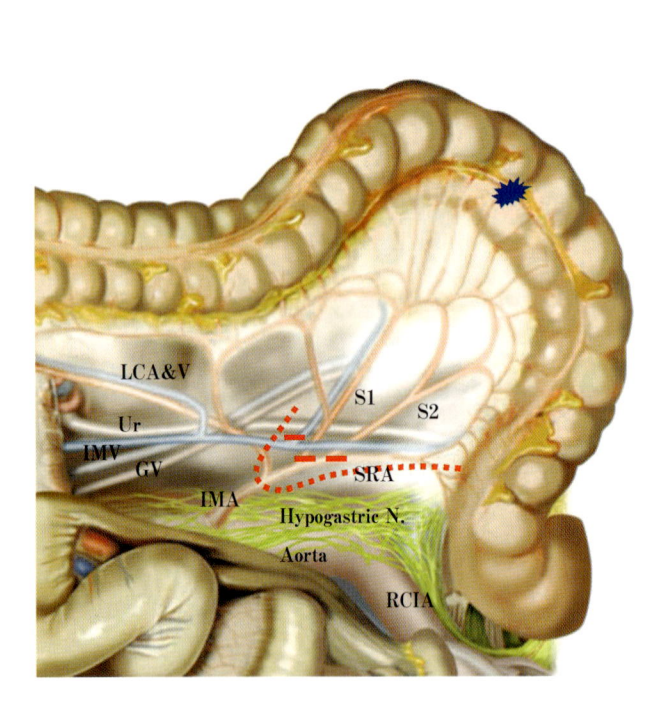

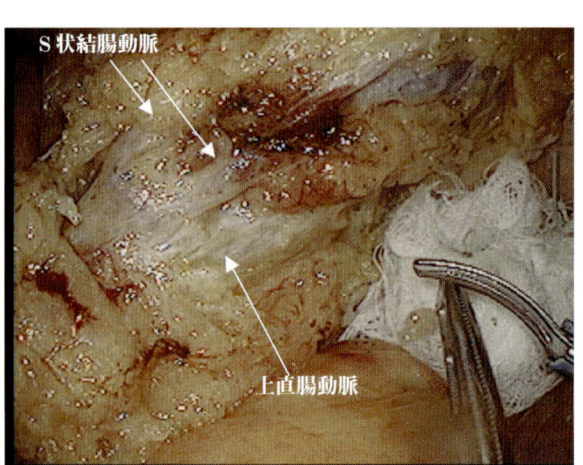

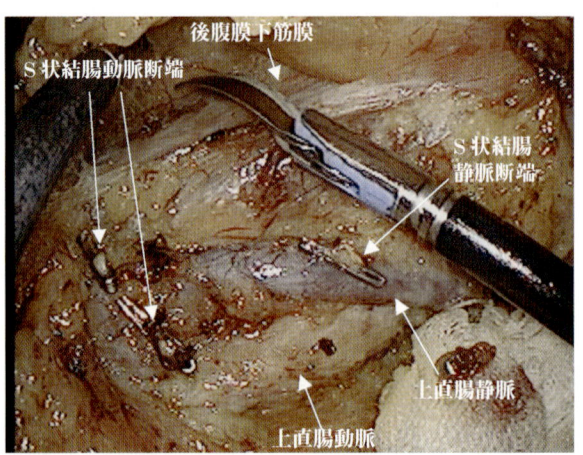

図6　中枢側リンパ節郭清（D2）と血管処理（S1，S2）

a：近位側S状結腸癌に対するD2郭清：SRAの背側で大動脈前面の上下腹神経叢を温存しつつ，#252リンパ節を切除側へ付けるように郭清する．

b，c：病変部腸管の支配血管（第1もしくは第2S状結腸動脈）根部を郭清し，SRAを温存して支配血管を根部で処理してD2郭清とする．さらに，上直腸静脈に流入する第1，2S状結腸静脈を同定して処理し，腸間膜の剥離を外側へ進めるが，この部位は上下腹神経叢の外側のため容易に後腹膜下筋膜前面の剥離層に入れる．

し，病変部腸管を小切開創より体外へ誘導して腸間膜処理，腸切除と吻合を行う．

3）前項2）以外のS状結腸・直腸RS癌に対するD2/D3郭清術

腸切除後の再建を体内で double stapling 法で行う必要のある症例で，中間位S状結腸から直腸RSの癌に対するD2郭清例やほとんどのD3郭清例が対象となる．

（1）中枢側リンパ節郭清と血管処理

S状結腸間膜を腹外側に牽引して，間膜内の下腸間膜動脈（IMA）から上直腸動脈（SRA）を索状物として確認する．右総腸骨動脈を指標に大動脈分岐部を確認し，その尾側で大血管のない岬角付近から腸間膜剝離を開始する（図5）．SRA背側で上下腹神経叢を確認し，本幹を温存して腸間膜への分枝のみを処理しながら少しずつ剝離を頭側へ進める．上下腹神経叢は大動脈分岐部のレベルで最も確認しやすく，腹腔鏡の拡大視効果により大動脈前面を頭尾側に走る白色繊維群として明瞭に同定できる．

[D2郭清の場合]

大動脈分岐部より1～2cm頭尾側のレベルでIMAから頭側に向けて鋭角に分岐する左結腸動脈（LCA）を確認してその分岐部までの#252リンパ節を切除側に付けるように郭清する．そしてLCA分岐部のすぐ末梢でSRAを処理してD2郭清とし，その外側で上直腸静脈も処理する（図7）．

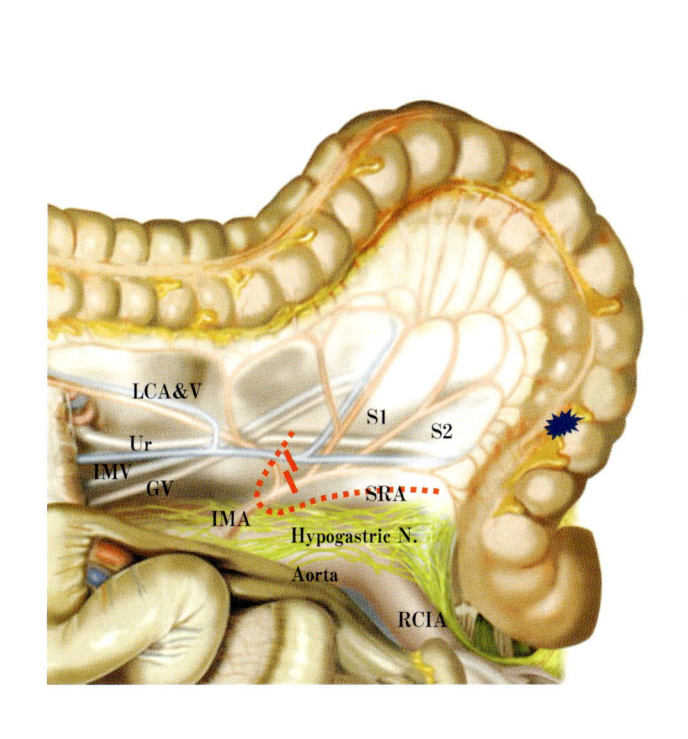

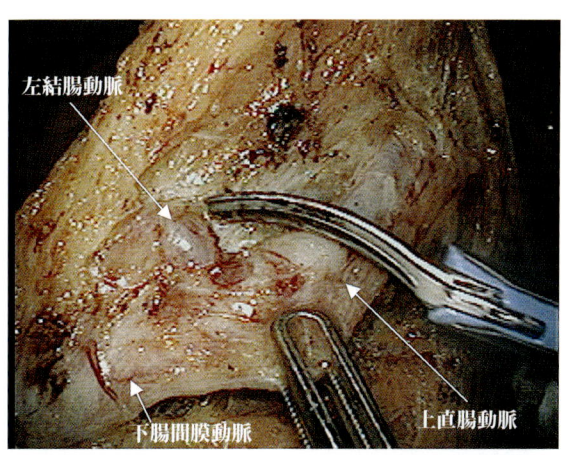

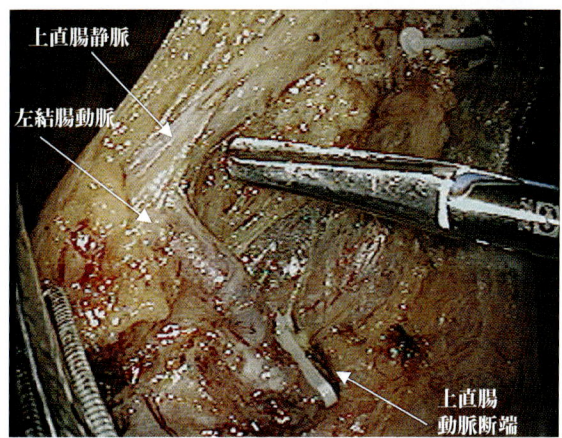

図7　中枢側リンパ節郭清（D2）と血管処理（SRA）

a：中間位S状結腸から直腸RS癌に対するD2郭清：IMAから頭側に向けて鋭角に分岐する左結腸動脈（LCA）を確認してその分岐部までの#252リンパ節を切除側に付けるように郭清する．
b，c：LCA分岐部のすぐ末梢でSRAを処理してD2郭清とし，その外側で上直腸静脈も処理する．

[D3郭清の場合]

本邦ではS状結腸の長い人が多いため，著者らは遠位S状結腸から直腸RSの進行癌に対しては，のちの吻合部への良好な血流維持の目的からLCA温存のD3郭清を行っている．上下腹神経叢のIMAへの分枝をIMA寄りで処理して神経叢本幹を温存してIMA根部へ剝離を進める．IMA根部付近で大動脈両側から左右腰内臓神経が立ち上がるため，IMA根部のすぐ尾側では神経叢が粗となる．この部からIMA根部の郭清に入るのが良い．位置がわかりにくいときは，先に十二指腸水平部下縁で大動脈前面の腹膜を切離してIMA根部の頭側縁を確認するとIMA根部が同定しやすくなる．IMA根部の尾側から右側へと郭清を進め，右腰内臓神経のIMAへの分枝を処理する．続いて右側から頭側へとIMA根部を郭清していき左頭側に見える下腸間膜静脈（IMV）まで剝離を進める．IMAを根部で処理する場合は，ここでIMA根部をクリッピングして切離する（図8）．そして，IMA根部切離末梢端を腹側へ牽引しつつIMA

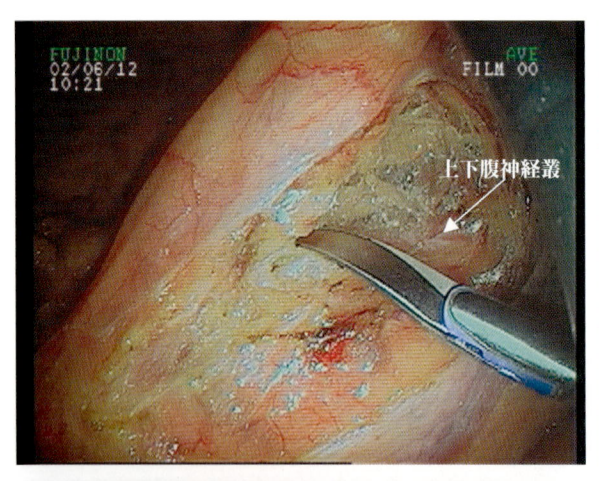

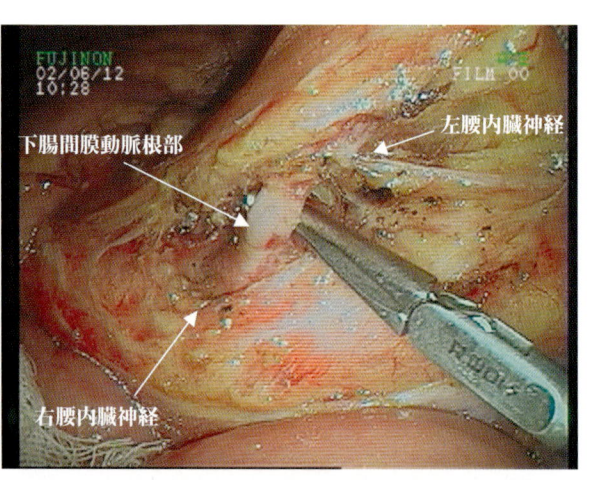

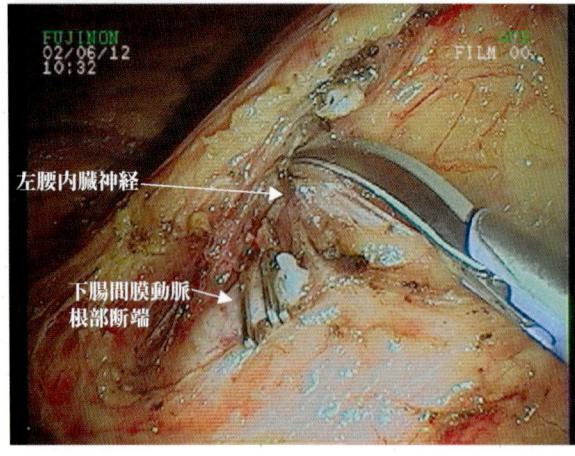

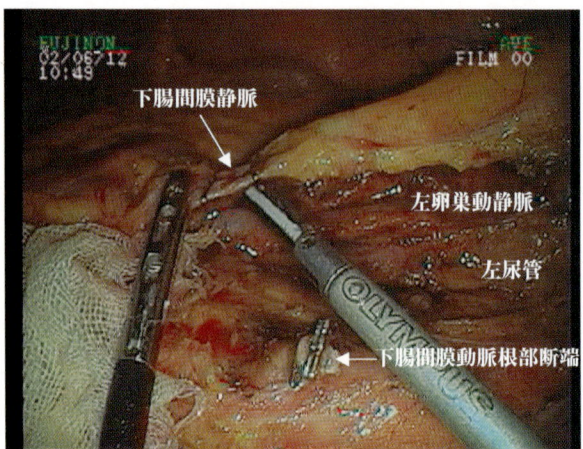

図8 中枢側リンパ節郭清（D3）と血管処理（IMA根部）

a：上下腹神経叢のIMAへの分枝を処理して神経叢本幹を温存してIMA根部へ剝離を進める．
b：IMA根部の尾側から右側へと郭清を進め，右腰内臓神経のIMAへの分枝を処理してIMA根部をisolationする．
c：IMA根部をクリッピングして切離し，IMA根部切離末梢端を腹側へ牽引しつつIMA左側の左腰内臓神経のIMAへの分枝をIMA寄りで処理して左腰内臓神経本幹を温存する．
d：左腰内臓神経の前面から後腹膜下筋膜前面の層に入り，左尿管・左精巣/卵巣動静脈を温存しつつ，IMAとIMVの間のリンパ節を郭清し，IMVを処理する．

IMA：下腸間膜動脈，IMV：下腸間膜静脈

左側の左腰内臓神経の IMA への分枝を IMA 寄りで処理して左腰内臓神経本幹を温存し，後腹膜下筋膜前面の層に入る．IMV は IMV 根部と同レベルで処理する．

IMA 根部から LCA までの血管を温存する場合は，温存する IMA が左側の視野を妨げるため尾側および頭側から IMA 左側を確認して左腰内臓神経の IMA への分枝を処理する．左腰内臓神経の上下腹神経叢への本幹も IMA 左側と近接しているため，IMA の牽引を加減して左腰内臓神経の IMA への分枝のみを処理することがとくに重要である．IMA 根部付近の左右腰内臓神経を完全に温存しつつ，IMA 周囲の郭清を根部から LCA 分岐部まで進める．この時，IMA と IMV の間のリンパ節も en bloc に切除側へ付けるように郭清する．バイポーラの鋏と鉗子を的確に用いれば，ほとんど出血をみることなくシャープに郭清が完了する（図9）．通常，LCA 分岐部は IMA 根部から 4 cm ほど末梢側で IMA に対して鋭角に分岐しているが，第1S状結腸動脈と

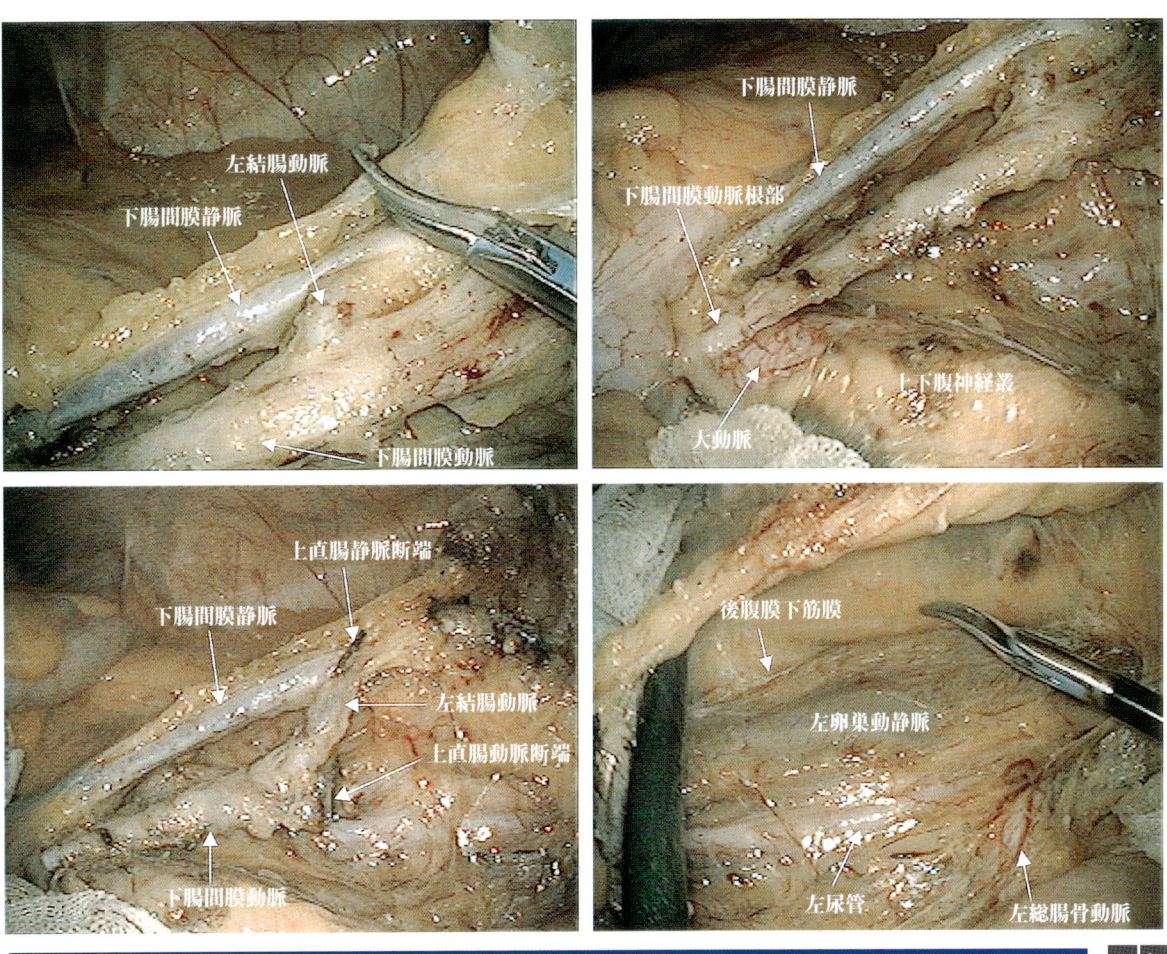

図9 中枢側リンパ節郭清（D3）と血管処理（LCA 温存）

a, b：IMA 根部付近の左右腰内臓神経を完全に温存しつつ，IMA 周囲の郭清を根部から LCA 分岐部まで進める．この時，IMA と IMV の間のリンパ節も en bloc に切除側へ付けるように郭清する．
c：LCA 分岐部の末梢側で SRA をクリッピングして切離し，外側の上直腸静脈も処理して LCA 温存 D3郭清を完了する．
d：頭側寄りで左尿管・左精巣／卵巣動静脈を後腹膜下筋背側に確認して，これを確実に温存しつつ腸間膜の剝離を外側および尾側へ進めるようにする．
IMA：下腸間膜動脈，IMV：下腸間膜静脈，LCA：左結腸動脈，SRA：上直腸動脈

共通幹となっていることも多いので，前述した3D-CT画像も参考に血管を同定すると良い．LCA分岐部の末梢側でSRAをクリッピングして切離し，外側の上直腸静脈も処理してLCA温存D3郭清を完了する．

（2）腸間膜／腸管の剥離授動

腸間膜の剥離を後腹膜下筋膜前面で外側・尾側へ進める（図9d）．腸間膜から後腹膜下筋膜を剥がし落とすように剥離操作を加えると薄い光沢のある後腹膜下筋膜が腸間膜から出血なく剥離され，その背側に左尿管と左精巣／卵巣動静脈が温存される．ただし，左尿管が骨盤側へ下降する lt. pelvic brim で左尿管が腸間膜剥離層に最も近接してくるので，頭側寄りから左尿管を後腹膜下筋背側に確認してこれを確実に温存しつつ腸間膜の剥離を外側と尾側の直腸側へ進めるようにする．次に，SD junction 頭側からS状結腸の壁側腹膜付着部を腸管寄りで切離していけば内側からの剥離面と連続する．層がわかりにくいときは，SD junction の尾側で左精巣／卵巣動静脈を確認し，その前面で剥離を頭内側へ進めて剥離面を連続させるとよい（図10）．

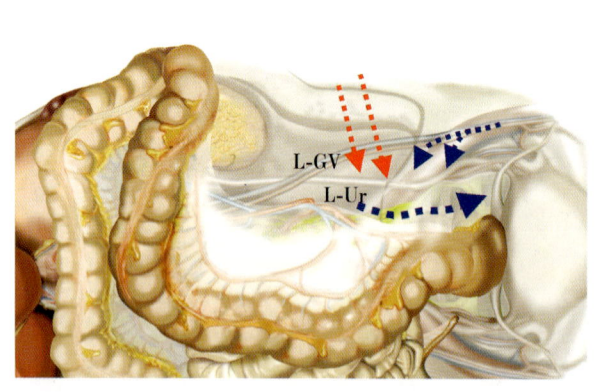

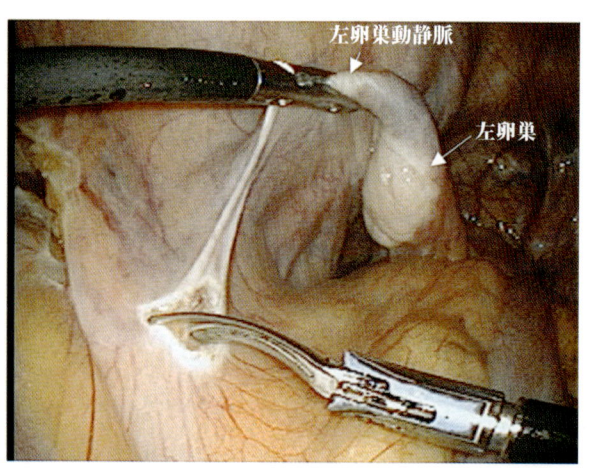

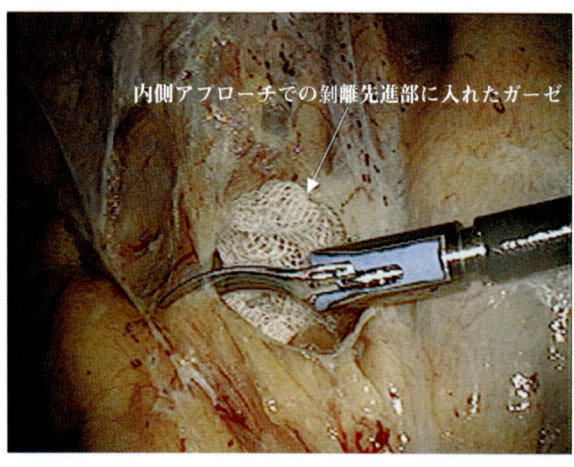

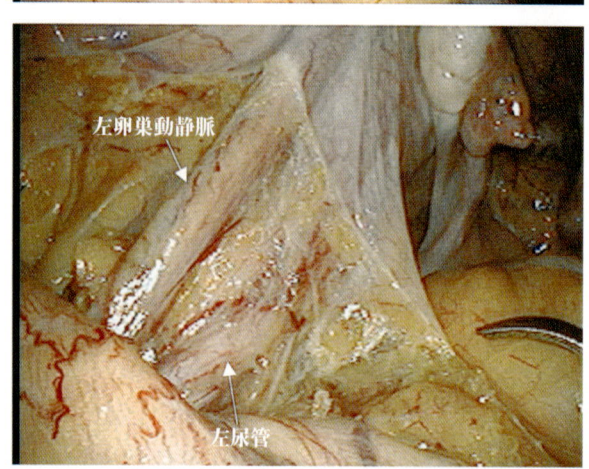

図10　S状結腸の授動

a，b：SD junction 頭側からS状結腸の壁側腹膜付着部を腸管寄りで切離していけば内側からの剥離面と連続する．層がわかりにくいときは，SD junction の尾側で左精巣／卵巣動静脈を確認し，その前面で剥離を頭内側へ進めて剥離面を連続させるとよい．
c：なお，あらかじめ内側アプローチでの剥離先進部にガーゼを入れておけば，外側からの剥離時にガーゼを確認することで安心して剥離面を連続させることができる．
d：続いて左尿管下腹神経筋膜の内側で直腸左側壁を尾側へ剥離する．

なお，あらかじめ内側アプローチでの剝離先進部にガーゼを入れておけば，外側からの剝離時にガーゼを確認することで安心して剝離面を連続させることができる．続いて左尿管下腹神経筋膜の内側で直腸左側壁を尾側へ剝離する．

（3）上部直腸の剝離・授動と直腸切離

後腹膜下筋膜から尿管下腹神経筋膜の前面で直腸の剝離を肛門側へ進め，左右下腹神経を温存して上部直腸を授動する（図11）．とくに後壁側では下腹神経に切り込んだり，直腸固有筋膜を破らないように剝離を尾側へ進める．術前点墨などで病変部肛門縁を確認して肛門側腸管切離線を決定し，同部の直腸間膜を処理する．

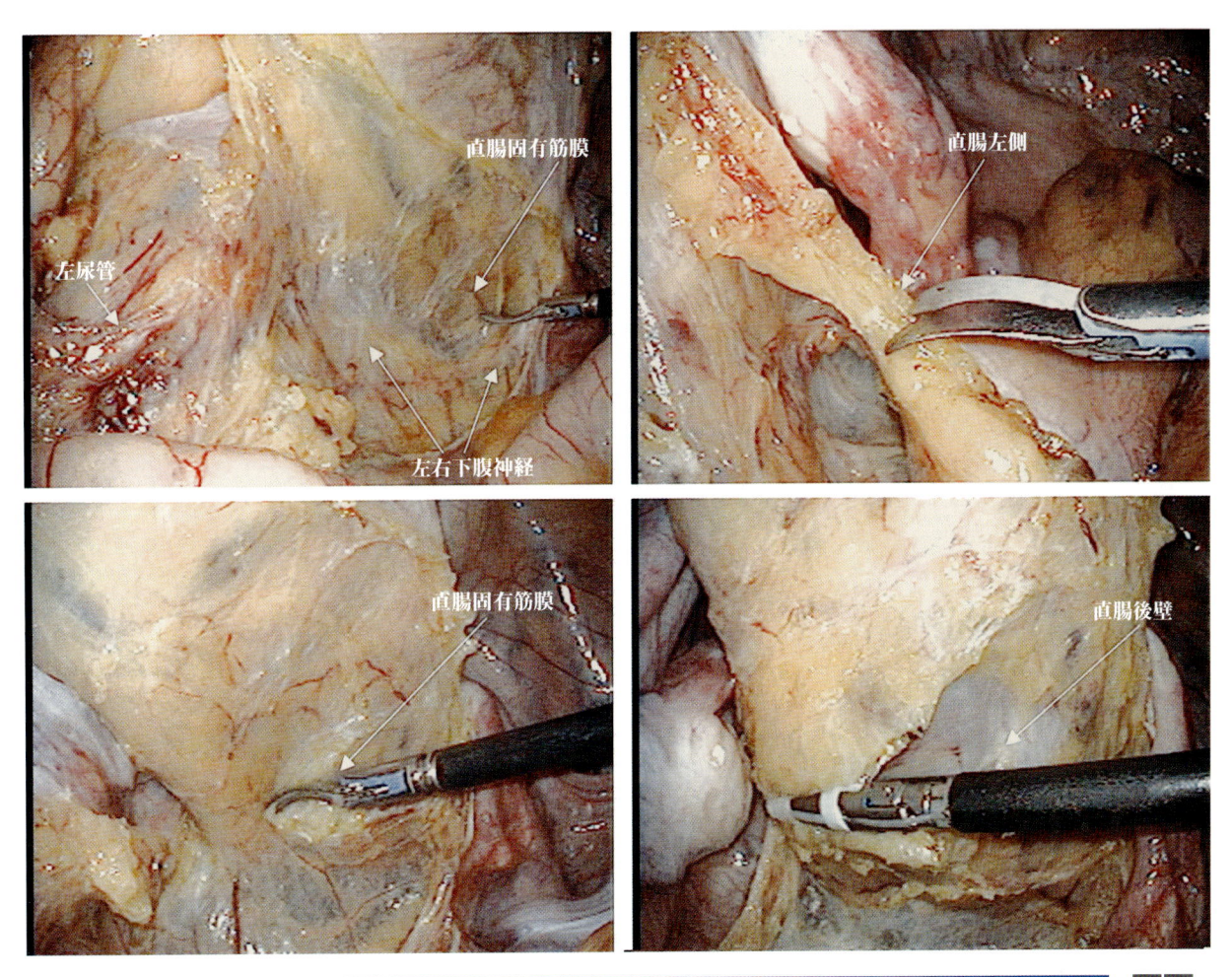

図11　上部直腸の剝離・授動と直腸間膜処理

a：直腸右側より，後腹膜下筋膜から尿管下腹神経筋膜の前面で直腸後壁の固有筋膜を破らないように剝離を肛門側へ進め，左右下腹神経を温存して上部直腸を授動する．
b：こののち上部直腸左側の剝離を行うが，直腸後壁側の剝離が完了しているため，この操作は容易である．
c，d：肛門側腸管切離予定部の直腸間膜を直腸後壁に沿って右側から左側へ処理する．

吻合部再発予防のため病変の肛門側を着脱式腸鉗子（ビー・ブラウンエースクラップ）で閉塞して直腸洗浄を行い，右下腹部ポートからステイプラーを挿入して腸管に直交した適切な切離面とDMを確保して直腸を切離する（図12）．

なお，直腸洗浄に着脱式腸鉗子用いると，腸管壁が扁平に変形してステイプラー（エンドカッター45青：ジョンソン・エンド・ジョンソン）をかけやすくなり，2〜3回かみ直すとほとんどの症例で1回のステイプリングで腸管切離が行える．

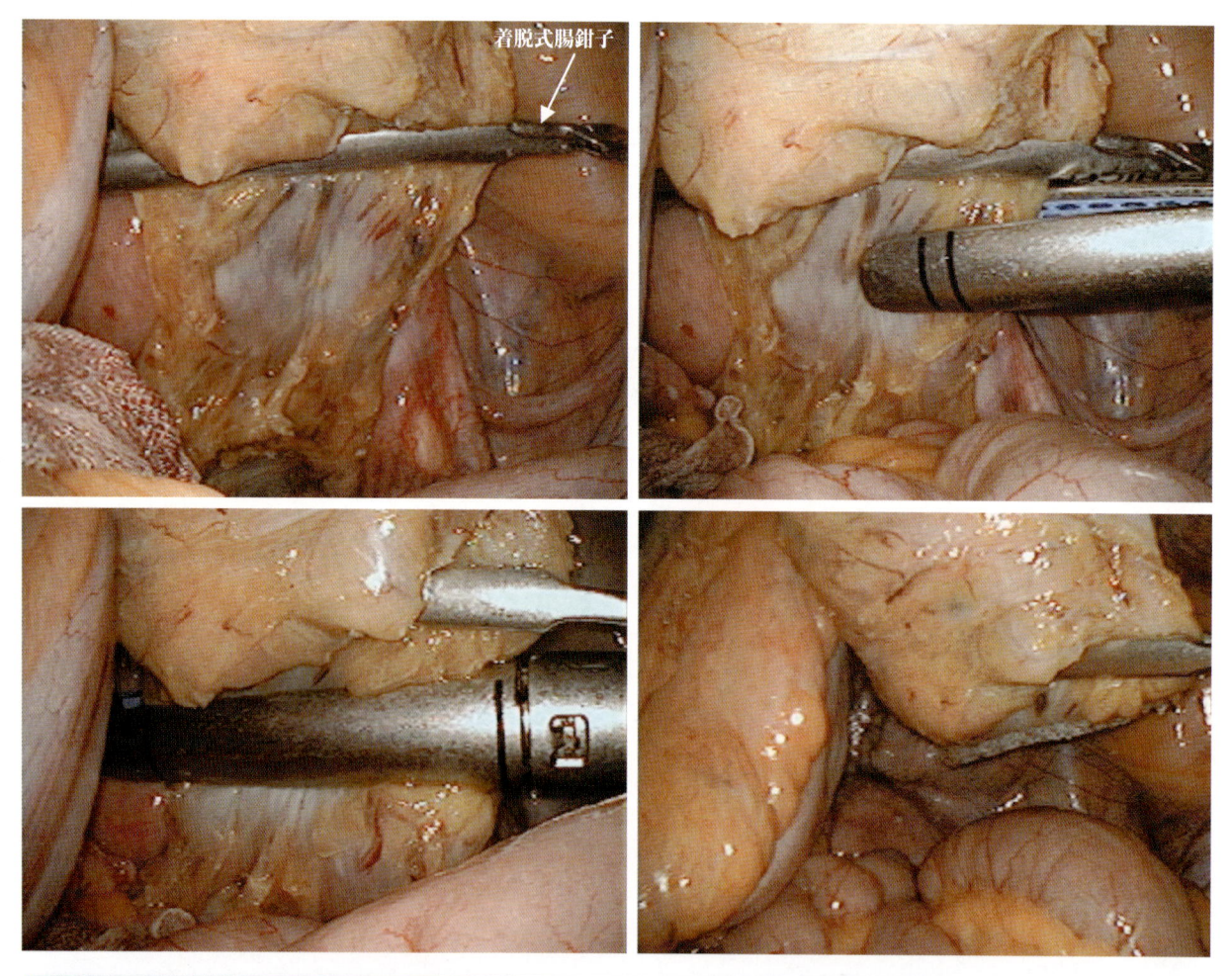

図12　直腸洗浄と直腸切離
a：吻合部再発予防のため，病変の肛門側を着脱式腸鉗子で閉塞して直腸洗浄を行う．
b，c，d：右下腹部のポートからステイプラーを挿入して腸管に直交した適切な切離面とDMを確保して直腸を切離する．なお，直腸洗浄に着脱式腸鉗子用いると，腸管壁が扁平に変形してステイプラーをかけやすくなり，1回のステイプリングで切離しやすくなる．

(4) 左結腸曲の授動

後の吻合に備えS状結腸から下行結腸を授動するが，本邦ではS状結腸の長い人が多いため，左結腸曲の授動を要することは少ない．左結腸曲授動の場合は，胃結腸間アプローチで経網嚢的に大網と横行結腸間膜左側付着部を剥離し，上方向からのアプローチも加えて脾結腸間膜を安全確実に剥離授動する（図13a, b）．

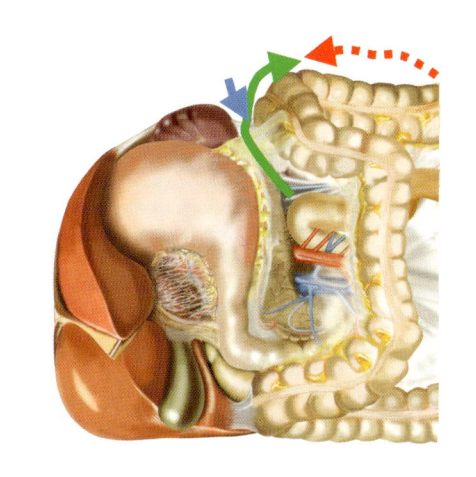

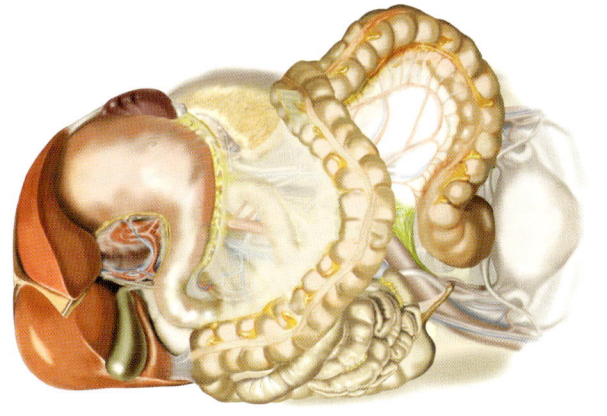

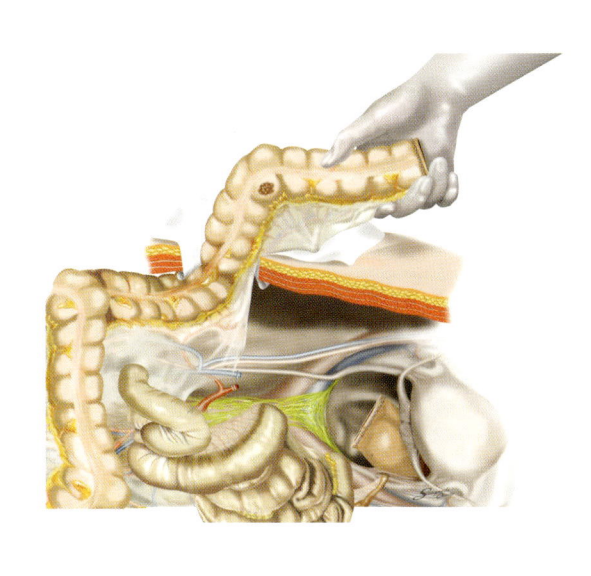

図13 左結腸曲授動と病変部腸管切除

a, b：左結腸曲授動の場合は，赤点線の下行結腸側からの剥離に加えて，緑線で示す胃結腸間アプローチで経網嚢的に大網と横行結腸間膜左側付着部を剥離し，さらに青線の上方向（脾下極）からのアプローチも加えて脾結腸間膜を安全確実に剥離授動する．
c：左下腹部のポート創を4cm程度の小切開創に延長し，創縁をラッププロテクターで保護して病変部を含む直腸を体外へ誘導し，体外で口側腸間膜と腸管を切離して標本を摘出する．

(5) 切除標本の摘出と腸吻合

　左下腹部のポート創を 3 ～ 5 cm 程度の小切開創に延長し，創縁をラッププロテクターで保護して病変部を含む直腸を体外へ誘導する（図13c）．体外で口側腸間膜と腸管を切離して標本を摘出し，口側腸管断端にアンヴィルを装着する．これを腹腔内へ戻して創部・腹腔内を洗浄後，再気腹を行う．肛門よりサーキュラーステイプラーを挿入して直腸断端を貫通させ，口側腸管に捻れや緊張がなく周囲の組織を巻き込んでいないことも確かめたのち double stapling 法で吻合する[5]（図14）．leak test を行い，腸間膜欠損部は修復せず，左上腹部ポート創よりドレーンをダグラス窩に留置し，10mm 以上のポート創はヘルニア予防のため腹膜・筋膜を縫縮する．すべての創を閉じて手術を終了する．

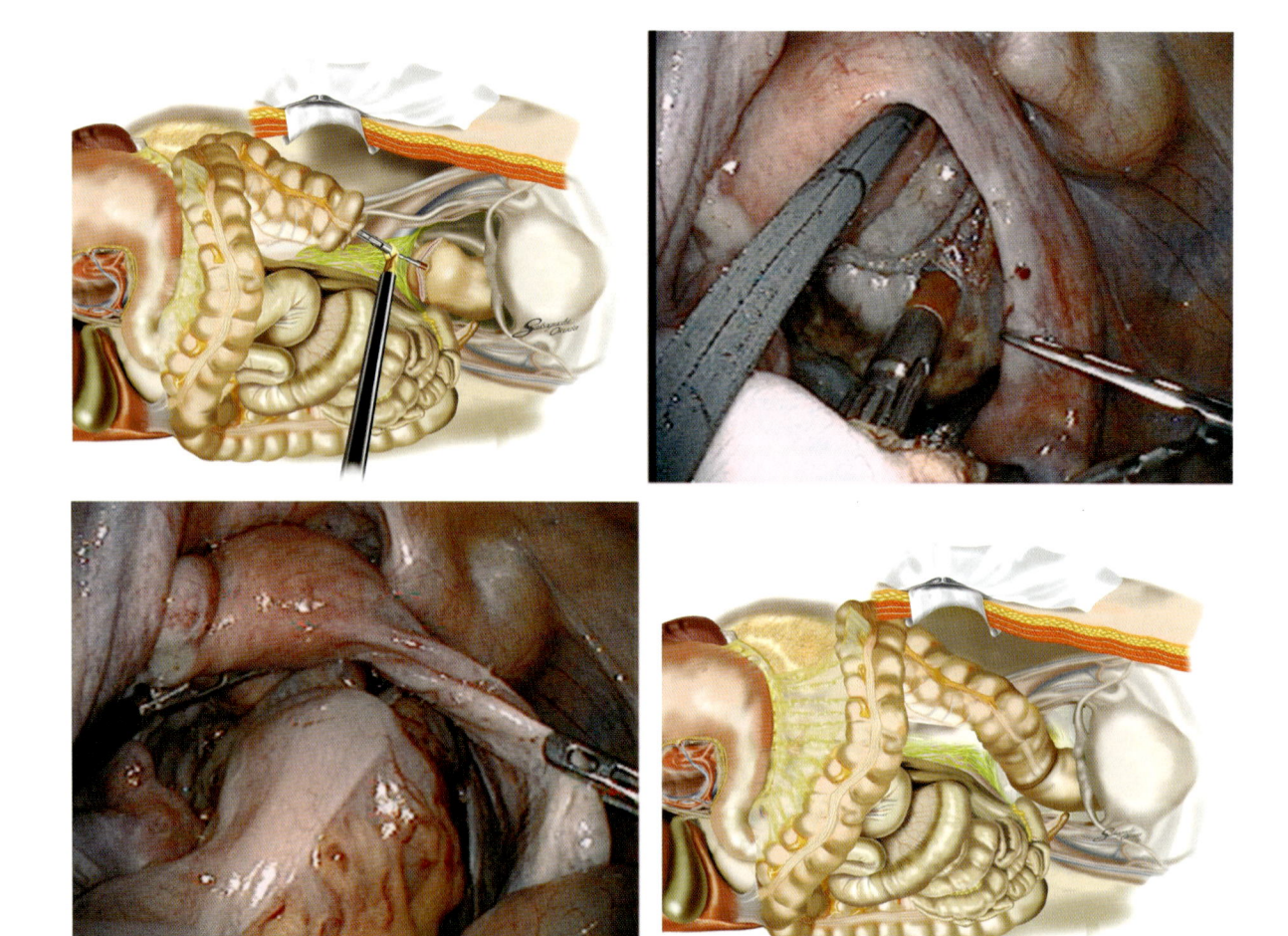

図14　Double stapling 法による直腸結腸吻合

　肛門よりサーキュラーステイプラーを挿入して直腸断端を貫通させ，口側腸管に捻れや緊張がなく周囲の組織を巻き込んでいないことも確かめたのち，double stapling 法で直腸結腸吻合して再建を完了する．

おわりに

　S状結腸・直腸RSの癌に対する腹腔鏡下手術では，従来の癌手術の原則の遵守と再発予防を考慮した手技のもとに上下腹神経叢や左結腸動脈を温存したD3郭清が良好な視野のもとで精密に行えるまでになった．著者らは，さらに手技の工夫や機器の開発を重ねて偶発症や合併症を予防し，根治性を損なわない，より安全な機能温存低侵襲手術の確立を目指すとともに本手術の長期成績をprospectiveにfollow-upしている．

文　　献

1) 奥田準二ほか：腹腔鏡下大腸手術の最前線－大腸疾患に対する外科治療の新戦略－．監修　谷川允彦，編集　奥田準二，豊田昌夫，永井書店，pp149－150，2002．
2) 奥田準二，豊田昌夫，谷川允彦ほか：大腸腫瘍に対する根治性求めた腹腔鏡手術．早期大腸癌　3 (5)：449－458，1999．
3) 奥田準二，田中慶太朗，李　相雄ほか：腹腔鏡下大腸手術手技の最前線6－進行大腸癌に対する種々の工夫を加えた3D-CT画像に基づく腹腔鏡下ナビゲーション手術－．外科治療　84 (6)：1015－1027，2001．
4) 奥田準二，田中雅夫，清水周次ほか：5mmフレキシブルビデオスコープのadvanced laparoscopic surgeryにおける有用性．日鏡外会誌　9 (5)：593－597，2004．
5) 奥田準二，谷川允彦：自動吻合器の選択と使い方－腹部①：消化管の場合－．日鏡外会誌　4 (1)：46－50，1999．

　　　　　　　　　　　　　　　　　　　　　　　　　　　　（奥田準二，谷川允彦）

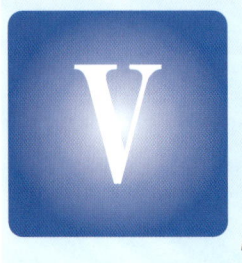

V. 腹腔鏡下大腸手術手技の最前線
State-of-the-art Technique of Laparoscopic Colorectal Surgery

2 大腸癌に対する腹腔鏡下手術
Laparoscopic Surgery for Colorectal Cancer

2-5 直腸Ra/Rb癌に対する腹腔鏡下手術
Laparoscopic Surgery for Rectal Cancer

はじめに

　直腸のなかでも上部・下部直腸（直腸 Ra/Rb）癌に対する腹腔鏡下低位前方切除術では，病変部への直接操作を避けた直腸の剝離授動，適切な切離面と surgical margin（DM）を確保した肛門側腸管切離と安全な吻合に注意する必要があり，さらに直腸 Rb の進行癌では側方郭清の困難性が問題となっている．しかし，腹腔鏡下手術には，拡大視や近接視効果により，狭い骨盤腔内でもチーム全員が良好な術野を得られる大きな利点がある．

　本項では，直腸 Ra/Rb 癌に対して自律神経・肛門機能温存を伴う腹腔鏡下手術の実際を述べる．

1 適　応

　内視鏡的切除（EMR/ESD），経肛門的内視鏡下マイクロサージェリー（TEM）や経肛門的局所切除の適応外の早期直腸癌は腹腔鏡下手術の良い適応となる．ただし，直腸癌に対する腹腔鏡下低位前方切除には高度の技術と豊富な経験が要求されるため，手術チームの熟練度やデータをもとに適応を明らかとし，インフォームド・コンセントを得て手術が決定される．著者らは，癌手術の原則を遵守した適切な手技のもとに適応を段階的に拡大し，減圧不能の腸閉塞・高度他臓器浸潤や巨大腫瘍などの症例を除き，上部直腸では漿膜浸潤癌まで，下部直腸では適切な剝離操作や側方郭清の困難性から病変が腸壁内に確実にとどまり，リンパ節に明らかな転移のない MP，N（−）までを適応としてきた．これにより，腹腔鏡下低位前方切除では自律神経完全温存の Total mesorectal excision（TME）の層での直腸の剝離授動が基本となる．ただし，手技の向上と経験の蓄積により下部直腸の適応を拡大し，症例を選択して腹腔鏡下の自律神経温存側方郭清も行っている[1]．

なお，巨大腫瘍とは，大きさの目安として8 cmを越えるものであるが，部位や骨盤腔の広さによっても難易度が異なるため，病変部への直接操作が避けられない大きさの腫瘍とした．また，肥満者も適応外とはせず，開腹手術既往者も腹腔内癒着に注意しつつ腹腔鏡下手術を行っている．さらに，高齢者や全身状態（心・肺・肝・腎機能）障害者でもactivityがあって全身麻酔に耐えられれば適応としている．

2 術前処置

1．病変部のマーキング

術数日前に大腸内視鏡で病変肛門側の直腸前壁に点墨を行い，肛門側切離線のマーカーとしている．内視鏡下クリッピング法は，肛門側腸管切離時にステイプラーでクリップを咬み込む危険があるため，直腸では用いていない．直腸Rbでは病変が腹膜反転部以下のため，術中大腸内視鏡で肛門側切離線を決定する．

2．術前シミュレーション

著者らは，放射線科の協力のもとに術前大腸内視鏡検査の直後にマルチスライスCTによる造影CT検査を行っている[2]．画像データはワークステーションで種々の3次元画像処理を行いIntegrated 3D-CT画像とし，遠隔転移の検索の他に左結腸動脈温存のD3郭清など個々の症例に応じた合理的な血管処理を伴う系統的リンパ節郭清，適切な腸切除範囲の設定と腫大リンパ節や周囲臓器への浸潤の有無の検索に活用している．

3．腸管前処置

術前日から絶食とし，機械的洗浄（午後マグコロール®250mlと浣腸，就寝時ラキソベロン®10mlもしくはプルセニド®2錠の服用）を行う．腹腔鏡下手術では限られたスペースでの手術となるため，腸管拡張がないように術前腸管処置は厳密に行う．化学的洗浄（抗生剤の内服）は耐性菌の出現，菌交代現象を引き起こすと考えて行っていない．なお，術中の全身麻酔でも笑気を用いないようにして，小腸の拡張による術野の劣化を予防する．

3 有用な手術器具

骨盤腔内で良好な視野を得るにはフレキシブルスコープ（オリンパス）がよい[3]．癌散布や腸管損傷防止のため鉗子での病変部や腸管の直接把持を避ける．腸間膜や腹膜垂を愛護的に把持するには，有窓の無傷把持鉗子（カールストルツジャパン）がよい．不意の臓器損傷を避けるには，モノポーラよりもバイポーラの電気鋏（ビー・ブラウンエースクラップ）が安全で，リンパ節郭清や腸間膜剝離に極めて効果的である．腸間膜の愛護的な牽引や血管・腸管周囲の剝離にはエンドミニリトラクト（タイコ ヘルスケア ジャパン）が有用である．血管周囲などの止血にはバイポーラ凝固鉗子（ジョンソン・エンド・ジョンソン）が有用である．腸間膜・直腸間膜切離や側方靱

帯の処理には超音波振動剪刀が有用であるが，リガシュアー（タイコ ヘルスケア ジャパン）を用いれば主要な血管切離もクリップレスに行える．子宮や精囊などの圧排にはダイアモンドフレックス（ニチオン）が効果的である．直腸洗浄時の腸管クランプには着脱式腸鉗子（ビー・ブラウンエースクラップ）を常用している．低位での直腸切離には先端可変型が多用されているが，最近市販されたストレートの60mm compression typeのステイプラー（Echelon 60：ジョンソン・エンド・ジョンソン）も有用である．創部保護にはラッププロテクター（八光）を常用している．

4 腹腔鏡下低位前方切除術

1．体位とチーム・器械の配置

図1に示すように患者をマジックベッドに固定して砕石位とし，鉗子操作を妨げないよう股関節は伸展させる．チーム全員が同じモニターを見てミラーイメージによる操作困難を防ぐ．

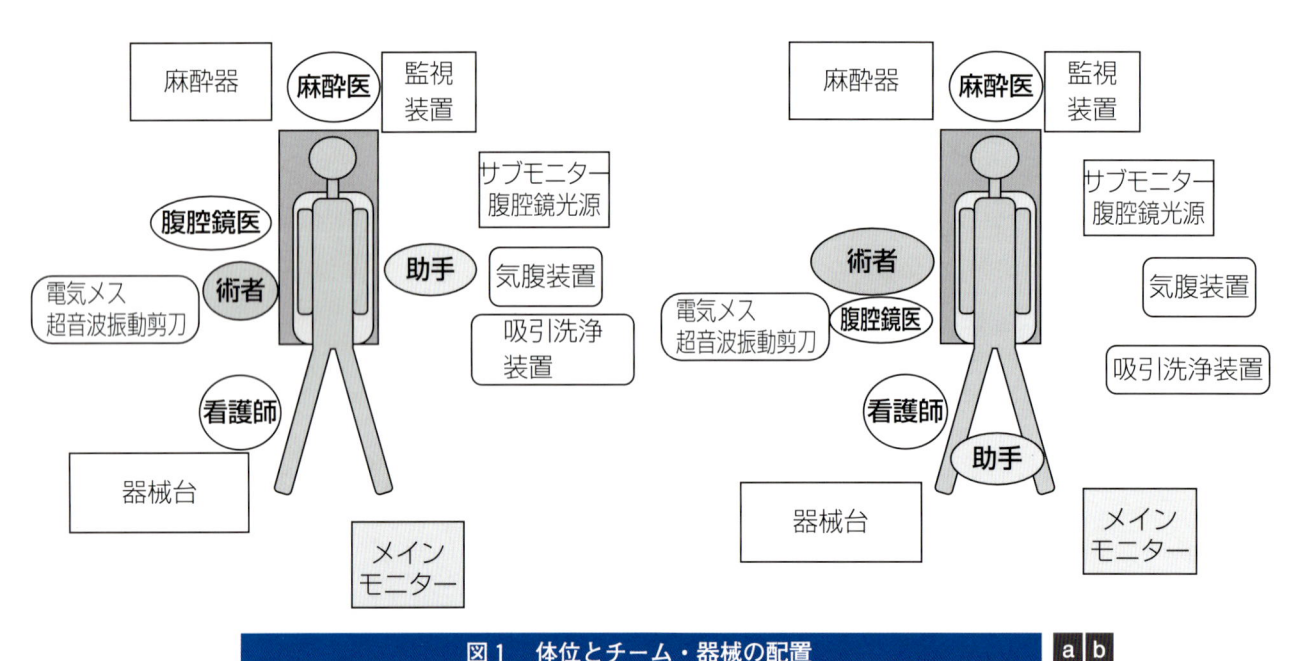

図1 体位とチーム・器械の配置 a b

患者を砕石位とした上でマジックベッドに固定する．全員が同じモニターを見てミラーイメージによる操作困難を予防している．
　a：ほとんどの操作はこの位置で行う．
　b：左結腸曲を授動する際の位置．

2. ポートの配置と小切開部・ドレーン挿入部

　臍部より open technique にて12mm ポートを挿入し，気腹法（気腹圧 7 〜 8 mmHg）にて広い術野を確保する．左右上下腹部にポートを挿入するが，肛門側切離線が低位となる場合は，恥骨上部からステイプラー用のポートを追加して 6 ポートとする（図 2）．

　肛門側腸管切離後に恥骨上部ポート創を 4 〜 5 cm 程度に延長し，病変部腸管を体外へ誘導して切除する．体内吻合終了後に左下腹部ポート創からドレーンを仙骨前面へ挿入留置する．

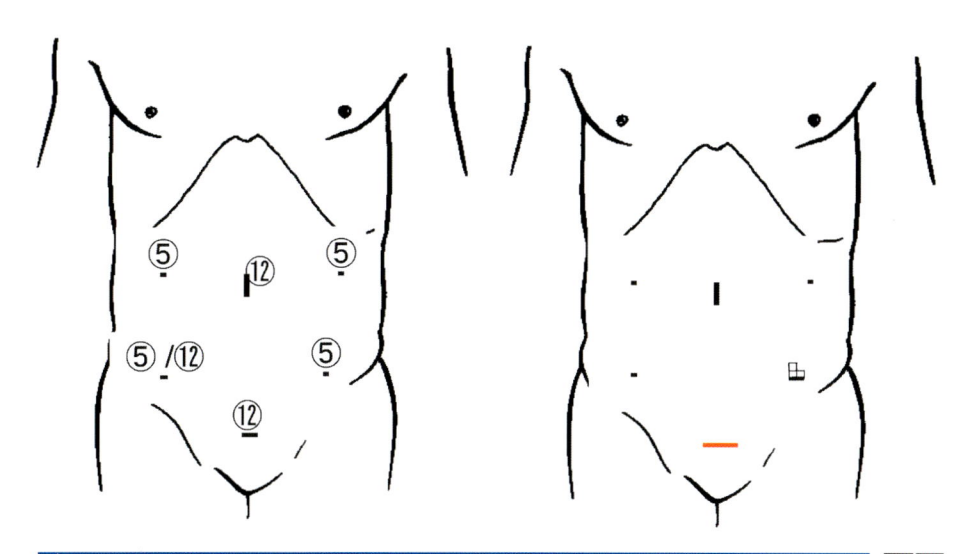

図 2　ポートの配置と小切開部・ドレーン挿入部　　a b
a：臍上部より腹腔鏡用12mm ポート，左右上下腹部に 5 mm ポート（右下腹部からステイプラーを入れるときは右下腹部に12mm ポートを入れて 5 ポート），恥骨上部にステイプラー用の12mm ポートを挿入して 6 ポートとする．
b：肛門側腸管切離後に恥骨上部ポート創を 4 〜 5 cm 程度に延長し，病変部腸管を体外へ誘導して切除する．体内吻合終了後に左下腹部ポート創からドレーンを仙骨前面へ挿入留置する．
　丸数字はポートのサイズ（mm）を示す．

3. 術野の展開と外科解剖

　良好な術野の展開が本手術を円滑に行ううえで最も重要である．大網から横行結腸を挙上して右上腹部にスペースを作り，次に手術台を頭低位の左高位としつつ，小腸を最も右下となる中部小腸から上部および下部へと順に右腹部へ移動させると無理な頭低位にしなくとも左結腸間膜から小骨盤腔を良好に展開できる（図 3）．直腸 Ra/Rb 症例では小骨盤腔の良好な術野が必要不可欠である．適度の体位変換にても小骨盤腔内に下部小腸が落ち込む場合は，右上腹部の 5 mm ポートからの鉗子で回腸末端の三角間膜もしくは右側腹壁を把持して下部小腸を右腹部に排除し，小骨盤腔内の術野を確保する．また，女性では子宮や卵巣卵管の牽引を工夫して良好な術野を確保する．

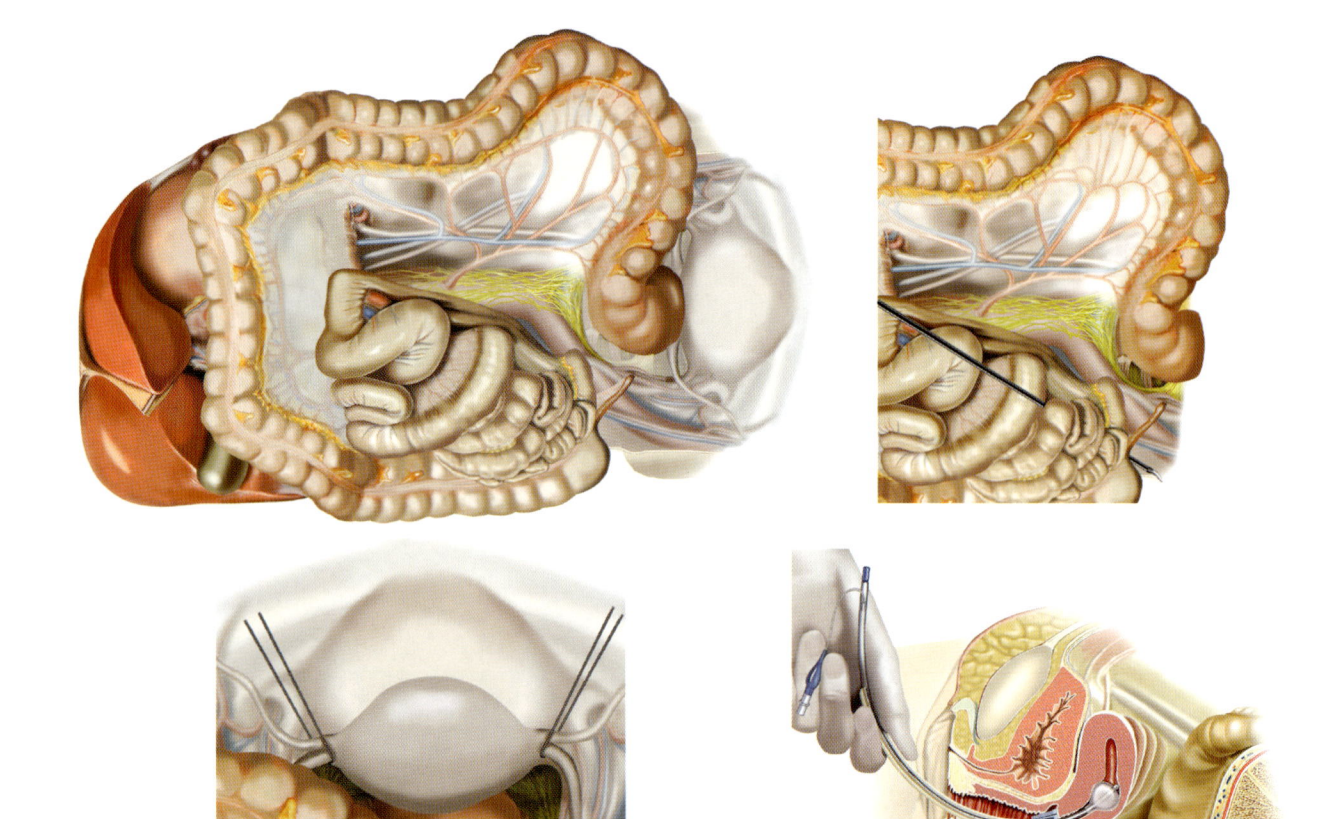

図3 左側結腸〜直腸の術野展開

a：手術台を頭低位の左高位とし，大網から横行結腸を上腹部に挙上し，次に小腸を最も右下となる中部小腸から上部および下部へと順に右腹部へ移動させて左結腸間膜から小骨盤腔を広く展開する．
b：小骨盤腔内に下部小腸が落ち込む場合は，右上腹部の5mmポートからの鉗子で下部小腸を術野外に排除して小骨盤腔内に良好な術野を得る．
c：女性で子宮が小骨盤腔の術野を妨げる場合には，下腹部の腹壁から直針を挿入して両側の子宮円索にかけて子宮を腹側へ牽引する．さらに，卵管・卵巣が術野障害になることも少なくないので左右別々に子宮円索と固有卵巣索に糸針をかけて牽引するとよい．
d：uterine injectorで子宮を牽引する方法も有用である．

4．アプローチ法と切除手順

著者らは，癌手術の原則の遵守と合理的な操作の点から内側アプローチを推奨している[4]．内側アプローチにて中枢側リンパ節郭清と血管処理を先行し，S状結腸から直腸を授動して肛門側腸管切離を行い，口側腸間膜・腸管の切離は体外で行う（図4）．

5．中枢側リンパ節郭清と血管処理

図5の外科解剖を基にして手術を行う．まず，腸間膜を腹外側に牽引して，間膜内の下腸間膜動脈（IMA）から上直腸動脈（SRA）を索状物として確認する．右総腸骨

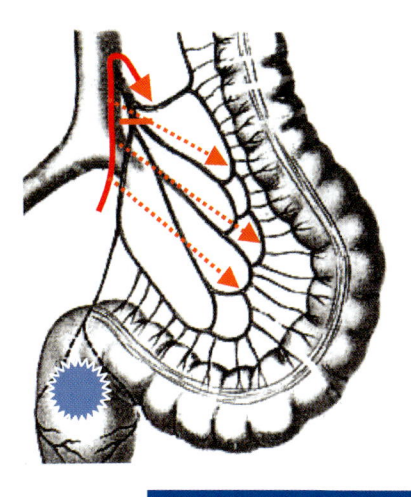

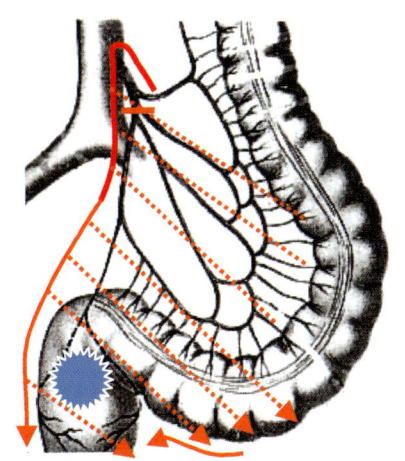

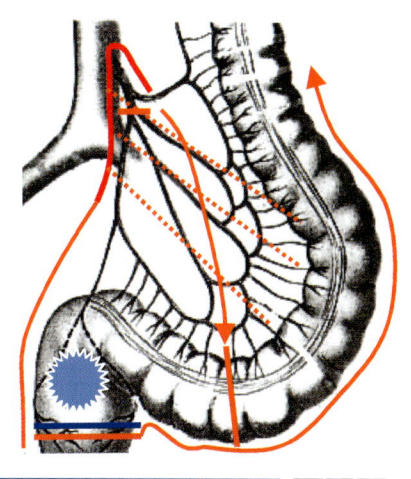

図4 腹腔鏡下低位前方切除術（中枢側D3）

a：内側アプローチにて中枢側リンパ節郭清と血管処理を先行する．
b：直腸Ra/Rbの病変では，S状結腸を広く授動したり，口側腸管切離を先行するとこれらが骨盤腔に下垂して術野の展開が困難になる．このため，S状結腸の授動は最小限にし，口側腸管切離の前に直腸を剥離授動して直腸洗浄の後に肛門側腸管切離を行う．
c：S状結腸から下行結腸を十分授動し，恥骨上部のポート創を小切開創とし，創縁保護具をつけた後に病変部腸管を体外へ誘導し，体外で口側腸間膜と腸管を切離して標本摘出し，吻合は体内で行う．

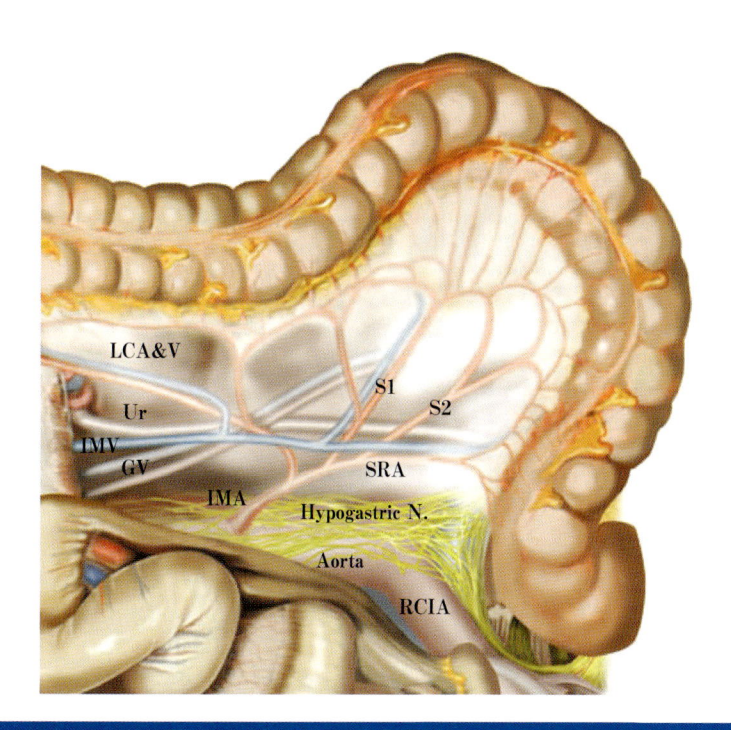

図5 左側結腸～直腸間膜の外科解剖

　左側結腸間膜内の動静脈は上直腸動静脈のレベルより末梢では伴走しているが，中枢側では下腸間膜静脈は下腸間膜動脈から離れて上行して膵臓の背側を走行して脾静脈もしくは門脈（まれに上腸間膜静脈）に流入する．下腸間膜動脈根部は，大動脈分岐部から4～5cm頭側で十二指腸第4部の下縁にあることが多い．通常，左結腸動脈は，下腸間膜動脈根部から3～6cm末梢側の大動脈分岐部付近のレベルで下腸間膜動脈に対して鋭角に分岐しているが，第1S状結腸動脈と共通幹となっていることも多い．左側結腸間膜背側に癒合する後腹膜下筋膜背側を左精巣/卵巣動静脈と左尿管が走行する．精巣/卵巣動静脈は尿管よりも腹側の浅い位置にあり，下腸間膜動脈根部のレベルで尿管の前面を交差する．右総腸骨動脈が大動脈分岐部を同定するlandmarkとなる．上下腹神経叢は大動脈分岐部前面の左側寄りで最も確認しやすい．
　IMA：下腸間膜動脈　IMV：下腸間膜静脈　LCA&V：左結腸動静脈　GV：左精巣/卵巣動静脈　Ur：左尿管　SRA：上直腸動脈　S1：第1S状結腸動脈　S2：第2S状結腸動脈　Hypogastric N.：上下腹神経叢　Aorta：大動脈　RCIA：右総腸骨動脈

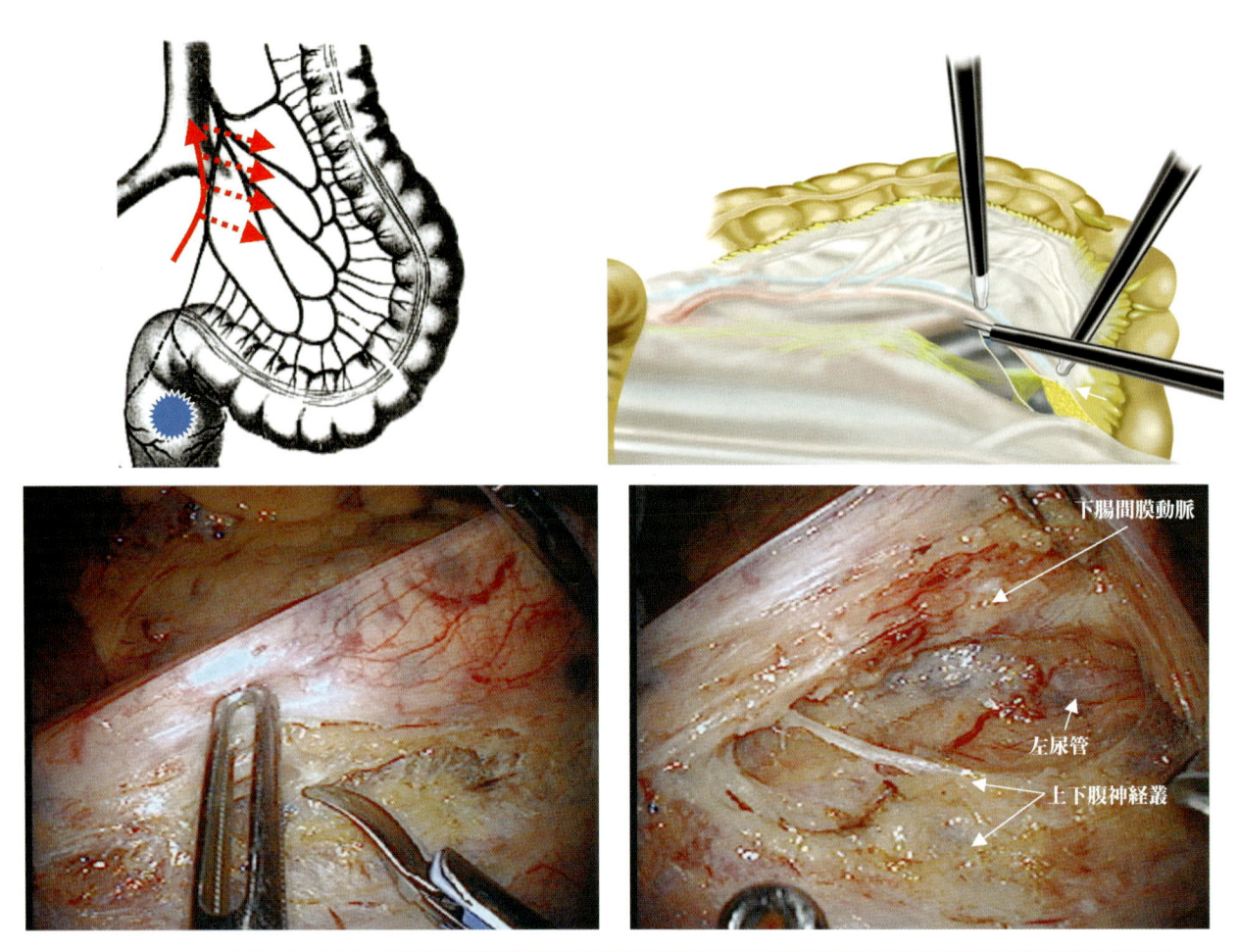

258　V．腹腔鏡下大腸手術手技の最前線

図6　内側アプローチの開始

a，b：右総腸骨動脈を指標に大動脈分岐部を確認し，その尾側で大血管のない岬角付近から腸間膜剝離を開始する．
c：上直腸動脈〜下腸間膜動脈背側に上下腹神経叢を確認し，本幹を温存して腸間膜への分枝のみを処理しながら剝離を頭側へ進める．
d：剝離を腸間膜背側寄りで外側へ進めると後腹膜下筋膜前面の層に入り，左尿管・左精巣/卵巣動静脈はその背側に温存される．

動脈を指標に大動脈分岐部を確認し，その尾側で大血管のない岬角付近から腸間膜剝離を開始する（図6）．SRA〜IMA背側で上下腹神経叢を確認し，本幹を温存して腸間膜への分枝のみを処理しながら剝離を頭側へ進める．こののち剝離を腸間膜背側寄りで外側へ進めると後腹膜下筋膜前面の層に入り，左尿管・左精巣/卵巣動静脈はその背側に温存される．

1）D2郭清の場合

IMAから頭側に向けて鋭角に分岐する左結腸動脈（LCA）を確認してその分岐部までの#252リンパ節を切除側に付けてD2郭清とする．LCA分岐部以下でSRAを切離し，その外側で上直腸静脈も切離する．

2）D3郭清の場合

　本邦ではS状結腸の長い人が多いため，後の吻合部への良好な血流維持の目的から筆者らは左結腸動脈（LCA）温存のD3郭清を標準的に行っている（図7）．IMA根部付近の左右腰内臓神経を完全に温存しつつ，IMA周囲の#253リンパ節郭清を下腸間膜静脈との間も含めてIMA根部からLCA分岐部まで進める．この際に，腸間膜側に吊り上った左腰内臓神経本幹を損傷しないように注意する．バイポーラの鋏と鉗子を的確に用いれば，ほとんど出血をみることなくシャープに郭清が完了する．血管はLCA分岐部の末梢側でSRAとその外側の上直腸静脈を処理して左結腸動脈温存D3郭清とする．

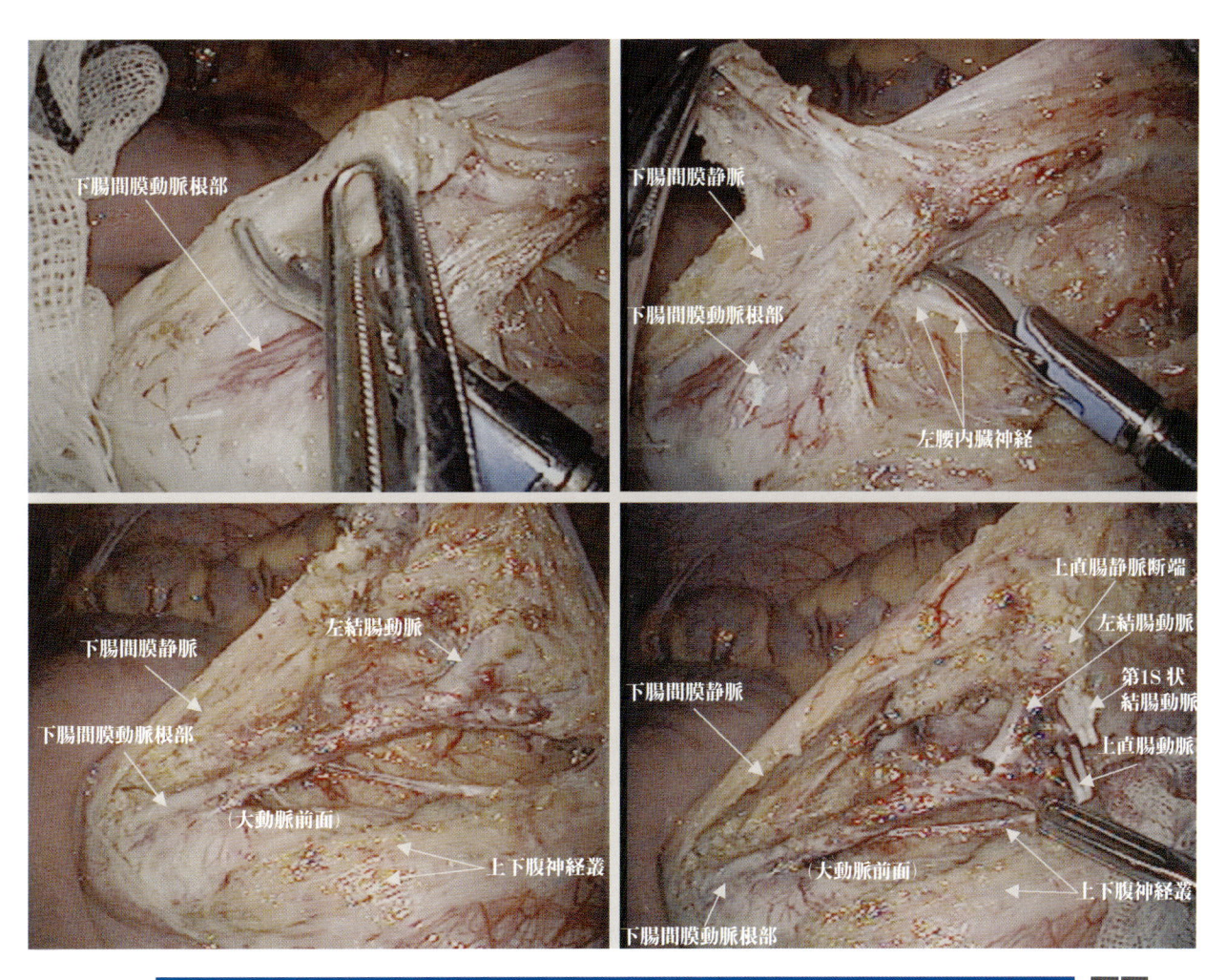

図7　左結腸動脈温存D3郭清

a：下腸間膜動脈周囲の#253リンパ節郭清を下腸間膜静脈との間も含めて根部から左結腸動脈分岐部まで進める．
b：この際に，腸間膜側に吊り上った左腰内臓神経本幹を損傷しないように注意する．
c，d：血管は左結腸動脈分岐部の末梢側で上直腸動脈（本例では左結腸動脈から分岐する第1S状結腸動脈も）とその外側の上直腸静脈を処理して左結腸動脈温存D3郭清とする．

6. 直腸S状部の剝離授動

腸間膜の剝離を後腹膜下筋膜前面で外側・尾側へ進める（図8）．腸間膜から後腹膜下筋膜を剝がし落とすように剝離操作を加えると薄い光沢のある後腹膜下筋膜が腸間膜から出血なく剝離され，その背側に左尿管と左精巣／卵巣動静脈が温存される．ただし，左尿管が骨盤側へ下降する lt. pelvic brim で左尿管が腸間膜剝離層に最も近接してくるので，頭側寄りから左尿管を後腹膜下筋背側に確認してこれを確実に温存しつつ腸間膜の剝離を外側の腹膜付着部と尾側の直腸側へ進めるようにする．こののち，SD junction 頭側からS状結腸の壁側腹膜付着部を腸管寄りで切離していけば内側か

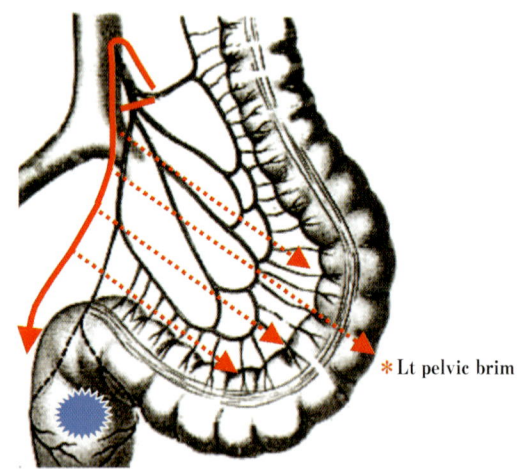

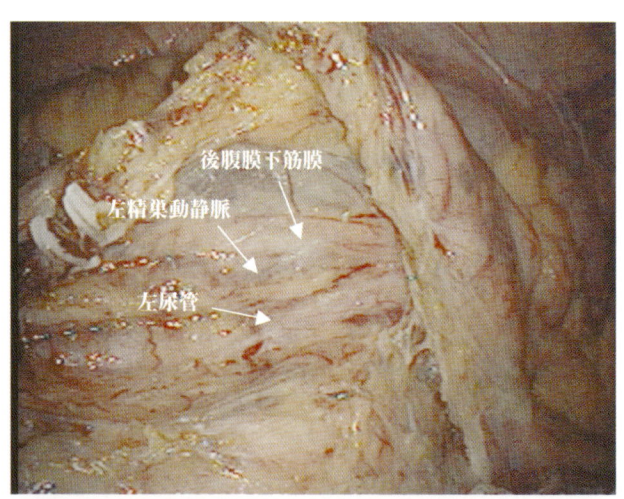

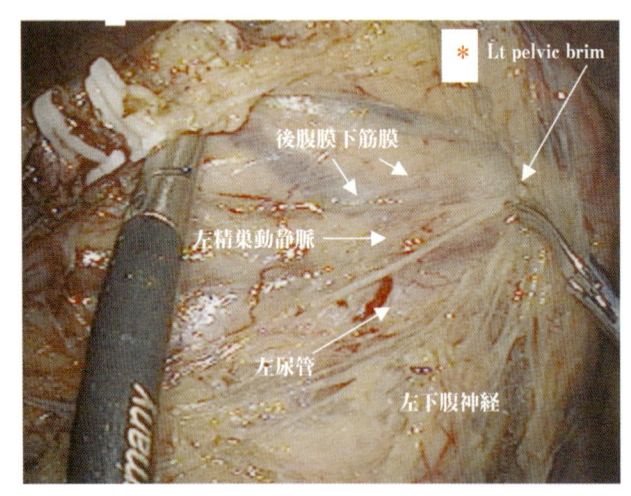

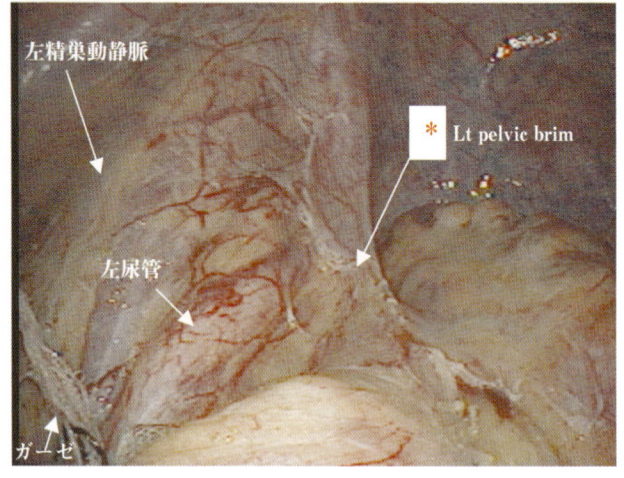

図8 腸間膜の剝離授動

a，b：腸間膜の剝離を後腹膜下筋膜前面で外側・尾側へ進める．
c：左尿管が骨盤側へ下降する lt. pelvic brim で左尿管が腸間膜剝離層に最も近接してくるので，頭側寄りから左尿管を後腹膜下筋背側に確認してこれを確実に温存しつつ腸間膜の剝離を外側の腹膜付着部と尾側の直腸側へ進めるようにする．
d：外側では SD junction 頭側からS状結腸の壁側腹膜付着部を腸管寄りで切離していけば内側からの剝離面と連続する．層がわかりにくいときは，SD junction の尾側で左精巣／卵巣動静脈を確認し，その前面で剝離を頭内側へ進めて剝離面を連続させるとよい．なお，あらかじめ内側からの剝離面にガーゼを入れておけば外側からの剝離時にガーゼを確認することで安心して剝離面を連続させることができる．

らの剥離面と連続する．層がわかりにくいときは，SD junction の尾側で左精巣／卵巣動静脈を確認し，その前面で剥離を頭内側へ進めて剥離面を連続させるとよい（図8 d）．なお，あらかじめ内側からの剥離面にガーゼを入れておけば外側からの剥離時にガーゼを確認することで安心して剥離面を連続させることができる．続いて左尿管下腹神経筋膜の内側で直腸左側壁を尾側へ剥離する．

7．直腸の剥離授動

後腹膜下筋膜から尿管下腹神経筋膜の前面で直腸の剥離を肛門側へ進め，両側の下腹神経から骨盤神経叢を温存して直腸を授動する（図9）．とくに後壁側では直腸固

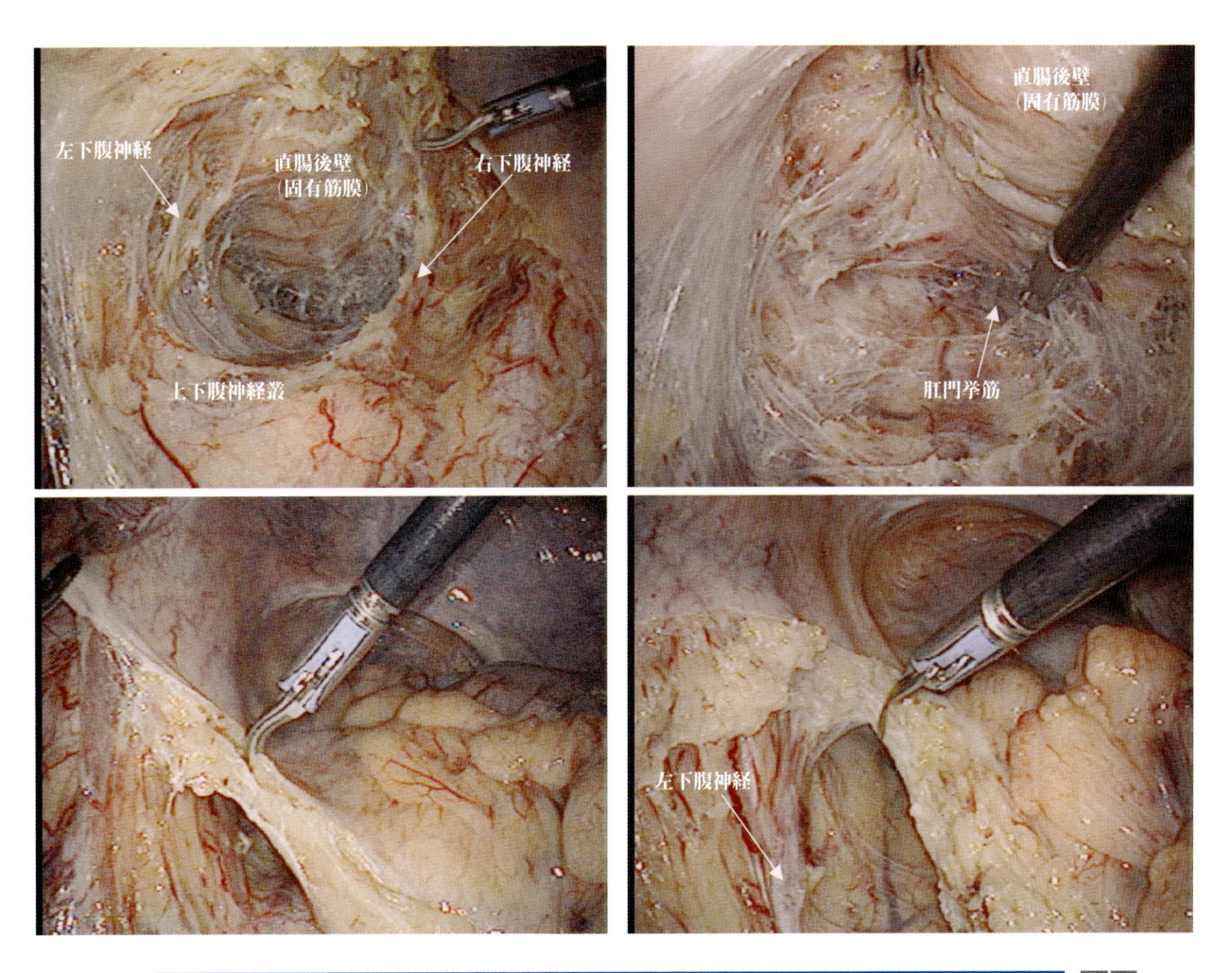

図9　直腸後壁側の剥離授動と左側壁の剥離授動
a，b：直腸後壁側では左右下腹神経の内側で直腸固有筋膜を破らないように剥離を骨盤底へ進め，直腸仙骨鞘帯を切離して肛門挙筋を確認する．
c，d：左側壁では後壁側の剥離が終わっているため，尾側への剥離は容易である．

有筋膜を破らないように，また仙骨前面の静脈を損傷しないように，少しずつ丁寧に剝離を骨盤底へ進め，直腸仙骨靱帯を切離して肛門挙筋を確認する．肛門管近傍では直腸後壁を下方ではなく，前方に剝離する感覚で進めると良い．さらに，肛門尾骨靱帯も切離すれば，肛門管直上まで剝離できる．前壁側では腹膜反転部で腹膜を切離して男性では精囊，女性では腟壁を確認してDenonvilliers筋膜を切除側に付けつつ肛門側へ剝離を進めて直腸両側で膀胱（精囊）直腸間隙／子宮（腟）直腸間隙を確認する．側方は，後壁側からの剝離面と前壁側からの剝離面の間で中直腸動脈と骨盤神経叢の直腸枝からなる側方靱帯を確認し，骨盤神経叢本幹を損傷しないように側方靱帯を肛門挙筋まで剝離する（図10）．なお，狭骨盤の男性でも直腸前壁から両側方への剝離に際して，精囊を確認しつつ，できるだけ直腸壁寄りで剝離を進めて側方靱帯を処理すると骨盤神経叢から泌尿生殖器系へ分枝するneurovascular bandleに切り込まず，出血もしない（図10d，図11）．

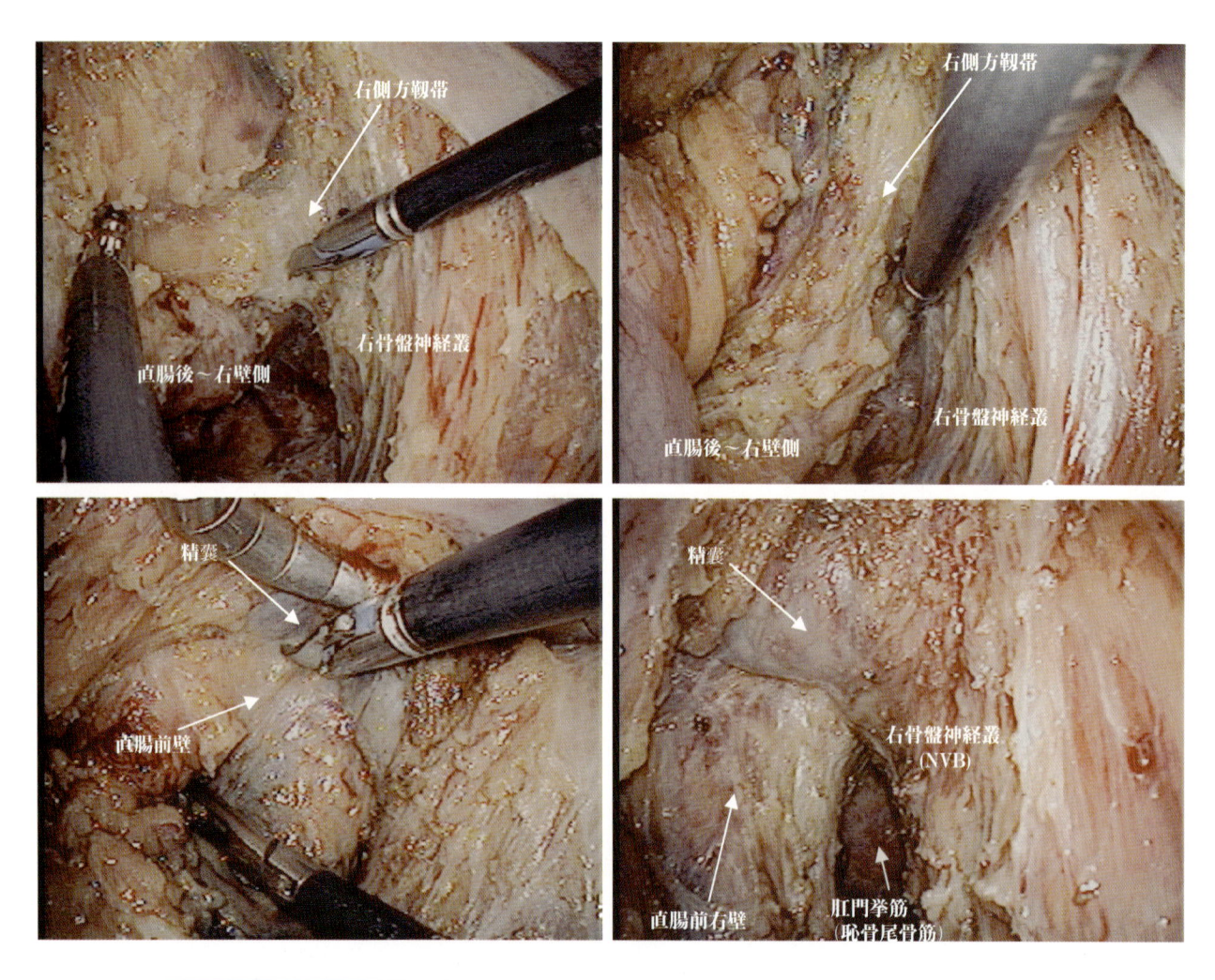

図10　直腸右側壁側（右側方靱帯）の剝離

後壁側からの剝離面と前壁側からの剝離面の間で中直腸動脈と骨盤神経叢の直腸枝からなる側方靱帯を確認し，骨盤神経叢本幹からneurovascular bandle（NVB）を損傷しないように牽引を加減しながら側方靱帯を肛門挙筋（恥骨尾骨筋）まで剝離する（右側）．

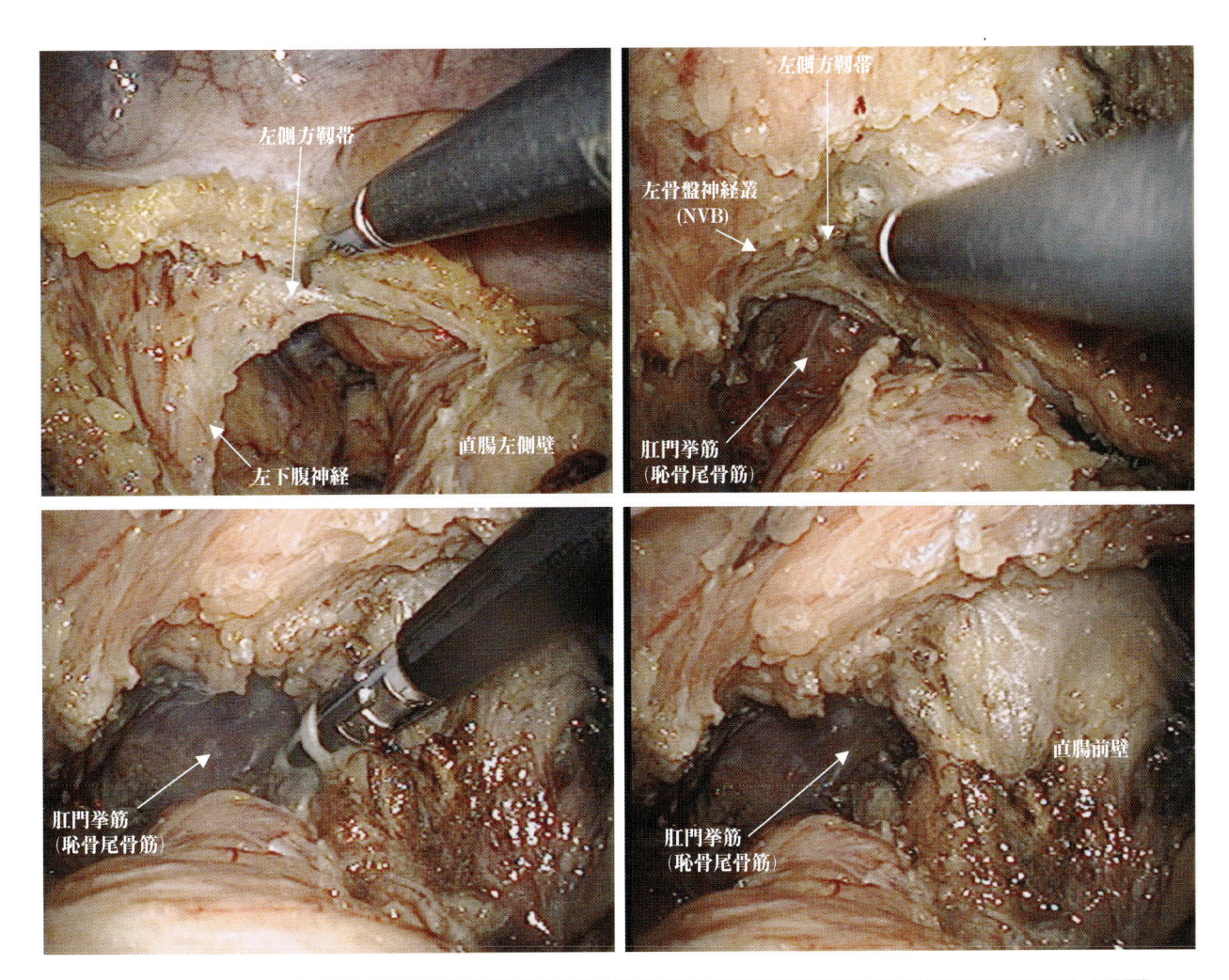

図11　直腸左側壁側（左側方靱帯）の剝離

　右側と同様に左側方靱帯も処理する．とくに狭骨盤の男性でも直腸前壁から側壁への剝離をできるだけ直腸壁寄りで進めて側方靱帯を処理していくと骨盤神経叢から前方の泌尿生殖器系に分枝する neurovascular bandle（NVB）にも切り込まず，出血もしない．

8. 肛門側腸管切離

　術前点墨や術中大腸内視鏡で病変部肛門縁を確認し，2 cm 程度の DM をとって肛門側切離線を決定するが，低位前方切除では肛門挙筋（両側の恥骨尾骨筋）が十分露出するまで下部直腸を剥離授動する必要がある．肛門側腸管切離予定部の直腸間膜は前方から両側へと処理したラインを指標に背側を処理すると病変部肛門側の直腸間膜も適切に切除側に含まれる（図12）．

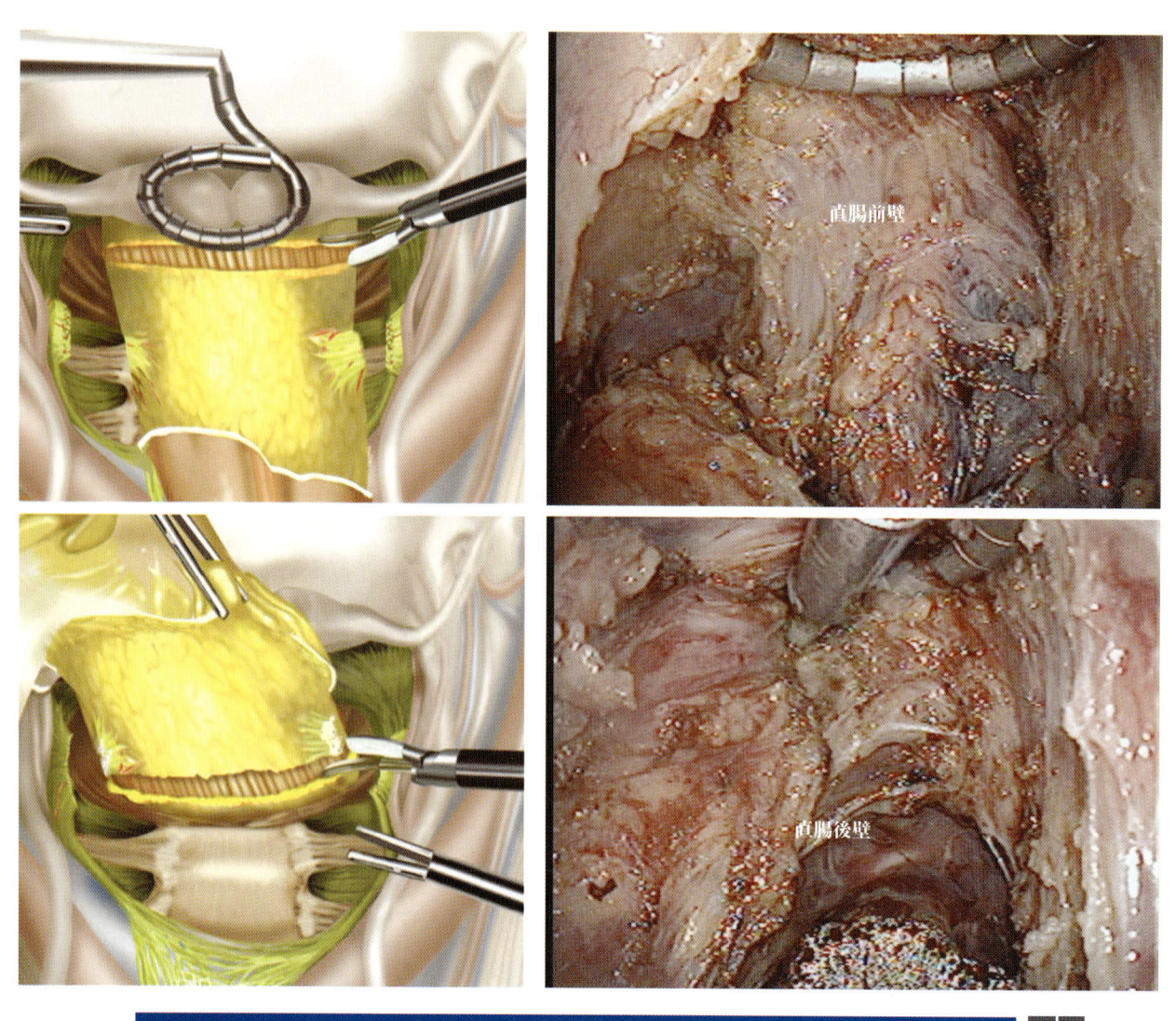

図12　直腸間膜の剥離

肛門側腸管切離予定部の直腸間膜は前方から両側へと処理したラインを指標に背側を処理すると病変部肛門側の直腸間膜も十分に切除側に含まれる．

吻合部再発予防のため病変の肛門側を着脱式腸鉗子で閉塞して直腸洗浄を行い，恥骨上部から先端可変型ステイプラーを挿入して直腸の前壁から後壁に向かって腸管に直交した適切な切離面とDMを確保して直腸を切離する（図13）．なお，直腸洗浄に着脱式腸鉗子用いると，腸管壁が扁平に変形してステイプラーをかけやすくなり，1～2回のステイプリングで切離しやすくなる．なお，2回目のステイプリングが必要な場合は，1回目のステイプリングとoverlapさせるようにステイプリングするが，直腸断端の血流を考慮して肛門側に切り込みすぎないように注意する．

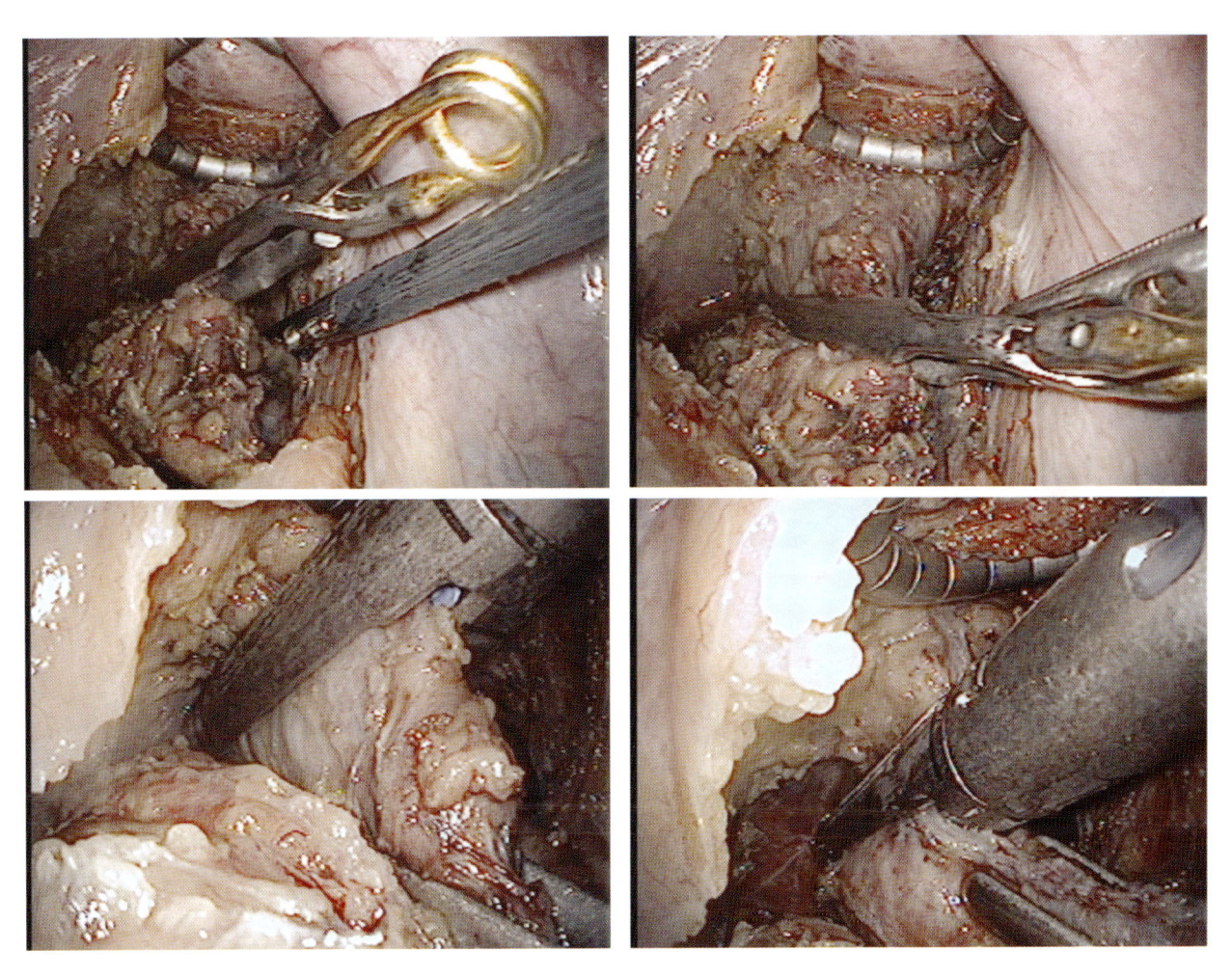

図13 直腸洗浄と直腸切離
吻合部再発予防のため病変の肛門側を着脱式腸鉗子で閉塞して直腸洗浄を行い，恥骨上部から先端可変型ステイプラーを挿入して直腸の前壁から後壁に向かって腸管に直交した適切な切離面とDMを確保して直腸を切離する．

266　V．腹腔鏡下大腸手術手技の最前線

9．左結腸曲の授動

　後の吻合に備えS状結腸から下行結腸を授動するが，本邦ではS状結腸の長い人が多いため，左結腸曲の授動を要することは少ない．左結腸曲授動の場合は，下行結腸側からの剝離に続いて，脾下極で通常大網が薄くなっている左結腸曲topの外側から脾結腸間膜を剝離する上方向からのアプローチや胃結腸間から大網と横行結腸間膜左側付着部を剝離していく胃結腸間アプローチも加えて，左結腸曲を安全確実に剝離授動する（図14a，b）．

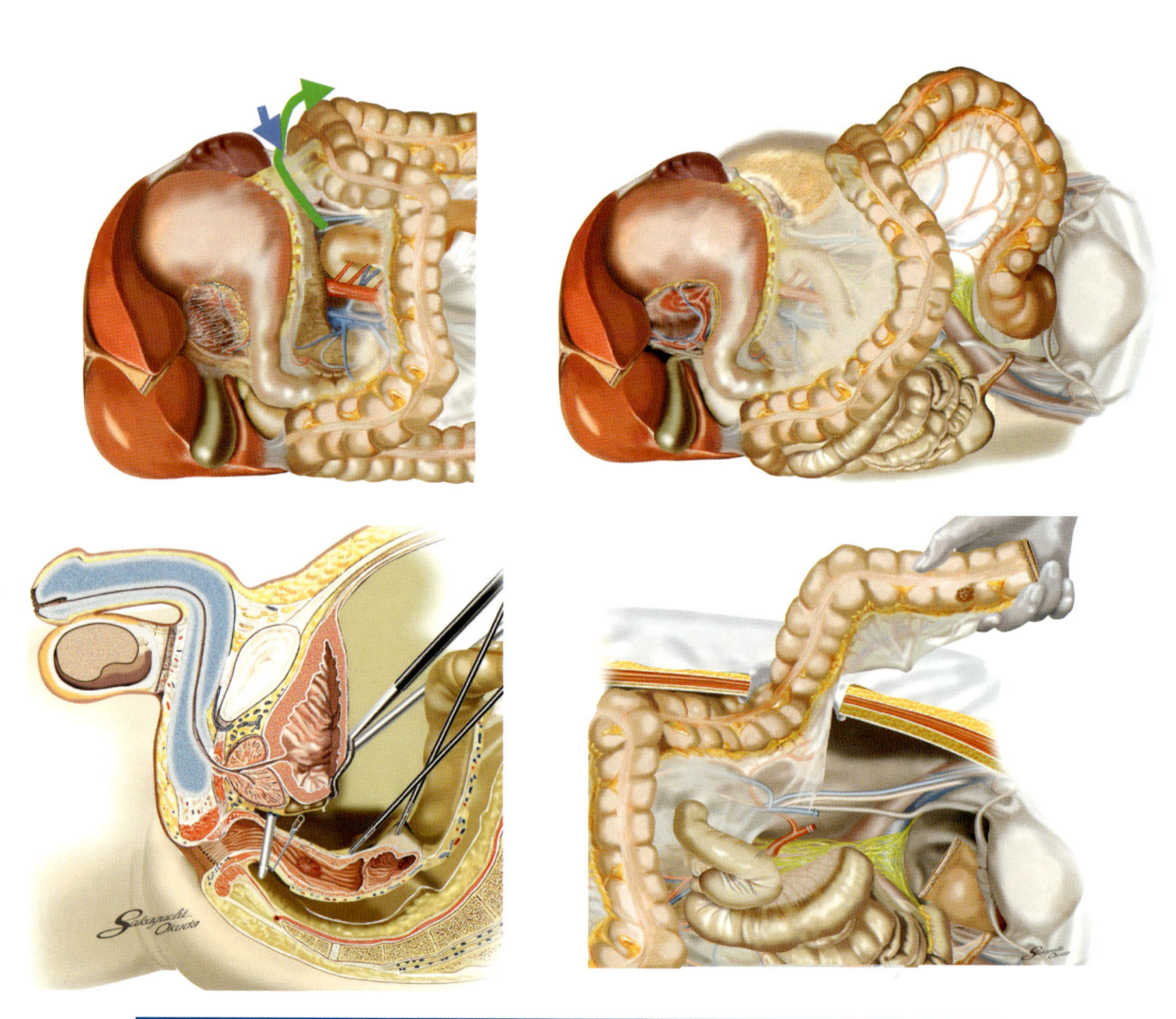

図14　左結腸曲授動と病変部腸管切除

a，b：左結腸曲授動の場合は，上方向（脾下極）からのアプローチ（青矢印）や経網嚢的に大網と横行結腸間膜左側付着部を剝離する胃結腸間アプローチ（緑矢印）も適宜加えて左結腸曲を安全確実に剝離授動する．

c，d：恥骨上部のポート創を4～5 cm程度の小切開創に延長し，創縁をラッププロテクターで保護して病変部を含む直腸を体外へ誘導する．体外で口側腸間膜と腸管を切離して標本を摘出し，口側腸管断端にアンヴィルを装着して腹腔内に戻す．

10. 切除標本の摘出と腸吻合

　恥骨上部のポート創を 4〜5 cm 程度の小切開創に延長し，創縁をラッププロテクターで保護して病変部を含む直腸を体外へ誘導する（図14c，d）．体外で口側腸間膜と腸管を切離して標本を摘出し，口側腸管断端にアンヴィルを装着する．これを腹腔内へ戻して創部・腹腔内を洗浄後，再気腹を行う．腹腔内・骨盤腔内の止血を確認後に，肛門よりサーキュラーステイプラーを挿入して直腸断端を貫通させ，口側腸管に捻れや緊張がなく周囲の組織を巻き込んでいないことも確かめたのち double stapling 法で吻合する（図15）．leak test を行い，腸間膜欠損部は修復せず，左下腹部よりドレーンを仙骨前面に留置し，閉創して手術を終了する．

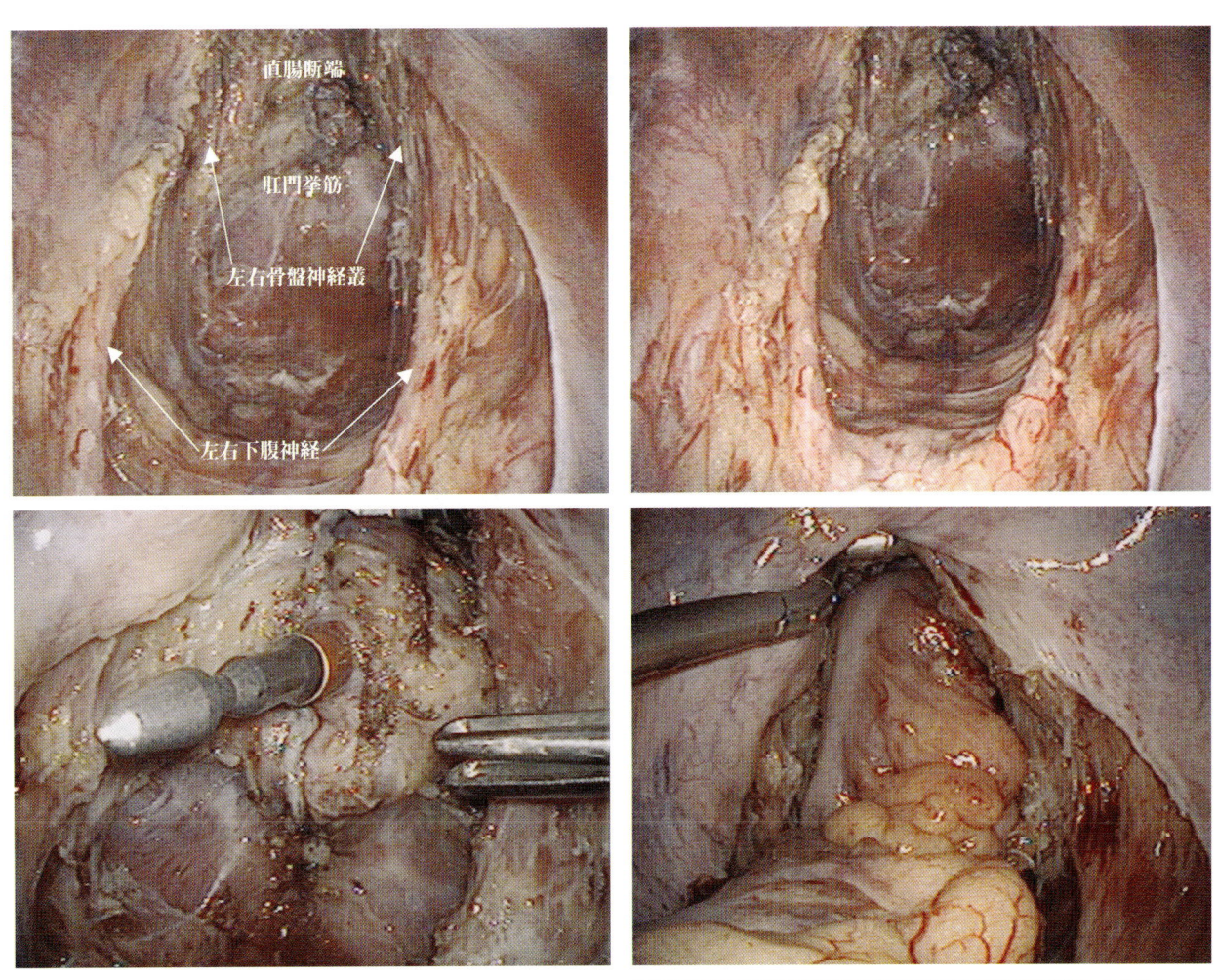

図15　直腸剝離部と吻合（DST）

a，b：骨盤腔内の直腸剝離部の止血を確認する．
c，d：肛門よりサーキュラーステイプラーを挿入して直腸断端を貫通させ，口側腸管に捻れや緊張がなく周囲の組織を巻き込んでいないことを確かめたのち double stapling 法で吻合する．

11. 注意すべきポイント

女性例では，骨盤腔が広くて内臓脂肪も少ないため，骨盤内の自律神経を温存した下部直腸の肛門管直上までの剥離・授動（TME）や肛門管直上での直腸切離も比較的容易なことが多い（図16, 17）．

これに対して，とくに男性の狭骨盤例では，骨盤内自律神経の温存や低位での直腸切離には十分注意する必要があるので，以下に要点を述べる．

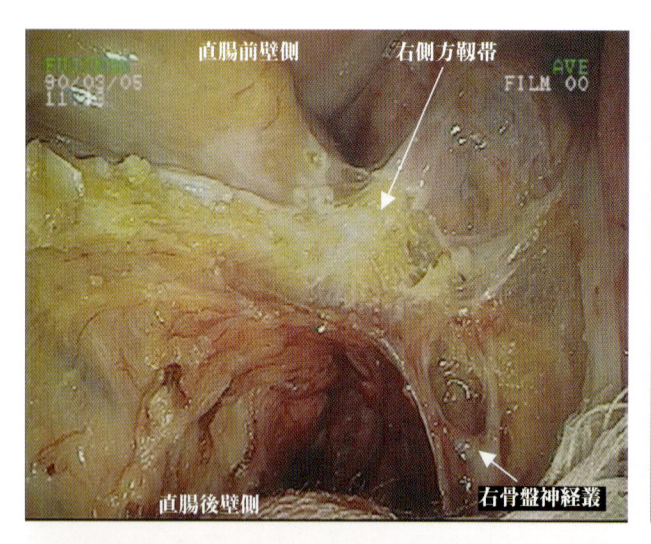

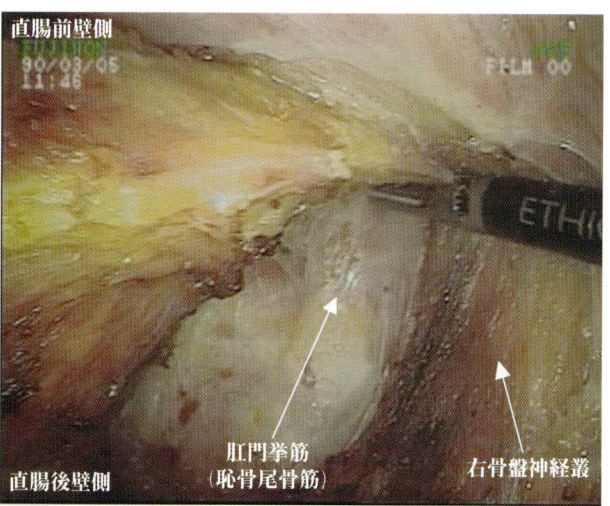

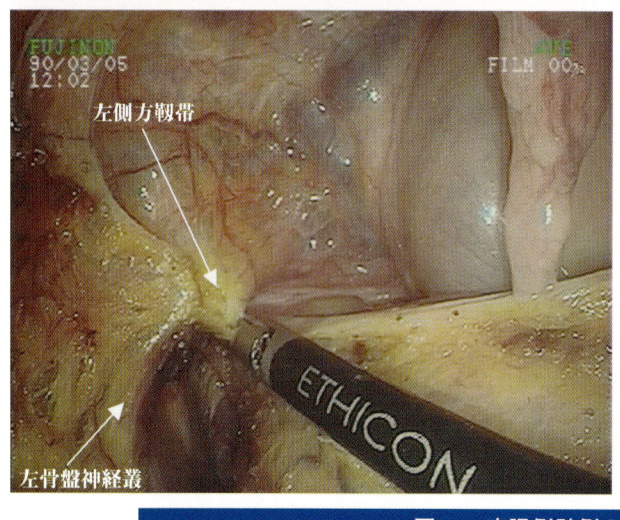

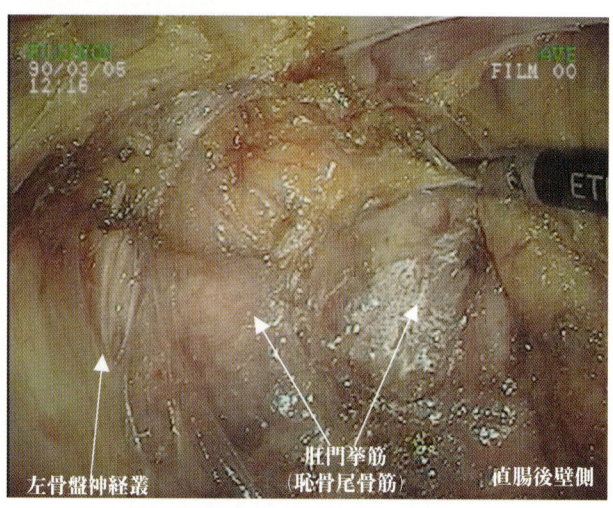

図16　直腸側壁側の剥離授動（女性例）
女性例では，骨盤腔が広くて内臓脂肪も少ないため，骨盤内の自律神経を温存しつつ下部直腸を肛門管直上までの剥離授動（TME）することも比較的容易である．

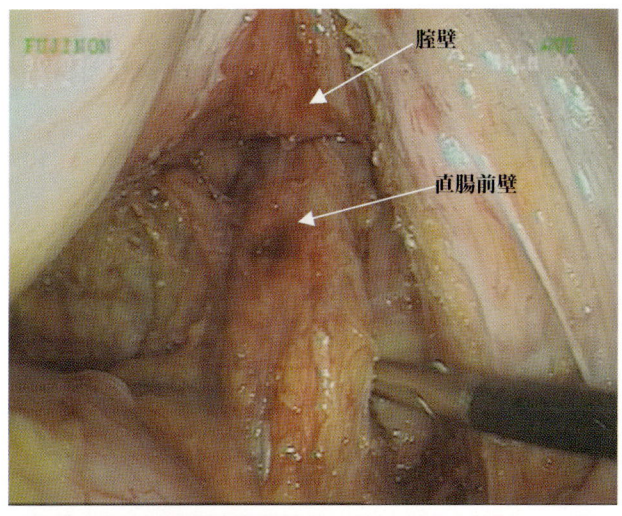

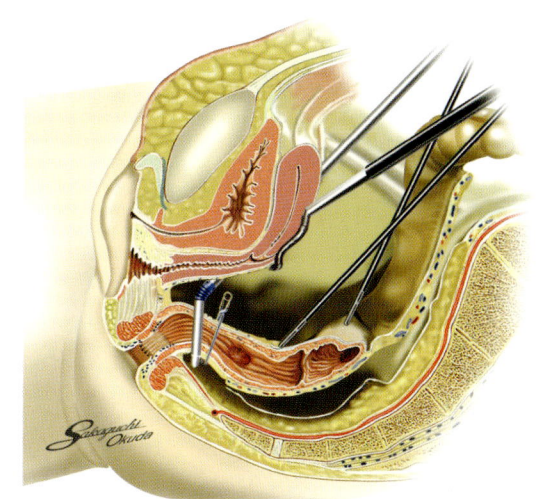

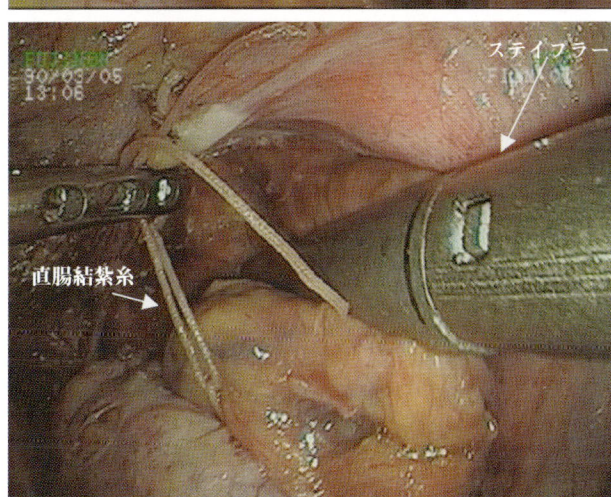

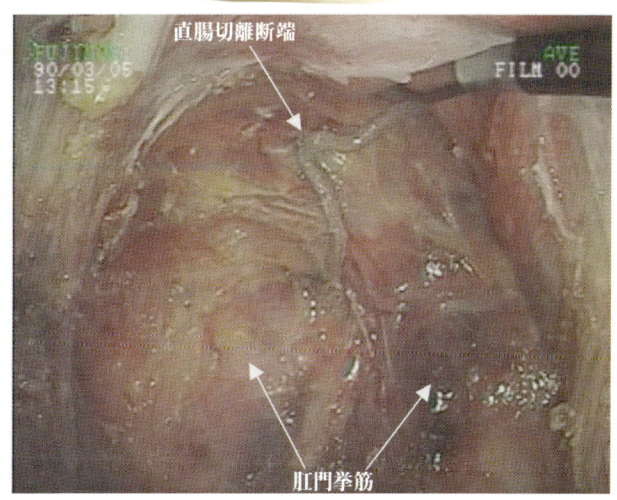

図17 低位直腸切離（女性例）

女性例では，骨盤腔が広くて内臓脂肪も少ないため，低位直腸切離も男性例に比べて容易である．なお，肛門管直上になると直腸間膜は薄くなるため，とくに直腸間膜処理をしなくても腸管切離が容易に行える．

1）骨盤内臓神経の温存

直腸後側壁の剥離授動時には骨盤内臓神経（S3, 4）を損傷しないように，直腸後壁の直腸固有筋膜を確認しながら，直腸壁寄りで側壁側へ剥離を進めるようにする．脂肪の少ない人では，S3, 4が明瞭に確認できる（図18）．

2）側方靱帯処理のポイント

側方靱帯の処理に際しては骨盤神経叢本幹や直腸間膜内に切り込まないために，また腫瘍部を直接操作しないために，直腸RS付近の腹膜垂を左/右上腹部からの助手の鉗子で把持して下部直腸がストレートになるように的確に牽引することがポイントとなる（図19a, b, c）．

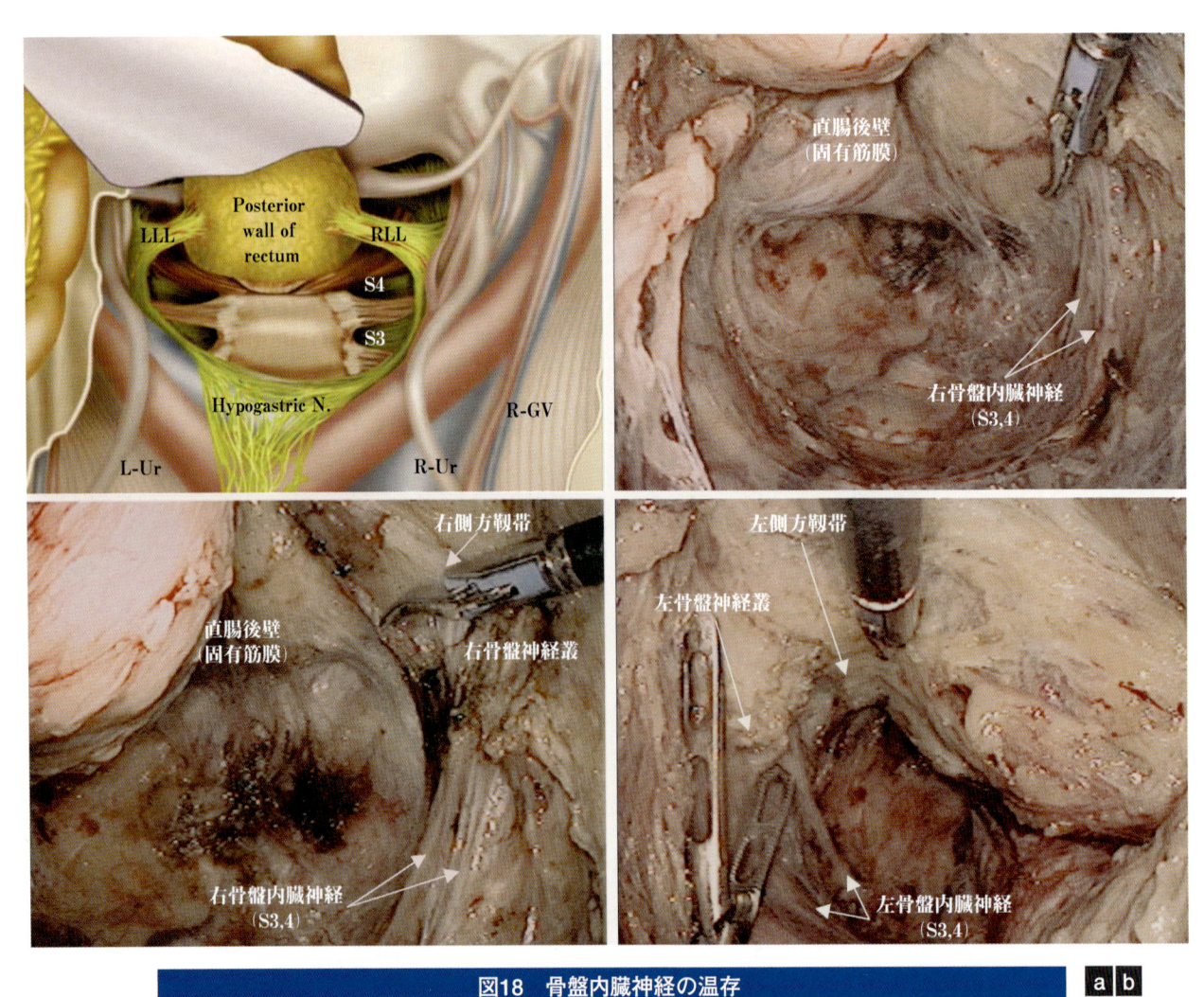

図18 骨盤内臓神経の温存

直腸後側壁の剥離授動時には骨盤内臓神経（S3, 4）を損傷しないように，直腸後壁の直腸固有筋膜寄りから側壁側へ剥離を進める．脂肪の少ない人では，S3, 4が明瞭に確認できる．

RLL：右側方靱帯　LLL：左側方靱帯

なお，骨盤神経叢本幹が浮きあがらないように鉗子で圧排することも重要である．とくに，男性の狭骨盤例では側方靱帯前方の処理に注意が必要で，骨盤神経叢から泌尿生殖器系へ分枝する neurovascular bandle に切り込まないためには，膀胱直腸窩というよりは，しいて言えば精囊直腸窩を同定する感覚で直腸前側壁を剝離するのが良いと考えている．すなわち，精囊を確認しながら，できるだけ直腸壁寄りで直腸前側壁の剝離を進めて側方靱帯前方を処理すると neurovascular bandle に切り込まず，出血もしない（図19d, e）．

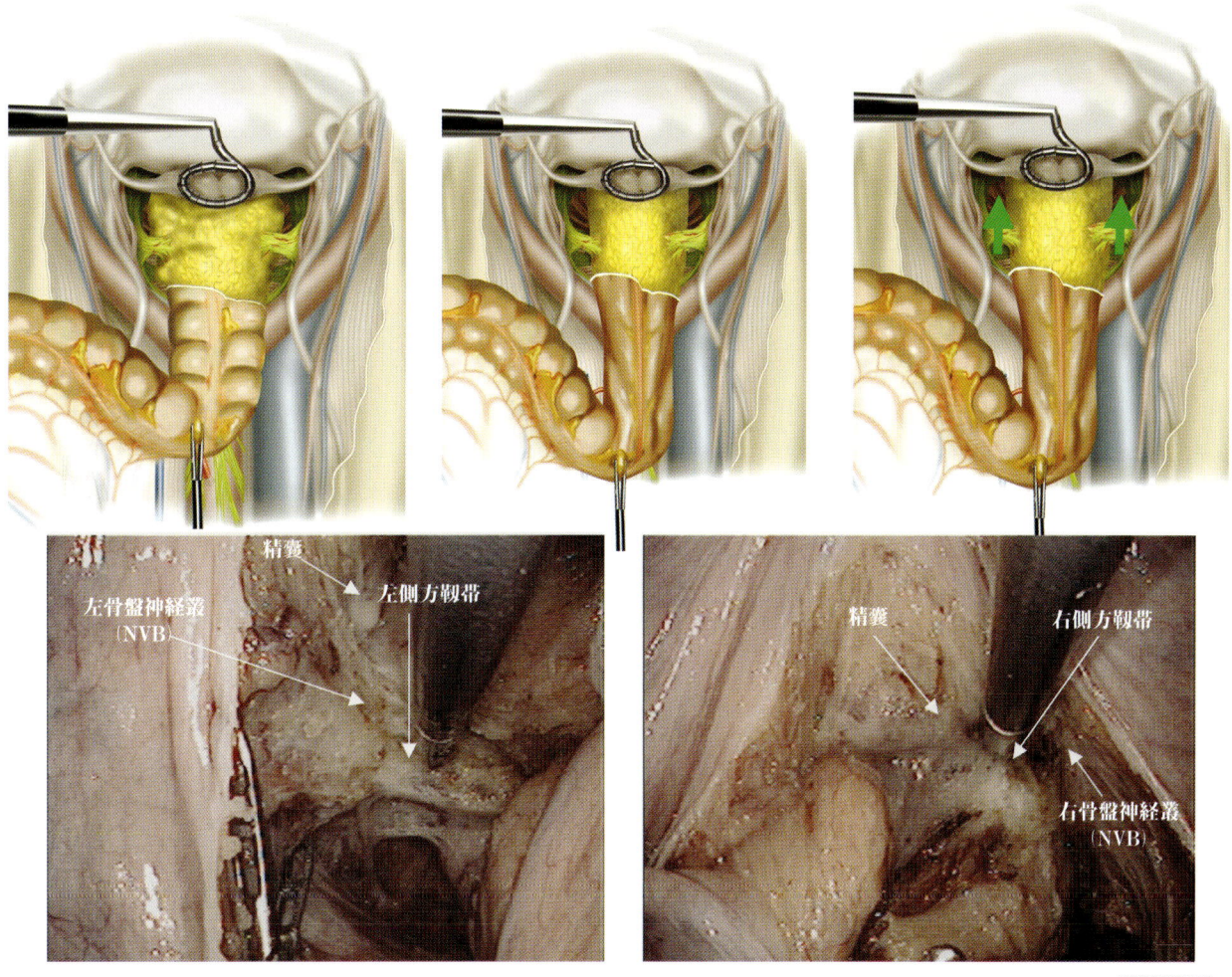

図19　側方靱帯処理のポイント

a，b，c：側方靱帯の処理に際しては骨盤神経叢，neurovascular bandle や直腸間膜内に切り込まないために，また腫瘍部を直接操作しないために，助手の鉗子で直腸RSの腹膜垂を牽引して下部直腸をストレートにすることがポイントとなる．

d，e：男性の狭骨盤例では側方靱帯前方の処理に際して，膀胱直腸窩というよりは，しいて言えば精囊直腸窩を同定する感覚で剝離するのが良い．すなわち，精囊を確認しながら，できるだけ直腸壁寄りで直腸前側壁の剝離を進めて側方靱帯前方を処理すると骨盤神経叢から泌尿生殖器系へ分枝する neurovascular bandle（NVB）に切り込まず，出血もしない．

3) TME における自律神経温存のポイント

　TME の層での直腸の剝離授動においては，上下腹神経叢から左右下腹神経，これに骨盤内臓神経が合流して形成される骨盤神経叢，さらにここから前側方に拡がる泌尿生殖器系への neurovascular bandle までを連続性を保つように完全に温存するところがポイントとなる（図20）.

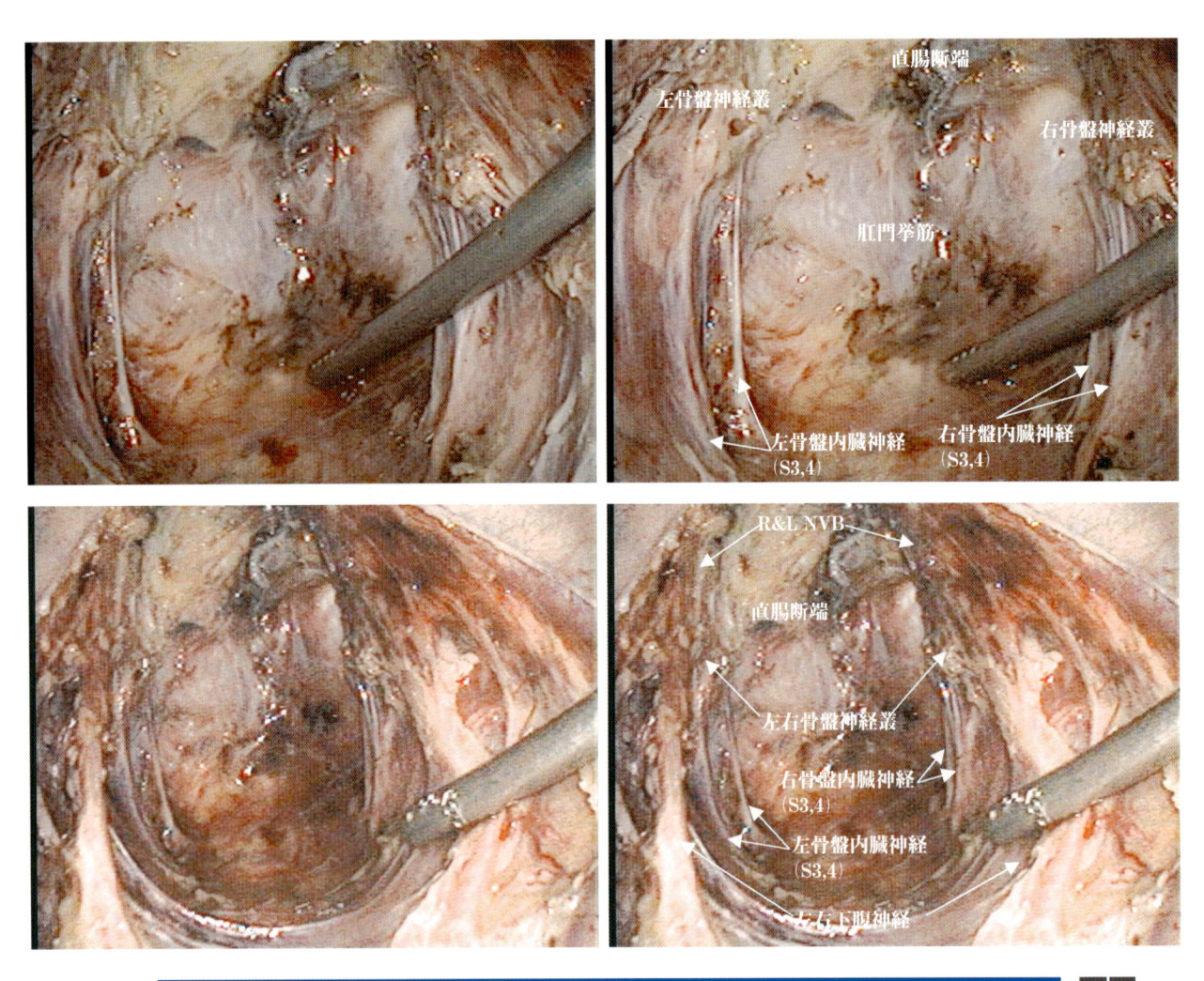

図20　TME における自律神経温存のポイント

　TME の層での直腸の剝離授動においては，上下腹神経叢から左右下腹神経，これに骨盤内臓神経が合流して形成される骨盤神経叢，さらにここから前側方に拡がる泌尿生殖器系への neurovascular bandle（NVB）までを連続性を保つように完全に温存するところがポイントとなる.

4）直腸切離の工夫

　腹腔鏡下手術では下部直腸を肛門管直上まで開腹手術よりも良好な視野のもとで剝離授動できる反面，低位直腸切離に問題が残っている．すなわち，開腹手術では通常1回のステイプリングで直腸切離が行えるのに，腹腔鏡下手術では先端可変型のステイプラーを用いても低位になるほど的確に直腸を切離できず，複数回のステイプリングが必要となることが少なくない．著者らは45mm可変式ステイプラーを用いているが，縫合不全例はほとんどが3回以上のステイプリング例であった[1]．したがって，筆者らは切離予定部の直腸間膜を的確に剝離したうえで着脱式腸鉗子をかけて直腸を扁平にしてステイプラーが十分にかかるようにし，1～2回のステイプリングで直腸切離が行えるように工夫している（図21）．

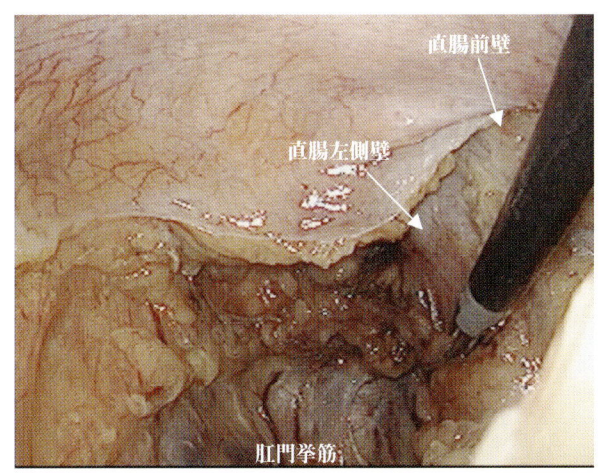

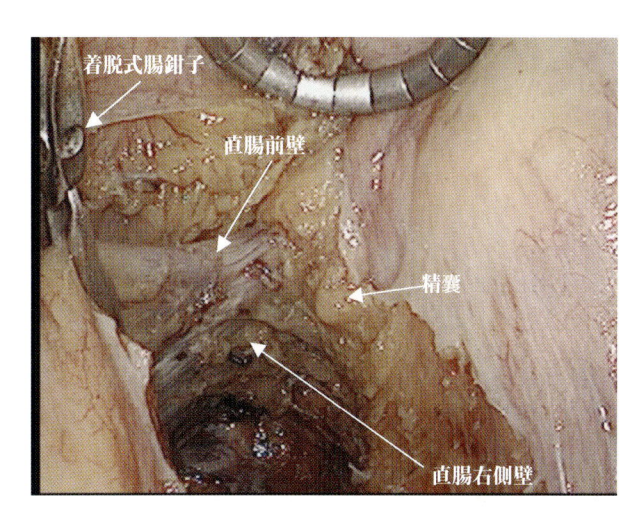

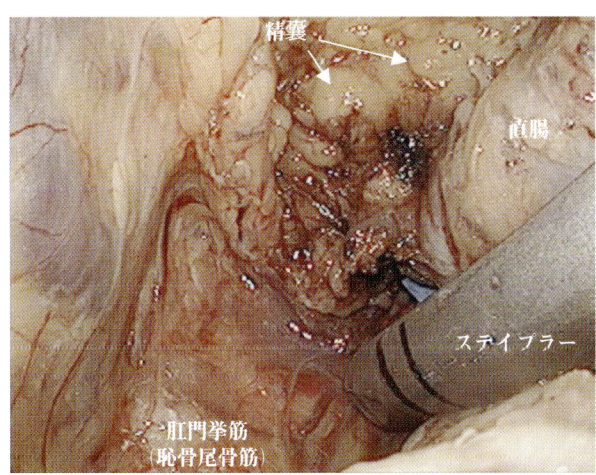

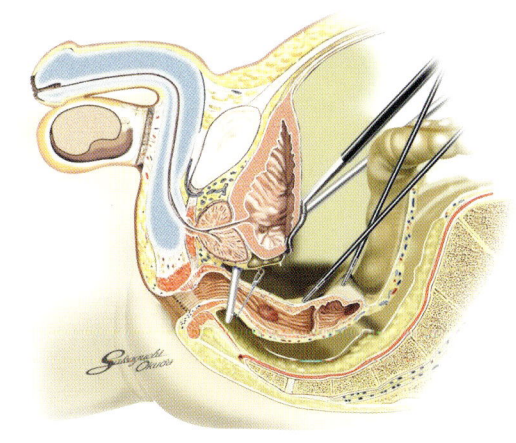

図21　低位直腸切離の工夫（1）

　切離予定部の直腸間膜を前方から側方，さらに後壁側へと的確に剝離したうえで着脱式腸鉗子をかけて直腸を扁平にしてステイプラーが十分にかかるようにし，1～2回のステイプリングで直腸切離が行えるように工夫している．本例では1回のステイプリングで適切に直腸を切離できた．

さらに最近では，体外から肛門部を押し上げて下部直腸を骨盤腔内へ移動させたり，切離口側の直腸を骨盤腔内で腹側ではなく頭側へ牽引して腸管に直交して切離しやすくしたうえで60mmストレートステイプラーのcompression type（Echelon 60：ジョンソン・エンド・ジョンソン）を用いるなどしてできるだけ1回で適切な直腸切離ができるように努めている（図22）．

なお，近年，低位での直腸切離に関して，下部直腸を肛門管直上まで十分に剥離授動しておけば，恥骨上部のポートからではなく，右下腹部のポートからの方がステイプラーをかけやすいことも多いことがわかり，右下腹部ポートからのステイプリングの有用性が見直されている（図23，図24）．また，直腸切離困難例にはラップディスクなどで気腹を保持して小切開創から開腹用のステイプラーを利用するなどの工夫も有用である．著者らは，低位前方切除でdouble stapling法で吻合した症例には，原則としてleak testも含めて術中大腸内視鏡を行って吻合部のintactなことを確認している．この際，とくに肛門管直上の超低位吻合などで吻合部の観察から縫合不全が危惧される場合には，一時的回腸人工肛門を併設している．ただし，腹腔鏡（補助）下で

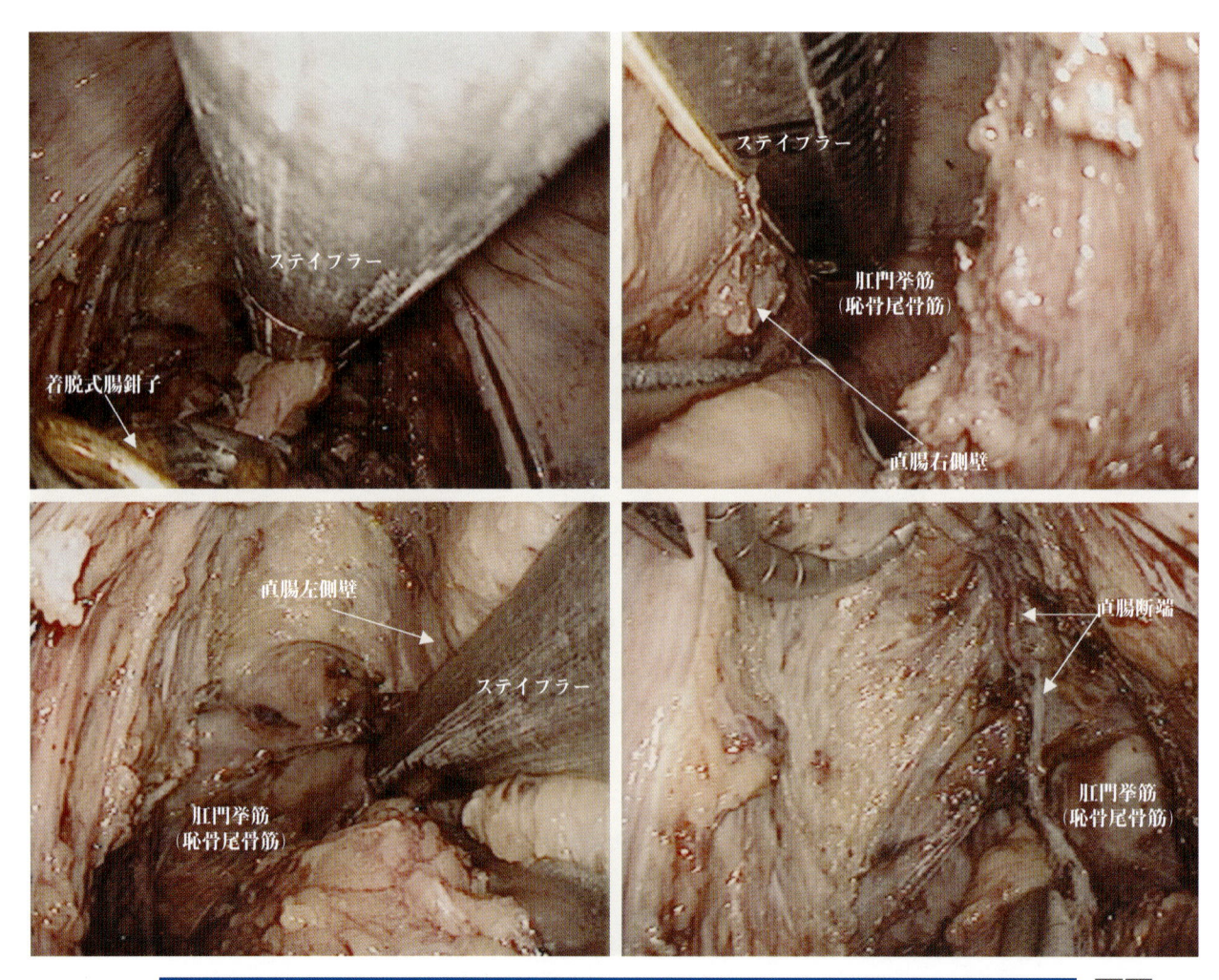

図22　低位直腸切離の工夫（2）

体外から肛門部を押し上げて下部直腸を骨盤腔内へ移動させたり，切離口側の直腸を骨盤腔内で腹側ではなく頭側へ牽引して腸管に直交して切離しやすくしたうえで60mmストレートステイプラーのcompression type（Echelon60：ジョンソン・エンド・ジョンソン）を用いるなどしてできるだけ1回で適切な直腸切離ができるように心がける．

の直腸切離や吻合が不確実になると判断した場合には，開腹移行して的確な直腸切離と安全な吻合を完了することが不用意な術後縫合不全や予期せぬ局所再発を避ける真の低侵襲手術となることを忘れてはならない．

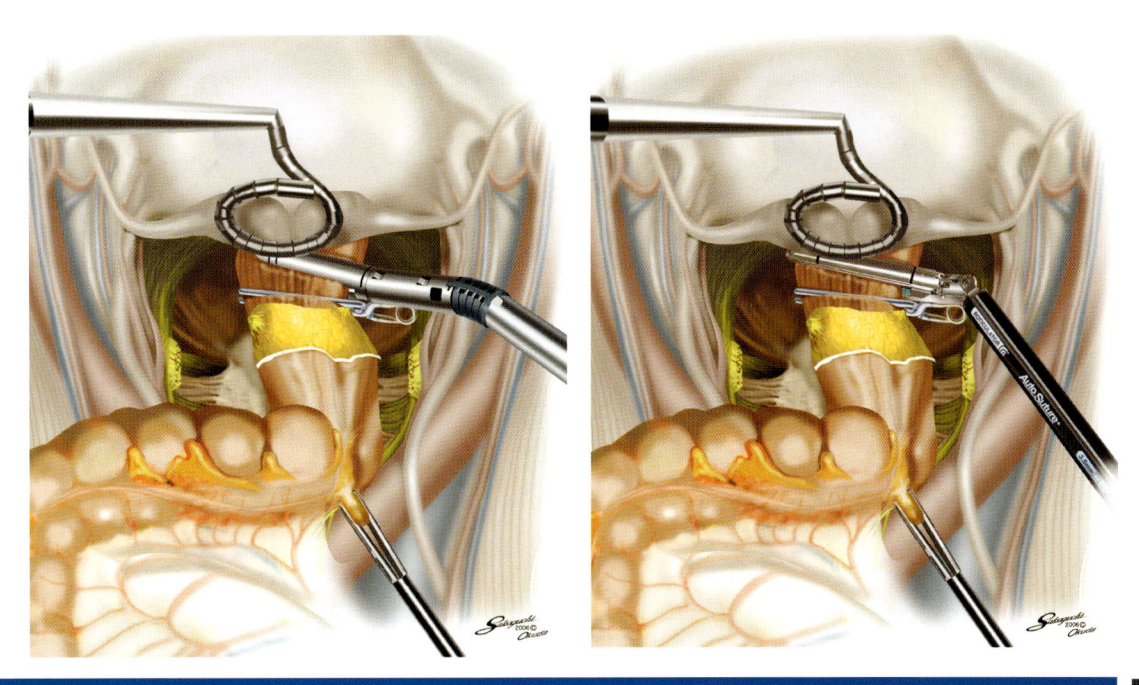

図23　右下腹部ポートからの直腸切離の見直し（1）　a b

　最近，低位での直腸切離に関して，下部直腸を肛門管直上まで十分に剝離授動しておけば，恥骨上部のポートからではなく，右下腹部のポートからの方がステイプラーをかけやすいことも多く，右下腹部ポートからのステイプリングの有用性が見直されている．a：エンドカッター45による切離，b：エンドGIA 45グリーンによる切離．
　ただし，いずれも2回のファイアリングを要することが多い．なお，エンドGIAグリーンのステイプリングは同型のブルーより信頼性が高くなっているが，挿入するポートを15mmのポートに変更する必要がある．

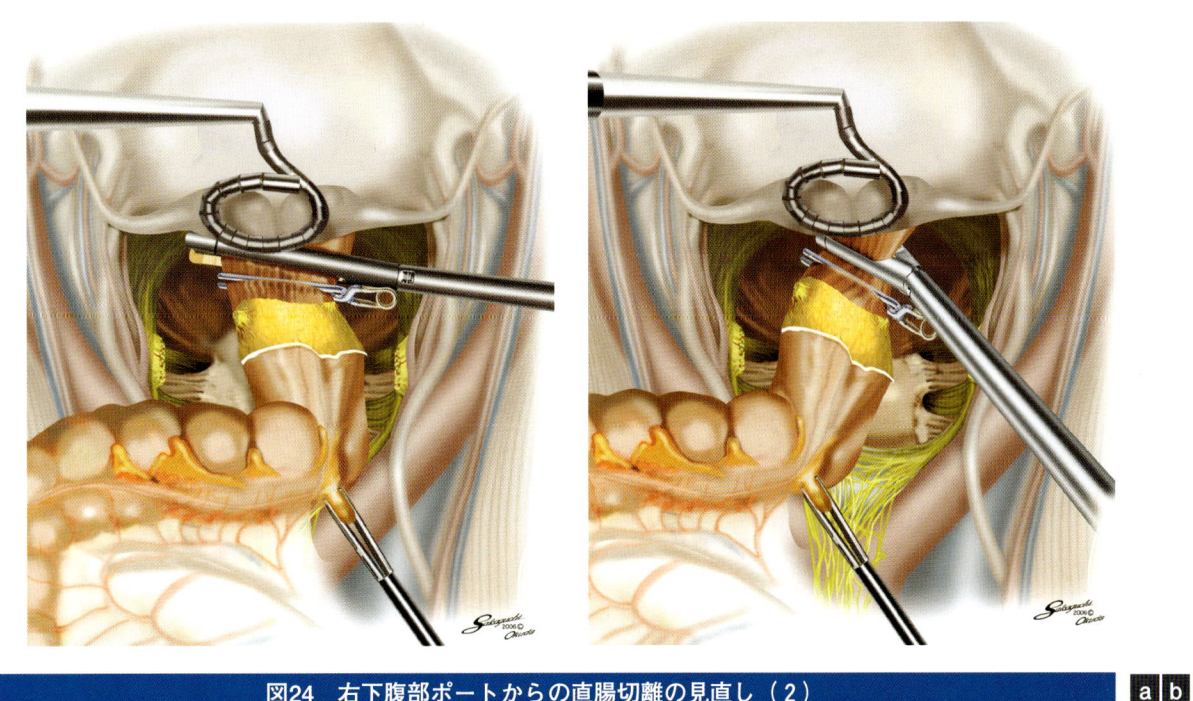

図24　右下腹部ポートからの直腸切離の見直し（2）　a b

　a，b：右下腹部ポートからEchelon 60を入れて直腸を切離する．12mmポートから挿入できる上にジョーの開きも大きくなってかけやすく，ステイプリングの信頼性も高くなっている．ただし，先端可変型ではないので低位では捻るようにしてかける等の工夫が必要である．

5 直腸Rb癌に対する腹腔鏡下超低位直腸切除術のオプション

　　MP程度の病変で第1ヒューストンバルブ付近（肛門縁から5 cm程度）と低位のために腹腔側からのステイプリングが困難な場合には，prolapsing法が有効である（図25，26）．prolapsing法では直腸を反転さすので大きな進行癌には不向きである．逆に粘膜面より病変部を観察できるので，小さな進行癌や内視鏡的切除後の追加腸切除例などに対してとくに有用である．

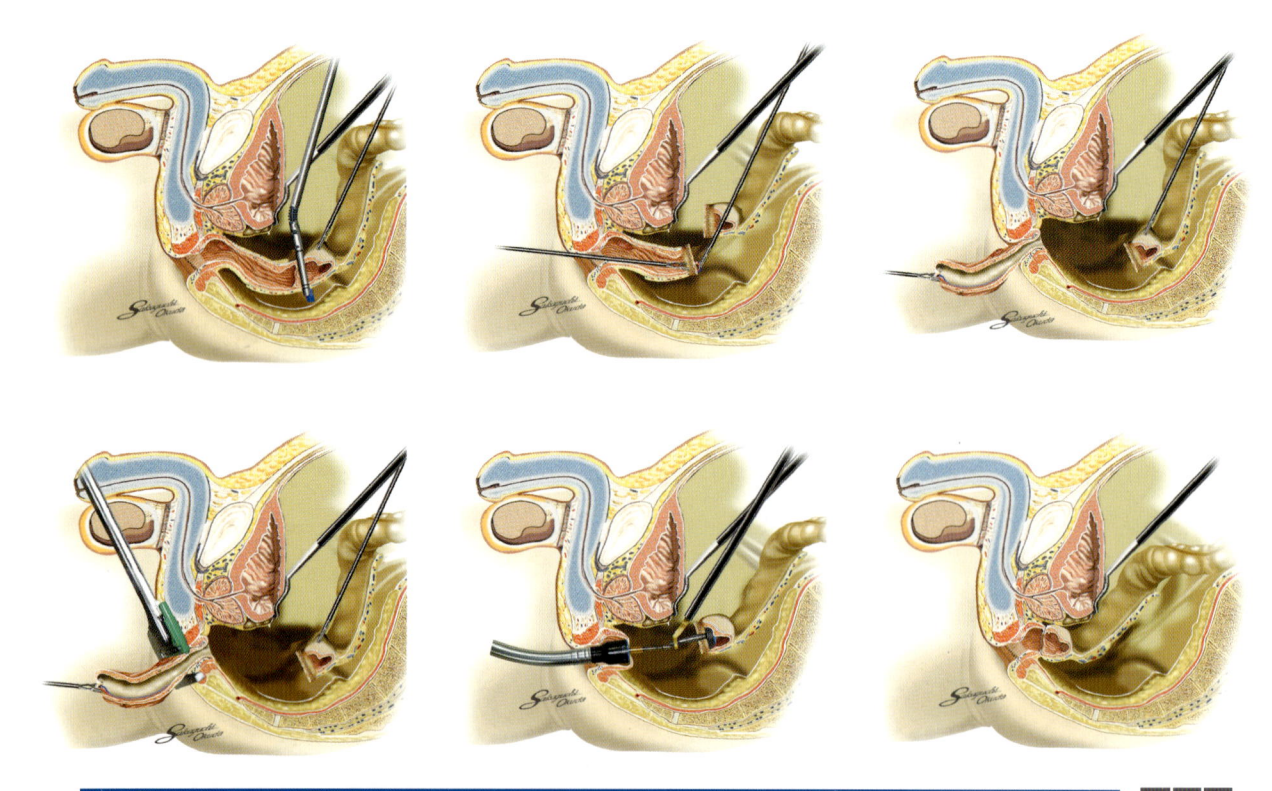

図25　prolapsing法

a：下部直腸を肛門管直上まで十分剝離授動したのち口側腸管を切離する．
b：肛門より把持鉗子で口側腸管断端を把持する．この際に，腸間膜・血管処理部も腸管断端と一緒に把持する．
c：下部腸管を反転（prolapsing）させて粘膜面より病変部を明らかとする．
d：直視下に1～2 cmの適切なDMをとって肛門側腸管をステイプラーで切離する．
e，f：残存反転直腸を体内へ戻し，double stapling法で吻合する．

a	b	c
d	e	f

2. 大腸癌に対する腹腔鏡下手術　277

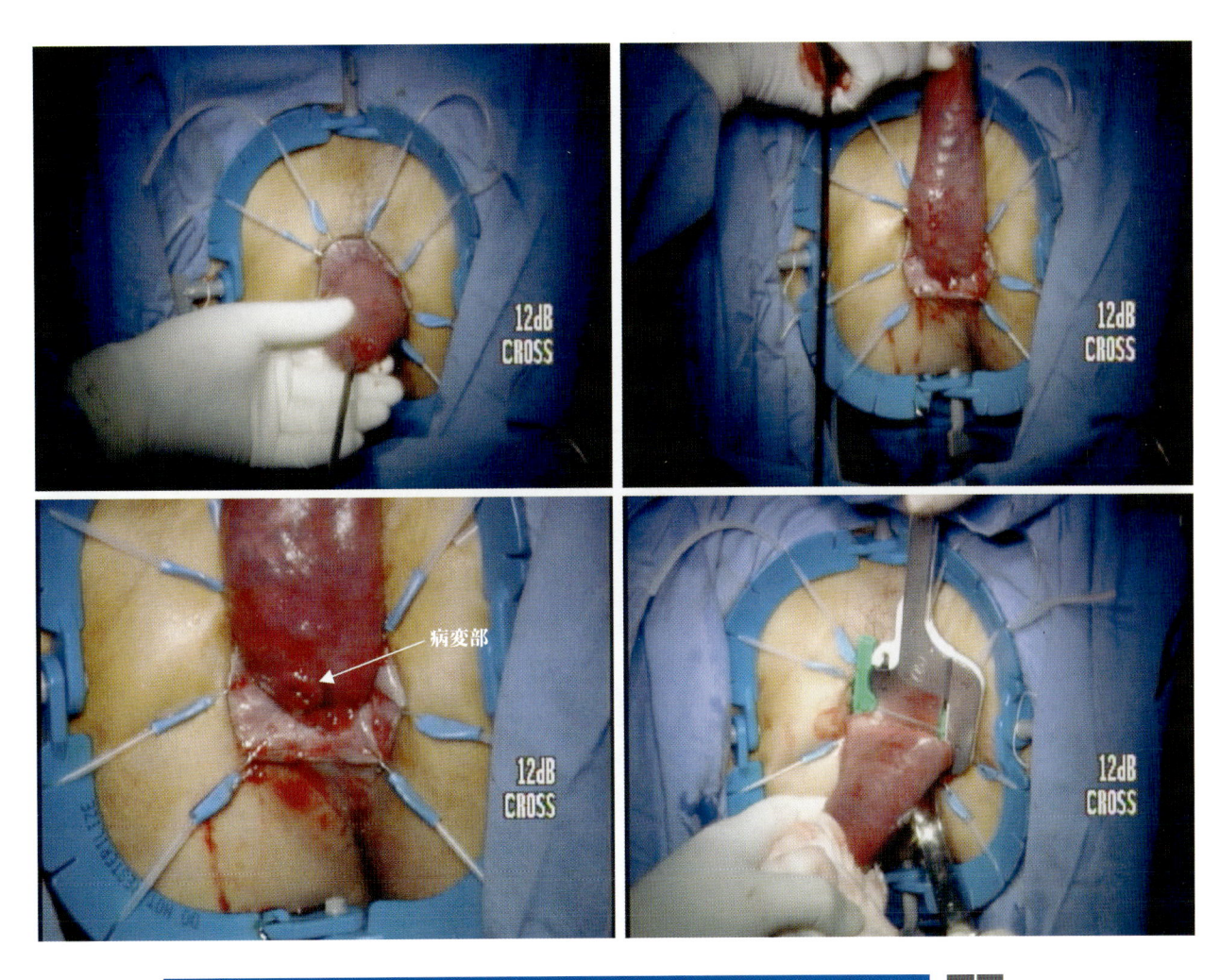

図26　腹腔鏡下超低位直腸切除術（Prolapsing 法併用）

病変部

a b
c d

また，病変が肛門縁から3〜4cmの超低位で肛門側腸管切離予定部が歯状線から括約筋間溝になるような症例では，経肛門的に肛門側腸管切離部を歯状線や括約筋間溝直上にとって内・外括約筋間で剝離を頭側へ進める経肛門アプローチを併用した腹腔鏡下超低位直腸切除術が有用である[5]（図27〜図33）．

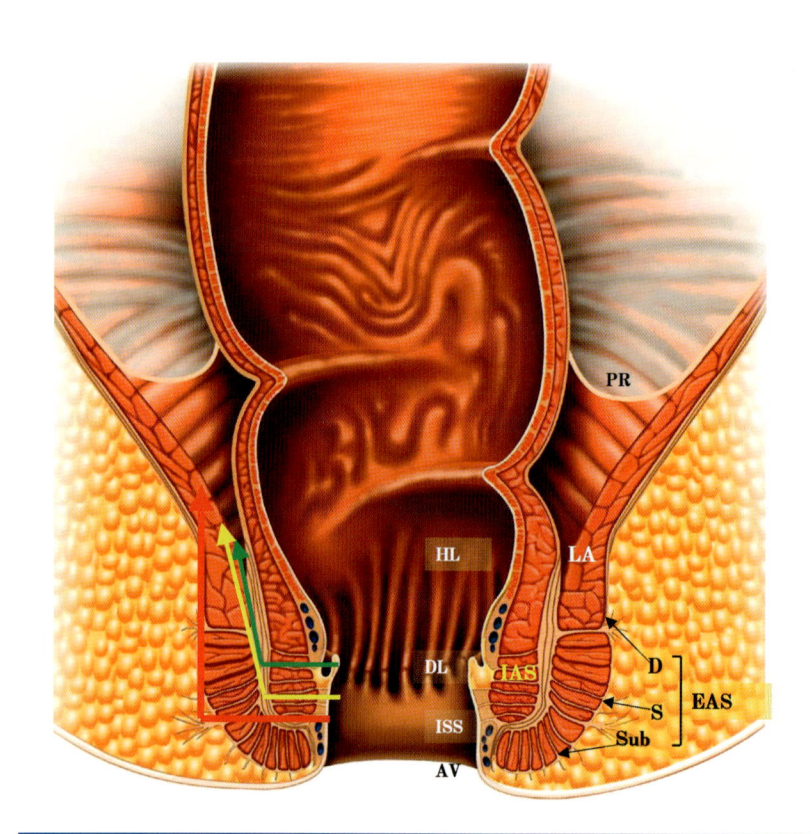

図27 経肛門アプローチによる括約筋部分切除術

経肛門操作による括約筋部分切除を付加した超低位直腸切除に必要な外科解剖である．深達度MP（〜A1）までの下部直腸癌で肛門側切離線が歯状線上では緑矢印が肛門側からの剝離層（内・外括約筋間）となり，腹腔鏡下の剝離層と連続させる．肛門側切離線が括約筋間溝近傍では黄矢印が肛門側からの剝離層（内・外括約筋間）となる．さらに，最深部の深達度が（A1〜）A2の場合は，赤矢印のように経肛門的に肛門側腸管切離部位を括約筋間溝にとって直腸全層（内・外括約筋間，ただし病変最深部側では一部外肛門括約筋も切除側に含むように）で切除を頭側へ進めて腹腔鏡下の剝離層と連続させ，経肛門的に結腸肛門吻合すると究極の肛門温存術となる．

PR：腹膜反転部，LA：肛門挙筋群（ここでは恥骨直腸筋がメイン，他に恥骨尾骨筋，腸骨尾骨筋），EAS：外肛門括約筋（Sub：皮下部，S：浅部，D：深部），IAS：内肛門括約筋，AV：肛門縁，ISS：括約筋間溝，DL：歯状線，HL：Herrman氏線，AV-DL：解剖学的肛門管，AV-HL：外科的肛門管，DL-HL：肛門直腸輪

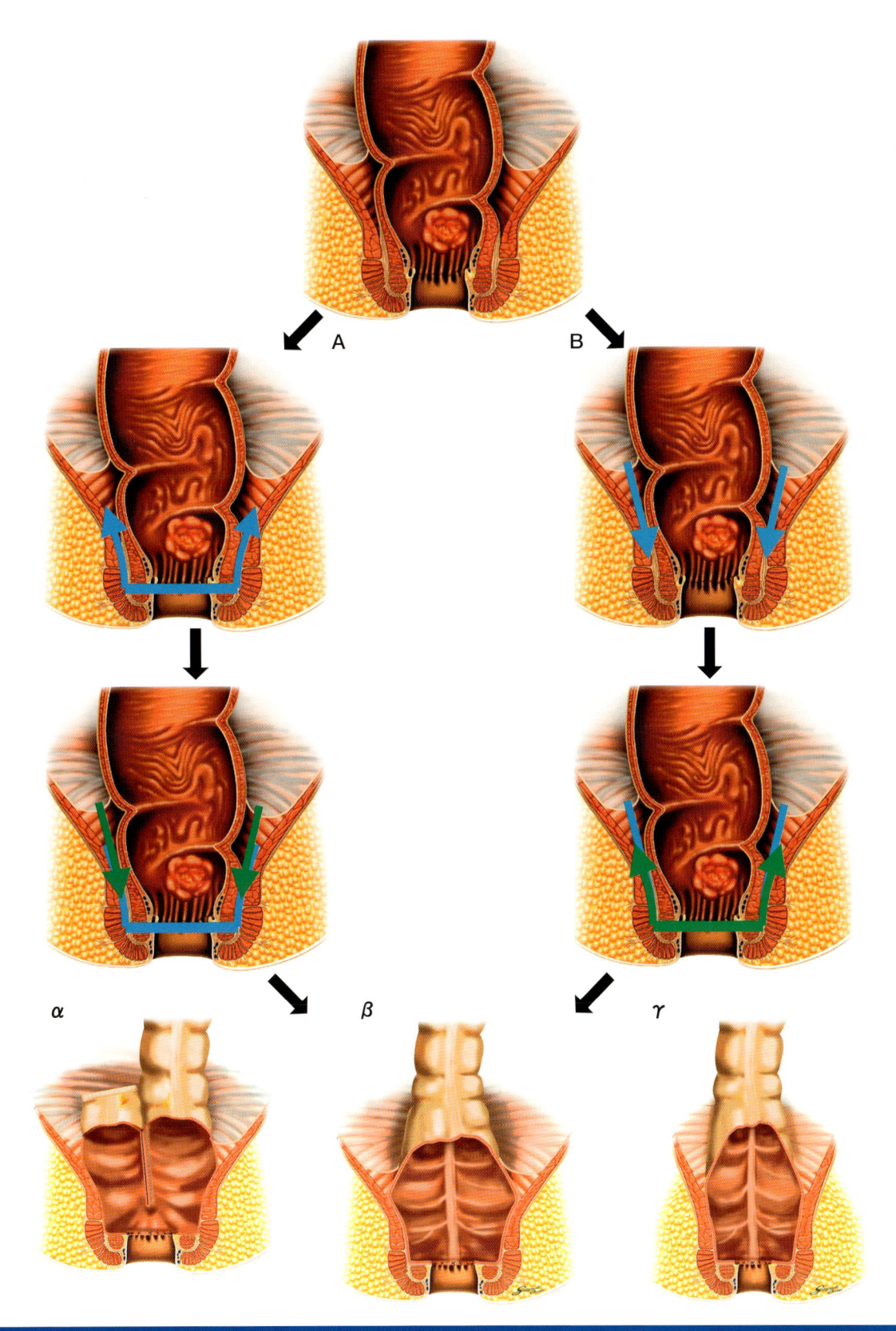

2. 大腸癌に対する腹腔鏡下手術   279

図28　経肛門アプローチ併用腹腔鏡下超低位直腸切除術

A：経肛門アプローチによる括約筋部分切除を先行したのち，腹腔鏡下に直腸を剝離授動して剝離層を連続させる．
B：腹腔鏡下操作による下部直腸の剝離授動を先行したのち，経肛門アプローチで括約筋部分切除を行って剝離層を連続させる．
α：J-pouch による結腸囊肛門吻合．β：transverse coloplasty を付加した結腸肛門吻合．γ：ストレート型結腸肛門吻合．

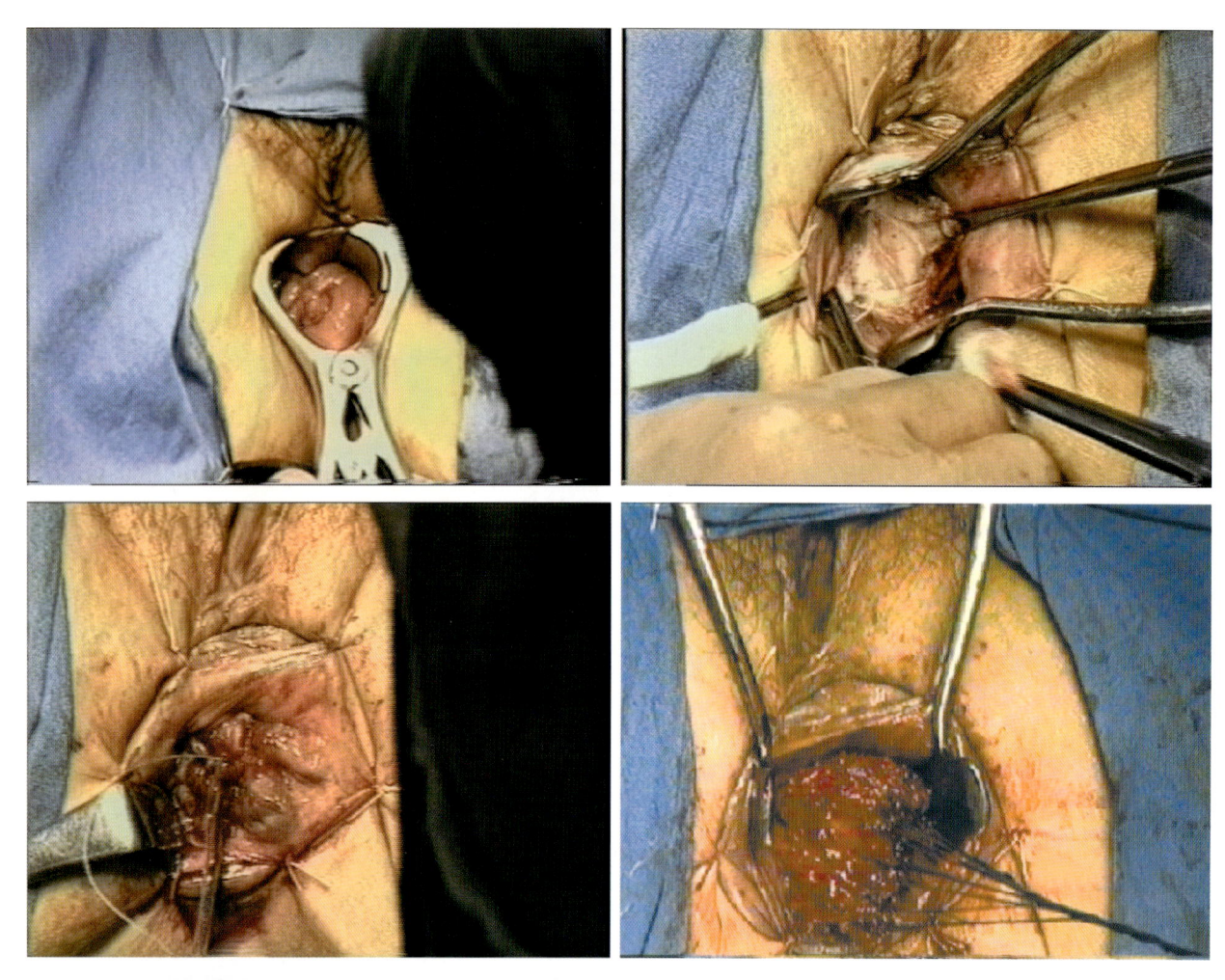

280　V．腹腔鏡下大腸手術手技の最前線

図29　経肛門操作先行例（1）（経肛門的内括約筋部分切除）

a	b
c	d

a：経肛門的に病変部位と肛門側切離ライン（歯状線）を確認する．
b：歯状線上で後壁側から全周性に内肛門括約筋を含んで全層を切開し，内・外括約筋間で直腸の剝離を口側へ進める．後壁側から始めて両側，さらに前壁側へ進めると剝離層を同定しやすい．
c：2cmほど口側まで内・外括約筋間で剝離が進めば，腸内容による創汚染を防ぐため切離断端を縫合閉鎖する．
d：直腸断端の縫合糸を把持・牽引しつつ内・外括約筋間で直腸全層をさらに口側へ剝離する．前壁側は，女性では経腟指診にて腟と直腸前壁の間の正しい剝離層を確認しながらほぼ腹膜反転部直下まで剝離できる．後壁側も腹膜反転部近傍のレベルまで剝離する．側方の剝離は，腹腔側からの方が骨盤神経叢とその直腸枝（側方靱帯）を確認しやすいのである程度でとどめる．

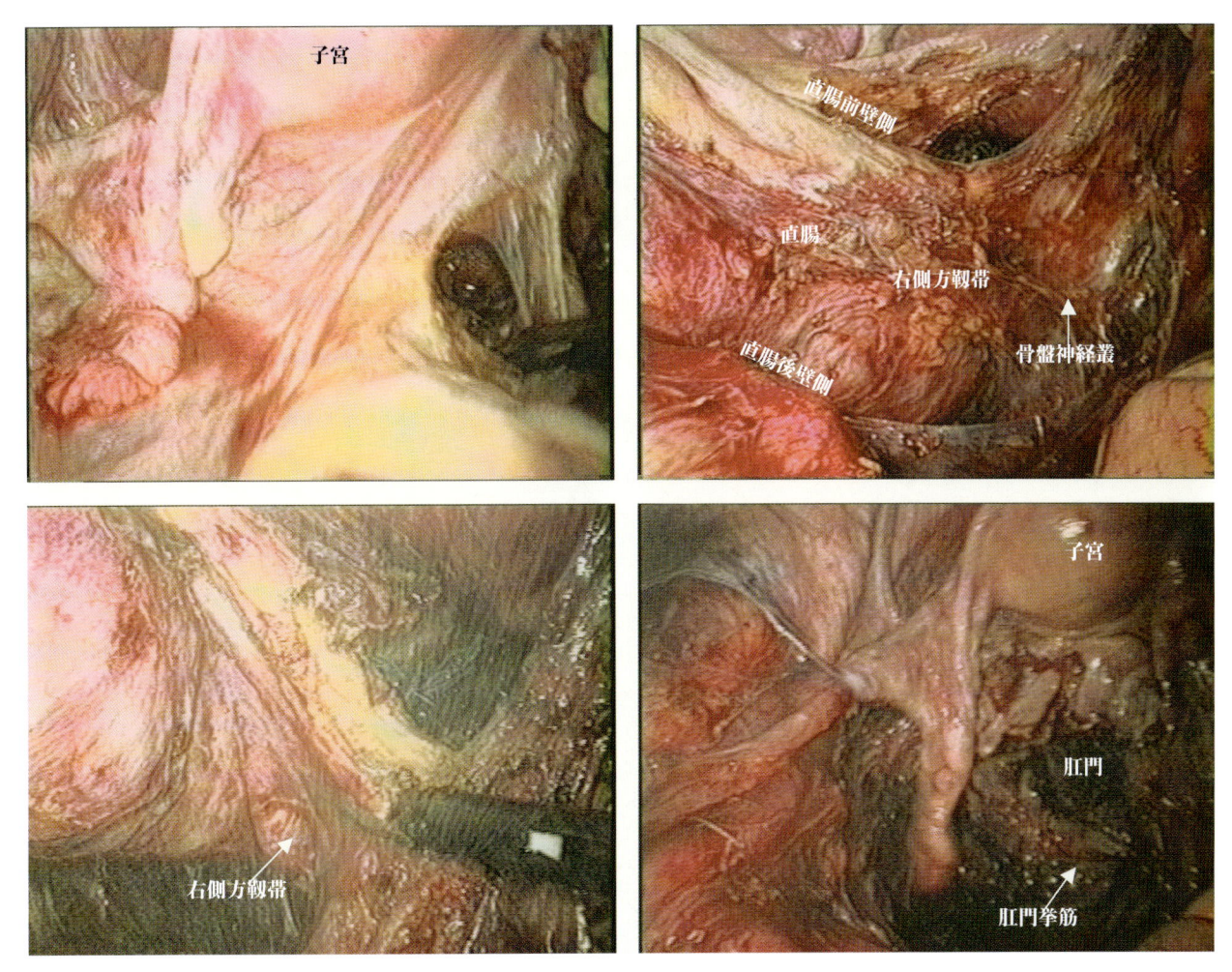

図30　経肛門操作先行例（2）（腹腔鏡下操作）

a：直腸後壁側は，直腸固有筋膜の背側で剝離を骨盤底へ進めると経肛門アプローチの剝離層と連続する．直腸前壁側の剝離は，特に女性では容易で腹膜反転部の腹膜を切離すれば経肛門操作による剝離層とすぐに連続する．

b：直腸前後壁の剝離授動が終わると側方で骨盤神経叢とその直腸枝（側方靱帯）が明瞭に確認できる．

c：直腸側方の剝離には腹腔鏡の拡大視効果を活用して骨盤神経叢を温存して側方靱帯のみを精密に処理してTMEによる直腸の剝離を完了する．

d：経肛門操作で処理した直腸断端を腹腔内へ挙上すると骨盤底が展開され，肛門挙筋の中央に肛門開口部が確認できる．

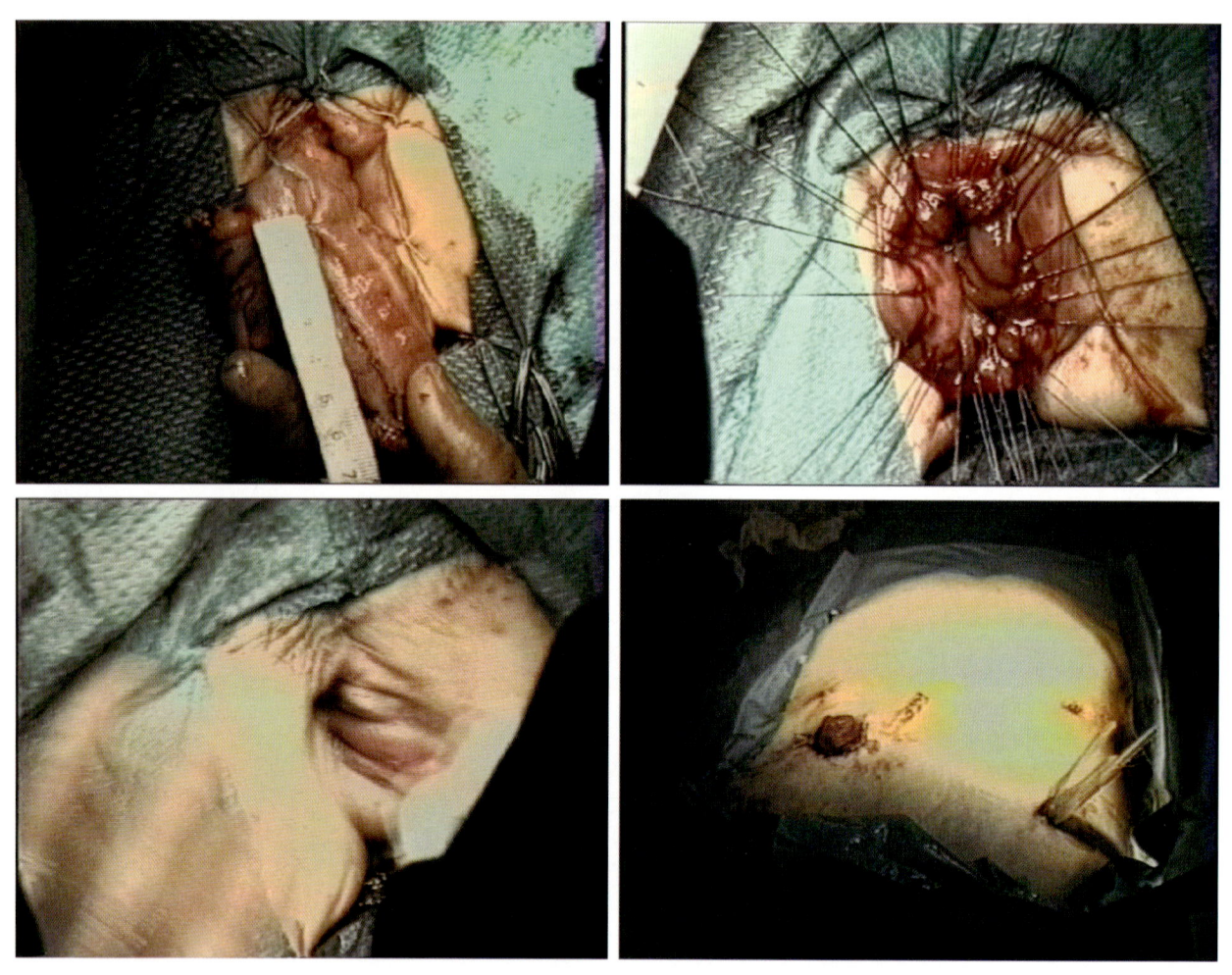

図31 経肛門操作先行例（3）（結腸囊肛門吻合）
a：遊離された直腸・S状結腸を肛門から体外へ誘導して直視下に口側腸間膜を処理して病変部腸管を切除し，5 cm 長の結腸 J-pouch を作成する．
b：経肛門的結腸囊肛門吻合を行う前に腹腔鏡下に結腸の捻れを戻しておく．結腸囊下端の全層と歯状線上の肛門断端とを20数針ほど結節縫合する．
c：吻合後，肛門縁と皮膚との結紮固定糸をはずすと吻合部が肛門内に還納される．
d：超低位吻合のため腹腔鏡下に一時的回腸人工肛門を併設しておく．

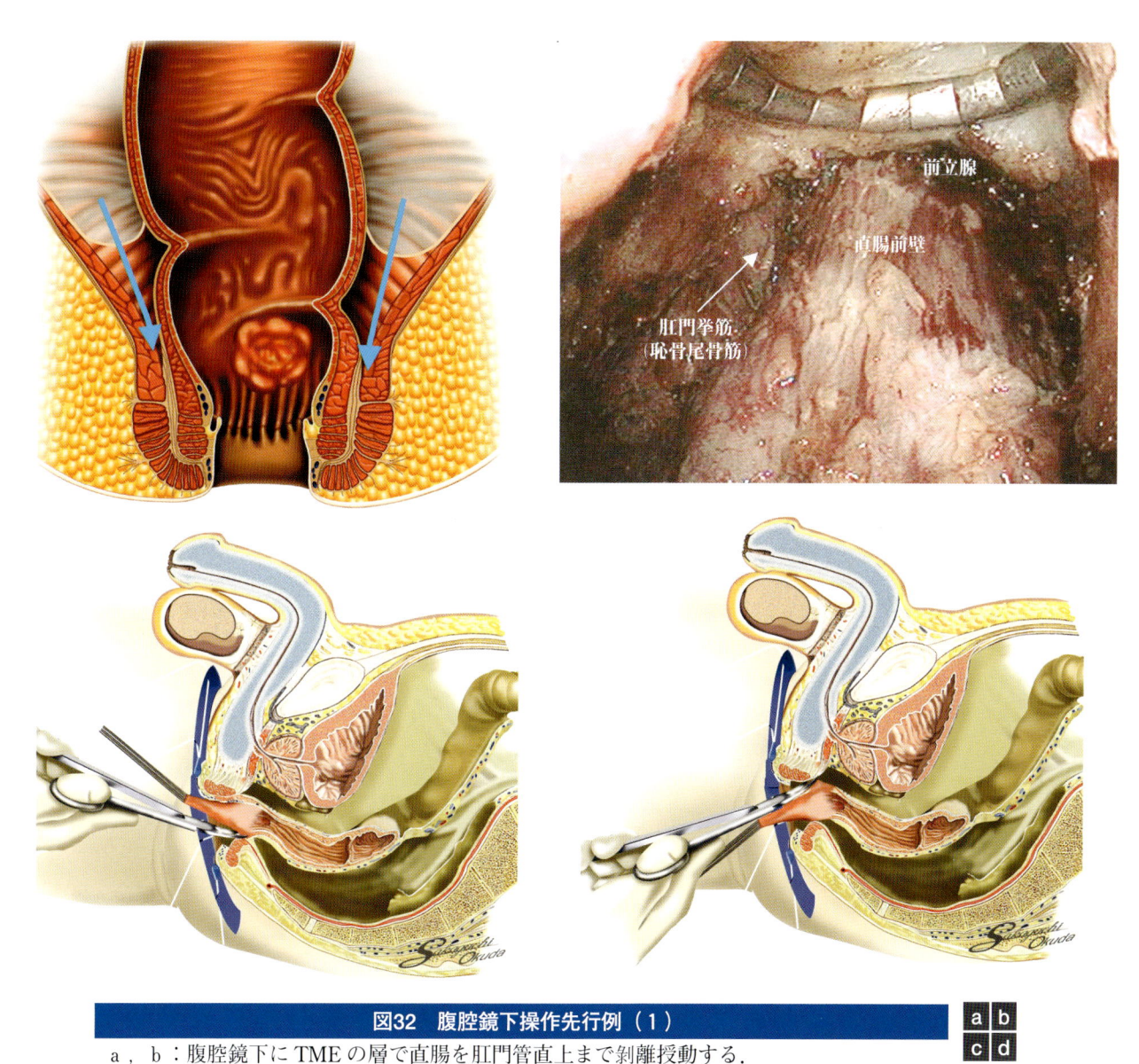

2. 大腸癌に対する腹腔鏡下手術　283

図32　腹腔鏡下操作先行例（1）

a, b：腹腔鏡下に TME の層で直腸を肛門管直上まで剝離授動する．
c, d：次に，経肛門的に歯状線から内・外括約筋間で剝離を頭側へ進め，腹腔鏡下の剝離層と連続させる．

284　V．腹腔鏡下大腸手術手技の最前線

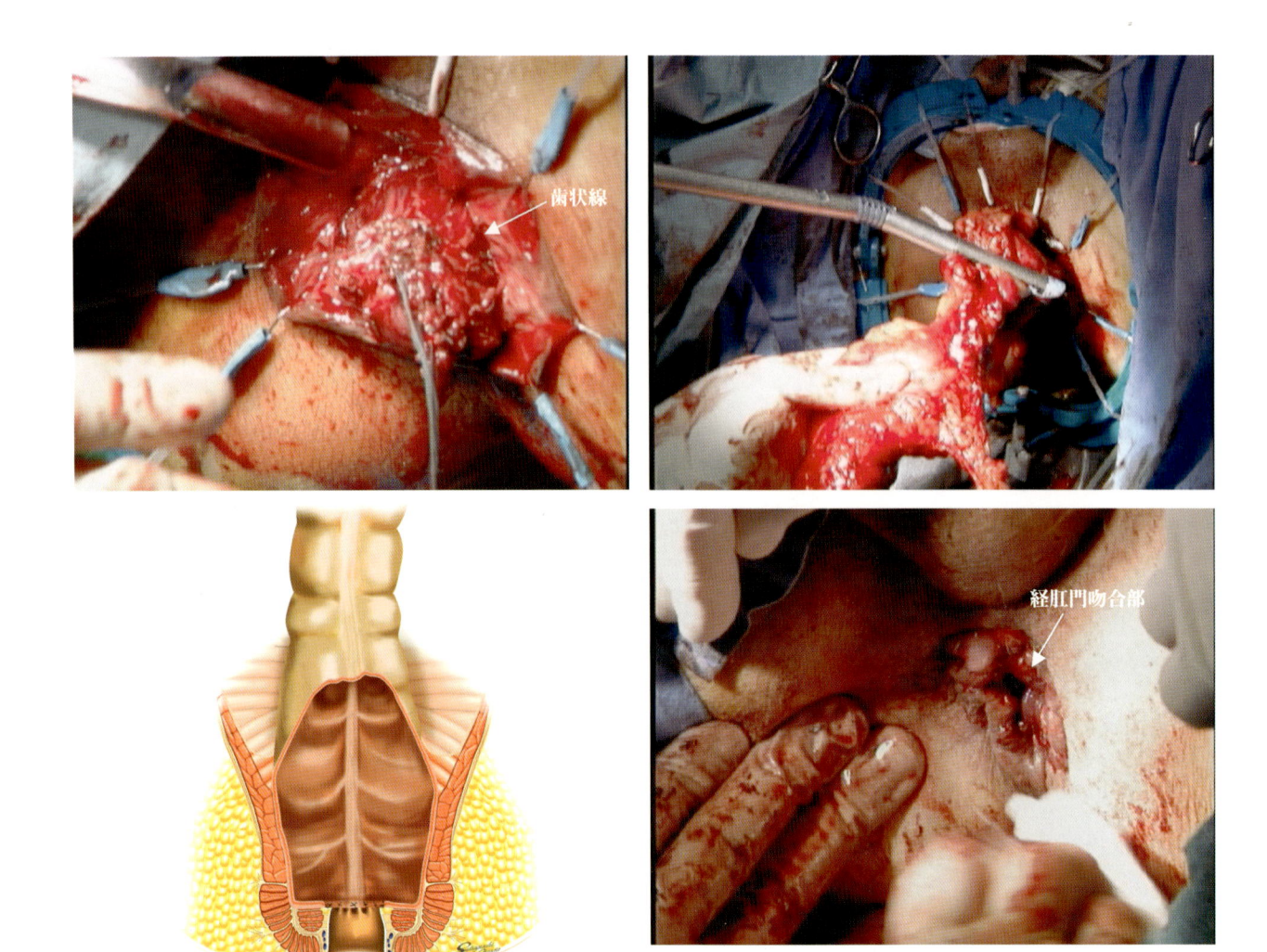

図33　腹腔鏡下操作先行例（2）
a，b：病変部腸管を経肛門的に摘出して切除したのち，
c，d：経肛門的に直視下にストレート型で結腸肛門吻合（手縫い）する．

　著者らは，術後肛門機能を考慮して内括約筋の全切除を避けて部分切除を原則としている．これにより，A症例であっても深外括約筋（恥骨直腸筋）への浸潤例が含まれることはほとんどなく，外肛門括約筋の切除も避けて術後の肛門機能が大きく損なわれることがないよう適応に配慮している．ただし，このような超低位切除例では一時的回腸人工肛門を併設している．

2. 大腸癌に対する腹腔鏡下手術　285

　なお，直腸Rb症例の蓄積と手技の向上により筆者らは直腸Rbの適応をA/N1（＋）まで拡大し，腹腔鏡下の自律神経温存側方郭清も行っている（図34，図35）．

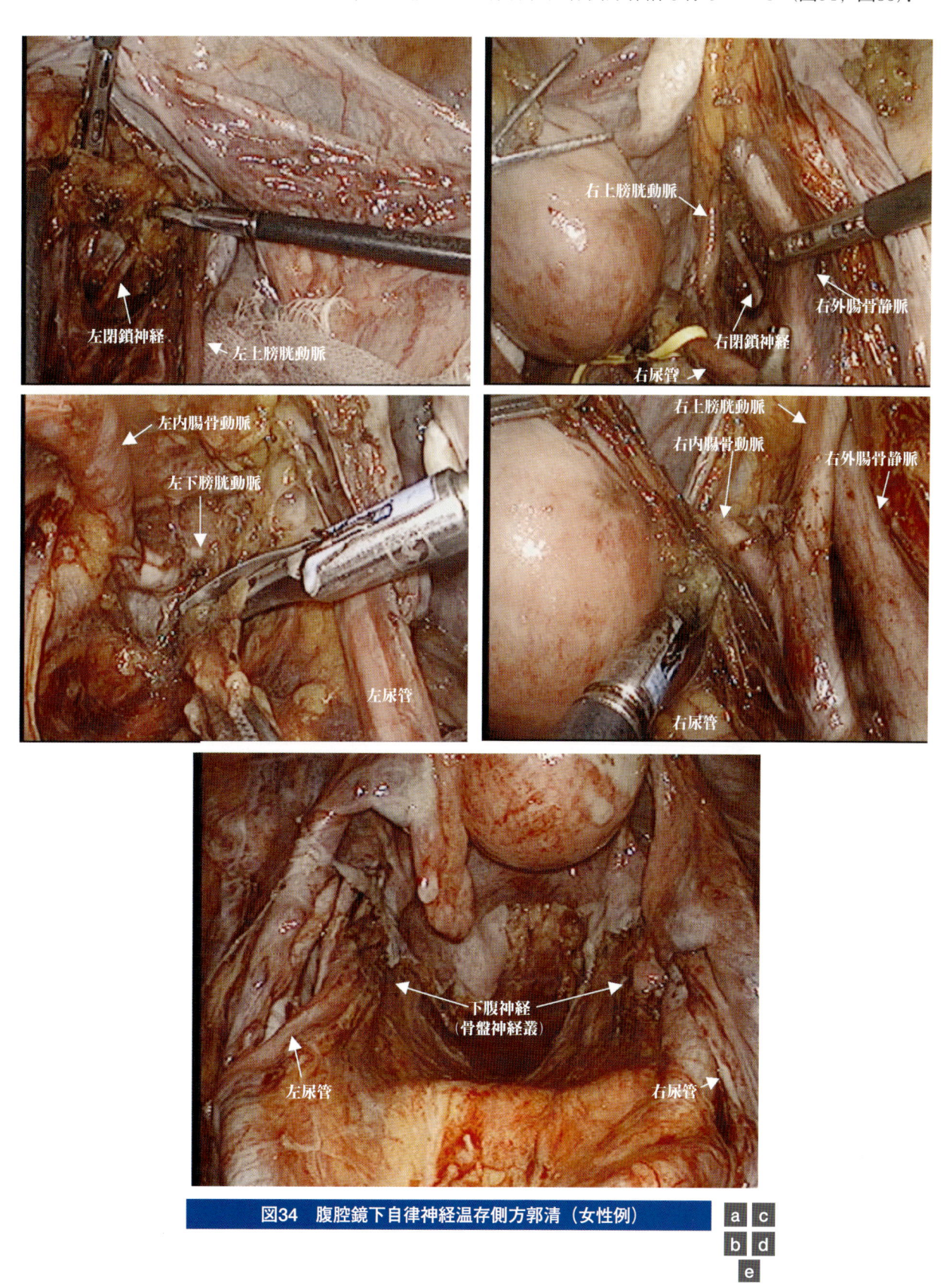

図34　腹腔鏡下自律神経温存側方郭清（女性例）

a	c
b	d
e	

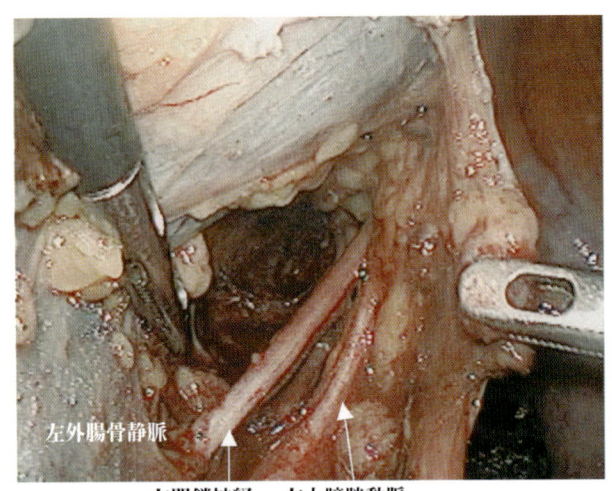

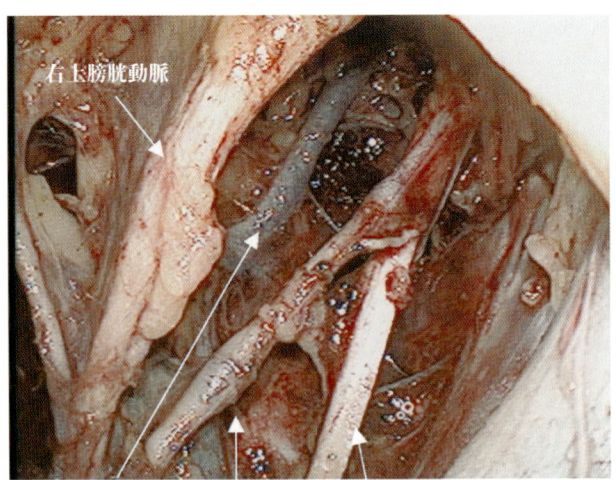

286　V．腹腔鏡下大腸手術手技の最前線

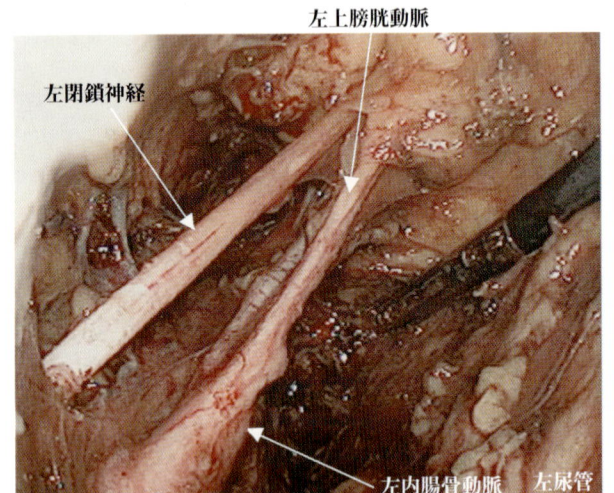

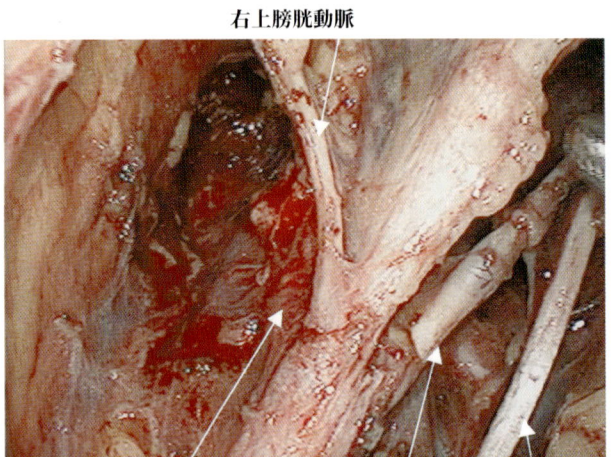

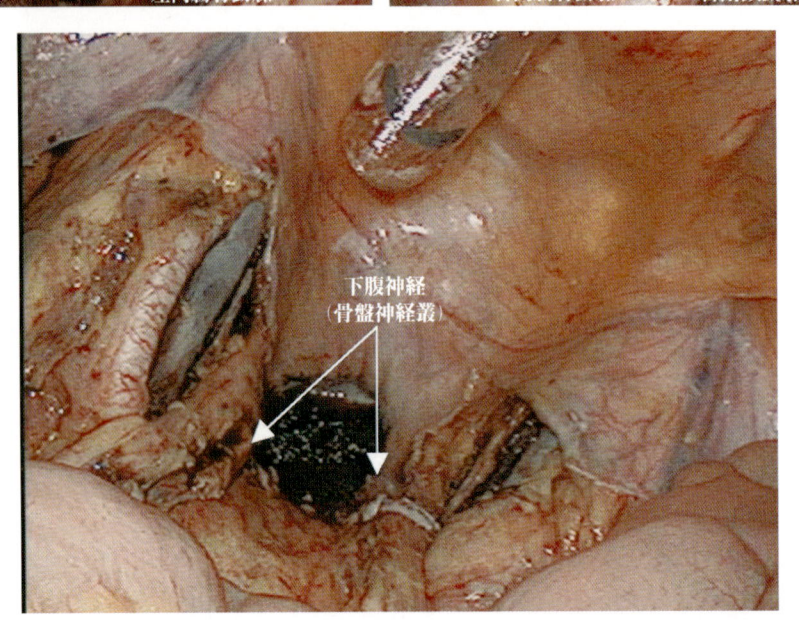

図35　腹腔鏡下自律神経温存側方郭清（男性例）

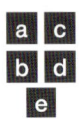

おわりに

　腹腔鏡下手術には，近接視や拡大視効果により，狭い骨盤腔内でも極めて繊細な観察が可能で，チーム全員がその良好な術野を得られる大きな利点がある．手技の向上や器械の改良により，進行直腸癌に対しても，腹腔鏡下手術の利点を活かした自律神経完全温存の腹腔鏡下低位前方切除術が適切に行えるようになってきた．しかし，病変部腸管への直接操作を避けた剝離授動，適切な切離面とDMを確保した肛門側腸管切離と安全な吻合，さらに直腸Rbの進行癌では側方郭清の困難性が問題である．不用意な合併症や予期せぬ再発を予防し，その有用性を最大限に引き出すためには，段階的な適応の拡大，周到な術前準備，的確な手術手技に加えてさらなる工夫と器械の改良・開発を続ける必要がある．

文　献

1) 奥田準二, 谷川允彦：直腸癌に対する腹腔鏡下低位前方切除術. 消化器外科 27(6)：897-907, 2004.
2) 松木充, 奥田準二, 吉川秀司ほか：マルチスライスCTを用いた3次元画像の腹腔鏡下大腸癌手術への臨床応用. 日本医放会誌 63(4)：24-29, 2003.
3) 奥田準二, 田中雅夫, 清水周次ほか：5 mm フレキシブルビデオスコープの advanced laparoscopic surgery における有用性. 日鏡外会誌　9(5)：593-597, 2004.
4) 奥田準二, 豊田昌夫, 谷川允彦ほか：腹腔鏡下手術における大腸癌のリンパ節郭清. 日鏡外会誌 6(2)：143-151, 2001.
5) Watanabe M, Teramoto T, Hasegawa H, et al：Laparoscopic ultralow anterior resection combined with per anum intersphincteric rectal dissection for lower rectal cancer. Dis Colon Rectum 43：S94-S97, 2000.

（奥田準二，谷川允彦）

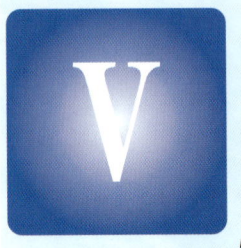

V. 腹腔鏡下大腸手術手技の最前線
State-of-the-art Technique of Laparoscopic Colorectal Surgery

3 腹腔鏡下大腸癌手術へのテクノロジーの導入
低侵襲オーダーメイド手術への進化
Advancement of Minimally Invasive Tailor-Made Surgery

はじめに

　腹腔鏡下手術には，触診が行えない，視野が狭くて全体像を捉えにくい，2次元モニター上の手術で深部感覚に乏しい，ワーキング・スペースが狭い，器具とその操作方向に制限が多い，わずかな出血でも術野が著しく劣化する，止血には開腹手術以上に時間や労力を要するなどの問題点がある（表1）．とくに腹腔鏡下大腸癌手術では，触診が行えないことや視野が狭くて全体像を捉えにくいことによって，術中のリンパ節転移（とくに切除範囲外の跳躍転移）の把握が困難であったり，処理すべき病変支配血管の同定や腫瘍部位近傍での剝離層の確認が困難で時間を要することも稀ではない．

　本項では，前述した問題点解決のエポックメーキングな話題として3D-CT画像をシミュレーションとナビゲーションに応用した腹腔鏡下大腸癌手術の低侵襲オーダーメイド手術への進化について述べる．

表1　腹腔鏡下手術の主な問題点

- 触診が行えない
- 視野が狭く，全体像を捉えにくい
- 2次元モニターで深部感覚に乏しい
- ワーキング・スペースが狭い
- 器具とその操作方向に制限が多い
- わずかな出血でも術野が著しく劣化する
- 止血には開腹手術以上に時間や労力を要する

1 腹腔鏡下大腸癌手術への3D-CT画像の導入と応用の経緯

　著者らは，開腹手術と同等の系統的中枢側D3リンパ節郭清を適切に行えるように腹腔鏡下手技をシステム化して進行大腸癌への適応拡大を行ってきた．しかし，腹腔鏡には触診が行えないうえに，視野が狭くて全体像を捉えにくい問題点がある．このため，術中のリンパ節転移（とくに切除範囲外の跳躍転移）の把握が困難であったり，処理すべき病変支配血管の同定や腫瘍部位近傍での剥離層の確認が困難で時間を要することも稀ではない．著者らは，病変支配血管の走行・分岐形態の情報を術前に得るべく2000年7月よりマルチスライスCTによる3D-CT血管画像（3D-CTA）を導入した[1]．また，病変部腸管や腫大リンパ節も描出すべく2001年1月よりIntegrated 3D-CT画像を構成して個々の症例に応じた過不足のない血管処理を伴う系統的リンパ節郭清・適切な腸切除範囲の設定・注意すべき腫大リンパ節の検索も行い，綿密な術前シミュレーションと術中ナビゲーションに活用している[2]．さらに，2001年12月よりIntegrated 3D-CT画像を周囲臓器との関係も明らかとするVirtual surgical anatomy（オーダーメイドの外科解剖）へと発展させた[3]．

2 術前検査と3D-CT撮影法

　腹腔鏡下大腸癌手術を行う症例に対して，被験者への腸管前処置の負担を軽減するため，大腸内視鏡検査に続いて3D-CT検査が行えるように放射線科の協力を得た（図1）．

　手術数日前に腸管洗浄液（ポリエチレングリコール電解質液）による前処置のもとに大腸内視鏡検査を行う．病変部位の確認・生検など通常の大腸内視鏡検査と他病変があれば必要に応じて内視鏡的切除を行っておく．また，点墨などによる病変部のマーキングも行う．この際，後の3D-CT検査で良好な腸管像を得るため，腸管内残留

術前大腸内視鏡（生検，マーキング）　　　原発巣（転移巣）の評価，血管・腸管像

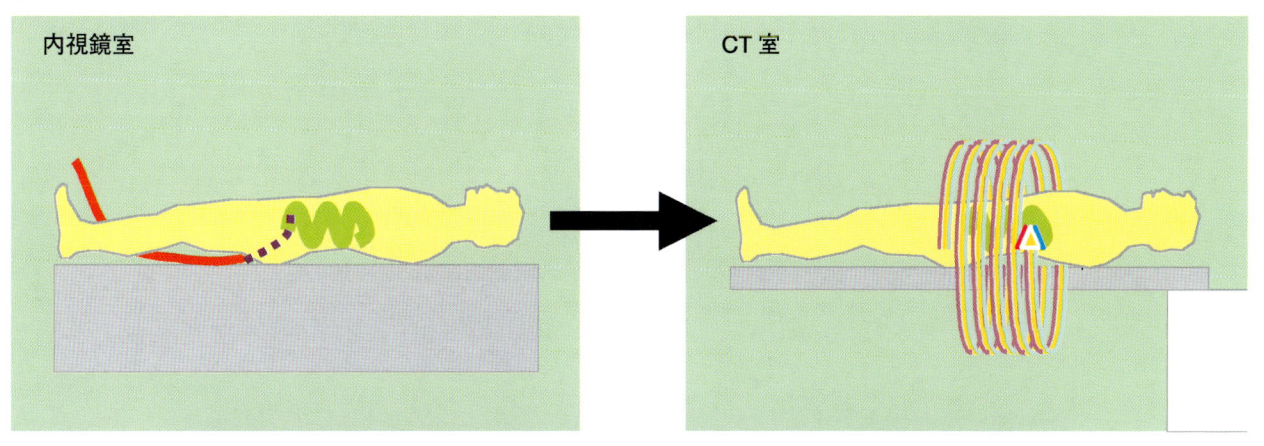

内視鏡室　→　CT室

図1　当院での大腸癌の術前精査
腹腔鏡下大腸癌手術を行う症例に対して，被験者への腸管前処置の負担を軽減するため，大腸内視鏡検査に続いて3D-CT検査が行えるように放射線科の協力を得た．

液はできるだけ吸引して適量の空気を注入しておくことがポイントとなる．大腸内視鏡検査に引き続き，3D-CT 検査を行う．すなわち，マルチスライス CT（Aquilion：東芝，導入当初は 4 列）による造影 CT を撮影（120kVp，300mA でビーム幅 2 mm，ヘリカルピッチ5.5）し，3D-CT 画像を得た（図 2）．造影剤は，300mgI/ml のイオヘキソール（オムニパーク®）を最大投与総量150ml（体重（kg）× 2 ml が原則）として注入速度5.0ml/s で上肢の肘静脈から注入した．スキャンはリアルプレップ法によるスキャンタイミングにより，造影開始より20～40秒後に頭側から尾側へ行って動脈相を得た．静脈相は動脈相スキャン終了より約10秒後に尾側から頭側へ再度スキャンすることで良好な静脈相を得るとともに第 3 相スキャンを省略して被曝を抑えつつ肝転移の有無の検索も行えるようにした．画像データはワークステーション（zioM900：ザイオソフト）を用いて種々の 3 次元画像処理を行った．

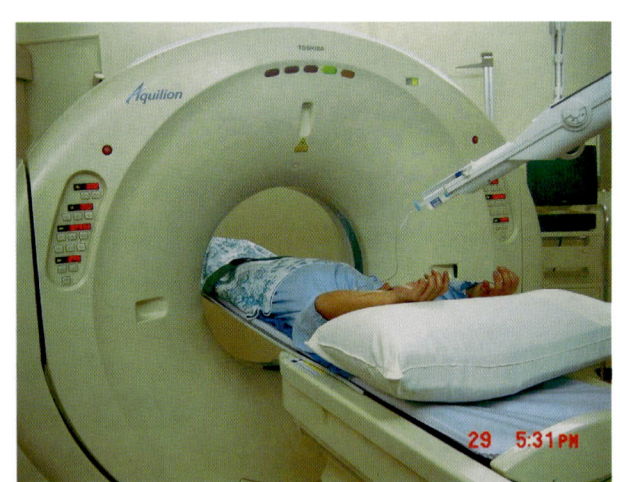

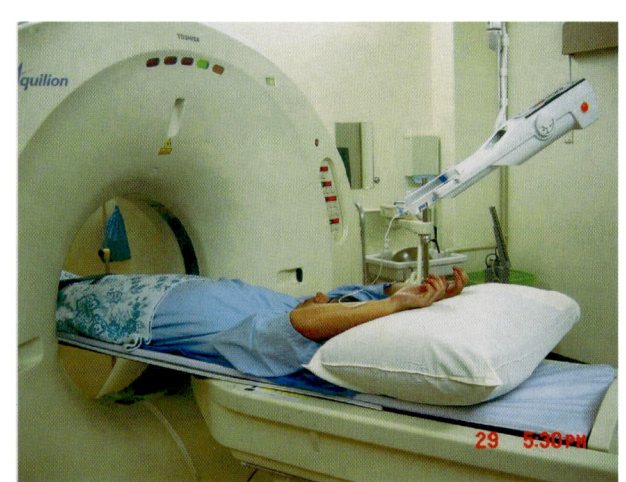

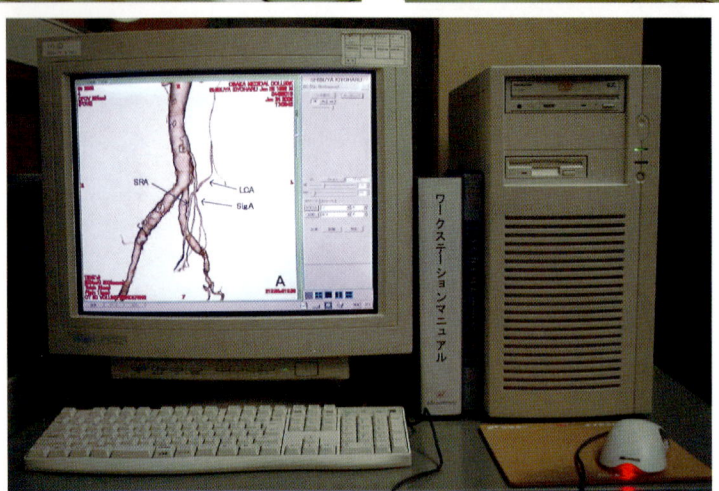

図2　3D-CT 血管画像（3D-CTA）の導入

a，b：マルチスライス CT を用い，末梢静脈（肘静脈）から造影剤を注入して造影 CT を撮影し，
c：得られた画像データをワークステーションで処理して3D-CT 血管画像（3D-CTA）を得た．

3 腹腔鏡下 D3 リンパ節郭清への3D-CT 血管画像（3D-CTA）の応用

　腹腔鏡下大腸癌手術への3D-CT 画像導入の基本となる3D-CT 血管画像（3D-CTA）の有用性について述べる．

1. 右側結腸進行癌

　右結腸動脈には variation が多く，過半数の症例で独立した右結腸動脈を欠くが，3D-CTA を応用すれば右結腸動脈の有無などは容易にわかる（図3）．著者らが3D-CTA 導入後に腹腔鏡下結腸右半切除術（D3 郭清）を行った74例での検討では独立分岐する右結腸動脈を欠く症例が66例（89.2％）ですべて3D-CTA の所見と一致していた．

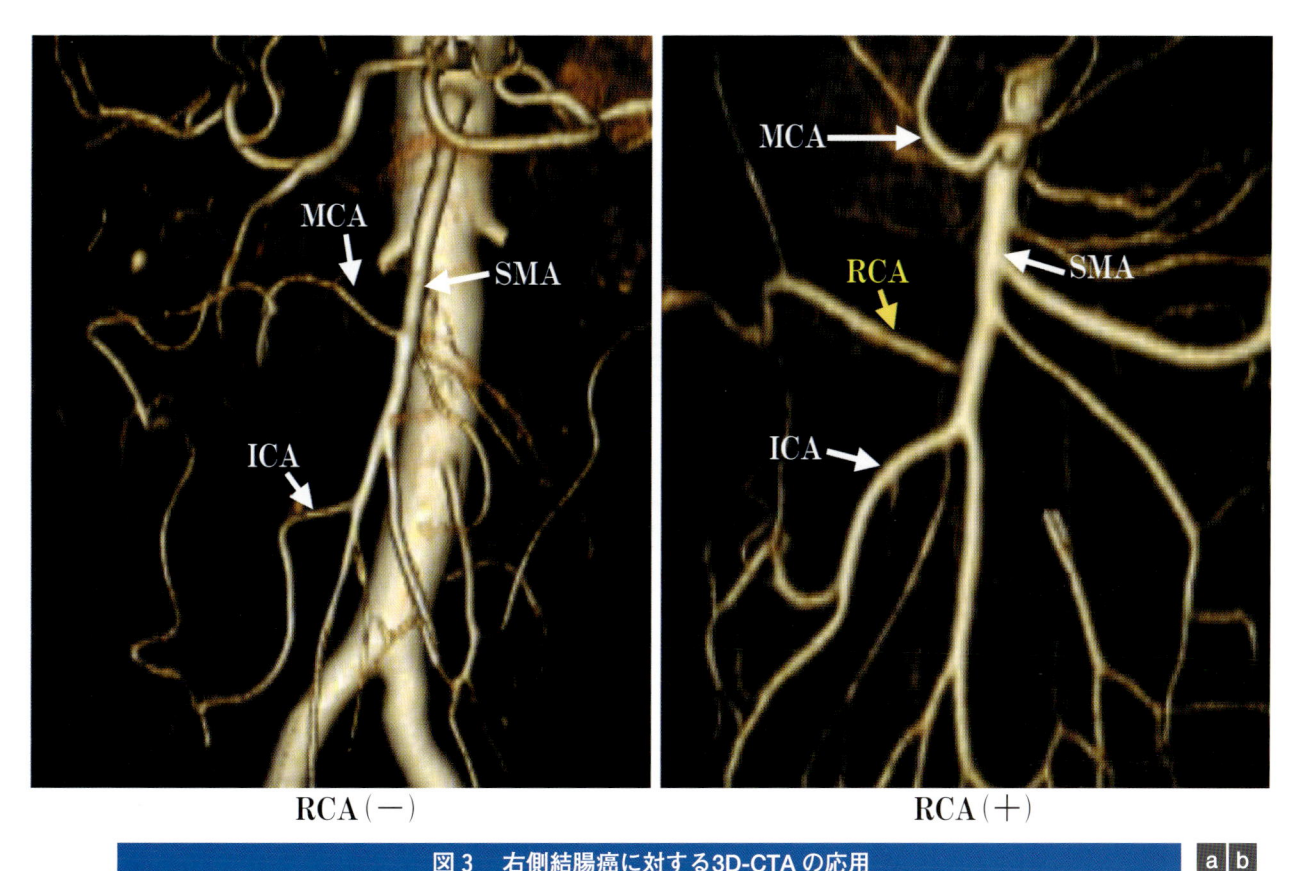

図3　右側結腸癌に対する3D-CTA の応用
a：独立した右結腸動脈のない症例（RCA（−））
b：独立した右結腸動脈のある症例（RCA（＋））．著者らが3D-CTA 導入後に腹腔鏡下結腸右半切除術（D3 郭清）を行った症例での検討では独立分岐する右結腸動脈を欠く症例が89.2％（66/74例）ですべて3D-CTA の所見と一致していた．
ICA：回結腸動脈，SMA：上腸間膜動脈，RCA：右結腸動脈，MCA：中結腸動脈

ところで，著者らは，右側結腸間膜を介して十二指腸水平部を同定し，これを landmark として内側アプローチにて回結腸動静脈根部から surgical trunk の郭清を開始する．この際，回結腸動脈（ICA）の上腸間膜静脈（SMV）に対する走行パターン（Type A：ICA が SMV の腹側を走行，Type B：ICA が SMV の背側を走行）を郭清早期に判別することで surgical trunk の安全で合理的な郭清が行える．すなわち，Type A では SMV の前面の郭清が回結腸・右結腸動脈根部から Henle の胃結腸静脈幹，さらには中結腸動脈根部の一連の郭清につながり surgical trunk を含む D3 郭清となる．一方，Type B では回結腸や右結腸動脈根部郭清時に SMV 背側の郭清が必要となる．動静脈同時描出3D-CTA の導入により，surgical trunk の形態が術前に明瞭に判別できるようになった（図4）．

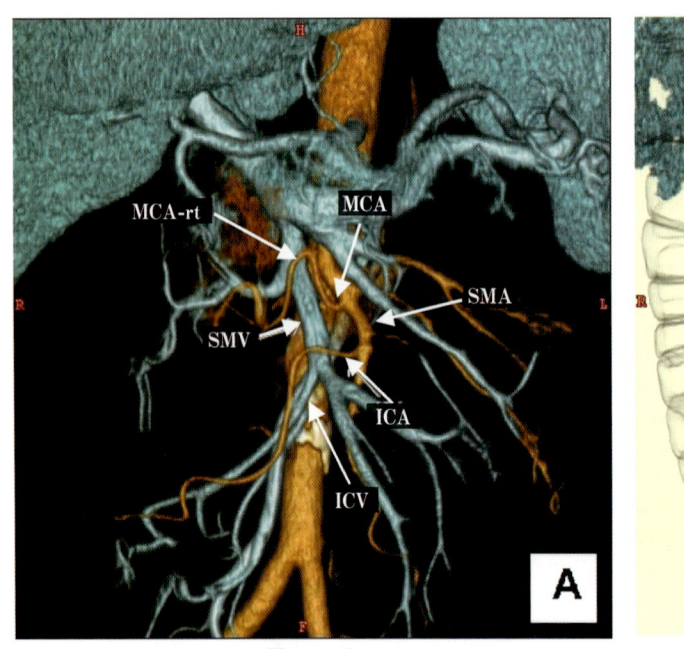

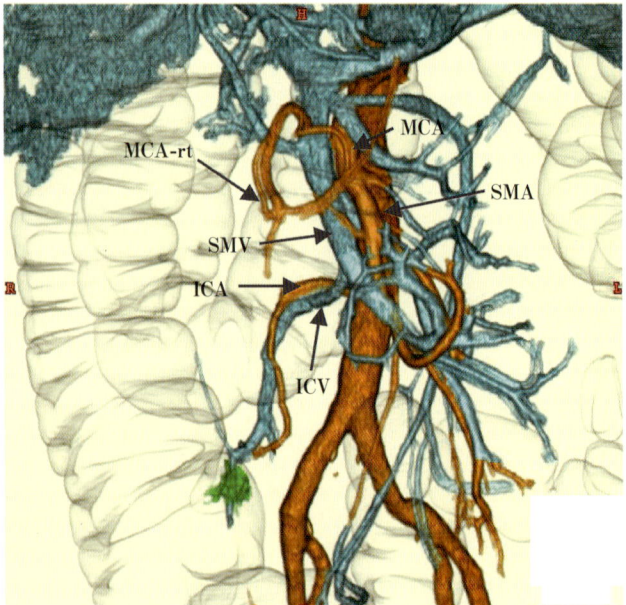

Type A   Type B

図4　動静脈同時描出3D-CTA による Surgical trunk の判別

a：Type A：回結腸動脈が上腸間膜静脈の腹側を走行，
b：Type B：回結腸動脈が上腸間膜静脈の背側を走行．著者らが3D-CTA導入後に腹腔鏡下結腸右半切除術（D3郭清）を行った74例での検討では，Type A が42例（56.8％），Type B が32例（43.2％）ですべて3D-CTAの所見と一致していた．
ICA：回結腸動脈，ICV：回結腸静脈，SMA：上腸間膜動脈，SMV：上腸間膜静脈，MCA：中結腸動脈

なお，著者らが3D-CTA導入後に腹腔鏡下結腸右半切除術（D3郭清）を行った74例での検討では，Type A が42例（56.8％），Type B が32例（43.2％）ですべて3D-CTAの所見と一致していた．図5に動静脈同時描出3D-CTAを術前シミュレーションと術中ナビゲーションとして活用した症例を示す．本例では surgical trunk の形態は Type A で独立した右結腸動脈は存在せず，上腸間膜動脈（SMA）の腹側に静脈系の交叉がないことを確認しつつ，surgical trunk と中結腸動脈根部を含む D3 郭清を安心して短時間に的確に行えた．

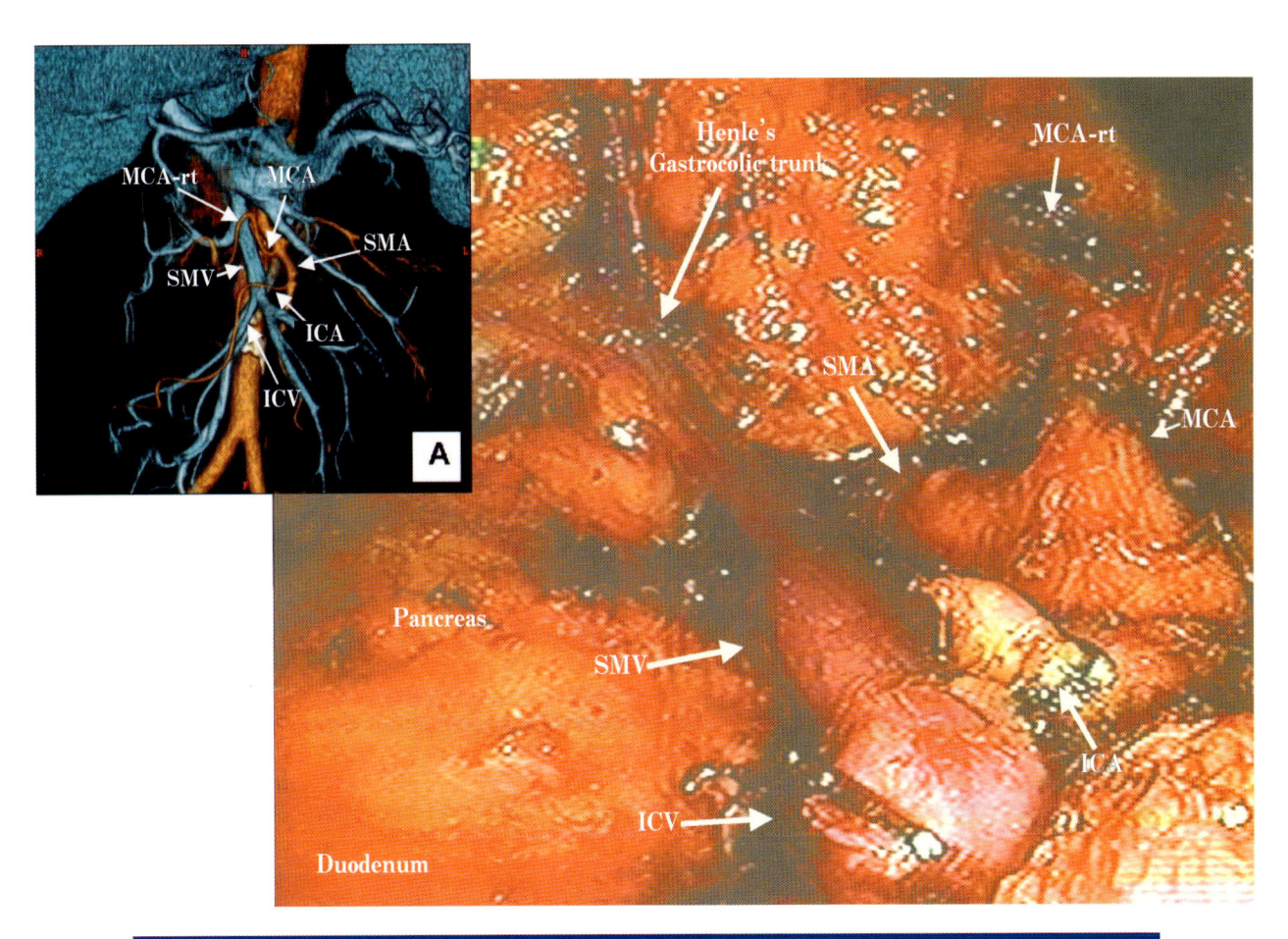

図5 動静脈同時描出3D-CTAによる術中ナビゲーション

Surgical trunk の形態が Type A で独立した右結腸動脈は存在せず，上腸間膜動脈の腹側に静脈系の交叉がないことを動静脈同時描出3D-CTAをナビゲーションとして確認しつつ，surgical trunk と中結腸動脈根部を含む D3 郭清を安心して的確に行えた．
ICA：回結腸動脈，ICV：回結腸静脈，SMA：上腸間膜動脈，SMV：上腸間膜静脈，MCA：中結腸動脈，MCA-rt：中結腸動脈右枝，Henle's Trunk：Henle の胃結腸静脈幹

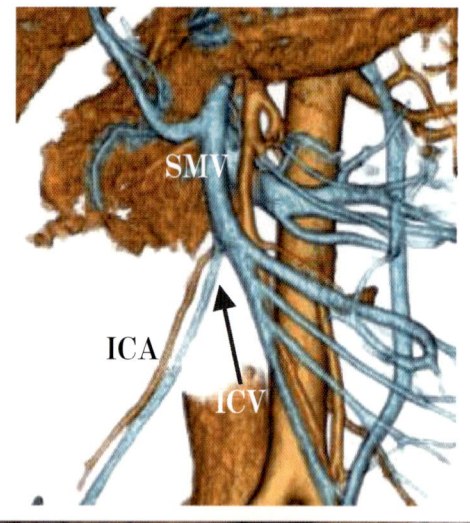

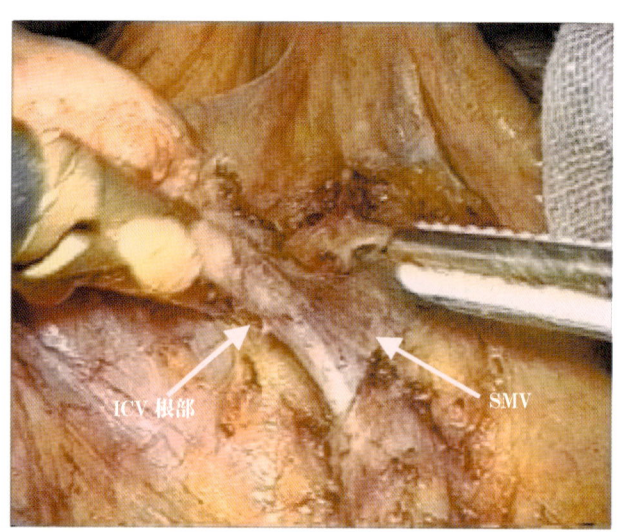

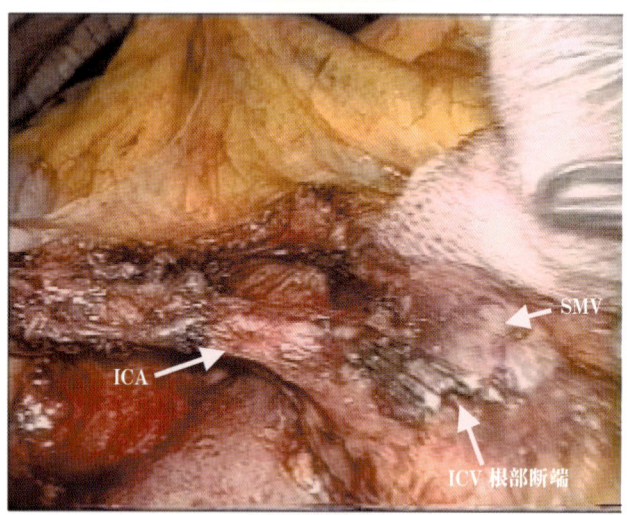

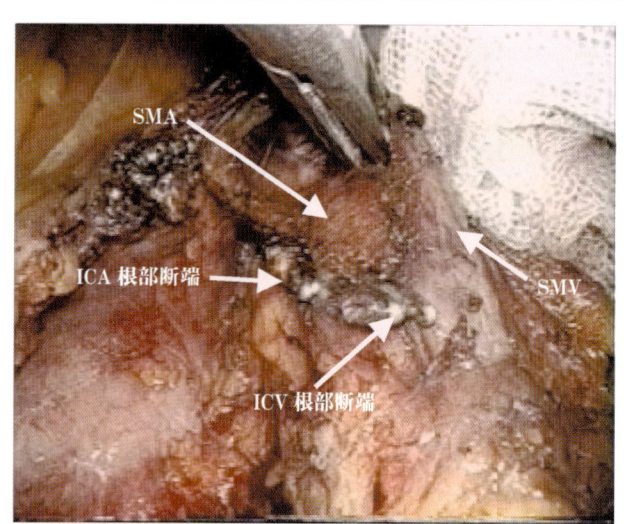

図6 動静脈同時描出3D-CTAによる術前シミュレーションの有用性

a：Type B 症例であったが，術前に十分なシミュレーションを行っていたため，リンパ節郭清と血管処理の操作を的確に安心して行えた．
b：すなわち，SMV 前面から ICV 根部を郭清して ICV を根部で処理したのち，
c, d：SMV をめくり挙げるようにして ICA 根部を郭清・処理した．

　また，図6は Type B 症例であったが，術前に十分なシミュレーションを行っていたため，リンパ節郭清と血管処理の操作を的確に安心して行えた．すなわち，SMV 前面から ICV 根部を郭清して ICV を根部で処理したのち，SMV をめくり挙げるようにして ICA 根部を郭清・処理した．

2．横行結腸進行癌

　図7は，脾弯曲部付近の横行結腸進行癌の3D-CTAであるが，病変部の支配血管はSMAより直接分岐する副動脈（Riolan動脈弓：副中結腸動脈もしくは副左結腸動脈）であることが術前に確認できていた．腹腔鏡下に横行結腸間膜左側に分布する副動脈を確認し，膵下縁で副動脈根部近傍の郭清を行い，的確に血管を処理し得た．とくに，横行結腸では血管分岐や走行形態にvariationが非常に多いため，3D-CTAによる術前

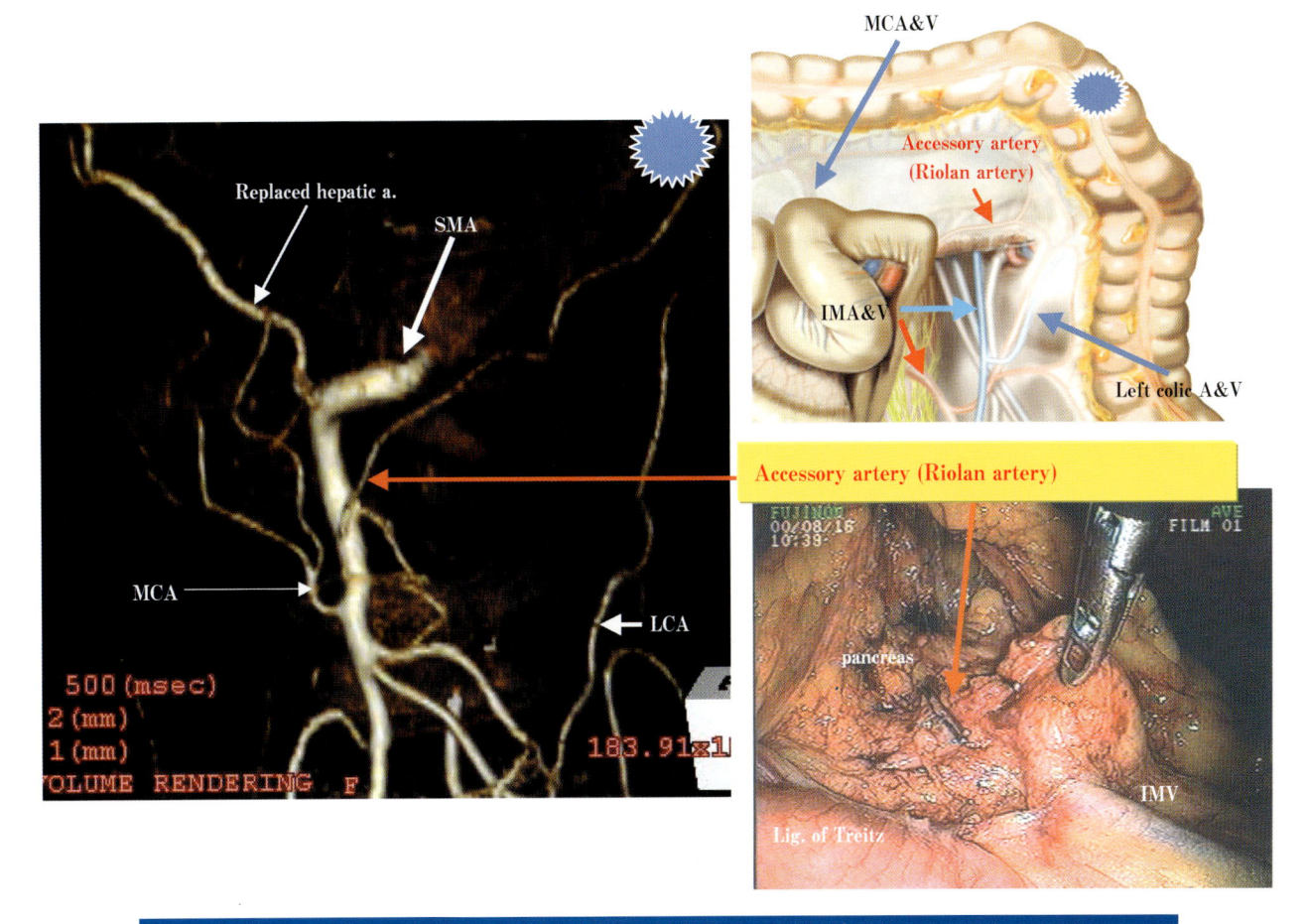

図7 横行結腸癌に対する3D-CTAの応用

3D-CTAでは病変部の支配血管はSMAより分岐する副動脈（Riolan動脈弓）であることが確認できた．横行結腸間膜左側に分布する副動脈を確認し，膵下縁で副動脈根部付近の郭清を行い，的確に血管を処理し得た．
Replaced hepatic a.：肝動脈，SMA：上腸間膜動脈，MCA：中結腸動脈，LCA：左結腸動脈，IMV：下腸間膜静脈，Accessory artery：副動脈，Riolan artery：Riolan動脈弓

シミュレーションや術中ナビゲーションは，無駄のないピンポイントの郭清と的確な血管処理を腹腔鏡下に行うにはきわめて有用である．

3．左側結腸／直腸進行癌

本邦ではS状結腸が長い人が多いため，著者らは，遠位S状結腸から直腸の進行癌に対するD3郭清では，後の吻合部への良好な血流維持を考慮して左結腸動脈（LCA）温存のD3郭清を標準に行っている．この手技の応用により，下行結腸癌に対して#253をen blocに郭清してLCAを根部で処理するD3郭清や近位S状結腸癌で腸切除後の吻合を体外で行える症例に対して#253をen blocに郭清しつつLCAと上直腸動脈（SRA）を温存して支配血管のS状結腸動脈（S）を根部で処理するD3郭清も腹腔鏡下の繊細な操作のもとに行える．3D-CTAでは目的とする血管領域を選択し，動静脈の関係も含めて立体的に描出することができる（図8c）．したがって，病変支配血

管の確認が容易でD2郭清や血管温存のD3郭清にきわめて有用である（図8a, b）．通常，下腸間膜動脈（IMA）からのLCA分岐部の位置は，大動脈分岐部近傍のレベルに相当することが多く，LCA分岐部同定の目安としている．ただし，著者らが3D-CTA導入後にLCA温存D3郭清を行った153例の検討では，IMA根部からLCA分岐部までの距離は22〜71mm（平均43mm）と個人差の大きいことがわかった（図9）．

また，LCA分岐部の形態は，図10に示すごとく，LCAが独立分岐する例は52.9%と約半数で，残りの半数はS状結腸動脈と同時分岐（13.8%）もしくは共通幹（33.3%）となっていた．このことより，LCA温存郭清例ではLCA分岐部直下でSRAを処理した後もLCAと同時分岐もしくは共通幹分岐となっているS状結腸動脈が半数の症例にあることを念頭においてLCA周囲の郭清を進める必要がある．この際に，3D-CTAによるナビゲーションは有用となる（図11）．

ところで，図12は近位S状結腸癌でS状結腸が長いため，腸切除後の吻合を体外で行える症例であった．3D-CTAでIMA根部からLCA分岐部までの距離は4 cmで，S1がLCAとの共通幹から分岐していることがわかる（図12a）．IMA根部を郭清した後，

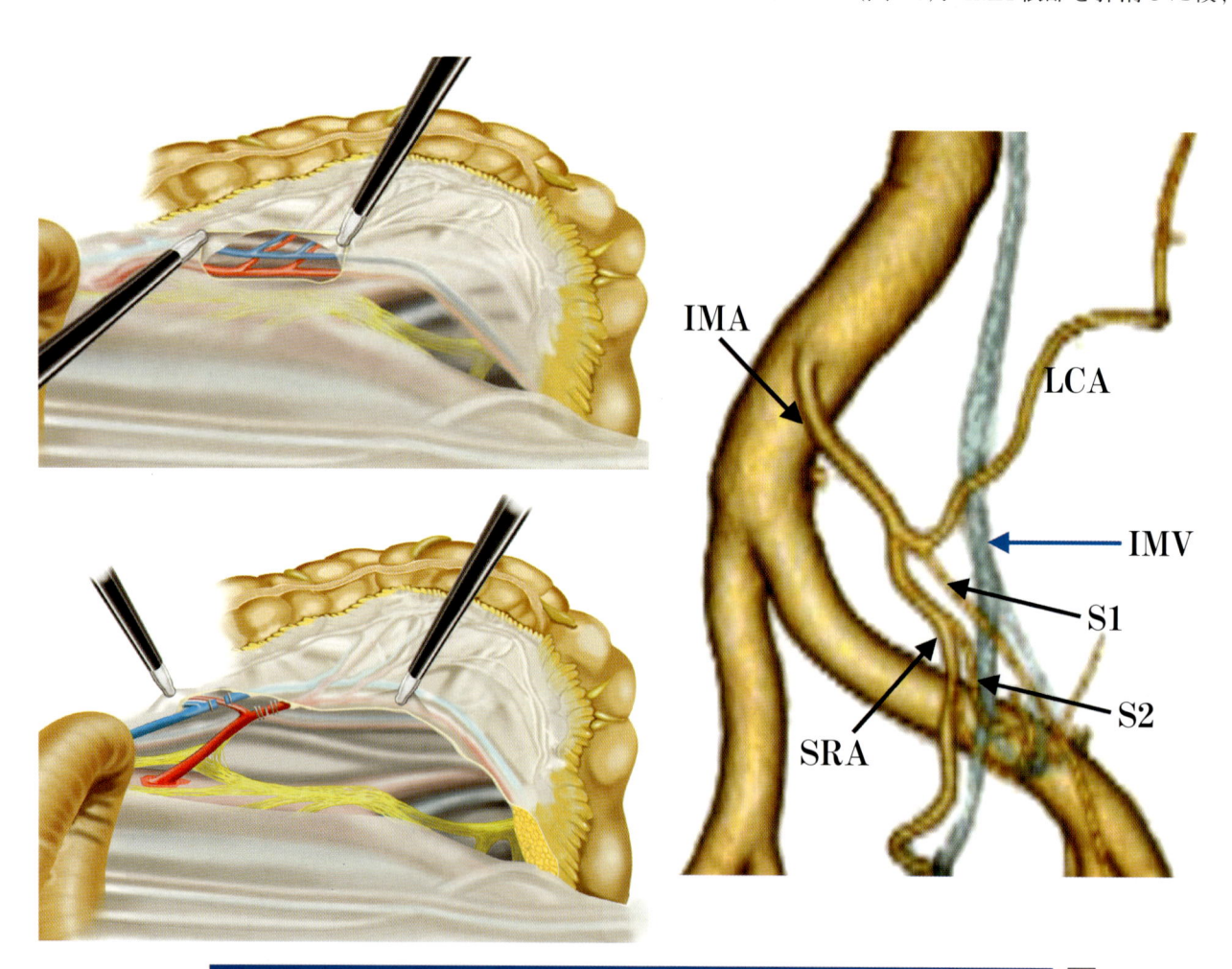

図8　左側結腸〜直腸癌に対する3D-CTAの応用

c：3D-CTAでは目的とする血管領域を選択し，動静脈の関係も含めて立体的に描出することができる．このため，病変支配血管の確認が容易でa：D2郭清やb：血管温存のD3郭清にきわめて有用である．

IMA：下腸間膜動脈，LCA：左結腸動脈，SRA：上直腸動脈，S1：第1S状結腸動脈，IMV：下腸間膜静脈

距離＝22mm   距離＝71mm

22〜71mm（平均43mm）

図9　IMA 根部から LCA 分岐部までの距離　a b

　著者らが3D-CTA導入後にLCA温存D3郭清を行った153例の検討では，IMA根部からLCA分岐部までの距離はa：22〜b：71mm（平均43mm）と個人差の大きいことがわかった．

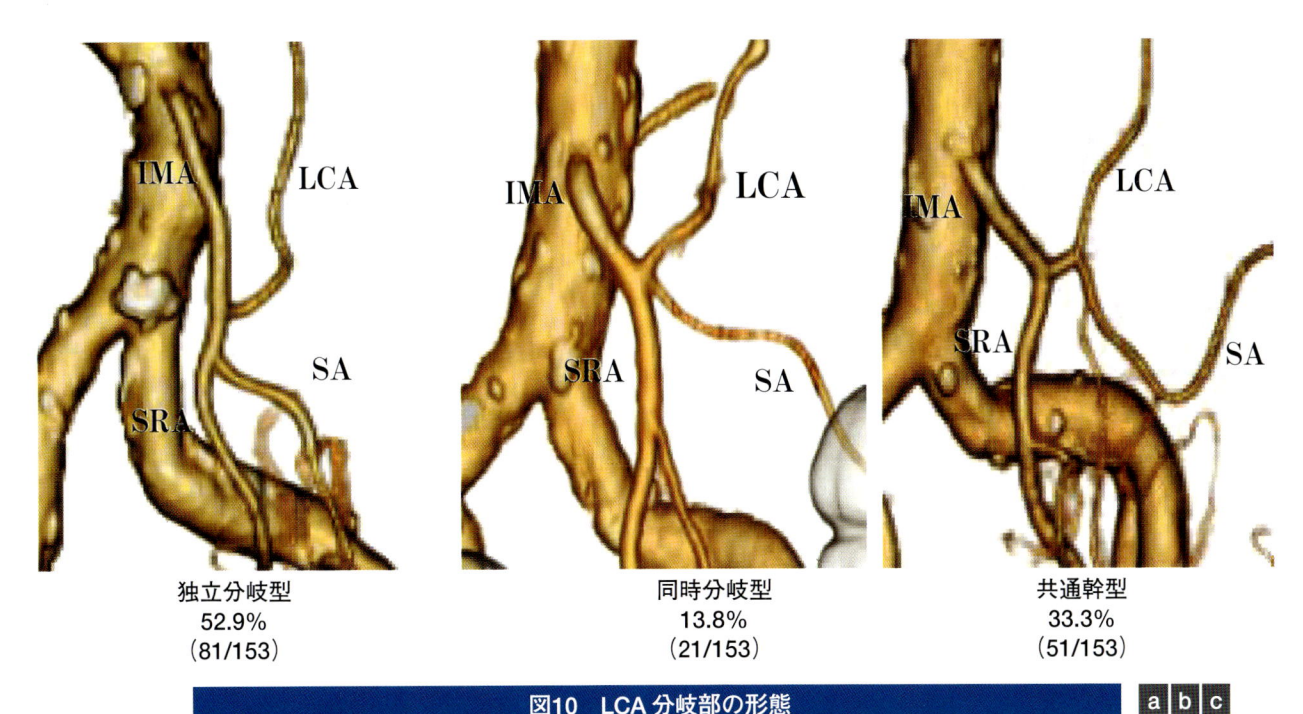

独立分岐型
52.9%
(81/153)

同時分岐型
13.8%
(21/153)

共通幹型
33.3%
(51/153)

図10　LCA 分岐部の形態　a b c

　LCA分岐部の形態は，LCAが独立分岐する例は52.9%と約半数で，残りの半数はS状結腸動脈と同時分岐（13.8%）もしくは共通幹（33.3%）となっていた．
IMA：下腸間膜動脈，LCA：左結腸動脈，SRA：上直腸動脈，S：S状結腸動脈

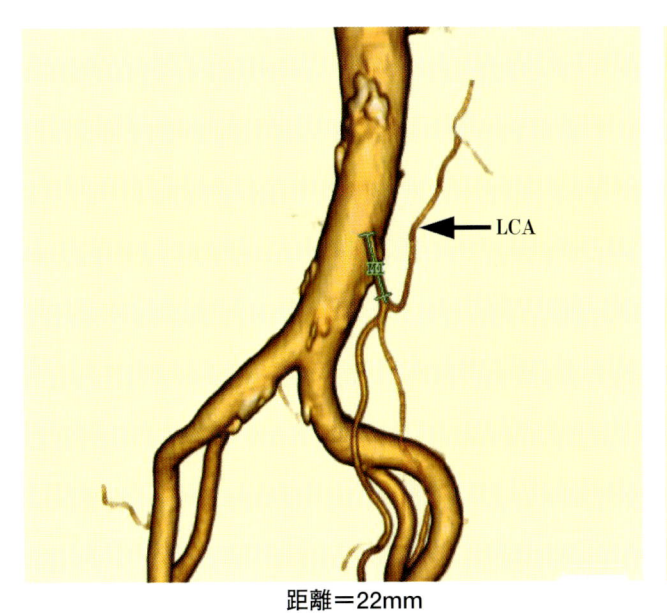

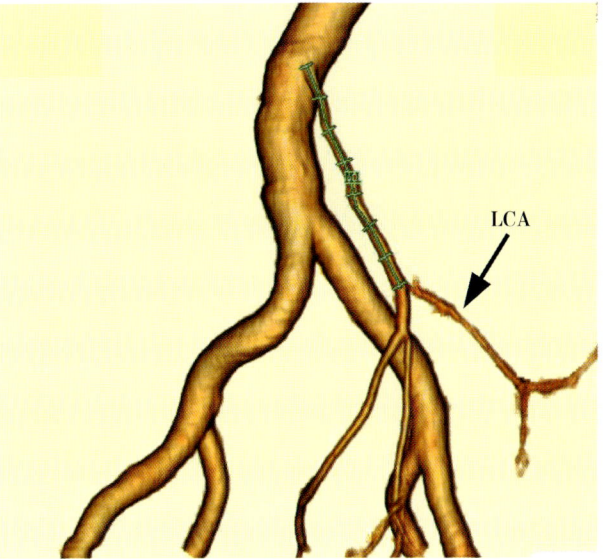

298　V．腹腔鏡下大腸手術手技の最前線

図11　LCA温存郭清例での注意点　a b c

　LCA温存郭清例ではLCA分岐部直下でSRAを処理した後もLCAと同時分岐もしくは共通幹分岐となっているS状結腸動脈が半数の症例にあることを念頭においてLCA周囲の郭清を進める必要がある．この際に，3D-CTAによるナビゲーションは有用となる．
IMA：下腸間膜動脈，LCA：左結腸動脈，SRA：上直腸動脈，S：S状結腸動脈

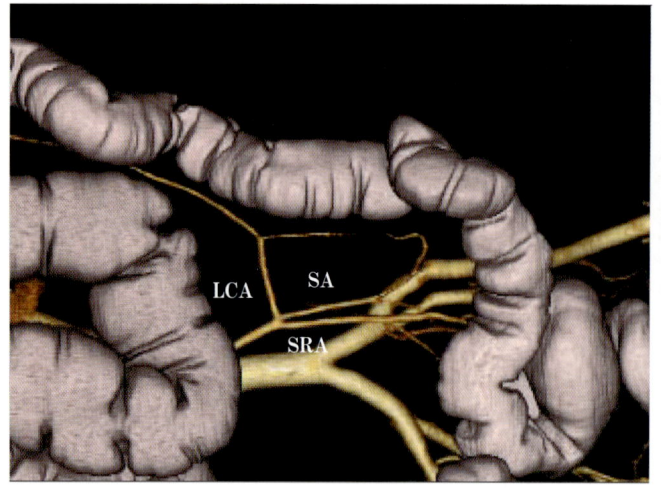

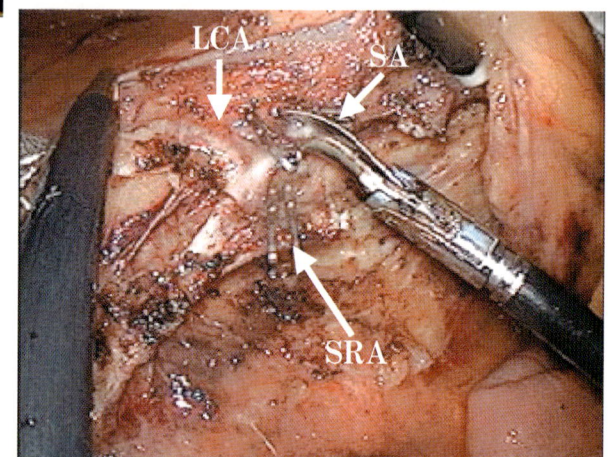

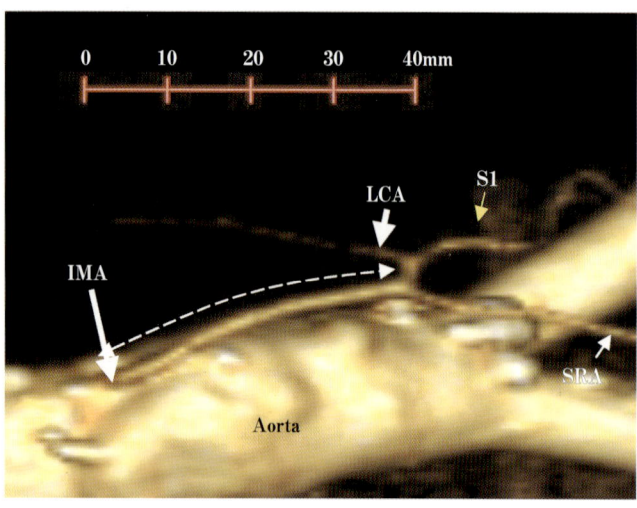

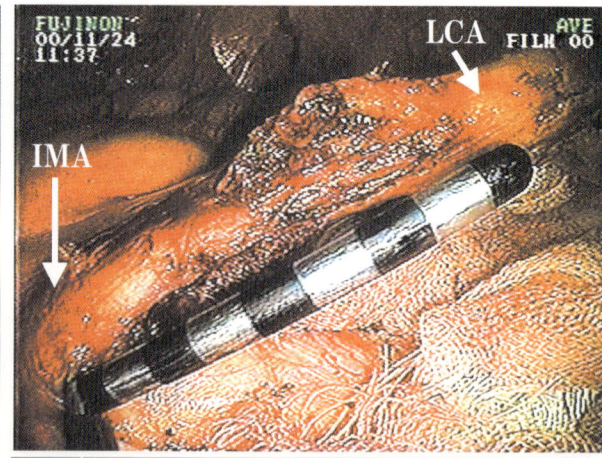

図12　3D-CTAナビゲーションによる血管温存D3郭清　a b c

a：3D-CT画像でIMA根部からLCA分岐部までの距離は4cmで，S1がLCAとの共通幹から分岐していることがわかる．
b：IMA根部を郭清・露出した後，腹腔鏡下にメジャーでIMA根部からLCA分岐部までの距離を計測・同定した．
c：LCA，SRAを温存しつつ#253，#232，#252を安心して的確に郭清できた．
Hypogastric N：上下腹神経叢，Aorta：大動脈，IMA：下腸間膜動脈，LCA：左結腸動脈，SRA：上直腸動脈，S1：第1S状結腸動脈

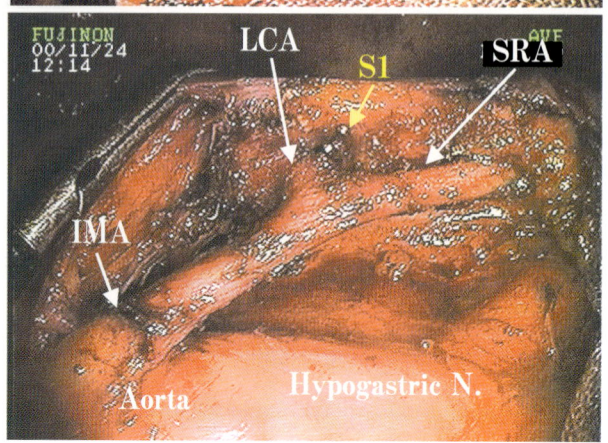

3．腹腔鏡下大腸癌手術へのテクノロジーの導入―低侵襲オーダーメイド手術への進化　299

腹腔鏡下にメジャーで IMA 根部から距離を計測して LCA 分岐部を同定した（図12b）．3D-CTA をナビゲーションに用い，#253を en bloc に郭清しつつ LCA と SRA を温存し，病変支配血管の S1を根部で処理する D3 郭清を的確に行い得た（図12c）．

4 Integrated 3D-CT 画像とその応用

1. Integrated 3D-CT 画像

近位 S 状結腸進行癌例の Integrated 3D-CT 画像を示す（図13）．図13a は肝臓の3D-CTA であり，肝転移の検索と部位の確認に有用である．図13b に大腸支配血管の3D-CTA を示す．図13c には，air image 法による virtual colonography 像を示す．前述し

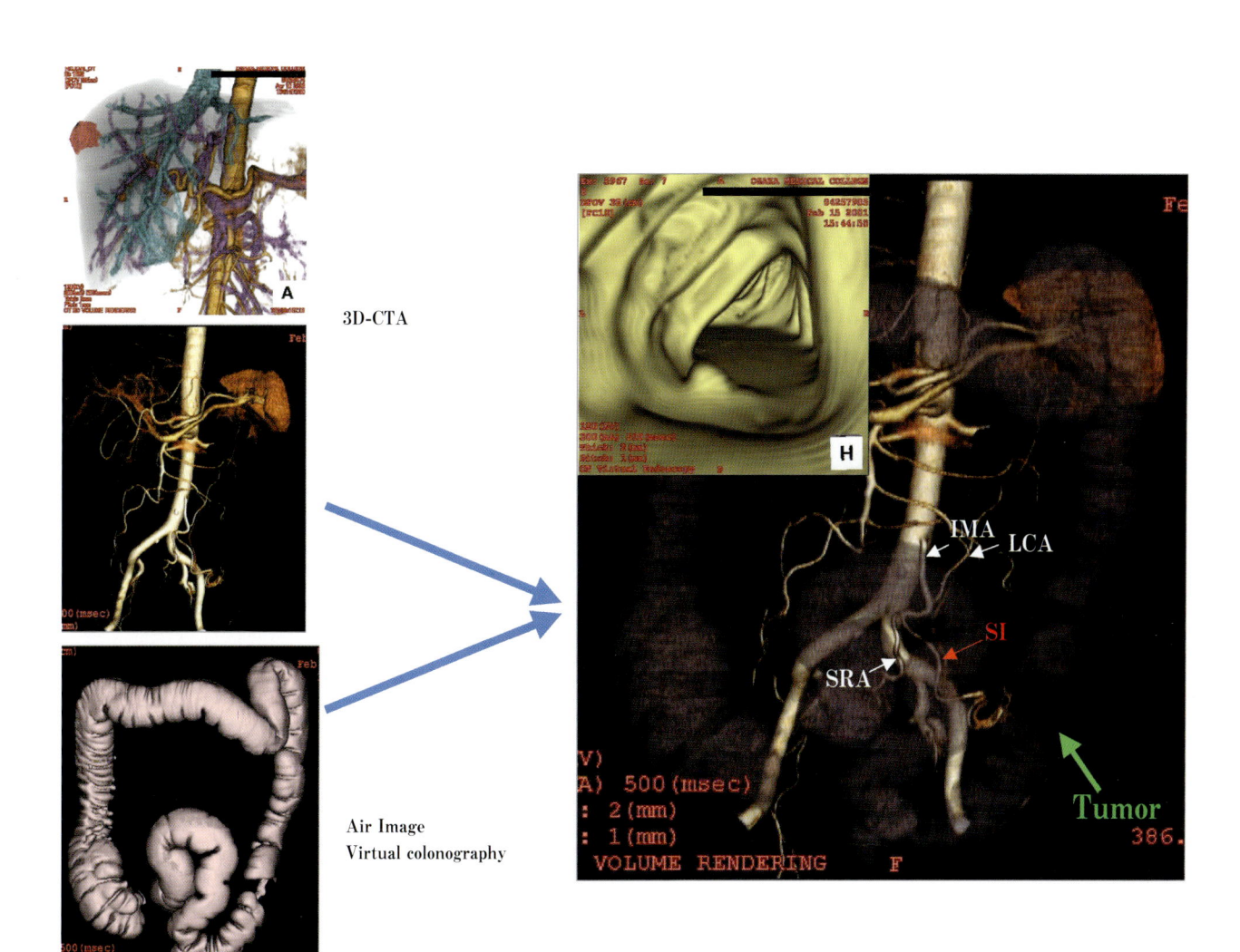

図13　Integrated 3D-CT 画像

a：肝臓の3D-CTA
b：大腸の3D-CTA
c：Air image 法による Virtual colonography
d：b，c を重ね合わせて Air image の透過度を上げて腸管全体像，病変部位と支配血管を明らかとした．
d：左上：Virtual endoscopy による口側腸管の検索で上行結腸にポリープを確認
　IMA：下腸間膜動脈，LCA：左結腸動脈，S1：第1S 状結腸動脈，SRA：上直腸動脈，Tumor：病変部

たように大腸内視鏡検査直後に3D-CT検査を行っているため，大腸全体に適量の空気が注入されてきわめて良好なvirtual colonography像が得られる．病変部はSD junctionのappele core像として描出されている．これらの画像を組み合わせて病変部腸管と支配血管との関係を明瞭にしたものが図13dである．3D-CTでは画像処理により腸管像の透過度を自由に変化させることが可能であり，腸管や血管の走行とその関係を的確に把握できる．また，本例のように大腸内視鏡通過不能の狭窄症例で狭窄部位より口側腸管の検索が不十分な場合に，開腹手術では腸切除後の残存腸管の口側断端から術中内視鏡を行っていた．

しかし，腹腔鏡下手術で術中内視鏡を行うと拡張した口側腸管がその後の術野や操作の大きな支障となることがある．このため，著者らは，術中内視鏡の代用とすべく狭窄部口側の腸管内検索にfly through法によるvirtual endoscopyを行っている（図13d左上）．さらに，領域腫大リンパ節を検出し，病変部とともに色づけして描出することや病変と無関係な血管や腸管の消去，関係の深い臓器の抽出など種々の工夫を加えている．これらの3D-CT画像は，現時点で画像処理に時間を要するという問題点を有するが，もとになる3D-CT検査は前述した2回のスキャンで短時間に行える．また，検査料は，通常の造影CTと同じであるうえに，注腸検査の代用にもなりうるので，被験者への被爆や経済的負担（医療費）の削減につながる．したがって，著者らは，これらの3D-CT画像を通常の造影CT機能にとどまらず，注腸（virtual colonography）や内視鏡（virtual endoscopy）の機能も有する統合的精査画像と位置づけてIntegrated 3D-CT imaging（Integrated 3D-CT画像）と総称している．

2．Integrated 3D-CT画像によるナビゲーション

図14aに示すようにSD junctionの進行癌でLCAとの共通幹から分岐した第1S状結腸動脈（S1）が支配血管で傍結腸リンパ節腫大（N1（＋））を認めた症例である．腹腔鏡の術野に合わせてIntegrated 3D-CT画像を回転させ，この画像をナビゲーションとして腹腔鏡下手術を進めた．本例もS状結腸が長いため，腸切除後の吻合を体外で行える症例であった．このため，#253，#232，#252をen blocに郭清しつつLCA，SRAとS2を温存して支配血管のS1を根部で処理するD3郭清を行った（図14b，c）．術前に血管分岐や走行形態が距離も含めて正確に把握できていれば，腹腔鏡の拡大視効果を最大限に活かしたこのような繊細な郭清も確信を持って行える．

3．Integrated 3D-CT画像による術前プランニング

Integrated 3D-CT画像によるシミュレーションは，医療チームだけでなく，患者さんやご家族への説明においても有用である．すなわち，図15aのIntegrated 3D-CT画像を用いて結腸右半切除（D3郭清）の術前プランニングを患者さんとご家族に説明したところ，点線の切除範囲と血管処理の必要性をご本人が示されるほどよく理解され，開腹手術と腹腔鏡下手術の長短所の説明後にIntegrated 3D-CT画像をナビゲーションとする腹腔鏡下手術をご自身に最も適した低侵襲手術として迷うことなく選択された．図15bに切除標本を示すが，術前Integrated 3D-CT画像によるプランニング通りの切除が行えた．

3. 腹腔鏡下大腸癌手術へのテクノロジーの導入―低侵襲オーダーメイド手術への進化　*301*

図14　Integrated 3D-CT 画像ナビゲーションによる血管温存 D3 郭清　a b c

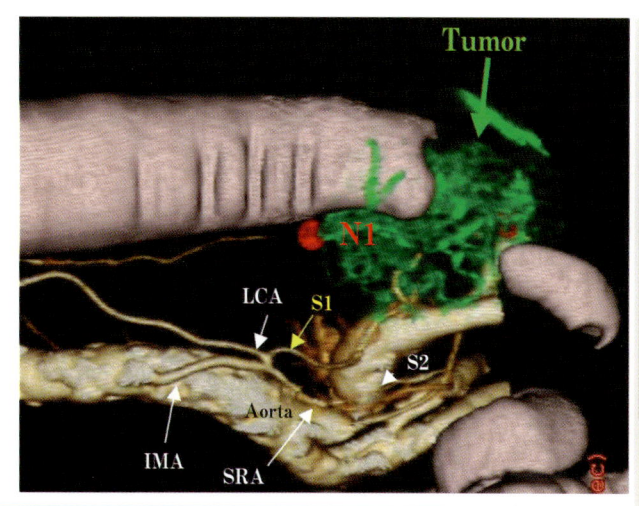

a：Integrated 3D-CT 画像で SD junction の進行癌で LCA との共通幹から分岐した S1 が支配血管で N1（＋）を認めた症例である．
b，c：#253，#232，#252 を en bloc に郭清しつつ LCA，SRA と S2 を温存して支配血管の S1 を根部で処理する D3 郭清を行った．
　Hypogastric N：上下腹神経叢，Aorta：大動脈，IMA：下腸間膜動脈，LCA：左結腸動脈，SRA：上直腸動脈，S1：第 1 S 状結腸動脈，S2：第 2 S 状結腸動脈，Tumor：病変部，N1：1 群リンパ節

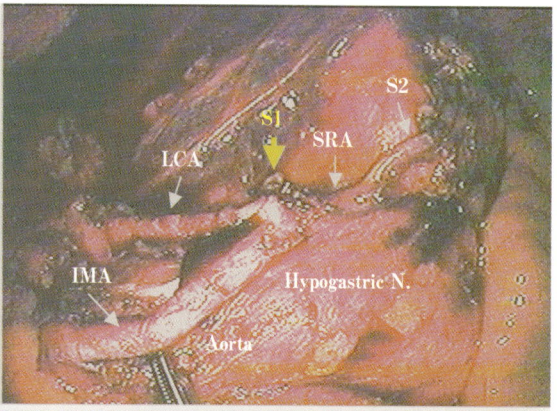

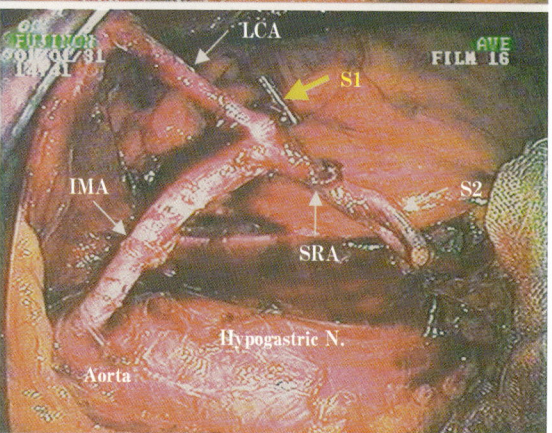

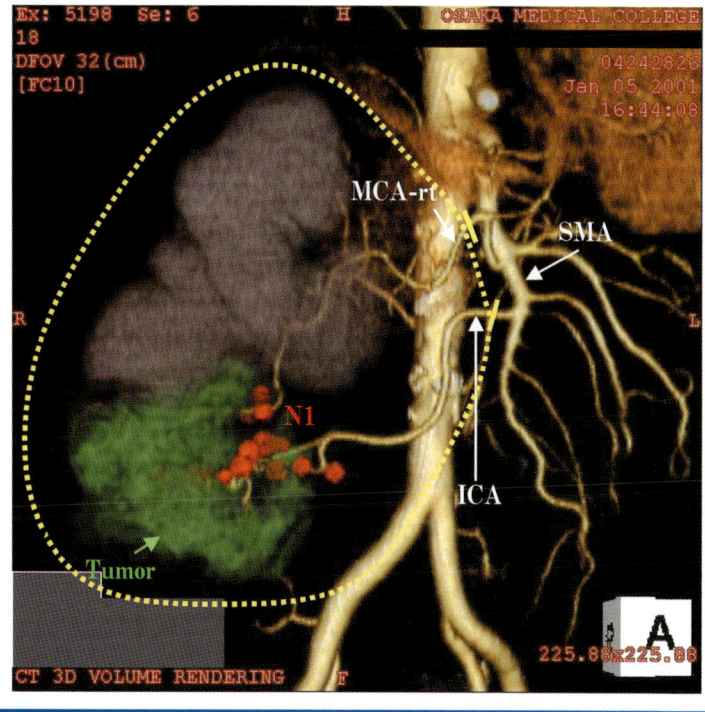

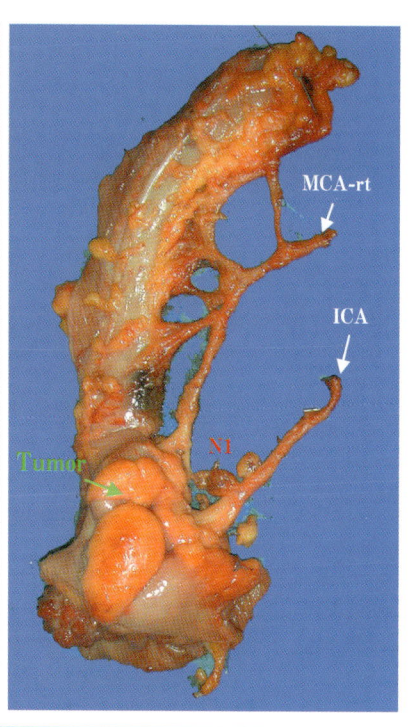

図15　Integrated 3D-CT 画像による術前プラニング　a b

a：Integrated 3D-CT 画像を用いて結腸右半切除（D3 郭清）の術前プラニングを患者さんとご家族に説明したところ，点線の切除範囲と血管処理の必要性をご本人が示されるほどよく理解され，開腹手術と腹腔鏡下手術の長短所の説明後に Integrated 3D-CT 画像をナビゲーションとする腹腔鏡下手術をご自身に最も適した低侵襲手術として迷うことなく選択された．
b：切除標本を示すが，術前 Integrated 3D-CT 画像によるプラニング通りの切除が行えた．
　ICA：回結腸動脈，SMA：上腸間膜動脈，MCA-rt：中結腸動脈右枝，Tumor：病変部，N1：1 群リンパ節

4. 術中ステージング

　マルチスライスCTでは，従来のCTに比べて微小病変の描出能が格段に優れていることから腫大リンパ節の存在診断をより正確に行える．著者らは，腫瘍の支配血管に沿って存在する領域腫大リンパ節をシネ法でピックアップした後，大腸癌取り扱い規約に従って群別に色づけした3D-CT画像を作製している．これにより注意すべき腫大リンパ節がどの領域か術前シミュレーションできるようになった．ただし，腫大リンパ節が転移リンパ節でないことや微小転移で3D-CTで同定できないリンパ節もあるため，3D-CT画像によるリンパ節転移診断能については，さらなる検討を要する．しかし，腫大リンパ節を明瞭に3次元表示することができるため，とくに術前の跳躍転移の予測には有用で，en blocに郭清する3群までの領域リンパ節外の腫大リンパ節を腹腔鏡下にサンプリングして的確なstagingを行える（図16）．3D-CT画像の応用は，触診が行えず全体像を捉えにくいという腹腔鏡下手術の問題点を補う以上に，触診を要しないよりno-touchの手術につながることが期待できる．

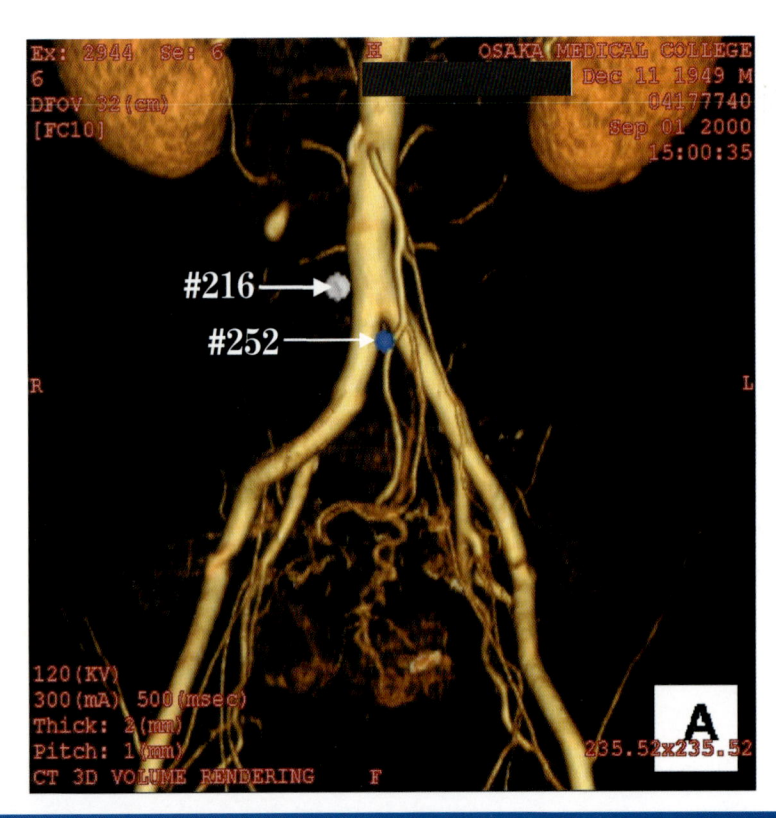

図16　Integrated 3D-CT画像による跳躍リンパ節転移の予測

　Integrated 3D-CT画像では腫大リンパ節を明瞭に3次元表示することができるため，とくに術前の跳躍転移の予測には有用で，en blocに郭清する3群までの領域リンパ節外の腫大リンパ節を腹腔鏡下にサンプリングして的確なstagingを行える．
青丸：2群リンパ節（#252），白丸：4群リンパ節（#216）

5. オーダーメイド外科解剖に基づく低侵襲ナビゲーション手術

　　放射線科との密接な連携により，日々進歩を続ける Integrated 3D-CT 画像は，より明瞭な画像となって腹腔鏡下大腸癌手術のシミュレーションとナビゲーションを支援している（図17，18，19，20）．

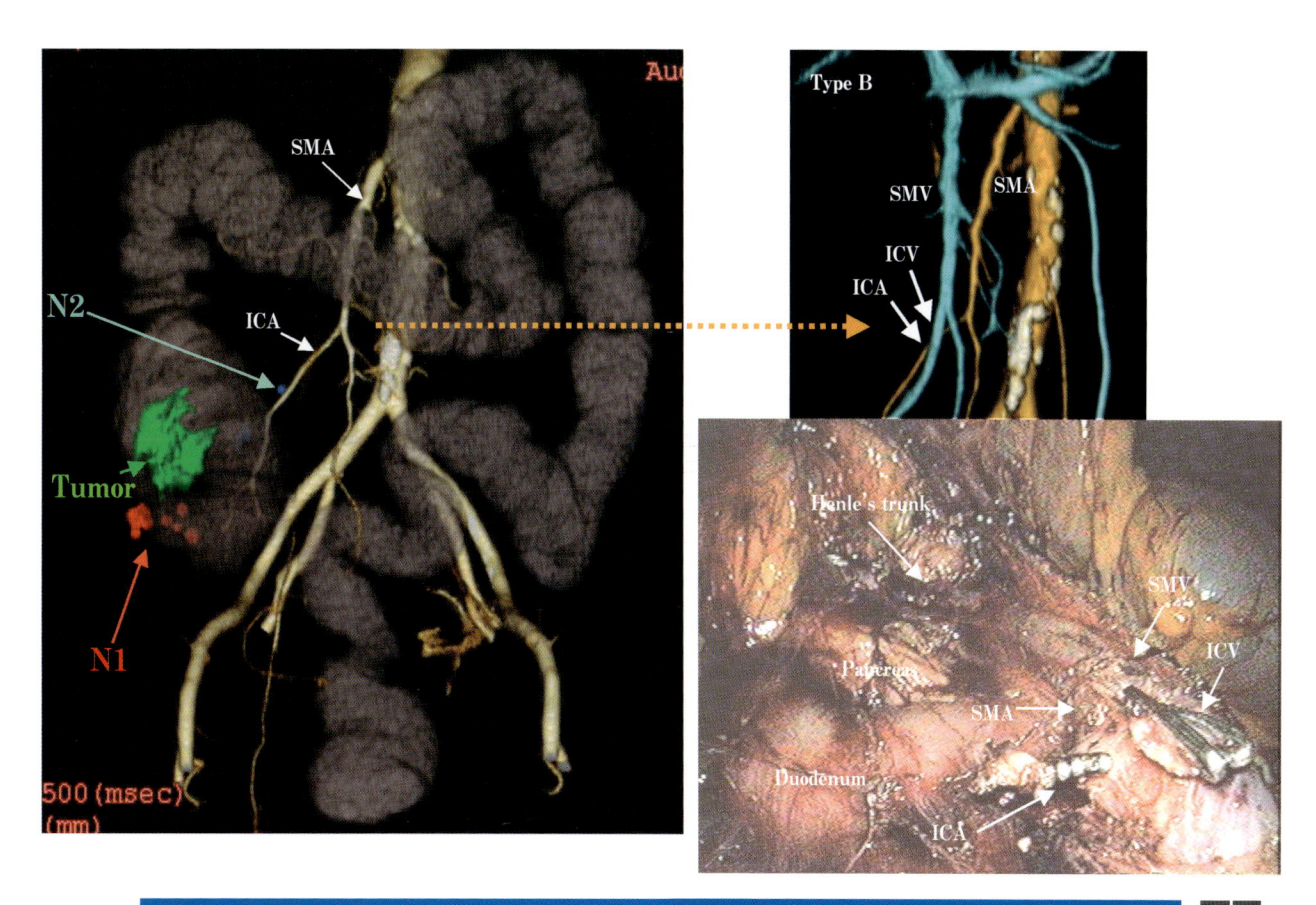

図17　Integrated 3D-CT 画像シミュレーションの進歩（1）

a：日々進歩を続ける Integrated 3D-CT 画像は，より明瞭な画像となって腹腔鏡下大腸癌手術のシミュレーションを支援している．
b：動静脈同時描出像では静脈を青色表示して動静脈の立体関係（ICA が SMV の背側を走行する Type B）を明瞭化した．
c：腹腔鏡下 surgical trunk 郭清完了図
　ICA：回結腸動脈，ICV：回結腸静脈，SMA：上腸間膜動脈，SMV：上腸間膜静脈，Henle's Trunk：ヘンレの胃結腸静脈幹，Tumor：病変部，N1：1群リンパ節，N2：2群リンパ節

304　Ｖ．腹腔鏡下大腸手術手技の最前線

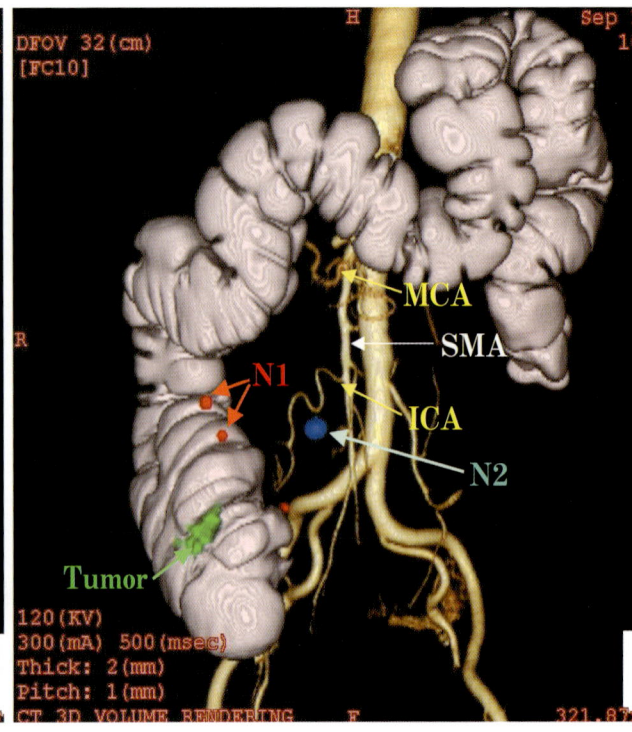

図18　Integrated 3D-CT 画像シミュレーションの進歩（2） a b

a：Virtual colonography にて病変部は盲腸前壁にあることがわかる．
b：S 状結腸を subtraction すると支配血管である ICA と領域腫大リンパ節が明瞭な画像が得られる．
　ICA：回結腸動脈，MCA：中結腸動脈，SMA：上腸間膜動脈，Tumor：病変部，N1：1 群リンパ節，N2：2 群リンパ節

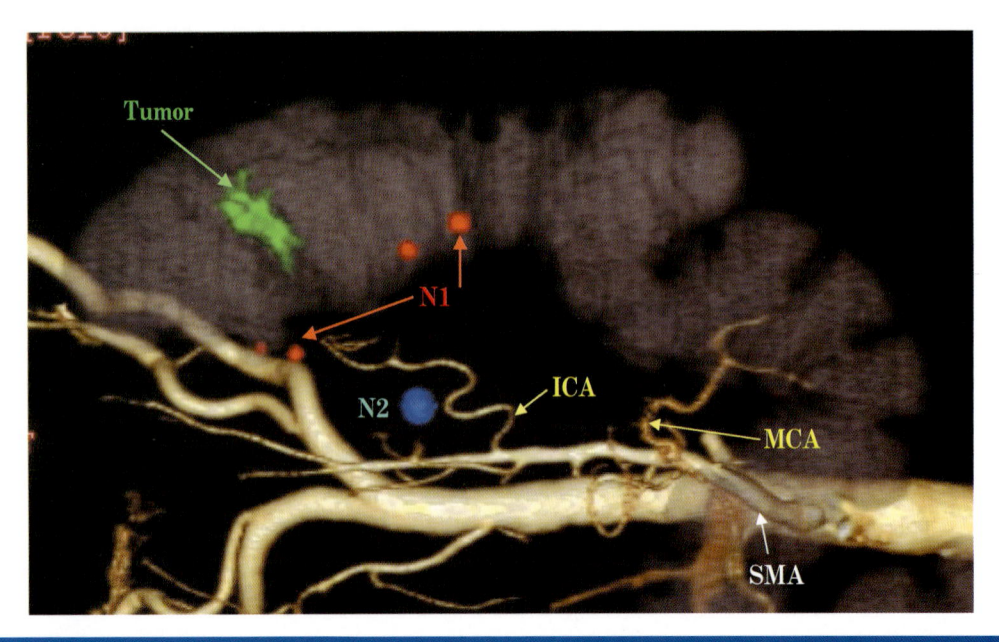

図19　Integrated 3D-CT 画像ナビゲーションの進歩（1）

　臍部のポートから腹腔鏡を挿入した術野に合わせるように Integrated 3D-CT 画像を対応させて病変部腸管，支配動脈，腫大リンパ節同定のナビゲーションとする．
　ICA：回結腸動脈，MCA：中結腸動脈，SMA：上腸間膜動脈，Tumor：病変部，N1：1 群リンパ節，N2：2 群リンパ節

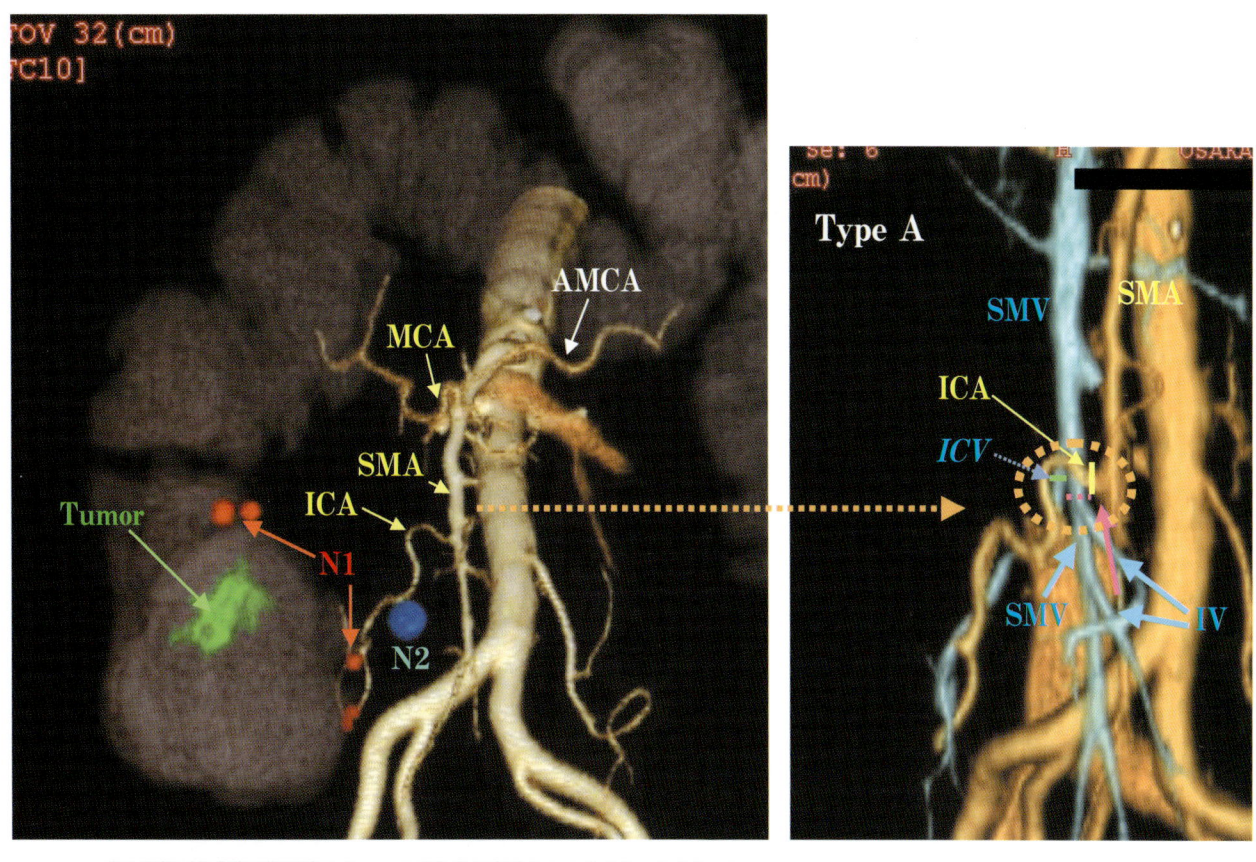

図20 Integrated 3D-CT 画像ナビゲーションの進歩（2）

a：恥骨上部のポートから腹腔鏡を挿入した術野に合わせるように Integrated 3D-CT 画像を対応させてリンパ節郭清と血管処理のシミュレーションとする．
b：動静脈同時描出画像で surgical trunk の形態が type A であることを確認し，矢印のごとくアプローチして ICA を根部で処理し，回腸静脈（IV）や SMV 本幹を損傷しないようにナビゲーションして ICV を的確に根部で処理する．

ICA：回結腸動脈，ICV：回結腸静脈，SMA：上腸間膜動脈，SMV：上腸間膜静脈，Tumor：病変部，N1：1 群リンパ節，N2：2 群リンパ節

また，Virtual endoscopyには内視鏡では観察困難な方向も含めていかなる方向からでも病変部を描出できる利点があり，表面型病変の描出も良好となってきた（図21）．

著者らは，さらにIntegrated 3D-CT画像の概念を発展させ，卵巣静脈や尿管など周囲臓器も描出した（図22, 23）．すなわち，大腸は食道を除くすべての腹腔内臓器と隣接しているため，腸管壁を破るような進行癌例では切除範囲内にある他臓器との関係もシミュレーションすることが重要と考えた．

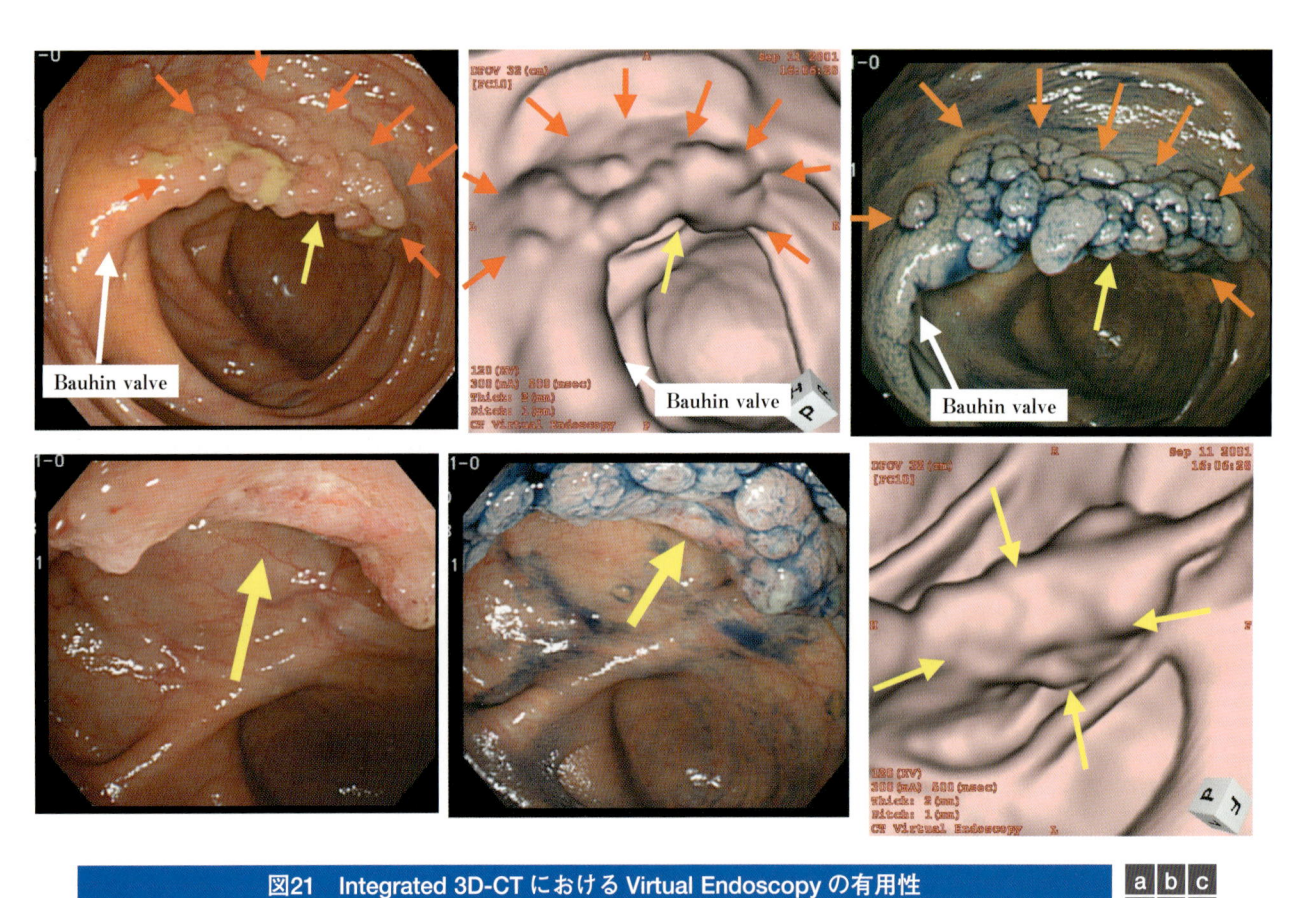

図21　Integrated 3D-CTにおけるVirtual Endoscopyの有用性

上段：Virtual endoscopyでの表面型病変の描出も良好となってきた．a：通常内視鏡，b：Virtual endoscopy，c：色素内視鏡

下段：Virtual endoscopyには，内視鏡では観察困難な方向（黄矢印）も含めていかなる方向からでも病変部を描出できる利点がある．d：通常内視鏡，e：色素内視鏡，f：Virtual endoscopy

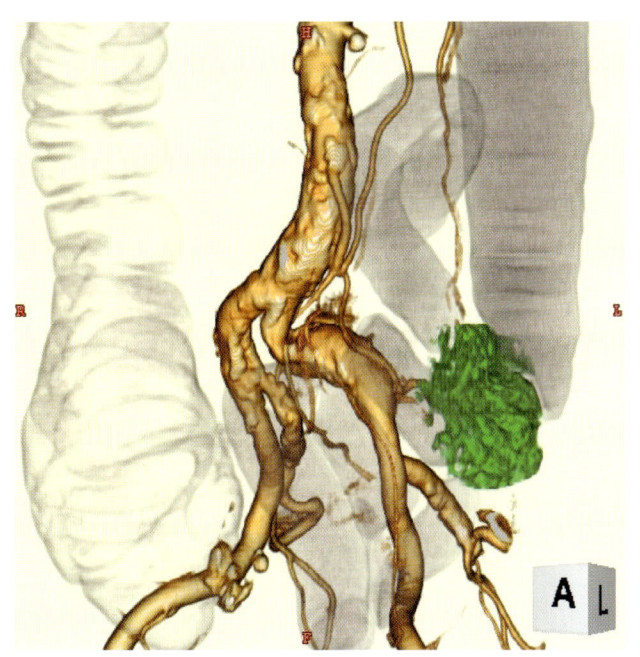

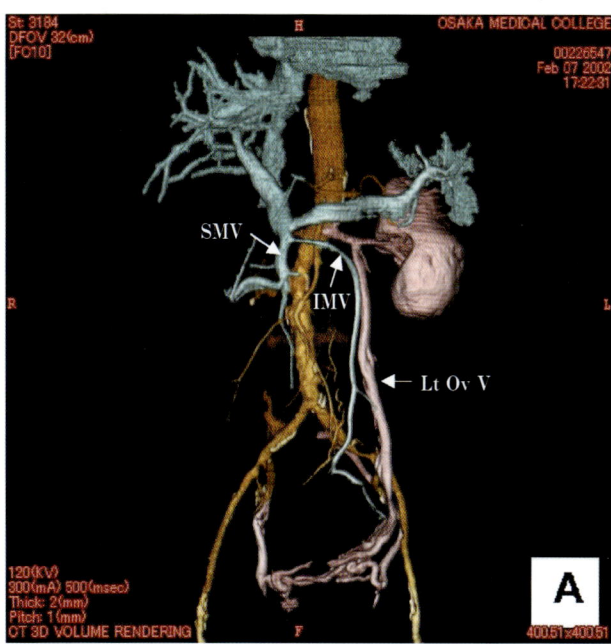

3．腹腔鏡下大腸癌手術へのテクノロジーの導入—低侵襲オーダーメイド手術への進化　307

図22　Integrated 3D-CT 画像の発展（1）　a b

a：S状結腸進行癌の Integrated 3D-CT 画像．
b：左卵巣動静脈を描出して浸潤のないことを確認した．また，本例では IMV は SMV に流入していることがわかる．
　SMV：上腸間膜静脈，IMV：下腸間膜静脈，Lt Ov V：左卵巣静脈

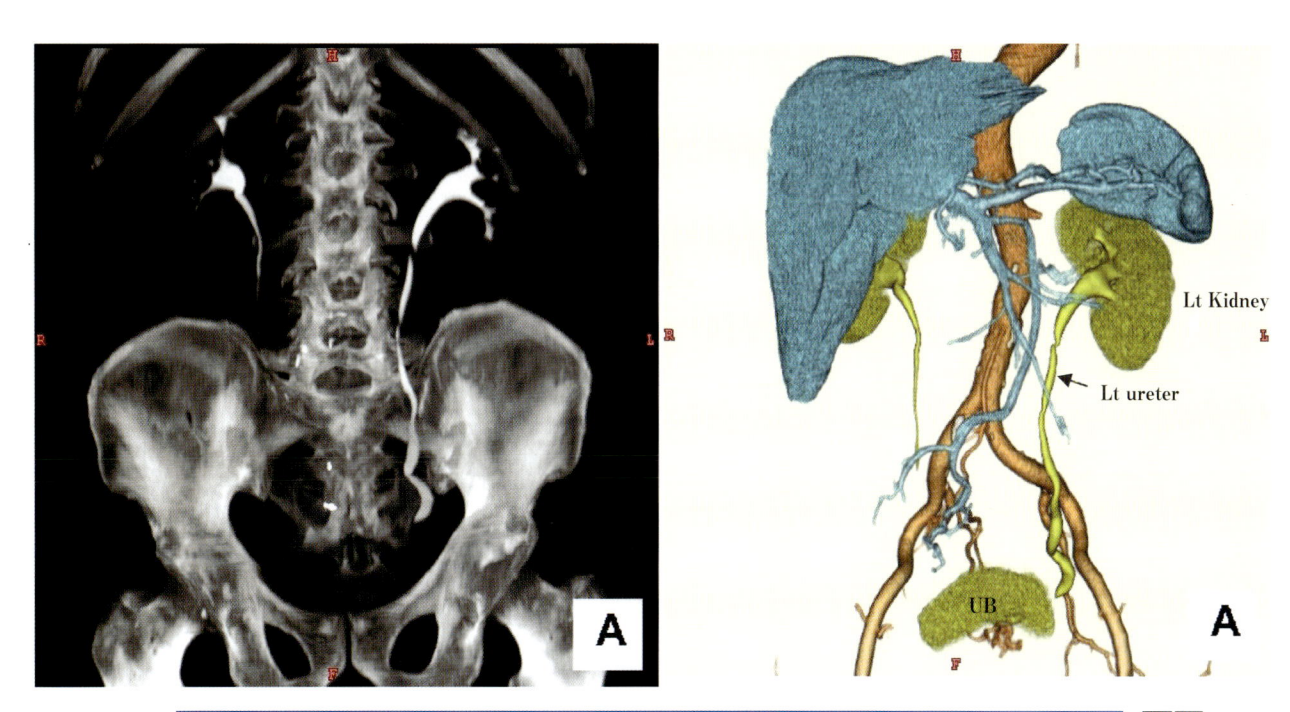

図23　Integrated 3D-CT 画像の発展（2）　a b

a：S状結腸進行癌例の Integrated 3D-CT による Virtual pyelography．
b：腎臓，尿管，膀胱を3次元表示すれば尿管浸潤の有無も判定しやすくなる．
　Lt kidney：左腎臓，Lt ureter：左尿管，UB：膀胱

308　V．腹腔鏡下大腸手術手技の最前線

　そして，Integrated 3D-CT 画像を発展させて病変部を含む切除予定腸管と他臓器との関係までも描出した画像は，Virtual surgical anatomy（オーダーメイドの外科解剖）に進化した（図24，25）．Virtual surgical anatomy により個々の症例の術前情報がきわめて詳細に得られるようになり（図26，27，28），必要に応じてオーダーメイドの外科解剖に基づく低侵襲ナビゲーション手術が行えるようになった（図29）．

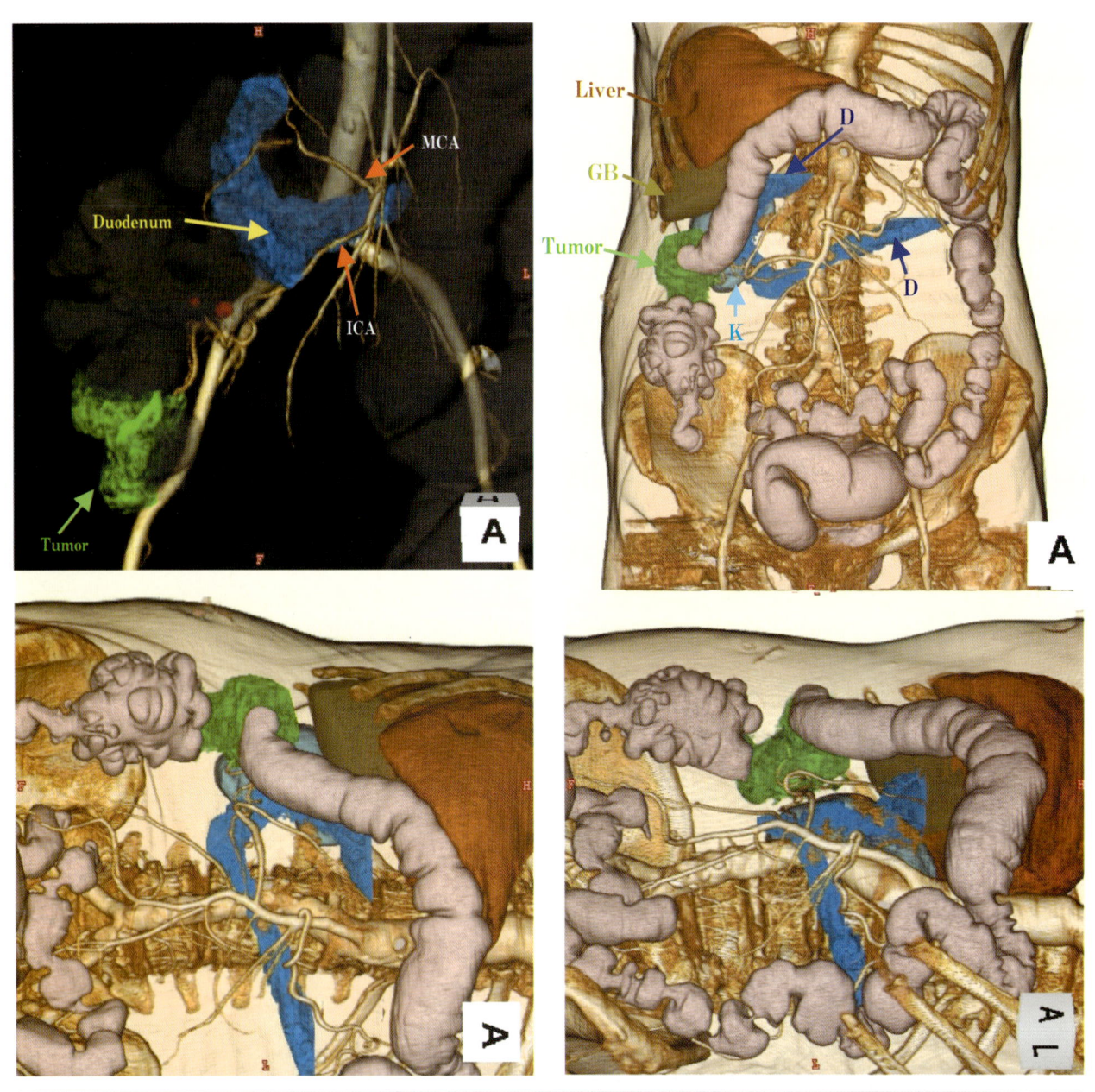

図24　Integrated 3D-CT 画像の Virtual Surgical Anatomy への進化　（R）

a：右側結腸癌の Integrated 3D-CT 画像に支配血管（ICA）根部同定の landmark となる十二指腸の描出を加えた．
b：右結腸曲癌では，周囲臓器として肝臓，胆嚢，十二指腸，右腎臓なども描出して Integrated 3D-CT 画像を Virtual surgical anatomy へ進化させた．
c，d：Virtual surgical anatomy により病変部と周囲臓器との関係を的確に捉えて適切な剝離ラインの決定が行える．
　Tumor：病変部，Duodenum：十二指腸，ICA：回結腸動脈，MCA：中結腸動脈，Liver：肝臓，GB：胆嚢，K：右腎臓，D：十二指腸

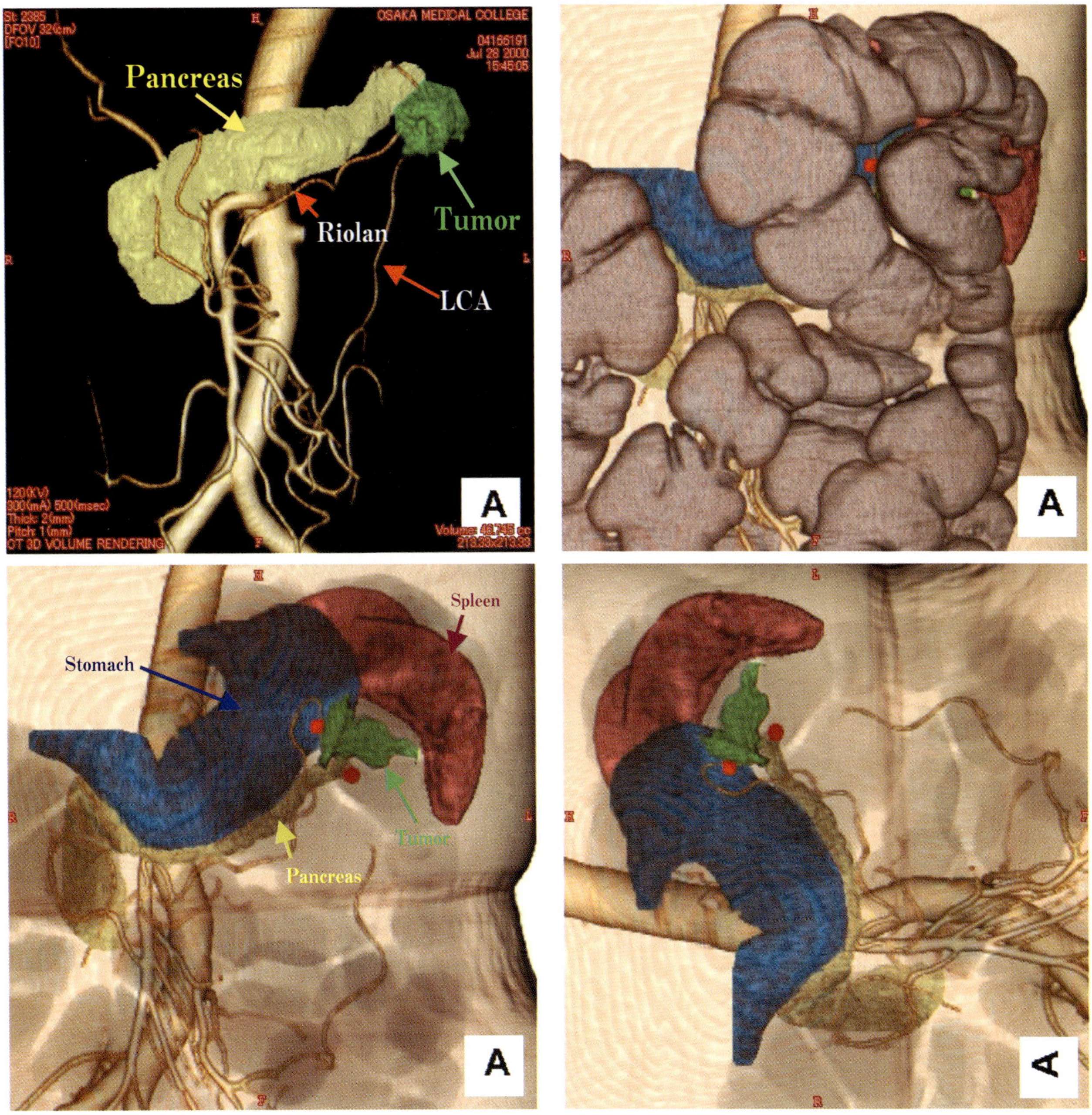

3. 腹腔鏡下大腸癌手術へのテクノロジーの導入―低侵襲オーダーメイド手術への進化　*309*

図25　Integrated 3D-CT 画像の Virtual Surgical Anatomy への進化（L）

a：左結腸曲癌で剥離層同定の landmark となる膵臓の描出を加えた．
b，c，d：左結腸曲癌では周囲臓器として脾臓，胃，膵臓などを描出し，Virtual surgical anatomy を構築した．腸管の透過度を上げて病変部と周囲臓器との関係を的確に捉えることで脾臓や膵臓の損傷を避けて安全で適切な剥離を行える．
　Tumor：病変部，Pancreas：膵臓，LCA：左結腸動脈，Riolan：Riolan 動脈弓，Spleen：脾臓，Stomach：胃

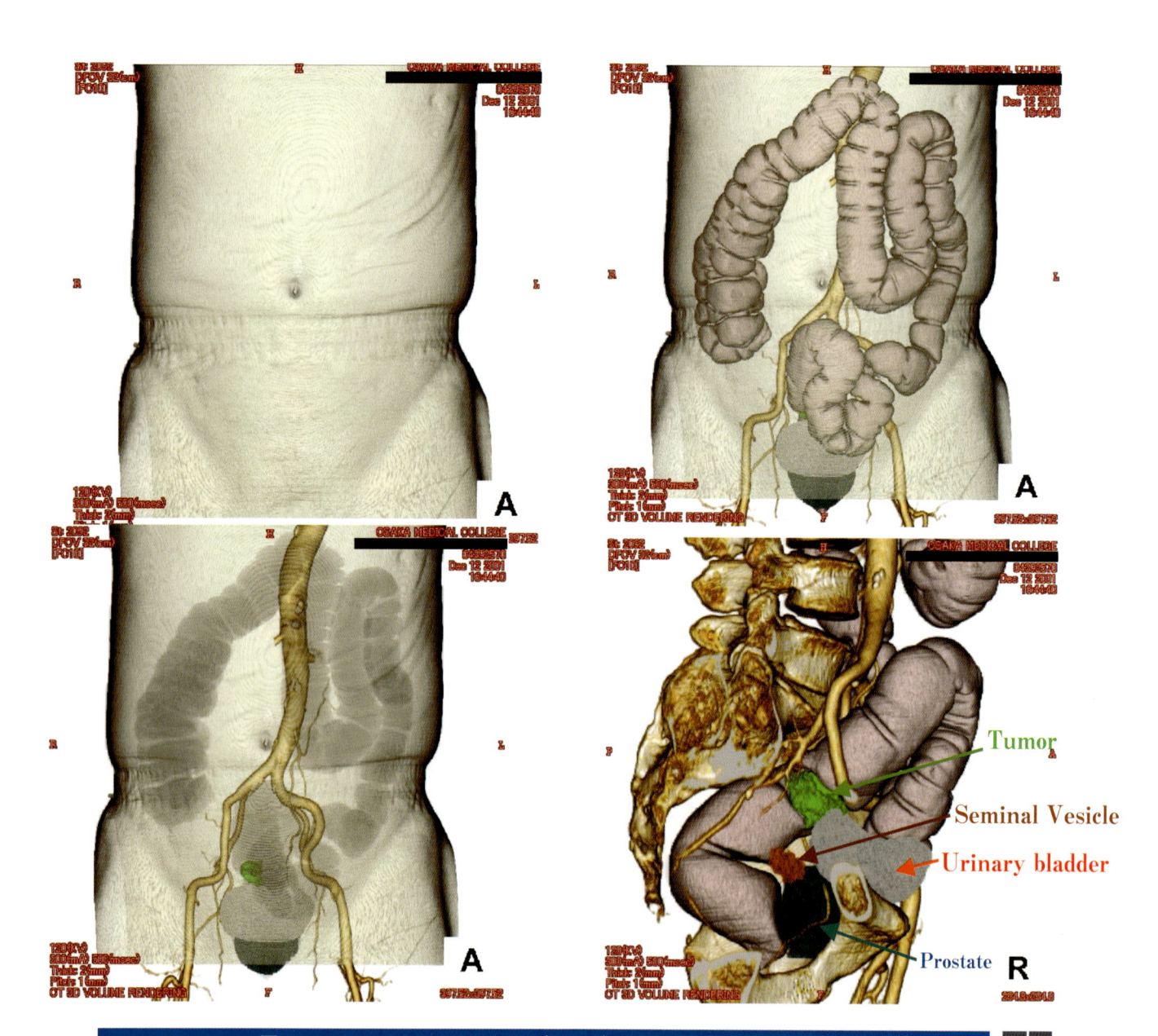

図26 Virtual Surgical Anatomy（オーダーメイドの外科解剖）(1)

a, b：腹壁，腸管，血管，膀胱，精囊，前立腺を描出したVirtual surgical anatomyにより病変部腸管切除に必要な様々な情報が個々の症例に的確に対応したオーダーメイドの外科解剖として得られる．
c：腸管の透過度を上げれば，病変支配血管が明瞭となる．本例では，IMAの根部は臍部左側のレベルにあることが一目瞭然である．
d：側面で仙骨も描出すれば，病変は直腸RSにあって膀胱と隣接していることがわかる．
 Tumor：病変部，Urinary bladder：膀胱，Seminal vesicle：精囊，Prostate：前立腺

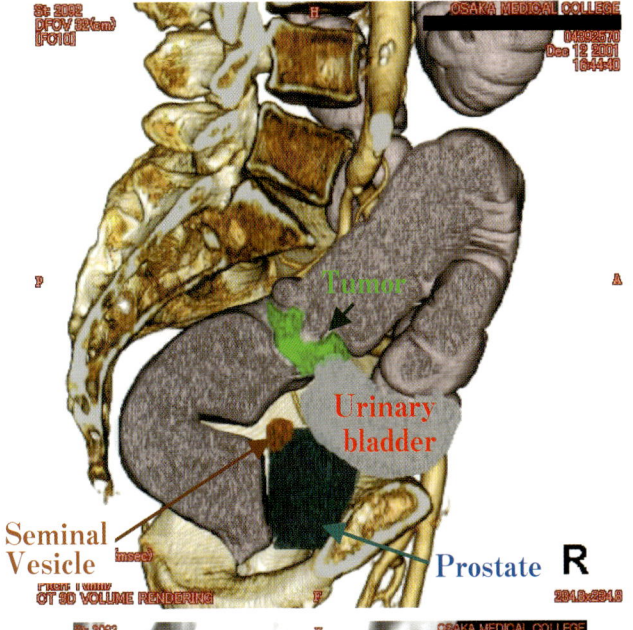

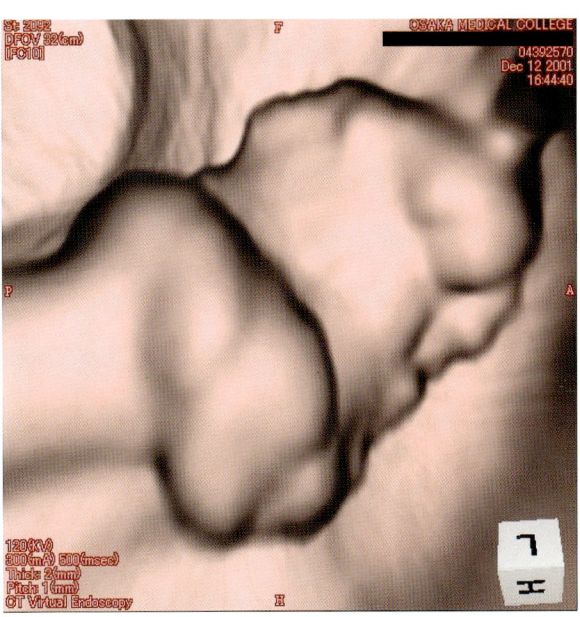

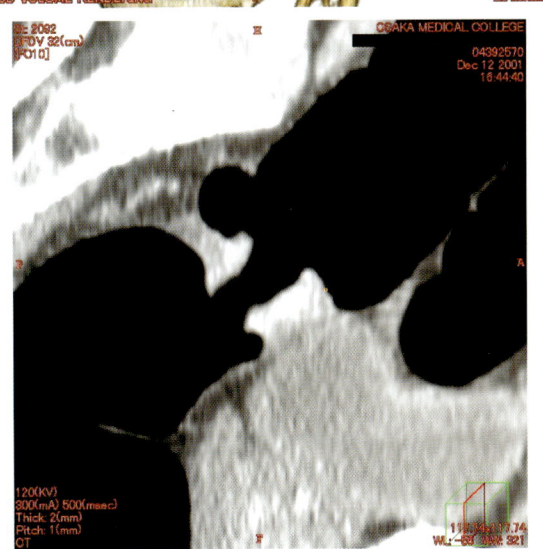

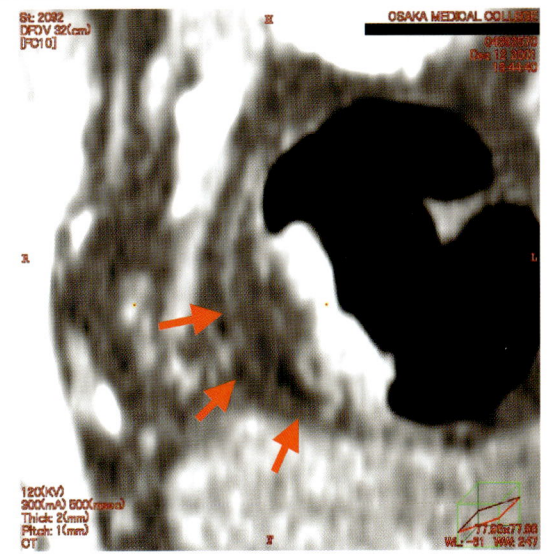

図27 Virtual Surgical Anatomy（オーダーメイドの外科解剖）(2)
a：直腸 RS の病変は前壁側で膀胱に接している．
b：Virtual endoscopy では，内視鏡で困難な病変部の正面視も容易である．
c，d：MPR 像により膀胱への浸潤はなく，深達度は SS と診断できる．

312　V．腹腔鏡下大腸手術手技の最前線

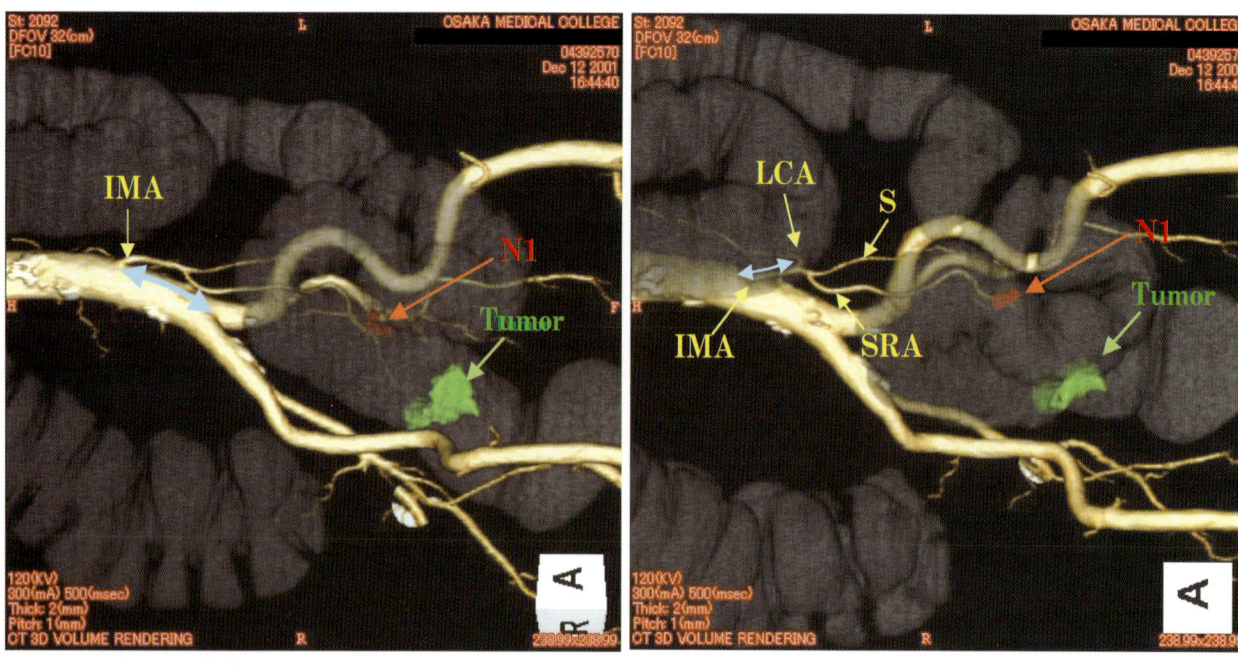

図28　Virtual Surgical Anatomy（オーダーメイドの外科解剖）(3)　a b

　大動脈分岐部からIMA根部までの距離やIMA根部からLCA分岐部までの距離の計測も行えるので的確に血管を同定でき，血管の分岐や走行形態，病変支配血管の確認も容易である．
　IMA：下腸間膜動脈，LCA：左結腸動脈，SRA：上直腸動脈，S1：第1S状結腸動脈，Tumor：病変部，N1：1群リンパ節

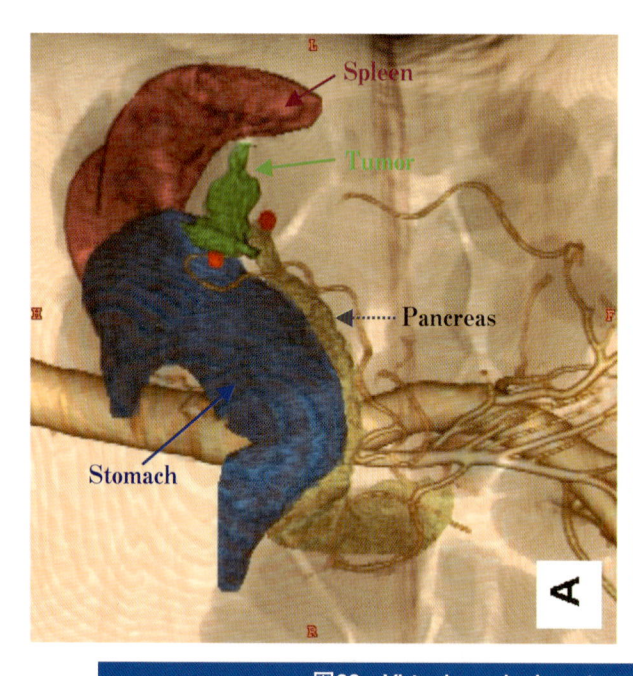

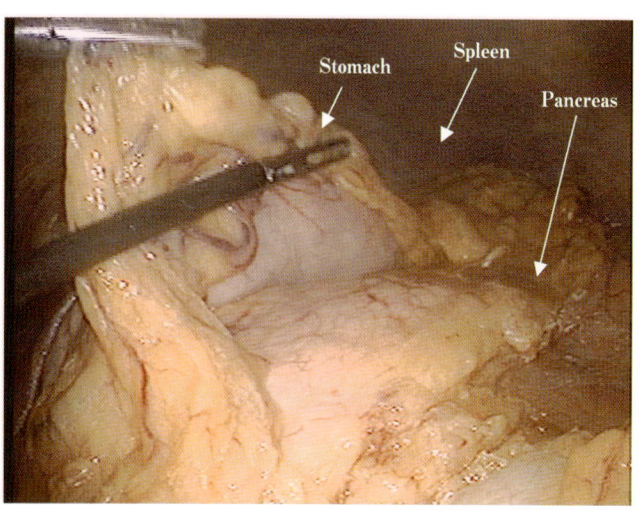

図29　Virtual surgical anatomyの有用性（横行結腸左結腸曲癌）　a b

a：病変部の支配血管は中結腸動脈左枝で，近傍の脾臓が大きいことが確認できる．
b：これらの情報をもとに綿密な術前シミュレーションを行い，術中ナビゲーションとしても活用した結果，的確な血管処理と安全な左結腸曲の授動がガーゼ1枚の出血もなく，腹腔鏡下に行えた．
　Tumor：病変部，Pancreas：膵臓　Spleen：脾臓，Stomach：胃

図30には腹腔鏡下結腸右半切除術を示すが，病変部のみならず，個々の症例で異なる胆嚢・肝下面・右腎臓と右結腸曲の腫瘍部の関係も予測できるため，同部の剥離授動も適切な層で安全，的確に行えた．

　さらに，VolumeGRID-webというソフトを用いることでサーバであるワークステーションに手術室のPCからLANで接続でき，手術室で瞬時に術野に合った画像を取り出すことができる（図31）．すなわち，Integrated 3D-CT画像はVirtual surgical anatomy（オーダーメイドの外科解剖）に進化し，Virtual surgical anatomyに基づく腹腔鏡下手術は個々の症例に合わせた低侵襲オーダーメイド手術に成熟して腹腔鏡下大腸癌手術をより安全・的確・迅速に支援できるようになってきた（図32）．また，Virtual surgical anatomyに基づくシミュレーションは，腹腔鏡下大腸癌手術の教育・トレーニングにもきわめて有用と考えられる．

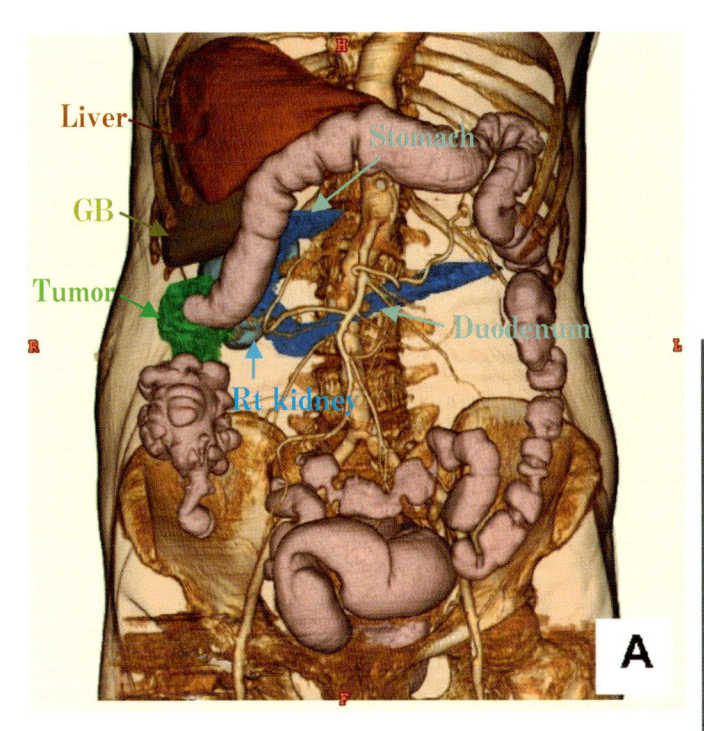

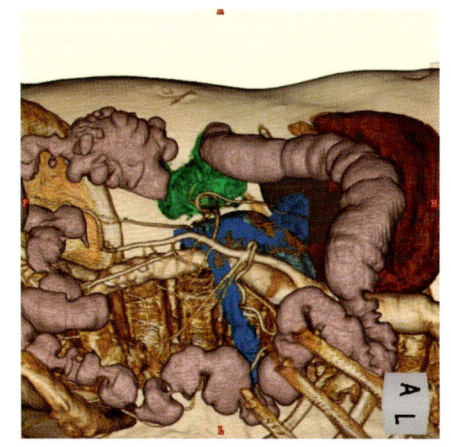

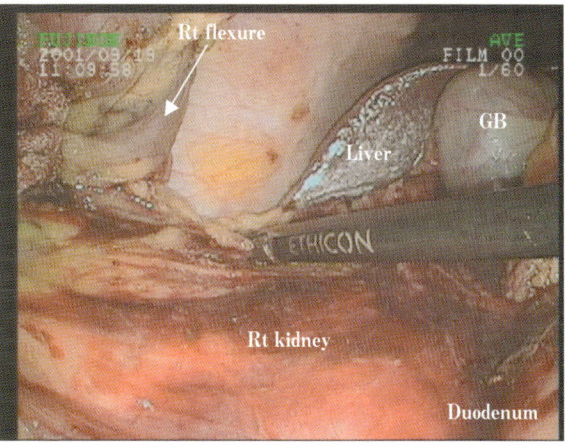

図30　Virtual surgical anatomy の有用性（横行結腸右結腸曲癌）

a：病変部の支配血管は右結腸動脈で，病変部は右腎臓の近傍にあった．
b：これらの情報をもとに綿密な術前シミュレーションを行い，術中ナビゲーションとしても活用して，的確な血管処理と最適な層での右結腸曲の授動を腹腔鏡下に行った．
　Tumor：病変部，Duodenum：十二指腸，Liver：肝臓，GB：胆嚢，Rt. kidney：右腎臓，Stomach：胃，Rt. Flexure：右結腸曲

314　V．腹腔鏡下大腸手術手技の最前線

Volume GRID-Web による PC への画像配信

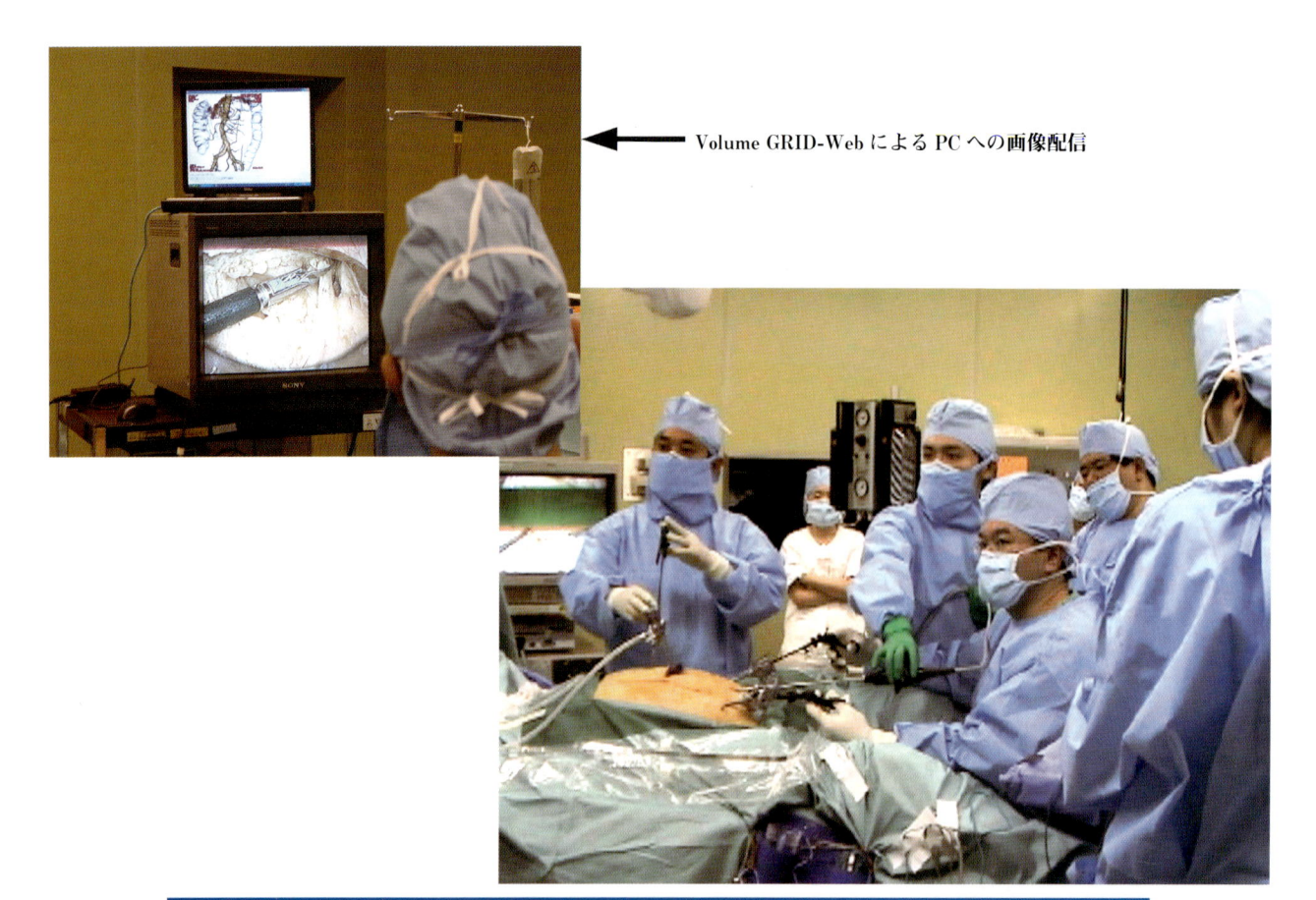

図31　Volume GRID-Web ネットワークシステムによる腹腔鏡下ナビゲーション手術
　VolumeGRID-web というソフトを用いることでサーバであるワークステーションに手術室のPC から LAN で接続でき，手術室で瞬時に術野に合った画像を取り出すことができる．

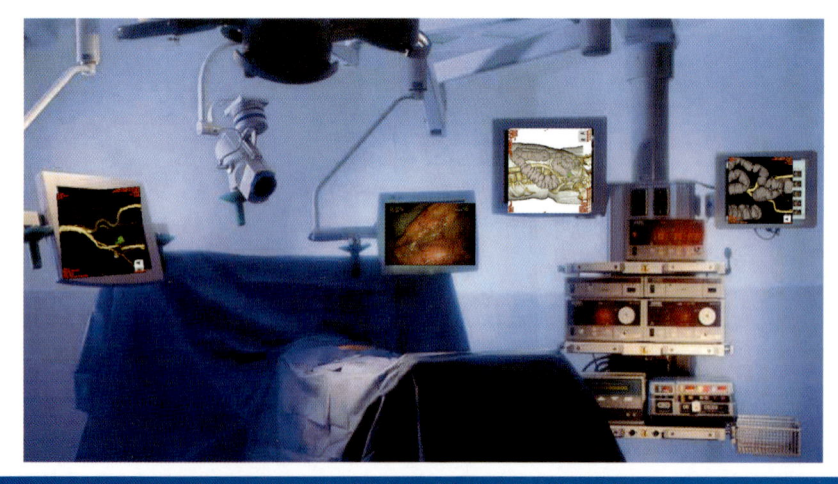

図32　オーダーメイドの外科解剖に基づく低侵襲ナビゲーション手術
　Virtual surgical anatomy に基づく腹腔鏡下手術は個々の症例に合わせた低侵襲オーダーメイド手術に成熟して腹腔鏡下大腸癌手術をより安全・的確・迅速に支援できるようになってきた．

5 今後の展望

　3D-CTによるリンパ節転移の診断能と郭清範囲の縮小化に関しては，微小転移などの問題があるため，さらなる検討が必要である．しかし，今後の機器の進歩と画像処理能力および診断能の向上を考えれば，過大なリンパ節郭清を避ける一助となり，腹腔鏡下手術と相まって真の低侵襲オーダーメイド手術へと展開していくことが期待される．実際，著者らの施設では，マルチスライスＣＴの多列化が4列から16列へ進んだことによって，1回の息止めで動静脈像が得られるようになり，動静脈融合像が飛躍的に進歩した[4]（図33）．これは，右側結腸癌例ではHenleの胃結腸静脈幹までも含めたsurgical trunkの完璧とまで言える描出につながった（図34）．もちろん，横行結腸左側癌では副中結腸動静脈と周囲臓器も含めた質の高いvirtual surgical anatomyに基づいた腹腔鏡下ナビゲーション手術も可能となった（図35）．

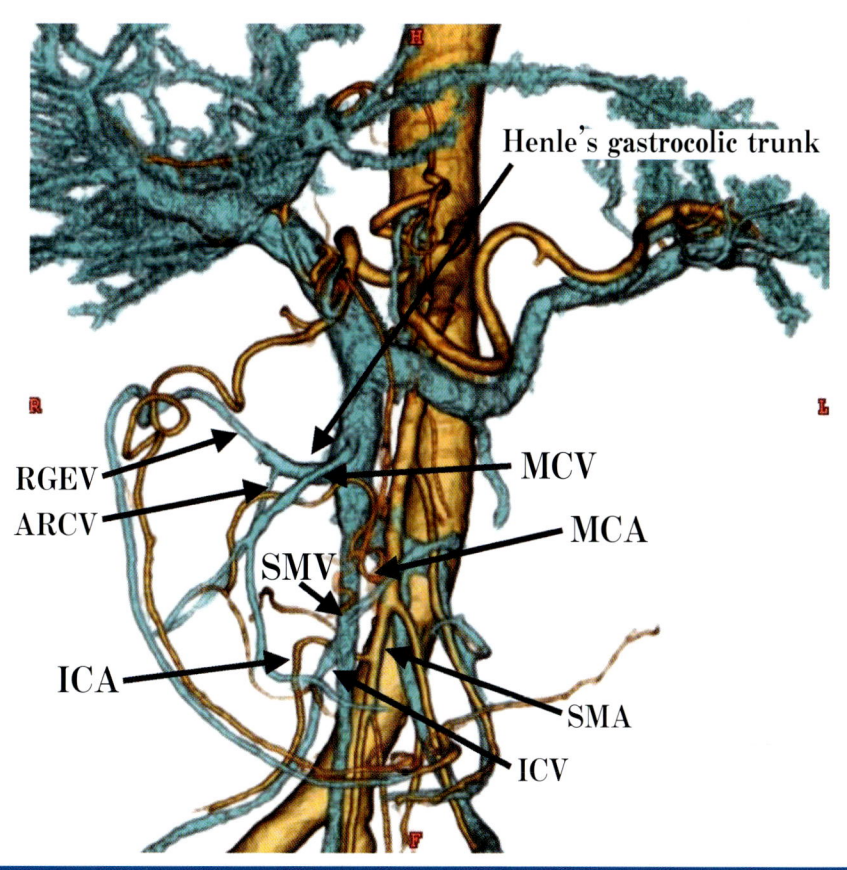

図33　Surgical trunkにおける動静脈融合像の進歩

　マルチスライスCTの多列化が4列から16列へ進んだことによって，1回の息止めで動静脈像が得られるようになり，動静脈融合像が飛躍的に進歩した．
ICA：回結腸動脈，ICV：回結腸静脈，SMA：上腸間膜動脈，SMV：上腸間膜静脈，MCA：中結腸動脈，MCA-rt：中結腸動脈右枝，Henle's gastrocolic trunk：Henleの胃結腸静脈幹，ARCV：副右結腸静脈，RGEV：右胃大網静脈

316　V．腹腔鏡下大腸手術手技の最前線

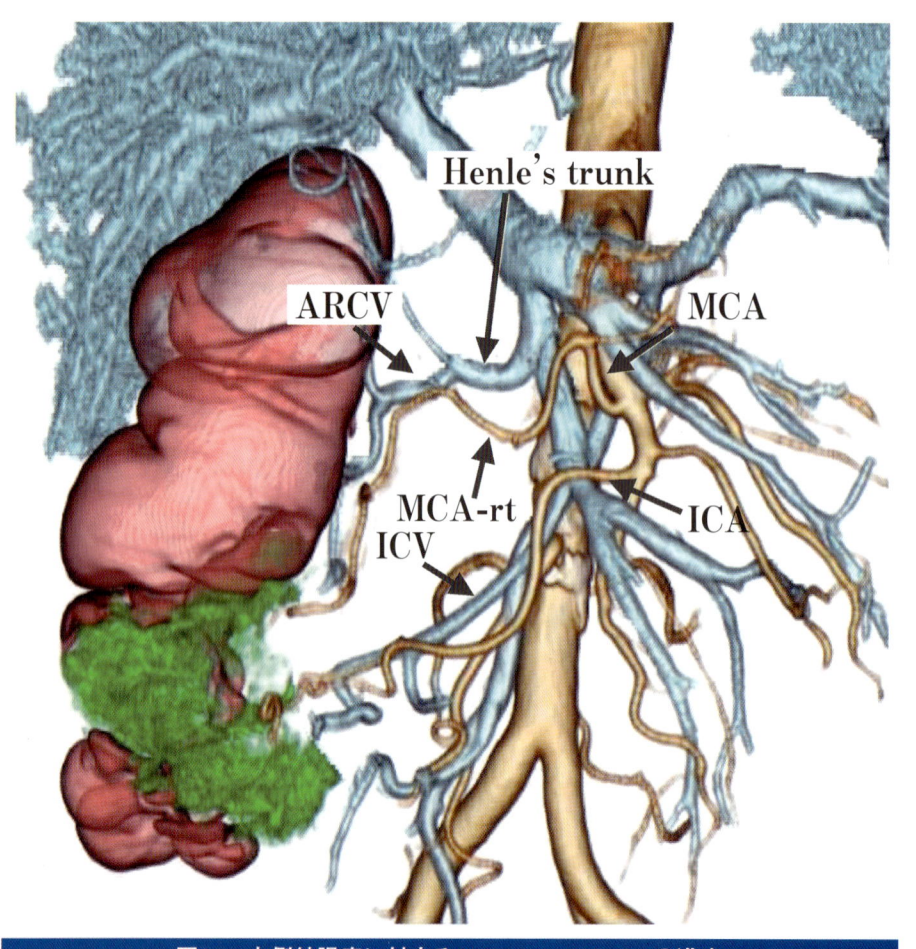

図34　右側結腸癌に対する Integrated 3D-CT の進歩

マルチスライス CT（16列）による一呼吸停止下動静脈撮影を用いると，右側結腸癌例では Henle の胃結腸静脈幹までも含めた surgical trunk を中心に手術に必要な血管像の描出が完璧とまで言えるほど可能となった．

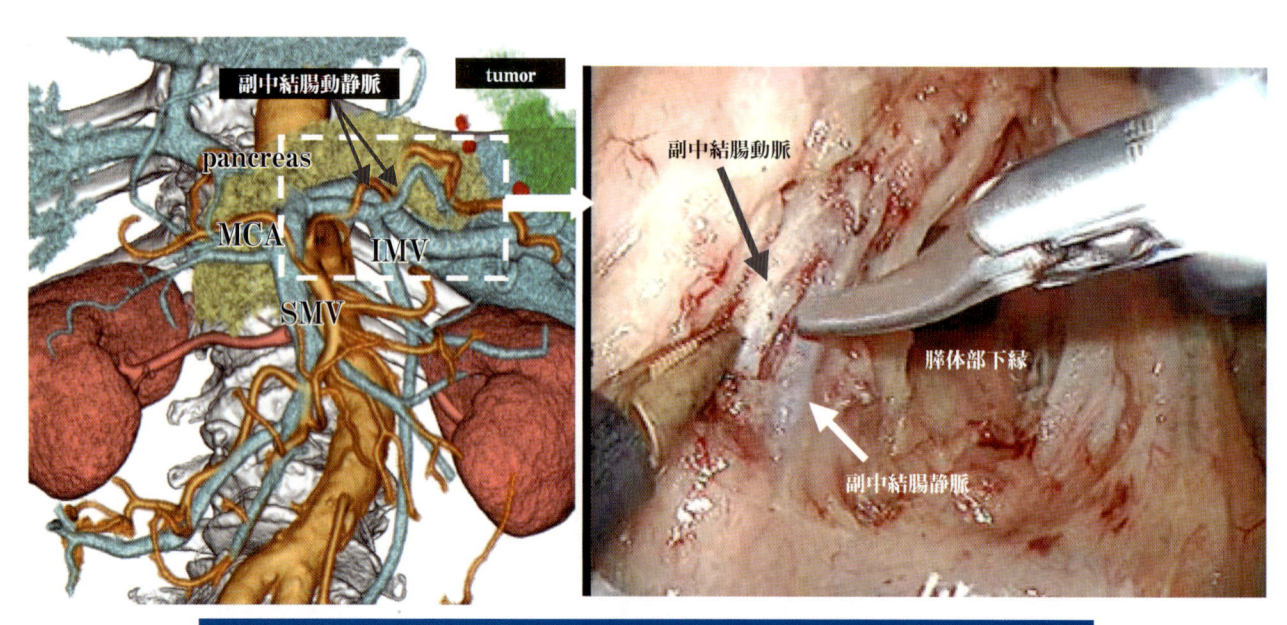

図35　横行結腸左側癌に対する Virtual surgical anatomy の進歩

横行結腸左側癌では副中結腸動静脈と周囲臓器も含めた質の高い virtual surgical anatomy に基づいた腹腔鏡下ナビゲーション手術も可能となった．

3. 腹腔鏡下大腸癌手術へのテクノロジーの導入─低侵襲オーダーメイド手術への進化　317

さらに，下部直腸癌例では，内外腸骨動静脈領域の描出も明瞭となり，腫大した側方リンパ節の有無と部位を評価できるまでになった（図36，37）．

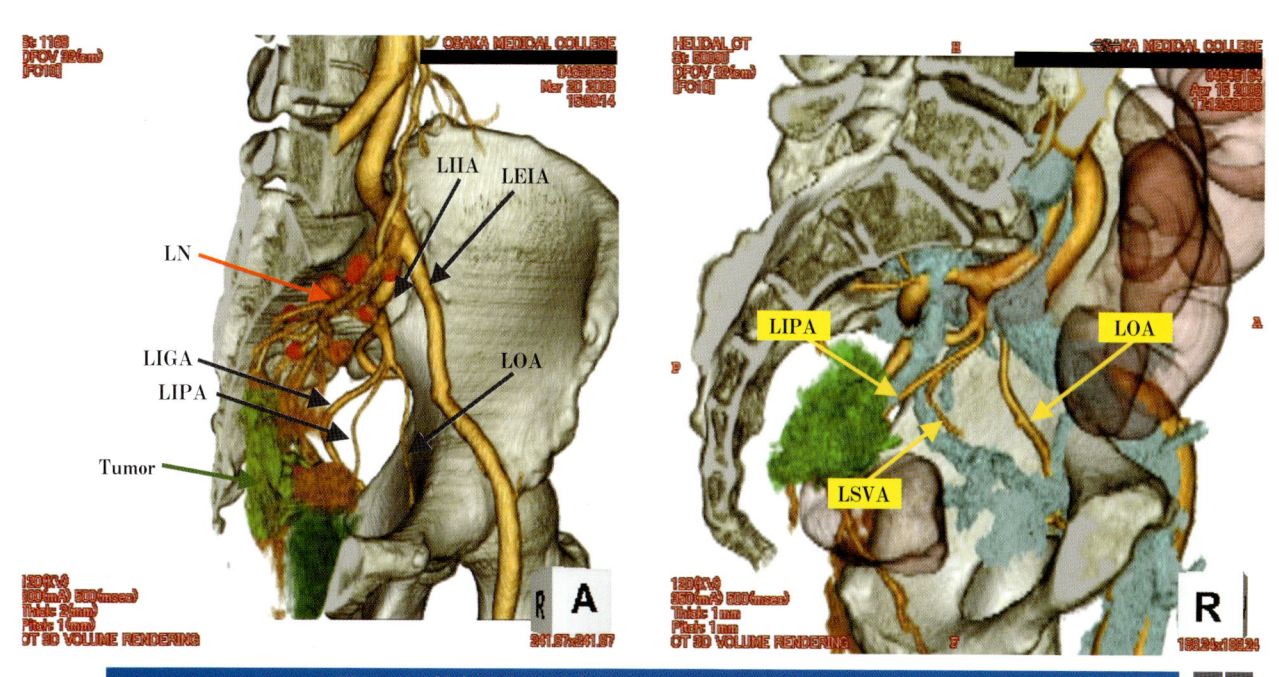

図36　下部直腸癌に対する Virtual surgical anatomy の進歩　ⓐⓑ

下部直腸癌例では，内外腸骨動静脈領域の描出も明瞭となった．
Tumor：腫瘍部，LN：傍直腸腫大リンパ節，LIIA：左内腸骨動脈，LEIA：左外腸骨動脈，LIGA：左下臀動脈，LIPA：左内陰部動脈，LOA：左閉鎖動脈，LSVA：左上膀胱動脈

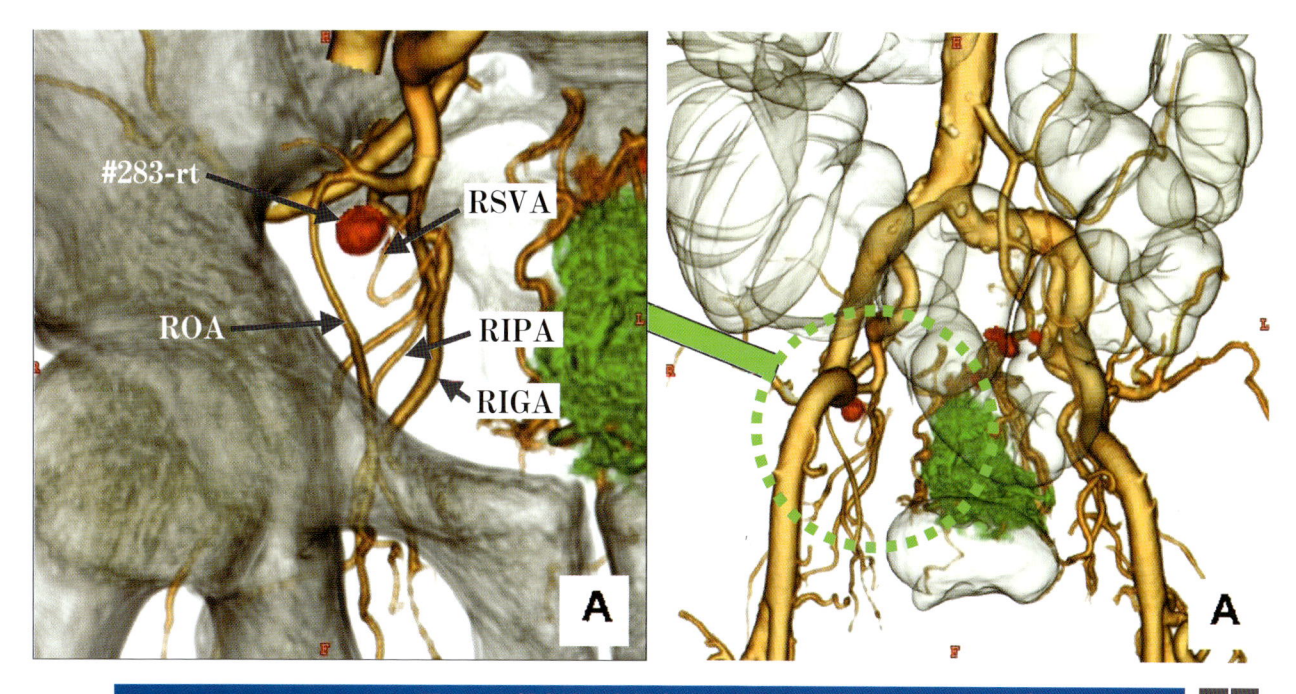

図37　下部直腸癌右側方リンパ節転移陽性例　ⓐⓑ

右閉鎖動脈周囲に腫大したリンパ節（#283-rt）を明瞭に認めたが，郭清後の病理結果でも転移陽性であった．
RIGA：右下臀動脈，RIPA：右内陰部動脈，ROA：右閉鎖動脈，RSVA：右上膀胱動脈

318　V．腹腔鏡下大腸手術手技の最前線

　一方，2次元モニターで深部感覚に乏しい，ワーキング・スペースが狭い，器具とその操作方向に制限が多いという腹腔鏡下手術の問題点を克服するため，Robotics（ロボット手術）の導入が試みられている（図38）．Virtual surgical anatomy によるナビゲーションとともに Robotics 技術が発展・進化していけば，患者さんにも外科医にも優しい安全で質の高い低侵襲オーダーメイド手術が実現するものと期待できる（図39）．

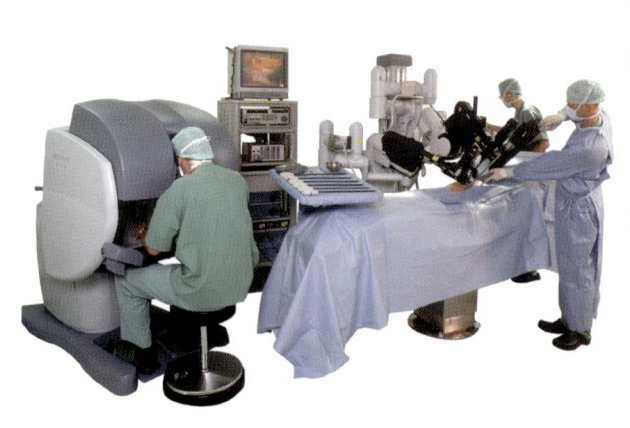

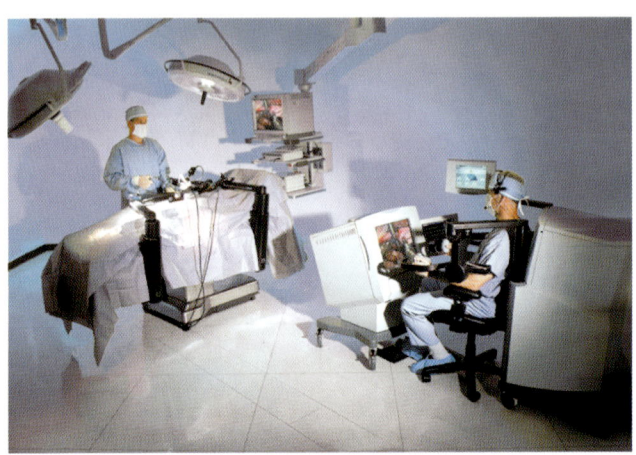

da Vinci　　　　　　　　　　　　　　　　ZEUS

図38　ROBOTICS の応用
　2次元モニターで深部感覚に乏しい，ワーキング・スペースが狭い，器具とその操作方向に制限が多いという腹腔鏡下手術の問題点を克服するため，Robotics（ロボット手術）の導入も試みられている．
　a：da Vinci，b：ZEUS

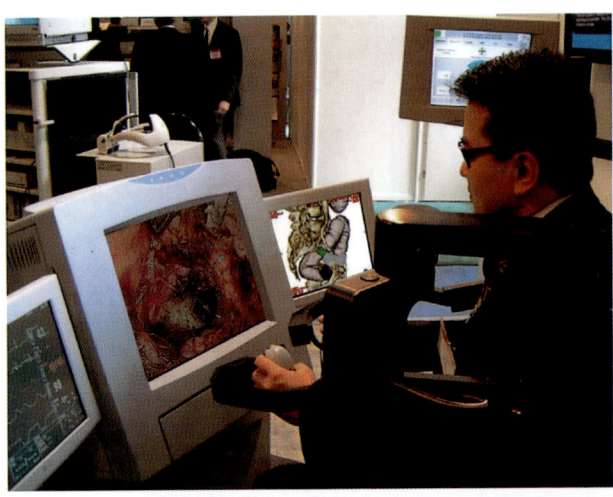

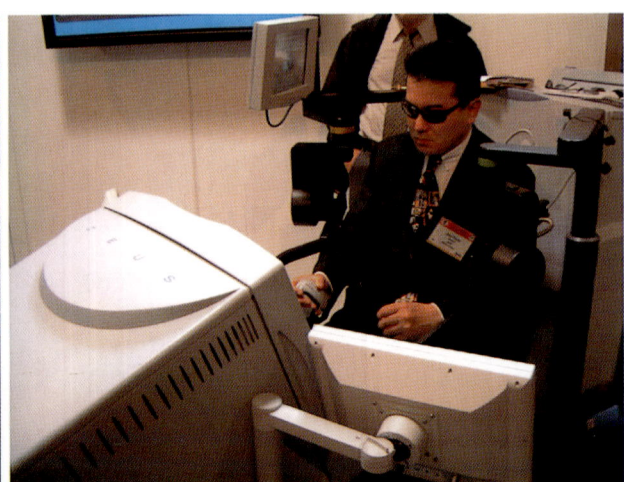

図39　Minimally Invasive Navigation Surgery by Robotics
　Virtual surgical anatomy によるナビゲーションとともに Robotics 技術が発展・進化していけば，患者さんにも外科医にも優しい安全で質の高い低侵襲オーダーメイド手術が実現するものと期待できる．

おわりに

　腹腔鏡下手術の問題点解決のエポックメーキングな話題として3D-CT画像をシミュレーションとナビゲーションに応用した腹腔鏡下大腸癌手術の低侵襲オーダーメイド手術への進化の現状と展望を述べた．最先端外科治療を安全で効果的に普及させるには，さらに問題点を吟味して，新たな工夫やテクノロジーの導入を行い，より優れた機能温存低侵襲手術の確立を目指していかなければならない．

文　献

1) 西口完二，奥田準二，谷掛雅人ほか：腹腔鏡下大腸手術手技の最前線5－3D-CT血管画像を応用した種々の血管処理を伴う腹腔鏡下D3リンパ節郭清術－．外科治療 84(3)：323－330, 2001.
2) 奥田準二，田中慶太朗，李相雄ほか：腹腔鏡下大腸手術手技の最前線6－進行大腸癌に対する種々の工夫を加えた3D-CT画像に基づく腹腔鏡下ナビゲーション手術－．外科治療 84(6)：1015－1027, 2001.
3) 松木　充，奥田準二，吉川秀司ほか：マルチスライスを用いた三次元再構成画像の大腸癌腹腔鏡手術への臨床応用－結腸右半切除適応例に対して．臨床画像 18(5)：476－479, 2002.
4) Matsuki M, Okuda J, Kanazawa S, et al：Virtual CT colectomy by three-dimensional imaging using multidetector-row CT for laparoscopic colorectal surgery. Abdominal Imaging 2005.

（奥田準二，松木　充，西口完二，田中慶太朗，谷掛雅人，吉川秀司，李　相雄，楢林　勇，谷川允彦）

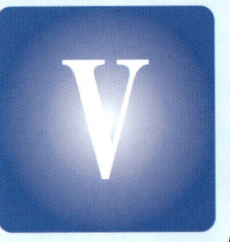

V. 腹腔鏡下大腸手術手技の最前線
State-of-the-art Technique of Laparoscopic Colorectal Surgery

4 注意すべき術中偶発症・術後合併症とその対策
Pitfall and Trouble-Shooting of Laparoscopic Colorectal Surgery

はじめに

　腹腔鏡下手術には，触診が行えない，視野が狭くて全体像を捉えにくい，2次元モニター上の手術で深部感覚に乏しい，ワーキング・スペースが狭い，器具とその操作方向に制限が多い，わずかな出血でも術野が著しく劣化する，止血には開腹手術以上に時間や労力を要するなどの問題点がある（表1）．したがって，腹腔鏡下大腸手術では，前章までに述べたように，腹腔鏡下の外科解剖を熟知し，合理的なアプローチのもとで的確な手技と適切な器具を用いて臓器損傷や出血などを来さない繊細な手術に徹する必要がある．しかし，一方で注意すべき術中偶発症・術後合併症とその対策を知っておくことも不可欠と言える．

　本項では，著者らの経験も踏まえて，注意すべき術中偶発症・術後合併症とその対策を述べる．

表1　腹腔鏡下手術の問題点

- 触診が行えない
- 視野が狭く，全体像を捉えにくい
- 2次元モニターで深部感覚に乏しい
- ワーキング・スペースが狭い
- 器具の操作方向に制限が多い
- わずかな出血でも術野が著しく劣化する
- 止血には開腹手術以上に時間や労力を要する

1 注意すべき術中偶発症の実際とその対処

表2　注意すべき術中偶発症
- 臓器損傷（腸管，尿管など）
- 出　血

　注意すべき術中偶発症には，腸管や尿管などの臓器の損傷と出血があげられる（表2）．著者らは尿管損傷の経験はないが，腸管損傷と出血例の実際を対処法も含めて提示する．

1．癒着剥離時の腸管損傷と対処法
1）体内での修復例

　開腹手術既往例では，癒着剥離時の腸管損傷に注意する必要がある．図1は上行結腸の漿膜損傷を来した例である．牽引操作が1次元方向（towards myself）となったため，奥に癒着していた上行結腸の漿膜筋層を超音波振動剪刀で損傷した．本例では体内縫合にて損傷部を修復した．

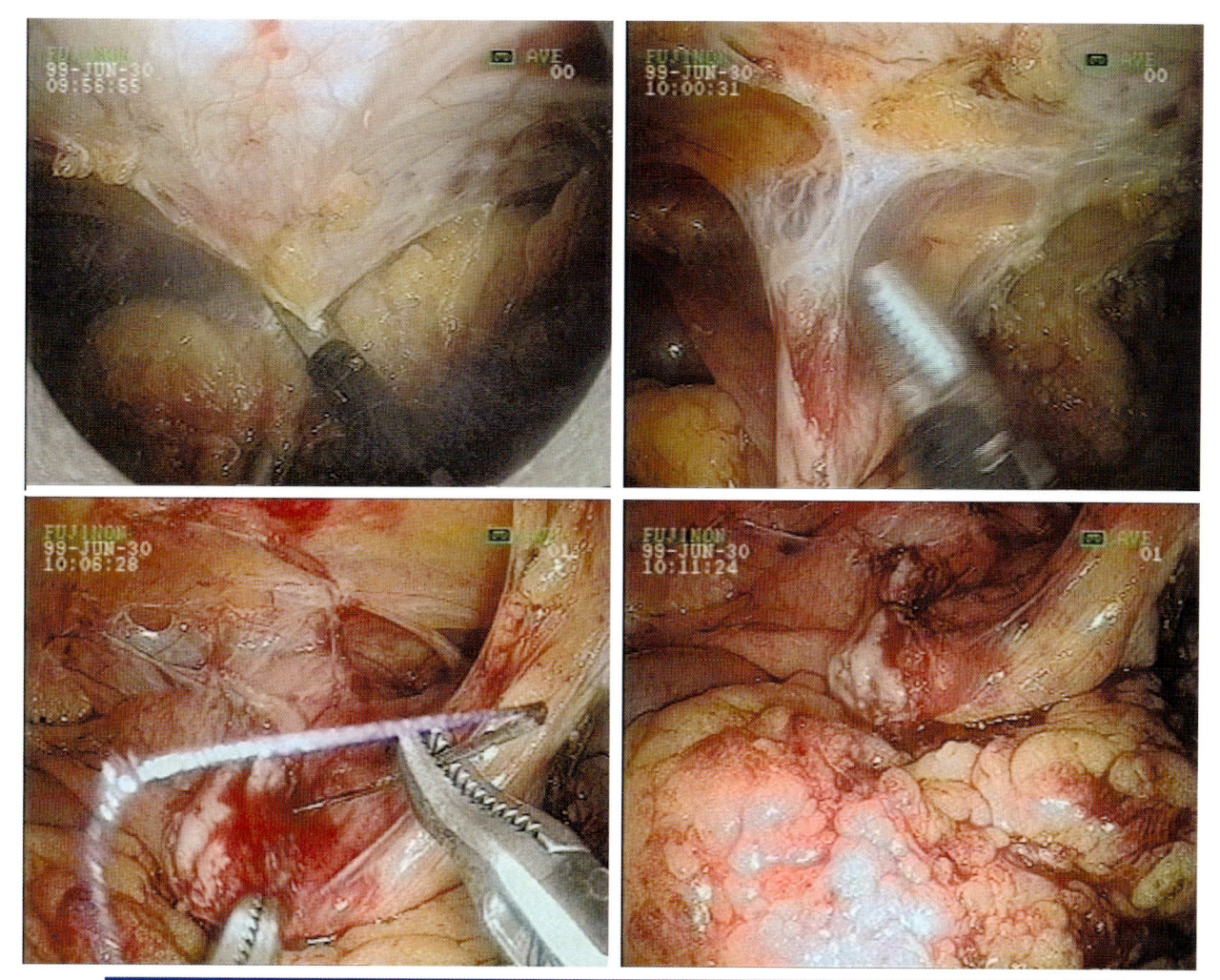

図1　癒着剥離時の腸管損傷と体内での修復
a，b：牽引操作が1次元方向（towards myself）となったため，奥に癒着していた上行結腸の漿膜筋層を超音波振動剪刀で損傷した．
c，d：体内縫合にて損傷部を修復した．

2）体外での修復例

図2は腹壁と癒着した小腸の癒着剥離を鋏にて行ったが，癒着が強く小腸の漿膜損傷を来した．このため，損傷部をクリップでマーキングしておき，のちに小切開創から体外へ誘導して損傷部を修復した．腹腔鏡下の癒着剥離では2次元を有効利用し，術野の奥に隠れた腸管などを損傷しないようにするとともに，小腸の剥離後は小切開創から体外へ誘導して損傷部を確認・修復するように心がけている．

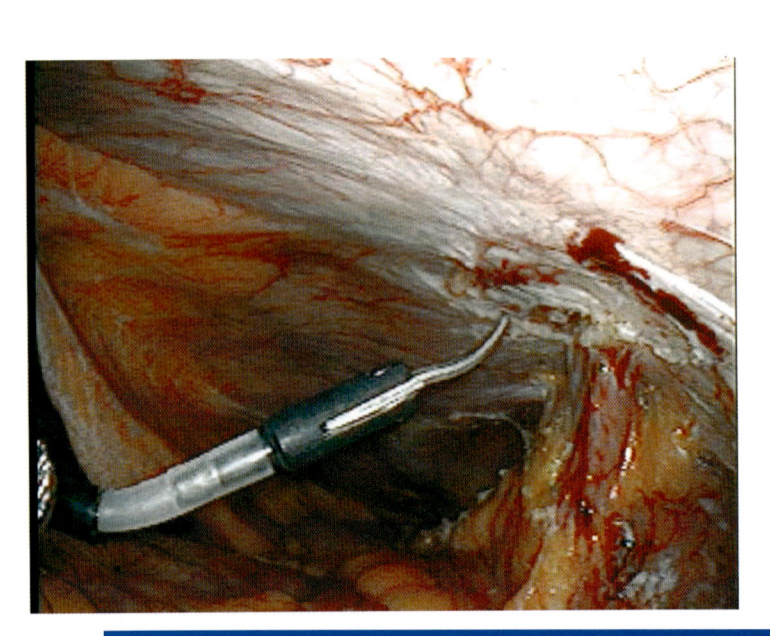

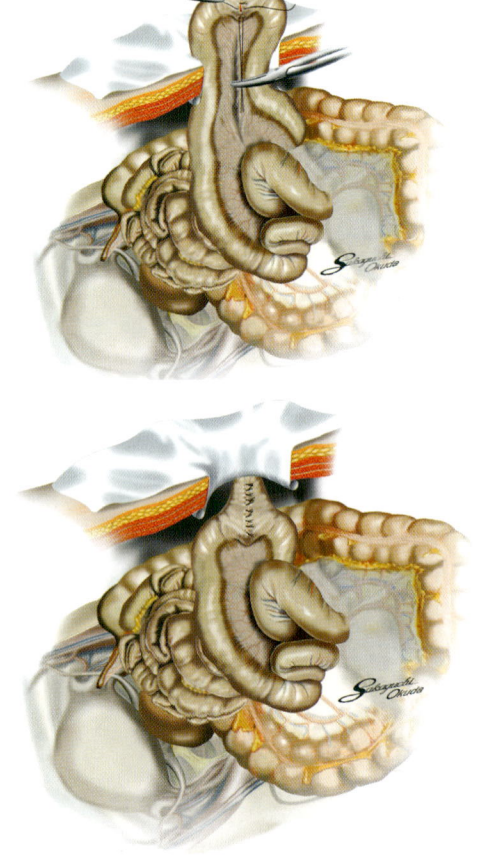

図2　癒着剥離時の腸管損傷と体外での修復

a：腹壁と癒着した小腸の癒着剥離を鋏にて行ったが，癒着が強く小腸の漿膜損傷を来した．
b，c：損傷部をクリップでマーキングしておき，のちに小切開創から体外へ誘導して損傷部を修復した．

2. 下腸間膜動脈からの出血と止血法

図3に下腸間膜動脈（IMA）からの出血例を示す．本例は，左結腸動脈温存のD3リンパ節郭清時に深部感覚の欠如とモノポーラーシザーズによる熱損傷でIMAからの出血を来した．幸い，出血部位が根部から2cm末梢であったため鉗子で把持でき，腹腔鏡下手術を続行した．左結腸動脈温存を断念してIMA根部を剝離し，出血点の中枢側と末梢側をクリッピングして止血し，IMAを根部で処理した（図4）．血管損傷時，とくに動脈損傷時には出血点を的確に把持して一時的に止血する．次に，体内に入れておいたガーゼで出血部周囲を拭くと画面も明るくなって見やすくなる．こののち，出血点を鉗子でコントロールしつつ，出血点の中枢側と末梢側の血管周囲を剝離してクリップなどで止血を確実なものとする．

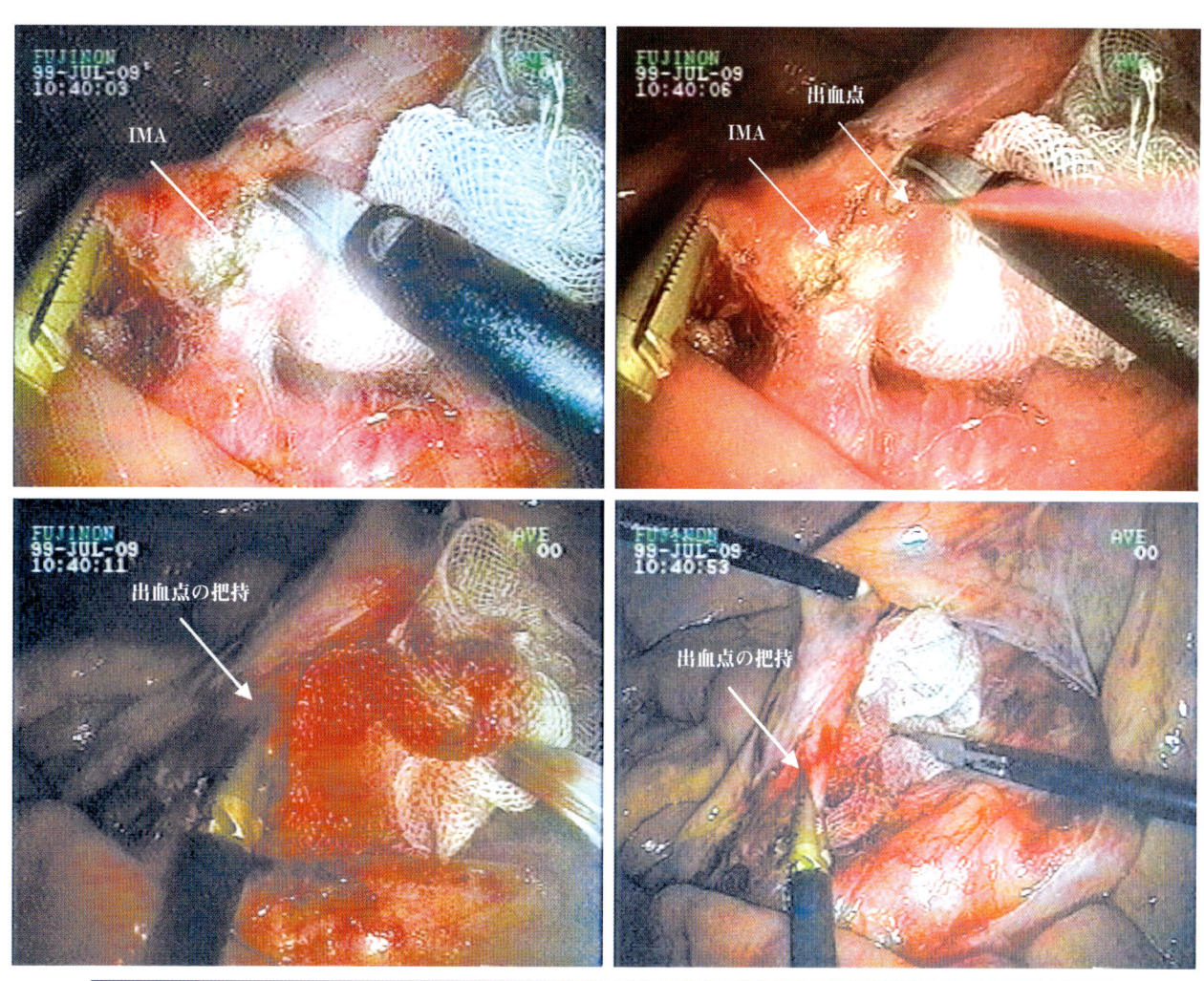

図3　IMAよりの出血と止血処置（1）

a	b
c	d

a，b：左結腸動脈温存のD3リンパ節郭清時に深部感覚の欠如とモノポーラーシザーズによる熱損傷でIMAからの出血を来した．
c：出血点を的確に把持して一時的に止血した．
d：体内に入れておいたガーゼで出血部周囲を拭くと画面も明るくなって見やすくなる．

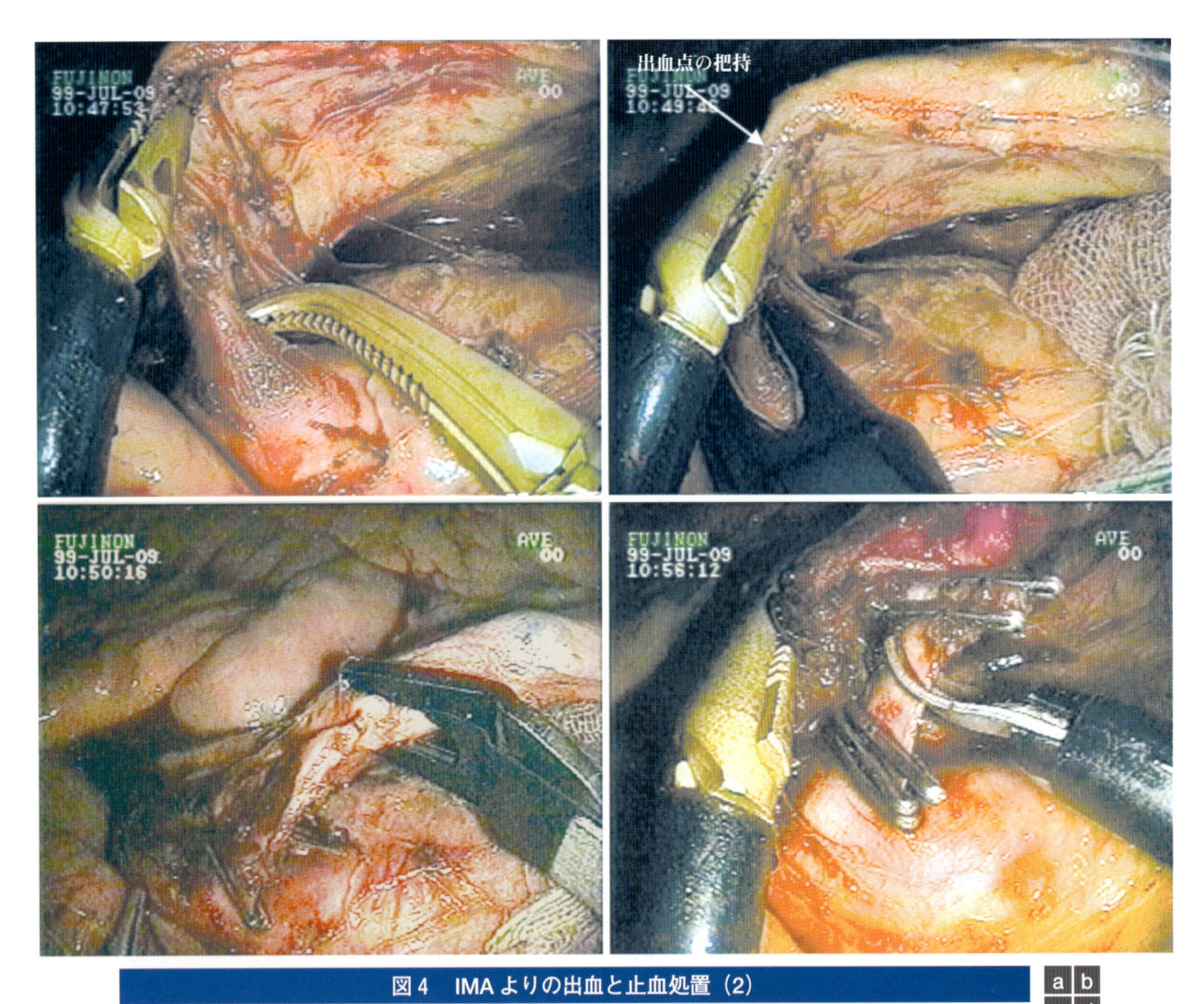

図4 IMAよりの出血と止血処置（2）
a：出血点を鉗子でコントロールしつつIMA根部を剥離し，
b，c：出血点の中枢側と末梢側をクリッピングして止血し，d：IMAを根部で処理した．

なお，深部感覚欠如や操作方向の制限のための不意の接触による熱損傷を考慮して主要血管周囲の郭清にはバイポーラーの電気鋏や鉗子を用い，とくに，IMA周囲の郭清は丁寧に行うことを心がけている．

3．吻合（double stapling法：DST）時の偶発症と対処法

1）肛門側腸管損傷と再切除・吻合処置

DSTでの吻合に際して，肛門よりサーキュラーステイプラーのシャフトを入れたところ，予想外に腸管径が細く，腸管の漿膜筋層が裂けた（図5）．術中大腸内視鏡も加えて検索したところ，腹膜反転部より3cm口側までの直腸は異常がなかったので，腹腔鏡下に同部まで腸管を追加切除し，改めて慎重にDSTして吻合した．S状結腸切除後の肛門側直腸は岬角付近まで長く残せることも多いが，本邦では体型の小さな患者が少なくないため，腸管のサイズ，憩室や狭窄の有無などを術前に把握した上でサーキュラーステイプラーのサイズを決め，愛護的に挿入する必要がある．とくに腹

図5 DST時の腸管損傷と再切除・吻合処置

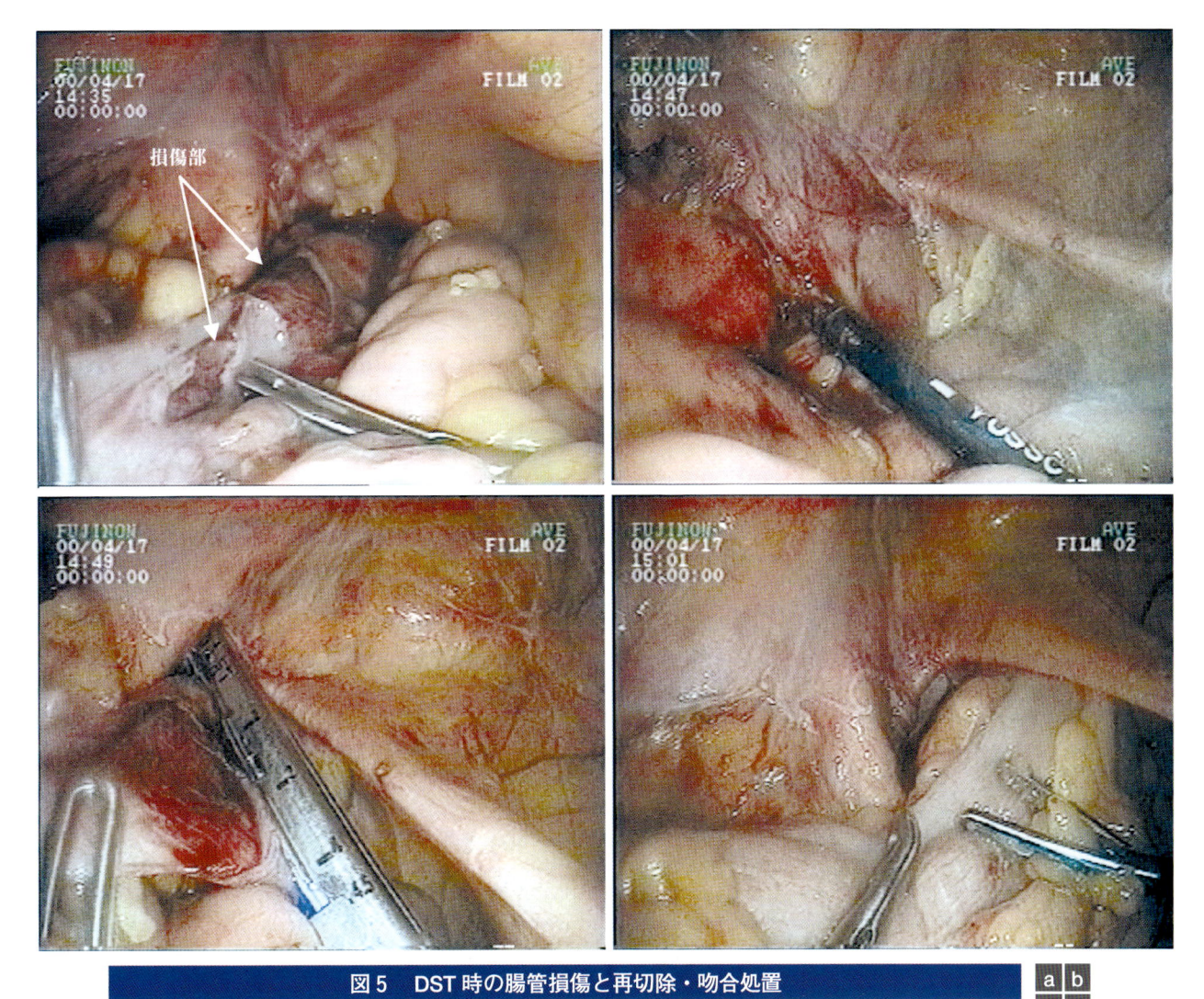

a：DSTでの吻合に際して，肛門よりサーキュラーステイプラーのシャフトを入れたところ，予想外に腸管径が細く，腸管の漿膜筋層が裂けた．
b, c：腹腔鏡下に損傷部腸管を追加切除し，d：改めて慎重にDSTにて吻合した．

腔鏡下手術では，触診によるサーキュラーステイプラーのシャフトの誘導ができないため，慎重な挿入を心がける．

2）リークテスト陽性例と修復処置

DST後のリークテストで吻合部前壁からリークを認めた（図6）．術中大腸内視鏡で確認したところ，吻合部前壁の小さな穿孔と確認できたため，腹腔鏡下に同部を3針全層縫合した．再度のリークテストでは漏れなく，術後経過も良好であった．ファイヤー時に力が入りすぎてステイプラーが挙上するようにぶれたため起こった損傷と考えられた．とくに，手術が完了する直前の吻合操作時に起こったトラブルであり，集中力の持続とともに，肛門からサーキュラーステイプラーを操作する助手の役割の大切さとチームとしての手術のシステム化の重要性を再認識した．なお，著者らは当初よりDST後のリークテストをルーチンに行っているが，現在では術中大腸内視鏡を用いて，リークテストだけでなく，吻合部出血の有無やステイプリングの状態，吻合部前後の腸管の状態（色調など）もチェックするようにしている．

326　V．腹腔鏡下大腸手術手技の最前線

図6　DST 時のリークテスト陽性例と修復処置

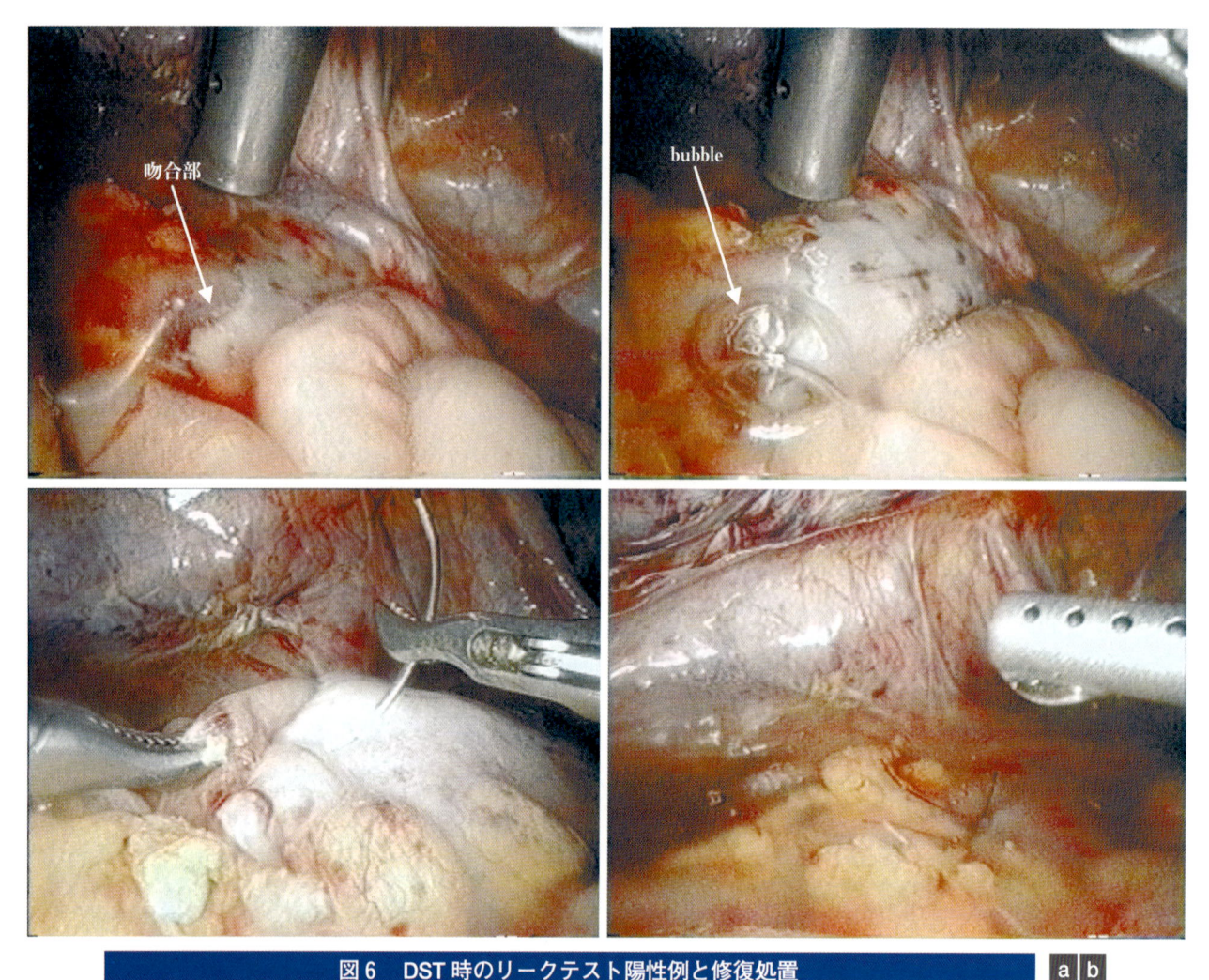

a, b： DST 後のリークテストで吻合部前壁からリークを認めた．
c： 術中大腸内視鏡で確認したところ，吻合部前壁の小さな穿孔と確認できたため，腹腔鏡下に同部を3針全層縫合した．
d： 再度のリークテストでは漏れなく，術後経過も良好であった．

2　注意すべき術中偶発症に対する対策

　　前項では術中偶発症に対して腹腔鏡下に対処が可能であった症例の実際と対処法を提示した．表3には術中偶発症もしくは腹腔鏡下操作困難での開腹移行例を示す．一時的小開腹補助も含めて開腹移行率は5.3％であった．その内訳は，開腹手術既往例であってもまず腹腔鏡で検索することにしているためもあって高度癒着が2.1％と最も多かった．また，出血による開腹移行は4例で，IMA 根部が3例，ICA 根部が1例であった．ただし，IMA 根部の2例は出血点を鉗子で把持してコントロールしつつ臍部に小開腹創を加え，同部から縫合止血し，再度，腹腔鏡下手術に戻って手術を完了した．なお，肝硬変例では血流異常のためか処理すべき腸間膜が著明に肥厚していることが多く，腹腔鏡下操作では処理が困難なことが多かった．著者らは直腸癌にも積極的に腹腔鏡下手術を適用しているが，直腸（肛門側腸管）切離時のステイプリングト

ラブル（手技もしくは機器による）が開腹移行（一時的小開腹補助を含む）の主原因となっており，改善すべき課題である．

ところで，表4に2004年より開始された日本内視鏡外科学会技術認定制度の審査基準（大腸）の一部（落第地雷）を提示する．これは，審査ビデオにおいて表4の事項を認めた場合には落第（失格）と判定されることを意味する．すなわち，いったん臓器損傷や出血などを起こすと修復が困難となったり，不用意な合併症や予期せぬ再発を来しかねないため，厳しい判定とならざるを得ないと考えられる．したがって，術中偶発症に対する最も効果的な対策とは，その予防策と言える．著者らの術中偶発症予防策を表5に示すとともに，以下に具体的に述べる．

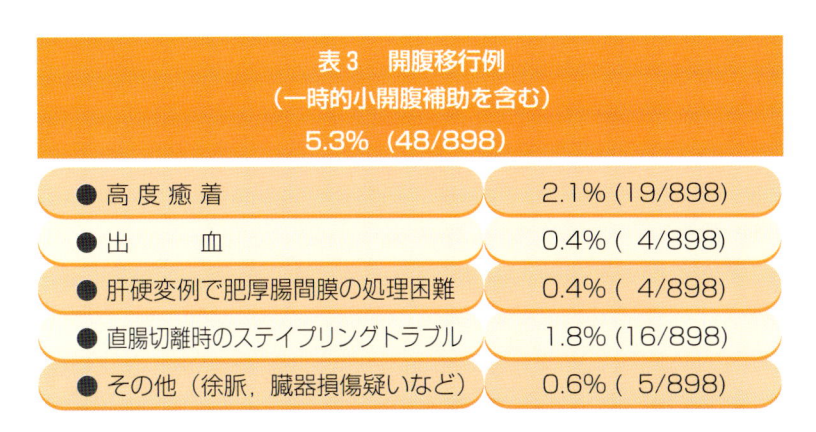

表3　開腹移行例（一時的小開腹補助を含む）　5.3%（48/898）

● 高度癒着	2.1%（19/898）
● 出血	0.4%（ 4/898）
● 肝硬変例で肥厚腸間膜の処理困難	0.4%（ 4/898）
● 直腸切離時のステイプリングトラブル	1.8%（16/898）
● その他（徐脈，臓器損傷疑いなど）	0.6%（ 5/898）

表4　日本内視鏡外科学会技術認定制度審査基準（2005年度　大腸）

落第地雷：失格

- **修復を要する臓器損傷**
    ポート，鉗子，エネルギー源などによる臓器損傷
- **間違った剝離層による周囲組織，脈管の損傷**
- **出血時のブラインド焼灼，ブラインドクリッピング**
- **癌手術の基本の無視**
    病変部腸管の損傷

表5　術中偶発症予防策

- 術前に手順を確認（書く認）して十分シミュレーションする
- 操作に入る前にデザインを決める
- 視認不足にならないよう2次元を有効利用する
- 一方向からの操作だけでなく，多方向から操作する
- 確認不足での操作を思いとどまる
- 的確な操作を第一とする（ラパロの止血/剝離など）
- 適切な器具を選択する

手術例を分析して自分の誤認パターンを知る
妥協のない手術チームを作り上げる

1. 5 mm フレキシブルスコープによる癒着剥離時の多方向観察

　癒着剥離の際に腸管などの臓器損傷を避けるには，視認不足とならないよう2次元を有効利用することと多方向からの観察を心がけることが重要となる．組織を視野に向かう点（1次元）にならないように多方向に牽引し，2次元を十分活用して線から面で対象組織を的確に捉えるようにして組織の誤認や臓器損傷を予防する．また，5 mm ポートからの挿入が可能で観察角度も変えられる5 mm フレキシブルスコープは多方向からの観察にもきわめて有用であり，著者らはオリンパス社製のLTF Type VP[1]を愛用している（図7）．

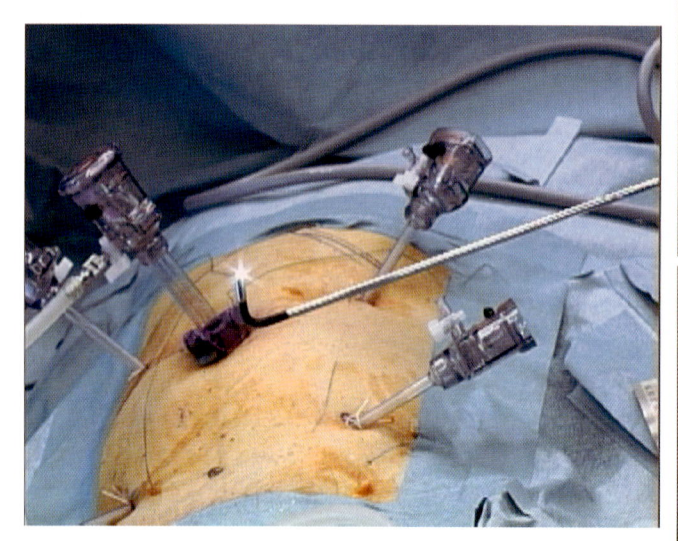

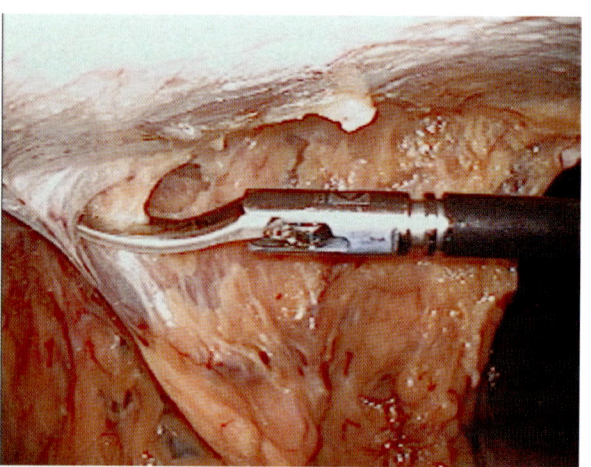

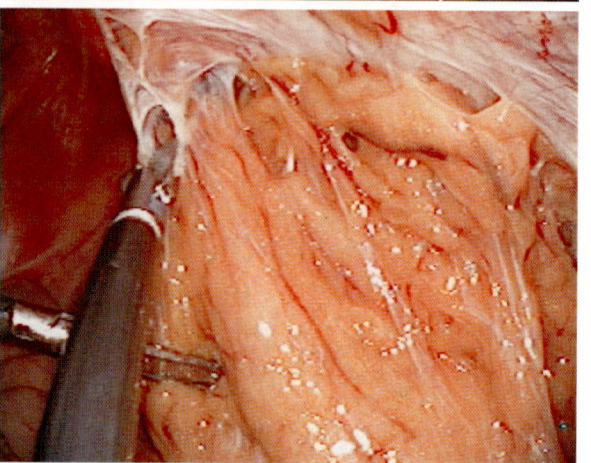

図7　5 mm フレキシブルスコープによる癒着剥離時の多方向観察　a b c

　5 mm ポートからの挿入が可能で観察角度も変えられる5 mm フレキシブルスコープは多方向からの観察にもきわめて有用であり，著者らはオリンパス社製のLTF Type VP を愛用している．

2. バイポーラ凝固鉗子によるラパロの止血と切離ラインのデザイン

　腹腔鏡下手術では，わずかな出血でも術野が著しく劣化するため，小血管でもあらかじめ凝固して出血を予防する姿勢が重要である．著者らは，この予防的止血操作を「ラパロの止血」と呼んでチーム訓としている．この操作にはバイポーラ凝固鉗子がきわめて有用で，著者らは「ラパロの止血」を行いつつ，切離ラインをデザインするようにも用いている（図8）．

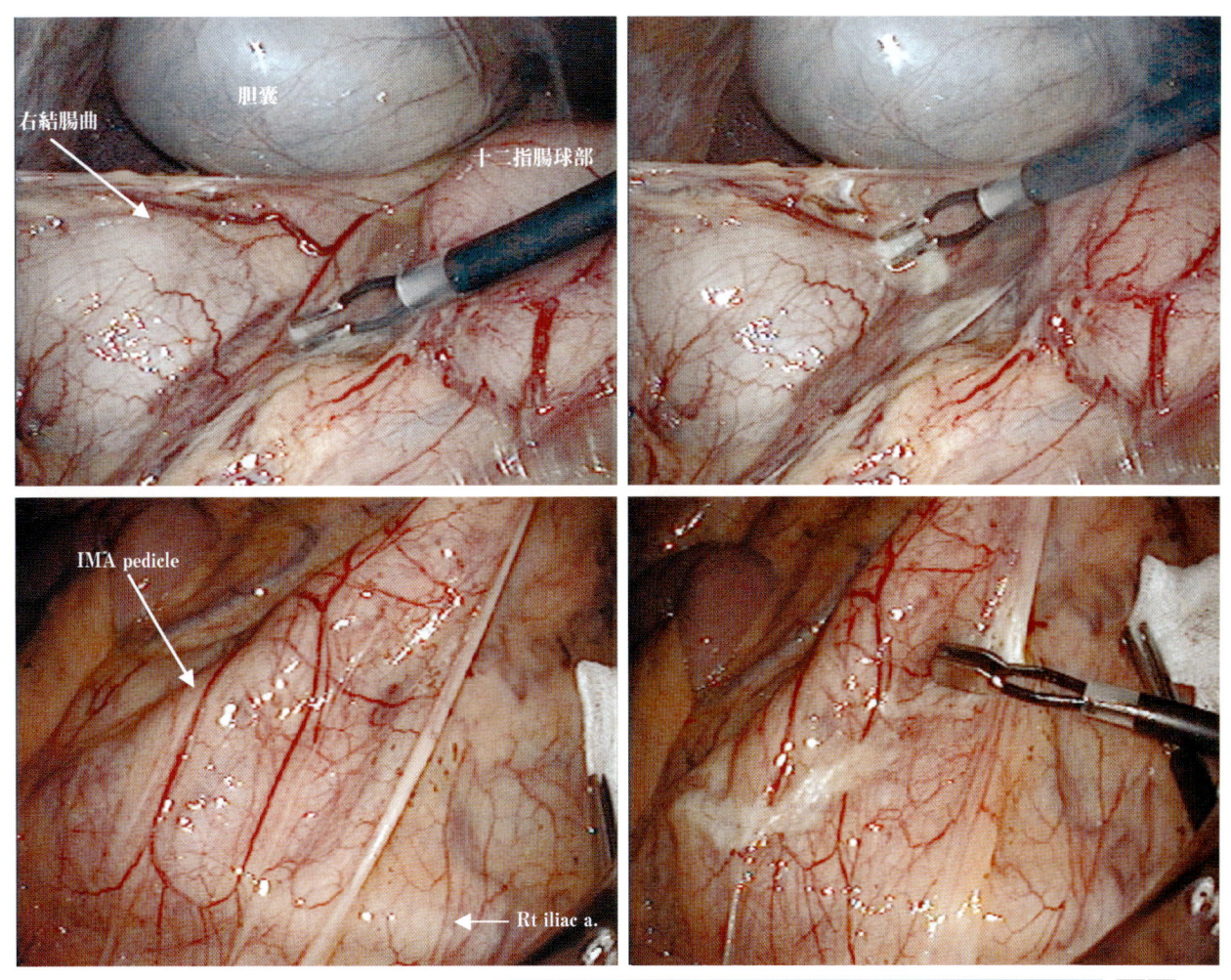

図8　バイポーラ凝固鉗子によるラパロの止血と切離ラインのデザイン

　腹腔鏡下手術では，小血管でもあらかじめ凝固して出血を予防する姿勢「ラパロの止血」が重要である．この操作にはバイポーラ凝固鉗子がきわめて有用で，著者らは「ラパロの止血」を行いつつ，切離ラインをデザインするようにも用いている．
a，b：右結腸曲の剝離デザイン
c，d：内側アプローチによるIMA周囲の剝離デザイン

3. 小出血に対する止血法

　血管の剥離操作では，動脈の背側には静脈が，静脈の背側には動脈が併走していることや血管走行・分岐形態のバリエーションにも十分注意して動静脈を確実に同定して処理することが不用意な出血を避ける上で最も重要である．また，ガーゼを腹腔内に入れておいて不意の出血時には，まず出血部位を圧迫したのちバイポーラ凝固鉗子でピンポイントの止血を心がけて副損傷を予防する（図9）．さらには，再度強調するが，出血しそうなところは出血する前にバイポーラ鉗子で凝固して出血を予防する姿勢（「ラパロの止血」）が最も大切と考えている．

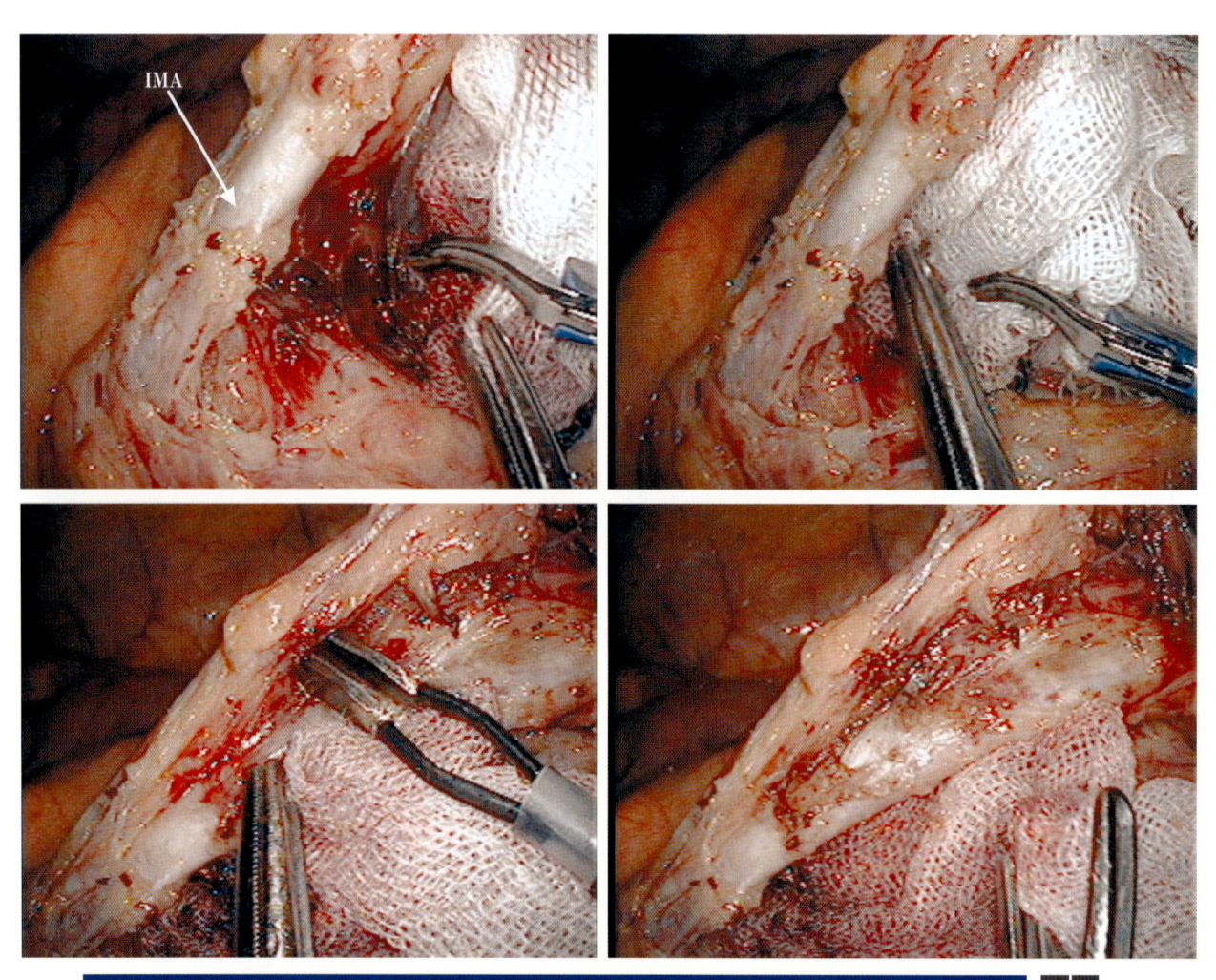

図9　小出血に対するガーゼ圧迫とバイポーラ凝固
　ガーゼを腹腔内に入れておいて不意の出血時には，まず出血部位を圧迫したのちバイポーラ凝固鉗子でピンポイントの止血を心がけて副損傷を予防する．

4．バイポーラシザーズを用いた安全で繊細な郭清

バイポーラ凝固は適度の止血効果が得られて周囲組織への影響が軽微である．バイポーラシザーズを的確に用いると，この特徴を活かしつつ繊細でシャープな郭清が安全に行える（図10）．著者らは，ビー・ブラウンエースクラップジャパン社製のショートタイプのバイポーラシザーズ（アドテックメッツェンバウムシザーズ）を愛用している．

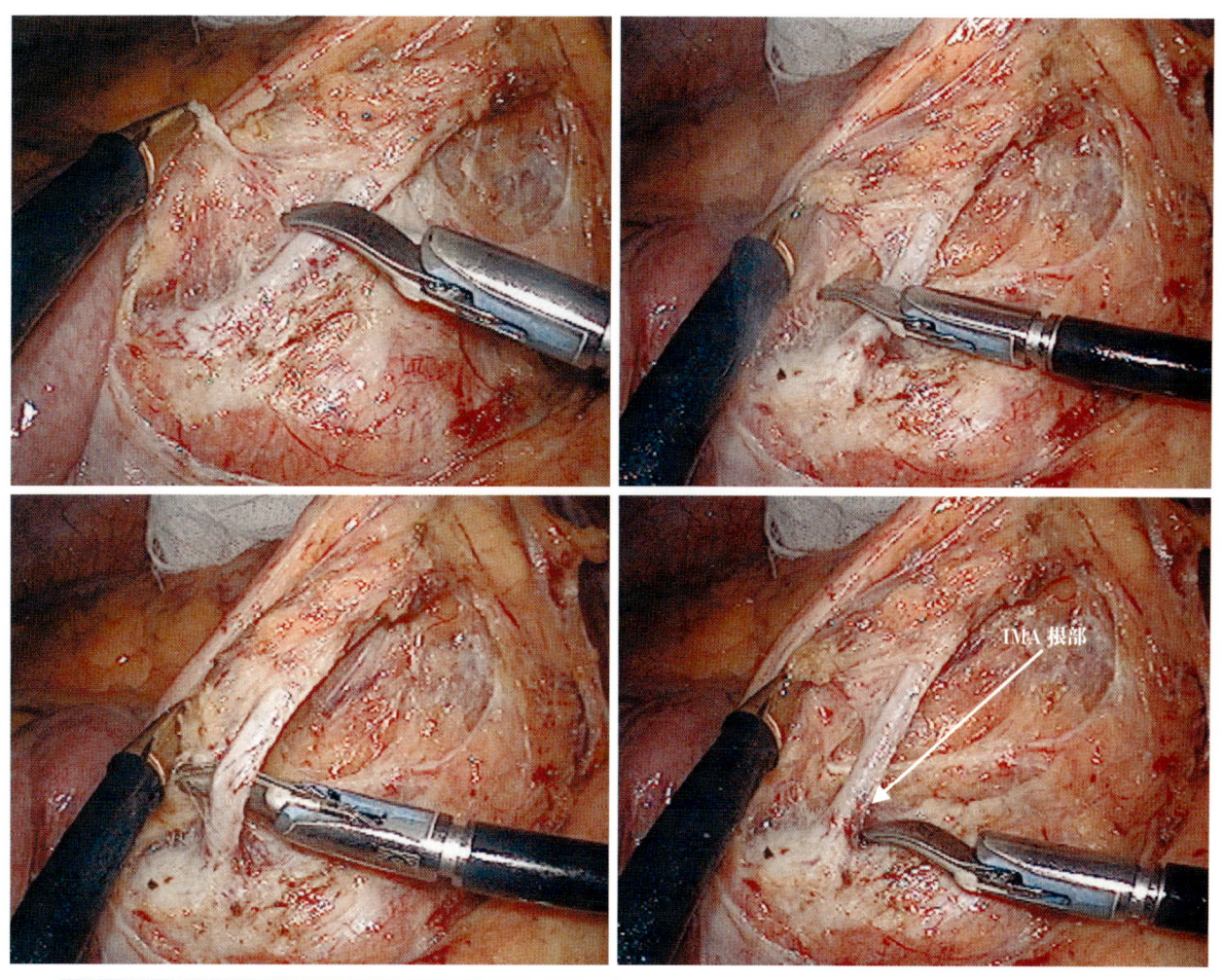

図10　バイポーラシザーズを用いた安全で繊細な郭清

バイポーラ凝固は適度の止血効果が得られて周囲組織への影響が軽微である．バイポーラシザーズを的確に用いると，この特徴を活かしつつ繊細でシャープな郭清が安全に行える．著者らは，ビー・ブラウンエースクラップジャパン社製のショートタイプのバイポーラシザーズ（アドテックメッツェンバウムシザーズ）を愛用している．

5. 3D-CT画像を活用したシミュレーションとナビゲーション

　腹腔鏡下手術ではいったん出血が起こると止血には開腹手術以上に時間や労力を要する．したがって，処理すべき主要血管の走行や分岐形態のバリエーションを術前に知っておくことは安全，的確で無駄のない郭清操作にきわめて有用である．著者らは3D-CT画像を術前シミュレーションと術中ナビゲーションに活用している（図11）．

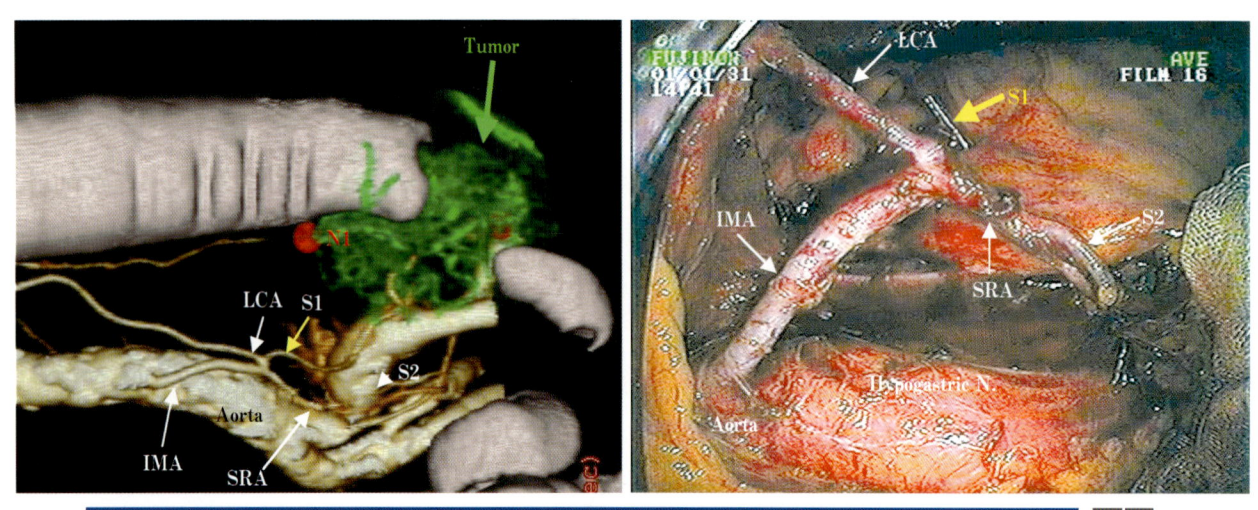

図11　3D-CT画像によるシミュレーションとナビゲーション　a b
処理すべき主要血管の走行や分岐形態のバリエーションを術前に知っておくことは安全，的確で無駄のない腹腔鏡下郭清操作にきわめて有用である．著者らは3D-CT画像を術前シミュレーションと術中ナビゲーションに活用している．

6. 右側結腸癌のsurgical trunk郭清時のピットフォールと対策

　右側結腸癌のsurgical trunk郭清時には図12に示すように，郭清のシンプルなType A（回結腸動脈が上腸間膜静脈の腹側を走行）においては回結腸動脈根部郭清時の牽引で上腸間膜静脈本幹が吊り上がって回結腸静脈根部の位置を誤認するピットフォールがあるので注意を要する．牽引を加減しつつ静脈前面の剝離郭清を中枢側へ進めて回結腸静脈根部と上腸間膜静脈本幹を確実に同定してから回結腸静脈根部を処理する．一方，回結腸動脈が上腸間膜静脈の背側を走行するType Bでは回結腸静脈根部を先に処理して上腸間膜静脈背側をめくり挙げるように展開して回結腸動脈根部の郭清と血管処理を行う必要がある．

4. 注意すべき術中偶発症・術後合併症とその対策　333

Type A（回結腸動脈が上腸間膜静脈の腹側を走行）においては回結腸動脈根部郭清時の牽引で上腸間膜静脈本幹が吊り上がって回結腸静脈根部の位置を誤認するピットフォールがあるので注意を要する．牽引を加減しつつ静脈前面の剥離郭清を中枢側へ進めて回結腸静脈根部と上腸間膜静脈本幹を確実に同定してから回結腸静脈根部を処理する．

一方，Type B（回結腸動脈が上腸間膜静脈の背側を走行）では回結腸静脈根部を先に処理して上腸間膜静脈背側をめくり挙げるように展開して回結腸動脈根部の郭清と血管処理を行う必要がある．

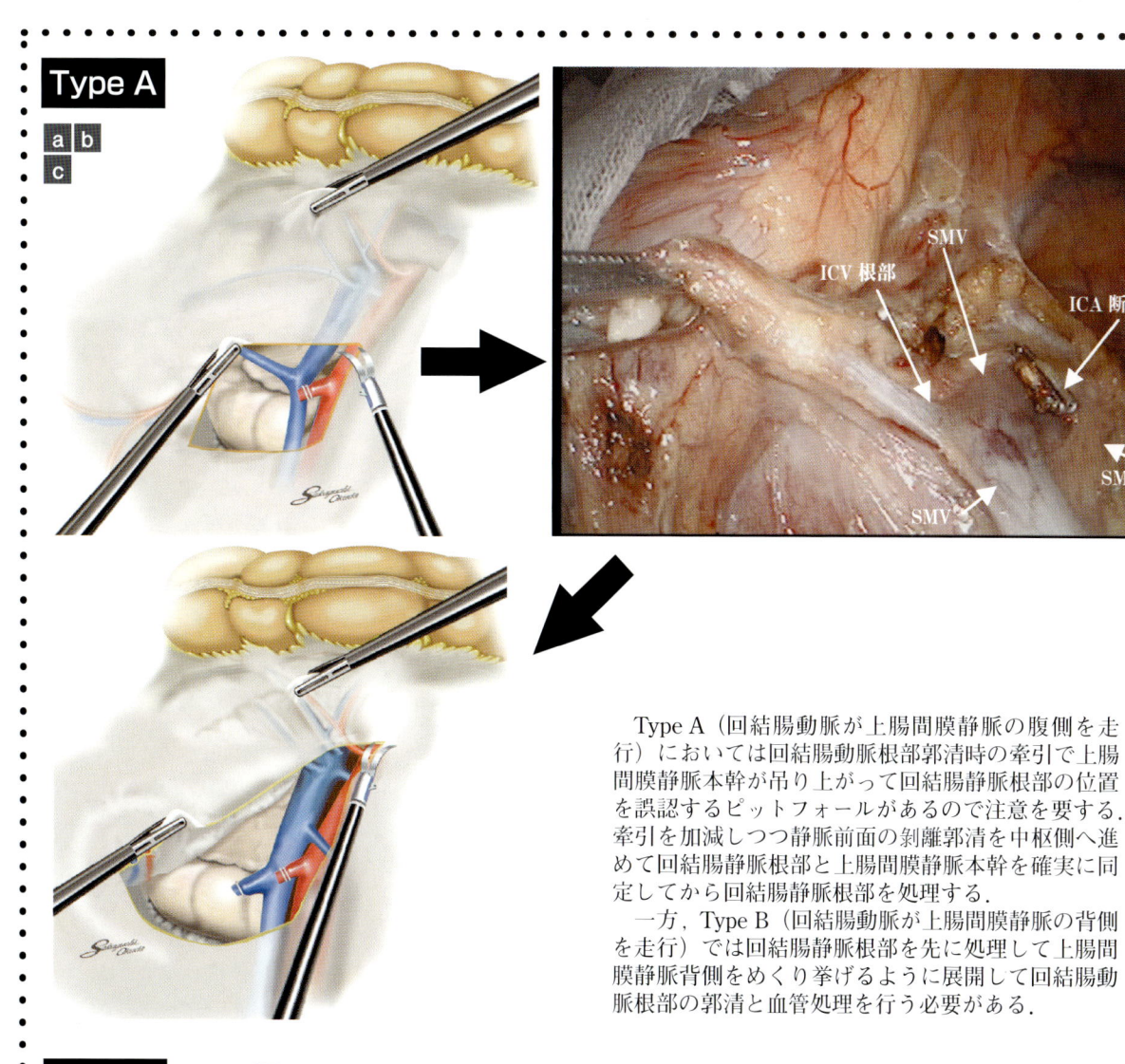

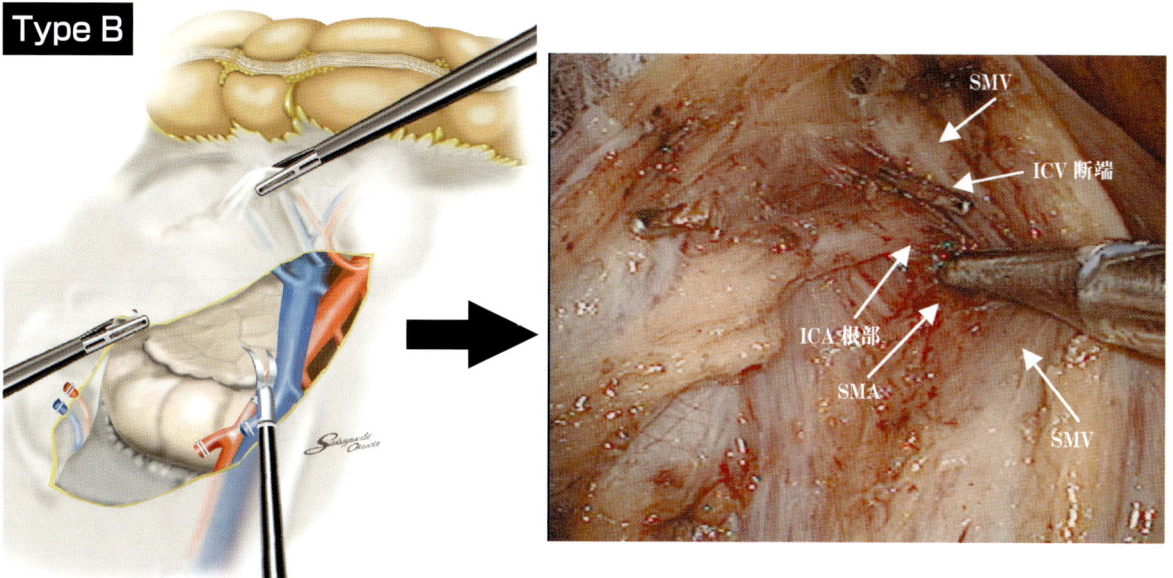

図12　右側結腸癌の Surgical trunk 郭清時のピットフォールと対策

7. 右側結腸間膜剝離時のピットフォールと対策

後腹膜下筋膜は十二指腸下行脚ではその前面（前膵頭十二指腸筋膜）と後面（右腎前筋膜）に分かれるため，十二指腸下行脚の外縁では2枚の膜が癒合しており，鈍的には剝離しにくい．したがって，ここは鋭的に切離する必要がある（図13, 14）．

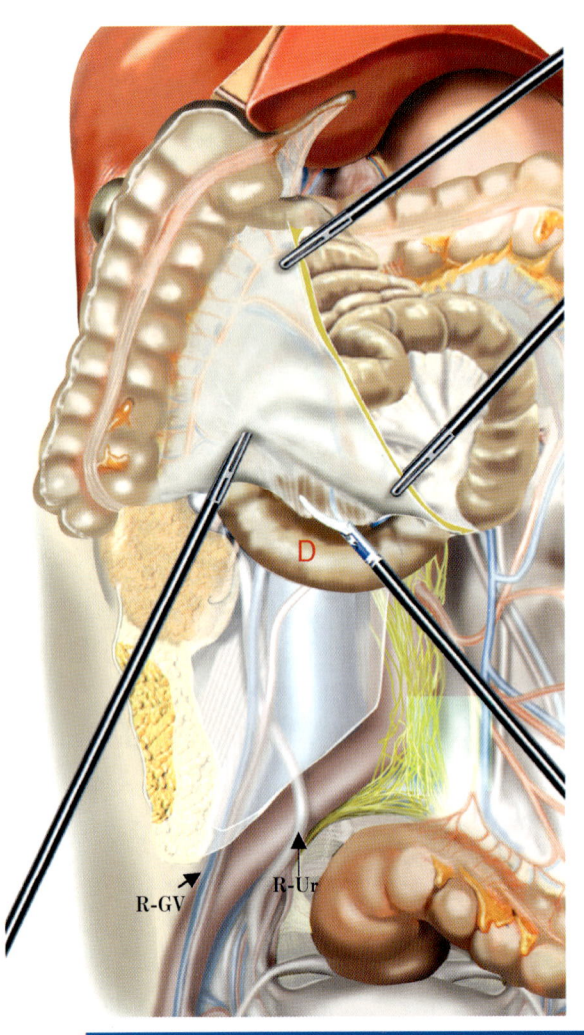

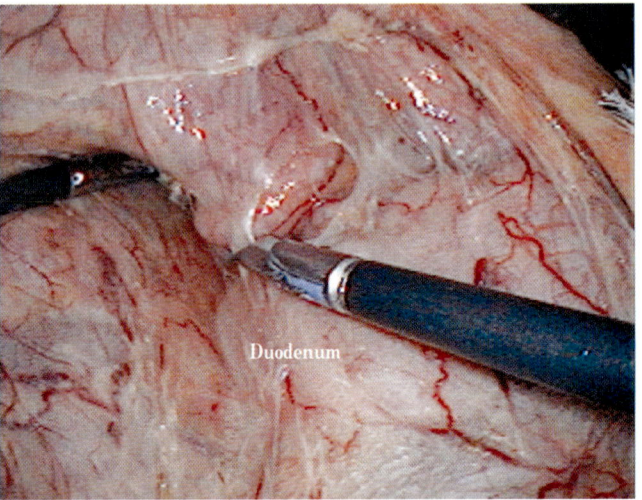

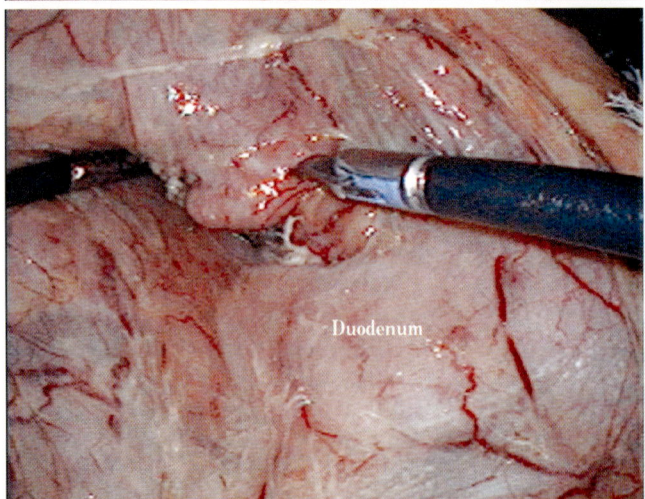

図13 右側結腸間膜剝離時のピットフォールと対策（1）

a：後腹膜下筋膜は十二指腸下行脚ではその前面（前膵頭十二指腸筋膜）と後面（右腎前筋膜）に分かれるため，十二指腸下行脚の外縁では2枚の膜が癒合しており，鈍的には剝離しにくい．
b，c：したがって，ここは鋭的に切離する必要がある．

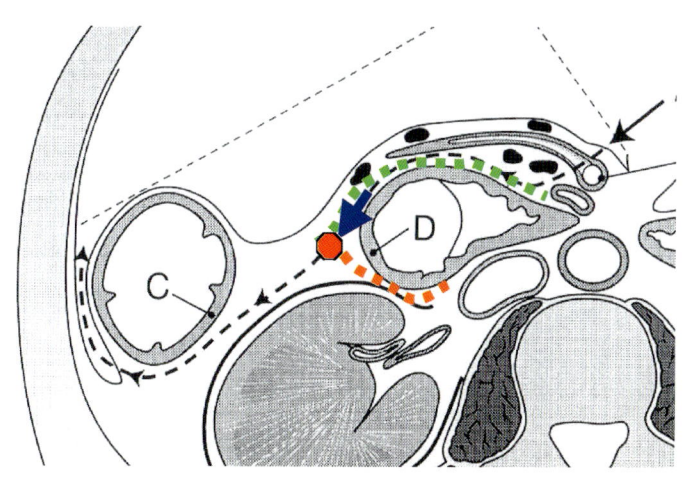

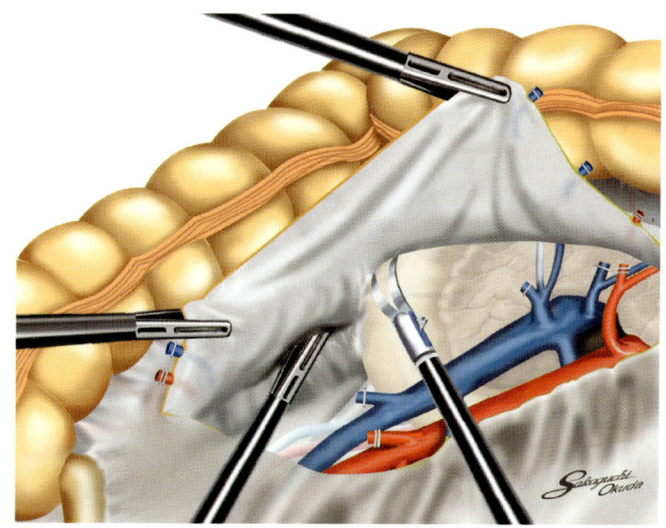

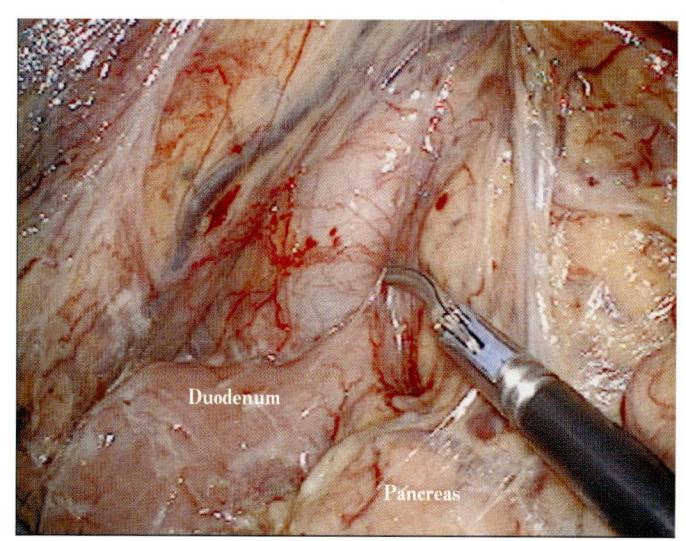

4. 注意すべき術中偶発症・術後合併症とその対策　335

図14　右側結腸間膜剝離時のピットフォールと対策 (2)
a：後腹膜下筋膜は十二指腸下行脚ではその前面（前膵頭十二指腸筋膜と後面（右腎前筋膜に分かれるため，十二指腸下行脚の外縁では2枚の膜が癒合しており，鈍的には剝離しにくい．
b, c：したがって，ここは鋭的に切離する必要がある

8. 右結腸曲授動時のピットフォールと対策

　右結腸曲付近の腸間膜の剝離を十二指腸下行脚前面の層で尾側へ進めて行くとHenleの胃結腸静脈幹に流入する副右結腸静脈が露出されてくる．中枢側郭清時に副右結腸静脈が不明瞭で処理されていないときは，この展開時に処理するとよい．ただし，副右結腸静脈は短くて裂けやすく，Henleの胃結腸静脈幹流入部で裂けると止血が困難で開腹縫合止血が必要になることもあるので，牽引には十分注意して確実に処理する（図15）．

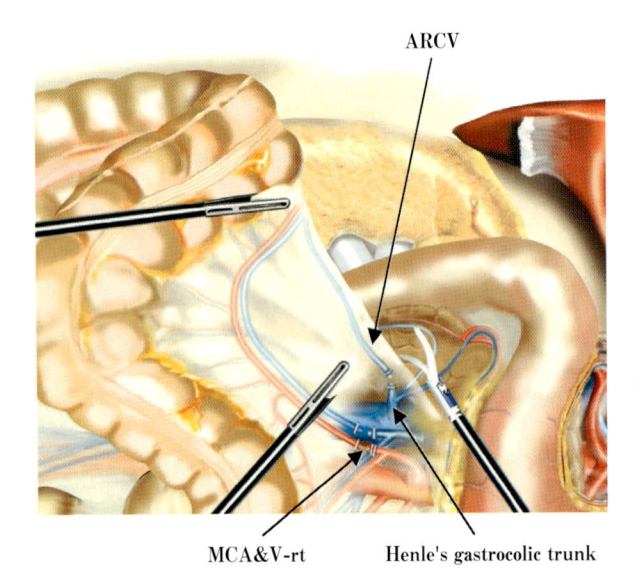

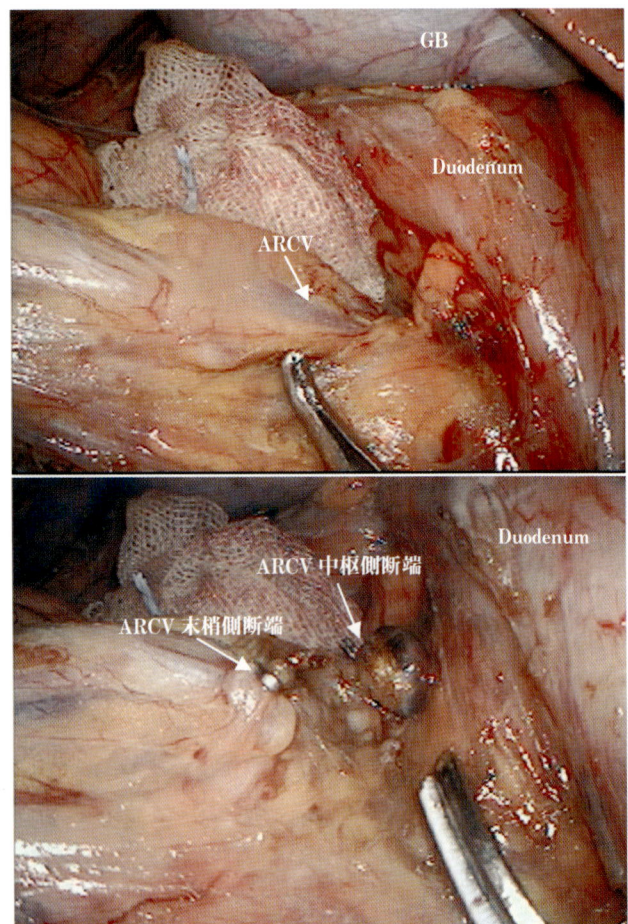

図15　右結腸曲授動時のピットフォールと対策
a，b：右結腸曲付近の腸間膜の剝離を十二指腸下行脚前面の層で尾側へ進めて行くとHenleの胃結腸静脈幹に流入する副右結腸静脈が露出されてくる．
c：副右結腸静脈は短くて裂けやすく，Henleの胃結腸静脈幹流入部で裂けると止血が困難で開腹縫合止血が必要になることもあるので，牽引には十分注意して確実に処理する．

9. 左結腸曲授動時のピットフォールとポイント

　左結腸曲の内側では，胃体部大弯と横行結腸の間の距離が短いうえに大網が厚いため，剝離ラインの同定が困難なことも多い．一方，左結腸曲の外側では，内側よりも大網が薄くなっているので腸管の辺縁が見分けやすい．このため，胃結腸間アプローチで大網が厚くて左結腸曲のトップの剝離が行いにくい場合は，脾下極を確認して外側から左結腸曲の腸管の辺縁を確認しながらに剝離を行い，左結腸曲の大網と腸間膜付着部を膵体尾部下縁で剝離する．これを尾側へ進めれば左腎前筋膜前面の剝離層に入りやすく，安全で適切に左結腸曲の授動を完了できる（図16）．

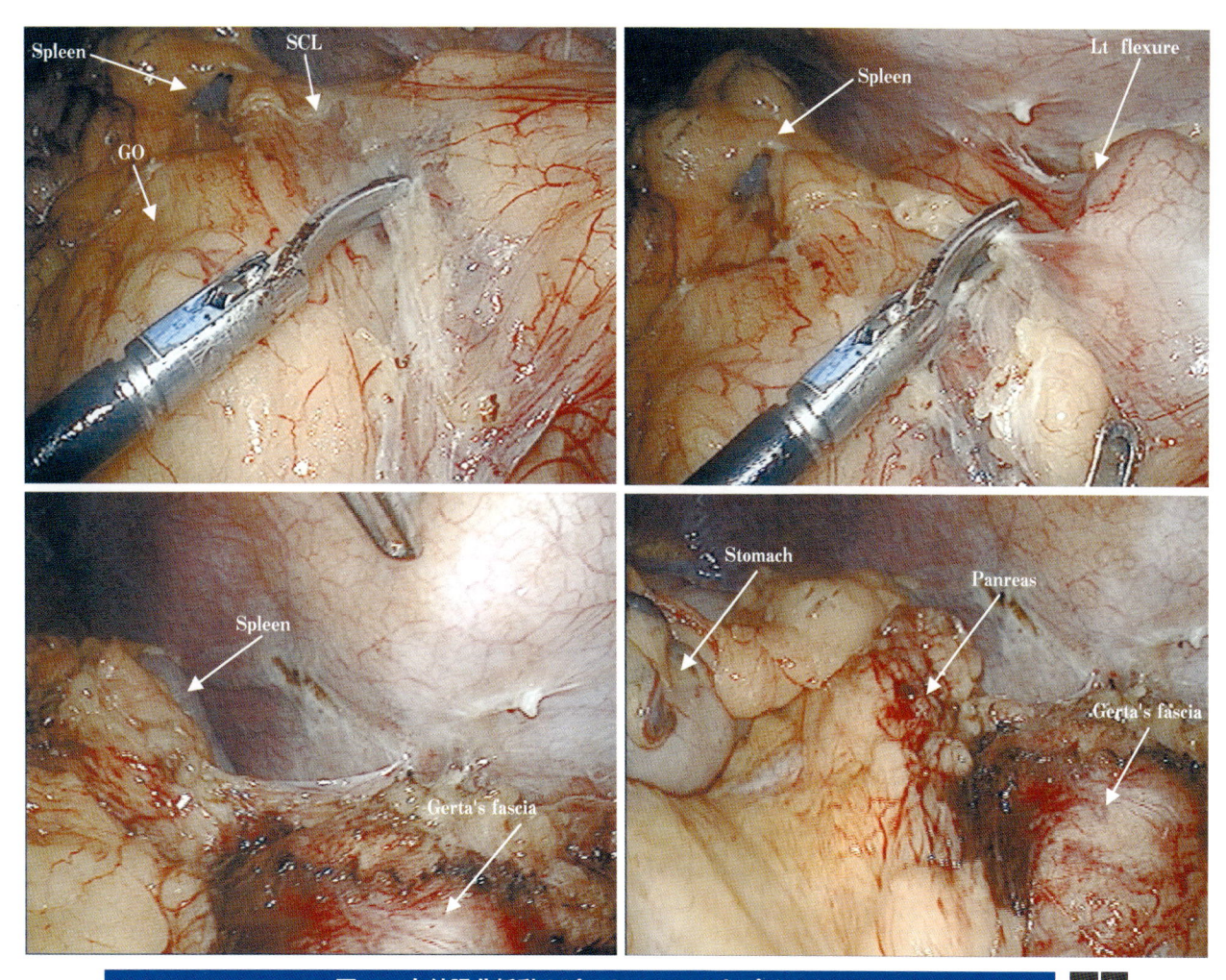

図16　左結腸曲授動のピットフォールとポイント
a：左結腸曲の外側では，内側よりも大網が薄くなっているので腸管の辺縁が見分けやすい．
b：脾下極を確認して外側から左結腸曲の腸管の辺縁を確認しながらに剝離を行い，左結腸曲の大網と腸間膜付着部を膵体尾部下縁で剝離する．
c, d：これを尾側へ進めれば左腎前筋膜前面の剝離層に入りやすく，安全で適切に左結腸曲の授動を完了できる．
　　GO：大網

10. 左尿管温存のピットフォールと対策

内側アプローチでは岬角付近から腸間膜剥離を開始するが，そのまま内側から外側へ剥離を進めると，同部はエリアが広いため後腹膜下筋膜背側の深い層に入ってしまうことが多い（図17）．したがって，剥離をまず頭側へ進め，下腸間膜動脈根部付近で腸間膜寄りの浅い層を意識して外側から尾側へ剥離を行った方が後腹膜下筋膜を認識しやすく，左尿管・左精巣／卵巣動静脈をその背側に確実に温存できる．とくに，左尿管が骨盤側へ下降する lt. pelvic brim で左尿管が腸間膜剥離層に最も近接してくるので，頭側寄りから左尿管を後腹膜下筋背側に確実に温存しつつ腸間膜の剥離を外側の腹膜付着部と尾側の直腸側へ進めるようにする．こののち，SD junction 頭側から S

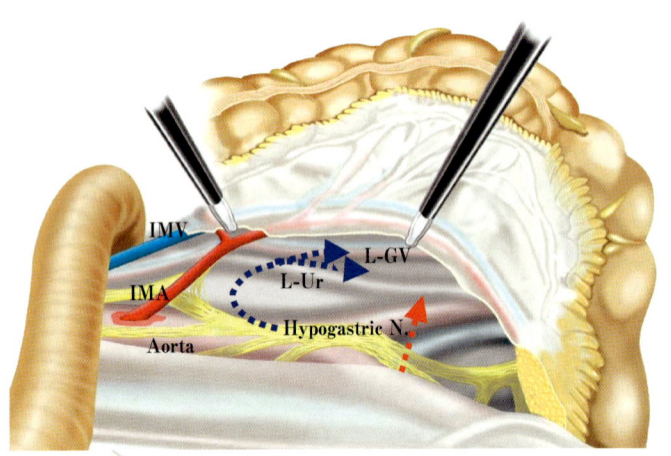

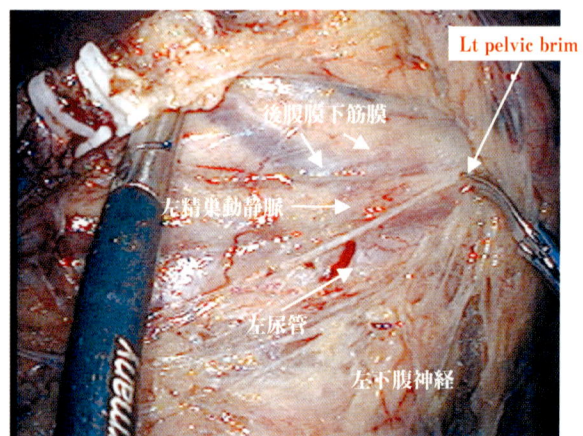

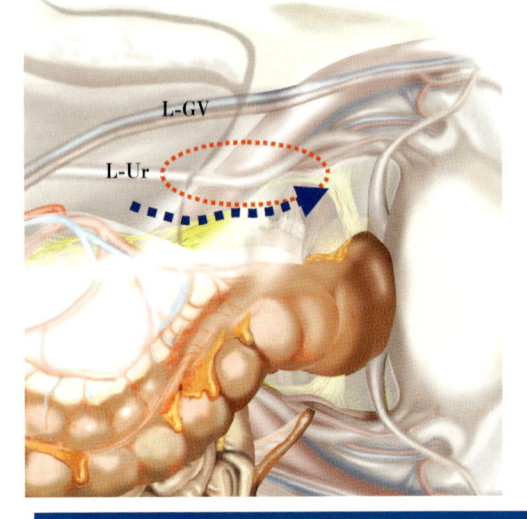

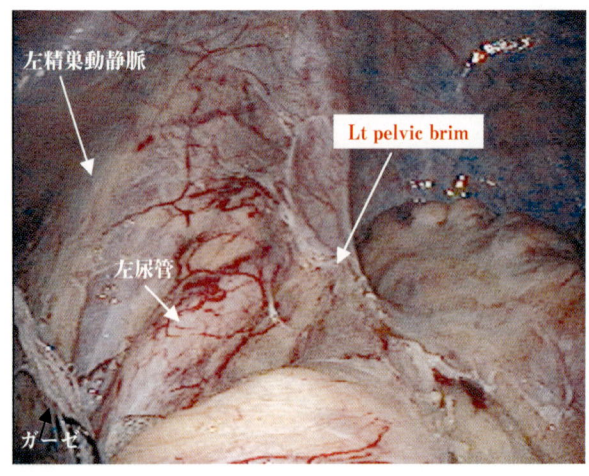

図17 左尿管温存のピットフォールと対策―男性例―

a	b
c	d

a：岬角付近から開始した腸間膜剥離をそのまま内側から外側へ剥離を進めると，赤矢印のように後腹膜下筋膜背側の深い層に入ってしまうことが多い．したがって，剥離をまず頭側へ進め，下腸間膜動脈根部付近で腸間膜寄りの浅い層を意識して外側から尾側へ剥離を行った方が後腹膜下筋膜を認識しやすく，左尿管・左精巣動静脈をその背側に確実に温存できる．
b：とくに，左尿管が骨盤側へ下降する lt. pelvic brim で左尿管が腸間膜剥離層に最も近接してくるので，頭側寄りから左尿管を後腹膜下筋背側に確実に温存しつつ腸間膜の剥離を外側の腹膜付着部と尾側の直腸側へ進めるようにする．
c：S状結腸の壁側腹膜付着部を腸管寄りで切離していけば内側からの剥離面と連続する．あらかじめ内側からの剥離面にガーゼを入れておけば外側からの剥離時にガーゼを確認することで安心して剥離面を連続させることができる．

状結腸の壁側腹膜付着部を腸管寄りで切離していけば内側からの剥離面と連続する．あらかじめ内側からの剥離面にガーゼを入れておけば外側からの剥離時にガーゼを確認することで安心して剥離面を連続させることができる．また，外側アプローチで剥離層がわかりにくいときは，SD junction の尾側で左精巣/卵巣動静脈を確認し，その前面で剥離を頭内側へ進めるとよい．

なお，男性例では精巣動静脈と尿管の間に少し距離があるが，女性例では卵巣動静脈のすぐ内側背側に尿管があることが多い．このため，外側からのアプローチ時には卵巣動静脈を牽引し，これを landmark にして，その内側で剥離を慎重に進めると尿管が確認しやすい（図18）．

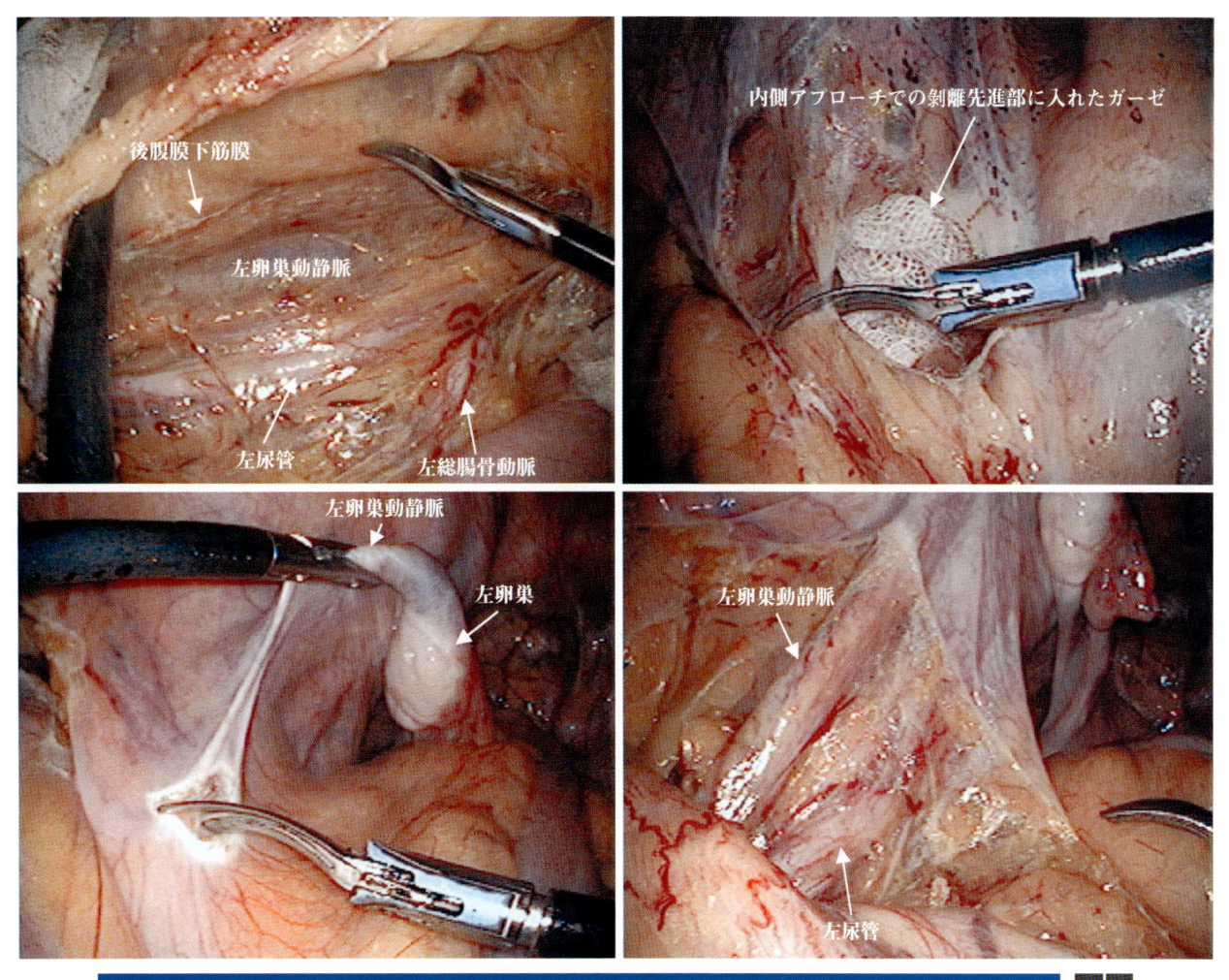

図18 左尿管温存のピットフォールと対策－女性例－

a：下腸間膜動脈根部付近で腸間膜寄りの浅い層を意識して外側から尾側へ剥離を行った方が後腹膜下筋膜を認識しやすく，左尿管・左卵巣動静脈をその背側に確実に温存できる．
b：あらかじめ内側からの剥離面にガーゼを入れておけば外側からの剥離時にガーゼを確認することで安心して剥離面を連続させることができる．
c，d：女性例では卵巣動静脈のすぐ内側背側に尿管があることが多い．このため，外側からのアプローチ時には卵巣動静脈を牽引し，これを landmark にして，その内側で剥離を慎重に進めると尿管が確認しやすい．

11. 直腸授動時のピットフォールと対策

　直腸授動に際しては，上下腹神経叢から左右の下腹神経を温存するように剥離を行って，TMEの層で直腸を授動する（図19）．直腸後壁側では直腸固有筋膜を破らないように，といって仙骨前面の静脈も損傷しないように，丁寧に剥離を進める．また，前壁側では，Denovillier筋膜を切除側につけつつ，女性では腟後壁を，男性では精嚢を損傷しないように剥離を進める．

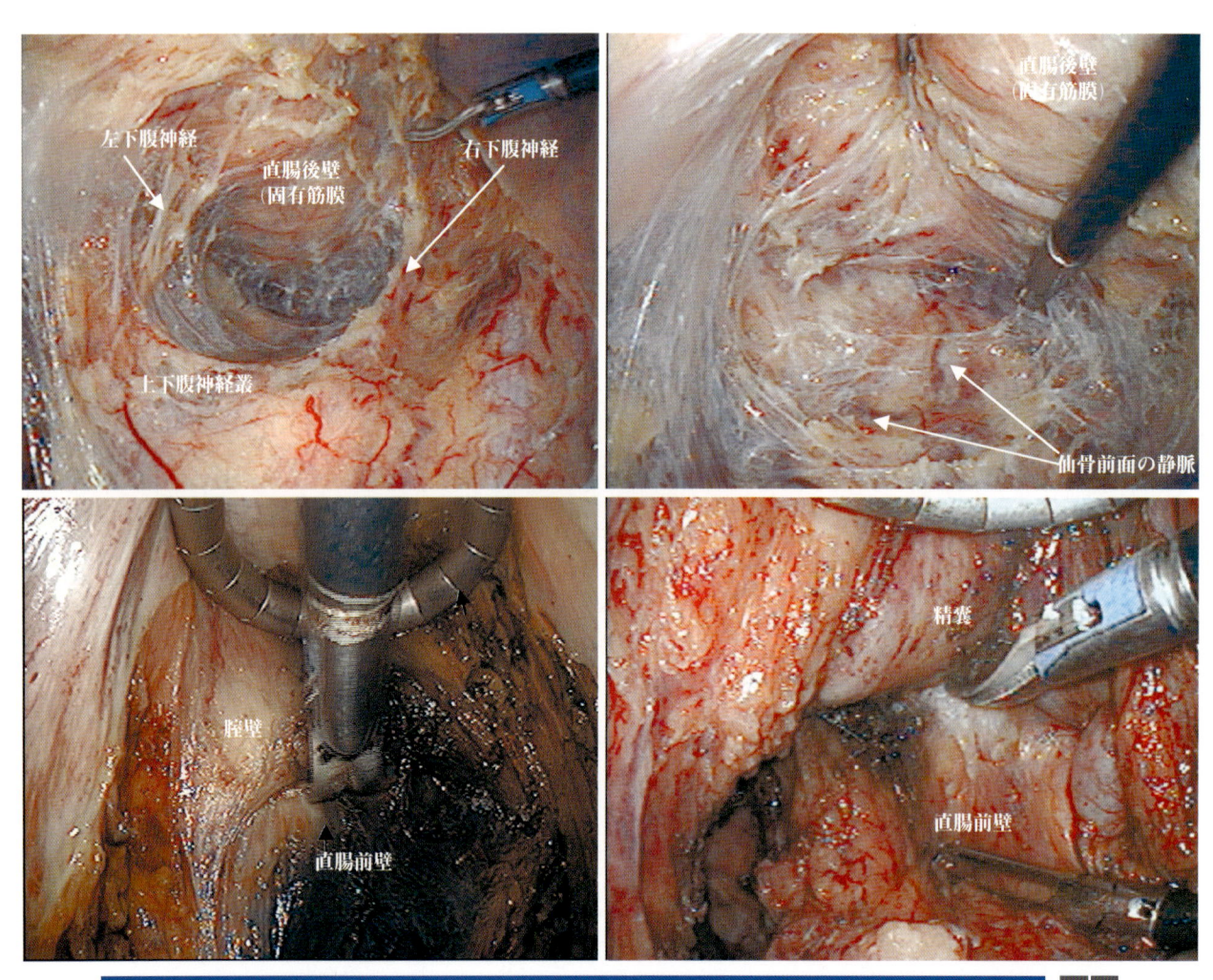

図19　直腸授動時のピットフォールと対策

a, b：上下腹神経叢から左右の下腹神経を温存するように剥離を行って，TMEの層で直腸を授動する．直腸後壁側では直腸固有筋膜を破らないように，といって仙骨前面の静脈も損傷しないように，丁寧に剥離を進める．
c, d：前壁側では，Denovillier筋膜を切除側につけつつ，女性では腟後壁を，男性では精嚢を損傷しないように剥離を進める．

4．注意すべき術中偶発症・術後合併症とその対策　341

12．直腸切離時のピットフォールと対策

　腹腔鏡下手術では下部直腸を肛門管直上まで開腹手術よりも良好な視野のもとで剝離授動できる反面，直腸切離に問題が残っている．著者らは，切離予定部の直腸間膜を的確に剝離したうえで着脱式腸鉗子をかけて直腸を扁平にしてステイプラーが十分にかかるようにし，1～2回のステイプリングで直腸切離が行えるように工夫している（図20）．

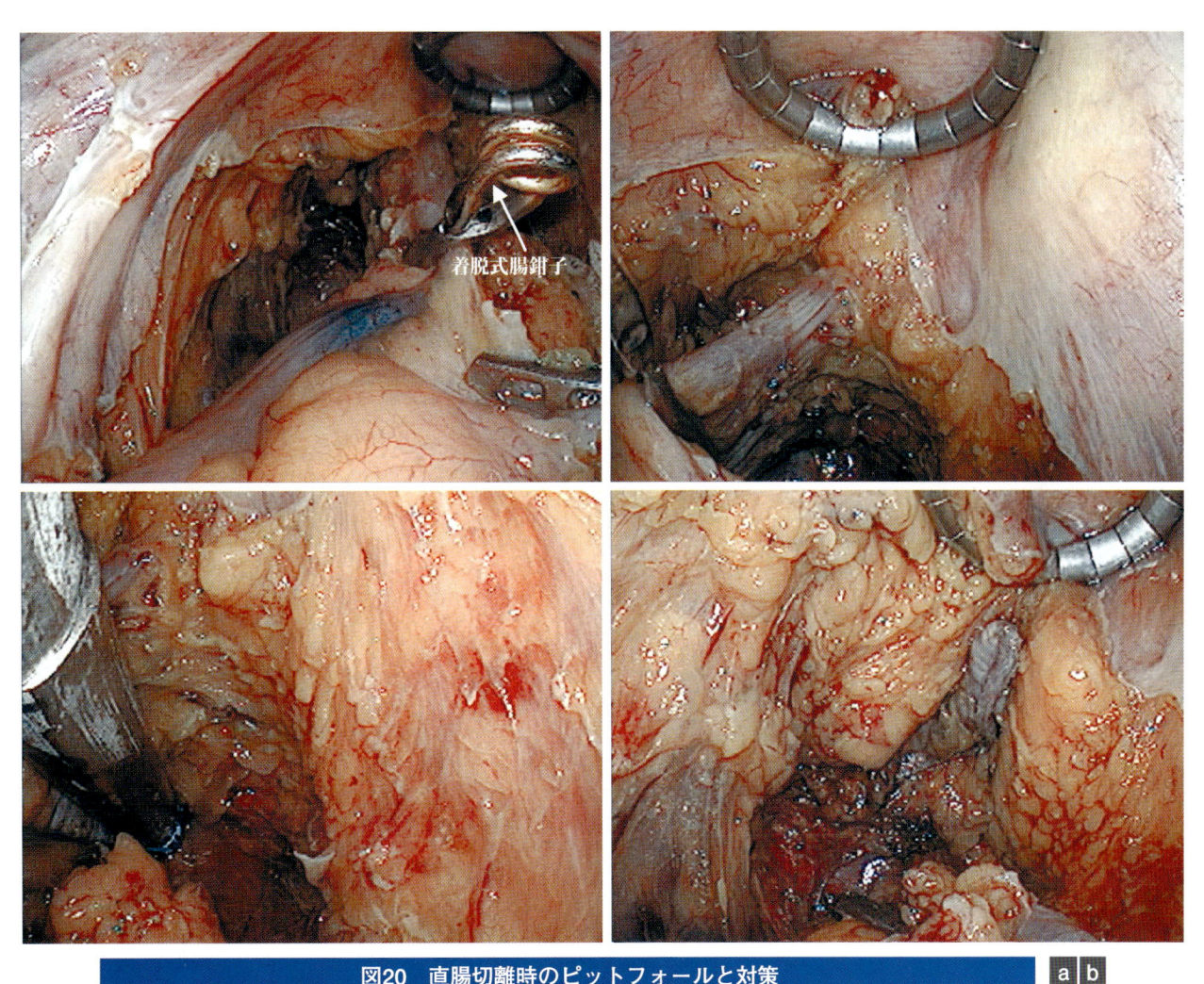

図20　直腸切離時のピットフォールと対策

a，b：切離予定部の直腸間膜を的確に剝離したうえで着脱式腸鉗子をかけて直腸を扁平に閉塞し，直腸洗浄を行う．
c，d：ステイプラーが十分にかかるようにし，1～2回のステイプリング（本例では1回）で直腸切離が行えるように工夫している．

3 注意すべき術後合併症と対策

　表6に著者らが経験した術後合併症を示す．創部感染が4.1％と最も高率で，縫合不全2.4％，腸閉塞1.6％と続き，あとは1％以下であった．しかし，全体の中での発生率は低くとも再手術を要するような重篤な合併症もあるため，一つ一つの合併症を分析して対策を練っておく必要がある．以下に各合併症の分析による著者らの対策を述べる．

表6　術後合併症

合併症	発生率
腹腔内出血	0.4％（ 3/850）
吻合部出血	0.6％（ 5/833）
縫合不全	2.4％（20/833）
吻合部狭窄	0.6％（ 5/833）
ポート部ヘルニア	0.1％（ 1/850）
リンパ漏（乳糜漏）	0.5％（ 4/850）
仙骨前面膿瘍	0.4％（ 3/850）
感染性腸炎	0.6％（ 5/850）
腸閉塞	1.6％（14/850）
創部感染	4.1％（35/850）
肺塞栓	0.2％（ 2/850）
その他（肺炎，脳梗塞，せん妄など）	0.6％（ 5/850）

1. 腹腔内出血

　腹腔鏡下手術では，開腹手術に比べて全体像を把握しにくく，容易に術野を転換できないことも多い．したがって，個々の操作時に確実な止血を心がけるとともに，全体的には吻合操作まで完了した手術終了直前に腹腔鏡下に腹腔内の止血を確認していた．しかし，著者らが経験した術後腹腔内出血例では個々の操作時には明らかな出血は認識できなかった．また，吻合操作まで終了してしまうと腹腔鏡下の出血部位の確認や止血操作が困難となる．このため，図21a, cに示すように，切除完了後の吻合前にも操作部全体の止血の確認を意識して行い，止血を確実なものとするようにしている．

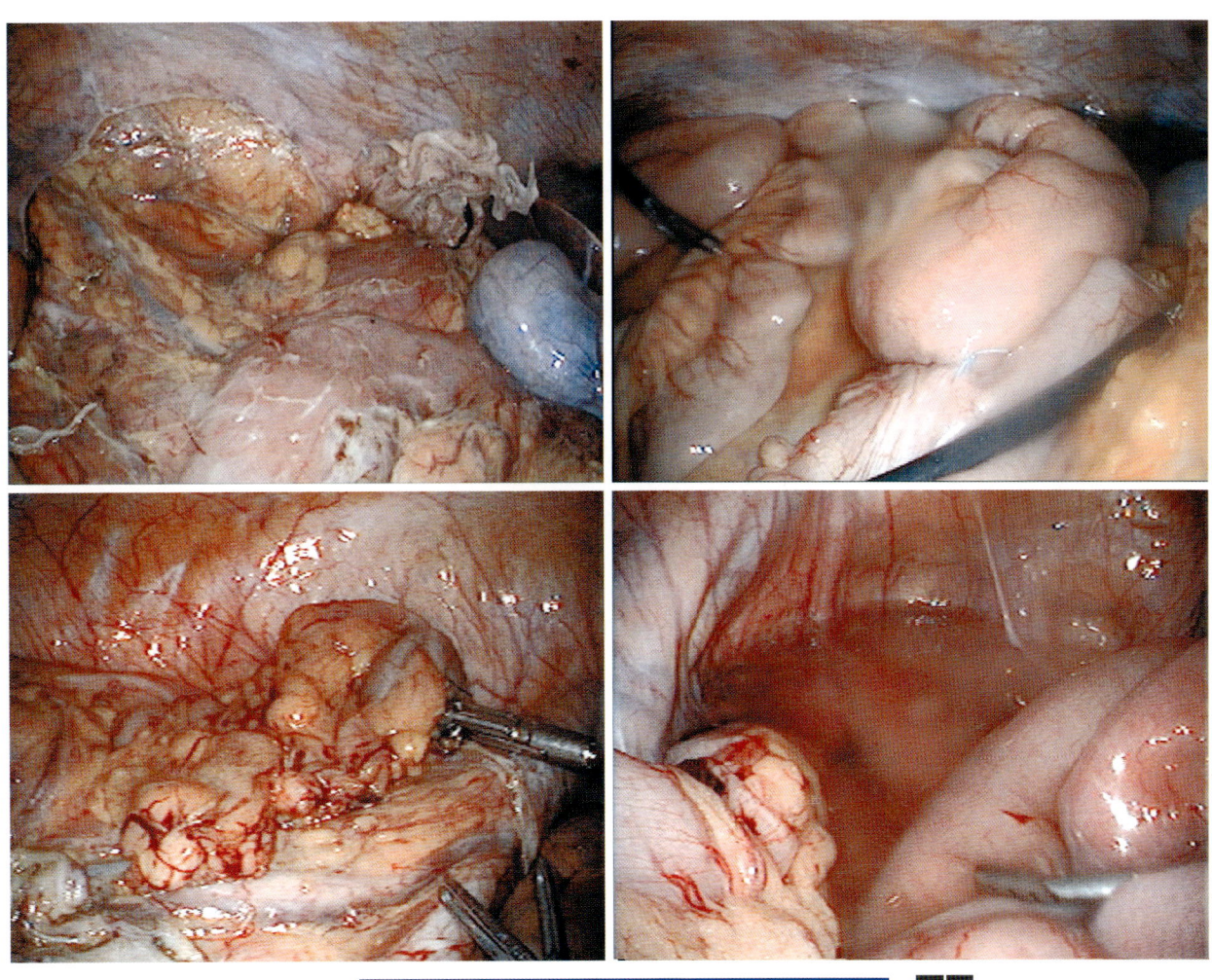

図21　腹腔内の止血確認
a：結腸右半切除の切除完了後
b：結腸右半切除の吻合完了後
c：S状結腸切除の切除完了後で吻合前
d：S状結腸切除の吻合完了後

2. 吻合部出血

　DSTによる吻合を行った症例の中で，病棟帰棟後に肛門からの出血を認め，緊急内視鏡を行って吻合部出血と診断し内視鏡的止血術を施行した症例が5例あった．このため，手術室に内視鏡機器を常駐し，DST後のリークテストを術中内視鏡で行うようにした．すなわち，手術中に吻合部出血の有無も確認し，出血があれば，その場で処置を行って術後合併症とならないようにした（図22）．

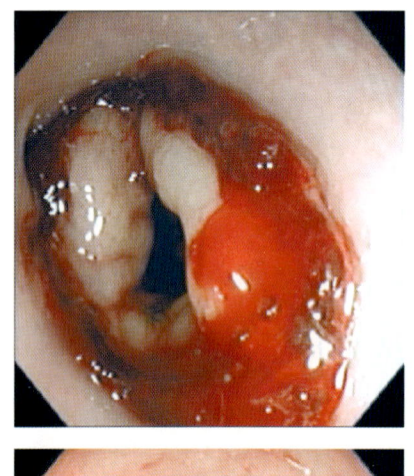

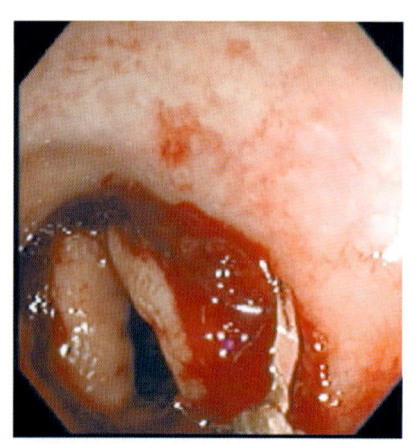

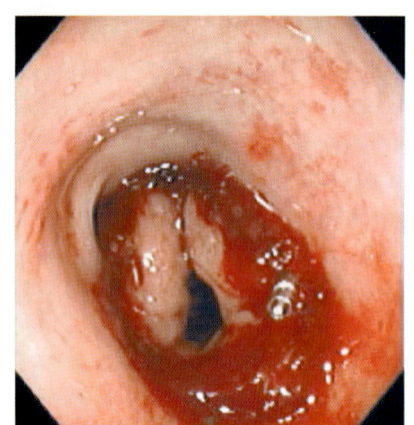

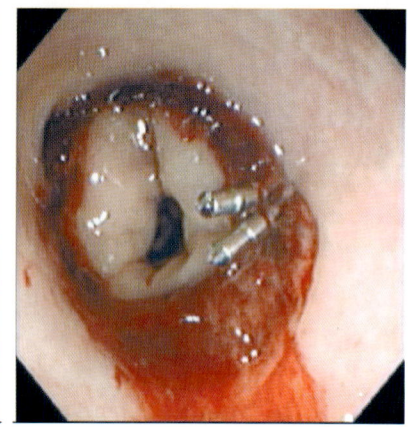

図22　吻合部出血と内視鏡的止血術
　手術室に内視鏡機器を常駐し，DST後のリークテストを術中内視鏡で行うようにしている．術中内視鏡にて吻合部出血の有無も確認し，出血があれば，その場で処置を行って術後合併症とならないようにしている．

3. 縫合不全

　縫合不全の発生率は，大腸癌切除・吻合症例全体を分母とすると2.4％と高くはなかった．しかし，表7に示すように，縫合不全の過半数（15/20）は直腸癌症例であり，直腸癌切除・吻合例での縫合不全発生率は5.1％（15/292）であった．さらに，そのうち1例を除いた14例は低位前方切除（DST）例で，同切除例での発生率は7.4％であった．その詳細をみると，ほとんどが男性の狭骨盤例で，吻合部は肛門から4～5cmの低位で多く，同部位では15.5％と高率であった．また，直腸切離時のステイプリングが3回以上で多く，4回や5回もステイプリングした症例ではきわめて高率であった．

　したがって，とくに男性の狭骨盤例では下部直腸までの十分な剝離授動と的確な直腸間膜処理を心がけるとともに，着脱式腸鉗子で直腸を扁平になるように閉鎖して直腸洗浄後のステイプリングが1～2回で完了して適切な切離面が得られるように注意

4．注意すべき術中偶発症・術後合併症とその対策　345

表7　縫合不全の発生率

直腸S状部〜直腸Ra/Rb癌例の縫合不全　　　　5.1%（15/292）
1例を除いて低位前方切除(DST)例　　　　　　7.4%（14/189）

- 男性 13 ： 女性 1
- 吻合部位と肛門縁の距離　　6cm以上　　1.0%（1/105）
　　　　　　　　　　　　　4〜5cm　　15.5%（13/84）
- 直腸切離時のステイプリング数　3回　　9.5%（7/74）
　　　　　　　　　　　　　　　　4回　　75.0%（3/4）
　　　　　　　　　　　　　　　　5回　　100%（2/2）

（1回：24例ではなし，2回：85例では2例（2.4%））

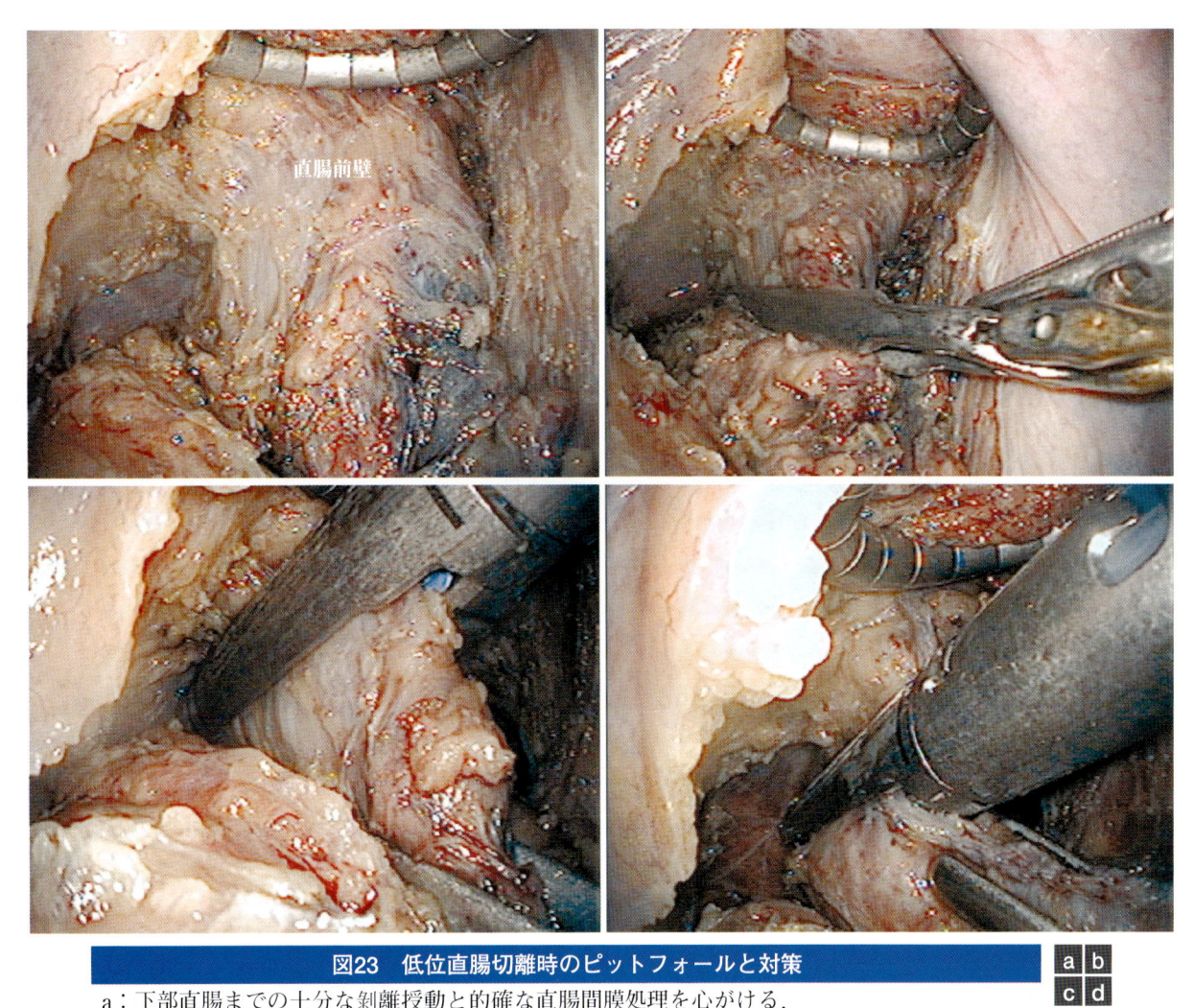

図23　低位直腸切離時のピットフォールと対策

a：下部直腸までの十分な剥離授動と的確な直腸間膜処理を心がける．
b：着脱式腸鉗子で直腸を扁平になるように閉鎖して直腸洗浄を行う．
c, d：直腸切離時にはステイプリングが1〜2回で完了して適切な切離面が得られるように注意している．なお，2回目のステイプリングが必要な場合は，1回目のステイプリングとoverlapさせるようにステイプリングするが，直腸断端の血流を考慮して肛門側に切り込みすぎないように注意する．

346　Ⅴ．腹腔鏡下大腸手術手技の最前線

している（図23）．
　また，ステイプラーの種類，挿入部位や操作方向などにも工夫を加えている（図24）．すなわち，45mm可変式ステイプラーを基本にして低位直腸切離では恥骨上部のポートから挿入している．また，体外から肛門部を押し上げて下部直腸を骨盤腔内へ移動させたり，切離口側の直腸を骨盤腔内で腹側ではなく頭側へ牽引して腸管に直交して

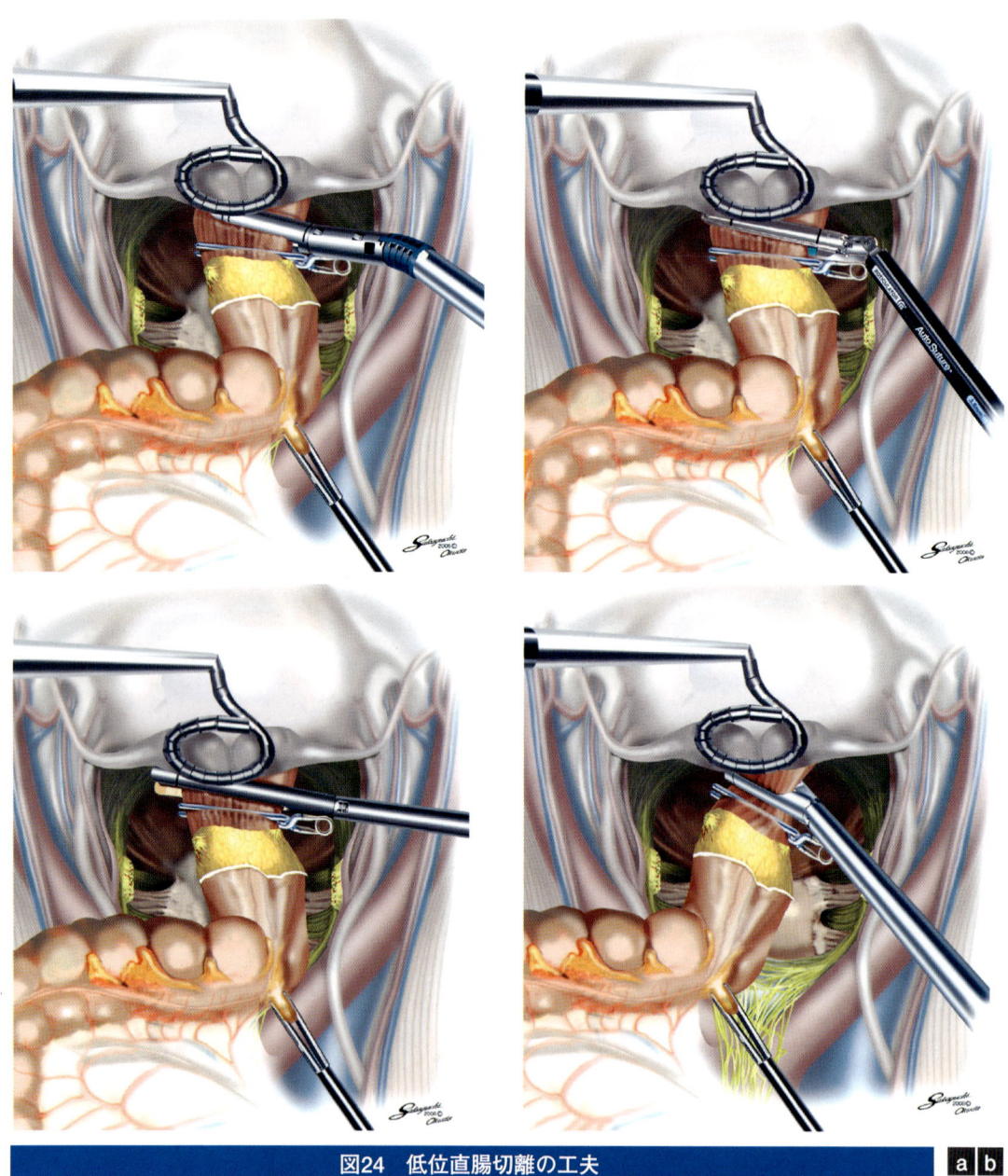

図24　低位直腸切離の工夫

a	b
c	d

a，b：45mm可変式ステイプラーを基本にして低位直腸切離では恥骨上部のポートから挿入している．ただし，下部直腸まで十分授動していれば，右下腹部のポートからの方がステイプラーをかけやすいことも多いことがわかり，右下腹部ポートからのの有用性が見直されている．

c，d：体外から肛門部を押し上げて下部直腸を骨盤腔内へ移動させたり，切離口側の直腸を骨盤腔内で腹側ではなく頭側へ牽引して腸管に直交して切離しやすくしたうえで60mmストレートステイプラー（Echelon60：ジョンソン・エンド・ジョンソン）を用いるなどしてできるだけ1回で適切な直腸切離が行えるように努めている．

切離しやすくしたうえで60mmストレートステイプラーのcompression type（Echelon60：ジョンソン・エンド・ジョンソン）を用いるなどしてできるだけ1回で適切な直腸切離が行えるように努めている．なお，下部直腸まで十分授動していれば，右下腹部のポートからの方がステイプラーをかけやすいことも多いことがわかり，右下腹部ポートからのステイプリングの有用性が見直されている．

さらに，直腸切離困難例にはラップディスクなどで気腹を保持して小切開創から開腹用のステイプラーを利用するなどの工夫も有用である．TMEによる自律神経完全温存は腹腔鏡下の拡大視・近接視効果によりきわめて繊細に行える（図25）．なお，2回のステイプリングで直腸切離を行った場合には，ステイプラーのオーバーラップし

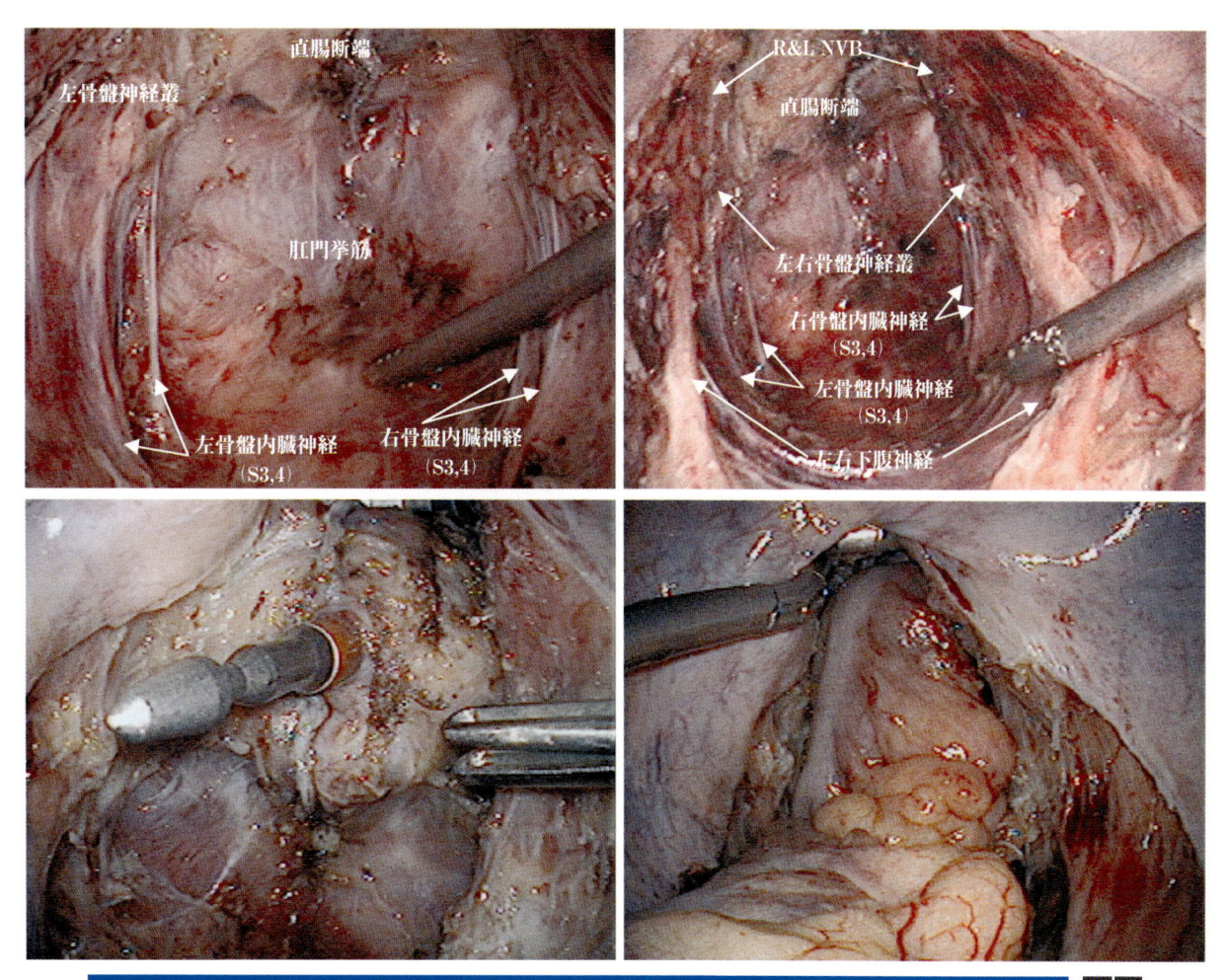

図25 自律神経の完全温存と安全な吻合のポイント

a：TMEによる自律神経完全温存は腹腔鏡下の拡大視・近接視効果によりきわめて繊細に行える．
b：上下腹神経叢から左右下腹神経，これに骨盤内臓神経が合流して形成される骨盤神経叢，さらにここから前側方に拡がる泌尿生殖器系へのneurovascular bandleまでを連続性を保つように完全に温存されている．
c，d：2回のステイプリングで直腸切離を行った場合には，ステイプラーのオーバーラップしたところからシャフトの槍を出して，安全で確実な吻合を心がける．

たところからシャフトの槍を出して，安全で確実な吻合を心がける．

さらに，著者らは，DSTで吻合した症例には，リークテストも兼ねて術中大腸内視鏡を行い，吻合部出血の有無やステイプリングの状態，吻合部前後の腸管の状態（色調など）もチェックするようにしている（図26）．また，腹腔鏡下のドレーン挿入を確実に行って，万一縫合不全が発生した場合も，効果的なドレナージによって緊急手術を避けて保存的加療で切り抜けられるように配慮している．ただし，とくに肛門管直上の超低位吻合などで吻合部の観察から縫合不全が危惧される場合には，一時的回腸

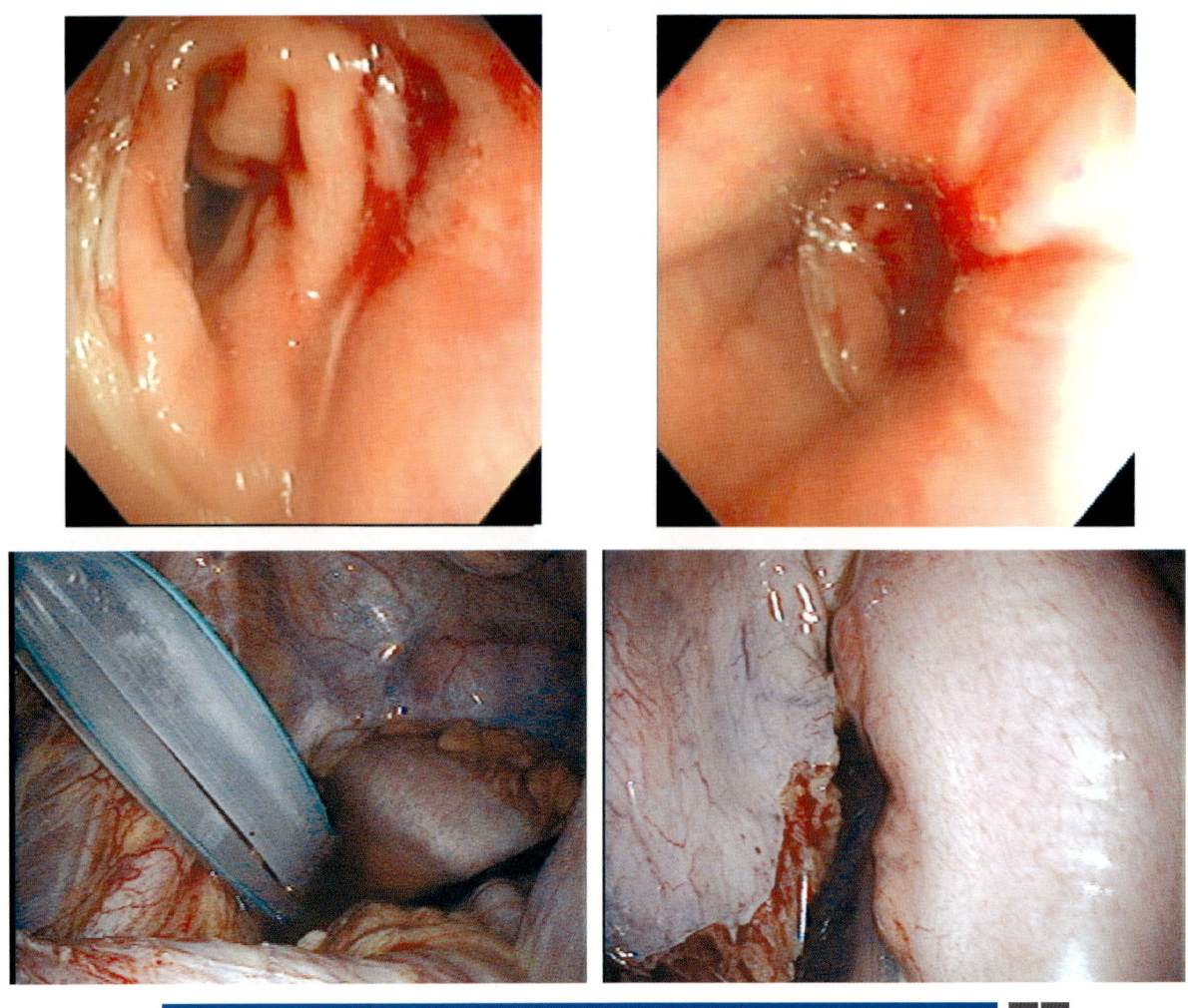

図26　内視鏡による吻合部確認と効果的なドレーンの挿入

a, b：DSTで吻合した症例には，リークテストも兼ねて術中大腸内視鏡を行い，吻合部出血の有無やステイプリングの状態，吻合部前後の腸管の状態（色調など）もチェックする．

c, d：とくに低位での吻合例には，腹腔鏡下のドレーン挿入を確実に行って，万一縫合不全が発生した場合も，効果的なドレナージによって緊急手術を避けて保存的加療で切り抜けられるように配慮している．

4. 注意すべき術中偶発症・術後合併症とその対策　349

人工肛門を併設している．

　ところで，図27に示すように，側端吻合など再建法も工夫して縫合不全の予防に努めている．なお，腹腔鏡（補助）下での直腸切離や吻合が不確実になると判断した場合には，開腹移行して的確な直腸切離と安全な吻合を完了することが不用意な術後縫

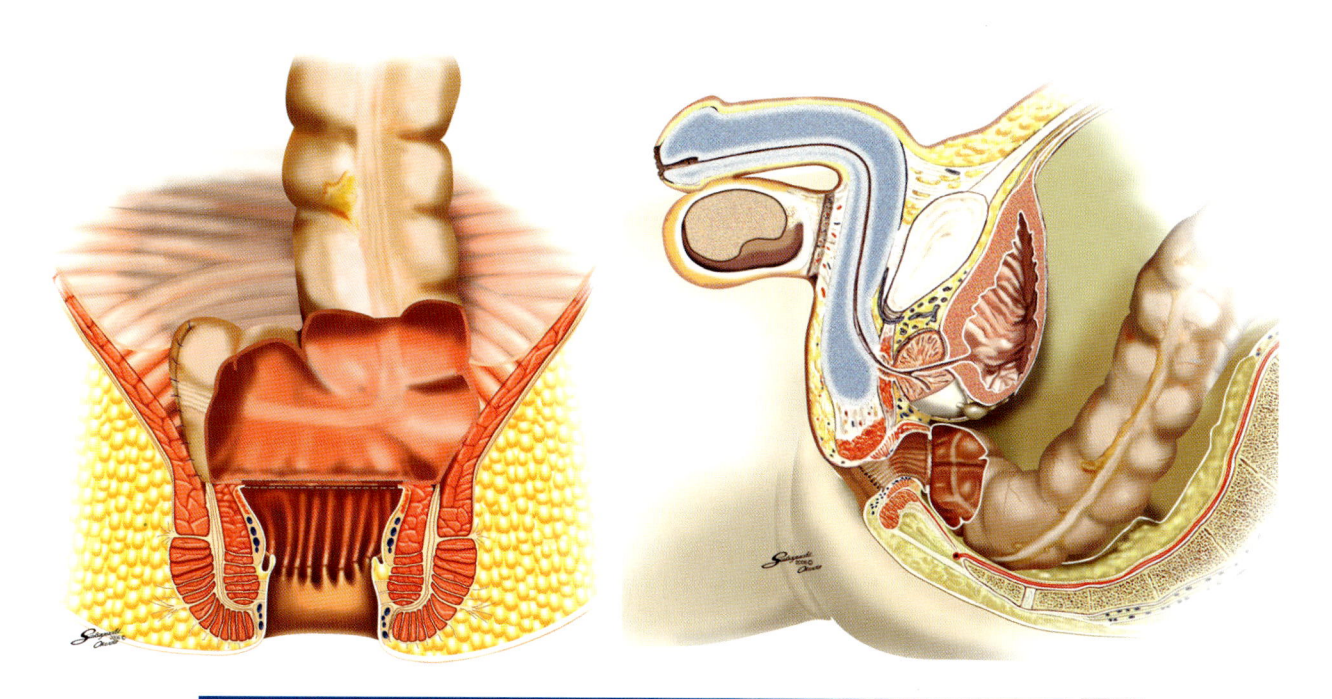

図27　再建法の工夫－側端吻合による結腸直腸吻合－ a b
側端吻合による結腸直腸吻合など再建法も工夫して縫合不全の予防に努めている．

合不全や予期せぬ局所再発を避ける真の低侵襲手術となることを忘れてはならない．

4．吻合部狭窄

縫合不全発生例や経肛門吻合では，吻合部狭窄を起こすことがあるが，ブジーにて対応可能である．

5．ポート部ヘルニア

10mm以上のポート部は，術後のポート部ヘルニア予防のため，筋膜クローサーなどで筋膜・腹膜を縫縮する（図28）．

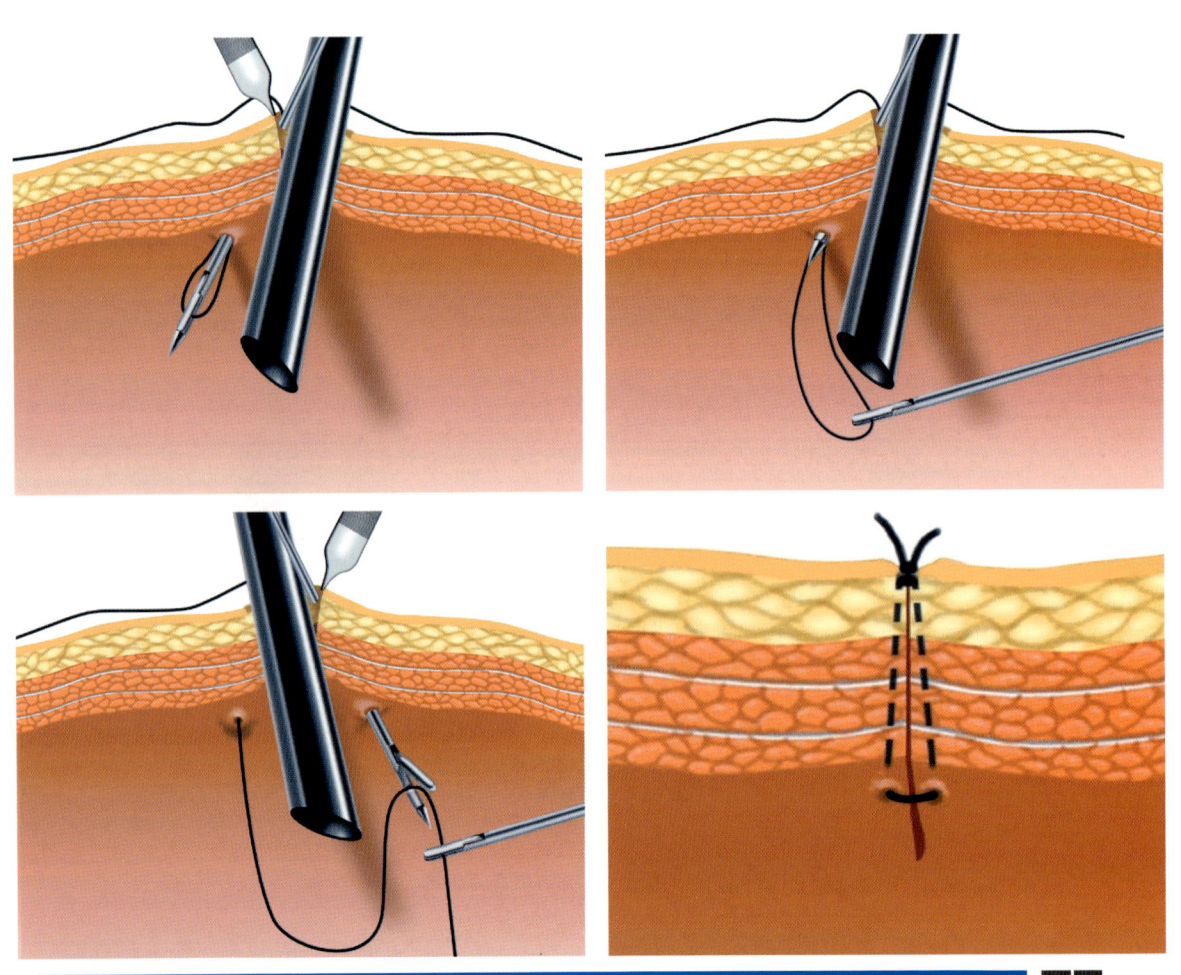

図28 ポート部ヘルニアの予防

10mm以上のポート部は，術後のポート部ヘルニア予防のため，筋膜クローサーなどで筋膜・腹膜を縫縮する．

6. リンパ漏（乳糜漏）

　IMA根部左側の腰内臓神経周囲を徹底郭清した症例などでリンパ漏（乳糜漏）を併発した．同部の郭清時にリンパ管らしき索状物があれば，リガシュアーでシーリングするか，クリッピングするようにしている．

7. 仙骨前面膿瘍

　超低位直腸切離例などで下部直腸を広範囲に剝離した症例で仙骨前面膿瘍を3例に認めた．いずれも放射線科医によるCTガイド下ドレナージにて改善した（図29）．IVRの進歩により，合併症の治療も低侵襲となってきており，最先端外科治療には他科による十分なバックアップ体制も不可欠と言える．

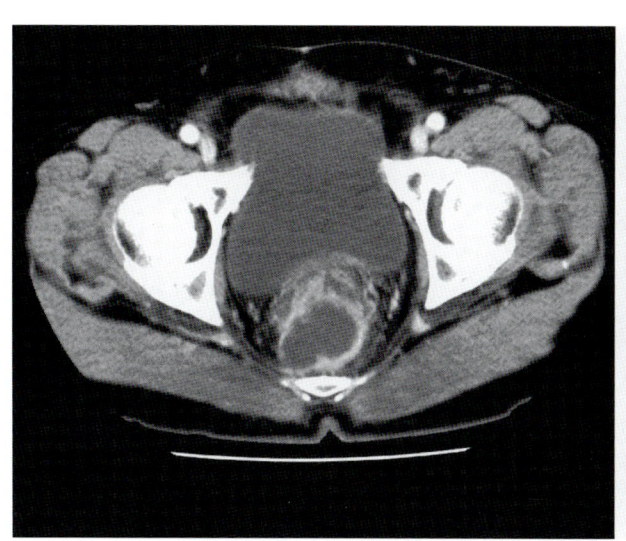

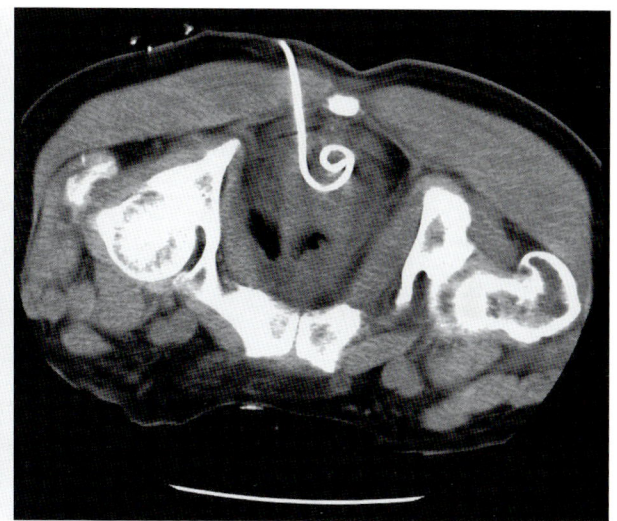

図29　仙骨前面膿瘍に対するCTガイド下ドレナージ　a b

　超低位直腸切離例などで下部直腸を広範囲に剝離した症例で仙骨前面膿瘍を3例に認めた．いずれも放射線科医によるCTガイド下ドレナージにて改善した．IVRの進歩により，合併症の治療も低侵襲となってきており，最先端外科治療には他科による十分なバックアップ体制も不可欠と言える．

8. 感染性腸炎

術後感染性腸炎にはCDチェックや便培養を行うとともに，十分な補液と抗生剤の適切な使用に注意する．

9. 腸 閉 塞

腹腔鏡下手術導入当初は，腸間膜欠損部をクリップなどで閉鎖していた．しかし，結果的に中途半端な閉鎖となって，同部への癒着による腸閉塞が続いた時期があった．このため，図30に示すように腸間膜欠損部は修復せずに開放のままとしたところ，腸閉塞はほとんど全く発生しなくなった．

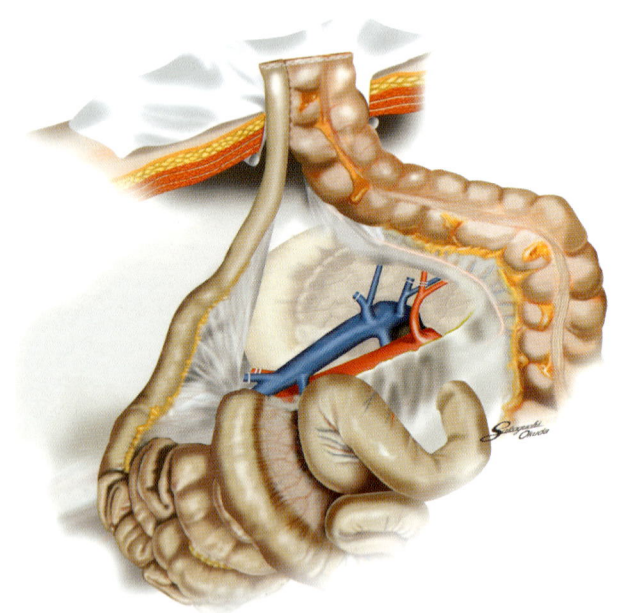

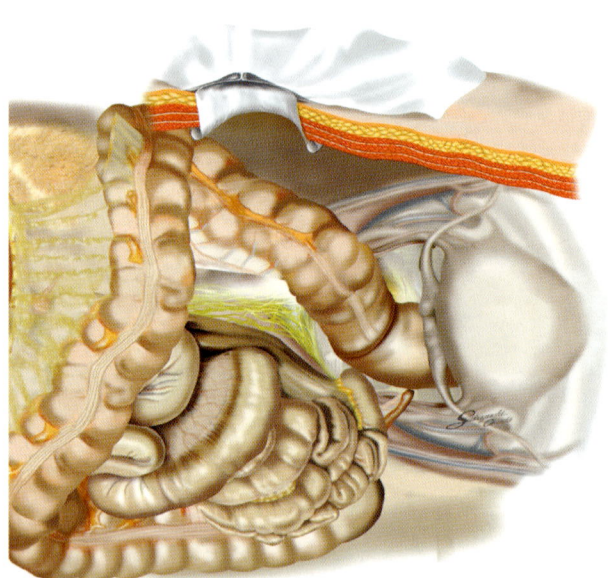

図30　腸閉塞への対策－腸間膜欠損部は修復せず開放のままで－ a b

腹腔鏡下手術導入当初は，腸間膜欠損部をクリップなどで閉鎖していた．しかし，結果的に中途半端な閉鎖となって，同部への癒着による腸閉塞が続いた時期があった．このため，腸間膜欠損部は修復せずに開放のままとしたところ，腸閉塞はほとんど全く発生しなくなった．

10. 創 部 感 染

ラッププロテクターによる創縁保護，器械吻合の導入，閉創前の創部洗浄などによって創部感染は減少した．

11. 肺 塞 栓

術後の肺塞栓を2例に認めたが，いずれも救命し得た．なお，静脈血栓症のリスクの高い症例では予防的抗凝固療法を行っている．

12. そ の 他

当科では，大学病院の性格上，重症併存疾患を有する患者が多いため，関連する専門医ともチームを組んで迅速で的確なサポートが受けられる体制としている．

4 術前説明の重要性とポイント

　万一の偶発症や合併症の発生時に患者さんやご家族が前向きに取り組めるように的確な術前説明を行っておくことは外科治療の基本である．患者さんやご家族が求められているのは，腹腔鏡下手術か開腹手術かといった2者択一ではなく，その時の患者さんにとってのベストの治療である．著者らは，表8，9，10に示す術前説明用紙を用いて十分なインフォームド・コンセントを得るとともに全力でベストの手術を行うことを誓っている．

354　Ⅴ．腹腔鏡下大腸手術手技の最前線

表　8

大阪医科大学病院　消化器外科　大腸グループ　　　　　様　歳（ID：　　　　）

手術説明（結腸）

説明者：　　　　　　　　　．日時：平成　年　月　日（　）

● 病名：大腸腫瘍：良性・悪性（癌、　）、生検確認：済・待ち・未

● 病変部位：　　　　　結腸
　　大きさ：＿＿cm,

● 早期・進行
　　（正確には切除後の検査で判明）

早期　粘膜層／粘膜下層
進行　固有筋層（漿膜下層）／漿膜（外膜）

● 転移：血行性→肝・肺など，リンパ節，腹膜，他臓器（　　）

● 放置した場合：出血→貧血、狭窄→腸閉塞、進行→転移

● 初回治療の選択肢：抗癌剤・放射線・内視鏡切除・手術

● 術式：　　　　　　切除

● 主な偶発症：出血→輸血
　　　　　　　臓器損傷（腸管・尿管）→修復、ステント

● 主な合併症：①出血→再手術，輸血
　　　　　　　②縫合不全→腹膜炎、再手術
　　　　　　　　一時的人工肛門造設
　　　　　　　③感染→膿瘍、腸炎、創感染
　　　　　　　④腸閉塞（捻転、癒着）
　　　　　　　⑤排尿障害
　　　　　　　⑥ストレス→潰瘍、せん妄

● 危険因子：全身麻酔　心・肺・肝・腎・脳
　　肺炎、血栓→梗塞（脳、心、肺　など）
　　糖尿病・肥満・高齢・（　　　　　）

（A）開腹手術　（B）腹腔鏡下手術（　　人）
● Bの場合：困難ならば開腹移行へ
● 3D-CT（お腹の地図）
● ＿＿＿を選択された
● その他の希望：とくに無・有（　　　　）
● 予定手術時間：＿＿＿＿時間位
● 予定退院日：＿月　日頃（午前）＊

＊併存疾患、全身状態、偶発症・合併症や術後の状況などで入院が長期化することもあります。

説明を受けた方

表 9

大阪医科大学病院 消化器外科 大腸グループ　　　　　様　歳（ID：　　　　）

手術説明（直腸：男性）

説明者：　　　　　　　　　　日時：平成　年　月　日（　）

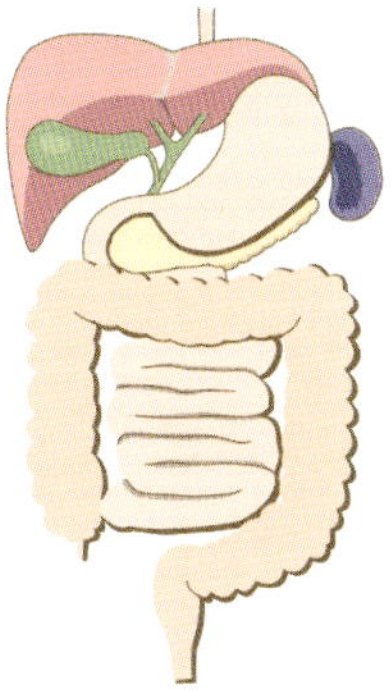

- ●病名：直腸腫瘍：良性・悪性（癌、　）、生検確認：済・待ち・未
- ●病変部位：直腸S状部(RS)・上部(Ra)・下部(Rb)・肛門管(P)
  肛門縁からの距離：〜　cm：
  大きさ：　　cm，

早期　　粘膜層
　　　　粘膜下層
進行　　固有筋層
　　　　（漿膜下層）
　　　　漿膜（外膜）

- ●早期・進行
  （正確には切除後の検査で判明） 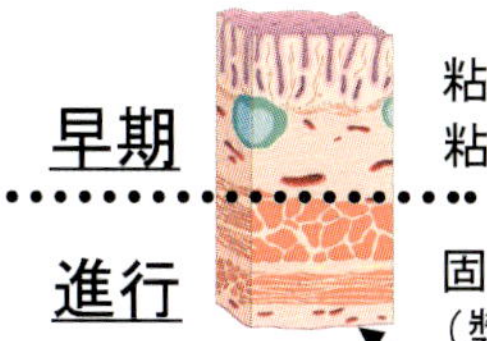 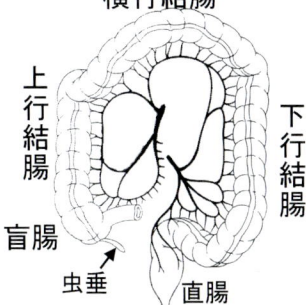
- ●転移：血行性→肝、肺など，リンパ節，腹膜，他臓器（　　）
- ●放置した場合：出血→貧血、狭窄→腸閉塞、進行→転移
- ●初回治療の選択肢：抗癌剤・放射線・内視鏡切除・手術
- ●術式：低位前方切除，超低位直腸切除，(＋一時的人工肛門)
  直腸切断術（＋永久人工肛門）

　永久人工肛門の確率：　　％　　、一時的人工肛門の確率：　　％

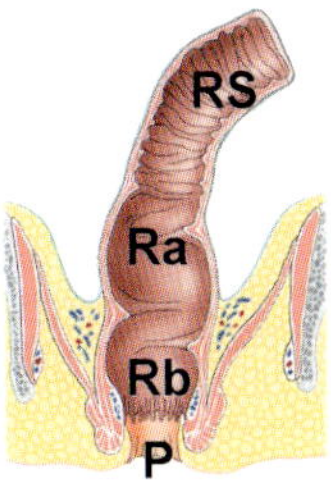

- ●主な偶発症：出血→輸血
  臓器損傷（腸管・尿管）→修復、ステント
- ●主な合併症：①出血→再手術，輸血
  　　　　　　②縫合不全→腹膜炎、再手術
  　　　　　　　一時的人工肛門造設
  　　　　　　③感染→膿瘍、腸炎、創感染
  　　　　　　④腸閉塞（捻転、癒着）
  　　　　　　⑤排尿障害、性機能障害
  　　　　　　⑥ストレス→潰瘍、せん妄
- ●危険因子：全身麻酔　心・肺・肝・腎・脳 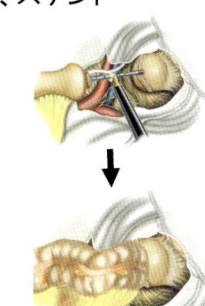 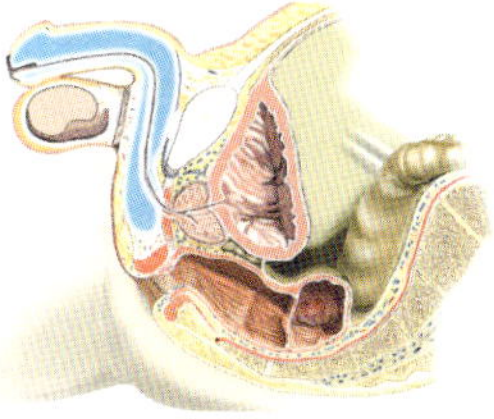
  肺炎、血栓→梗塞（脳、心、肺 など）
  糖尿病・肥満・高齢・（　　　　　）

(A)開腹手術　(B)腹腔鏡下手術(　人)

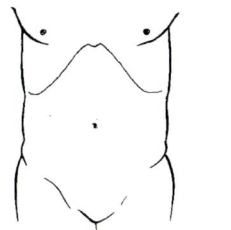

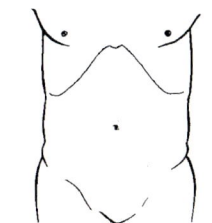

- ●Bの場合：困難ならば開腹移行へ
- ●3D-CT（お腹の地図）
- ●＿＿＿を選択された
- ●その他の希望：とくに無・有（　　　）
- ●予定手術時間：　　　時間位
- ●予定退院日：　月　日頃（午前）＊

＊併存疾患、全身状態、偶発症・合併症や術後の状況などで入院が長期化することもあります。

説明を受けた方

356　V．腹腔鏡下大腸手術手技の最前線

表　10

大阪医科大学病院　消化器外科　大腸グループ　　　　　　様　歳（ID：　　　）

手術説明（直腸：女性）　説明者：　　　　　　　．日時：平成　年　月　日（　）

- 病名：直腸腫瘍：良性・悪性（癌、　）、生検確認：済・待ち・未
- 病変部位：直腸S状部(RS)・上部(Ra)・下部(Rb)・肛門管(P)
  肛門縁からの距離：〜　cm：
  大きさ：　　cm,
- 早期・進行（正確には切除後の検査で判明）

  早期 — 粘膜層／粘膜下層
  進行 — 固有筋層（漿膜下層）／漿膜（外膜）

- 転移：血行性→肝、肺など，リンパ節，腹膜，他臓器（　　）
- 放置した場合：出血→貧血、狭窄→腸閉塞、進行→転移
- 初回治療の選択肢：抗癌剤・放射線・内視鏡切除・手術
- 術式：低位前方切除，超低位直腸切除,（＋一時的人工肛門）
  直腸切断術（＋永久人工肛門）

  永久人工肛門の確率：　％　、一時的人工肛門の確率：　％

- 主な偶発症：出血→輸血
  臓器損傷（腸管・尿管）→修復、ステント
- 主な合併症：①出血→再手術，輸血
  ②縫合不全→腹膜炎、再手術
  　一時的人工肛門造設
  ③感染→膿瘍、腸炎、創感染
  ④腸閉塞（捻転、癒着）
  ⑤排尿障害、性機能障害
  ⑥ストレス→潰瘍、せん妄
- 危険因子：全身麻酔　心・肺・肝・腎・脳
  肺炎、血栓→梗塞（脳、心、肺 など）
  糖尿病・肥満・高齢・（　　　）

(A)開腹手術　(B)腹腔鏡下手術(　　人)

- Bの場合：困難ならば開腹移行へ
- 3D-CT（お腹の地図）
- 　　　　を選択された
- その他の希望：とくに無・有（　　　　）
- 予定手術時間：　　　　時間位
- 予定退院日：　月　日頃（午前）＊

＊併存疾患、全身状態、偶発症・合併症や術後の状況などで入院が長期化することもあります。

説明を受けた方

5 さらなる質の向上と安全性を求めて

手術件数の増加は，手術手技だけでなく，術後合併症に対する対応にも改善をもたらす．著者らは，表11に示すように合併症を先取りしたパスを作成して，迅速で的確な対応が行える体制としている．

表11 合併症を先取りしたパス（パスの個別化）

358　V．腹腔鏡下大腸手術手技の最前線

　なお，超低位直腸切除のオプションとして図31にprolapsing法による超低位直腸切除を示す．適応を適切に選択することも偶発症や合併症を避ける基本である．また，術中尿管損傷時にはステント留置が必要となるが，図32に示すストライカー社のInfravision stentはイルミネーションによって尿管損傷予防のステントとしてきわめて有用と考えられ，本邦での認可が待たれる．

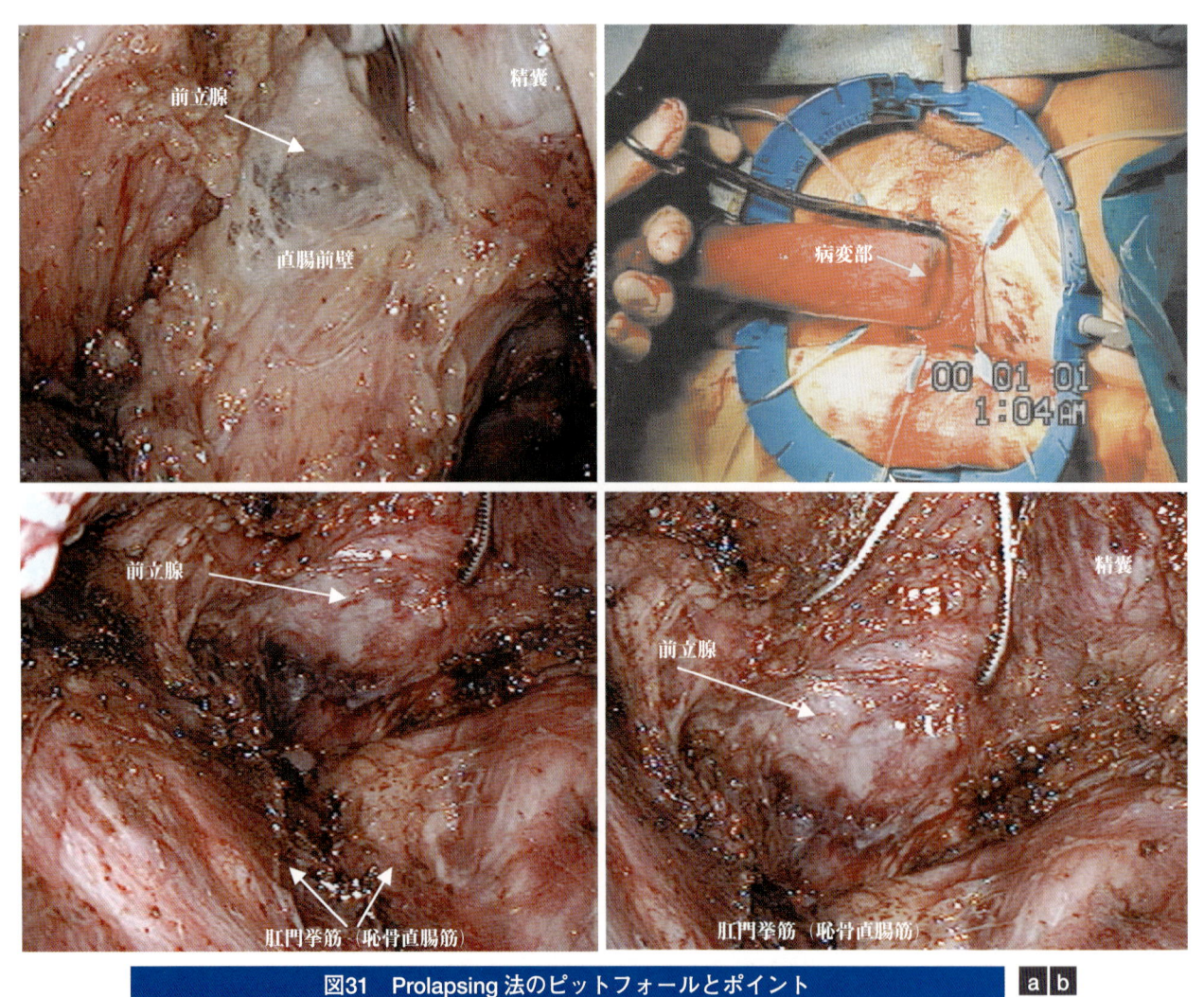

図31　Prolapsing法のピットフォールとポイント

a：下部直腸を肛門管直上まで十分に剝離授動する．
b：Prolapsing法は内視鏡的切除後の追加腸切除例のように，触知できない病変が下部直腸にある場合に反転させて粘膜面から確認できる利点がある．
c, d：フレキシブルスコープで反転して骨盤腔内をみると前立腺も明瞭に確認できる．

4. 注意すべき術中偶発症・術後合併症とその対策　　359

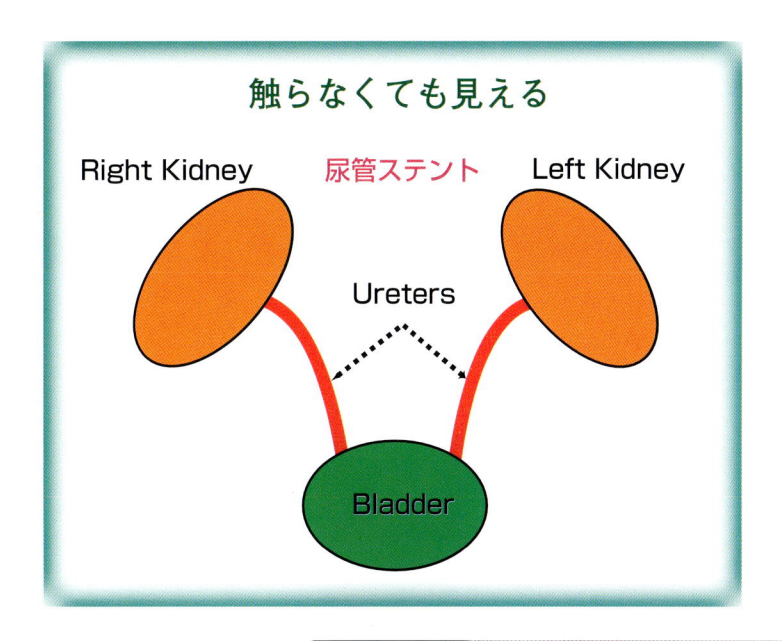

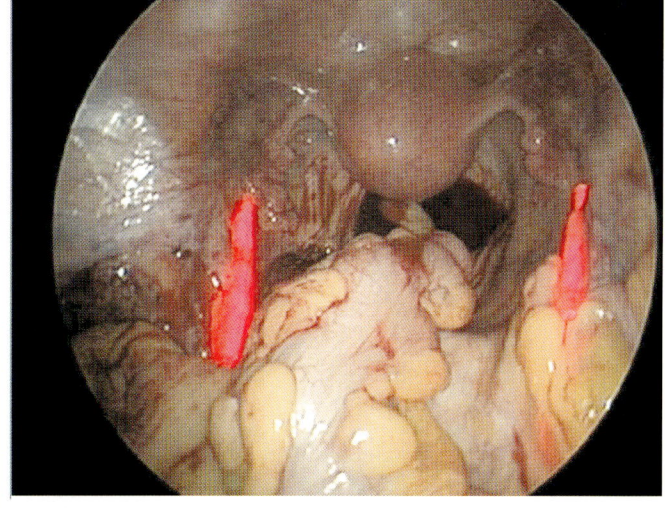

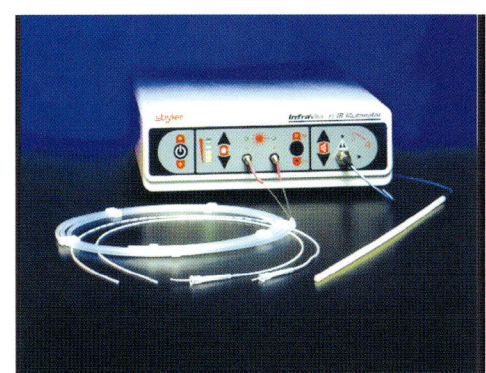

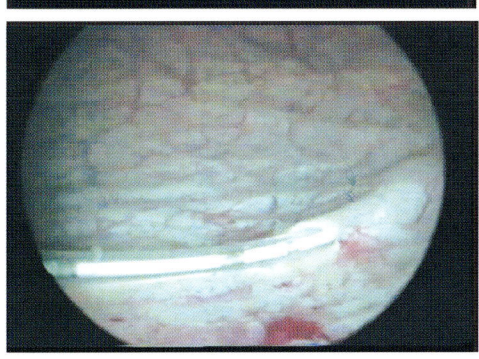

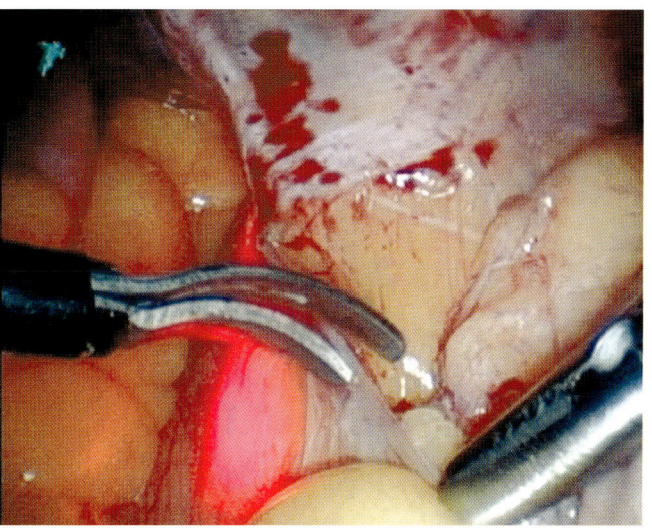

図32　予防的尿管ステント— INFRAVISION（Stryker）—

　術中尿管損傷時にはステント留置が必要とされることが多いが，ストライカー社製のInfravision stent はイルミネーションによって，尿管損傷予防のステントとしてきわめて有用と考えられ，本邦での認可が待たれる．

おわりに

　腹腔下大腸手術では，腹腔鏡下の外科解剖を熟知し，合理的なアプローチのもとで的確な手技と適切な器具を用いて臓器損傷や出血などを来さない繊細な手術に徹する必要がある．しかし，一方で注意すべき術中偶発症・術後合併症とその対策を知っておくことも不可欠と言える．

文　献
1) 奥田準二，田中雅夫，清水周次ほか：5 mm フレキシブルビデオスコープの advanced laparoscopic surgery における有用性. 日鏡外会誌 9(5)：593-597, 2004.

　　　　　　　（奥田準二，山本哲久，田中慶太朗，川崎浩資，近藤圭策，谷川允彦）

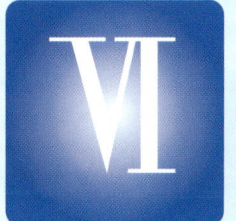

VI 腹腔鏡下大腸手術の展望
Future Prospect of Laparoscopic Colorectal Surgery

1 システム化と個別化
Systematic Approach and Individualization

はじめに

著者らは大腸癌を始めとする大腸疾患に対して1993年より腹腔鏡下手術を導入した．その後，手技の向上と機器・器具の改良・開発に合わせて段階的に適応を拡大してきた．その実績が認められるにつれて，大腸癌手術件数は急増し，2005年には216件になった（表1）．これには，低侵襲手術としての腹腔鏡下手術が大きく貢献しており，最近では年間症例の約8割を占めて主流となり，2006年4月までに腹腔鏡下大腸癌手術総数は850件に達した．このような手術件数の増加に対応できるように，手術のみならず，外来受診から退院後のフォローアップまでをシステム化するとともに，個々の患者さんに合うように個別化することも行ってきた．

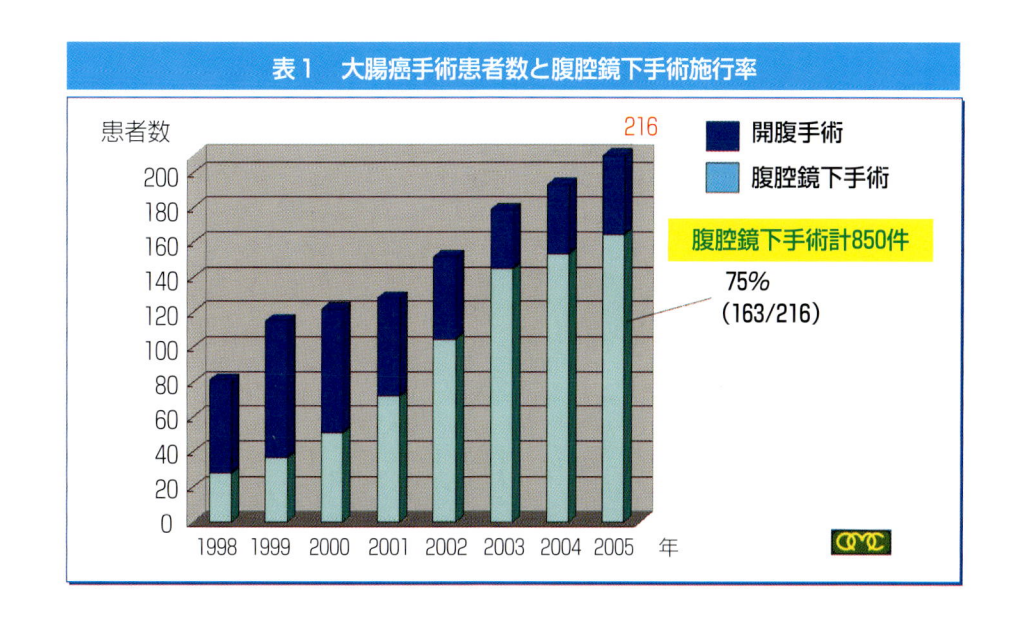

表1 大腸癌手術患者数と腹腔鏡下手術施行率

本項では，著者らが進めてきた医療サイドのシステム化と患者サイドの個別化をもとに腹腔鏡下大腸手術の最前線と展望を述べる．

1 大腸外科診療におけるシステム化と個別化

　大腸癌を始めとする大腸疾患で手術が必要と診断されて紹介いただいた患者さんの外来受診から入院・手術・退院および退院後のケアーまでの流れを示す（表2）．著者らは紹介医よりの検査データをもとに，原疾患・併存疾患・服用薬剤などをチェックし，手術の必要性を説明してICが確認できれば，初回受診日に入院・手術日を予約する．大腸内視鏡検査は著者ら大腸外科チームが行い，放射線科の協力のもとに，主な術前精査（大腸内視鏡検査→3D-CT検査）として一日で済む検査枠を確保している．このため，初回受診日から1週間以内に術前精査は完了する．また，麻酔科や手術室（看護部）の積極的な協力のお陰で，併存疾患のコントロールが良好で，全身状態などに問題がなければ，通常，初回受診日から1～3週間以内に手術日を設定できる．

　なお，著者らは表2に示すように，入院前チェックから退院にいたるまで，主治医・担当医のみならず，看護師，薬剤師，管理栄養士を中心とした多職種チーム医療をシステム化して実践している．また，表3，4，5に示す外来説明用紙を用いて多職種チーム医療の入院前チェックを容易に行えるようにしている．さらに，個々の患者さんの併存疾患や全身状態などに合わせ，それらの専門医も加えて個別化（オーダーメイドの多職種チーム医療）も図っている．

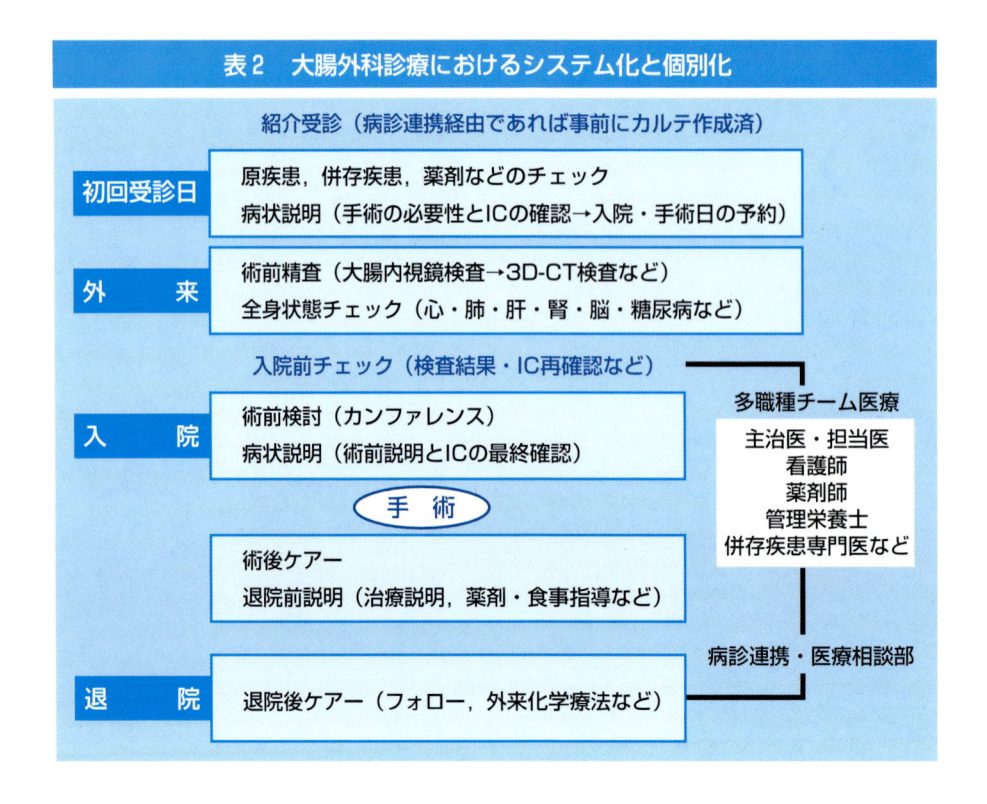

表2　大腸外科診療におけるシステム化と個別化

	紹介受診（病診連携経由であれば事前にカルテ作成済）
初回受診日	原疾患，併存疾患，薬剤などのチェック 病状説明（手術の必要性とICの確認→入院・手術日の予約）
外　　来	術前精査（大腸内視鏡検査→3D-CT検査など） 全身状態チェック（心・肺・肝・腎・脳・糖尿病など）
	入院前チェック（検査結果・IC再確認など）
入　　院	術前検討（カンファレンス） 病状説明（術前説明とICの最終確認）
	手　術
	術後ケアー 退院前説明（治療説明，薬剤・食事指導など）
退　　院	退院後ケアー（フォロー，外来化学療法など）

多職種チーム医療
主治医・担当医
看護師
薬剤師
管理栄養士
併存疾患専門医など

病診連携・医療相談部

表 3

大阪医科大学病院　消化器外科　大腸グループ　　　　様　歳（ID：　　　）

外来説明（結腸）

説明者：　　　　　　　．日時：平成　年　月　日（　）

- ●病名：大腸腫瘍：良性・悪性（癌、　）、生検：済・待ち・未
- ●病変部位：　　　　結腸
  - 大きさ：　　cm
  - 狭窄（つまる）危険：有・無
- ●早期・進行
  （正確には切除後の検査で判明）

早期 — 粘膜層／粘膜下層
進行 — 固有筋層（漿膜下層）／漿膜（外膜）

- ●転移：血行性→肝・肺など, リンパ節, 腹膜, 他臓器（　）：要精査
- ●放置した場合：出血→貧血, 狭窄→腸閉塞, 進行→転移　：治療要
- ●初回治療の選択肢：抗癌剤・放射線・内視鏡切除・手術
- ●手術の場合の術式：　　　　　切除

横行結腸／上行結腸／下行結腸／盲腸／虫垂／S状結腸／直腸

- ●併存疾患[持病]（無・有：心・肺・肝・腎・脳・糖尿病・（　　　））
- ●持参薬（無・有（心・肺・精・ス・糖内・糖注・その他（　　　））・チェック未）
- ●抗凝固薬（無・有（　　　）→　月　日（　）より中止、専門医連絡（未・済））
- ●アレルギー（無・有（　　　））　　●治療食（不要・要）

(A)開腹手術　(B)腹腔鏡下手術(　　人)　●Bの場合：困難ならば開腹移行へ

- ●当科での手術の希望：無・未定・有（A・B・　　）
- ●その他の希望：とくに無・有（　　）
- ●手術時間：　　　時間位

＊入院後の手術前説明で詳しくお話しして再確認します。
＊別紙資料（手術の説明書・腹腔鏡下大腸手術）も参照下さい。

- ●大腸内視鏡→3D-CT：　月　日（　）：　～　　●他に必要な検査（　　）
- ●予定入院日：　月　日（　）　　　　●予定説明日：　月　日（　）：　～
- ●予定手術日：　月　日（　）　　　　●予定退院日：　月　日（　）頃（午前）

＊上記の予定などは併存疾患、全身状態、検査結果や術後の状況などで変更となる可能性もあります。

説明を受けた方

表 4

大阪医科大学病院 消化器外科 大腸グループ　　　　様　歳（ID：　　　）

外来説明（直腸：男性）

説明者：　　　　　　　　　．日時：平成　年　月　日（　）

- 病名：大腸腫瘍：良性・悪性（癌、　　）、生検：済・待ち・未
- 病変部位：直腸S状部(RS)・上部(Ra)・下部(Rb)・肛門管(P)
  肛門縁からの距離：〜　cm：
  大きさ：＿＿cm
  狭窄（つまる）危険：有・無
- 早期・進行
  （正確には切除後の検査で判明）

早期　粘膜層／粘膜下層
進行　固有筋層（漿膜下層）／漿膜（外膜）

- 転移：血行性→肝・肺など，リンパ節，腹膜，他臓器（　）：要精査
- 放置した場合：出血→貧血，狭窄→腸閉塞，進行→転移：治療要
- 初回治療の選択肢：抗癌剤・放射線・内視鏡切除・手術
- 手術の術式：低位前方切除，超低位直腸切除，（＋一時的人工肛門）
  直腸切断術（＋永久人工肛門）

- 永久人工肛門の確率：　％
- 一時的人工肛門の確率：　％

＊排尿・性機能障害にも注意要

- 併存疾患［持病］（無・有：心・肺・肝・腎・脳・糖尿病・（　　　））
- 持参薬（無・有（心・肺・精・ス・糖内・糖注・その他（　　　））・チェック未）
- 抗凝固薬（無・有（　　　）→　月　日（　）より中止、専門医連絡（未・済））
- アレルギー（無・有（　　　））　　●治療食（不要・要）

(A)開腹手術　(B)腹腔鏡下手術(　人)　● Bの場合：困難ならば開腹移行へ

- 当科での手術の希望：無・未定・有（A・B・　）
- その他の希望：とくに無・有（　　　）
- 手術時間：＿＿＿＿時間位

＊入院後の手術前説明で詳しくお話しして再確認します。
＊別紙資料（手術の説明書・腹腔鏡下大腸手術）も参照下さい。

- 大腸内視鏡→3D-CT：　月　日（　）：〜　● 他に必要な検査（　　　）
- 予定入院日：　月　日（　）　　● 予定説明日：　月　日（　）：〜
- 予定手術日：　月　日（　）　　● 予定退院日：　月　日（　）頃（午前）

＊上記の予定などは併存疾患、全身状態、検査結果や術後の状況などで変更となる可能性もあります。

説明を受けた方＿＿＿＿＿＿＿＿＿＿＿＿＿＿＿＿＿＿＿＿

1. システム化と個別化　365

表　5

大阪医科大学病院　消化器外科　大腸グループ　　　　様　歳（ID：　　　）

外来説明
（直腸：女性）

説明者：　　　　　　　　．日時：平成　年　月　日（　）

● 病名：大腸腫瘍：良性・悪性（癌、　　）、生検：済・待ち・未
● 病変部位：直腸S状部(RS)・上部(Ra)・下部(Rb)・肛門管(P)
　肛門縁からの距離：〜　cm：
　大きさ：＿＿＿cm
　狭窄（つまる）危険：有・無

早期　　粘膜層
　　　　粘膜下層
進行　　固有筋層
　　　　（漿膜下層）
　　　　漿膜（外膜）

● 早期・進行
　（正確には切除後に判明）
● 転移：血行性→肝・肺など, リンパ節, 腹膜, 他臓器（　　）：要精査
● 放置した場合：出血→貧血, 狭窄→腸閉塞, 進行→転移：治療要
● 初回治療の選択肢：抗癌剤・放射線・内視鏡切除・手術
● 手術の術式：低位前方切除，超低位直腸切除，（＋一時的人工肛門）
　　　　　　　直腸切断術（＋永久人工肛門）

横行結腸
上行結腸　下行結腸
盲腸　S状結腸
虫垂　直腸

● 永久人工肛門の確率 ：　　％
● 一時的人工肛門の確率：　　％

＊排尿・性機能障害にも注意要

● 併存疾患［持病］（無・有：心・肺・肝・腎・脳・糖尿病・（　　　　　　））
● 持参薬（無・有（心・肺・精・ス・糖内・糖注・その他（　　　　　））・チェック未）
● 抗凝固薬（無・有（　　　　）→　月　日（　）より中止、専門医連絡（未・済））
● アレルギー（無・有（　　　　））　　● 治療食（不要・要）
(A)開腹手術　　(B)腹腔鏡下手術(　　人)　　● Bの場合：困難ならば開腹移行へ

● 当科での手術の希望：無・未定・有（A・B・　　）
● その他の希望：とくに無・有（　　　　　）
● 手術時間：＿＿＿＿時間位

＊入院後の手術前説明で詳しくお話しして再確認します。
＊別紙資料（手術の説明書・腹腔鏡下大腸手術）も参照下さい。

● 大腸内視鏡→3D-CT：　月　日（　）：〜　● 他に必要な検査（　　　　　）
● 予定入院日：＿月　日（　）　　　　　　● 予定説明日：＿月　日（　）：〜
● 予定手術日：＿月　日（　）　　　　　　● 予定退院日：＿月　日（　）頃（午前）
＊上記の予定などは併存疾患、全身状態、検査結果や術後の状況などで変更となる可能性もあります。

説明を受けた方＿＿＿＿＿＿＿＿＿＿＿＿＿＿＿＿＿＿＿＿＿＿＿＿＿＿＿＿

2 当院での大腸癌の主な術前精査

　著者らの特徴的な術前精査は，放射線科と独自に考案した Integrated 3D-CT 画像検査（統合的3D-CT画像，通称：お腹の地図）である．第Ⅴ章3項に詳述しているが，大腸内視鏡検査に続いてマルチスライスCT検査を行って3D-CT画像を作成する（図1）．大腸内視鏡検査では，病変部位の確認・生検など通常の内視鏡検査と他病変があれば必要に応じて内視鏡的切除を行い，さらに，点墨などによる病変部のマーキングも行う．大腸内視鏡検査に続いて行う3D-CT検査により原発巣・転移巣の評価だけでなく，腸管全体像と病変部位，主要血管と病変支配血管の走行・分岐形態，腸管内腔像や周辺臓器との関係などまで統合的に精査することができる．このように，著者らは主な術前精査をシステム化して患者さんの負担を軽減（腸管前処置要の検査が1日で終了）し，注腸なども省略しつつ，患者さんのより詳細な情報の個別化を行っている．とくに，この Integrated 3D-CT 画像の血管像は，血管走行・分岐形態のバリエーションの多い，横行結腸左側癌に対する病変支配血管処理の術前シミュレーションと術中ナビゲーションにきわめて有用である（図2）．

　また，Integrated 3D-CT 画像により，個々の患者さんの Virtual surgical anatomy（オーダーメイドの外科解剖）も明らかとなるため，きわめて具体的に術前の手術戦略を練ることができる（図3，4，5）．

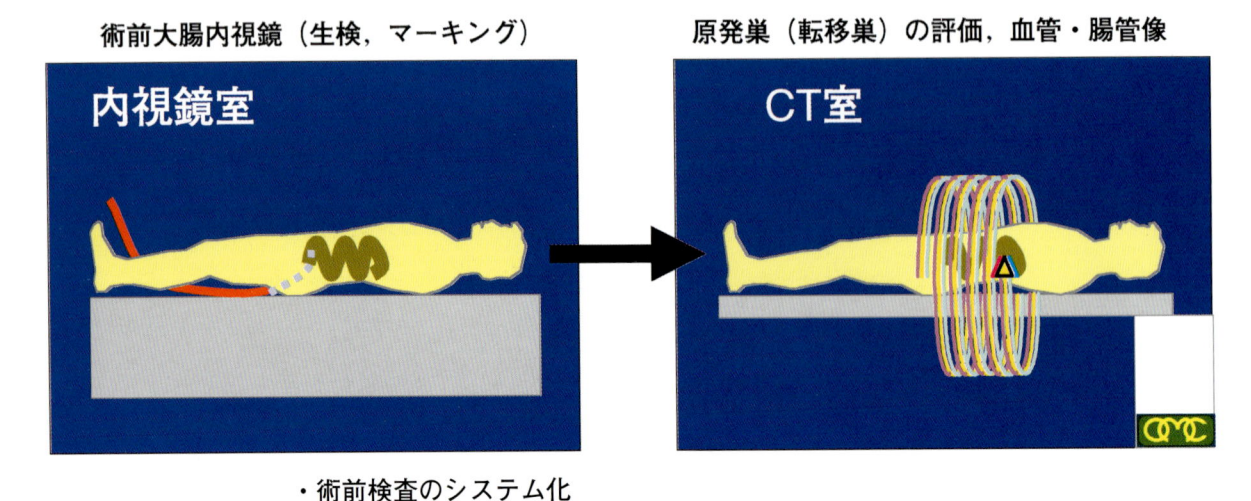

図1　当院での大腸癌の主な術前精査

1. システム化と個別化　367

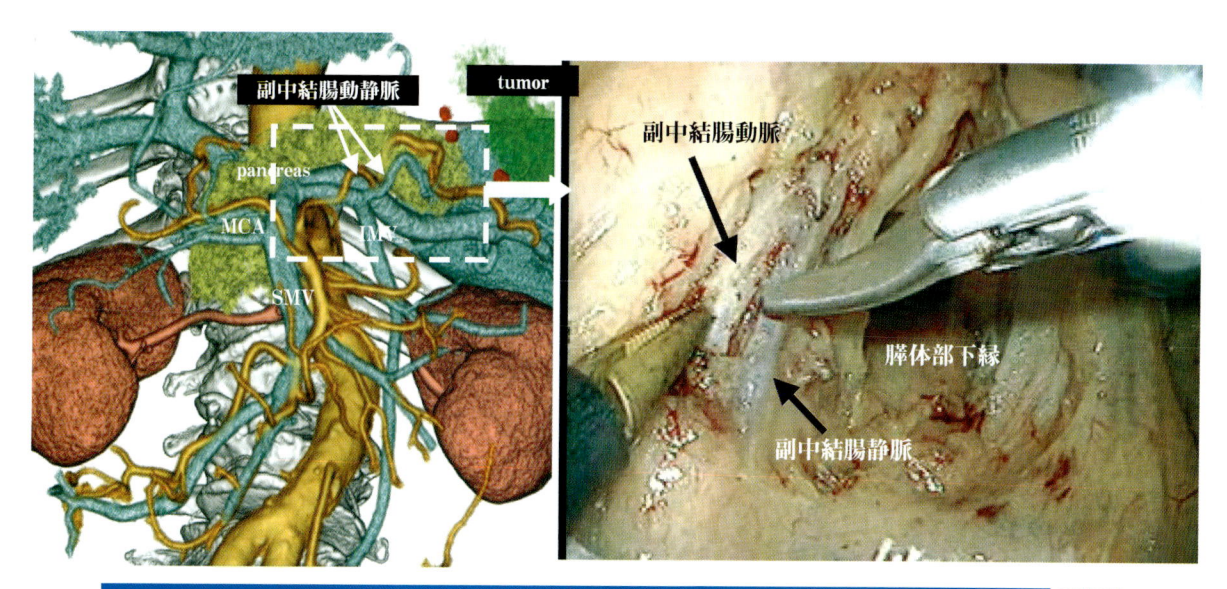

図2　横行結腸左側癌に対する腹腔鏡下ナビゲーション手術　a b

　Integrated 3D-CT画像で病変支配血管は副中結腸動静脈であったため，これをナビゲーションに活用して腹腔鏡下にピンポイントで同部の郭清と血管処理を行った．

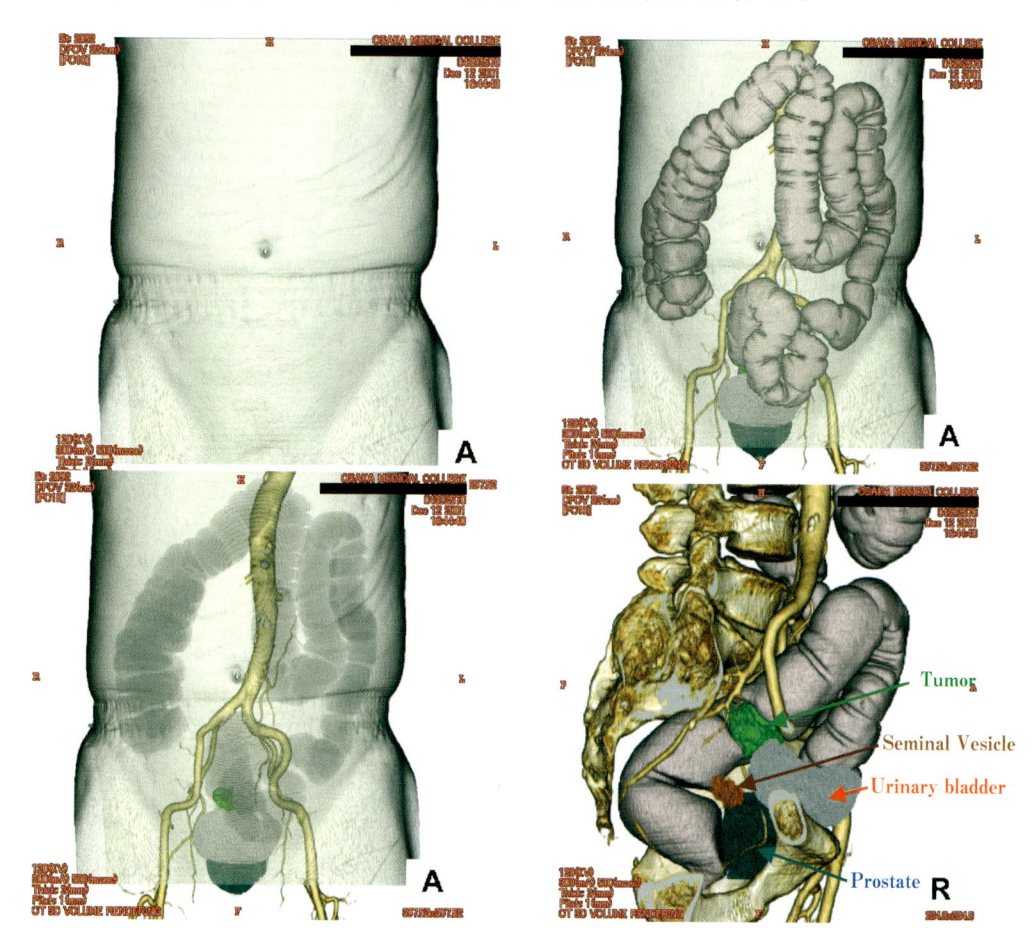

図3　Virtual Surgical Anatomy（オーダーメイドの外科解剖）（1）　a b / c d

a, b：腹壁，腸管，血管，膀胱，精囊，前立腺を描出したVirtual surgical anatomyにより病変部腸管切除に必要な様々な情報が個々の症例に的確に対応したオーダーメイドの外科解剖として得られる．
c：腸管の透過度を上げれば，病変支配血管が明瞭となる．本例では，IMAの根部は臍部左側のレベルにあることが一目瞭然である．
d：側面で仙骨も描出すれば，病変は直腸RSにあって膀胱と隣接していることがわかる．
　Tumor 病変部，Urinary bladder 膀胱，Seminal vesicle 精囊，Prostate: 前立腺

368 Ⅵ．腹腔鏡下大腸手術の展望

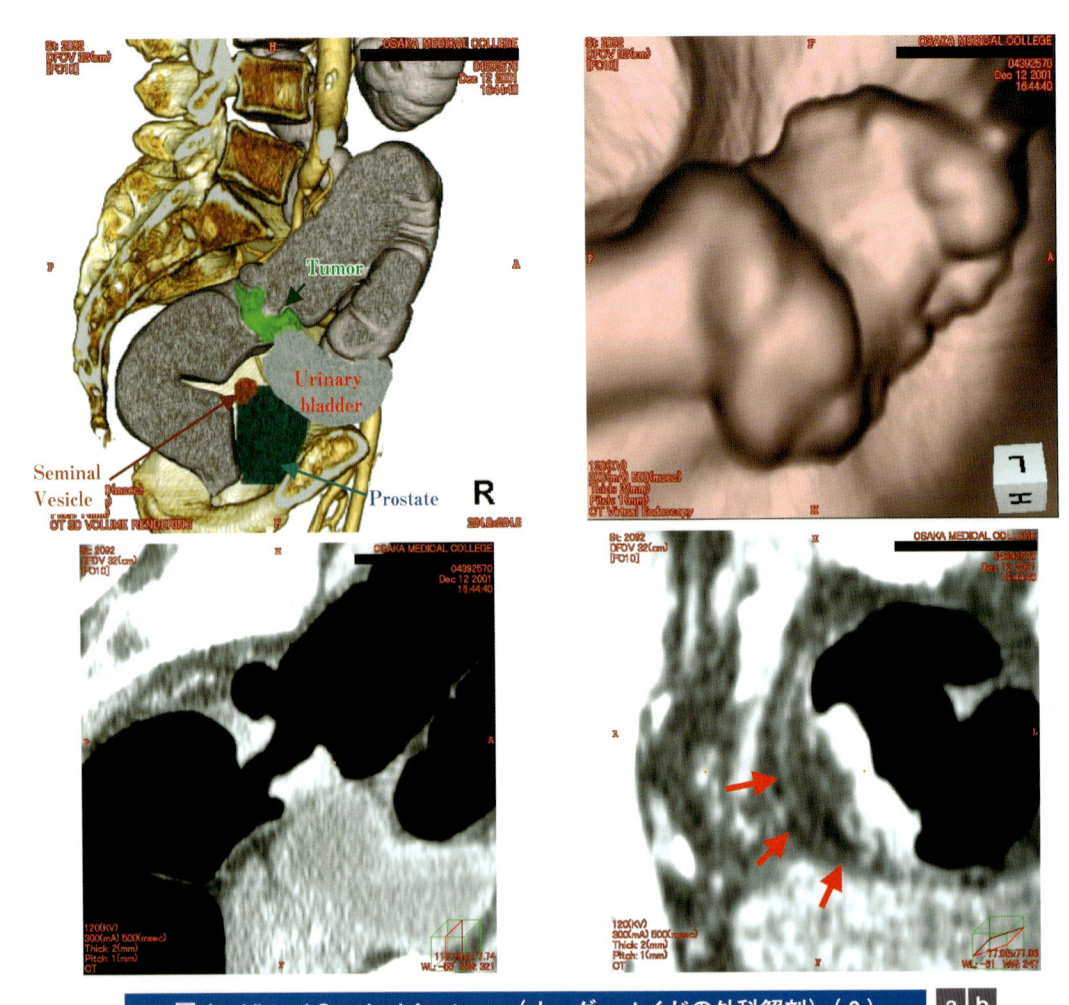

図4　Virtual Surgical Anatomy（オーダーメイドの外科解剖）（2）

a：直腸 RS の病変は前壁側で膀胱に接している．
b：Virtual endoscopy では，内視鏡で困難な病変部の正面視も容易である．
c, d：MPR 像により膀胱への浸潤はなく，深達度は SS と診断できる．

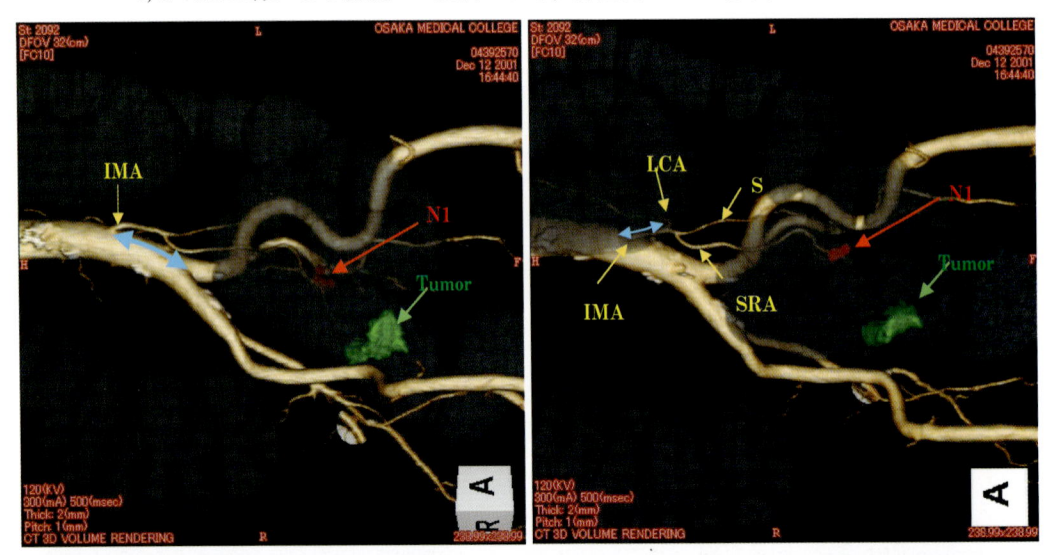

図5　Virtual Surgical Anatomy（オーダーメイドの外科解剖）（3）

　大動脈分岐部から IMA 根部までの距離や IMA 根部から LCA 分岐部までの距離の計測も行えるので的確に血管を同定でき，血管の分岐や走行形態，病変支配血管の確認も容易である．
IMA：下腸間膜動脈，LCA：左結腸動脈，SRA：上直腸動脈，S1：第1S状結腸動脈，Tumor：病変部，N1：1群リンパ節

3 手術におけるシステム化と個別化

　腹腔鏡下大腸手術では，体位や機器のセットアップおよび使用する器具などをシステム化せず，個々の医師任せにすると手術室が混乱することになる（図6）．著者らは大腸外科チームとして腹腔鏡下大腸手術を始めとするほとんどすべての腸疾患に対する手術を図7のスタッフで行っている．したがって，手術を含めて大腸外科診療のすべてをシステム化した．

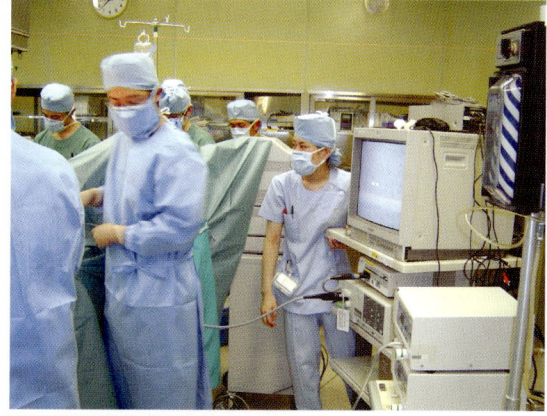

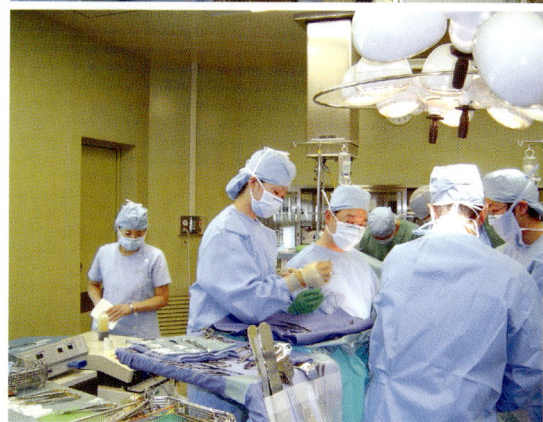

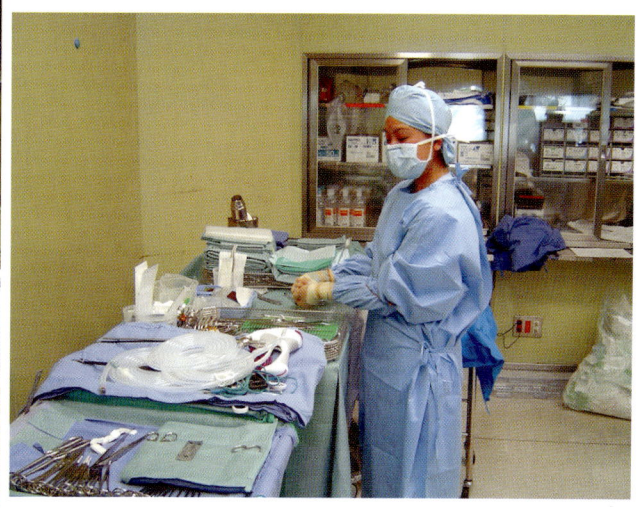

図6　腹腔鏡下大腸手術導入当初の問題点　a c / b
　腹腔鏡下大腸手術では，体位や機器のセットアップおよび使用する器具などをシステム化せず，個々の医師任せにすると手術室が混乱することになる．

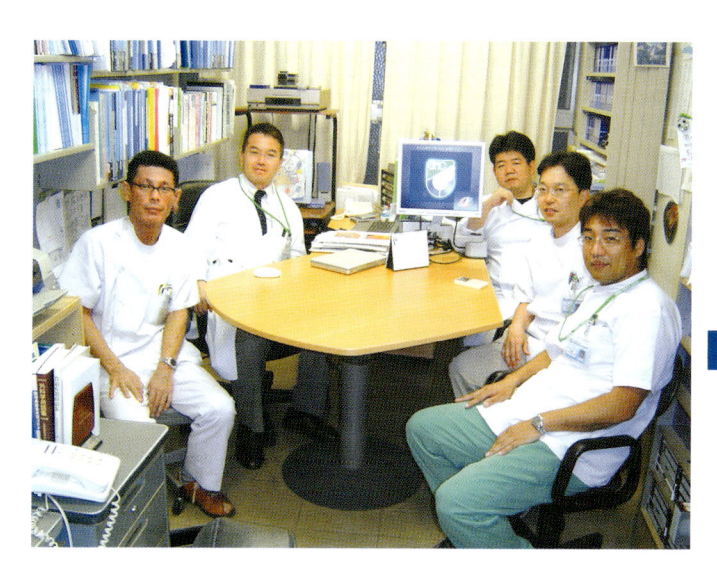

図7　大腸外科チーム（Team J）
　著者らは大腸外科チームとして腹腔鏡下大腸手術を始めとするほとんどすべての腸疾患に対する手術を同一チームで行っている．したがって，手術を含めて大腸外科診療のすべてをシステム化した．（写真左からDrs. Kondo, Okuda, Yamamoto, Tanaka, Kawasaki）

すなわち，病変部位にかかわらず腹腔鏡下大腸手術時の体位は，図8aのように統一した．また，使用する機器・器具やその配置および配置の手順までも統一して，外回りや清潔の看護師の混乱を来さないようにした（図8b）．とくに，使用する機器・器具を統一してキット化し，過不足のないようにするとともに，手術件数の増加に応じてコストも下げられるようにした．また，腹腔鏡，内視鏡などの整備や安全で迅速な切り替えなどは臨床工学士が積極的にバックアップしてくれている（図8c）．とくに，手術室内でのシステム化は看護部の多大な協力によって50名近くを擁する手術室看護師との腹腔鏡下大腸手術のシステム化がスムーズに行えた（図8d）．さらに，麻酔科の多大な協力もあって，現在（2006年4月）では，年間250件を超えるペースで安全で質の高い腹腔鏡下大腸手術が行える体制となっており，入院予約の状況によっては日に3～4件の腹腔鏡下大腸手術を定期手術として行っている．

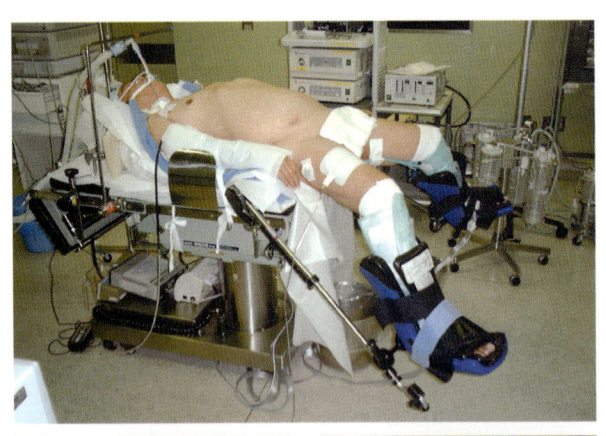

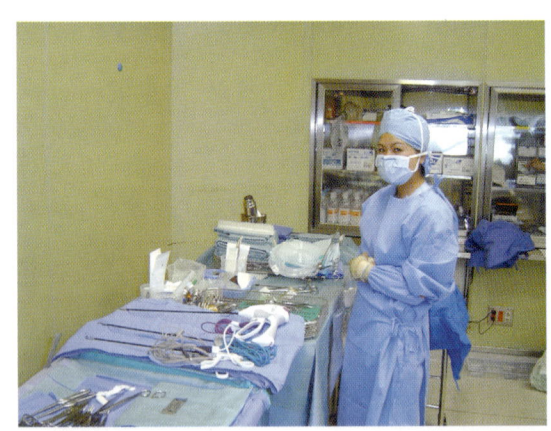

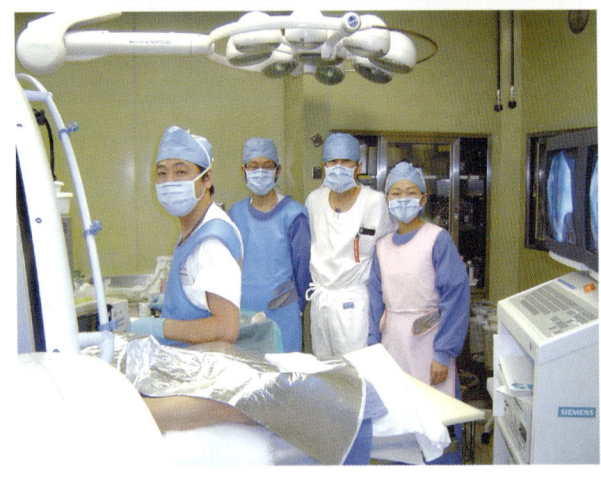

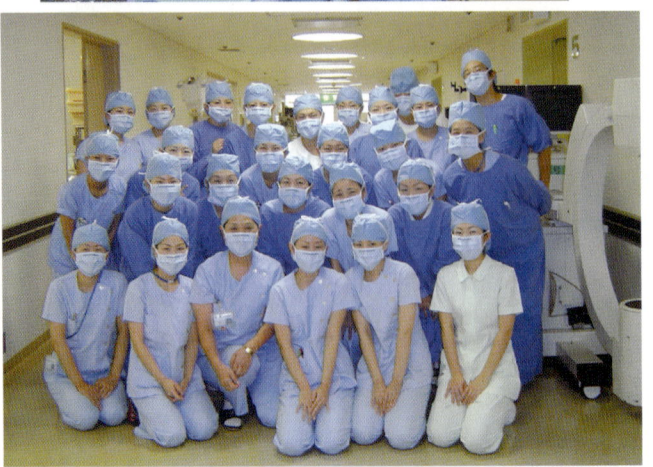

図8 セットアップ・機器・器具のシステム化と安全で質の高い手術チーム

a：病変部位にかかわらず腹腔鏡下大腸手術時の体位を統一した．
b：使用する機器・器具やその配置および配置の手順までも統一して，外回りや清潔の看護師の混乱を来さないようにした．
c：腹腔鏡，内視鏡などの整備や安全で迅速な切り替えなどは臨床工学士が積極的にバックアップしてくれている．
d：手術室内でのシステム化は看護部の多大な協力によって50名近くを擁する手術室看護師との腹腔鏡下大腸手術のシステム化がスムーズに行えた．

なお，腹腔鏡下大腸手術自体の質もさらに高めるべく，必要に応じて Integrated 3D-CT 画像を放射線科のサーバーから手術室の PC に呼び出して腹腔鏡下ナビゲーション手術を行っており，将来的にはロボット手術との統合が期待される（図9）．

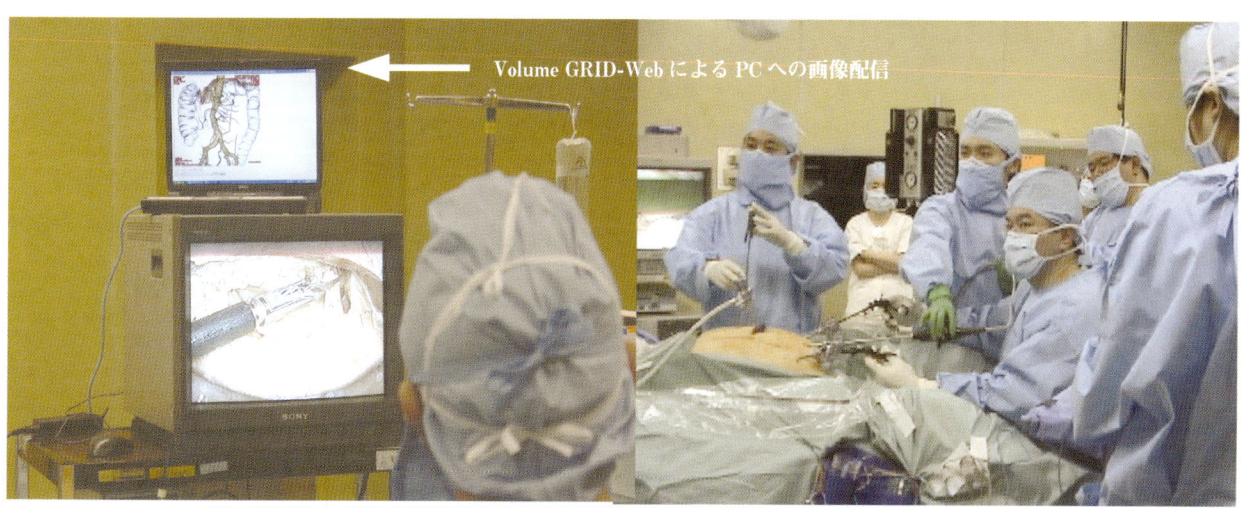

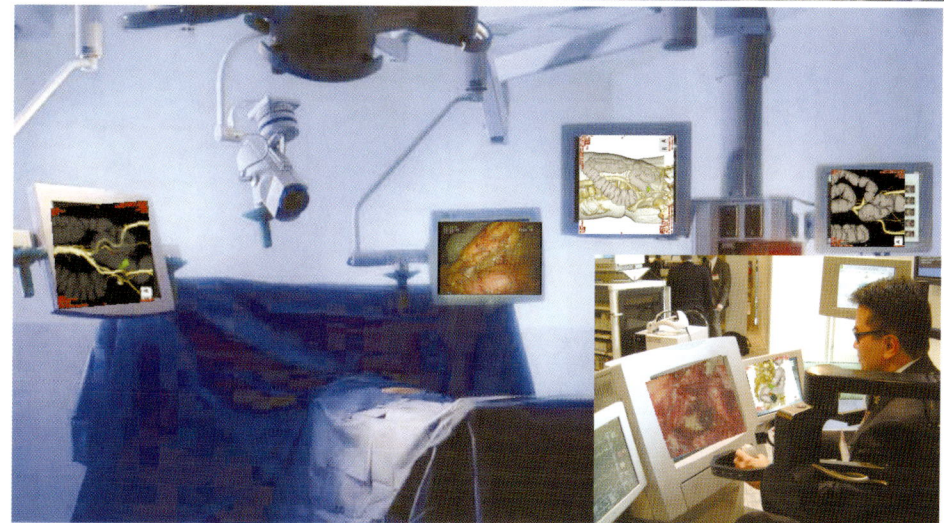

図9　腹腔鏡下ナビゲーション手術の現状と展望
a：腹腔鏡下大腸手術自体の質もさらに高めるべく，必要に応じて Integrated 3D-CT 画像を放射線科のサーバーから手術室の PC に呼び出して腹腔鏡下ナビゲーション手術を行っている．
b：将来的にはロボット手術との統合が期待される．

4 術前・術後ケアーにおけるシステム化

　適応疾患として最も多い大腸癌の腹腔鏡下手術についてみると，著者らは表6（患者用），表7（病棟用）に示すクリティカルパスを用いて効率的でミスのない治療・看護に加えて疾患患者の心を理解したケアーを心がけつつ，低侵襲手術の特性を活かした早期退院を目指している．著者らの術前・術後ケアーのシステム化の特筆すべき事項としては，2005年10月から新病棟のワンフロアーが内視鏡外科センターとしてオープンし，より専門的で快適なケアーが行えるようになったことである（図10）．

　これは全国でも異例の快挙と言える．というのは，これまでに内視鏡外科専用の手術室を持つ病院はいくつも出てきているが，内視鏡外科専用にワンフロアーの病棟をもつ病院は聞いたことがなく，これが大学病院で創始されたことの意義はきわめて大きい．まず，内視鏡外科手術では術後の回復が早く，入院期間が短いため，専用病棟を維持するには従来に比べて非常に多くの患者さんを常に確保することが必要となる．

　前述したように全国でもトップクラスの手術件数になったこともあり，より多くの患者さんに安全で質の高い医療を提供すべく，専用病棟の設置が決定されたわけである．この専用病棟の誕生により，さらに安全で質の高いケアーが効率的に行えるようにシステム化が進んだ．

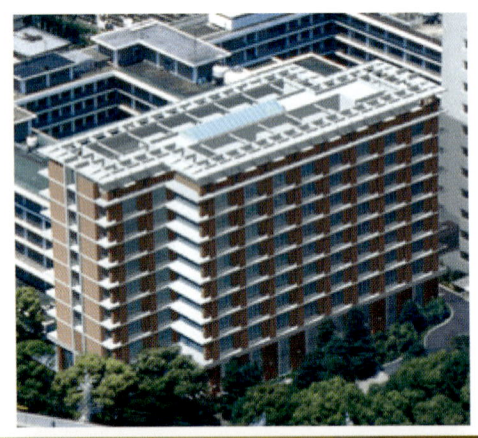

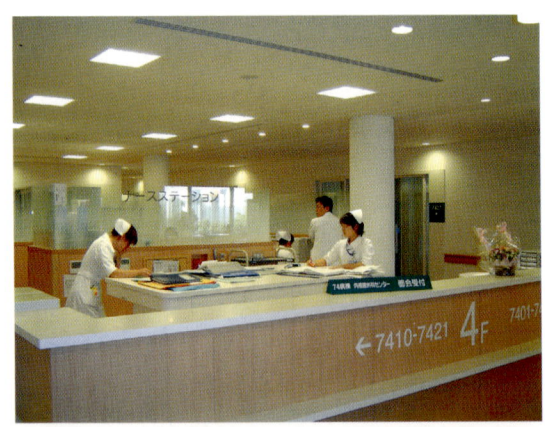

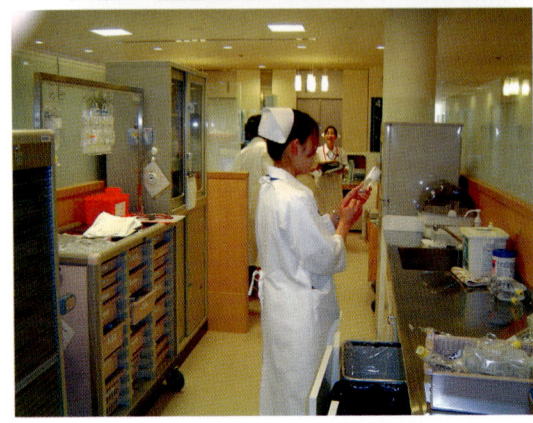

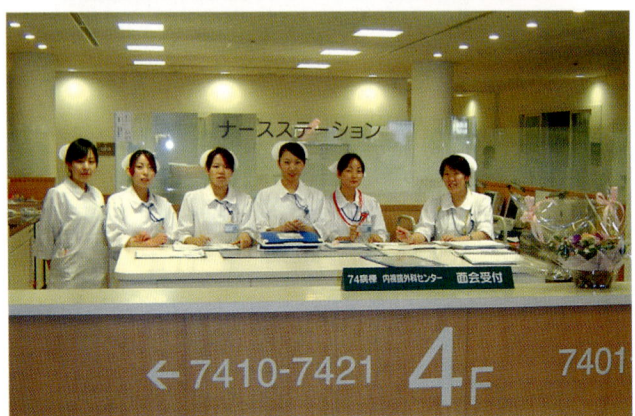

図10　内視鏡外科センター（専用病棟）
2005年10月から新病棟のワンフロアーが内視鏡外科センターとしてオープンし，より専門的で快適なケアーが行えるようになった．

a	b
c	d

1. システム化と個別化 373

表6 腹腔鏡下大腸手術の入院計画表

経過	入院から術前	手術前日	手術当日（術前）	手術当日（術後）	術後1日目	術後2日目	術後3日目	術後4から5日目	退院 術後5から10日目
食事	普通食	朝より絶食ですが、水分は飲めます。	絶飲食 朝から絶飲食です。	絶飲食	水分開始 1日300mlまで可	水分制限なしです。	5分粥食か全粥食を開始します。	5日目より全粥食か常食	退院後は、食べ過ぎに注意して、食事をしてください。
安静度	安静度自由 制限はありません。	点滴を始めても、トイレには行けます。	ベッド上にて、安静にしてください。	ベッド上安静ですが、寝返りはしましょう。	午前中、座位まで、午後から看護師付き添いでトイレ歩行可能です。	ゆっくりと歩行を開始してください。	どんどん歩行して下さい。	安静度自由 制限はありません。	
清潔	入浴できます。	点滴前に入浴してください。点滴後は、入れません。			体を拭きをします。洗面を介助します。			医師の許可があれば、シャワーに入れます。	退院の許可が出たら、入浴が可能です。
点滴・服薬	これまでの内服薬を知らせてください。	昼前より、点滴開始。眠剤を就寝前に内服。	指示がない限り、朝から内服は中止です。	痛みが強いときは、痛み止めを使います。持続点滴は摂れるようになるまで続けます。			内服を開始します。	午前中で点滴終了	
処置		手術前にお腹・お臍を入念にきれいにします。15時、20時に下剤を内服してください。	手術衣に着替えます。浣腸を早朝に行います。	ガーゼが汚れたら交換します。	朝夕のガーゼ交換 導尿チューブを抜去	朝夕のガーゼ交換 腹腔内のドレーン を抜去	朝夕のガーゼ交換 硬膜外麻酔チューブを抜去	抜糸	
検査	大腸内視鏡検査 腹部3D-CT ※		採血 ポータブルX線	採血 ポータブルX線	採血 ポータブルX線		採血 エックス線		必要に応じて、採血・エックス線
説明	病棟の案内 必要物品の説明 担当看護師より説明	麻酔科外来で診察 主治医より手術の説明		手術後、ご家族に説明をします。					退院 看護師より退院指導 次回受診日のお知らせ
その他	スーフルで呼吸訓練を行ってください。	承諾書を頂きますので、印鑑を用意してください。	入れ歯・時計・アクセサリーなどは外してください。	導尿のため、膀胱にチューブが入っています。呼吸機能回復のためスーフルを吹き込みます。					

◎注意：食事や点滴など治療内容は持病や症状・経過によって変わることがあります。
※3D-CT：当院独自の検査で、大腸内視鏡検査時に大腸内へ空気を入れたままCTを撮影し、3次元構築します。

374　VI. 腹腔鏡下大腸手術の展望

腹腔鏡下大腸切除術のパス

表7　腹腔鏡下大腸切除術のパス

（　　）様

	入院当日～術前	手術前日	手術当日〈術前〉	手術当日〈術後〉	1POD	2POD	3POD	4POD	5POD	6POD	7POD
治療処置	□合併症, 既往歴 □内服薬（特に抗凝固薬）	□臍処置 15時：マグコロールP 1袋+水300ml 20時：ラキソベロン5ml 麻酔科前投薬	□浣腸 GE120ml □プレメディ	□包交 □酸素 100％ 4L装着 □ECGモニター装着 □解熱時 ( ) 包交2/日 ①ボルタレンsp 25・50 mg ②スルピリン1A im 疼痛時2/日 ①ボルタレンsp 25・50 mg ②ペンタジン 15 mg im □不眠時アタP 50mg im	□酸素中止 (:) □モニター中止 (:) □胃管抜去 (:)ml 包交2/日 硬膜2/日 □硬膜0.2%アナペイン5ml □硬膜0.2%アナペイン5ml □バルーン抜去 (:)	包交2/日 ドレーン抜去 硬膜2/日 □硬膜0.2%アナペイン5ml □硬膜0.2%アナペイン5ml	包交2/日 □硬膜抜去 □内服薬開始 ・マグミット3T ・ビスコリー3T （分3 朝食後） □不眠時レンドルミン1T	□抜鉤（3Mテープ固定） 包交2/日		退院	□検剤
検査	□自動1検 (:) R T P (:) BP / (:) **入院時検査** □採血 □XP □ECG □呼吸機能 □感染症 HB( ), HCV( ) RPR( ), HIV( ) □CF（点墨, クリッピング） □3D-CT	□自動2検 R T BP P R T BP P	□プレメディ前 R T BP P □プレメディ後 R T BP P	□胸腹部XP（ポータブル） □採血	□胸腹部XP（ポータブル） □採血		□腹部XP □採血	□自動1検 R T P ( ) BP /	□腹部XP □採血 日動1検 R T P BP /		□腹部XP □採血
バイタルサイン 体温（℃） 脈拍（回/分） 呼吸（回/分） 血圧（mmHg）				（ : ）麻酔覚醒にて増室 R T P BP / (:)	3検（6・13・18時） R T BP P R T BP P R T BP P	3検（6・13・18時） R T BP P R T BP P R T BP P					
排ガス 排便 尿量				ドレーン排液量・性状 腹部症状 □ □ □ あり, なし あり( ), なし	ドレーン排液量・性状 腹部症状 □ □ □ あり, なし あり( ), なし	ドレーン排液量・性状 腹部症状 □ □ □ あり, なし あり( ), なし	腹部症状 □ □ □ あり, なし あり( ), なし	腹部症状 □ □ □ あり, なし あり( ), なし	腹部症状 □ □ □ あり, なし あり( ), なし	あり, なし あり( ), なし	あり, なし あり( ), なし
輸液		□10時： 上肢, 20Gサーフロー挿入 2-1）ソリタT3,500ml 2-2）ソリタT3,500ml	□抗生剤 （パンスポリン1gかセファメタ 生食100ml （出棟時持参）	輸液 60・80・100 ml/h □ソリタT3,500ml □ソリタT3,500ml □セフメタゾン1g生食100m	輸液1,500・2,000ml/h □ソリタT3,500ml □ソリタT3,500ml □セフメタゾン1g生食100m	輸液1,500・2,000ml/h □ソリタT3,500ml □ソリタT3,500ml □セフメタゾン1g生食100m	輸液1,500・2,000ml/h □ソリタT3,500ml □ソリタT3,500ml	末梢点滴抜去			
食事	□常食	□明より絶食 （水分21時まで）	□絶飲食		□水分テスト（ : ） □水分開始（300ml/日）	□水分制限なし	□1全粥・粥薬 □2 5分粥・軟菜		□1 常食 □2 全粥・粥薬		
活動	□制限なし		□プレメディ後より ベッド上安静	□ベッド上安静	□坐位可（午前） □トイレ歩行（要付添い）	□制限なし					
清潔	□入浴可			□陰部介助	□口腔ケア □陰面介助	□清拭	□清拭	シャワー可			
医師の説明 指導・教育	□術前オリエンテーション □呼吸機能訓練	□手術前説明 □麻酔科診察	□手術結果説明		□食事指導				□退院前説明 退院指導 リンパ節 結果確認	次回受診日 (/)	
看護目標	□手術に伴う不安を軽減 保清を徹底する	□感染予防のために 保清を徹底する	□手術に伴う処置・準備が 医療者・患者協力のもと, 実践できる.	□疼痛の早期発見 □苦痛の緩和	□ADLが拡大できる □腸蠕動促進できる				退院後の生活 注意点が理解 できる	内服 (/)	
注意すべき合併症	臓器損傷（腸管・尿管）			出血（腹腔内, 吻合部）		縫合不全		腸閉塞（捻転, 癒着）	感染（腸炎, 尿路, 創部, 膿瘍）	肝障害	
評価バリアンス	□有 □無	□有 □無	□有 □無	□有 □無	ストレス（疼痛）		ストレス（清潔）				
サイン	深・日・準	深・日・準	深・日・準	深・日・準	深・日・準	深・日・準	深・日・準	深・日・準	深・日・準	深・日・準	深・日・準
看護記録	□術前記録記入										

5 多職種チーム医療による術前・術後ケアーの個別化

　著者らは，数年前より，これからの病院機能分担を考えれば，大学病院では重症併存疾患を持った大腸疾患患者の割合が高率になっていくはずと予見して，他（多）科との連携を密にした手術の準備を進めていた．その予見通り，著者らの施設でも，心臓・肺・肝臓・腎臓・脳などの重要臓器に併存疾患を持った患者さんの紹介が近年急増している．加えて，腹腔鏡下大腸手術では気腹や体位変換などの影響もあるため，安全で質の高い麻酔と管理が必要不可欠である．著者らの施設では，手術件数の急増にもかかわらず，麻酔科医の多大な協力によって安全で質の高い最適な麻酔と管理が行われ，著者らの手術を大きく支援している（表8）．また，併存疾患や術後合併疾患のケアーについても，必要な専門医チームと迅速かつ効率の良い連携を図って的確な診断と適切なケアーを受けられる体制としている．

　さらに，術後合併症についても，仙骨前面膿瘍に対するCTガイド下ドレナージに代表されるように，放射線科医によるIVRなどによって合併症治療の低侵襲化がサポートされている．もちろん，万一の偶発症や合併症の発生時に患者さんやご家族が前向きに取り組めるように的確な術前説明を行っておくことは外科治療の基本である．著者らは，表9，10，11に示す術前説明用紙を用いて十分なインフォームド・コンセントを得るとともに全力でベストの手術を行うことを誓っている．

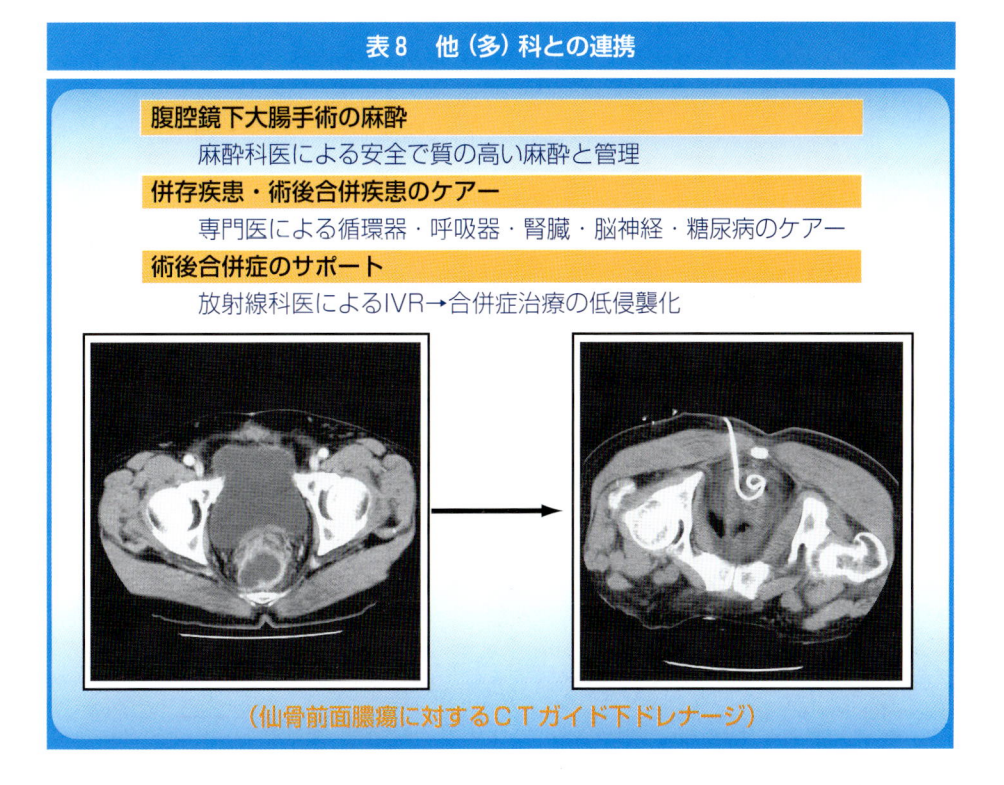

表8　他（多）科との連携

腹腔鏡下大腸手術の麻酔
　麻酔科医による安全で質の高い麻酔と管理

併存疾患・術後合併疾患のケアー
　専門医による循環器・呼吸器・腎臓・脳神経・糖尿病のケアー

術後合併症のサポート
　放射線科医によるIVR→合併症治療の低侵襲化

（仙骨前面膿瘍に対するCTガイド下ドレナージ）

表 9

大阪医科大学病院 消化器外科 大腸グループ　　　　　様　歳（ID：　　　　）

手術説明（結腸）

説明者：　　　　　　　　．日時：平成　年　月　日（　）

- 病名：大腸腫瘍：良性・悪性（癌、　）、生検確認：済・待ち・未
- 病変部位：　　　　結腸
  - 大きさ：　　cm,
- 早期・進行
  （正確には切除後の検査で判明）

  早期／進行
  粘膜層／粘膜下層／固有筋層（漿膜下層）／漿膜（外膜）

- 転移：血行性→肝・肺など，リンパ節，腹膜，他臓器（　）
- 放置した場合：出血→貧血、狭窄→腸閉塞、進行→転移
- 初回治療の選択肢：抗癌剤・放射線・内視鏡切除・手術
- 術式：　　　　　　切除

- 主な偶発症：出血→輸血
  臓器損傷（腸管・尿管）→修復、ステント
- 主な合併症：①出血→再手術，輸血
  ②縫合不全→腹膜炎、再手術
  　一時的人工肛門造設
  ③感染→膿瘍、腸炎、創感染
  ④腸閉塞（捻転、癒着）
  ⑤排尿障害
  ⑥ストレス→潰瘍、せん妄
- 危険因子：全身麻酔　心・肺・肝・腎・脳
  肺炎、血栓→梗塞（脳、心、肺 など）
  糖尿病・肥満・高齢・（　　　　　）

（A）開腹手術　（B）腹腔鏡下手術（　　人）

- Bの場合：困難ならば開腹移行へ
- 3D-CT（お腹の地図）
- 　　　を選択された
- その他の希望：とくに無・有（　　　）
- 予定手術時間：　　　時間位
- 予定退院日：　月　日頃（午前）＊

＊併存疾患、全身状態、偶発症・合併症や術後の状況などで入院が長期化することもあります。

説明を受けた方

表 10

大阪医科大学病院 消化器外科 大腸グループ ＿＿＿＿＿＿ 様 歳（ID： ）

手術説明
（直腸：男性） 説明者：＿＿＿＿＿＿． 日時：平成 年 月 日（ ）

- ●病名：直腸腫瘍：良性・悪性（癌、 ）、生検確認：済・待ち・未
- ●病変部位：直腸S状部（RS）・上部（Ra）・下部（Rb）・肛門管（P）
  肛門縁からの距離：〜 cm：
  大きさ：＿＿ cm，

- ●早期・進行
  （正確には切除後の検査で判明）

  早期 — 粘膜層／粘膜下層
  進行 — 固有筋層（漿膜下層）／漿膜（外膜）

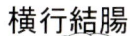

- ●転移：血行性→肝、肺など，リンパ節，腹膜，他臓器（ ）
- ●放置した場合：出血→貧血、狭窄→腸閉塞、進行→転移
- ●初回治療の選択肢：抗癌剤・放射線・内視鏡切除・手術
- ●術式：低位前方切除，超低位直腸切除，（＋一時的人工肛門）
  直腸切断術（＋永久人工肛門）

  永久人工肛門の確率： ％ 、一時的人工肛門の確率： ％

- ●主な偶発症：出血→輸血
  臓器損傷（腸管・尿管）→修復、ステント
- ●主な合併症：①出血→再手術，輸血
  ②縫合不全→腹膜炎、再手術
  一時的人工肛門造設
  ③感染→膿瘍、腸炎、創感染
  ④腸閉塞（捻転、癒着）
  ⑤排尿障害、性機能障害
  ⑥ストレス→潰瘍、せん妄
- ●危険因子：全身麻酔 心・肺・肝・腎・脳
  肺炎、血栓→梗塞（脳、心、肺 など）
  糖尿病・肥満・高齢・（ ）

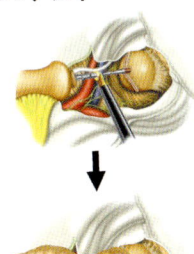

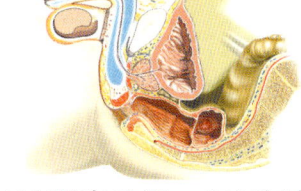

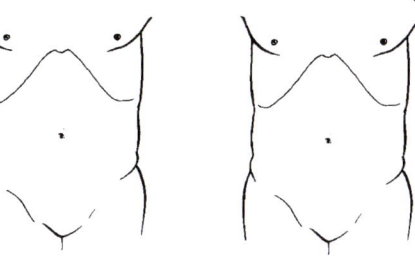

(A)開腹手術　(B)腹腔鏡下手術(人)

- ● Bの場合：困難ならば開腹移行へ
- ● 3D-CT（お腹の地図）
- ● ＿＿＿ を選択された
- ●その他の希望：とくに無・有（ ）
- ● 予定手術時間：＿＿＿＿時間位
- ● 予定退院日：＿月 ＿日頃（午前）＊

＊併存疾患、全身状態、偶発症・合併症や術後の状況などで入院が長期化することもあります。

説明を受けた方 ＿＿＿＿＿＿＿＿＿＿＿＿＿＿＿＿＿＿＿＿＿

表 11

大阪医科大学病院 消化器外科 大腸グループ　　　　様　歳（ID：　　　）

手術説明（直腸：女性）

説明者：　　　　　　　　　　.　日時：平成　年　月　日（　）

- ●病名：直腸腫瘍：良性・悪性（癌、　）、生検確認：済・待ち・未
- ●病変部位：直腸S状部(RS)・上部(Ra)・下部(Rb)・肛門管(P)
  肛門縁からの距離：～　cm：
  大きさ：____cm,
- ●早期・進行
  （正確には切除後の検査で判明）

早期 —— 粘膜層／粘膜下層
進行 —— 固有筋層（漿膜下層）／漿膜（外膜）

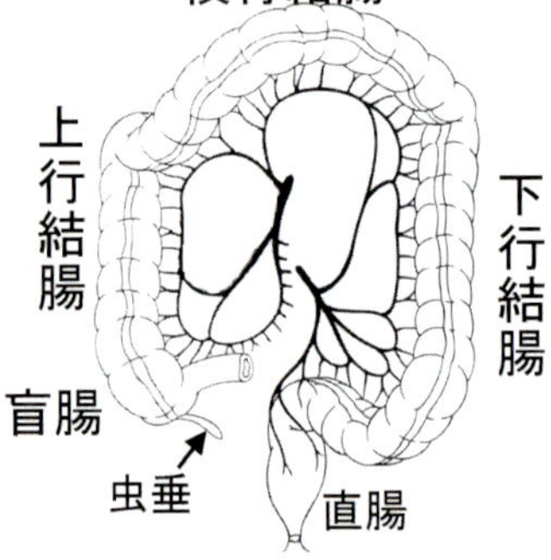

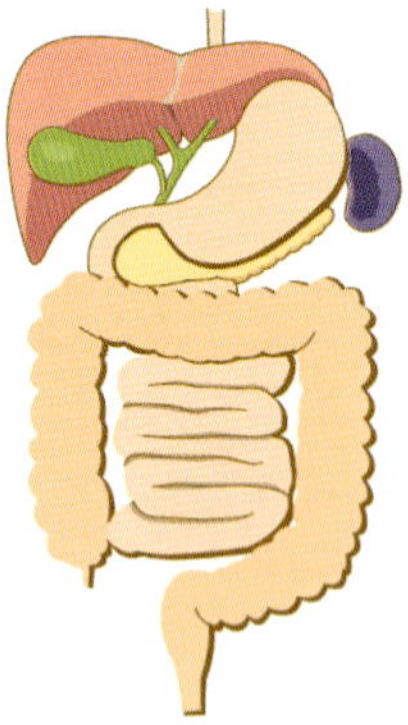

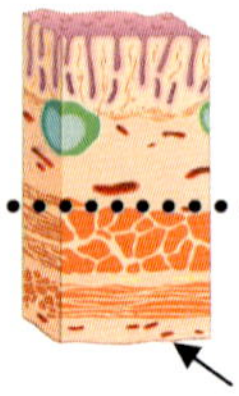

- ●転移：血行性→肝、肺など，リンパ節，腹膜，他臓器（　　）
- ●放置した場合：出血→貧血、狭窄→腸閉塞、進行→転移
- ●初回治療の選択肢：抗癌剤・放射線・内視鏡切除・手術
- ●術式：低位前方切除，超低位直腸切除,（＋一時的人工肛門）
  直腸切断術（＋永久人工肛門）

永久人工肛門の確率：　％　、一時的人工肛門の確率：　％

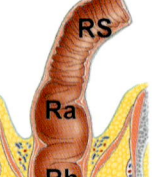

- ●主な偶発症：出血→輸血
  臓器損傷（腸管・尿管）→修復、ステント
- ●主な合併症：①出血→再手術，輸血
  ②縫合不全→腹膜炎、再手術　一時的人工肛門造設
  ③感染→膿瘍、腸炎、創感染
  ④腸閉塞（捻転、癒着）
  ⑤排尿障害、性機能障害
  ⑥ストレス→潰瘍、せん妄
- ●危険因子：全身麻酔　心・肺・肝・腎・脳
  肺炎、血栓→梗塞（脳、心、肺 など）
  糖尿病・肥満・高齢・（　　　）

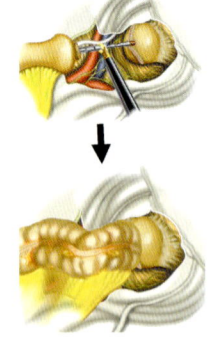

(A)開腹手術　(B)腹腔鏡下手術（　人）

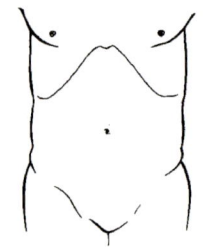

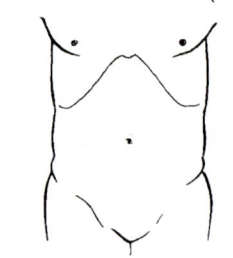

- ●Bの場合：困難ならば開腹移行へ
- ●3D-CT（お腹の地図）
- ●____を選択された
- ●その他の希望：とくに無・有（　　　）
- ●予定手術時間：____時間位
- ●予定退院日：__月__日頃（午前）＊

＊併存疾患、全身状態、偶発症・合併症や術後の状況などで入院が長期化することもあります。

説明を受けた方 _____

（図中ラベル：横行結腸、上行結腸、下行結腸、盲腸、虫垂、直腸、RS、Ra、Rb、P）

さらに，現状に満足することなく，内視鏡外科センター開設後は，医師のみならず，看護師，薬剤師，管理栄養士などからなる多職種チーム医療を立ち上げ，毎週1～2回カンファレンスを行っている（図11）．大学病院のような大きな組織の病院で，これを実現できたのは，看護部をはじめとする関係各部署の深い理解と多大な協力の賜物であった．内視鏡外科センターの多職種チーム医療カンファレンスにおいては，クリティカルパスのアップデートや薬剤指導，術後の食事指導など医療サイドのシステム化とともに，個々の患者さん別に注意すべき合併症の先取りを加えたパスの作成（表12），併存疾患の管理のための薬剤再開時期の確認や栄養管理上の注意点の把握など患者データを個別化し，合併症の予防と併存疾患のコントロールを的確に行って入院期間をさらに短縮させ，最高のチーム医療へと進化させることをモットーにしている．とくに，多職種チーム医療によって，患者さんやご家族は，病院全体から診てもらっているという安心感と満足感を得られている．

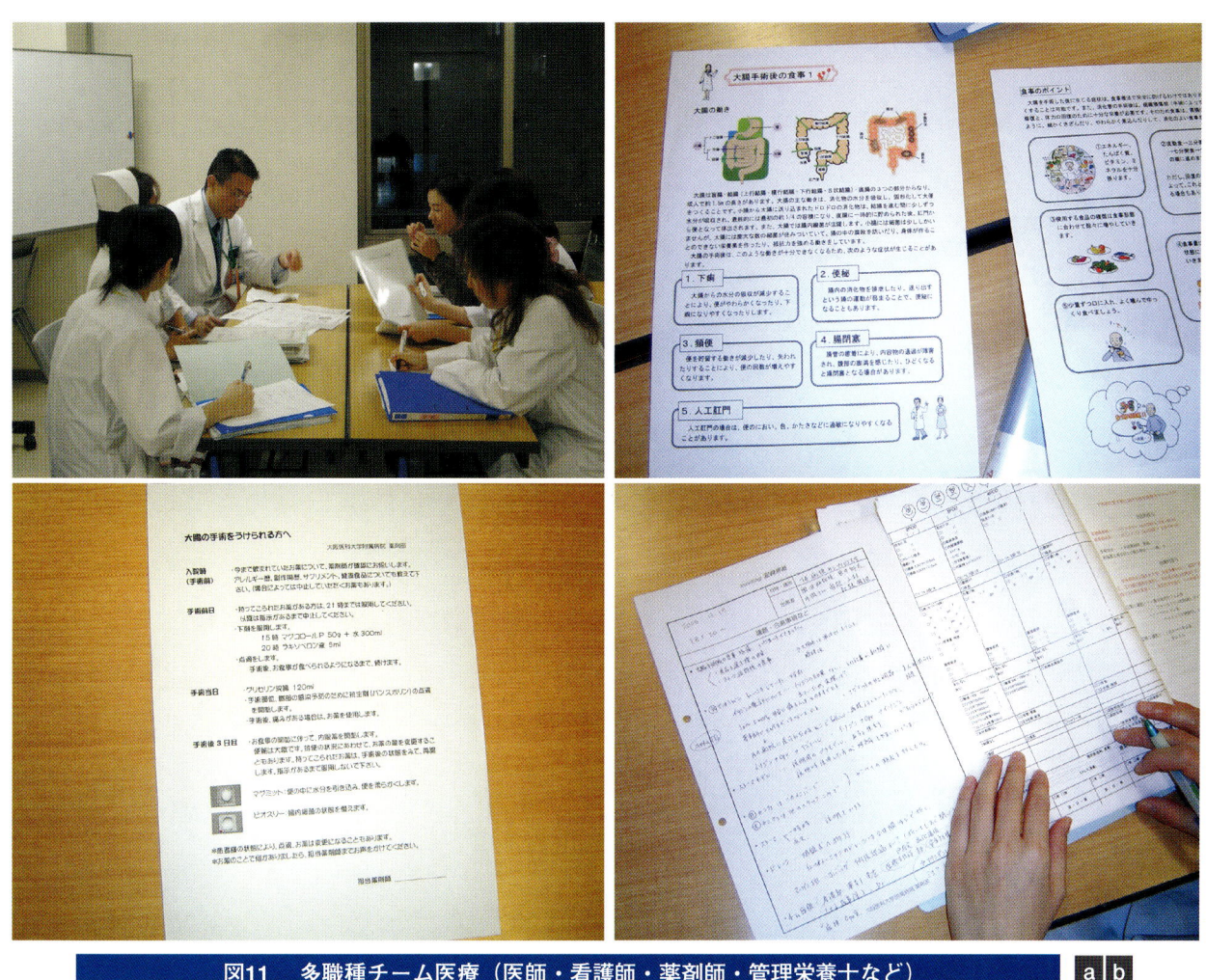

図11　多職種チーム医療（医師・看護師・薬剤師・管理栄養士など）

内視鏡外科センター開設後は，医師のみならず，看護師，薬剤師，管理栄養士などからなる多職種チーム医療を立ち上げ，毎週1～2回カンファレンスを行っている．

表12 合併症を先取りしたパス（パスの個別化）

腹腔鏡下大腸切除術

	入院当日(/) ~(/)	手術前日(/)	手術当日(/) 〈術前〉	〈術後〉	1POD (/)	2POD (/)	3POD (/)	4POD (/)	5POD (/)	6POD (/) 退院	7POD (/)
ドレーン性状				ドレーン排液量・性状 (: : :) (: : :) (: : :)	ドレーン排液量・性状 (: : :) (: : :) (: : :)						
腹部症状				腹部症状 □( ) □( ) □( )	腹部症状 □( ) □( ) □( )	腹部症状 □( ) □( ) □( )	腹部症状 □( ) □( ) □( )	腹部症状 □( ) □( ) □( )	腹部症状 □( ) □( ) □( )	腹部症状 □( ) □( ) □( )	
排ガス 排便 尿量				□あり, □なし □あり( ), □なし	□あり, □なし □あり( ), □なし	□あり, □なし □あり( ), □なし	□あり, □なし □あり( ), □なし	□あり, □なし □あり( ), □なし	□あり, □なし □あり( ), □なし	□あり, □なし □あり( ), □なし	
抗生剤		□抗生剤 セフメタゾン1g＋生食100ml (結腸癌) フルマリン1g＋生食100ml (直腸癌) (出棟時持参)		□抗生剤 (朝)	□抗生剤 (夕)			□末梢点滴抜去			
食事	□常食	□朝より絶食 (水分21時まで)	□絶飲食		□水分テスト(:) ( ) □水分開始 (300ml/日)	□水分制限なし	□1全粥・粥薬 □2 3分粥・軟菜		□1常食 □2 全粥・粥薬		
活動	□制限なし	□プレメディ後より ベッド上安静	□ベッド上安静 □持続導尿		□坐位可 (午前) □トイレ歩行 (要付添い)						
注意すべき 合併症											

出血（腹腔内、吻合部）：□あり，□なし
臓器損傷（腸管、尿管）：□あり，□なし
ストレス（譫妄）：□あり，□なし
肺塞栓：□あり，□なし（離床時の不快感にも注意）
縫合不全：□あり，□なし
ストレス（潰瘍）：□あり，□なし
感染（腸炎）：□あり，□なし
（創部）：□あり，□なし
肝障害：□あり，□なし
腸閉塞（捻転、癒着）：□あり，□なし
感染（腸炎）：□あり，□なし（尿路）：□あり，□なし
（創部）：□あり，□なし（膿瘍）：□あり，□なし

なお，合併症発生時には，患者さんとご家族へガラス張りの適切かつ迅速な情報公開を行い，問題点を冷静に分析してこれを解決するシステムを確立していくことが，最先端外科治療においてもとくに重要と考えている（図12）．

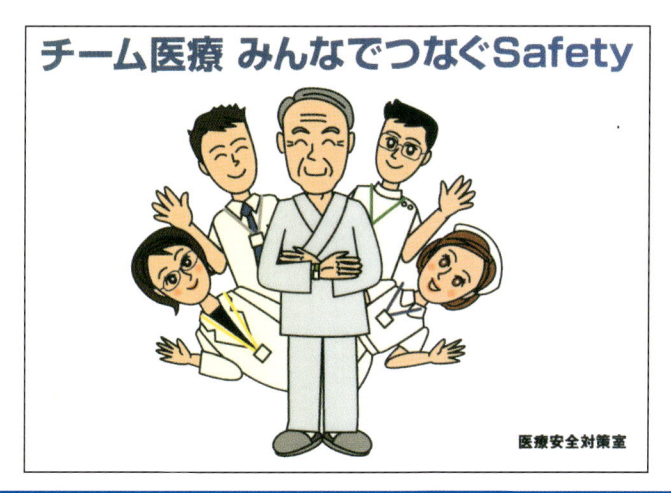

図12　ガラス張りの医療へ

合併症発生時には，患者さんとご家族へガラス張りの適切かつ迅速な情報公開を行い，問題点を冷静に分析してこれを解決するシステムを確立していくことが，最先端外科治療においてもとくに重要と考えている．

6 今求められている腹腔鏡下大腸手術とその展望

患者さんやご家族が求められているのは，腹腔鏡下手術か開腹手術かといった2者択一ではなく，その時の患者さんにとってのベストの治療である（表13）．したがって，安全で質の高い腹腔鏡下大腸手術を実施する必要があり，困難な場合は，躊躇せず開腹手術に移行している．この際も，例えば下部直腸癌例で肛門側腸管切離が困難な場合であれば，中枢側リンパ節郭清・血管処理や必要に応じて左結腸曲などの腸管授動を腹腔鏡下に行っておけば，通常の開腹手術よりも小さな切開創（必要最小限の開腹創）で切開方向も Pfannenstiel で行えるなどのメリットが生まれる．すなわち，十分な術前シミュレーションをもとに手術を行い，一例一例反省を繰り返して経験を重ねていけば，開腹移行が必要となった場合も，手術時間の延長や偶発症を避けて適切なタイミングで従来の開腹手術以下の必要最小限の開腹創でその時の患者さんにとってベストの手術を行えるようになる．

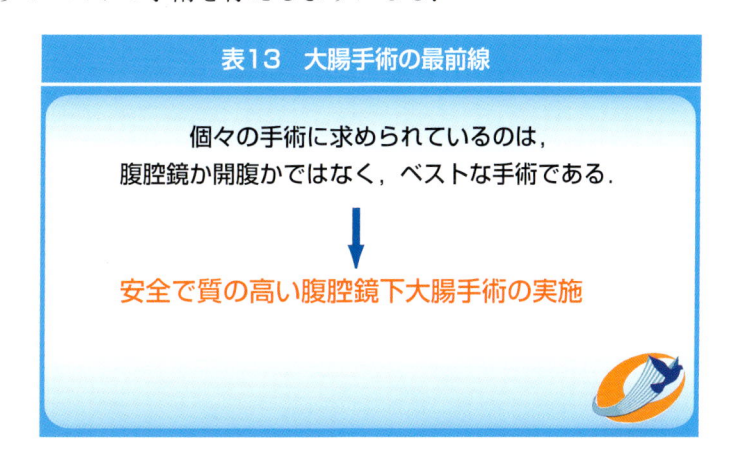

表13　大腸手術の最前線

個々の手術に求められているのは，
腹腔鏡か開腹かではなく，ベストな手術である．

↓

安全で質の高い腹腔鏡下大腸手術の実施

ここで強調しておきたいのは，腹腔鏡下手術は切開創を小さくすることだけにこだわった小開腹手術とは根本的に異なるということである．というのは，最近ではマルチスライス CT など術前画像診断能が向上したために，術中のステージングが軽んじられる傾向がある．しかし，肝表面や腹膜の小さな転移巣などは，術前画像診断で見逃されることもある．したがって，腹腔鏡下手術では近接視・拡大視効果を活かし，肝臓では外側区域の背面も含めた肝表面や腹膜では腸間膜面も含めて十分に視診を行い，疑わしい場合には，腹腔鏡下超音波検査や術中生検も適宜利用している．また，開腹移行する場合も，腹腔内の状態を十分把握し，腹腔鏡下手術のメリットを残せるように操作しつつ必要最小限の開腹創からの手術に繋げるので，切開創を小さくすることだけにこだわって視触診や操作が中途半端になる小開腹手術とは根本的に異なるわけである．

　なお，著者らは，開腹手術においても，とくに骨盤内操作や経肛門アプローチでは腹腔鏡下手術で会得した拡大視効果を活かすべく，光源付きの拡大ルーペを愛用している（図13）．腹腔鏡下大腸手術は直腸癌外科治療への適応拡大の過程で骨盤外科領

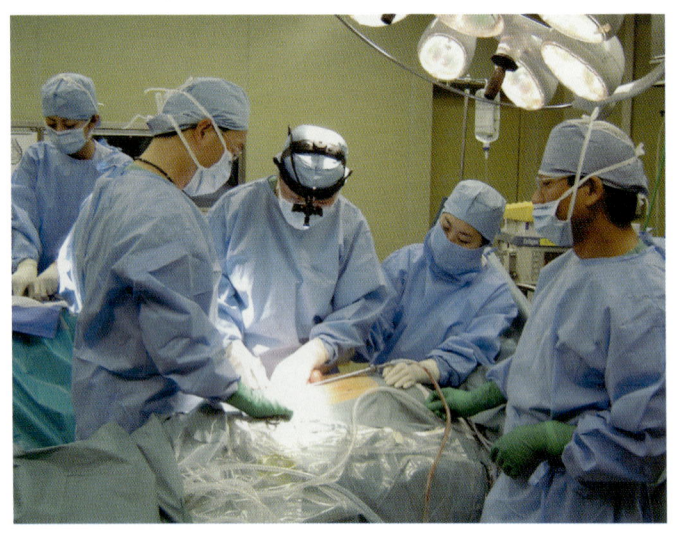

図13　Open magnified surgery
　著者らは，開腹手術においても，とくに骨盤内操作や経肛門アプローチでは腹腔鏡下手術で得た拡大視効果を活かすべく，光源付きの拡大ルーペを愛用している．

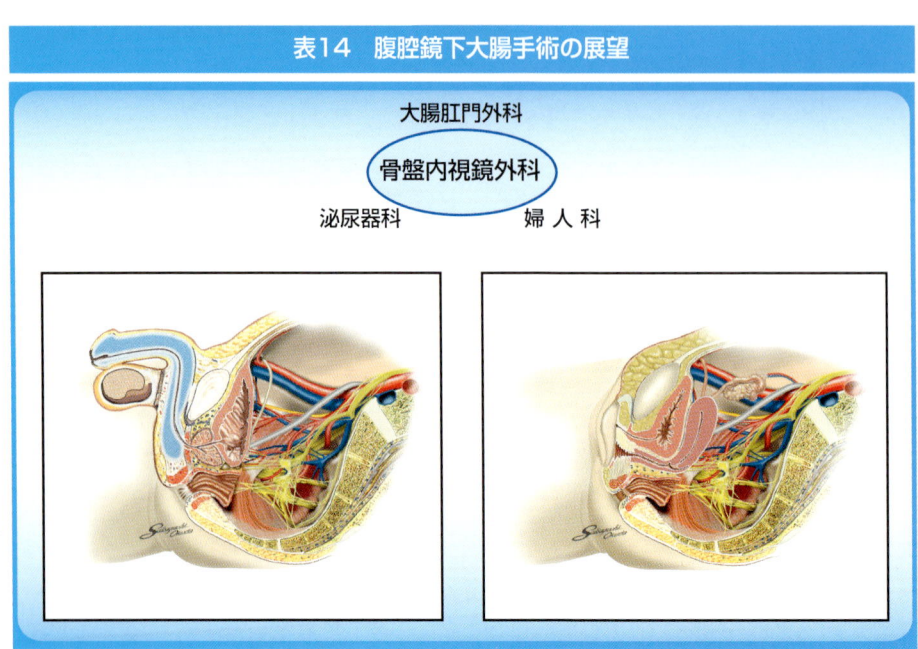

表14　腹腔鏡下大腸手術の展望

域における低侵襲機能温存手術としての発展が望まれてきた．したがって，泌尿器科や婦人科とコラボレーションして骨盤内視鏡外科を発展させていくことも必要と考え，2003年より骨盤内視鏡外科セミナーを立ち上げて取り組んでいる（表14）．さらに肛門外科との融合により究極の低侵襲肛門機能温存術が可能となる．すなわち，腹腔鏡

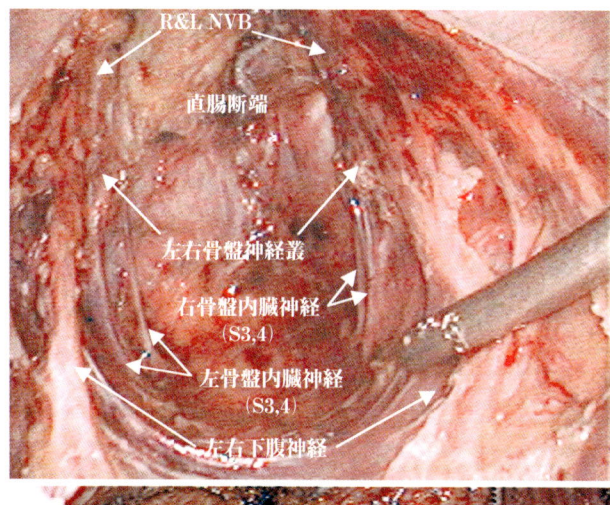

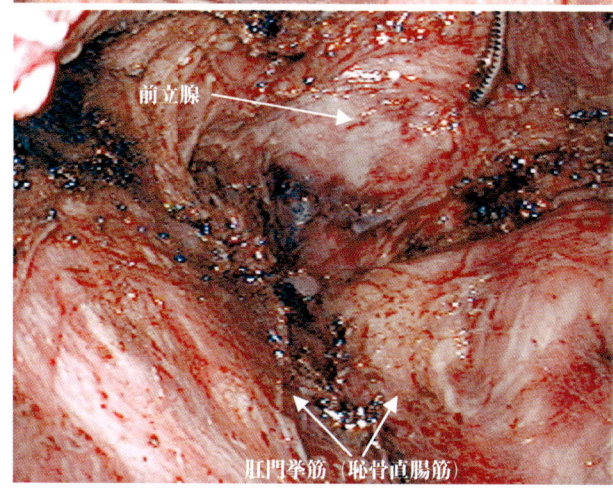

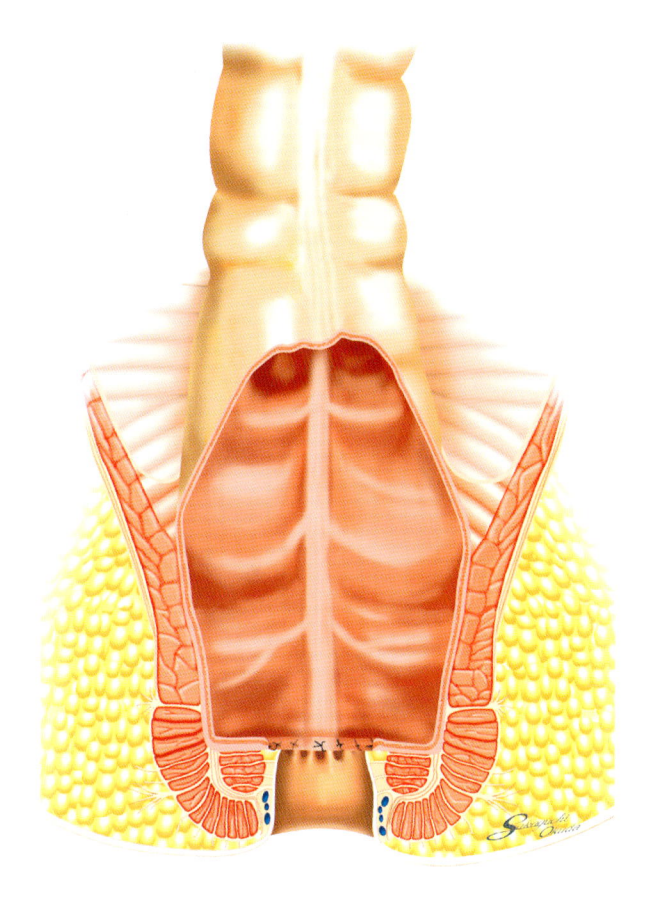

図14　究極の低侵襲自律神経肛門機能温存術への発展

|a|c|
|b| |

　腹腔鏡下手術の近接視・拡大視効果により，骨盤内自律神経を完全温存しつつ，低侵襲下に究極の肛門機能温存術を行うことが可能となってきた．
a：上下腹神経叢から左右下腹神経，これに骨盤内臓神経が合流して形成される骨盤神経叢，さらにここから前側方に拡がる泌尿生殖器系へのneurovascular bundleまでを連続性を保つように完全に温存するところが骨盤内自律神経完全温存のポイントとなる．
b：下部直腸を肛門管直上まで剝離して経肛門的アプローチを併用して超低位直腸切除を完了すると，肛門挙筋（恥骨直腸筋）と前立腺が明瞭に確認できる．
c：経肛門的結腸肛門吻合（究極の肛門機能温存術）

表15　さらに安全で質の高い腹腔鏡下直腸癌手術への展望

● 触診を要しない視覚テクノロジーの導入と開発

● 左手を超える把持牽引器具の改良と開発

● 低位直腸切離用のステイプラーの改良と開発

● 骨盤内外科解剖と肛門外科解剖に基づく手技を極める

下手術の近接視・拡大視効果により，骨盤内自律神経を完全温存しつつ，低侵襲下に究極の肛門機能温存術を行うことが可能となってきた（図14）．ただし，さらに安全で質の高い腹腔鏡下手術には，表15に示すように，触診を要しない視覚テクノロジーの導入と開発，左手を超える把持牽引器具の改良と開発，低位直腸切離用のステイプラーの改良と開発，骨盤内外科解剖と肛門外科解剖に基づく手技を極めることなどが必要と考える．

なお，入院外科診療の締めくくりとしての退院前説明とこれに続く退院後のケアーもきわめて重要である．著者らは表16の退院前説明用紙を用いるとともに，患者さんと紹介医にStage別の経過観察表（図15，16，17）を渡して，患者さんの自己管理と紹介医の退院後フォローアップなどの診療に役立つように配慮している．

表 16

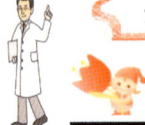

退院される　　　様へ…

退院おめでとうございます。

退院日　平成　年　月　日（　）

今回の手術：＿＿＿＿＿＿＿＿＿＿＿＿＿＿
病理結果：＿＿＿＿＿＿＿＿＿＿＿＿＿＿＿
（切除標本本体の結果については、外来を受診された際にお話致します。）

☆ 術後に注意していただくこと ☆

退院後は、基本的に大きな制限はありませんので、通常の生活を送っていただくことができますが、無理はせず徐々に生活のリズムを戻していきましょう。また、睡眠不足やストレスの溜めすぎに注意して、規則正しく楽しい生活を送りましょう。

- シャワー・入浴：特に問題ありません。
- 運動：適度な運動を取り入れていきましょう。
- お薬：資料がありますので参考にして下さい。
  入院時に中止されたお薬でまだ再開してないものがある方は、
  □　退院後より再開して下さい。
  □　（　　　　　　　　　　）以外は再開して下さい。
  □　次回受診日（　月　日）まで中止して下さい。
  □　かかりつけの病院・医院の医師の指示に従って下さい。
- お食事：原則的にはお食事の種類に制限はありませんが、
  注意していただくことがあります。
  お食事についての資料がありますので、そちらの方を参考にして下さい。
- その他：看護師より説明があります。

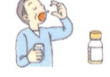

なお、退院後、体調がすぐれなかったり、おかしいなと思うことがあれば、早めに受診するようにして下さい。

退院後の予定

次回受診日　平成　年　月　日（　）　時　分〜
　　　　　　一般・消化器外科外来　医師：奥田助教授

　　　　　　平成　年　月　日（　）　時　分〜
　　　　　　一般・消化器外科外来　医師：＿＿＿＿＿

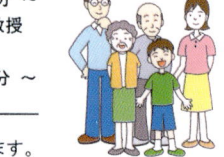

今後の治療方針については、外来を受診された際にもお話致します。

大阪医科大学付属病院　一般・消化器外科
大腸グループ：奥田、山本、田中、川崎、近藤

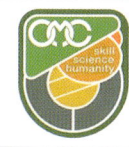

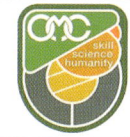

大腸手術後経過観察表

お名前：
ID：
Stage： Ⅰ

手術日： 年 月 日
手術術式：
病理診断：

検査

術後期間	受診日	受診済チェック	診察	血液検査	胸部Ｘ線	腹部ＣＴ	大腸内視鏡	その他
1ヶ月	年 月 日（ ）		○	○				
3ヶ月	年 月 日（ ）		○	○				
6ヶ月	年 月 日（ ）		○	○	○	○		
1年	年 月 日（ ）		○	○	○	○	○	
1年6ヶ月	年 月 日（ ）		○	○	○	○		
2年	年 月 日（ ）		○	○	○	○	○	
2年6ヶ月	年 月 日（ ）		○	○	○	○		
3年	年 月 日（ ）		○	○	○	○	○	
4年	年 月 日（ ）		○	○	○	○	○	
5年	年 月 日（ ）		○	○	○	○	○	

（注意）
1）検査結果により、予定が変更になることがあります。
2）腹部エコーや胃内視鏡検査などは、医師と相談の上で適宜必要に応じて受けて下さい。
3）本表は、大阪医科大学　一般・消化器外科で行っているものであり、他院では異なることがあります。

図15　大腸癌術後経過観察表（Stage I）

　患者さんと紹介医に Stage 別の経過観察表を渡して，患者さんの自己管理と紹介医の退院後フォローアップなどの診療に役立つように配慮している．

大腸手術後経過観察表

お名前：
ID：
Stage： Ⅱ

手術日： 年 月 日
手術術式：
病理診断：

検査

術後期間	受診日	受診済チェック	診察	血液検査	胸部Ｘ線	腹部ＣＴ	大腸内視鏡	その他
1ヶ月	年 月 日（ ）		○	○				
3ヶ月	年 月 日（ ）		○	○		(○)		
6ヶ月	年 月 日（ ）		○	○	○	○		
1年	年 月 日（ ）		○	○	○	○	○	
1年6ヶ月	年 月 日（ ）		○	○	○	○		
2年	年 月 日（ ）		○	○	○	○	○	
2年6ヶ月	年 月 日（ ）		○	○	○	○		
3年	年 月 日（ ）		○	○	○	○	○	
3年6ヶ月	年 月 日（ ）		○	○	○	○		
4年	年 月 日（ ）		○	○	○	○	○	
4年6ヶ月	年 月 日（ ）		○	○	○	○		
5年	年 月 日（ ）		○	○	○	○	○	

（注意）
1）検査結果により、予定が変更になることがあります。
2）腹部エコーや胃内視鏡検査などは、医師と相談の上で適宜必要に応じて受けて下さい。
3）本表は、大阪医科大学　一般・消化器外科で行っているものであり、他院では異なることがあります。

図16　大腸癌術後経過観察表（Stage II）

　患者さんと紹介医に Stage 別の経過観察表を渡して，患者さんの自己管理と紹介医の退院後フォローアップなどの診療に役立つように配慮している．

図17 大腸癌術後経過観察表（Stage III）

患者さんと紹介医にStage別の経過観察表を渡して，患者さんの自己管理と紹介医の退院後フォローアップなどの診療に役立つように配慮している．

以上の経緯により，現在までの1,000件を越える腹腔鏡下大腸手術の実績が着実に広く評価されるに至った．すなわち，同一紹介医からの新規紹介患者の増加，施設間の枠をも超えた新規紹介医の増加や受診患者の広域化などがあげられ，著者らは腹腔鏡下大腸手術が大腸外科治療に必要不可欠なアプローチになったと実感している（表17）．とくに，術前診断，手術から術後ケアーまでをシステム化し，患者さんひとり一人に個別化して対応すれば，腹腔鏡下手術をベストな治療として提供できる．今や，医療を受ける側から選ぶ側になった患者さんとご家族は，より充実したチーム医療のもとでの最適な専門治療を求められている．著者らは，自身の経験からも，腹腔鏡下大腸手術が病院を進化させると確信している（表18）．

表17 腹腔鏡下大腸手術の最前線

● 腹腔鏡下手術は外科治療に必要不可欠なアプローチ

● 術前診断，手術から術後ケアーまでをシステム化し，患者さんひとり一人に個別化して対応すれば，腹腔鏡下手術をベストな治療として提供できる．

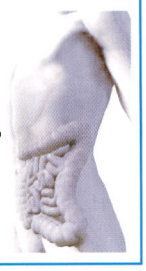

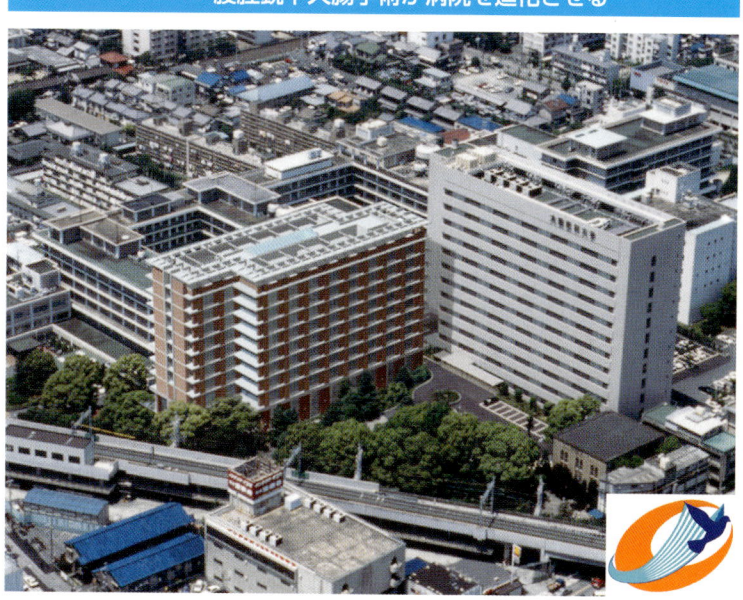

表18 充実したチーム医療のもとでの最適な専門治療
腹腔鏡下大腸手術が病院を進化させる

おわりに

　今や腹腔鏡下大腸手術は大腸外科治療に必要不可欠なアプローチになった．とくに，術前診断，手術から術後ケアーまでをシステム化し，患者さんひとり一人に個別化して対応すれば，腹腔鏡下手術をベストな治療として提供できる．患者さんとご家族は，より充実したチーム医療のもとでの最適な専門治療を求められており，著者らは腹腔鏡下大腸手術が病院を進化させると確信している．

　　　　　　　　（奥田準二，山本哲久，田中慶太朗，川崎浩資，近藤圭策，谷川允彦）

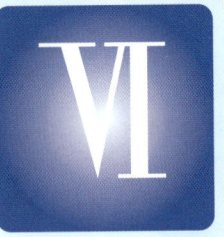

VI 腹腔鏡下大腸手術の展望
Future Prospect of Laparoscopic Colorectal Surgery

2 教育・トレーニングシステムの確立
Establishment of Education and Training System in Laparoscopic Colorectal Srgery

はじめに

　日本内視鏡外科学会の技術認定制度が，消化器・一般外科領域において2004年から開始された．これを受けて，腹腔鏡下大腸手術においても，教育・トレーニングシステムの一層の充実が求められている．
　本項では，著者らが目指している腹腔鏡下大腸手術の教育・トレーニングシステムの確立について述べる．

1 腹腔鏡下大腸手術の基本手技修得について

　hand-eye coodinationに基づいた両手操作による剝離や縫合・結紮などの基本手技はドライラボ（トレーニングボックス）やアニマルラボで習熟しておく必要がある．これには，日本内視鏡外科学会誌などに掲載されている各種講習会を受講するのが良い．とくに，内視鏡下縫合・結紮手技については，日本内視鏡外科学会主催の講習会が定期的に開催されており，日程などの案内は学会ホームページの中に掲載されている（http : // www. asas. or. Jp / jses / info / koshu. html）．また，日本内視鏡外科学会の公認研究会である腹腔鏡下大腸切除研究会（渡邊昌彦代表世話人）の講習会に参加すれば，腹腔鏡下大腸手術のスタンダードテクニックのコツとピットフォールについてアニマルラボでの実習も含めて集中的なトレーニングが受けられる．

2 腹腔鏡下大腸手術の開始にあたって

　腹腔鏡下大腸手術を開始する際には，ビデオやテキストなどでの間接的な情報だけでは十分でなく，腹腔鏡下大腸手術の経験豊富な外科医の施設で何回か手術見学を行ったり，自施設に来てもらって手術指導や介助を受けておくことが望ましい．とくに，学会発表用などに短時間に編集されたビデオだけでは，ピットフォールやトラブルシューティングを十分理解することは不可能である．なお，欧米の学会やセミナーでは，ライブ手術による手術の実際の供覧（図1）を教育（手術手技のコツ・ピット

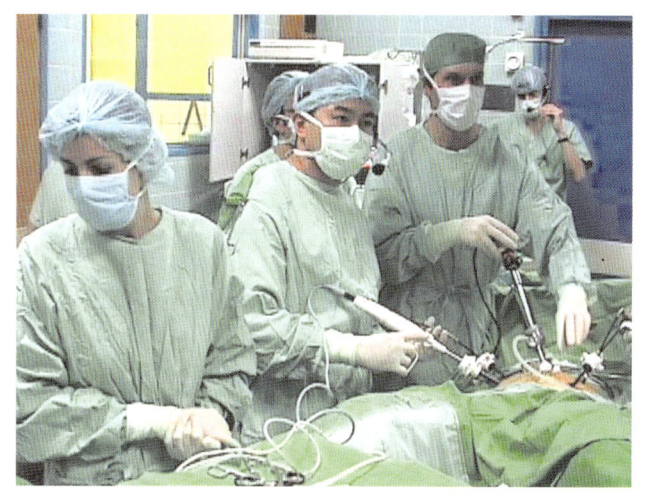

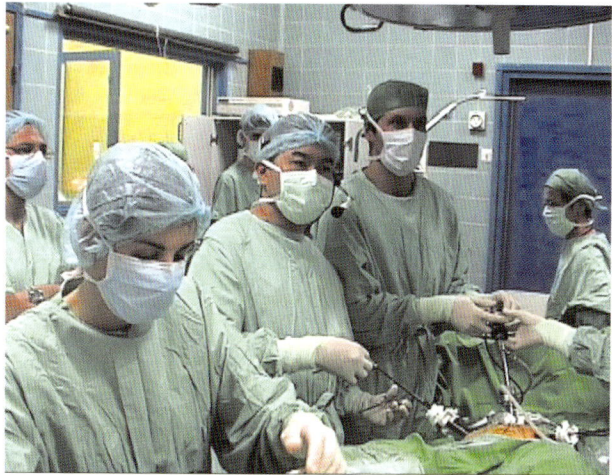

図1　ライブ手術
フランスの IRCAD/EITS 主催の Advanced course in laparoscopic colorectal surgery での著者のライブ手術

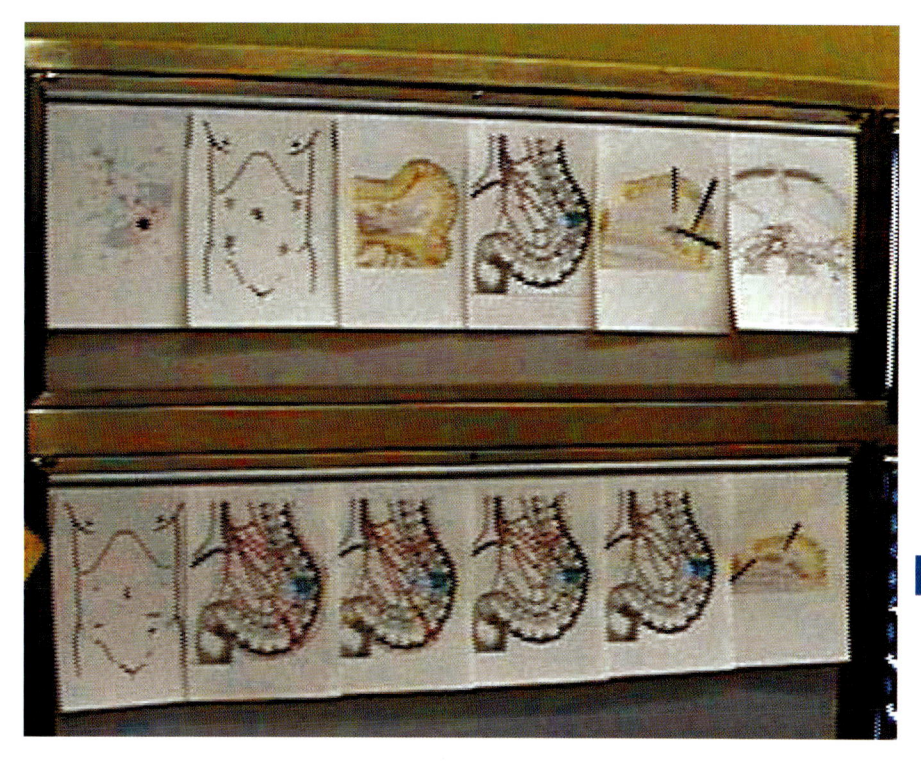

図2　手術手順の確認と反省
　術前に手術手順を作成して注意点を確認するとともに実際施行した手術手順と比べて問題点を明らかにして改善していくことが重要である．

フォールとトラブルシューティングなどの理解)のメインにしており，近年本邦の学会などでも積極的に採りいれられつつある．また，手術に際しては，術前に必ず手術手順を作成して注意点を確認しておくことと術後に実際施行した手術手順と比べて問題点を明らかにしてその後の症例に活かせるように一例一例十分なシミュレーションと反省を繰り返すことがきわめて重要である（図2)．

3 腹腔鏡下大腸手術の教育・トレーニングと評価について

　施設内での腹腔鏡下大腸手術の教育については，カメラ（腹腔鏡）持ちから助手，そして術者へと進んでいくのが通常である．とくに，腹腔鏡下手術では，腹腔鏡での適切な術野確保が基本中の基本である．このため，カメラ持ちにおいては，適宜的確な術野を認識して適切に術野を捉えられる技術を修得することが次のステップへの登竜門となる．著者らの施設では，術者への移行に際しては，腸間膜処理・腸管切離・リンパ節郭清と血管処理などとパートを分けて容易な方から部分的・段階的かつローテーション的に修得させていくようにしている．この際，カメラ持ちや助手へも戻すことで指導医の操作をより的確に理解して，術者としての技術を効率的に修得することができる．また，カメラ持ちや助手の操作も的確に身についてチーム力も向上する．

　以上のような，経験と実績のもとに，腹腔鏡下大腸手術の術者ならびに指導者としての評価を受けるときがくる．この評価は，日本内視鏡外科学会の技術認定審査で受けることが最も望ましい．日本内視鏡外科学会の技術認定審査を受けるには，申請資格としても現時点で表1に示すように相応の経験と実績が要求される．また，未編集のビデオをもとに表2・表3の基準に基づいて審査され，その認定基準は専門領域の内視鏡下のadvanced surgeryを独力で完遂ならびに指導できることとなっているため，術者のみならず指導者としての評価がきわめて厳格にくだされている[1]．一方，技術認定制度の開始に伴って，学会の教育委員会も技術認定合格を目標のひとつとして充実した教育セミナーを開催されており，腹腔鏡下大腸手術の技術向上へのモチベーションもますます高まって，一層充実した教育・トレーニングシステムとより適正な評価法が確立されていくものと考えられる．

表1　日本内視鏡外科学会技術認定制度（2004年～)（2005年度）

- 日本内視鏡外科学会会員
- 日本外科学会専門医あるいは指導医
- 最近3年以内に胆嚢摘出術などであれば50例以上，大腸切除，胃切除などであれば20例以上を，術者あるいは指導的助手として経験
- 専門領域の内視鏡下のadvanced surgeryを独力で完遂ならびに指導できること
- 学会，研究会，セミナー，講習会（公認/後援）の受講
- 内視鏡外科手術に関する十分な業績
- 未編集ビデオ，副ビデオによる審査

表2 ビデオ審査（共通基準）（2005年度）

- 手術の進行
  - 計画的，円滑，時間，助手との連携
- 術野展開
  - ポート，術野，視認性，鉗子や左手による展開
- 手術手技
  - 鉗子，組織把持・牽引．エネルギー源，剝離層，血管処理
- 縫合結紮
  - 縫合技術，結紮技術

表3 ビデオ審査（臓器別基準）（2005年度）

- 視野展開
  - 小腸，大網などの排除，腸間膜展開
- 臓器損傷防止の配慮
  - 尿管，十二指腸，膵，脾臓や腸管などの損傷防止
- 癌手術の基本の遵守
  - 愛護的操作，適正なリンパ節郭清と腸管切除範囲
- 縫合器，吻合器の使用法
  - 縫合器，吻合器の適正な操作

4 腹腔鏡下大腸手術のアップデート

　日本内視鏡外科学会の総会，教育セミナーや公認研究会などへ積極的に参加して腹腔鏡下大腸手術のアップデートを続けていくこともきわめて重要である．著者らは，国内外からの腹腔鏡下大腸手術のエキスパートを交えて最先端手技や最新データを集中討論する大阪腹腔鏡下大腸手術セミナー（http://www.osaka-med.ac.jp/deps/sur/

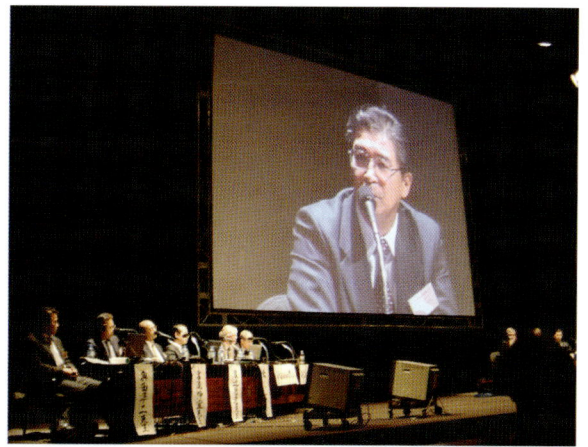

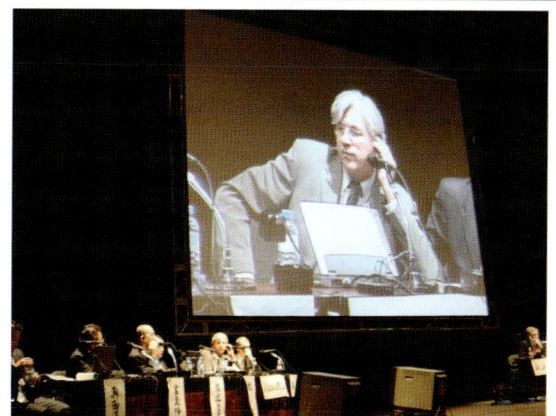

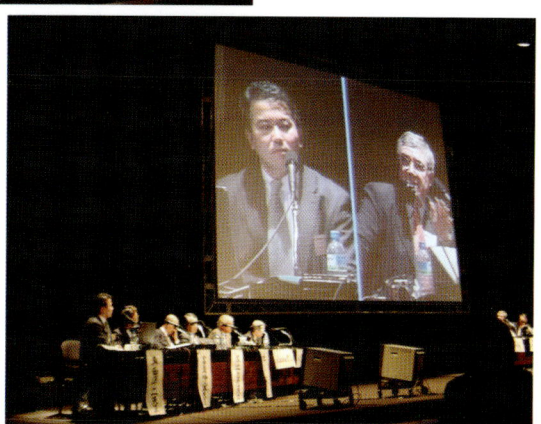

図3 大阪腹腔鏡下大腸手術セミナー（現：大阪消化器内視鏡外科セミナー）
　国内外からの腹腔鏡下大腸手術のエキスパートを交えて最先端手技や最新データを集中討論する（http://www.osaka-med.ac.jp/deps/sur/lcss）．2004年からは大阪消化器内視鏡外科セミナーへと発展させている．

lcss）を1997年より毎年開催しているが，2004年からは大阪消化器内視鏡外科セミナーへと発展させている（図3）．

また，腹腔鏡下大腸手術は，直腸癌外科治療への適応拡大の過程で骨盤外科領域における低侵襲機能温存手術としての発展が望まれてきた．このため，泌尿器科や婦人科とコラボレーションして骨盤内視鏡外科を発展させていくことも必要と考え，2003年より骨盤内視鏡外科セミナーを立ち上げて取り組んでいる（図4）．

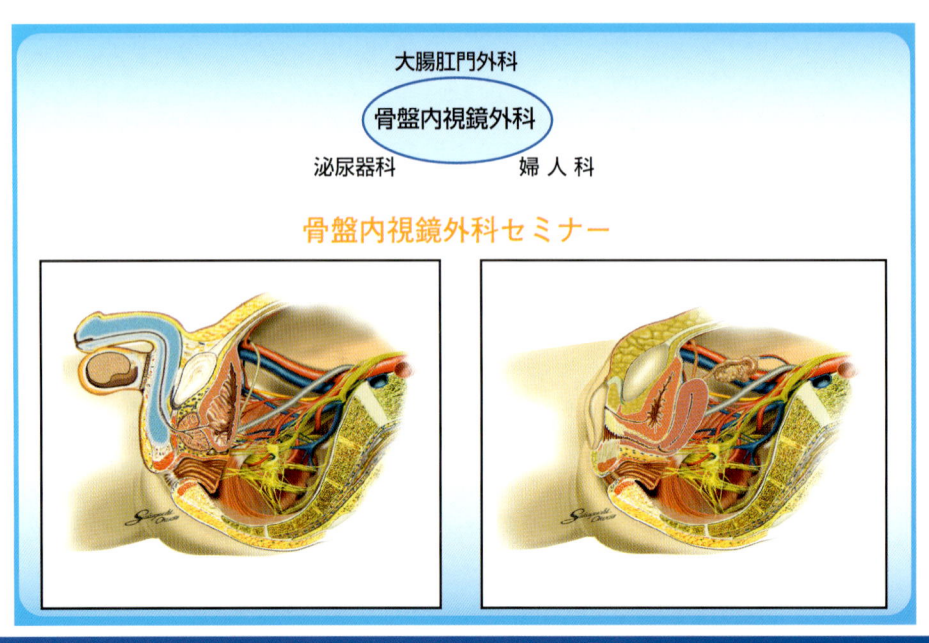

図4　腹腔鏡下大腸手術の展望

腹腔鏡下大腸手術は，直腸癌外科治療への適応拡大の過程で骨盤外科領域における低侵襲機能温存手術としての発展が望まれてきた．このため，泌尿器科や婦人科とコラボレーションして骨盤内視鏡外科を発展させていくことも必要と考え，2003年より骨盤内視鏡外科セミナーを立ち上げて取り組んでいる．

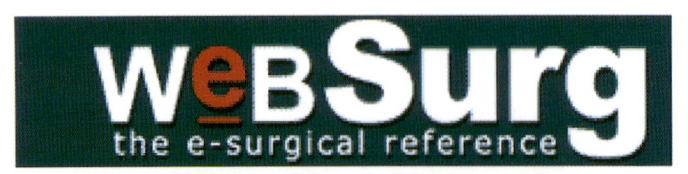

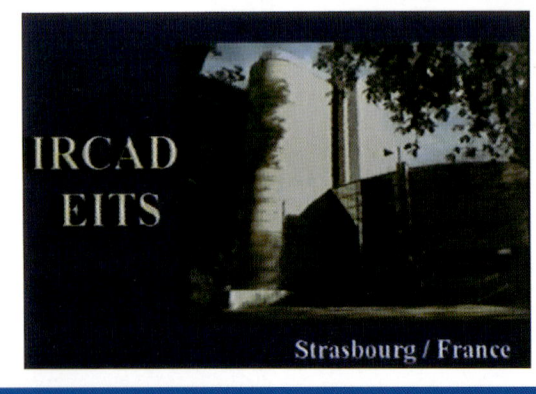

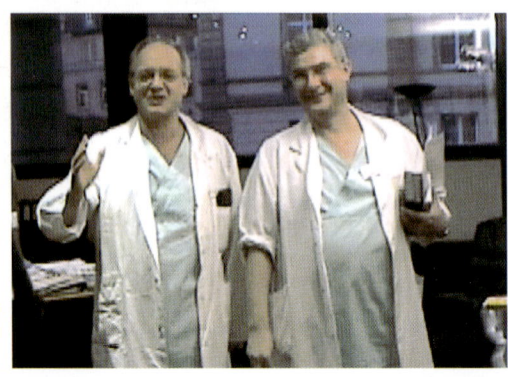

図5　IRCAD/EITSによるWeB Surg Project

フランス，Strasbourg に IRCAD（消化器がん研究所）/ EITS（欧州遠隔外科研究所）がある．Marescaux 主任教授と彼の右腕である Leroy 教授が率いるこの施設は，トレーニング・コースの開催の他に，インターネットを用いて全世界から時間や場所を選ばずに内視鏡外科手術の基本から最先端レベルまでの最新情報を各種画像データとともに得ることができるように World Electronic Book of Surgery（WeB-Surg：http://www.websurg.com）のプロジェクトを立ち上げている．

さらに，大腸疾患は本邦以外でも多い疾患であるだけに，欧米でのトレーニングやインターネットなどを介した最新情報も有益である．とくに，フランスの Strasbourg には，フランスのみならず欧州随一の内視鏡外科トレーニング・システムをもつ IR-CAD（消化器がん研究所）/EITS（欧州遠隔外科研究所）がある（図5）．Marescaux 主任教授と彼の右腕である Leroy 教授が率いるこの施設は，欧州で最も大規模にライブ手術の供覧をメインにしたトレーニング・コースを開催おり，さらに，インターネットを用いて全世界から時間や場所を選ばずに内視鏡外科手術の基本から最先端レベルまでの最新情報を各種画像データとともに得ることができるように World Electronic Book of Surgery (WeB-Surg : http://www.websurg.com) のプロジェクトも立ち上げている．これは，フランス語や英語などだけでなく日本語でも検索可能であり，それぞれの地域（国）に応じた疾患とその内視鏡外科治療に対応できるシステムとなっている．なお，われわれの施設は，WeB Surg JAPAN（谷川允彦代表）の事務局となっている．

おわりに

日本内視鏡外科学会の技術認定制度が開始されたことによって，腹腔鏡下大腸手術の教育・トレーニングシステムも充実してきた．ただし，技術認定に合格するには各外科医個人の修練意欲や努力もきわめて重要な要素である．著者らは，腹腔鏡下大腸

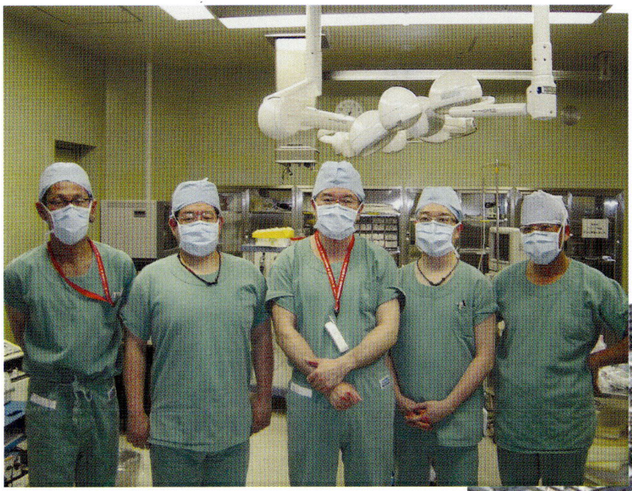

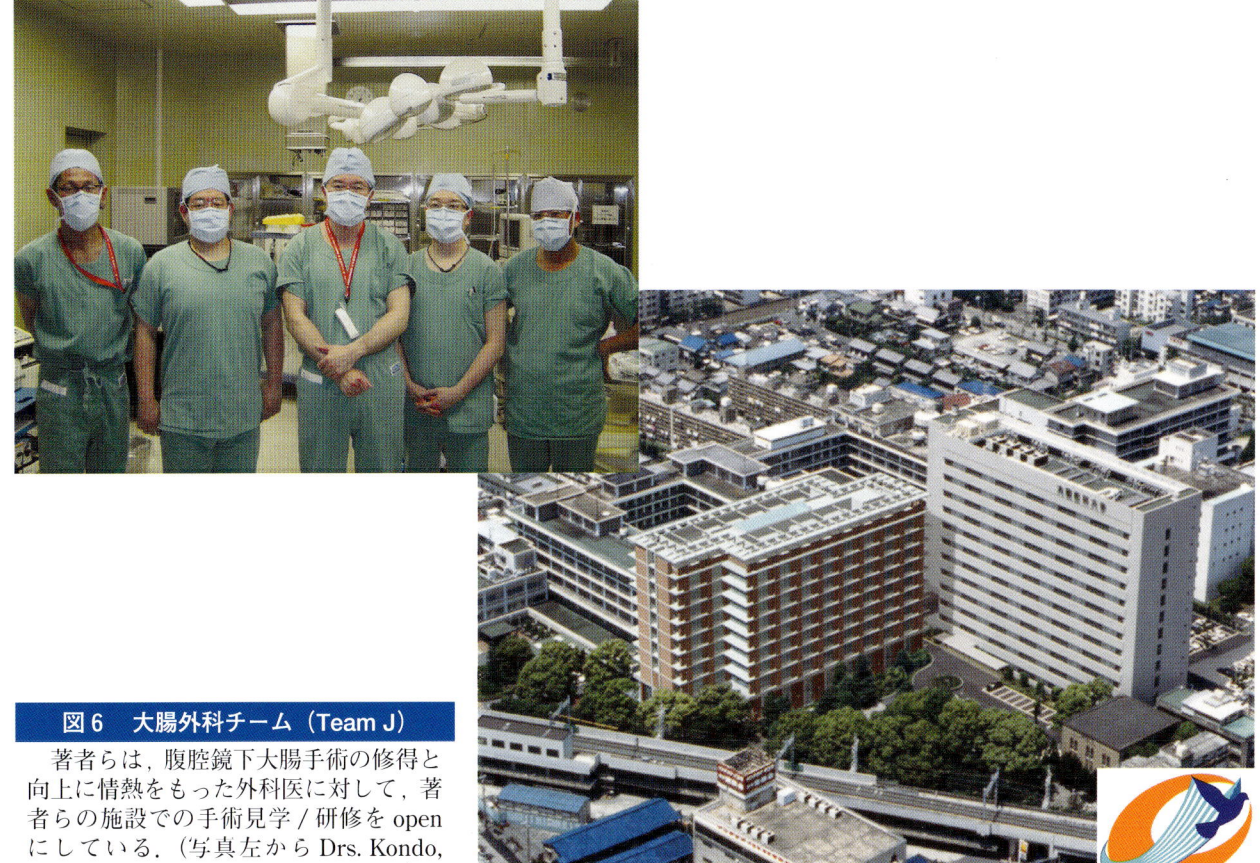

図6 大腸外科チーム（Team J）
著者らは，腹腔鏡下大腸手術の修得と向上に情熱をもった外科医に対して，著者らの施設での手術見学／研修を open にしている．（写真左から Drs. Kondo, Yamamoto, Okuda, Tanaka, Kawasaki）

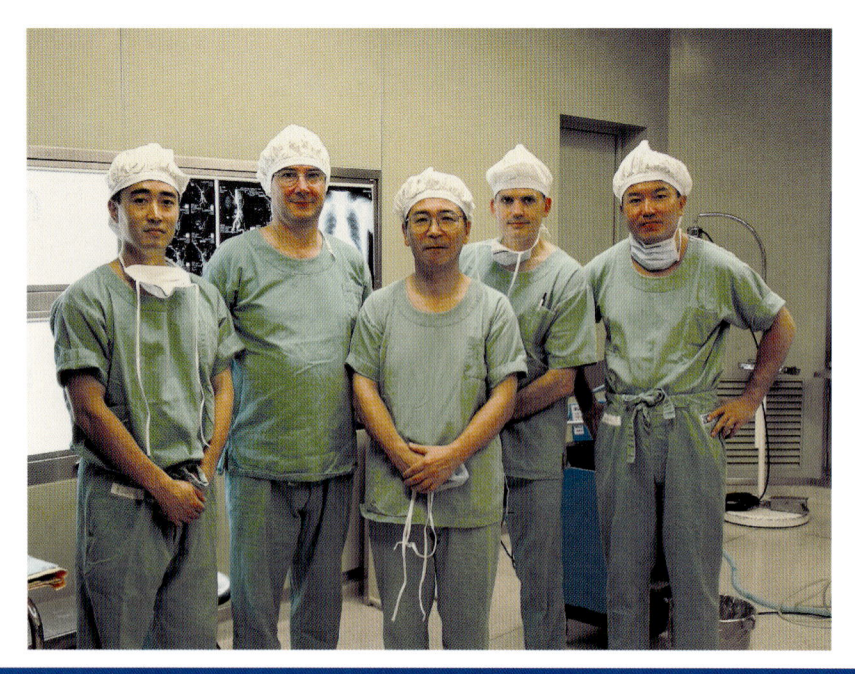

図7 垣根のないコミュニケーション・システム

著者らは，海外を含めた垣根のないコミュニケーション・システムの構築によるグローバルな教育・トレーニングシステムの確立を世界とともに目指している．（左から Dr. Sonoda, Prof. Leoy, Prof. Tanigawa, Prof. Milsom, Dr. Okuda）

手術の修得と向上に情熱をもった外科医に対して，著者らの施設での手術見学／研修を open にしている（図6）．さらに，海外を含めた垣根のないコミュニケーション・システムの構築によるグローバルな教育・トレーニングシステムの確立を世界とともに目指している（図7）．

文　献
1) 小西文雄：大腸，消化器一般外科における技術認定―審査の実際と採点のポイント．日鏡外会誌 11（1）：59－62, 2006.

（奥田準二，山本哲久，田中慶太朗，川崎浩資，近藤圭策，谷川允彦）

参　考
連絡先：奥田準二：おくだ　じゅんじ
大阪医科大学一般・消化器外科
〒569-8686　大阪府高槻市大学町2－7
TEL: 072-683-1221（内線2361/2541）
Fax: 072-685-2057
E-mail: sur017@poh.osaka-med.ac.jp
URL: http://www.osaka-med.ac.jp/~sur000/profile/Okuda/Okuda.htm

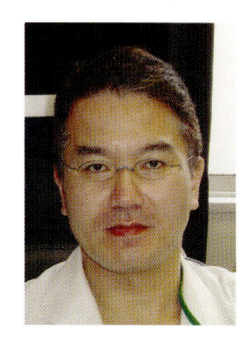

索　引

3D-CT 画像
　　integrated ── 299
　　──を活用したシミュレーションとナビゲーション　332
　　導入と応用の経緯　289
3D-CT 血管画像（3D-CTA）　291
　　右側結腸進行癌への応用　291
　　横行結腸進行癌への応用　294
　　左側結腸/直腸進行癌への応用　295
3D-CT 撮影法　289

D

D2/D3郭清　36, 190, 210, 223
D2郭清　194, 242, 243, 258
D3郭清　68, 195, 244, 259
double stapling 法　51, 52, 156, 157

F

functional end to end anastomosis (FEEA)　40, 41, 154, 155

H

hand-assisted surgery　52, 53
Henle の胃結腸静脈幹　64, 68, 70, 198

I

ileoanal anastomosis (IAA)　171
ileoanal canal anastomosis (IACA)　167
integrated 3D-CT　104, 105, 107, 299
　　virtual endoscopy の有用性　306
　　virtual surgical anatomy への進化　308, 309
　　右側結腸癌　316
　　横行結腸左側癌　316
　　術前プランニング　300
　　術中ステージング　302
　　ナビゲーション　300, 304, 305

L

laparoscopic no-touch isolation technique　6, 30

M

maximum intensity projection (MIP)　100, 101
Miles 手術　95, 96
multi-planar reformation (MPR)　100, 101
M癌　188, 210, 223, 240

N

no-touch insolation technique　4, 5
　　laparoscopic ──　6, 30

P

prolapsing 法　13, 14, 276, 358

R

robotics　318

S

surface rendering (SR)　101, 102
surgical trunk　68, 69
　　タイプ分類　195
S 状結腸・直腸 RS 癌　236
　　D2/D3郭清　240, 243
　　手術の実際　238
　　術前処置　237
　　体位とモニター・チームの配置　237
　　適応　236
　　有用な手術器具　238
S 状結腸／直腸切離　147
S 状結腸憩室炎　162

T

total mesorectal excision (TME)　44

V

virtual surgical anatomy (VSA)　98, 106, 310
　　下部直腸癌　317
　　有用性（横行結腸右結腸曲癌）　313
　　有用性（横行結腸左結腸曲癌）　312

volume rendering (VR)　103

ア

アプローチ法　28, 29
　　外側──　29
　　内側──　30

ウ

右側結腸　61
右側結腸間膜　65, 67, 70, 71, 83
右側結腸癌
　　手術の実際　187
　　術前処置　186
　　体位とモニター・チームの配置　186
　　適応　185
　　ピットフォールと対策　202, 204, 205
　　有用な手術器具　186
右側結腸進行癌　291

オ

オーダーメイド外科解剖　98, 303, 310
　　3次元画像の臨床的活用　107
　　撮影と画像構築　99
　　前処置　98
　　問題点と将来の展望　121
横行・下行結腸癌　223
　　手術手技　222
　　術前処置　220
　　体位とモニター・チームの配置　221
　　適応　220
　　有用な手術器具　221
横行結腸　73
横行結腸～左側結腸間膜　80
横行結腸～左側結腸曲　108
横行結腸右側癌　210
　　回盲部の授動　213
　　手術手技　209
　　術前処置　208
　　術野の確保　210
　　体位とモニター・チームの配置　208
　　腸切除と吻合　214
　　適応　207
　　右結腸曲の剥離　214
　　右半結腸の授動　214
　　有用な手術器具　208
横行結腸右側進行癌　211
横行結腸間膜　73, 74
横行結腸間膜剥離　211
横行結腸癌

396　索　引

横行結腸間膜の剝離　225
血管処理　225
中枢側リンパ節郭清（D3）　225
腸切除と吻合　228
左結腸間膜の剝離　226
左結腸曲の剝離授動　227
左結腸動静脈の処理　226
横行結腸進行癌　294

カ

下行結腸癌　228
下行結腸癌〜直腸癌　111
下部直腸　95
下部直腸間膜処理　45
下部直腸切離　47
　右下腹部ポートからの見直し　48, 49
家族性大腸腺腫症　167
回結腸動静脈処理　194
回腸囊肛門管吻合術　167
回腸囊肛門吻合術　171
回盲部解離授動　199
潰瘍性大腸炎　173
患者の固定　123
感染性腸炎　352

キ

器械の配置　125
機器・器具　123
　S状結腸／直腸切離　147
　患者の固定　123
　器械の配置　125
　骨盤腔内術野の展開　142
　止血　130
　手術台　123
　術中ステージング　127
　創縁保護　152
　創処理　158
　操作法　123
　大網，腸間膜，直腸間膜の切離　138
　腸間膜の牽引，剝離，切離　130
　腸吻合　154
　超低位直腸切離　151
　直腸洗浄　144
　腹腔鏡の選択　127
　標本摘出　152
　ポートの挿入・固定法　125
　ポート創の閉鎖　158
　リンパ節郭清　130

ク

クローン病　179
　狭窄形成術　182
　腸管部分切除　182
　腹腔内観察とマーキング　181
　ポート位置　180

ケ

外科解剖　98
　Henleの胃結腸静脈幹　64, 68, 70
　イラスト　59
　右結腸曲　63
　右側結腸　61
　右側結腸間膜　65, 67, 70, 71, 83
　横行結腸　73
　横行結腸〜左側結腸間膜　80
　横行結腸間膜　73, 74
　下部直腸　95
　骨盤側方部（女性）　95
　骨盤側方部（男性）　94
　骨盤内自律神経（女性）　93
　骨盤内自律神経（男性）　91
　左側結腸　83, 87
　左側結腸間膜　83, 84
　大腸　59
　直腸　88, 89, 91
　左結腸曲　74, 75
血管処理　36, 37, 38, 162, 256

コ

個別化
　合併症を先取りしたパス　380
　多職種チーム医療による——　375
口側腸管授動　162, 166
口側腸管切離　162
口側腸管膜・腸管切除　42, 43
肛門側腸管切離　162, 264
肛門側腸管損傷
　再切除・吻合処置　324
骨盤腔内術野の展開　142
骨盤側方部　94
骨盤内自律神経　91
骨盤内臓神経の温存　270

サ

3次元画像　101
3次元画像の臨床的活用　107
　右側結腸癌　107
　横行結腸〜左側結腸曲癌　108
　下行結腸癌〜直腸癌　111
左側結腸　83, 87
　剝離層　85
左側結腸／直腸進行癌　295
左側結腸間膜　83, 84
　剝離層　85, 86

シ

システム化
　術前術後ケアー　372
システム化と個別化　369
止血　130
　ラパロの——　329

止血法
　下腸間膜動脈からの出血　323
　小出血　330
自律神経
　温存のポイント　272
　完全温存と安全な吻合のポイント　347
手術台　123
出血
　腹腔内——　344
　吻合部——　344
術後管理のポイント　54
術後合併症　341
　感染性腸炎　352
　仙骨前面膿瘍　351
　先取りしたパス（パスの個別化）　357
　創部感染　352
　対策　341
　腸閉塞　352
　肺塞栓　352
　腹腔内出血　343
　吻合部狭窄　350
　吻合部出血　344
　不全　344
　ポート部ヘルニア　350
　リンパ漏（乳糜漏）　351
術前説明
　重要性とポイント　353
術前説明書　375
術中ステージング　188, 209, 223, 239
術中偶発症
　開腹移行例　326
　出血と止血法　323
　吻合時の——と対処法　324
　癒着剝離時の腸管損傷と対処法　321
　肛門側腸管損傷　324
　リークテスト陽性例と修復処置　325
術野の展開　255
上行結腸憩室炎　162
上部直腸の剝離・授動　247

ス

切除標本の摘出　250, 267

セ

仙骨前面膿瘍　351

ソ

創縁保護　152
創部感染　352
創部再発　2, 3, 4
　主な原因　3
　予防手段　4
側方靱帯処理　44
　ポイント　270

タ

多職種チーム医療　375
　——カンファレンス　379

体位の取り方　32
大腸　59, 60
　他臓器との関係　60, 61
大腸外科診療
　システム化と個別化　362
大腸癌　252
　S状結腸・直腸RS癌　236
　右側結腸癌　185
　横行・下行結腸癌　220
　横行結腸右側癌　207
　主な術前精査　366
　直腸Ra/Rb癌　252
大腸癌術後経過観察表　385
大腸憩室炎　161

チ

チーム・器械の配置　32, 33
中枢側リンパ節郭清（D2）　242, 243, 256
腸管損傷
　癒着剝離時の——と対処法　321
腸管吻合　166
腸間膜・腸管の剝離授動　246
腸間膜／直腸間膜処理　39
腸間膜剝離　162
腸切除の工夫　42
腸吻合　40, 41, 51, 52, 154, 155, 157, 250, 267
腸閉塞　352
超低位直腸切離　151
直腸　88
　剝離層　88, 89
直腸Ra/Rb癌　252
　術前処置　253
　注意すべきポイント　268
　適応　252
　腹腔鏡下低位前方切除術　254
　有用な手術器具　253
直腸Rb癌
　腹腔鏡下超低位直腸切除術のオプション　276
直腸S状部の剝離授動　260
直腸の剝離授動　261
直腸結腸吻合　51
直腸授動　44
直腸切除の工夫　42, 43
直腸切離　46, 247
直腸切離の工夫　273
直腸洗浄　144, 248

テ

低侵襲オーダーメイド手術　288
　オーダーメイド外科解剖に基づく——　303
　今後の展望　315
低侵襲自律神経温存肛門機能温存術　383

ナ

内視鏡的切除困難な粘膜内癌　34

内側アプローチ 190, 192, 224, 240

ニ

乳糜漏 351

ハ

バイポーラシザーズ 131, 132, 331
肺塞栓 352
剥離・授動 36, 37, 38

ヒ

ピットフォールとポイント
　prolapsing 法 358
　左結腸曲授動 337
ピットフォールと対策
　surgical trunk 郭清 202, 332
　右側結腸間膜剥離 334
　直腸授動 340
　直腸切離 341
　低位直腸切離 345
　十二指腸下行脚外側剥離時 204
　注意すべき血管 216, 230
　注意すべき剥離層 216, 230
　注意すべき剥離部 218, 233
　左尿管温存 338
　右結腸曲授動時 205, 336
左結腸曲 74
左結腸曲の授動 249, 266
標本摘出 152, 154, 166
病変部位のマーキング 22

フ

腹腔鏡の選択と術中ステージング 127
腹腔鏡下 D3 リンパ節郭清
　3D-CT 血管画像の応用 291
腹腔鏡下リンパ節郭清(D2) 7
腹腔鏡下自律神経温存側方郭清（女性）285

腹腔鏡下自律神経温存側方郭清（男性）286
腹腔鏡下手術
　S 状結腸・直腸 RS 癌 236
　S 状結腸～直腸 S 状部進行癌 8
　右側結腸進行癌 7
　横行結腸右側癌 207
　クローン病 179
　術中偶発症予防策 18
　大腸癌 2, 185, 207, 220, 252
　直腸 Ra/Rb 癌 252
　直腸脱 183
　問題点 18
　良性大腸疾患 161
腹腔鏡下大腸癌手術 185, 207, 220, 236, 252
　3D-CT 画像の導入と応用 289
　開腹移行 10
　開腹移行の理由 11
　開腹手術とのランダム比較試験 9
　合併症対策 10
　施設間格差 1
　治療方針 9
　手術後無再発生存率（直腸癌, 結腸癌）17
　手術成績 10
　術後合併症の主な防止策 11
　術前検査と 3D-CT 撮影法 289
　直腸癌に対するポイント 11
　テクノロジーの導入 288
　適応と注意点 6
　導入 1
　手術手技の経緯 1
　適応拡大 1
腹腔鏡下大腸手術 161, 185, 207, 220, 236, 252, 288, 320, 361, 388
　アップデート 391
　基本事項 21
　基本手技習得 388
　教育・トレーニングシステム 388
　教育・トレーニングと評価 390

　現状と問題点 1
　システム化と個別化 361
　手術手技の要点 33
　術前処置 22
　術中偶発症・術後合併症 320
　術野の確保 25
　術野の展開 26
　術野の展開（右／左結腸曲） 28
　術野の展開（回盲部～横行結腸） 27
　術野の展開（左側結腸～直腸） 27
　第 1 ポートの挿入・固定法 25, 26
　腸管処置 24
　適応 21
　展望 361, 381, 388
　入院計画表 55, 373
　要点 18
腹腔鏡下大腸切除術のパス 374
　Dr. 用パス 57
　病棟用パス 56, 374
腹腔鏡下大腸全摘術 166
　家族性大腸腺腫症 167
　潰瘍性大腸炎 173
腹腔鏡下超音波検査 127
腹腔鏡下超低位直腸切除術 276
　経肛門アプローチ併用── 279
腹腔鏡下直腸授動 14, 15
腹腔鏡下低位前方切除術 254
　体位とチーム・器械の配置 254
腹腔鏡補助下手術
　内視鏡的切除困難な粘膜内癌に対する── 34
腹腔内出血 343
腹部手術既往例 52, 53, 127, 128
吻合部狭窄 350
吻合部出血 344

ホ

ポート
　挿入・固定法 125

ポート位置 28, 31, 162, 167, 187, 209, 222, 238, 255
ポート創の閉鎖 158
ポート部ヘルニア 350
縫合不全 344
　発生率 12, 345

マ

マルチスライスヘリカル CT 98

ミ

右結腸曲の剥離授動 200

ユ

有用な手術器具 186, 208, 221, 238, 253
癒着剥離
　5 mm フレキシブルスコープによる多方向観察 328

ヨ

予防的尿管ステント 359

ラ

ライブ手術 389
ラパロの止血 329

リ

リークテスト陽性例 325
リンパ節郭清 5, 36, 37, 38, 130
リンパ漏 351
良性大腸疾患 161
　潰瘍性大腸炎 173
　クローン病 179
　大腸憩室炎 161
　直腸脱 183
　腹腔鏡下大腸全摘術 166

腹腔鏡下大腸手術の最前線 II　改訂第2版
ISBN4-8159-1759-0 C3047

平成14年9月10日　初版発行
平成18年8月22日　改訂第2版発行

〈検印省略〉

監　修────谷　川　允　彦
編著者────奥　田　準　二
発行者────松　浦　三　男
印刷所────服部印刷株式会社
発行所　　株式会社　永　井　書　店

〒553-0003　大阪市福島区福島8丁目21番15号
電話(06)6452-1881(代表)/Fax(06)6452-1882

東京店
〒101-0062　東京都千代田区神田駿河台2-10-6
電話03(3291)9717(代表)/Fax 03(3291)9710

Printed in Japan　　　　　　　　　©OKUDA Junji, 2002

- 本書の複製権・翻訳権・上映権・譲渡権・公衆送信権(送信可能化権を含む)は，株式会社永井書店が保有します．
- **JCLS** ＜(株)日本著作出版権管理システム委託出版物＞
本書の無断複写は著作権法上での例外を除き禁じられています．複写される場合には，その都度事前に(株)日本著作出版権管理システム(電話03-3817-5670，FAX03-3815-8199)の許諾を得て下さい．